CUIDADO PALIATIVO

CUIDADO PALIATIVO

FORMAÇÃO TÉCNICA E HUMANÍSTICA PARA PROFISSIONAIS DE SAÚDE

EDITORES

Carla Romagnolli Quintino

Iolanda de Fátima L. Calvo Tibério

Ricardo Tavares de Carvalho

manole
editora

Editora: Patrícia Alves Santana
Projeto gráfico: Departamento de Arte da Editora Manole
Editoração eletrônica: Formato Estúdio
Ilustrações: Formato Estúdio
Capa: Ricardo Y. Nitta Rodrigues
Imagem da capa: Freepik

CIP-BRASIL. CATALOGAÇÃO NA PUBLICAÇÃO
SINDICATO NACIONAL DOS EDITORES DE LIVROS, RJ

C973

Cuidado paliativo : formação técnica e humanística para profissionais de saúde / editores Carla Romagnolli Quintino, Iolanda Calvo Tibério, Ricardo Tavares de Carvalho. - 1. ed. - Barueri [SP] : Manole, 2025.

Inclui bibliografia e índice
ISBN 9788520465974

1. Cuidados paliativos. 2. Doentes em estado crítico - Abordagem interdisciplinar do conhecimento. I. Quintino, Carla Romagnolli. II. Tibério, Iolanda Calvo. III. Carvalho, Ricardo Tavares de.

24-94676 CDD: 616.029
CDU: 616-036.8

Gabriela Faray Ferreira Lopes - Bibliotecária - CRB-7/6643

Direitos adquiridos pela:
Editora Manole Ltda.
Alameda Rio Negro, 967 – cj. 717 – Alphaville
06454-000 – Barueri – SP – Brasil
Tel.: (11) 4196-6000
www.manole.com.br | https://atendimento.manole.com.br

Impresso no Brasil | *Printed in Brazil*

Editores

Carla Romagnolli Quintino

Médica pela Faculdade de Medicina da Universidade de São Paulo (FMUSP). Residência Médica em Clínica Médica pelo HCFMUSP. Doutorado em Ciências Médicas pela FMUSP – Centro de Pesquisa Clínica Epidemiológica – Estudo Longitudinal da Saúde do Adulto (ELSA – Brasil). Área de atuação em Medicina Paliativa pela Associação Médica Brasileira. Especialista em Educação na Saúde pela FMUSP. Médica Assistente da Divisão de Clínica Médica do Hospital Universitário da USP (HU-USP). Docente dos cursos de Medicina da Universidade Nove de Julho (Uninove) e da Universidade Municipal de São Caetano do Sul (USCS).

Iolanda de Fátima Lopes Calvo Tibério

Professora Livre-docente do Departamento de Clínica Médica do HCFMUSP. Professora Associada do Departamento de Clínica Médica FMUSP. Chefe do Laboratório de Terapêutica Experimental I – LIM20 HCFMUSP. Coordenadora do Estágio Hospitalar de Clínica Médica do quinto ano e dos Estágios de *Workshops* do quinto e do sexto ano da FMUSP.

Ricardo Tavares de Carvalho

Professor Livre-docente pela FMUSP. Coordenador do Núcleo Técnico Científico em Cuidados Paliativos do HCFMUSP. Supervisor do Programa de Residência de Medicina Paliativa e coordenador técnico do Programa de Residência Multiprofissional de Cuidados Paliativos do HCFMUSP. Diretor do Instituto Paliar.

Autores

Adriana Benedita Luiz

Graduação em Enfermagem pela EERP-USP. Especialização em Enfermagem Pediátrica pela Universidade Federal do Maranhão. Especialização em Gerontologia pela Pós-graduação do Hospital Israelita Albert Einstein. Mestrado Acadêmico em Gerontologia no Programa de Pós-graduação em Gerontologia da Escola de Artes, Ciências e Humanidades – EACH.

Adriana Mota Gusmão da Silva

Assistente Social do Hospital Universitário da Universidade de São Paulo (HU-USP). Especialista em Saúde da Família na modalidade residência. Mestre em Ciências da Saúde pela USP. Doutoranda em Serviço Social pela Pontifícia Universidade Católica de São Paulo (PUC-SP).

Amanda Freitas Goudinho

Graduação em Farmácia pela Universidade Federal do Piauí. Residência em Farmácia Clínica e Assistência Farmacêutica no Hospital Universitário da Universidade de São Paulo (HU-USP). Pós-graduação em Farmácia Hospitalar com Ênfase em Oncologia pela Faculdade Oswaldo Cruz.

Ana Beatriz Brandão dos Santos

Graduação em Psicologia pela Universidade de São Paulo (USP). Mestre em Psicologia do Desenvolvimento pelo Instituto de Psicologia da USP (IPUSP). Especialista em Psicologia Hospitalar pelo InCor-HCFMUSP. Aperfeiçoamento em Cuidados Paliativos pelo Instituto Paliar. Psicóloga do Núcleo Técnico Científico em Cuidados Paliativos (NTCCP) do HC-FMUSP. Supervisora e Vice-coordenadora Assistente do Programa de Residência Multiprofissional em Saúde do Idoso em Cuidados Paliativos do NTCCP-FMUSP. Membro do Laboratório de Estudos Sobre a Morte IPUSP.

Ana Gabriela Frigéri Barboza

Graduação em Psicologia pela Universidade Estadual de Maringá (UEM). Psicóloga residente do Programa de Residência Multiprofissional em Saúde do Idoso em Cuidados Paliativos do HCFMUSP.

Ana Lúcia Lopes Giaponesi

Enfermeira Mestre em Ciências Médicas pela EEUSP no Programa de Pós-graduação em Saúde do Adulto (PROESA). Coordenadora Pedagógica do Instituto Paliar, SP. Especialização em Acupuntura, curso de aperfeiçoamento em Cuidados Paliativos.

Ana Paula Curi
Graduação na Faculdade de Medicina de São José do Rio Preto (FAMERP). Residência Médica em Clínica Médica e Hematologia no HCFMUSP. Mestrado e Doutorado pela FMUSP. MBA: Gestão pela Qualidade no PECE – Escola Politécnica da USP.

Ana Paula de Souza Borges
Residência de Clínica Médica e Medicina Interna ano adicional pela FMUSP. Título de Especialista em Medicina Paliativa pela AMB. Doutorado em Ciências pelo Programa de Oncologia da FMUSP. Tutora e Docente da Especialização e Pós-graduação em Cuidados Paliativos Adulto pela Faculdade Sírio-Libanês. Médica da equipe de Suporte e Cuidados Paliativos do Hospital Sírio-Libanês. Médica da equipe de Cuidados Paliativos do A.C.Camargo Cancer Center.

Ana Paula Pelegrini Ratier
Doutora em Ciências pela Escola de Enfermagem da USP. Especialista em Terapia de Mão pelo HCFMUSP. Terapeuta Ocupacional do Hospital Universitário da USP.

Andréia Melo Coriolano
Bacharela em Enfermagem e Especialista em Cuidados Paliativos pela Faculdade Israelita de Ciências da Saúde Albert Einstein. Especialista em Educação na Saúde pela FMUSP, onde atualmente cursa doutorado. Docente e parecerista do CEP/CONEP no Instituto Paliar, Preceptora de simulação e coordenadora de OSCE no curso de medicina da Faculdade de Ciências Médicas da Santa Casa de São Paulo.

Ariane Oliveira Tartarotti
Enfermeira do Programa de Assistência Domiciliária (PAD) do Hospital Universitário da Universidade de São Paulo (HU-USP).

Beatriz Aparecida Ozello Gutierrez
Enfermeira, Mestrado e Doutorado pela Escola de Enfermagem da Universidade de São Paulo. Pós-doutorado em Saúde Coletiva pela Universidade de Brasília. Docente da Graduação e Pós-graduação em Gerontologia da Escola de Artes, Ciências e Humanidades da USP e da Pós-graduação em Gerontologia da UFPB.

Bruna Valquiria Baviera
Terapeuta Ocupacional pela USP – Ribeirão Preto. Coordenadora de Reabilitação no Centro de Referência do Idoso da Zona Norte de São Paulo. Mestre em Ciências pelo Programa de Pós-graduação em Gerontologia da EACH – USP. Especialista em Educação Permanente e Continuada na Saúde. Aprimoramento em Atendimento Interdisciplinar em Geriatria e Gerontologia pelo IAMSPE.

Caio Barretto Anunciação
Graduado em Medicina pela Universidade Federal de Sergipe. Clínica Médica pelo HCFMUSP e pelo Hospital Ipiranga de São Paulo. Ex-preceptor da Residência de Clínica Médica do HCFMUSP. Geriatria pelo HCFMUSP.

Camila de Almeida Castro
Médica formada pela Universidade de Taubaté-SP. Residência em Clínica Médica pelo SUS-SP e Residência em Medicina Paliativa pela USP-SP. Médica Paliativista Assistente no Hospital Beneficência Portuguesa de São Paulo.

Carla Corradi Perini
Nutricionista com Especialização em Cuidados Paliativos pelo Instituto Pallium. Mestrado em Ciências Farmacêuticas pela Universidade Federal do Paraná. Doutorado em Ciências da Saúde pela Pontifícia Universidade Católica do Paraná. Pós-doutorado em Bioética pelo Centro de Enfermería San Juan de Dios, Uni-

versidade de Sevilha. Professora do Programa de Pós-graduação em Bioética da Pontifícia Universidade Católica do Paraná.

Carla Romagnolli Quintino

Médica pela Faculdade de Medicina da Universidade de São Paulo (FMUSP). Residência Médica em Clínica Médica pelo HCFMUSP. Doutorado em Ciências Médicas pela FMUSP – Centro de Pesquisa Clínica Epidemiológica – Estudo Longitudinal da Saúde do Adulto (ELSA – Brasil). Área de atuação em Medicina Paliativa pela Associação Médica Brasileira. Especialista em Educação na Saúde pela FMUSP. Médica Assistente da Divisão de Clínica Médica do Hospital Universitário da USP (HU-USP). Docente dos cursos de Medicina da Universidade Nove de Julho (Uninove) e da Universidade Municipal de São Caetano do Sul (USCS). Criadora de conteúdo digital @medisinar.

Carolina Barreiros do Nascimento

Graduação em Fisioterapia pela UVA. Pós-graduada em Geriatria e Gerontologia pela UERJ, em Oncologia pelo Einstein e em Cuidados Paliativos pelo Paliar. Especialista em Oncologia pelo COFFITO. Docente da Pós-graduação da Sobrati. Plantonista do Hospital Samaritano/RJ.

Carolina Menezes Marson

Psicóloga/Psicanalista. Coordenadora Pedagógica no Instituto Paliar. Membro do Comitê de Pós-graduação da ANCP e do Comitê de Ética em Pesquisa do Instituto Paliar. Mestranda pelo Proesa no Programa da Saúde do Adulto da EE-USP – tema Educação nos Cuidados Paliativos. Especialista em Psicologia Hospitalar pelo HCFMUSP e em Cuidados Paliativos pelo Instituto Paliar.

Célia Maria Kira

Médica, Especialização em Clínica Médica, Infectologia, Cuidados Paliativos, Acupuntura e em Educação na área da Saúde. Graduação e Doutorado pela Faculdade de Medicina da Universidade de São Paulo (FMUSP). Área de atuação em Cuidados Paliativos pela Pallium Latinoamerica – Oxford University. Professora Colaboradora da Graduação e Pós-graduação da FMUSP e do HCFMUSP. Docente do curso de Medicina da Universidade Municipal de São Caetano do Sul, *campus* Bela Vista, SP, e do curso de Medicina do Centro Universitário São Camilo.

Daniel Battacini Dei Santi

Médico graduado pela FCM-Unicamp. Especializado em Cardiologia pelo InCor-HCFMUSP, com título de Especialista em Cardiologia (SBC), Terapia intensiva (AMIB) e área de atuação em medicina paliativa (SBCM/AMB). Doutorando em Cardiologia pelo InCor-HCFMUSP. Médico Assistente dos Cuidados Paliativos do InCor-HCFMUSP. Diretor do grupo de estudos em Cuidados Paliativos da SOCESP.

Denise Swei Lo

Doutora em Pediatria pela Faculdade de Medicina da Universidade de São Paulo (FMUSP). Chefe de seção técnica de pacientes internos da Pediatria do Hospital Universitário da USP. Vice-supervisora dos Programas de Residência Médica do Departamento de Pediatria da FMUSP. Aprimoramento em Cuidados Paliativos Pediátricos pela Casa do Cuidar, pelo Centro de Apoio ao Ensino e Pesquisa em Pediatria (CAEPP) e Harvard Medical School (*Palliative Care Education and Practice*).

Douglas Henrique Crispim

Graduação em Medicina pela Universidade Estadual de Santa Cruz. Residência Médica em Clínica Médica no Hospital Irmã Dulce. Residência em Geriatria pela Santa Casa de Misericórdia de São Paulo. Doutorado em Ciências Médicas pelo Departamento de Moléstias Infeciosas e Parasitárias da FMUSP. Especialização em Cuidados Paliativos pelo Instituto Pallium Latinoamérica. Presidente da Academia Nacional de Cuidados Paliativos (2021-2022), Membro da Diretoria da *Worldwide Hospice and Palliative Care Alliance* (2022-2026). Diretor de Corpo Clínico do instituto Perdizes do Hospital das Clínicas da FMUSP.

Ednalda Maria Franck

Graduação em Enfermagem pela Universidade Nove de Julho. Mestre pela Escola de Enfermagem da USP (EEUSP). Especialista em Estomaterapia pela EEUSP. Especialista em Cuidados Paliativos pelo Instituto Paliar. Enfermeira Assistente do Núcleo Técnico Científico em Cuidados Paliativos (NTCCP). Tutora de Enfermagem do Programa de Residência Multiprofissional em Saúde do Idoso em Cuidados Paliativos do NTCCP. Docente do Instituto Paliar.

Eloisa Bonetti Espada

Doutora em Medicina pela FMUSP. Anestesiologista com área de atuação em Dor. Médica Assistente da Divisão de Clínica Médica do Hospital Universitário da USP. Médica Assistente da Equipe de Controle de Dor da Divisão de Anestesia do ICHC-FMUSP. Médica Assistente da SAMMEDI – HSPE.

Erica Maria Zeni

Médica Assistente Clínica Médica Instituto do Câncer do Estado de São Paulo (ICESP). Médica Corpo Clínico Hospital Israelita Albert Einstein. Graduação Medicina Universidade Estadual de Campinas (Unicamp). Residência Clínica Médica na Unicamp. Ano Adicional Clínica Médica/Medicina Interna na Universidade São Paulo (USP). Curso Básico e Avançado Medicina e Cuidados Paliativos Instituto Pallium Latinoamérica Medicina Paliativa (Pós-graduação, Buenos Aires, Argentina).

Erika Souza Garcia Ramos

Graduada em Medicina pela Escola Superior de Ciências da Santa Casa de Misericórdia de Vitória. Residência em Clínica Médica no Hospital Ipiranga. Residência em Cuidados Paliativos no HCFMUSP. Aprimoramento em Luto no 4 Estações Instituto de Psicologia, com título de especialista de Clínica Médica pela SBCM e de Cuidados Paliativos pela AMB. Aperfeiçoamento em Clínica Psicanalítica: conflito e sintoma no Sedes. Mestrado profissional Inovação no Ensino Superior em Saúde da USCS, "Conhecimento dos docentes sobre o processo formativo em relação aos temas de cuidados paliativos". Docente da Faculdade de Medicina da Universidade de São Caetano do Sul, *campus* São Paulo. Ambulatório de Cuidados Paliativos no Hospital do Servidor Municipal de São Paulo.

Fernanda da Silva Moura

Assistente Social do Hospital Universitário da USP. Doutora em Ciências pelo Programa de Pediatria da FMUSP. Mestre em Serviço Social pela PUC-SP.

Francelise Pivetta Roque

Graduação em Fonoaudiologia pela Unifesp. Especialista em Disfagia e em Gerontologia pelo Conselho Federal de Fonoaudiologia e Sociedade Brasileira de Geriatria e Gerontologia. Especialização em Cuidados Paliativos pelo Instituto Israelita Albert Einstein. Doutora em Ciências pela Unifesp. Docente da Universidade Federal Fluminense.

Gabriella Novelli Oliveira
Graduação em Enfermagem pela Unicamp. Residência em Enfermagem em Urgência e Emergência pela Escola Paulista de Enfermagem da Unifesp. Doutora em Ciências, na área Enfermagem na Saúde do Adulto, pela Escola de Enfermagem da USP. Enfermeira do Pronto-Socorro do Hospital Universitário da USP.

Gilson Carone Neto
Médico Anestesiologista com área de atuação em Dor. Coordenador do Grupo de Controle de Dor SAMMEDI - HSPE.

Gustavo Galvão de França
Graduação em Farmácia e Bioquímica pela Universidade de São Paulo (USP). Especialista em Farmácia Clínica Hospitalar pela Faculdade de Ciências Farmacêuticas/Hospital Universitário (HU-USP). Especialista em Qualidade em Saúde e Segurança do Paciente pela Escola Nacional de Saúde Pública Sérgio Arouca/Fiocruz. Especialista em Pesquisa Clínica pelo Hospital Alemão Oswaldo Cruz. Farmacêutico Clínico da unidade de internação de adultos do HU-USP.

Gustavo Gusso
Médico de Família e Comunidade. Mestre em Medicina de Família pela Universidade de Western Ontario. Doutor em Ciências Médicas pela USP. Professor de Clínica Geral e Propedêutica da USP.

Henrique Gonçalves Ribeiro
Médico Psiquiatra e Psicoterapeuta do Núcleo de Cuidados Paliativos do HCFMUSP. Membro das Câmaras Técnicas de Psiquiatria e Cuidados Paliativos do Conselho Regional de Medicina do Estado de São Paulo (CREMESP). Coordenador do Comitê de Saúde Mental da Sociedade Brasileira de Psico-Oncologia (SBPO).

Henrique Muraguchi
Graduação em Medicina pela Universidade Federal do Maranhão (UFMA). Residência Médica em Clínica Médica pelo Hospital das Clínicas da Faculdade de Medicina de Botucatu (Unesp). Residência Médica em Cuidados Paliativos pelo HCFMUSP. Médico da equipe de Cuidados Paliativos do Hospital Universitário da UFMA.

Ingrid Alkmim Beltrão Tenório
Graduada em Ciências Médicas pela Escola Latinoamericana de Medicina (ELAM). Especialização em Cuidados Paliativos pelo HCFMUSP. Assistente do Ambulatório de Cuidados Paliativos do Hospital Universitário da USP (HU-USP). Especialização em Medicina da Família pela Unifesp.

Iolanda de Fátima Lopes Calvo Tibério
Graduação em Medicina pela USP. Doutorado em Patologia pela FMUSP. Título de Livre-docente do Departamento de Clínica Médica HCFMUSP. Professora Associada do Departamento de Clínica Médica FMUSP. Chefe do Laboratório de Terapêutica Experimental I - LIM20 do HCFMUSP. Coordenadora do Estágio Hospitalar de Clínica Médica do quinto ano e dos Estágios de *Workshops* do quinto e do sexto ano da FMUSP.

Isabel Sala Corral
Enfermeira pela Unifesp. Especialista em Enfermagem em Cuidados Paliativos. Enfermeira da Unidade de Adultos do Hospital Universitário da Universidade de São Paulo (HU-USP). Membro do Núcleo Interprofissional de Cuidados Paliativos do HU-USP.

Isabella Bordim Rosa
Graduação em Medicina pelo Centro Universitário São Camilo. Residência Médica em Clínica Médica no Hospital Municipal

Pimentas Bonsucesso. Residência Médica em Medicina Paliativa no HCFMUSP. Certificado de área de atuação em Medicina Paliativa pela Associação Médica Brasileira (AMB). Pós-graduanda da Especialização de Geriatria pelo Hospital Sírio-Libanês. Médica Clínica e Paliativista da Rede de Hospitais São Camilo.

Isadora Cardoso Salles Fila Pecenin

Enfermeira na Unidade de Referência à Saúde do Idoso Geraldo de Paula Souza (URSI GPS). Especialista pela modalidade residência em Saúde do Idoso e Cuidados Paliativos pela FMUSP e em Saúde Pública pela Unifesp. Mestranda pelo Programa de Pós-graduação em Enfermagem na Saúde do Adulto da Escola de Enfermagem da USP (PROESA EEUSP).

Izabel Cristina Rios

Médica, Doutora em Ciências e Livre-docente pela FMUSP. Coordenadora do Núcleo de Humanização do HCFMUSP e do Centro de Humanidades e Humanização da FMUSP.

Izilda Cristina Beltrão Martins

Assistente Social do Hospital Universitário da Universidade de São Paulo (HU-USP).

Janete Maria da Silva

Fisioterapeuta. Especialista em Fisioterapia em Gerontologia pela ABRAFIGE/COFFITO. Especialista em Fisioterapia em Terapia Intensiva Adulto pela ASSOBRAFIR/COFFITO. Mestre em Ciências da Reabilitação pela FMUSP. área de atuação em Cuidados Paliativos e Assistência Domiciliar.

Jozinete Xavier da Costa

Enfermeira no Núcleo Técnico de Cuidados Paliativos na interconsulta em Cuidados Paliativos no IC-HCFMUSP. Vice-coordenadora da Residência de Enfermagem em Saúde do idoso e Cuidados Paliativos HCFMUSP. Aperfeiçoamento em Cuidados Paliativos pelo Instituto Paliar. Especialista em Enfermagem Médica e Cirúrgica pela Unifesp.

Juraci Aparecida Rocha

Doutora em Ciências da Saúde pela Faculdade de Medicina da USP. Médica Intensivista com área de atuação em Cuidados Paliativos. Coordenadora do Núcleo de Cuidados Paliativos do Hospital Cruz Azul Saúde e Educação. Professora Colaboradora aposentada da FMUSP. Docente do Centro Universitário Eniac.

Karen Mayumi Koga Sakano

Médica do Hospital Universitário da Universidade de São Paulo (HU-USP).

Leonardo Mateus de Lima

Graduação em Medicina e Residência Médica pela USP. Médico Assistente do Pronto-Socorro do HCFMUSP. Médico do corpo clínico do Hospital Israelita Albert Einstein. Membro do American College of Physicians. Professor de Medicina na Universidade Municipal de São Caetano do Sul.

Livia Costa de Oliveira

Pós-doutora em Ciências Nutricionais. Nutricionista do Instituto Nacional de Câncer (INCA). Docente Permanente do Programa de Pós-graduação *stricto senso* em Oncologia (PPGO) e em Saúde Coletiva e Controle do Câncer (PPGCan) (INCA). Vice-coordenadora do Comitê de Nutrição da Academia Nacional de Cuidados Paliativos (ANCP).

Lívia da Mata Lara

Cardiologista pelo Hospital do Coração (HCor). Título de Especialista em Cardiologia pela Sociedade Brasileira de Cardiologia (SBC) e Associação Médica Brasileira (AMB). Cardiogeriatra pelo Instituto Dante Pazzanese de Cardiologia (IDPC). Pós-graduada em Geriatria pelo Hospital Sírio-Libanês. Doutoranda pela USP/IDPC. Preceptora de Cardiologia/Cardiogeriatria da Universidade de São Caetano do Sul (USCS).

Liz Andréa Kawabata Yoshihara

Médica pela FMUSP. Residência Médica em Geriatria e Gerontologia pela FMUSP. Especialista em Acupuntura. Médica Assistente do Hospital Universitário da Universidade de São Paulo (HU-USP) onde atua em visitas domiciliares e no ambulatório de Cuidados Paliativos. Professora da Universidade São Caetano do Sul USCS.

Lorenza Andrés Almeida de Souza

Graduação em Medicina pela Escola Bahiana de Medicina e Saúde Pública. Residência Médica em Clínica Médica no Hospital Geral Roberto Santos – Salvador/BA. Formação em Medicina Paliativa pelo HCFMUSP. Formação em Bioética Clínica e Mediação de Conflitos. Especialização em preceptoria para residência médica pelo Hospital Alemão Oswaldo Cruz. Médica Assistente da Residência de Cuidados Paliativos pelo HCFMUSP, membro da equipe de interconsulta em Cuidados Paliativos pelo Hospital Beneficência Portuguesa.

Luca Schilling Gonçalves

Médico Psiquiatra e Psicoterapeuta com graduação e residência pela USP, com ano complementar de Residência em Psicoterapia pela mesma instituição. Pós-graduado em Cuidados Paliativos pelo Hospital Sírio-Libanês. Médico voluntário do Núcleo de Cuidados Paliativos do HCFMUSP.

Luciana Suelly Barros Cavalcante

Psicóloga clínica. Especialização e Aprimoramento em Psicologia Hospitalar pelo HCFMUSP. Pós-graduação em Gerontologia pela FMUSP. Aperfeiçoamento em Cuidados Paliativos pelo Instituto Paliar. Docente do Instituto Paliar.

Luciana Dadalto

Doutora em Ciências da Saúde pela Faculdade de Medicina da UFMG. Mestre em Direito Privado pela PUCMinas.

Manoela Trevisan Vigorito

Médica pela PUC-SP, Sorocaba. Residência Médica em Medicina de Família e Comunidade pelo HMMG e Medicina Paliativa pelo HCFMSUP. Médica Preceptora Cuidados Paliativos da Graduação FMUSP. Médica Assistente da Enfermaria Cuidados Paliativos IPer/FMUSP.

Marcelo Arlindo Vasconcelos Miranda Rodrigues

Graduação em Medicina pela FMUSP. Residência em Clínica Médica e Preceptoria pelo HCFMUSP. Doutor na área de Educação Médica pela USP. Gestor do curso de Medicina do *campus* São Paulo da USCS. Coordenador do Internato da FMUSP do 6º ano e dos médicos residentes da DCM no HU-USP.

Márcia Epifânio Novais Pizze

Graduação em Enfermagem pela Universidade Bandeirante de São Paulo. Residência Multiprofissional em Saúde do Idoso em Cuidados Paliativos no HCFMUSP. Preceptora de Enfermagem do Programa de Residência Multiprofissional em Saúde do Idoso em Cuidados Paliativos do HCFMUSP.

Márcio Veronesi Fukuda

Especialização em Cuidados Paliativos pelo Instituto Pallium Latinoamerica. Especialista em Clínica Médica pela SBCM. Médico do Núcleo de Cuidados Paliativos do HCFMUSP.

Maria Júlia Paes da Silva
Enfermeira. Professora Titular da EEUSP, Mestrado, Doutorado e Livre-docência na área de comunicação interpessoal.

Maria Nilda Conceição Izumi
Assistente Social do Hospital Universitário da USP. Mestre em Serviço Social pela PUC/SP.

Mariana Bendine Gastaldi
Enfermeira.

Mariana Cincerre Paulino
Graduação em Medicina pela Faculdade de Medicina de Marília. Especialista em Clínica Médica pela Unifesp. Área de Atuação em Medicina Paliativa pelo HCFMUSP. Médica assistente da Interconsulta do Núcleo Técnico Científico em Cuidados Paliativos do HCFMUSP. Médica Assistente do Grupo de Suporte do Hospital Municipal Vila Santa Catarina (SBIBAE).

Mariana do Santos Pastori
Médica pela PUC – SP/Sorocaba. Residência médica em Clínica Médica e Hematologia pela Unicamp, com especialização em Medicina Paliativa pelo Instituto Paliar. Título de Especialista em Hematologia e Medicina Paliativa pela AMB. Pós-graduação *lato sensu* em Preceptoria de Residência Médica pelo Hospital Alemão Oswaldo Cruz. Médica Coordenadora da equipe de Cuidados Paliativos do Hospital de Transplantes Euryclides de Jesus Zerbini.

Mariana Gabriela Rodrigues
Fonoaudióloga em Transição de Cuidados e Cuidados Paliativos no Instituto Perdizes do HCFMUSP. Aprimorada em Disfagia Orofaríngea pelo Hospital A.C. Camargo Cancer Center. Pós-graduanda em Cuidados Paliativos pelo Instituto Paliar.

Marília A. de Freitas Aguiar
Psicóloga, Doutora em Ciência da Saúde com ênfase na Criança e no Adolescente pela Faculdade de Medicina da UFMG. Mestre em Psicologia Clínica pelo LELU, PUC,SP. Co-coordenadora da Pós-graduação em Cuidados Paliativos pela Faculdade Ciências Médicas de Minas Gerais (FMC-MG). Coordenadora da Pós-graduação em Psico-oncologia pela FMC-MG. Docente de Disciplinas de Cuidados Paliativos, Psico-oncologia e Lutos em cursos de pós-graduação pelas FMC-MG, Faculdade Unimed, Faculdade Santa Casa de Belo Horizonte, Faculdade Phorte. Membro do Comitê de Pós-graduação e de Psicologia da ANCP. Coordenadora dos comitês de Especificidades da SBPO. Vice-presidente da ABMLuto, membro da diretoria da Rede API, membro do Comitê de Ética em Pesquisa do Hospital Felício Rocho, em Belo Horizonte.

Marina Bouças Pinto
Nutricionista Especialista em Oncologia na forma de Residência Multiprofissional (Unifesp). Curso Introdutório em Cuidados Paliativos pelo Instituto Pallium Latinoamerica. Experiência com pacientes sob Cuidados Paliativos no Programa Melhor em Casa (SUS), *home care* especializado e hospitalar.

Marina de Góes Salvetti
Graduação em Enfermagem pela USP. Aprimoramento em Terapia Cognitivo-Comportamental pelo Instituto de Psiquiatria do HCFMUSP. Mestre em Saúde do Adulto pela Escola de Enfermagem da USP. Doutora em Ciências pela Escola de Enfermagem da USP. Pós-doutorado em Enfermagem pela Universidade Federal do Rio Grande do Norte. Professora Associada do Departamento de Enfermagem Médico-Cirúrgica da Escola de Enfermagem da USP.

Marina Guimarães Oliveira Marques

Graduação em Medicina pela Escola Bahiana de Medicina e Saúde Pública. Médica de Família e Comunidade pela FESF/Fiocruz. Médica Paliativista pelo HCFMUSP. Médica Assistente do setor de interconsulta do Núcleo Técnico e Científico em Cuidados Paliativos do HCFMUSP. Médica Assistente do grupo de Cuidados de Suporte do Hospital Municipal Vila Santa Catarina. Preceptora das atividades práticas da Pós-graduação em Cuidados Paliativos do Hospital Israelita Albert Einstein.

Mateus Marcheti Gomes

Graduação em Medicina pela Unicamp. Especialista em Geriatria e Gerontologia pela Unifesp e Cuidados Paliativos pelo Instituto Pallium Latinamerica, Buenos Aires.

Maurício Hideki Yague Leite

Graduação em Ciências Fundamentais para a Saúde (ICB-USP).

Milena Vaz Bonini Pesce

Fonoaudióloga. Mestre em Ciências pela FMUSP. Fonoaudióloga do Hospital Universitário da Universidade de São Paulo (HU-USP). Coordenadora do Curso Profissionalizante em Fonoaudiologia Hospitalar do HU-USP.

Mônica Estuque Garcia de Queiroz

Graduação em Terapia Ocupacional pela USP. Especialista em Psico-Oncologia e Cuidados Paliativos pela Pallium e Institute Oxford. Formação em Pedagogia e Didática do Ensino Superior. Terapeuta Ocupacional do Núcleo de Cuidados Paliativos do HCFMUSP e do GRAACC-IOP-Unifesp. Membro do Comitê Executivo Liga Acadêmica de Cuidados Paliativos FMUSP e da Câmara Técnica de Terapia Ocupacional em Contextos Hospitalares CREFITO.

Nancy Mieko Igarashi

Assistente Social do Hospital Universitário da Universidade de São Paulo (HU-USP). Mestre em Serviço Social pela PUC/SP.

Natacha Silva Moz

Enfermeira graduada pela Faculdade de Medicina de Botucatu da Universidade Estadual Paulista Júlio de Mesquita Filho. Especializada em Oncologia pela Fundação Pio XII do Hospital de Câncer de Barretos, modalidade residência.

Odenir Nadalin Júnior

Graduação em Medicina e Mestrado em Bioética pela Pontifícia Universidade Católica do Paraná. Residência Médica em Medicina Paliativa pelo HCFMUSP. Especializando em Educação na Saúde pela FMUSP.

Patrícia Sutic Silva Paes de Vasconcellos

Graduação em Medicina pela Universidade Federal de Minas Gerais. Residência em Clínica Médica pelo Instituto Mário Penna, Belo Horizonte/MG. Médica-residente do Programa de Medicina Paliativa do HCFMUSP.

Paulo Sérgio Martins de Alcântara

Graduado em Medicina pela Universidade Federal do Paraná. Residência Médica em Cirurgia Geral pela Pontifícia Universidade Católica de São Paulo. Residência em Cirurgia Oncológica pelo Centro de Tratamento e Pesquisa do Hospital do Câncer A.C. Camargo em São Paulo. Mestre em Oncologia pela FMUSP. Doutor em Ciências área de Clínica Cirúrgica pela FMUSP. Curso Pallium, SP. Membro do grupo Interdisciplinar de cuidados Paliativos HU-USP. Membro Titular da Sociedade Brasileira de Cirurgia Oncológica. Membro Adjunto do Colégio Brasileiro de Cirurgiões.

Priscila Starosky
Fonoaudióloga e docente do Curso de Fonoaudiologia da Universidade Federal Fluminense (UFF). Doutora em Estudos da Linguagem pela Pontifícia Universidade Católica do Rio de Janeiro pela PUC-Rio.

Priscilla Pedroso Bonifacio Villalba
Graduação em Enfermagem pela Escola de Enfermagem da Universidade de São Paulo (EEUSP). Bacharel em Direito pela Unip. MBA em Gestão e Engenharia da Qualidade pela Escola Politécnica da Universidade de São Paulo (Poli USP). Enfermeira da Gestão de Leitos do Núcleo Interno de Regulação do Hospital Universitário da USP.

Rayssa Peixoto Accioly Soares
Graduada pela Faculdade de Odontologia de Pernambuco (FOP/UPE). Especialização em atenção ao câncer pela Fundação Pio XII/ Hospital de Câncer de Barretos e saúde do idoso em Cuidados Paliativos pelo HCMFUSP.

Renata Barbosa
Médica Assistente da Enfermaria de Cuidados Paliativos do Instituto Perdizes do HCFMUSP. Graduada pela Faculdade de Medicina de Petrópolis, Oncologista Clínica pelo Hospital das Clínicas FMRP e área de atuação em Medicina Paliativa pela Associação Médica Brasileira (AMB).

Renata de Souza-Silva
Nutricionista especialista em Oncologia pela Residência Multiprofissional do Instituto Nacional do Câncer (INCA). Mestre em Oncologia com ênfase em Nutrição e Cuidados Paliativos pelo Programa de Pós-graduação *stricto senso* em Oncologia (PPGO) do INCA. Integrante do Comitê de Nutrição da Academia Nacional de Cuidados Paliativos (ANCP).

Ricardo Tavares de Carvalho
Professor Livre-docente pela FMUSP. Coordenador do Núcleo Técnico Científico em Cuidados Paliativos do HCFMUSP. Supervisor do Programa de Residência de Medicina Paliativa e Coordenador Técnico do Programa de Residência Multiprofissional de Cuidados Paliativos do HCFMUSP. Diretor do Instituto Paliar.

Rita Tiziana Verardo Polastrini
Enfermeira Pediatra. Especialista em Administração Hospitalar pela Faculdade de Saúde Pública da USP. Diplomada em Cuidados Paliativos pela Universidade Del Salvador, Buenos Aires, Argentina, com chancela de Oxford UK. Certificado de Capacitador do EPEC Latino em Pediatria pelo Boston Children Hospital e Dana-Faber Cancer Institute. Membro do Comitê de Pediatria da ANCP. Enfermeira da Unidade de Dor e Cuidados Paliativos do Instituto da Criança e do Adolescente do HCFMUSP. Coordenadora Administrativa da Unidade de Pediatria Integrativa do Departamento de Pediatria da FMUSP.

Rodrigo dos Santos Moraes
Graduação em Medicina pela Universidade Federal de Santa Catarina. Residência Médica em Clínica Médica no Hospital de Clínicas da Unicamp. Doutor em Ciências Médicas na área Educação e Saúde pela FMUSP. Pós-graduado em Cuidados Paliativos pelo Instituto Paliar. Docente do curso de Medicina do Centro Universitário São Camilo. Coordenador do Programa de Residência Médica do Hospital Municipal Antônio Giglio.

Rodrigo Pena Soares Silva
Mestre em Ciências da Reabilitação pelo Centro Universitário Augusto Motta (Unisuam).

Sabrina Corrêa da Costa Ribeiro
Graduação em Medicina pela Universidade Federal do Ceará (UFC). Residência Médica em Clínica Médica e Pneumologia no Hospital das Clínicas FMUSP. Especialista em Emergência e Medicina Intensiva com área de Atuação em Cuidado Paliativo. Doutora em Ciências Médicas pela FMUSP. Professora Adjunta da Disciplina de Medicina Intensiva da UFC. Coordenadora do serviço de Cuidados Paliativos do Hospital Monte Kinikum. Médica intensivista do Hospital Geral de Fortaleza.

Sérgio Seiki Anagusto
Médico do Projeto PROADI-SUS de Cuidados Paliativos pelo Hospital Sírio-Libanês. Graduado pela Faculdade de Medicina de Ribeirão Preto da USP (FMRP). Especialista em Clínica Médica pelo Hospital das Clínicas da FMRP-USP. Especialista em Cuidados Paliativos pelo HCFMUSP.

Silvana Caravaggi
Graduação em Fisioterapia pela USP. Pós-Graduação em Fisioterapia Cardiovascular Funcional no Instituto Dante Pazzanese de Cardiologia. Fisioterapeuta do Hospital Universitário da USP, atuação principal no Programa de Assistência Domiciliária (PAD-HU-USP).

Silvia Maria de Macedo Barbosa
Médica Pediatra com área de atuação em Medicina Paliativa e Medicina da Dor. Doutora em Ciências da Saúde pela FMUSP. Chefe da Unidade de Dor e Cuidados Paliativos do Instituto da Criança e do Adolescente do HC-FMUSP. Presidente da Comissão de Bioética e Cuidados Paliativos do Hospital da Mulher de São Bernardo do Campo. Presidente do Núcleo de Estudo em Medicina da Dor e Cuidados Paliativos da Sociedade de Pediatria de São Paulo. Secretária do Departamento Científico de Medicina da Dor e Cuidados Paliativos da SBP. Presidente da Rede Brasileira de Cuidados Paliativos Pediátricos. Secretária do Departamento de Medicina da Dor e Cuidados Paliativos. Presidente da Rede Brasileira de Cuidados Paliativos Pediátricos.

Silvia Maria Machado Tahamtani
Médica Anestesiologista, com área de atuação em Dor pela AMB e pós-graduação em Cuidados Paliativos pelo Pallium (Argentina). Médica Assistente do grupo de Tratamento da Dor do Hospital do Câncer do Estado de São Paulo (ICESP).

Simone Alonso
Graduada em Terapia Ocupacional pelo Departamento de Fisioterapia, Fonoaudiologia e Terapia Ocupacional da FMUSP e em Direito pela Faculdade de Direito da USP. Ex-diretora da Liga Transdisciplinar de Cuidados Paliativos do HCFMUSP. Trabalha como Terapeuta Ocupacional (Agente Técnico de Assistência à Saúde) no Instituto de Infectologia Emílio Ribas (IIER) em São Paulo, na condição de servidora pública, atuando no contexto hospitalar (enfermarias e UTI). Terapeuta Ocupacional de referência da Equipe de Cuidados Paliativos do IIER.

Susana Dalila Wurtzel
Assistente Social do Hospital Universitário da Universidade de São Paulo (HU-USP). Especialista em Práticas Interdisciplinares junto à Família pela UEPG PR.

Tainara Emanuella Costa Gomes
Médica graduada pela Universidade de Gurupi, Tocantins. Residência em Clínica Médica pelo Complexo Hospitalar Padre Bento, Guarulhos/SP. Pós-graduação *lato sensu* Antroposofia na saúde pela Unifesp. Médica-

-residente do Programa de Medicina Paliativa do HCFMUSP.

Tamyris dos Santos Gonçalves
Nutricionista Especialista em Envelhecimento na forma de Residência Multiprofissional (Unifesp). Pós-graduada em Cuidados Paliativos pelo Instituto Pallium Latinoamérica. Coordenadora do Comitê de Nutrição da Academia Nacional de Cuidados Paliativos (ANCP).

Tatiane Felix Teixeira
Coordenadora do Serviço de Humanização do Hospital Universitário da Universidade de São Paulo (HU-USP). Especialista em Gestão da Humanização em Serviços de Saúde pela Escola de Educação Permanente da FMUSP. Especialista em Terapia Floral Intervenção Vibracional em Saúde pela Escola de Enfermagem da USP. Graduação em Enfermagem pela Escola de Enfermagem da USP.

Tiago Pugliese Branco
Médico Geriatra pelo HCFMUSP, com área de atuação em Medicina Paliativa pela AMB. MBA de Gestão na área da Saúde pela FGV. Coordenador Nacional de Linha de Cuidado em Cuidado Paliativo da AMIL.

Toshio Chiba
Chefe do Serviço de Cuidados Paliativos na Instituto do Câncer do Estado de São Paulo (ICESP).

Úrsula Bueno do Prado Guirro
Médica Anestesiologista, com área de atuação em Medicina Paliativa e em Dor. Pós-doutorado em Bioética pela Pontifícia Universidade Católica do Paraná. Mestrado e Doutorado em Medicina pela Universidade Federal do Paraná (UFPR). Pós-graduação em Direito Médico pela Universidade de Coimbra e em Medicina Legal e Perícia Médica pela USP. Professora Adjunta na UFPR e *head* de educação do Palicurso.

Veruska Menegatti Anastacio Testa
Graduação em Medicina pela FMUSP. Residência Médica em Clínica Médica no HCFMUSP. Área de atuação em Medicina Paliativa. Docente do curso Pallium Latinoamerica, Buenos Aires, Argentina.

Victor Massatoshi Kawakami Tsuda
Médico pela FMUSP. Diretor-presidente da Liga Transdisciplinar de Cuidados Paliativos em 2021.

Yasmin Oliveira Dias
Graduação em Psicologia pela Pontifícia Universidade Católica de Minas Gerais. Especialista em Cuidados Paliativos pelo Programa de Residência Multiprofissional em Saúde do Idoso em Cuidados Paliativos pelo HCFMUSP.

Sumário

Apresentação XXV
Prefácio XXVII

Seção I – Conceitos e princípios

1. A evolução histórica do conceito de cuidados paliativos 2
Ricardo Tavares de Carvalho, Carla Romagnolli Quintino

2. Considerações conceituais sobre cuidados paliativos pediátricos ... 8
Denise Swei Lo, Rita Tiziana Verardo Polastrini, Silvia Maria de Macedo Barbosa

3. Princípios de atuação em cuidados paliativos 14
Ednalda Maria Franck, Ana Beatriz Brandão dos Santos

4. Terminalidade, fase final de vida e processo ativo de morte......... 23
Isabella Bordim Rosa, Jozinete Xavier da Costa, Mônica Estuque Garcia de Queiroz

5. Trajetórias de doença e sua importância nos cuidados paliativos 39
Manoela Trevisan Vigorito, Ricardo Tavares de Carvalho

Seção II – Educação em cuidados paliativos na graduação

6. A necessidade de integrar aspectos humanísticos ao ensino técnico em saúde 46
Izabel Cristina Rios

7. Cuidado paliativo como modelo para o ensino em saúde................ 52
Carla Romagnolli Quintino, Ricardo Tavares de Carvalho, Iolanda F. L. Calvo Tibério

8. Competências para a graduação .. 57
Iolanda F. L. Calvo Tibério, Rodrigo dos Santos Moraes, Ricardo Tavares de Carvalho, Leonardo Mateus de Lima

9. Diagnóstico situacional no Brasil e no mundo – oportunidades, desafios e perspectivas 64
Rodrigo dos Santos Moraes, Ricardo Tavares de Carvalho

Seção III – Educação em saúde na perspectiva multiprofissional integrada

10. Um conhecimento no qual o todo é maior que a soma das partes...... 76
Carolina Menezes Marson, Luciana Cavalcante

11. Modelos e estratégias pedagógicas de capacitação multiprofissional em saúde 85
Andréia Melo Coriolano, Ana Lúcia Lopes Giaponesi

12. Avanços na educação em cuidados paliativos – medicina............. 95
Juraci Aparecida Rocha

13. Avanços na educação em cuidados paliativos – enfermagem 106
Marina de Góes Salvetti, Andréia Melo Coriolano, Ednalda Maria Franck

14. Avanços na educação em cuidados paliativos – psicologia............ 113
Carolina Menezes Marson, Marília A. de Freitas Aguiar

15. Avanços na educação em cuidados paliativos – serviço social 121
Adriana Mota Gusmão da Silva, Fernanda da Silva Moura, Izilda Cristina Beltrão Martins, Maria Nilda Conceição Izumi, Nancy Mieko Igarashi, Susana Dalila Wurtzel

16. Avanços na educação em cuidados paliativos – fisioterapia........... 130
Carolina Barreiros do Nascimento, Rodrigo Pena Soares Silva, Janete Maria da Silva

17. Avanços na educação em cuidados paliativos – terapia ocupacional... 136
Ana Paula Pelegrini Ratier

18. Avanços na educação em cuidados paliativos – fonoaudiologia........ 144
Francelise Pivetta Roque, Mariana Gabriela Rodrigues, Priscila Starosky

19. Avanços na educação em cuidados paliativos – nutrição 153
Livia Costa de Oliveira

20. Avanços na educação em cuidados paliativos – farmácia 158
Gustavo Galvão de França

Seção IV – Tomada de decisão

21. Bioética em cuidados paliativos... 166
Úrsula Bueno do Prado Guirro, Carla Corradi Perini

22. Terminalidade da vida no ordenamento jurídico brasileiro 176
Luciana Dadalto

23. Aspectos específicos da tomada de decisão na pediatria e na neonatologia 183
Karen Mayumi Koga Sakano

Seção V – Comunicação difícil em saúde

24. Bases teóricas da comunicação interpessoal 188
Maria Júlia Paes da Silva

25. Estratégias práticas para dar uma notícia ruim....................... 201
Douglas Crispim, Carla Romagnolli Quintino

26. Comunicação de más notícias e o cerco do silêncio 207
Lorenza Andrés Almeida de Souza, Douglas Crispim, Odenir Nadalin Júnior, Camila de Almeida Castro

27. Construção de diretivas antecipadas de vontade: conceitos e estratégias...................... 215
Luciana Dadalto

28. Conferência familiar nos cuidados paliativos 222
Isabel Sala Corral, Carla Romagnolli Quintino, Nancy Mieko Igarashi

29. Dicas práticas para realizar a conferência familiar............... 235
Erica Maria Zeni, Mônica Estuque Garcia de Queiroz

30. Registros escritos sobre comunicação difícil: modelos.................... 246
Juraci Aparecida Rocha, Carla Romagnolli Quintino

31. Orientações práticas para a família na iminência do óbito 252
Liz Andréa Kawabata Yoshihara

Seção VI – Controle de sintomas

32. Princípios gerais e os conceitos de sintoma total e cluster de sintomas 262
Marina de Góes Salvetti, Márcia E. Novais Pizze

33. Avaliação da dor 271
Carla Romagnolli Quintino

34. Dor – Fisiopatologia e caracterização 276
Eloisa Bonetti Espada

35. Dor – Princípios de controle e terapêutica não medicamentosa .. 288
Liz Andréa Kawabata Yoshihara

36. Dor – Analgésicos não opioides ... 297
Eloisa Bonetti Espada

37. Dor – Farmacologia e indicações de opioides 307
Henrique Muraguchi, Renata Barbosa, Sérgio Seiki Anagusto

38. Dor – Uso não medicinal de opioide, transtorno de uso de substância, pseudovício, dependência física, tolerância........................ 319
Silvia Tahamtani, Toshio Chiba

39. Dor – Início da terapêutica analgésica e escolha do opioide em cuidados paliativos 328
Gilson Carone Neto, Eloisa Bonetti Espada

40. Dor – Rotação de opioides 342
Juraci Aparecida Rocha, Ricardo Tavares de Carvalho

41. Dor – Efeitos adversos e toxicidade aos opioides 355
Amanda Freitas Goudinho, Ingrid Alkmim Beltrão Tenório

42. Dor – Adjuvantes analgésicos 361
Eloisa Bonetti Espada

43. Fisiopatologia da dispneia e controle dos sintomas respiratórios: dispneia, tosse e broncorreia 391
Leonardo Mateus de Lima

44. Fisiopatologia e controle de náuseas e vômitos 403
Márcio Veronesi Fukuda

45. Obstipação e diarreia 413
Ana Paula de Souza Borges, Erica Maria Zeni

46. Obstrução intestinal maligna: fisiopatologia e medidas paliativas 421
Paulo Sérgio Martins de Alcântara, Veruska Menegatti Anastacio Testa

47. Transtornos psiquiátricos em cuidados paliativos 429
Henrique Gonçalves Ribeiro, Luca Schilling Gonçalves

48. Principais emergências em cuidados paliativos: síndrome de veia cava superior, compressão medular e sangramentos 438
Mateus Marcheti Gomes, Veruska Menegatti Anastácio Testa

49. Sedação paliativa 444
Célia Maria Kira, Erika Souza Garcia Ramos

Seção VII – A fase final da vida

50. A fase final da vida: caracterização clínica e organização do cuidado .. 458
Lívia da Mata Lara

51. Abordagem terapêutica farmacológica 470
Ana Paula Curi, Beatriz A. O. Gutierrez, Ingrid Alkmim Beltrão Tenório

52. Abordagem terapêutica não farmacológica 485
Ana Paula Curi, Beatriz A. O. Gutierrez, Ingrid Alkmim Beltrão Tenório

53. Hidratação e nutrição no final da vida....................... 494
Marina Bouças Pinto, Renata de Souza--Silva, Tamyris dos Santos Gonçalves, Livia Costa de Oliveira

54. Espiritualidade.................... 501
Denise Swei Lo, Tiago Pugliese Branco

55. Luto: conceito, reconhecimento e cuidado......................... 509
Yasmin Oliveira Dias, Ana Beatriz Brandão dos Santos

Seção VIII – Aspectos contextuais e trabalho em equipe

56. Autocuidado para profissionais de saúde.......................... 518
Ana Paula Pelegrini Ratier, Nancy Mieko Igarashi, Susana Dalila Wurtzel, Tatiane Felix Teixeira

57. Trabalho em equipe: aspectos fundamentais, multi, inter e transdisciplinaridade no cuidado.. 529
Beatriz A. O. Gutierrez, Adriana Benedita Luiz, Bruna Valquiria Baviera

58. Sofrimento da equipe: diagnóstico e intervenções.................... 539
Luciana Cavalcante, Mônica Estuque Garcia de Queiroz

Seção IX – Procedimentos

59. Via subcutânea.................. 546
Gabriella Novelli Oliveira, Carla Romagnolli Quintino, Gustavo Galvão de França, Isabel Sala Corral

60. Plano de cuidados – conceito e elaboração....................... 556
Priscilla Pedroso Bonifacio Villalba

Seção X – Experiências de educação nos cuidados paliativos na FMUSP

61. A Liga Transdisciplinar de Cuidados Paliativos do HCFMUSP........... 570
Victor Massatoshi Kawakami Tsuda, Simone Alonso, Maurício Hideki Yague Leite, Marina Guimarães de Oliveira Marques, Ricardo Tavares de Carvalho

62. O ensino médico antes do internato 577
Carla Romagnolli Quintino, Manoela Trevisan Vigorito, Mariana do Santos Pastori, Ricardo Tavares de Carvalho

63. O ensino médico no internato..... 584
Marina Guimarães de Oliveira Marques, Marcelo Arlindo Vasconcelos Miranda Rodrigues, Manoela Trevisan Vigorito, Carla Romagnolli Quintino, Iolanda F. L. Calvo Tibério

64. Iniciação científica em cuidados paliativos....................... 594
Ricardo Tavares de Carvalho, Juraci Aparecida Rocha

65. Complementação especializada em cuidados paliativos........... 601
Mariana Cincerre Paulino, Ricardo Tavares de Carvalho

66. Residência médica em cuidados paliativos: desafios e travessias ... 605
Odenir Nadalin Júnior, Ricardo Tavares de Carvalho

Seção XI – O futuro da educação em cuidados paliativos

67. Telessaúde em cuidados paliativos: a experiência do HCFMUSP 614
Isabella Bordim Rosa

Seção XII – Modalidades de assistência em Cuidados Paliativos

68. Cuidados paliativos no hospital: departamento de emergência 620
Carla Romagnolli Quintino, Sabrina Corrêa Ribeiro, Veruska Menegatti Anastacio Testa

69. Caso clínico UTI: interconsulta 631
Caio Barretto Anunciação, Natacha Silva Moz, Rayssa Peixoto Accioly Soares

70. Cuidados paliativos e atenção primária 636
Marina Guimarães Oliveira Marques, Gustavo Gusso

71. Cuidados paliativos na atenção secundária........................ 649
Liz Andréa Kawabata Yoshihara, Carla Romagnolli Quintino

72. Cuidados paliativos na atenção terciária: grupo interconsultor, unidade de internação de agudos e ambulatório.................... 653
Daniel Battacini Dei Santi, Ingrid Alkmin Beltrão Tenório, Isabella Bordim Rosa, Marina Guimarães Oliveira Marques

73. Atenção ambulatorial em cuidados paliativos 659
Isadora Cardoso Salles Fila Pecenin, Mariana Bendine Gastaldi, Ricardo Tavares de Carvalho

74. Caso clínico: interconsulta de cuidados paliativos 664
Ana Gabriela Frigéri Barboza, Tainara Emanuella Costa Gomes, Patrícia Sutic Silva Paes de Vasconcellos, Marina Guimarães Oliveira Marques

75. Cuidado paliativo especializado fora do hospital: atenção domiciliária....................... 668
Ariane Oliveira Tartarotti, Liz Andréa Kawabata Yoshihara, Milena Vaz Bonini Pesce, Silvana Caravaggi

76. Hospice 679
Erica Maria Zeni, Carla Romagnolli Quintino

Índice remissivo...................... 687

Conteúdo complementar

Este livro contém conteúdo complementar em plataforma digital.
Utilize o QR code abaixo para acessá-lo.

Voucher: CP2025

Apresentação

Prezado(a) leitor(a),

Esta obra, *Cuidado paliativo: formação técnica e humanística para profissionais de saúde,* aborda a capacitação de profissionais em cuidados paliativos e é a primeira obra no Brasil neste tema.

Composta por dezenas de capítulos e escrita por diversos profissionais de todas as áreas da saúde, possui duas vertentes claramente distintas:

- Aspectos práticos envolvendo conceitos, comunicação e manejo clínico de sintomas elaborados de maneira objetiva e sucinta, especificamente voltados para o estudante de graduação médica e das outras áreas da saúde, dado que esses conteúdos começaram a compor, de forma gradual e bastante heterogênea, os currículos dos cursos de medicina e outras áreas da saúde no Brasil, ainda que de forma muito incipiente. Um dos aspectos que justificam essa realidade, entre outros, é a carência de capacitação específica e ampla dos profissionais envolvidos no ensino de cuidados paliativos.
- Aspectos da educação em cuidado paliativos voltados para educadores. Nesta parte da obra, são organizadas as informações sobre a evolução do ensino em cuidados paliativos no Brasil e no mundo voltadas para o ensino de graduação, pós-graduação *lato sensu* e residências. As experiências compartilhadas da Faculdade de Medicina da USP trazem ideias e particularidades que podem inspirar e orientar outros educadores para o desempenho dessa desafiadora atividade educacional, que contribuirá para o fortalecimento da prática profissional e melhoria da qualidade assistencial em nosso país.

Boa leitura!

Prof. Dr. Ricardo Tavares de Carvalho
Coordenador do Núcleo Técnico Científico em Cuidados Paliativos do HCFMUSP e responsável pelas atividades na graduação em Cuidados Paliativos na FMUSP.
Supervisor das Residências médica e multiprofissional de Cuidados Paliativos no HCFMUSP.
Diretor do Instituto Paliar.

Prefácio

É com grande satisfação que aceitei o convite para redigir prefácio do livro *Cuidado paliativo: formação técnica e humanística para profissionais da saúde*. Trata-se de livro inovador, que une os conhecimentos específicos da área com estratégias de ensino. Os editores reúnem competências adequadas para liderar este projeto, experiência no ensino das profissões da saúde (Iolanda Tibério), liderança na área de cuidados paliativos (Ricardo Tavares de Carvalho) e combinação de experiência de ensino e prática assistencial na área (Carla Romagnolli Quintino).

A preocupação dos diferentes sistemas de saúde no mundo, incluindo o Sistema Único de Saúde brasileiro, em oferecer cuidados paliativos de excelente qualidade às pessoas é relativamente recente e constata-se, ainda, que muitos profissionais de saúde estão despreparados para essa responsabilidade e muitos pacientes ainda são mal assistidos. Basta citar os dados nacionais e internacionais do número de pessoas com câncer que não recebem tratamento adequado de seus sintomas, incluindo a dor.

A necessidade de profissionais de saúde que tenham competências essenciais nessa área aumentou muito nos últimos anos. Basta lembrar o aumento no número de idosos e das doenças prevalentes nessa faixa etária como as demências e o câncer, e a alta prevalência na sociedade de outras doenças crônicas, como a doença pulmonar obstrutiva crônica, o diabetes e as doenças cardiovasculares. Cuidados paliativos envolvem todas as fases da vida, muitas vezes imediatamente após o nascimento.

As diretrizes curriculares nacionais para os cursos de medicina, publicadas em 2014 pelo Ministério da Educação, incluíram muito pouco ou quase nada em competências do médico generalista ligadas aos cuidados paliativos. Em 2022, foram aprovadas as únicas mudanças nessas diretrizes nos últimos dez anos com a introdução dos cuidados paliativos como competências fundamentais do médico generalista. Atualmente, as diretrizes curriculares nacionais, quando citam as competências gerais do médico, estabelecem o seguinte:

> "Conhecimentos, competências e habilidades da assistência ao paciente em cuidados paliativos, no âmbito da formação e desenvolvimento de competências específicas de relacionamento interpessoal, de comunicação, de comunicação

de más notícias, com escuta atenta à história biográfica do paciente, gerenciamento de dor e outros sintomas, atuando de acordo com princípios e a filosofia dos cuidados paliativos, bem como identificar os critérios de indicação para cuidados paliativos precoces diante do diagnóstico de doença ameaçadora de vida e indicação e manejo de cuidados de fim de vida incluindo, além do controle de sintomas de sofrimento físico, a abordagem de aspectos psicossociais, espirituais e culturais dos cuidados, identificando e prevenindo os riscos potenciais de luto prolongado".

Em outro trecho das diretrizes, são detalhadas as ações fundamentais do médico generalista na área de cuidados paliativos:

"a) identificar a percepção do paciente e seus familiares a respeito da doença, suas preocupações, receios, metas e valores, identificando planos de tratamento que respeitem o alinhamento com essas prioridades;
b) atuar junto aos membros de uma equipe de cuidados interdisciplinares, contribuindo para a integração dos diversos saberes ao criar um plano de cuidados paliativos para os pacientes;
c) aplicar a base de evidências e o conhecimento das trajetórias da doença para ajustar o plano de cuidados de acordo com a evolução da doença e a história do doente;
d) identificar os pacientes e as famílias, especialmente quanto às crenças culturais e às práticas relacionadas à doença grave e aos cuidados de fim de vida e integrar estes propósitos no plano de cuidados;
e) identificar e gerenciar sinais e sintomas comuns no final da vida;
f) conhecer a filosofia e os pilares dos cuidados paliativos e *hospice*".

Mas é muito importante enfatizar que os cuidados paliativos não são atribuição exclusiva do médico, mas uma abordagem humana e baseada nas melhores evidências científicas exige equipes multi e interprofissionais, além de envolvimento do paciente e de sua família. Este livro aprofunda essa visão e há capítulos específicos dirigidos à formação e à prática das diferentes profissões da saúde.

Para a formação em cuidados paliativos, há necessidade de introduzir ou reforçar o ensino dessa área nos cursos de graduação e, também, nas diversas residências médicas e multiprofissionais, além da formação de profissionais especialistas. Este livro preenche uma lacuna importante, que é servir de base para que professores de medicina e das outras profissões da saúde possam repensar os currículos de formação profissional. Além disso, a experiência inicial de ensino da Faculdade de Medicina da Universidade de São Paulo é, também, apresentada.

Mílton de Arruda Martins
Professor Titular do Departamento de Clínica Médica da FMUSP. Chefe do Serviço de Clínica Geral e Propedêutica do HCFMUSP.

SEÇÃO I

Conceitos e princípios

1

A evolução histórica do conceito de cuidados paliativos

Ricardo Tavares de Carvalho
Carla Romagnolli Quintino

Pontos-chave

- O conceito original ligado ao termo "paliativo" diz respeito a um cuidado acolhedor e protetor. Inapropriadamente, na língua portuguesa o conceito acabou por ser ligado a uma prática alternativa, menos qualificada e até mesmo pejorativa.
- A partir da década de 1960, a prática de cuidado era denominada *hospice care*, embasada na filosofia *hospice*.
- Em 1975, o cirurgião canadense Balfour Mount criou a expressão *palliative care*, que passou a denominar a prática assistencial. O termo *hospice* manteve-se associado à filosofia envolvida nessa assistência.
- Em 2002, a Organização Mundial da Saúde (OMS) definiu cuidados paliativos referindo-se à promoção de qualidade de vida a pacientes e suas famílias em sofrimento no contexto de uma doença ameaçadora da vida, de forma multiprofissional.
- Em 2014, na 67ª Conferência da OMS, a discussão se ampliou ainda mais, colocando os cuidados paliativos como estratégia de fortalecimento dos sistemas de saúde em todos os níveis de atenção.
- Em 2020, um consenso de especialistas da International Association of Hospice and Palliative Care (IAHPC) elaborou nova definição para cuidados paliativos, com foco no sofrimento relacionado a condições de saúde e para todos, inclusive os cuidadores, independentemente do diagnóstico, prognóstico, localização geográfica, nível de complexidade do cuidado ou nível socioeconômico.

O MOVIMENTO *HOSPICE* E A ORIGEM DO CONCEITO DE CUIDADO PALIATIVO

A palavra *hospice* tem origem na expressão latina *hospes,* que deu origem, a partir do termo derivado *hospitalitis*, também às palavras hospício, hospital, hospedeiro, hospedaria e hospitalidade. Na origem de toda essa família de palavras há um verbo: *hostire*, que significa igualar, dar equidade, e que remete à hospitalidade como um gesto de compensação, igualização e proteção (Floriani, 2014).

O termo *hospice* diz respeito a uma filosofia baseada na assistência e no cuidado a indivíduos em situação de vulnerabilidade, como pobres, doentes ou insanos. Seus primórdios remontam à Idade Antiga, e o uso cristão do termo era relacionado ao cuidado e aos locais onde esses indivíduos, via de regra marginalizados, eram assistidos de forma caridosa (Floriani, 2014).

Os exemplos mais conhecidos desses locais são as paradas para peregrinos que viajavam longas distâncias a pé ou no lombo de animais com destino aos centros religiosos da Europa, em busca de cura ou alívio para seus males. Talvez a mais popular dessas rotas seja a que leva ao santuário de Santiago de Compostela, no norte da Espanha (Carvalho e Parsons, 2012).

Outro termo importante nessa caracterização é a palavra latina *pallium,* que significa manto, numa alusão ao sentido de proteção contra o frio, a chuva e as intempéries. Esse também é o nome dado a uma das estolas que compõem a vestimenta dos papas (Pereira e Reys, 2021).

Dessa forma, o conceito inicial não estava ligado à prática médica, mas sim ao cuidado ao ser humano em situação de vulnerabilidade, peregrino ou viajante que precisava de auxílio e acolhimento para chegar ao seu destino (Floriani e Schramm, 2010).

O conceito original ligado ao termo "paliativo" diz respeito, portanto, a um cuidado acolhedor e protetor. Inapropriadamente, na língua portuguesa o conceito acabou por ser ligado a uma prática alternativa, menos qualificada e até mesmo pejorativa como algo que só se presta como medida provisória, que não agrega valor ou que se presta até mesmo a disfarçar um problema, como que para escondê-lo (Maior, 2021).

A partir do século XVII o termo *hospice* passou a denominar instituições de caráter eminentemente religioso que assistiam pessoas doentes, frequentemente incuráveis ou na proximidade da morte, num contexto de caridade (Carvalho e Parsons, 2012).

Foi apenas no século XIX, nos primórdios do desenvolvimento das instituições hospitalares, que se passou a ter uma preocupação mais técnica com o cuidado aos sintomas, especialmente a dor, que afligia grande parte dos pacientes no final de suas vidas (Carvalho e Parsons, 2012).

Porém, foi somente bem mais tarde, nos anos 1940, após a Segunda Guerra Mundial, e a partir do trabalho de uma enfermeira britânica chamada Cicely Saunders, especialmente sensibilizada com a questão da rejeição e da humilhação em que viviam os pacientes com doenças graves, muitas vezes incuráveis, com dor e na proximidade da morte, que teve início uma discussão sobre o cuidado técnico que deveria ser dado a esses pacientes. Ela defendia, além disso, a necessidade de um espírito de receptividade incondicional e de dedicação aos doentes (Figueiredo, 2021).

Acometida por problemas de coluna que lhe causavam fortes dores, Saunders afastou-se da prática profissional de enfermagem, graduando-se em serviço social e depois em medicina, pois percebera que essa era a maneira de conseguir uma interlocução mais próxima com a classe médica, pouco sensível a essas questões. Além disso, passou a ser capaz de prescrever analgésicos a seus pacientes, mediante estudo aprofundado ao qual se dedicou sobre as propriedades farmacológicas dos opioides.

Por meio de uma rede de relações profissionais e sociais com pessoas influentes, sensíveis a suas ideias, e que proporcionaram a condição de acumular recursos financeiros, fundou em 1967 o St. Christopher Hospice em um bairro periférico ao sul de Londres (Floriani e Schramm, 2010).

A partir desse momento, Cicely Saunders iniciou uma rotina de viagens aos Estados Unidos em busca de conhecimento, trazendo à prática que defendia um caráter acadêmico que envolvia conhecimento científico para a assistência qualificada, educação médica especializada no tema e na pesquisa (Figueiredo, 2021).

A nova prática, denominada *hospice care*, era embasada na filosofia assistencial *hospice* e passava também a contar com estruturas especializadas nesse atendimento, também chamadas de *hospices* e que se espalhavam pelo Reino Unido e pelos Estados Unidos (Floriani, 2014).

Em 1975, o cirurgião canadense Balfour Mount fundou a primeira unidade dessa natureza dentro do Royal Victoria Hospital, em Montreal. A expressão *palliative care* foi criada por esse médico, passando a denominar a prática assistencial. Nesse período, o termo *hospice* manteve-se associado à filosofia envolvida nessa assistência (Menezes, 2004) e passou a denominar também o cuidado especificamente voltado à fase final da vida, disseminado a partir da expansão do conceito de cuidado paliativo nos anos seguintes (NHI, 2023).

Como uma prática com evidente foco no cuidado a pacientes próximos da morte, o cuidado paliativo tornou-se uma subespecialidade clínica no Reino Unido em 1987, sendo a assistência incorporada ao National Health Service (NHS) na mesma época (Floriani e Schramm, 2010).

O RECONHECIMENTO DA PRÁTICA DE CUIDADOS PALIATIVOS E A AMPLIAÇÃO DO CONCEITO

Na década de 1980, com o desenvolvimento das políticas de saúde voltadas para o combate ao câncer, a OMS passou a produzir material científico com foco no tratamento da dor oncológica (Ventafridda et al., 1985; WHO, 1986), estabelecendo as bases para o tratamento da dor, que foi ampliado a partir de 1990 com a incorporação dessas bases ao tratamento da dor associada à síndrome de imunodeficiência adquirida (SIDA).

Em 1990, a OMS estabeleceu a primeira definição de cuidados paliativos na publicação "Alívio da dor no câncer e cuidados paliativos" (WHO, 1990), limitando a prática a pacientes com expectativa de vida limitada e portadores de doenças sem cura, incluindo uma abordagem multiprofissional. Em 1998 a definição se estendeu, com especificidades para a população pediátrica (WHO, 1998).

Apesar de a palavra "câncer" não ser citada diretamente na definição, a publicação levou à associação direta dos cuidados paliativos a pacientes com câncer e sem cura. Essa ideia foi reforçada com o estabelecimento formal desses cuidados como um dos pilares para o tratamento da doença.

Ainda em 2002, a OMS renovou e ampliou a definição de cuidado paliativo, referindo-se à promoção de qualidade de vida a pacientes e suas famílias em sofrimento no contexto de uma doença ameaçadora da vida também de forma multiprofissional, e complementou a definição com uma série de princípios gerais de atuação norteadores da prática, inclusive sobre a indicação de cuidados paliativos de forma precoce e em conjunto ao tratamento modificador da doença (não há mais menção à incurabilidade), com base no diagnóstico de uma doença progressiva (WHO, 2002).

A partir dessa publicação, e num contexto em que a discussão sobre os tratamentos e medidas sustentadoras de vida empregadas de forma irracional nas unidades de terapia intensiva (UTI), evidenciados no estudo *Support* (Connors et al., 1996), a discussão dos cuidados paliativos nos anos 2000 alcançou um patamar mais amplo, envolvendo diagnósticos para além do câncer e sem se referir apenas ao fim da vida. Dessa forma, já há 20 anos a compreensão dos cuidados paliativos como uma abordagem específica apenas para pacientes próximos da morte deixou de fazer sentido, ainda que alguns aspectos conceituais ainda gerem problemas de interpretação (Pastrana et al., 2008), influenciando negativamente o desenvolvimento da prática, heterogênea em todo o mundo (WHPCA, 2014 e 2020).

O início da discussão do cuidado paliativo como um direito humano se deu em 1992 (Somerville, 1992). No entanto, a partir de 2007, em análise crítica publicada sobre o tema (Brennan, 2007), a discussão se intensifica culminando com a publicação da "Carta de Praga" (Radbruch et al., 2013), convocando, a partir de uma petição, entidades, governos e sociedades para uma mobilização nesse sentido, endossada por Gwither, em 2014.

Em 2014, na 67ª Conferência da OMS, a discussão se ampliou ainda mais, colocando os cuidados paliativos como estratégia de fortalecimento dos sistemas de saúde em todos os níveis de atenção. Nessa ocasião, foi publicado o documento intitulado *Strengthening of palliative care as a component of comprehensive care throughout the life course* (WHO, 2014).

Esse documento passou a gerar discussões a respeito da inclusão dos cuidados paliativos de forma ampla no planejamento da saúde (Gómez-Batiste e Connor, 2017), mostrando ser uma prática custo-efetiva e que agrega qualidade e valor à assistência (Gomes et al., 2013; Smith et al., 2014).

Dados recentes estimam que, anualmente, mais de 61 milhões de pessoas sofrem por condições ligadas a sua saúde e que poderiam ser aliviadas por ações ligadas aos cuidados paliativos. Porém, pelo menos 80% não têm acesso a premissas básicas nesse sentido, como cuidado integral e disponibilidade de medicamentos analgésicos (Knaul et al., 2018).

Dessa forma, o desenvolvimento do conceito de cuidado paliativo nos últimos anos deixa de estar ligado apenas a condições de saúde adversas, referindo-se ao sofrimento humano em sua forma mais ampla e envolvendo questões ligadas a desigualdades sociais, fragilidade nos direitos de minorias populacionais, atenção a grupos específicos como população carcerária, refugiados em conflitos políticos, guerras e catástrofes naturais (WHO, 2018).

Assim, resgata-se o forte cunho humanístico associado aos primórdios do conceito e defendido por Cicely Saunders, entendendo-se que a assistência, na circunstância específica da saúde, deve envolver não apenas o paciente como também sua família, sua rede de apoio social e os próprios profissionais de saúde, a partir do diagnóstico (Murray et al., 2017).

Finalmente, em 2020, um consenso de especialistas da International Association of Hospice and Palliative Care (IAHPC) elaborou nova definição para cuidado paliativo, com foco no sofrimento relacionado a condições de saúde e para todos, inclusive os cuidadores, independentemente do diagnóstico, prognóstico, localização geográfica, nível de complexidade do cuidado ou do nível socioeconômico (Radbruch et al., 2020): "Os cuidados paliativos são cuidados holísticos ativos, ofertados a pessoas de todas as idades que se encontrem em intenso sofrimento relacionado à sua saúde, proveniente de doença grave, especialmente aquelas que estão no final da vida. Entende-se por doença grave uma condição com alto risco de morte, com impacto negativo na qualidade de vida e funcionalidade diária, e/ou que cause uma sobrecarga de sintomas, tratamentos ou estresse aos cuidadores. O objetivo dos cuidados paliativos é, portanto, melhorar a qualidade de vida dos pacientes, de suas famílias e de seus cuidadores".

Com o advento da pandemia da doença causada pelo coronavírus SARS-Cov-2 (covid-19), retomou-se a discussão sobre a necessidade de oferecer cuidado de qualidade e promover dignidade a todas as pessoas como imperativo ético e moral, que reacende a discussão dessa prática como um direito humano (Radbruch et al., 2013).

Esse movimento foi gerado a partir da reflexão sobre dificuldades vividas na prática durante a pandemia de covid-19, relacionadas à falta de profissionais capacitados em cuidados paliativos e de equipes habilitadas (nas áreas de UTI e emergência) para realizar comunicação compassiva e técnica. Levou-se em conta também a sobrecarga de trabalho excessiva, a falta de programas de educação médica específicos e a falta de incentivo e estruturação de apoio governamental que garantisse melhoria do acesso e melhor distribuição dos serviços de cuidados paliativos para além das áreas mais urbanizadas (Rose et al., 2021).

REFERÊNCIAS BIBLIOGRÁFICAS

1. Brennan F. Palliative care as an international human right. J Pain Symptom Manage. 2007;33(5):494-9.
2. Carvalho RT, Parsons HA. Manual de cuidados paliativos ANCP. 2.ed. Porto Alegre: Sulina; 2012.
3. Connors AF, Dawson NV, Desbiens NA, et al. A controlled trial to improve care for seriously ill hospitalized patients: the study to understand prognoses and preferences for outcomes and risks of treatments (Support). The Support Principal Investigators. JAMA. 1996;274(20):1591-8.
4. Figueiredo MGMCA. História dos cuidados paliatvos no Brasil e no mundo. In: Castilho RK, Silva VCS, Pinto CS. Manual de cuidados paliativos da Academia Nacional de Cuidados Paliativos (ANCP). 3.ed. Rio de Janeiro: Atheneu, 2021. Cap. 2.
5. Floriani CA (org.). No umbral da morte: antroposofia e os cuidados no fim da vida. São Paulo: Antroposófica; 2014.
6. Floriani CA; Schramm FR. Casas para os que morrem: a história do desenvolvimento dos hospices modernos. Hist Cien Saude-Manguinhos. 2010;17(Suppl 1):165-80.
7. Gomes B, Calanzani N, Curiale V, McCrone P, Higginson IJ. Effectiveness and cost-effectiveness of home palliative care services for adults with advanced illness and their caregivers. Cochrane Database Syst Rev. 2013;(6):CD007760.
8. Gómez-Batiste X, Connor S. Building integrated palliative care programs and services. Barcelona: Liberdúplex; 2017.
9. Gwither L. Palliative carer as a human right. Cancer Control. 2014;116-21.
10. Knaul FM, Farmer PE, Krakauer EL, De Lima L, Bhadelia A, Jiang Kwete X, et al.; Lancet Commission on Palliative Care and Pain Relief Study Group. Alleviating the access abyss in palliative care and pain relief – an imperative of universal health coverage: the Lancet Commission report. Lancet. 2018;391(10128):1391-54.
11. Maior ML. Cuidados paliativos: precisamos derrubar tabus e falar a respeito. A Gazeta. 2021 jun 9. Disponível em: https://www.agazeta.com.br/artigos/cuidados-paliativos-precisamos-derrubar-tabus-e-falar-a-respeito-0621. Acesso em: 3 ago. 2024.

12. Menezes RA. Em busca da boa morte: antropologia dos cuidados paliativos. Rio de Janeiro: Garamond; Fiocruz; 2004.
13. Murray SA, Kendall M, Mitchell G, Moine S, Amblàs-Novellas J, Boyd K. Palliative care from diagnosis to death. BMJ. 2017;356:j878.
14. National Institute on Aging (NIH). What are palliative care and hospice care? 2023. Disponível em: https://www.nia.nih.gov/health/what-are-palliative-care-and-hospice-care. Acesso em: 3 ago. 2024.
15. Pastrana T, Jünger S, Ostgathe C, Elsner F, Radbruch L. A matter of definition: key elements identified in a discourse analysis of definitions of palliative care. Palliat Med. 2008;22(3):222-32.
16. Radbruch L, de Lima L, Lohmann D, Gwyther E, Payne S. The Prague Charter: urging governments to relieve suffering and ensure the right to palliative care. Palliat Med. 2013;27(2):101-2.
17. Radbruch L, Knaul FM, de Lima L, de Joncheere C, Bhadelia A. The key role of palliative care in response to the covid-19 tsunami of suffering. Lancet. 2020;395(10235):1467-9.
18. Rose L, Yu L, Casey J, Cook A, Metaxa V, Pattison N, et al. Communication and virtual visiting for families of patients in intensive care during the covid-19 pandemic: a UK national survey. Ann Am Thorac Soc. 2021;18(10):1685-92.
19. Smith S, Brick A, O'Hara S, Normand C. Evidence on the cost and cost-effectiveness of palliative care: a literature review. Palliat Med. 2014;28(2):130-50.
20. Somerville M. Human rights and medicine: the relief of suffering. In: Cotler I, Eliadis FP (eds.). International human rights law: theory and practice. Montreal: Canadian Human Rights Foundation; 1992.
21. Ventafridda V, Saita L, Ripamonti C, De Conno F. WHO guidelines for the use of analgesics in cancer pain. Int J Tissue React. 1985;7(1):93-6.
22. World Health Organization (WHO). Cancer pain relief and palliative care: report of a WHO expert committee. Technical Report Series 804. Geneva: WHO; 1990.
23. World Health Organization (WHO). Cancer pain relief and palliative care in children. Geneva: WHO; 1998.
24. World Health Organization (WHO). Integrating palliative care and symptom relief into the response to humanitarian emergencies and crises. Geneva: WHO; 2018.
25. World Health Organization (WHO). National cancer control programs: policies and managerial guidelines. 2.ed. Geneva: WHO; 2002.
26. World Health Organization (WHO). Strengthening of pallaitive care as a componente of comprehensive care throughout the life course. Sixty-seventh World Health Assembly (WHA67.19, May 24th, 2014). 2014. Disponível em: https://apps.who.int/gb/ebwha/pdf_files/WHA67/A67_R19-en.pdf. Acesso em: 3 ago. 2024.
27. World Hospice and Palliative Care Alliance (WHPCA). Global atlas of palliative care at the end of life. London: WHPCA; 2014.
28. World Hospice and Palliative Care Alliance (WHPCA). Global atlas of palliative care. 2.ed. London: WHPCA; 2020.

2

Considerações conceituais sobre cuidados paliativos pediátricos

Denise Swei Lo
Rita Tiziana Verardo Polastrini
Silvia Maria de Macedo Barbosa

Pontos-chave

- Existem peculiaridades dos cuidados paliativos pediátricos (CPP) em relação aos CP prestados aos adultos.
- No Brasil e no mundo, a grande maioria das crianças e adolescentes elegíveis aos CPP não são os portadores de neoplasias. Os recém-nascidos prematuros extremos, os portadores de anomalias congênitas graves e as crianças com condições neurológicas graves não progressivas correspondem à maioria da população pediátrica elegível aos CPP.
- O atendimento deve ser realizado de forma multiprofissional e interdisciplinar, por profissionais capacitados e treinados que atendam de forma sistematizada o paciente e sua família, considerando-os uma unidade de cuidado.
- A equipe interprofissional deve ser capaz de discutir a trajetória da doença elaborando um plano de cuidados que envolva o controle de sintomas, a qualidade de vida e o conforto de forma personalizada e individual.
- A educação nos CP deve se iniciar nos cursos de graduação na área da saúde, passando pela pós-graduação e investindo em educação permanente para as equipes assistenciais.

INTRODUÇÃO

O CPP começou a se desenvolver a partir da década de 1980, quando houve a abertura do primeiro *hospice* destinado ao atendimento de crianças, recebendo o nome de Helen House. Mais tarde, em 1987, foi inaugurado o segundo *hospice* para o atendimento de crianças, com o nome de Martin House, ambos sediados na Inglaterra. O primeiro *hospice* fora da Inglaterra foi criado em 1995, no Canadá. A partir desses movimentos, o CPP passou a ser difundido, ganhando espaço em diversos países ao redor do mundo; mesmo assim, ainda há restrição no acesso a esse atendimento.

Em um documento publicado em 2018 sobre a integração de CP e o alívio de sintomas em pediatria, a Organização Mundial da Saúde (OMS) identificou, por meio de um estudo, que 35% da população global tem menos de 20 anos e 40% da população global está em países menos desenvolvidos; neonatos, bebês, crianças e adolescentes de até 19 anos que necessitam de CP podem chegar a 21 milhões. Em outro estudo, foi constatado que aproximadamente 2,5 milhões de crianças morrem todos os anos com problemas graves de saúde e sofrimento e que 98% dessas crianças que morrem estão em países de baixa e média renda. É importante ressaltar que, apesar de serem dados estatísticos, não há dúvida da necessidade de atender, prevenir e aliviar o sofrimento dessas crianças portadoras de doenças graves, limitantes ou ameaçadoras da vida.

Em 2014, durante a Assembleia Mundial da Saúde, foi enfatizado o fortalecimento dos CP como um componente do cuidado integral ao longo da vida da criança e que o acesso aos CP é "responsabilidade ética dos sistemas de saúde". Infelizmente, 10 anos depois, estamos muito aquém do que foi discutido, e o CPP não tem sido visto como prioridade em todo o mundo.

Neste texto, pretendemos oferecer informações básicas sobre os conceitos, indicações e peculiaridades dos CPP, bem como o controle de sintomas dessa população tão peculiar que tem necessidades específicas e carece do atendimento personalizado de uma equipe multiprofissional e interdisciplinar capacitada e bem treinada.

CONCEITOS E INDICAÇÕES

Os CPP são definidos pela OMS como o cuidado ativo global da saúde física, mental e espiritual da criança e de sua família. Esse conceito engloba os seguintes princípios:

- Os CPP devem ser iniciados no diagnóstico da condição limitante de vida, independentemente da proposta terapêutica curativa e do tempo de sobrevida.
- Profissionais da saúde devem avaliar e aliviar a dor física, emocional, social e espiritual, com o objetivo de melhorar a qualidade de vida.
- A assistência multidisciplinar é preconizada no cuidado da criança e da família, integrando os recursos sociais e espirituais disponíveis na comunidade.
- Os CPP podem ser ofertados no domicílio, ambulatorialmente, em casas de apoio ou serviços hospitalares.
- Os CPP devem ser planejados com a participação consentida e consistente com os valores do paciente e sua família, ao longo de todo o tempo da doença, além de fornecer suporte familiar no pós-óbito.

No Brasil e no mundo, a maioria das crianças e dos adolescentes elegíveis aos CPP não é portadora de neoplasias. Os recém-nascidos prematuros extremos, os portadores de anomalias congênitas graves e as crianças com condições neurológicas graves não progressivas correspondem à maioria da população pediátrica elegível aos CPP. O Quadro 1, adaptada do Departamento Científico de Medicina da Dor e Cuidados Paliativos, da Sociedade Brasileira de Pediatria, descreve os grupos de pacientes elegíveis aos CPP.

PECULIARIDADES DOS CUIDADOS PALIATIVOS PEDIÁTRICOS

As principais diferenças entre os CPP e CP de adultos são:

- Passagem por diferentes fases de desenvolvimento físico, mental e social: a assistência necessária ao recém-nascido é diferente da do adolescente. A criança com condição clínica complexa interage com profissionais da saúde e serviços hospitalares com demandas que devem ser revistas ao longo da sua trajetória de desenvolvimento.
- Comunicação com a criança e a família: a boa comunicação é fundamental para a avaliação de sinais e sintomas, dentro do contexto cultural e das crenças da família. As escalas validadas de dor são recursos importantes para o adequado manejo clínico. As discussões terapêuticas e diretrizes de final de vida obrigatoriamente envolvem as decisões compartilhadas com a família. Portanto, a habilidade de conduzir conversas difíceis é essencial dentro da equipe de CPP.
- Dependência dos adultos: sempre haverá um ou mais cuidadores responsáveis pelo

QUADRO 1 Grupos de pacientes que podem se beneficiar dos cuidados paliativos pediátricos

Grupos	Situações envolvidas	Exemplos de doenças e condições
1	Crianças com condições agudas de risco de vida, das quais a recuperação é possível ou não	Qualquer doença ou lesão crítica, desnutrição grave
2	Crianças com condições crônicas de risco de vida que podem ser curadas ou controladas por um longo período, mas que também podem morrer	Malignidades, tuberculose multirresistente, HIV/aids
3	Crianças com condições progressivas de risco de vida para as quais não há tratamento curativo disponível	Atrofia muscular espinhal, distrofia muscular de Duchenne
4	Crianças com condições neurológicas graves que não são progressivas, mas podem causar deterioração e morte	Encefalopatia estática, tetraplegia espástica, espinha bífida
5	Recém-nascidos que são gravemente prematuros ou têm anomalias congênitas graves	Prematuridade grave, anencefalia, hérnia diafragmática congênita, trissomia do 13 ou 18
6	Membros da família de um feto ou criança que morre inesperadamente	Morte fetal, encefalopatia hipóxico-isquêmica, sepse avassaladora em criança previamente saudável, trauma por acidente de veículo motorizado, queimaduras etc.

Fonte: Sociedade Brasileira de Pediatria, 2021.

cuidado físico, emocional, social e jurídico da criança em suas diferentes faixas etárias. Promover a qualidade de vida da criança obrigatoriamente depende do cuidado da família pela equipe de CPP.

- Impacto nas famílias: as demandas de uma criança com condição clínica complexa impactam profundamente na estruturação da família. Frequentemente, a mãe é a cuidadora principal, que deixa de ter um trabalho remunerado, dedicando-se exclusivamente ao cuidado da criança. Toda a família, incluindo outros filhos e cônjuge, estão sujeitos ao estresse físico de noites maldormidas, administração de polifarmácia e outros procedimentos de cuidado. Os gastos financeiros relacionados à saúde e o estresse emocional prolongado devem ser considerados questões fundamentais de apoio para serem suportados pela equipe de CPP.
- Variedade de condições clínicas: a gama de condições clínicas elegíveis aos CPP é extensa e variada. Assim, demandas por especialidades como genética podem ser necessárias, bem como exames específicos frente a síndromes ainda não diagnosticadas.
- Formulações pediátricas: as doses dos diversos medicamentos devem ser ajustadas ao peso ao longo do crescimento, bem como a manipulação de drogas sem apresentação líquida. Muitos fármacos não têm estabelecido a farmacocinética e segurança em crianças, e a prescrição destes deve ser ponderada.
- Ambiente: para o conforto e qualidade de vida da criança, é necessário buscar elementos lúdicos e objetos de segurança para ela. Promover o ato de brincar e um ambiente hospitalar e ambulatorial acolhedor é prioritário em CPP.
- Prognóstico, expectativa de vida e evolução funcional incerta: a discussão de terapias modificadoras da doença deve estar integrada com os CPP pelo prognóstico evolutivo incerto em muitos casos.

CONTROLE DE SINTOMAS

A OMS, em 2018, no documento *Integrating palliative care and symptom relief into paediatrics*, descreve que o acesso aos CP para a pediatria é uma necessidade ética e moral para todas as crianças e as suas famílias. Faz parte desse cuidado o adequado controle dos sintomas, o que permite fornecer o padrão mínimo esperado nos CP. Os profissionais de saúde devem entender que os sintomas apresentam características multifacetadas e o seu descontrole pode impactar a qualidade de vida das crianças com doenças crônicas complexas, limitantes ou ameaçadoras à vida. O reconhecimento da diversidade dos sintomas relatados pela criança e seus familiares ou responsáveis, associada à avaliação dos profissionais de saúde, permite um olhar mais cuidadoso para a experiência do paciente e um planejamento de cuidados mais acertado.

Um dos problemas que se relacionam com um tratamento inadequado dos sintomas refere-se à não identificação dos pacientes com indicação de CP, o que dificulta o acesso a esse atendimento por equipes especializadas. Parte dessa questão ocorre porque, ainda hoje, há uma falta de conhecimento desse tipo de cuidado pelo médico pediatra.

A presença de um sintoma mostra que o paciente sofre os efeitos relacionados à doença. Se é uma doença que causa o sintoma, seria lógico que, ao curarmos a doença, o sintoma acabasse após um tempo. Porém, nem toda doença tem cura ou controle e os sintomas podem persistir, levando a um grande incômodo ao paciente e sua família.

Cada vez mais a avaliação e a gestão dos sintomas devem ser consideradas associadas aos esforços curativos, e se este não for possível a terapia deve ser direcionada para a atenuação e o controle dos sintomas. Para seu adequado manejo, devem ocorrer a investigação da doença de base, o seu tratamento e avaliação da reversibilidade, embora possa ser acompanhada de terapia focada no alívio do sofrimento.

De fato, há aumento da sobrevida dos portadores de doenças limitantes e ameaçadoras de vida, resultando na necessidade de manuseio de sintomas em longo prazo. Devemos ter em mente que há uma diferença sobre os sintomas e a sua manifestação na dependência da faixa etária do paciente.

Os sintomas mais comuns nos pacientes oncológicos, com encefalopatia não progressiva, doenças metabólicas e anomalias congênitas, em acompanhamento paliativo na internação hospitalar, são: dor, dispneia, fadiga, convulsões, choro prolongado, irritação medo, ansiedade, náusea e vômitos, entre outros.

As crianças e os adolescentes necessitam de um manejo individualizado dos sintomas, o que inclui avaliação, identificação das causas reversíveis, opções terapêuticas e reavaliação. Uma história dos sintomas é essencial e deve incluir a natureza e qualidade deles, fatores temporais, intensidade, fator de exacerbação e fatores de alívio e sensações associadas. A informação deve ser obtida do paciente que está sentindo o sintoma se possível. Em crianças que não se comunicam ou não verbais, essa informação pode ser obtida com os pais ou responsáveis.

É importante a antecipação dos sintomas antes do seu aparecimento, o que permite fornecer à família e à criança informações sobre eles. Essa atitude ajuda a diminuir a ansiedade da criança/adolescente e da família quanto ao futuro.

Para os médicos pediatras paliativistas, o desenvolvimento da experiência no atendimento de portadores de doenças oncológicas e não oncológicas permite um maior conhecimento das diferentes trajetórias da doença e dos sintomas que possam aparecer. O atendimento de um paciente com dor decorrente de uma doença oncológica terminal é diferente do tratamento de dor de um paciente portador de uma encefalopatia crônica não evolutiva, cuja jornada de vida será de muitos anos, sendo necessárias, além do tratamento da dor crônica, a maximização da funcionalidade e a minimização dos efeitos colaterais frente à polifarmácia que acompanha esse tipo de paciente.

A associação de estratégias não farmacológicas, como suporte psicológico, fisioterapia, terapia ocupacional, entre outras, deve fazer parte das estratégias de tratamento dos sintomas das crianças em atendimento pela equipe de CP, durante a internação ou o atendimento ambulatorial. É importante para o profissional de saúde entender a percepção dos sintomas pela criança e sua família, avaliando o sofrimento provocado por eles em sua própria perspectiva. Esse entendimento permite uma proposta para melhor manuseio do sintoma e seu controle sempre que possível.

PROPOSIÇÃO DO TRABALHO

O atendimento do paciente pediátrico necessita de habilidades específicas que são abordadas na graduação e aprofundadas na residência médica. O desenvolvimento das habilidades específicas necessárias nos CPP pode ser apresentado aos alunos de graduação e desenvolvido durante a residência médica.

O atendimento dos pacientes paliativos pediátricos difere do oferecido à população adulta, decorrente da grande faixa etária atendida na pediatria (do recém-nascido até o fim da adolescência), apresentando com isso particularidades na comunicação, no exame físico, na avaliação dos sintomas e na prescrição farmacológica. A prescrição na pediatria também apresenta sua singularidade.

Na graduação, deve ser apresentado o que é, peculiaridades e diferenças dos CPP frente ao atendimento dos CP da população adulta. Já na residência médica, permite-se a vivência cotidiana no atendimento desse tipo de assistência médica que resgata o cuidar do paciente e de sua família.

CONSIDERAÇÕES FINAIS

Para os portadores de condições clínicas complexas que ameaçam ou limitam a vida e cuja trajetória de doença se mostra indefinida, podendo durar meses ou anos, a intervenção da equipe de CPP é bastante apropriada no que diz respeito ao controle de sintomas e atendimento das necessidades físicas, psíquicas, sociais e espirituais da criança/adolescente e dos familiares que acompanham com sofrimento a vida de seus entes queridos.

O atendimento deve ser feito de forma multiprofissional e interdisciplinar, por profissionais capacitados e treinados que atendam de forma sistematizada o paciente e sua família, considerando-os uma unidade de cuidado. Atrelado a isso, a equipe deve ser capaz de discutir a trajetória da doença elaborando um plano de cuidados que envolva o controle de sintomas, qualidade de vida e conforto de forma personalizada e individual.

Finalmente, para que possamos alcançar a meta da OMS de atender os pacientes que precisam de CP e que ainda morrem com muito sofrimento, devemos unir esforços para que a educação em CP seja apresentada e abordada desde os cursos de graduação até a pós-graduação. No entanto, por se tratar de uma área de atuação recente, ainda temos poucos profissionais capacitados para esse atendimento.

LEITURA RECOMENDADA

1. Barbosa SMM. Os cuidados paliativos pediátricos e seu desenvolvimento no Brasil. In: Barbosa SMM, Molinari PCC. Cuidados paliativos pediátricos – auxílio na atuação do pediatra. Rio de Janeiro: Atheneu, 2024. p.3-7.
2. Hain R, Goldman A, Rapoport A, Meiring M, editores. Oxford Textbook of Palliative Care for Children. 3. ed. Oxford University Press; 2021.
3. Jalmsell L, Kreicbergs U, Onelöv E, Steineck G, Henter JI. Symptoms affecting children with malignancies during the last month of life: a nationwide follow-up. Pediatrics. 2006;117(4):1314-20.
4. Sociedade Brasileira de Pediatria. Departamento Científico de Medicina da Dor e Cuidados Paliativos. Cuidados paliativos pediátricos: o que são e qual sua importância? Cuidando da criança em todos os momentos. 2021.
5. Wolfe J, Grier HE, Klar N, Levin SB, Ellenbogen JM, Salem-Schatz S, et al. Symptoms and suffering at the end of life in children with cancer. N Engl J Med. 2000;342(5):326-33.
6. World Health Organization. Integrating palliative care and symptom relief into pediatrics: a WHO guide for healthcare planners, implementers and managers. Genebra: WHO; 2018.
7. Worldwide Hospice Palliative Care Alliance. Global atlas of palliative care at the end of life. Londres: WHPCA; 2020.

3

Princípios de atuação em cuidados paliativos

Ednalda Maria Franck
Ana Beatriz Brandão dos Santos

Pontos-chave

- Identificação dos princípios de atuação em cuidados paliativos.
- Atuação de equipe interdisciplinar.
- Cuidados paliativos de qualidade.

INTRODUÇÃO

Cuidados paliativos (CP) é um direito humano e requer a atuação de uma equipe de várias profissões para auxiliar pacientes e suas famílias (unidade de cuidado) que sofrem por questões relacionadas a doenças que limitam a continuidade da vida, com sintomas físicos, psicossociais ou espirituais. Deve ser centrado na pessoa para proporcionar dignidade (WHO, 2020).

Além disso, CP devem ser vistos como uma necessidade da saúde da população e parte do sistema de saúde de todos os países, incluindo promoção, prevenção, tratamento, reabilitação e CP, com acesso disponível para todas as pessoas, de todas as idades, independentemente do diagnóstico (oncológico e não oncológico) (Global Atlas of Palliative Care, 2020).

O Brasil tem 207,7 milhões de habitantes (IBGE, 2022) e conta com 191 serviços de CP. Cerca de 77,6% da população utiliza o Sistema Único de Saúde (SUS) e 22,4%, plano de saúde privado; dessa forma, teríamos um serviço de CP para cada 1,33 milhão de pessoas (ANCP, 2019).

Segundo a Organização Mundial da Saúde – OMS (2020), a necessidade mundial de CP continuará aumentando em razão do envelhecimento da população e da carga de doenças (não transmissíveis e transmissíveis). Com isso, é urgentemente necessário elaborar políticas nacionais adequadas e oferta de ensino (programas, recursos, treinamentos) de CP para profissionais de saúde para melhorar o acesso aos CP, hoje insuficiente.

Essas informações demonstram a imensa necessidade de capacitar profissionais nos vários estados brasileiros e de ter políticas públicas para a criação real de serviços e estruturas voltadas ao oferecimento e acesso aos CP em todo o território nacional, respeitados os perfis sociodemográficos, culturais e clínicos de cada localidade. Foi publicada a Portaria GM/MS n. 3.681, de 7 de maio de 2024, que apresenta a Política Nacional de Cuidados Paliativos, a qual aguarda implantação em todo o território nacional.

PRINCÍPIOS DE ATUAÇÃO EM CUIDADOS PALIATIVOS

Segundo a OMS (2002 *apud* 2020), a prática de CP deve envolver que a prestação do cuidado ao paciente e à família seja realizada considerando a provisão de nove princípios fundamentais, citados e discutidos a seguir.

1. Proporcionar alívio da dor e de outros sintomas

Para que o controle dos sintomas (e aqui ampliamos a ideia para sofrimentos) sejam efetivados, é necessário ter equipe interdisciplinar com conhecimento técnico científico adequado para avaliar os sintomas de forma objetiva e focada no sintoma, mas também com atenção à biografia e ao contexto geral e ampliado do adoecimento e experiências prévias; ter acesso e disponibilidade às opções de tratamento farmacológico e não farmacológico, incluindo as Práticas Integrativas e Complementares em Saúde; comunicação adequada com o paciente e a família para esclarecimento e orientação sobre os sintomas e o tratamento para que haja adesão; capacitação do paciente, cuidadores e equipe de saúde não especialista em CP sobre o uso de medicações com fins diferentes dos preconizados na indicação terapêutica principal (p. ex., o uso de haloperidol não para agitação, mas sim para controle de náusea e vômito).

Às vezes, é questionado se devemos investir no paciente em CP, no sentido de utilizar medicações "caras" ou de "menor espectro" (p. ex., no caso de antibióticos), e a resposta tem de ser "sim", desde que o benefício para o paciente seja maior que o malefício; é necessário disponibilizar o que é correto para o adequado controle de sintomas.

No que se refere à avaliação do sofrimentos (sintomas) de todas as dimensões, existe o Diagrama de Abordagem Multidimensional (DAM), elaborado por uma equipe interdisciplinar de CP (Saporetti et al., 2012), com o objetivo de nortear a identificação dos sofrimentos de todas as dimensões do ser humano: física, social, psicológica e espiritual, por meio da avaliação das características do paciente (parte central), os sofrimentos que podem ser gerados (meio), as atitudes a serem tomadas (ações dos membros da equipe – na parte externa) e os objetivos do cuidado em cada uma para que a equipe planeje o cuidado – a seguir apresentado na Figura 1.

2. Afirmar a vida e considerar a morte um processo normal

É inerente que, ao abordar o paciente sobre ser assistido por uma equipe de CP, se remeta à ideia da finitude. Em muitos casos a finitude de fato estará mais próxima, mas em muitos outros, a depender da evolução natural da(s) doença(s), estará mais longe. O foco precisa ser a promoção do alívio dos sofrimentos e tratamento destes para que atinjam a menor intensidade no menor tempo possível para que os pacientes e suas famílias aproveitem a vida, com qualidade, pelo tempo que tiverem pela frente, inde-

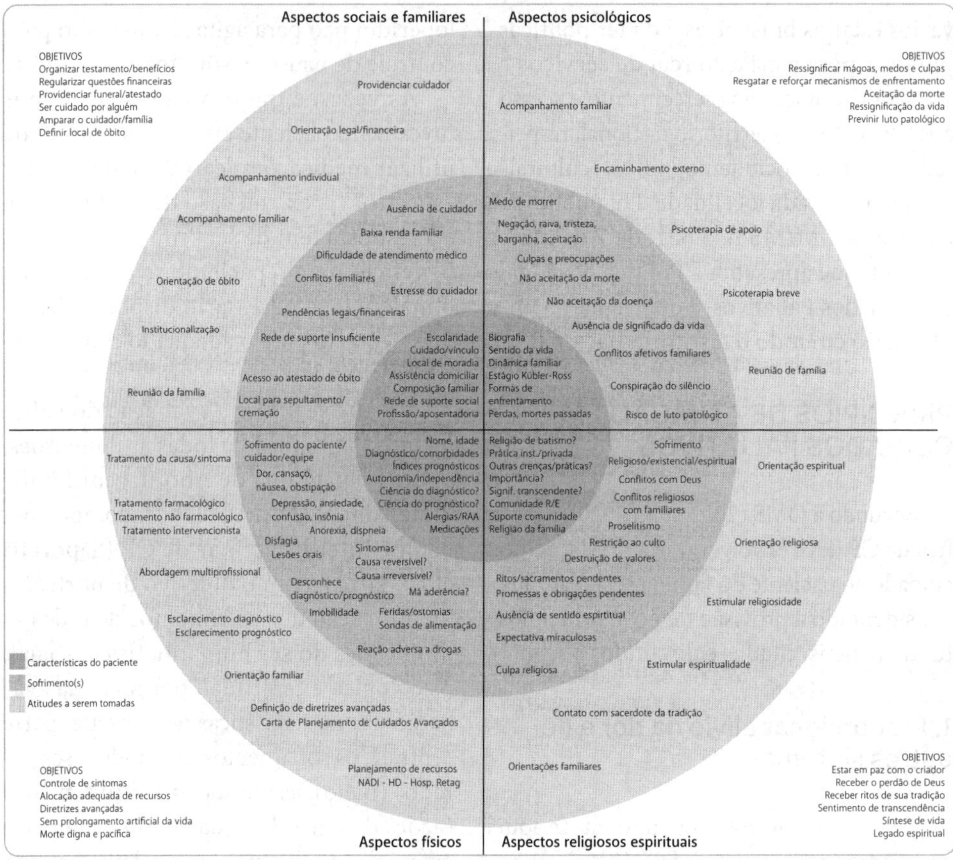

FIGURA 1 Diagrama de Abordagem Multidimensional (DAM).
Fonte: Saporetti et al., 2012.

pendentemente de que unidade de medida seja usada (horas, dias, semanas, meses ou anos). A morte ocorrerá, em algum momento, de acordo com a evolução natural da(s) doença(s) e, à medida que esse processo se aproximar, o paciente e família precisam estar cientes para seus próprios planejamentos, por exemplo, realização de atividades; legados a entes queridos e tomar decisões, inclusive relacionadas a preferências sobre o sepultamento.

3. Não tem a intenção de apressar ou adiar a morte

A abordagem da equipe interdisciplinar de CP tem por objetivo assistir o paciente e a família ao longo da evolução natural da(s) doença(s), por meio do alívio de sofrimentos, empregando medidas/condutas/ações necessárias que promovam o bem-estar. Qualquer ação que tenha por objetivo prolongar a vida em contexto de finitude é considerada fútil e interromperá o curso natural da doença e do processo de morrer (distanásia). Da mesma forma, acelerar a morte (eutanásia) e não dar o tratamento adequado, conforme as necessidades clínicas, é crime no Brasil.

4. Integrar os aspectos psicológicos e espirituais no atendimento ao paciente

A assistência ao paciente precisa envolver todas as dimensões do ser humano (física, emocional, social e espiritual), uma vez que pode haver a piora de um sintoma por interferência de outro que não foi identificado e não tratado. Isso reforça a importância da atuação de equipe interdisciplinar para que integrem seus saberes e *expertises* de acordo com sua formação e atuação em benefício de compreender melhor os sofrimentos e suas implicações em todas as dimensões do paciente.

É necessário destacar a importância da triagem, da avaliação e da intervenção para demandas espirituais, visto que a espiritualidade interfere na tomada de decisão em saúde e na qualidade de vida (Puchalski et al., 2009). O cuidado espiritual precisa ser fornecido por pessoas com conhecimento para tal e algumas ações precisam ser realizadas por especialistas nesse cuidado.

A espiritualidade também confere melhor tolerância ao estresse, tanto físico quanto emocional, podendo reduzir depressão e melhorar o enfrentamento do luto, visto que muitas pessoas recorrem a crenças e práticas espirituais ou religiosas para conforto e compreensão das perdas (Miller et al., 2023).

5. Oferecer um sistema de apoio para ajudar os pacientes a viver o mais ativamente possível até a morte

Cada doença tem uma evolução natural e nessa evolução dividimos a doença em fases. Desta forma, é imperativo que todas as medidas/condutas/ações sejam consideradas e propostas aos pacientes, de acordo com a fase da doença, de modo que não se deixe de fazer "porque o paciente está em CP".

A terminalidade da doença tem um tempo diferente de curso para cada doença e é necessário oferecer as medidas/condutas/ações que possam interferir positivamente no controle de sintomas e intercorrências, maiores ou menores, ao longo do tempo. Isso permitirá que o paciente possa usufruir da sua vida da forma como preferir após tratar a intercorrência mesmo que, com o passar do tempo, ele tenha perda de funcionalidade gradativa. Haverá um momento em que, mesmo que a intercorrência seja corretamente avaliada e tratada com medidas/condutas/ações assertivas, a doença não responderá favoravelmente, e, nesse ponto, entenderemos tratar-se da aproximação da morte, a fase final de vida.

Considerando que o paciente possa viver ativamente, ainda é essencial a assistência de membros da equipe interdisciplinar da área de reabilitação para favorecer as medidas de controle de sintomas e de intervenções relacionadas à funcionalidade, sejam elas para a prevenção (atenuar incapacidades), restauração (restaurar incapacidades), suporte (ensinar como lidar com as incapacidades) e paliativas (minimização de complicações, suporte e conforto) (Jorge et al., 2012). A funcionalidade será modificada (perdas) à medida que a doença evoluir, o que implica a implementação do plano de cuidados tantas vezes forem necessárias.

6. Oferecer um sistema de apoio para ajudar a família a lidar com a doença do paciente e com seu próprio luto

É imprescindível informar, esclarecer e permanecer disponível para conversar sobre o diagnóstico, a evolução natural da(s) doença(s), os sofrimentos (sintomas), as ações a serem realizadas no plano de cuidados (incluindo todos os detalhes, orientações e treinamento de atividades práticas do cuidado) durante todo o processo de cuidado para possibilitar segurança à unidade de cuidado (paciente e família) a cada momento, visto que a progressão inerente da(s) doença(s) exigirão futuras conversas para (re)alinhamento. A abordagem do sofrimento emocional do paciente deve ser realizada por toda a equipe interdisciplinar por meio de ações comuns compartilhadas, como a escuta ativa e o acolhimento. Porém, o atendimento especializado a esse sofrimento deve ser realizado pelo psicólogo e isso demonstra a necessidade da equipe interdisciplinar.

No que se refere ao luto, é importante lembrar que ele é vivenciado pelo paciente quando as perdas acontecem ao longo do adoecimento, sejam elas relacionadas à perda de si e do outro, funcionalidade, papéis sociais, autonomia.

Todo processo de luto (antes e depois do óbito) é uma preocupação dos profissionais de saúde que acompanham o paciente e sua família, realizando abordagens com o objetivo de acolher e abrir um espaço de escuta e cuidado no momento de sofrimento, incertezas e angústias. Toyoda e Santos apontam a boa comunicação como essencial no cuidado como um todo e principalmente nas questões de finitude. Uma escuta adequada, sem julgamentos, permite uma reorganização emocional na tomada de decisões. O atendimento psicológico especializado ocorrerá quando o sofrimento "ultrapassa as estratégias de enfrentamento já conhecidas e que causam desequilibrio psiquico (p.91)".

7. Usar a abordagem realizada por equipe interdisciplinar para atender às necessidades dos pacientes e de suas famílias, incluindo aconselhamento sobre o luto, se indicado

Conforme já mencionado, a atuação da equipe interdisciplinar é essencial para a assistência em CP, visto a necessidade de abordar todas as dimensões do ser humano. Por isso a importância dos múltiplos e complementares olhares dos profissionais da equipe.

Isso possibilita uma avaliação ampliada e sob vários prismas que favorecem o entendimento e a obtenção de respostas para elucidar dúvidas que podem surgir no atendimento de cada profissional, e o compartilhamento de informações, percepções e condutas durante a discussão do caso em equipe deve favorecer a elaboração do plano de cuidados geral, que norteará a prescrição das condutas específicas de cada membro da equipe.

Nesse sentido, como esclarecido no item anterior, o luto será abordado ao longo do curso do adoecimento, tanto com o paciente quanto com os familiares, inclusive após o óbito. Durante o acompanhamento, são observados os recursos emocionas de enfrentamento do familiar diante do momento estressor em que se encontra ao longo do adoecimento de seu ente querido, a qualidade do vínculo familiar-paciente, estrutura de personalidade, tolerância à frustração, entre outros, são aspectos que compõem fatores de risco ou de proteção quanto ao luto a ser vivenciado. A partir dessa observação, as condutas serão tomadas desde o fechamento com um contato após o óbito, passando pelo encaminhamento para recursos externos de descompressão (p. ex., atividades lúdicas e cursos) até o encaminhamento para atendimento especializado em luto.

Soma-se ainda a necessidade de orientar à família, na proximidade da morte, sobre os trâmites burocráticos relativos às providências do sepultamento. Pode parecer insensível abordar a temática, porém é de extrema importância, visto algumas decisões necessitarem de planejamento e execução de atividades prévias à morte, como: em decisão de cremação, é necessário que dois médicos assinem o atestado de óbito; em caso de traslado do corpo para outra localidade, é necessário contratar empresa que realize o preparo do corpo de acordo com as orientações da companhia aérea.

8. Melhorar a qualidade de vida e poder influenciar positivamente o curso da doença

Qualidade de vida é algo subjetivo. As ações realizadas pela equipe interdisciplinar de CP, para a identificação precoce e o tratamento correto de todos os sintomas ao longo do adoecimento e com a obtenção do controle no menor tempo possível, possibilitarão ao paciente melhor bem-estar, que proporcionará mais conforto e, consequentemente, melhorará sua qualidade de vida dentro do momento em que se encontra na evolução da(s) doença(s). Assim, permitirá que ele possa aproveitar da forma como preferir.

Além disso, o emprego de medidas/condutas/ações consideradas fúteis ou potencialmente inapropriadas podem causar iatrogenias que acabam levando o paciente a óbito antes do tempo relacionado à evolução natural da(s) doença(s). Dessa forma, o raciocínio clínico deve ser realizado de modo a considerar vários aspectos das várias possibilidades de medidas/condutas/ações ao avaliar, indicar/prescrever e realizá-las.

Outro ponto importante é proporcionar ao paciente acesso a todos os recursos disponíveis no serviço e na rede de atenção à saúde que possam agregar benefício no controle de sintomas, funcionalidade e aspectos sociais que sejam indicados a cada fase da doença.

9. Deve ser aplicado no início do curso da doença, em conjunto com outras terapias que se destinam a prolongar a vida, como quimioterapia ou radioterapia, e deve incluir as investigações necessárias para entender e gerenciar melhor as complicações clínicas

Iniciar CP o mais precocemente possível (OMS, 2020) é uma necessidade e isso demonstra que CP é parte integrante do sistema de saúde e não uma abordagem que deva ser vista e oferecida como último recurso após as medidas anteriormente empregadas terem falhado ou quando se esgotam.

Estudos têm demonstrado que pacientes referenciados precocemente para CP têm melhor qualidade de vida e aumento do tempo de sobrevida em razão do controle de sintomas proporcionado pelo gerenciamento do cuidado com foco na identificação, abordagem e propostas de controle de sintomas pela equipe interdisciplinar de CP.

ATUAÇÃO DA EQUIPE INTERDISCIPLINAR

O trabalho em equipe está diretamente ligado à atuação em CP. A equipe tem por objetivo cuidar do indivíduo como um todo, em suas dimensões física, psicossocial e espiritual, o que exige muito mais que uma equipe mínima (segundo a OMS, em CP seria médico, enfermeiro, psicólogo e assistente social). O trabalho coletivo bem articulado contribui para atingir essas diferentes dimensões.

Existem algumas denominações para falar de trabalho em equipe. Aqui se utilizou o termo interdisciplinar para reforçar a premissa de que não basta ter vários profissionais (equipe multiprofissional), mas sim que é necessário haver interação, compartilhamento e (re)conhecimento dos saberes. Isso pode ser tão bem-feito a ponto de novos saberes serem construídos coletivamente e, nesse momento, teremos uma equipe transdisciplinar.

Hoje, observa-se que não é suficiente entendermos de outras especialidades; a presença dos diferentes profissionais se faz ímpar. Dessa forma, a educação interprofissional e a prática colaborativa são fundamentais para uma boa prática assistencial (OMS, 2010).

A abordagem interprofissional no seu sentido mais amplo trará muito mais benefícios ao paciente, pois cada um faz a sua parte (*expertise*) e a comunicação entre as partes é o que permitirá a elaboração de um plano de cuidados muito mais estratégico e efetivo.

O trabalho em equipe exige o reconhecimento da presença de diferentes especialidades com suas competências e especificidades, em que cada um conhece, aprende e troca com e sobre o trabalho do outro e suas diferenças. O desempenho do processo de trabalho de cada profissional é individual e coletivo, que resulta, como consequência, em um trabalho completo construído coletivamente a partir da contribuição específica das áreas ou de conhecimento (Silva, 2022).

Equipes bem articuladas profissionalmente são equipes bem articuladas em suas relações interpessoais, diferenças e semelhanças, fortalecendo e aumentando o nível de qualidade no cuidado à unidade de cuidados em CP.

CUIDADOS PALIATIVOS DE QUALIDADE

Todos os países devem planejar e oferecer serviços de CP que tenham foco na qualidade do cuidado e no cuidado de qualidade. Para isso, precisa oferecer todos os domínios dos serviços de saúde de qualidade, ser efetivo, seguro, centrado nas pessoas, no momento certo, equitativo, integrado e eficiente (OMS, 2021) – discutidos na Figura 2.

CONSIDERAÇÕES FINAIS

É imperativo reforçar a premissa de que cuidados paliativos são um direito humano fundamental, uma necessidade da saúde da população e parte integrante do sistema de saúde, promovendo acesso disponível para todas as pessoas. A assistência precisa ser pautada nos princípios de atuação dos cuidados paliativos, no trabalho de equipe interdisciplinar e na oferta de cuidados paliativos de qualidade. Todos esses elementos são essenciais para o cuidado multidimensional que deverá ser promovido à unidade de cuidados, de acordo com suas

Efetivo
Oferecer cuidados de saúde efetivos e baseados em evidência
Seguro
Evitar danos no atendimento a quem se destina
Centrado nas pessoas
Prestar cuidados de acordo com as preferências, necessidades e valores individuais daquele a quem se destinará o cuidado
No momento certo
Reduzir o tempo de espera e atrasos que são prejudiciais a quem se destina o cuidado e a quem o realiza
Equitativo
Prestar cuidado de qualidade que não varie a depender de idade, sexo, gênero, raça, etnia, orientação sexual, localização geográfica, afiliação linguística ou política, questões financeiras, entre outros aspectos
Integrado
Cuidado prestado ao longo da vida e curso de adoecimento oferecido e coordenado em níveis de atenção e diversa gama de serviços
Eficiente
O uso dos recursos disponíveis deve ser realizado de modo a maximizar os benefícios e reduzir os desperdícios

FIGURA 2 **Domínios dos serviços de saúde de qualidade.**
Fonte: adaptada de WHO, 2021.

necessidades, evolução natural da doença, fase de evolução da(s) doença(s), respeitando os valores e preferências, para assegurar bem-estar e conforto, visando dignidade e qualidade de vida.

REFERÊNCIAS BIBLIOGRÁFICAS

1. Instituto Brasileiro de Geografia e Estatística (IBGE), 2022. Disponível em: https://www.ibge.gov.br. Acesso em em 9 set. 2024.
2. Jorge LL, Othero MB. Reabilitação em cuidados paliativos: atuação do profissional e particularidades. In: Carvalho RTC, Parsons HA (orgs.). Manual da Academia Nacional de Cuidados Paliativos. 2.ed. Porto Alegre: Sulina; 2012. p.500-29.
3. Junqueira AF, Ferreira EALa, Guirro UBP. Atlas de Cuidados 2019 ANCP – Academia Nacional de Cuidados Paliativos. São Paulo: ANCP; 2020. Disponível em: https://api-wordpress.paliativo.org.br/wp-content/uploads/2020/05/ATLAS_2019_final_compressed.pdf. Acesso em 9 set. 2024.
4. Miller M, Katie A, William ER. Spiritual care as a core component of palliative nursing. Am J Nurs. 2023;123(2):54-9.
5. Puchalski C, Ferrell B, Virani R, et al. Improving the quality of spiritual care as a dimension of palliative

care: The Report of the Consensus Conference. J Palliat Med. 2009;12(10):885-904.

6. Rietjens JAC, Sudore RL, Connolly M, van Delden JJ, Drickamer MA, Droger M, et al. Definition and recommendations for advance care planning: an international consensus supported by the European Association for Palliative Care. Lancet Oncol. 2017;18(9):543-51.
7. Saporetti LA, Andrade L, Sachs MFA, Guimarães TVV. Diagnóstico e abordagem do sofrimento humano. In: Carvalho RT, Parsons, org. Manual de cuidados paliativos ANCP. 2. ed. Porto Alegre: Sulina; 2012. p.42-55. Disponível em: https://biblioteca.cofen.gov.br/wp-content/uploads/2017/05/Manual-de-cuidados-paliativos-ANCP.pdf. Acesso em 9 set. 2024.
8. Silva WM, Silva ME, Oliveira AR, Silva CAO, Lima JKV, Silva DPF, et al. Desafios no processo de trabalho interprofissional na Atenção Primária: uma revisão integrativa. Int J Dev Res. 2022;12(06):56587-92.
9. Toyoda JYR, Santos ABB. Cuidado ao luto pela COVID-19. In: Dei Santi DB et al. (orgs.). Cuidados paliativos na prática clínica em tempos de COVID-19. Rio de Janeiro: Atheneu; 2021. p. 87-97.
10. World Health Organization (WHO). Fact sheets: palliative care [Internet]. 2020. Disponível em: https://www.who.int/news-room/fact-sheets/detail/palliative-care. Acesso em 9 set. 2024.
11. World Health Organization (WHO). Framework for Action on Interprofessional Education & Collaborative Practice (WHO/HRH/HPN/10.3). 2010. Disponível em: https://iris.who.int/bitstream/handle/10665/70185/WHO_HRH_HPN_10.3_eng.pdf?sequence=1. Acesso em 9 set. 2024.
12. World Health Organization (WHO). Quality Health Services and Palliative Care: practical approaches and resources to support policy, strategy and practice. 2021. Disponível em: https://www.who.int/publications/i/item/9789240035164. Acesso em 9 set. 2024.
13. World Hospice Palliative Care Alliance (WHPCA) and World Health Organization (WHO). Global Atlas of Palliative Care. 2. ed. London: Worldwide Palliative Care Alliance. 2020. Disponível em: http://www.thewhpca.org/resources/global-atlas-on-end-of-life-care. Acesso em 9 set. 2024.

4

Terminalidade, fase final de vida e processo ativo de morte

Isabella Bordim Rosa
Jozinete Xavier da Costa
Mônica Estuque Garcia de Queiroz

Pontos-chave

- A terminalidade é marcada pela deterioração clínica, quando os tratamentos disponíveis não modificam mais a doença, sendo predominantemente paliativos. O foco está no controle dos sintomas, alívio do sofrimento multidimensional e promoção da qualidade de vida. O tempo dessa fase varia conforme o diagnóstico da doença de base, podendo durar de meses a anos.
- No estágio avançado da terminalidade, há declínio funcional acentuado, independentemente das intervenções implementadas. O principal objetivo é o controle rigoroso dos sintomas e o alívio do sofrimento, sempre focado na qualidade de vida. Esse estágio pode durar de semanas a meses, e há aumento da frequência de intervenções de saúde, muitas vezes com potencial danoso, exigindo revisão contínua do plano de cuidados.
- A morte é vista como um processo irreversível, marcado por alterações fisiológicas que indicam a proximidade do fim. Os sinais incluem mudanças no padrão respiratório, queda no nível de consciência e sinais vitais em declínio progressivo. Identificar esse momento é crucial para evitar tratamentos que prolonguem o sofrimento, garantindo cuidados adequados para aliviar o sofrimento multidimensional.

INTRODUÇÃO

Na perspectiva da abordagem dos cuidados paliativos, é fundamental que a equipe assistencial médica e multiprofissional identifique, com clareza, a fase de adoecimento do paciente a fim de construir um plano de cuidados efetivo, que minimize os sintomas e os desconfortos, com o objetivo de melhorar a qualidade de vida e promover alívio do sofrimento.

Uma das definições de cuidados paliativos, atualizada em 2020 em consenso publicado pela International Association for Hospice and Palliative Care (IAHPC), contou com a participação de especialistas de 88 países, incluindo o Brasil (Radbruch et al., 2020):

> "Os cuidados paliativos são cuidados holísticos ativos, ofertados a pessoas de todas as idades que se encontram em intenso sofrimento relacionado à sua saúde, proveniente de doença grave, especialmente aquelas que estão no final da vida. O objetivo dos cuidados paliativos é, portanto, melhorar a qualidade de vida dos pacientes, de suas famílias e de seus cuidadores".

Diante dessa definição, é necessário o desenvolvimento e a caracterização dos conceitos definidores das fases do processo de adoecimento de doenças ameaçadoras de vida para facilitar e efetivar a estruturação de um plano de cuidados farmacológico e não farmacológico coerente e direcionado à situação do paciente e sua família.

TERMINALIDADE: DEFINIÇÃO, CARACTERÍSTICAS E METAS DO PLANO DE CUIDADO

Definição

A terminalidade destaca-se pela deterioração clínica, quando as expectativas de tratamento, ainda que modificadoras de doença, são de cunho predominantemente paliativo, objetivando o controle de sintomas, o alívio de sofrimento multidimen-

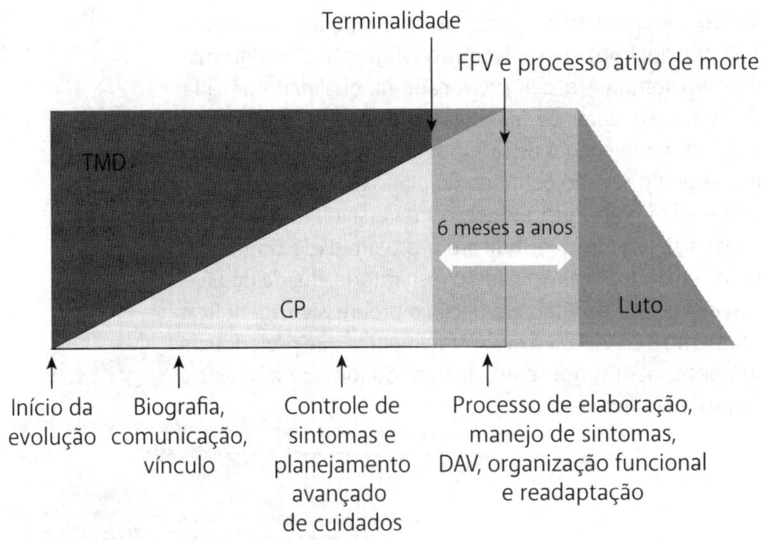

FIGURA 1 Representação gráfica, no tempo, do tipo de cuidado a ser prestado (TMD e CP), fases de evolução da doença e principais aspectos a serem abordados em cada uma das fases. Adaptada da OMS.
CP: cuidados paliativos; FFV: fase final de vida; TMD: terapia modificadora de doença.

sional e a promoção de qualidade de vida. O tempo de duração dessa fase é variável, a depender do diagnóstico da(s) doença(s) de base, podendo ser de meses a anos.

Esse período pode ser compreendido como sequencial à fase avançada da doença, quando os objetivos do plano de cuidado direcionam-se ao agravamento do quadro e à limitação de recursos terapêuticos que modifiquem o curso da doença.

Características

Nesse período, ocorre o declínio funcional que segue padrões específicos dependentes da(s) doenças(s) de base, conforme mostra a Figura 2 (Murray et al., 2005).

Nas falências orgânicas, o critério de indicação de transplante de órgão pode ser usado como momento definidor para a terminalidade da doença.

Podem-se utilizar escalas/ferramentas que auxiliam na identificação de pacientes que necessitem da abordagem focada em cuidados paliativos (p. ex., GSF, SPICT – Anexos 1 e 2).

Metas do plano de cuidado

Objetivo

- Esclarecer que se trata de um momento de transição da perspectiva de atenção à saúde (doença × doente).
- Resgatar a biografia, a rede de apoio e aspectos da dinâmica familiar, com integração no cuidado.
- Iniciar discussões sobre as diretivas antecipadas de vontade abordando valores e preferências, e avaliar a capacidade de autodeterminação, que, devidamente esclarecida e compreendida pelo doente, possibilitará a adequada manifestação de autonomia. É facultada ao paciente a escolha de um representante para a tomada de decisão em saúde.
- Interação com outras especialidades para deliberar sobre acompanhamento conjunto ou não.
- Alinhamento das condutas com as equipes das especialidades.
- Controle de sintomas visando ao incremento da qualidade de vida, respeitando prioridades do ponto de vista técnico e valorativo.
- Abordagem do luto antecipatório.

FASE FINAL DE VIDA: DEFINIÇÃO, CARACTERÍSTICAS E METAS DO PLANO DE CUIDADO

Definição

Estágio avançado da terminalidade da doença, no qual o declínio funcional é acentuado a despeito de todas as medidas, farmacológicas e não farmacológicas, adequadamente implementadas. O foco continua sendo exclusivamente o controle rigoroso de sintomas, o alívio do sofrimento e a qualidade de vida, favorecendo o planejamento avançado de cuidados. O tempo de duração dessa fase é variável, a depender do diagnóstico da(s) doença(s) de base – de semanas a meses.

Características

Há queda marcante na funcionalidade e no incremento da frequência na procura por atendimentos de saúde e internações. Existem limitações relacionadas às terapêuticas já instituídas, frequentemente aumentando o número de intervenções com alto potencial danoso, aumento da ocorrência de efeitos indesejados, iatrogenias e/ou diminuição da tolerabilidade clínica aos tratamentos

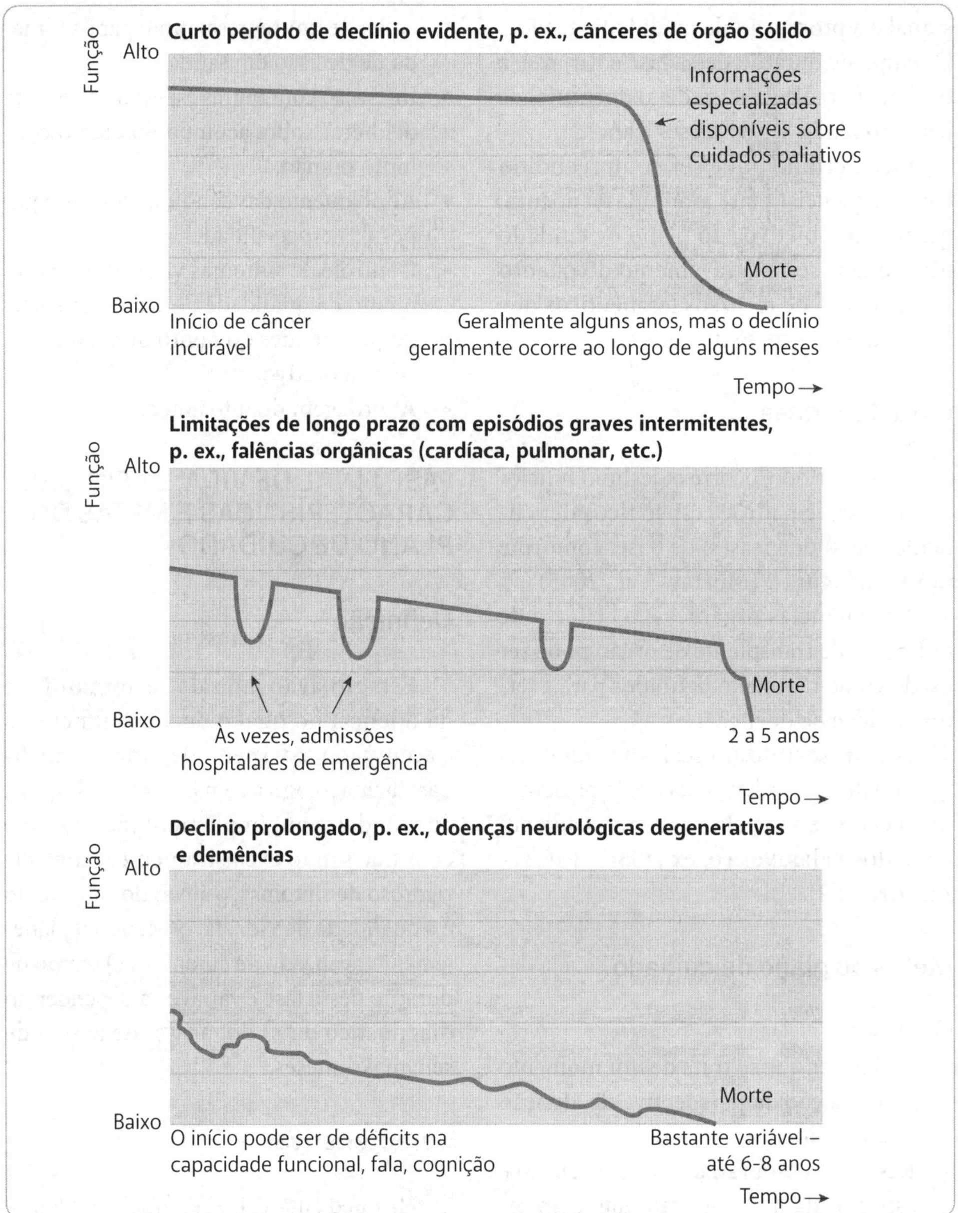

FIGURA 2 Trajetórias típicas de doenças para pessoas com doenças crônicas progressivas.
Fonte: adaptada de Lynn e Adamson, 2003.

que exigem revisão contínua e criteriosa do plano de cuidados. Ocorrem dificuldades relacionadas à aceitação alimentar, com perda de peso significativa e não intencional, e podem surgir alterações de humor, tristeza e ansiedade relacionadas às mudanças impostas pela doença, além de intensificação e associação progressiva de múltiplos sintomas.

Metas do plano de cuidado

Objetivo

Paciente:

- Planejar ações para o controle de sintomas.
- Tentar estabelecer as diretivas antecipadas de vontade e o planejamento avançado de cuidados.
- Abordagem psicossocial, espiritual e física.

Família:

- Planejamento da atenção à família sobre suas necessidades nas diversas dimensões de sofrimento.
- Compartilhar plano avançado de cuidados.

Equipe:

- Propiciar espaço de acolhimento e escuta diante do sofrimento do profissional.
- Busca de atividades interpessoais, intra e extrainstitucionais que favoreçam o autocuidado.

PROCESSO ATIVO DE MORTE: DEFINIÇÃO, CARACTERÍSTICAS E METAS DO PLANO DE CUIDADO

Definição

À luz do conhecimento atual, a morte é entendida como um processo. Representa a fase mais avançada do final da vida, na qual existe irreversibilidade das alterações fisiológicas relacionadas à morte. A precisão do início desse processo na literatura não é precisa e ocorre em intervalo curto, porém variável – pode durar até vários dias.

Reconhecer o processo de morte é uma das tarefas mais difíceis no campo da medicina. Todos os tratamentos para prolongar a vida podem agregar mais sofrimento ao doente e à família.

Entretanto, a identificação desse momento é essencial para o planejamento de cuidados contínuos e o alívio de sofrimento multidimensional.

Características

Presença de sinais e sintomas de controle cada vez mais difícil; mudanças no padrão respiratório (respiração de Cheyne Stokes, *gasping* e "sororoca"), alterações do nível de consciência (tende a ser mais rebaixado) e sinais vitais tendendo ao declínio progressivo, piora marcante da perfusão tecidual, presença de alterações cutâneas específicas, alterações de comportamento (varia da apatia à agitação), imobilidade, comprometimento dos parâmetros hemodinâmicos, redução da diurese e da perfusão sistêmica. Além disso, faz parte da identificação desse processo a análise subjetiva do profissional que acompanha o doente (Domeisen Benedetti et al., 2013; Hui et al., 2015).

Metas do plano de cuidado

Objetivo

Definição de condutas e plano avançado de cuidados.

Paciente:

- Controle impecável de sintomas, por exemplo, dor, náuseas, *delirium*, dispneia, constipação, entre outros.
- Suspensão de monitorização/controles de rotina de forma sistematizada (p. ex., exames, glicemia capilar, aferição de si-

nais vitais), mantendo a aferição conforme necessidades específicas.

- Sedação paliativa se sintomas refratários.
- Redução de infusão de volumes e hidratações, para controle de broncorreia e "sororoca".
- Rever via apropriada para a administração de medicamentos.
- Avaliar a necessidade de suspensão de dieta, ou de dieta de conforto, se for desejo do paciente.
- Medidas de higiene e conforto são de extrema importância nessa fase, como hidratação da pele e proteção de proeminências ósseas com placas de espumas e coxins para evitar lesões por pressão.
- Presença de pessoas significativas.
- Ambiente calmo.
- Quarto individual (privacidade), se possível.
- Atenção e respeito às questões espirituais.

Família:

- Atenção às necessidades individuais.
- Orientação específica sobre o que está acontecendo e iminência do óbito.
- Planejamento junto à família de quem são as pessoas de referência.
- Disponibilizar atendimento psicológico para famílias nesse momento, com conversas empáticas e acolhimento.
- Perguntar aos familiares se alguém gostaria de estar presente no momento do óbito. Nem sempre as pessoas estão preparadas para essa situação. Respeitar as limitações e o sofrimento, sem julgamentos.
- Liberação de entrada de visitas para que a família possa se despedir do paciente (para a entrada de crianças é recomendada a avaliação da psicologia).
- Liberar a entrada de visitas religiosas se for desejo do paciente.
- Identificar no grupo familiar quem será responsável por receber orientações.
- Realizar atendimento social, relacionado à organização familiar, trâmites funerários e pendências sociais.

CONSIDERAÇÕES FINAIS

O reconhecimento das fases do adoecimento pela equipe multiprofissional é essencial para o planejamento de cuidados, possibilitando a condução da terapêutica de forma adequada, alinhando os aspectos técnicos e bioéticos ao ser biográfico que está diante de cada um.

REFERÊNCIAS BIBLIOGRÁFICAS

1. Domeisen Benedetti F, Ostgathe C, Clark J, Costantini M, Daud ML, Grossenbacher-Gschwend B, et al.; OPCARE9. International palliative care experts' view on phenomena indicating the last hours and days of life. Support Care Cancer. 2013;21(6):1509-17.
2. Hui D, Dos Santos R, Chisholm G, Bansal S, Souza Crovador C, Bruera E. Bedside clinical signs associated with impending death in patients with advanced cancer: preliminary findings of a prospective, longitudinal cohort study. Cancer. 2015;121(6):960-7.
3. Lynn J, Adamson DM. Living well at the end of life. Adapting health care to serious chronic illness in old age. Washington: Rand Health, 2003.
4. Murray SA, Kendall M, Boyd K, Sheikh A. Illness trajectories and palliative care. BMJ. 2005;330(7498):1007-11.
5. Rabruch L, De Lima L, Knaul F, Wenk R, Ali Z, Bhatnaghar S, et al. Redefining palliative care: a new consensus-based definition. JPSM. 2020;60(4).

ANEXOS

Anexo 1 SPICT-BR

Ferramenta de indicadores de cuidados de apoio e paliativos (SPICT-BR™)

O SPICT é um guia para identificação de pessoas sob risco de deterioração e morrendo
Avaliar esse grupo de pessoas para necessidade de suporte e cuidado paliativos

Procurar por indicadores gerais de piora da saúde:

- Internações hospitalares não programadas.
- Capacidade funcional ruim ou em declínio com limitada reversibilidade (a pessoa passa na cama ou cadeira mais de 50% do dia).
- Dependente de outros para cuidados pessoais devido a problemas físicos e/ou de saúde mental. É necessário maior suporte para o cuidador.
- Perda de peso significativa nos últimos 3-6 meses e/ou baixo índice de massa corporal.
- Sintomas persistentes apesar do tratamento otimizado das condições de base.
- A pessoa ou sua família solicita cuidados paliativos, interrupção ou limitação do tratamento ou foco na qualidade de vida.

Procurar por quaisquer indicadores clínicos de uma ou mais das condições avançadas:

Câncer

- Capacidade funcional em declínio em razão da progressão do câncer.
- Estado físico muito debilitado para tratamento do câncer ou tratamento para controle dos sintomas.

Demência/fragilidade

- Incapaz de vestir-se, caminhar ou comer sem ajuda.
- Redução da ingestão de alimentos e líquidos e dificuldades na deglutição.
- Incontinência urinária e fecal.
- Incapaz de manter contato verbal; pouca interação social.
- Fratura de fêmur, múltiplas quedas.
- Episódios frequentes de febre ou infecções; pneumonia aspirativa.

Doença neurológica

- Deterioração progressiva da capacidade física e/ou da função cognitiva mesmo com terapia otimizada.
- Problemas da fala, com dificuldade progressiva de comunicação e/ou deglutição.
- Pneumonia aspirativa recorrente; falta de ar ou insuficiência respiratória.

Doença cardiovascular

- Classe funcional III/IV de NYHA – insuficiência cardíaca ou doença coronariana extensa e intratável com: falta de ar ou dor precordial em repouso ou aos mínimos esforços.
- Doença vascular periférica grave e inoperável.

Doença respiratória

- Doença respiratória crônica grave com: falta de ar em repouso ou aos mínimos esforços entre as exacerbações.
- Necessidade de oxigenoterapia por longo prazo.
- Já precisou de ventilação para insuficiência respiratória ou ventilação é contraindicada.
- Deterioração e sob o risco de morrer de qualquer outra condição ou complicação que não seja reversível.

(continua)

Ferramenta de indicadores de cuidados de apoio e paliativos (SPICT-BR™) (*continuação*)

Doença renal

- Estágios 4 e 5 de doença renal crônica (TFG < 30 mL/min), com piora clínica.
- Insuficiência renal complicando outras condições limitantes ou tratamentos.
- Decisão de suspender a diálise em razão da piora clínica ou da intolerância ao tratamento.

Doença hepática

- Cirrose avançada com uma ou mais complicações no último ano: ascite resistente a diuréticos, encefalopatia hepática, síndrome hepatorrenal, peritonite bacteriana, sangramentos recorrentes de varizes esofágicas.
- Transplante hepático é contraindicado.

Revisar o cuidado atual e planejar o cuidado para o futuro:

- Reavaliar o tratamento atual e a medicação para que o paciente receba o cuidado otimizado.
- Considerar o encaminhamento para avaliação de um especialista se os sintomas ou necessidades forem complexos e difíceis de manejar.
- Acordar sobre objetivos do cuidado atual e futuro e planejar o cuidado com a pessoa e sua família.
- Planejar com antecedência caso a pessoa esteja em risco de perda cognitiva.
- Registrar em prontuário, comunicar e coordenar o plano geral de cuidados.

Fonte: SPICT. Disponível em: www.spict.org.uk.

Anexo 2 GSF-PIG

Gold Standards Framework (GSF)*

Orientações do *National GSF Centre* para médicos apoiarem a identificação precoce de pacientes próximos do fim da vida, levando a melhor atendimento proativo centrado na pessoa.

Orientação de identificação proativa – identificando o declínio dos pacientes mais cedo, permitindo atendimento mais proativo

Esta 7ª edição atualizada do GSF *Proactive Identification Guidance* ou PIG (anteriormente conhecido como GSF *Prognostic Indicator Guidance*), visa permitir a identificação mais precoce de pessoas que podem precisar de cuidados de suporte adicionais à medida que se aproximam do fim de suas vidas (veja a definição de cuidados de fim de vida do GMC e do NICE), para incluir o último ano de vida, bem como os últimos dias. Isso inclui pessoas com qualquer condição, em qualquer ambiente, fornecidas por qualquer provedor de cuidados (não apenas aquelas que precisam de cuidados paliativos especializados), seguindo qualquer trajetória de declínio para mortes esperadas (Figura 1). Fatores

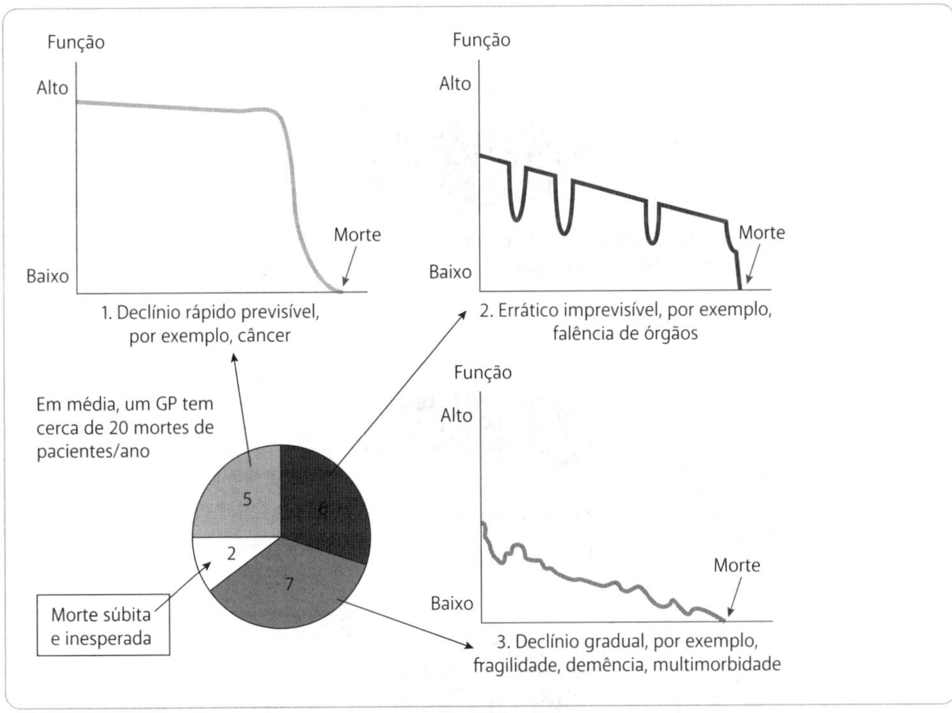

FIGURA 1 Três trajetórias de doença refletindo as três principais causas de morte esperada, segundo Lynn et al.

* Thomas K, Max Watson M, Wilson JA, GSF team. GSF PIG. 7.ed. 2022. Disponível em: https://www.goldstandardsframework.org.uk/PIG, https://www.gsfinternational.org.uk/pig-tool.

contribuintes adicionais ao considerar a previsão de necessidades prováveis incluem comorbidades subjacentes, saúde mental e prestação de assistência social etc.

Por que é importante identificar os pacientes precocemente?

A identificação precoce de pessoas que podem estar na fase final da vida leva a cuidado mais proativo centrado na pessoa, conforme recomendado no plano de longo prazo do NHSE (2019) e na orientação do NICE (2021).

O reconhecimento do declínio leva à antecipação mais precoce de necessidades prováveis, melhor planejamento, menos internações hospitalares de crise e cuidados adaptados aos desejos das pessoas, com melhores resultados permitindo que mais pessoas vivam e morram onde escolherem. Uma vez identificadas, as pessoas são incluídas em um registro e, quando disponível, no registro de localidade/eletrônico, desencadeando cuidados de suporte ativos específicos, conforme usado em todos os programas do GSF e em locais de atendimento transfronteiriços da GSF.

As 3 principais etapas do GSF – a identificação proativa precoce dos pacientes é o primeiro passo crucial do GSF, usado por milhares de médicos e enfermeiros na comunidade e nos hospitais (Figura 2).

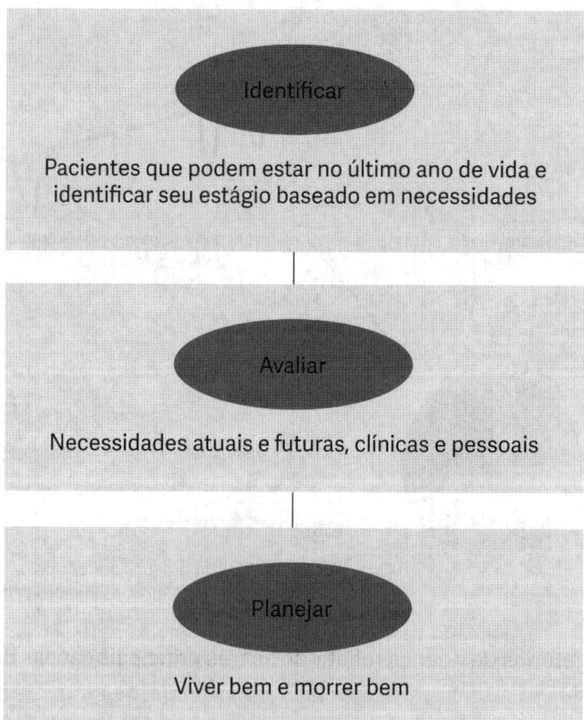

FIGURA 2 Principais etapas do GSF.

Para mais informações sobre o GSF, como ele é usado na prática para ajudar a identificar pacientes precocemente, avaliar necessidades e desejos por meio de discussões antecipadas sobre planejamento de cuidados e planejamento de cuidados adaptados às escolhas do paciente.

Definição de cuidados de fim de vida

A definição de cuidados de fim de vida, usada pelo NHS, NICE e outros, é "As pessoas estão se aproximando do fim da vida" quando é provável que morram nos próximos 12 meses. Isso inclui pessoas cuja morte é iminente (esperada dentro de algumas horas ou dias) e aquelas com:

- Condições avançadas, progressivas e incuráveis.
- Fragilidade geral e condições coexistentes que indicam que a expectativa de vida é de até 12 meses.
- Condições existentes se estiverem em risco de morrer devido a uma crise aguda repentina em sua condição.
- Condições agudas com risco de vida causadas por choque súbito ou eventos catastróficos.

Orientação NICE sobre cuidados de fim de vida 2021

Declaração 1 – Adultos que provavelmente estão se aproximando do fim da vida são identificados usando sistemas desenvolvidos localmente.

Os serviços devem desenvolver sistemas para identificar adultos que provavelmente estejam se aproximando do fim de sua vida útil, por exemplo, usando ferramentas como a orientação de identificação proativa (PIG) do GSF (Figura 3 e Quadro 1).

As infecções por SARS-CoV-2 podem causar declínio rápido, enfatizando a importância do planejamento e triagem precoce dos cuidados. Os fatores contribuintes incluem idade, multimorbidade, BAME e status social etc. A oximetria de pulso SpO_2 de 92% ou menos desencadeia tratamento imediato.

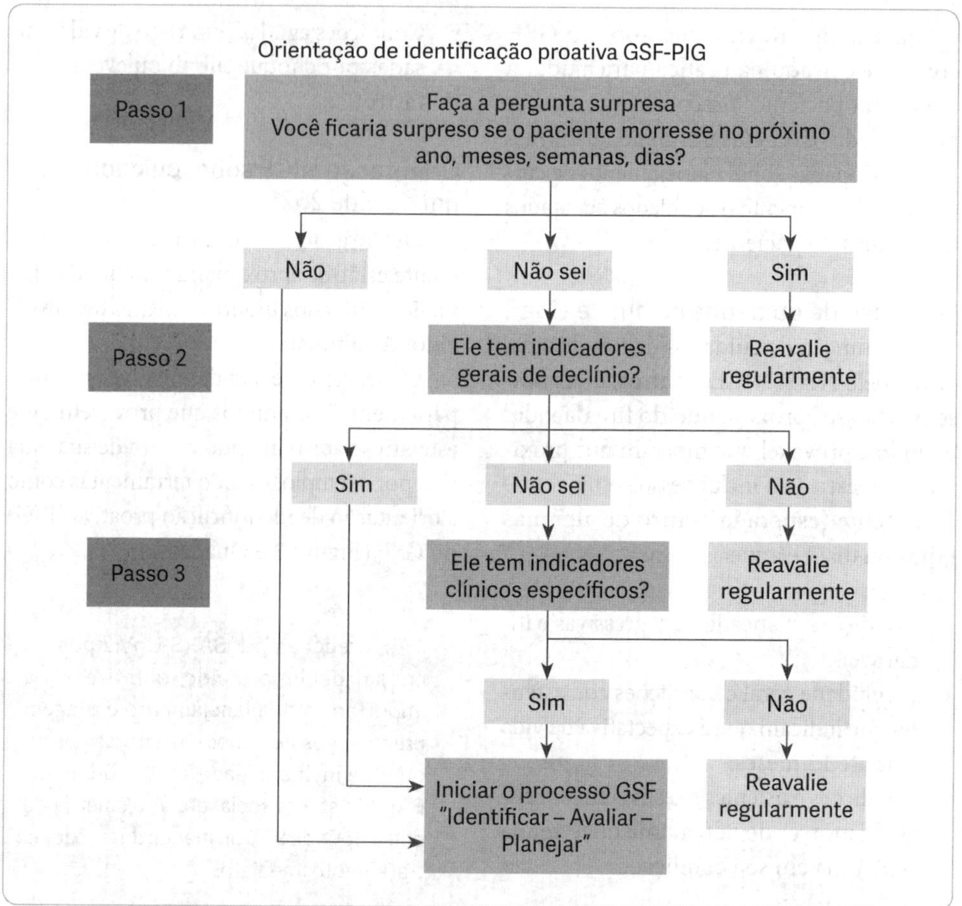

FIGURA 3 Fluxograma de orientação de identificação proativa do GSF.

QUADRO 1 Orientação de identificação proativa GSF-PIG

Passo 1: A pergunta surpresa	Para pacientes com doença avançada ou condições progressivas que limitam a vida, você ficaria surpreso se o paciente morresse no ano que vem, meses, semanas, dias? A resposta a essa pergunta deve ser intuitiva, reunindo uma série de fatores clínicos, sociais e outros que dão um quadro completo da deterioração. Se você não ficaria surpreso, então que medidas podem ser tomadas para melhorar a qualidade de vida do paciente agora e em preparação para um possível declínio posterior? Isso inclui planejamento proativo de cuidados e tratamentos e oferecer planejamento antecipado de cuidados e discussões sobre DNACPR o mais cedo possível

(continua)

QUADRO 1 Orientação de identificação proativa GSF-PIG (*continuação*)

Passo 2: Indicadores gerais de declínio e necessidades crescentes	▪ Declínio físico geral, aumento da dependência e necessidade de apoio ▪ Internações hospitalares repetidas não planejadas ou crises agudas em casa ▪ Doença avançada – instável, deteriorando, carga de sintomas complexa ▪ Presença de multimorbidades significativas. Diminuição da atividade – declínio do estado de desempenho funcional (p. ex., pontuação de desempenho de Barthel ou Karnofsky, Rockwood) autocuidado limitado, na cama ou cadeira 50% do dia e dependência crescente nas atividades da vida diária ▪ Diminuição da resposta aos tratamentos, diminuição da reversibilidade ▪ Escolha do paciente para nenhum tratamento ativo adicional, foco na qualidade de vida ▪ Perda de peso progressiva (> 10%) nos últimos seis meses ▪ Evento sentinela, por exemplo, queda grave, sofrimento do cuidador, luto, transferência para casa de repouso etc. ▪ Albumina sérica < 25 g/L
Passo 3: Indicadores específicos relacionados à falência de um ou vários órgãos	1. **Câncer** ▪ Deterioração do estado de desempenho e da capacidade funcional devido a câncer metastático, multimorbidades ou não passível de tratamento – se passar mais de 50% do tempo na cama/deitado, prognóstico estimado em meses ▪ Sintomas persistentes apesar da oncologia paliativa ideal. Preditores prognósticos mais específicos para câncer estão disponíveis, por exemplo, PPS, IPOS, ECOG 2. **Falência de órgãos** *Doença cardíaca* ▪ Insuficiência cardíaca avançada – ICC NYHA Estágio 3 ou 4 com sintomas apesar da terapia de IC ideal – falta de ar em repouso/esforço mínimo ▪ Internações repetidas com insuficiência cardíaca – 3 internações em 6 meses ou uma única admissão com mais de 75 anos (50% de mortalidade em 1 ano) ▪ Pacientes com insuficiência cardíaca e fração de ejeção reduzida (ICFEr) têm um prognóstico pior do que aqueles com fração de ejeção preservada (ICFEp) ▪ Doença arterial coronária grave intratável ou doença vascular periférica ▪ Sintomas persistentes difíceis, apesar da terapia tolerada ideal ▪ Imprevisibilidade, mas outros indicadores incluem idade, baixa FE, doença cardíaca isquêmica/arritmias, multimorbidades, incluindo diabetes, obesidade, depressão, hiponatremia, pressão alta, função renal em declínio, anemia ▪ Ver Orientação NICE *Doença pulmonar obstrutiva* ▪ Doença grave (p. ex., VEF_1 < 30% do previsto), sintomas persistentes, por exemplo, falta de ar apesar da terapia ideal, causando sofrimento

(*continua*)

QUADRO 1 Orientação de identificação proativa GSF-PIG (*continuação*)

Passo 3: Indicadores específicos relacionados à falência de um ou vários órgãos	▪ Internações hospitalares recorrentes (pelo menos 3 no último ano por DPOC) ▪ Hipóxia/preenchimento dos critérios de oxigenoterapia de longa duração (PaO_2 < 7,3 kPa) ▪ Muito mal para cirurgia ou reabilitação pulmonar ▪ MRC grau 4/5 – falta de ar após 100 metros em superfície plana ▪ UTI/VNI necessária durante a admissão ou ventilação contraindicada ▪ Outros fatores, por exemplo, insuficiência cardíaca direita, anorexia, caquexia, > 6 semanas de esteroides nos 6 meses anteriores, apesar da revisão especializada/otimização do tratamento, requerem medicação paliativa para falta de ar *Doença renal* ▪ Estágio 4/5 da doença renal crônica (DRC) com deterioração da TFGe < 30 mL/min ▪ Admissões repetidas não planejadas (mais de 3/ano) ▪ Pacientes com baixa tolerância à diálise com mudança de modalidade ▪ Pacientes que escolhem a opção "sem diálise" (manejo conservador), retirada da diálise ou não optam pela diálise se o transplante falhou ▪ Sintomas físicos ou psicológicos difíceis que não responderam a tratamentos específicos ▪ Insuficiência renal sintomática em pacientes que optaram por não fazer diálise ou complicando outras condições limitantes da vida – náuseas e vômitos, anorexia, prurido, redução do estado funcional, sobrecarga intratável de fluidos *Doença do fígado* ▪ Cirrose avançada – veja a pontuação Child-Turcotte-Pugh (CTP) para doença hepática crônica e mortalidade por cirrose. Ver a calculadora CTP. Disponível em: https://www.hepatitec.uw.edu/page/clinical-calculators/ctp ▪ Carcinoma hepatocelular ▪ O transplante de fígado é considerado potencialmente difícil ou não passível de tratamento da doença subjacente ▪ Outros fatores adversos, incluindo desnutrição, infecção bacteriana, aumento do RNI, hiponatremia *Doenças neurológicas gerais* ▪ Deterioração progressiva da função física e/ou cognitiva apesar da terapia ideal ▪ Não é mais capaz de comunicar as necessidades básicas ▪ Sintomas complexos e muito difíceis de controlar ▪ Aumento das internações hospitalares que não retornaram aos níveis de referência anteriores ▪ Problemas de deglutição (disfagia) que levam a pneumonia por aspiração recorrente, sepse, falta de ar ou insuficiência respiratória ▪ Problemas de fala: dificuldade crescente na comunicação e disfagia progressiva ▪ Problemas de mobilidade e quedas aumentam

(*continua*)

QUADRO 1 Orientação de identificação proativa GSF-PIG (*continuação*)

Passo 3: Indicadores específicos relacionados à falência de um ou vários órgãos	▪ Redução da independência, necessitando de ajuda nas atividades da vida diária (AVD), semelhante à fragilidade descrita a seguir ▪ Deterioração cognitiva/sinais psiquiátricos (depressão, ansiedade, alucinações, psicose) *Doença de Parkinson*, incluindo os aspectos mencionados acima e, mais especificamente: ▪ Tratamento medicamentoso menos eficaz ou regime medicamentoso cada vez mais complexo, menos bem controlado com períodos *off* crescentes ▪ Discinesias, problemas de mobilidade e quedas *Doença do neurônio motor*, incluindo os aspectos acima, e especificamente: ▪ Episódios de pneumonia aspirativa ▪ Baixa capacidade vital (abaixo de 70% do previsto) ou início de VNI *AVC* ▪ Prever o prognóstico após um acidente vascular cerebral agudo pode ser desafiador, mas 1:20 morrem em 72 horas. O cuidado deve incluir conforto sintomático e não impor restrições onerosas ▪ Paralisia persistente após acidente vascular cerebral com perda significativa de função, complicações médicas, falta de melhora ou incapacidade contínua ▪ Estado vegetativo persistente, estado mínimo de consciência ou paralisia densa e comprometimento cognitivo/demência pós-AVC 3. **Fragilidade, demência e multimorbidades** ▪ Para idosos com complexidade e múltiplas comorbidades, com flutuações frequentes nas necessidades de saúde e deterioração ▪ Índice de fragilidade eletrônica (0,24 ou mais) ou Rockwood Score/CFS 7 ou superior ▪ A avaliação geriátrica ampla (AGA) inclui morbidades múltiplas cumulativas, fraqueza, perda de peso, fadiga, fragilidade progressiva; por exemplo, homem com mais de 85 anos, problemas de saúde, atividade reduzida e necessidade de ficar em casa, precisa de ajuda regular, usa bengala/andador regularmente

Passo 3: Indicadores específicos relacionados à falência de um ou vários órgãos	*Demência*
	▪ Identificação de demência em estágio moderado/grave usando uma ferramenta validada ou avaliação geriátrica ampla (AGA) de fragilidade, escala de fragilidade clínica (EFC), estadiamento de avaliação funcional, índice eletrônico de fragilidade (IEF) ou escala de Rockwood, identificando declínio na demência ou fragilidade. Os gatilhos a serem considerados que indicam que alguém está entrando em um estágio avançado são:
	  ▪ Incapacidade de reconhecer membros da família ou consistentemente incapaz de ter conversas significativas
	  ▪ Totalmente dependente de outros para cuidados ou incapaz de realizar AVD
	  ▪ Episódios recorrentes de delírio
	  ▪ Pneumonia por aspiração
	  ▪ Incontinência urinária e fecal e escore de Barthel < 3
	  ▪ Mais: perda de peso, infecção do trato urinário, insuficiência cutânea ou úlceras de pressão de estágio 3 ou 4, febre recorrente, ingestão oral reduzida

(continua)

QUADRO 1 Orientação de identificação proativa GSF-PIG (*continuação*)

	Multimorbidades ▪ Cada vez mais relevante na população idosa que necessita de cuidados complexos ▪ Duas ou mais condições de longo prazo, incluindo deficiência física, mental, de aprendizagem, fragilidade, deficiência sensorial, abuso de álcool ▪ Considerar a abordagem "multimorbidade" se tiver fragilidade, condições físicas e mentais, não conseguir gerir AVD ou tratamentos, utilizar múltiplos serviços, quedas frequentes ou admissões em crise ▪ Ver a Orientação NICE

5

Trajetórias de doença e sua importância nos cuidados paliativos

Manoela Trevisan Vigorito
Ricardo Tavares de Carvalho

Pontos-chave

- A abordagem de cuidados paliativos deve ser implementada ao longo de toda a trajetória da doença.
- O cuidado paliativo primário se refere àquele cuidado prestado ao longo de todo o processo de adoecimento anterior à fase de doença terminal e deve ser conhecido por todo profissional médico e das demais áreas da saúde.
- O cuidado paliativo secundário ou especializado é aquele empregado a partir da fase de doença terminal, momento em que as necessidades do paciente são mais complexas, exigindo a intervenção de uma equipe especializada.
- Atualmente, são descritos cinco tipos de trajetórias de doenças: adoecimento grave e súbito,, doença oncológica, falências orgânicas, síndromes degenerativas e demências e neuropatia aguda de mal prognóstico.

ASPECTOS GERAIS

Na avaliação geral de um paciente, em qualquer cenário da assistência, um dos grandes desafios é realizar uma avaliação correta sobre qual é o tipo de abordagem de cuidados paliativos (CP) mais adequada para cada paciente, partindo da premissa de que as ações, sempre de natureza multiprofissional integrada e com maior ou menor nível de especificidade, são sempre indicadas, já que se trata de uma abordagem centrada na pessoa, com foco no sofrimento humano.

Nas fases iniciais da evolução da(s) doença(s), o cuidado pode ser realizado por profissionais de diversas especialidades, desde que tenham recebido formação geral, de preferência a partir da graduação, para essa prática (entendida como CP primário), podendo, assim, ser desempenhado por médicos e outros profissionais com formação generalista.

O CP a ser prestado aos pacientes a partir da fase de doença terminal deve, se possível, ser conduzido por equipe com formação mais específica, robusta e voltada para as necessidades mais complexas que esses indivíduos possuem a partir desse momento (CP secundário). É desejável que os especialistas de outras áreas que cuidavam do paciente até então se mantenham integrados à equipe de CP.

Dessa forma, o conhecimento da história natural das doenças que acometem o indivíduo, bem como o entendimento de qual é o momento de evolução de cada uma delas (e suas sempre presentes interações), além dos valores pessoais/culturais e peculiaridades individuais, são fundamentais para uma melhor tomada de decisão e planejamento terapêutico, nos diversos cenários da prática, para o paciente e sua família/rede de apoio.

A definição do momento de evolução da(s) doença(s) em que o paciente se encontra é feito a partir do que se denominam "trajetórias de doença". Nesse sentido, existem alguns aspectos facilitadores na sistematização do atendimento e avaliação da indicação e planejamento de ações em CP. É possível realizar essa avaliação de acordo com as etapas descritas a seguir.

Quem é o paciente?

Biografia, história de vida, comorbidades, estado nutricional, estrutura familiar, suporte social, crenças, hábitos e vícios, medos, expectativas e valores de vida do indivíduo.

Qual é a sua funcionalidade atual?

A funcionalidade do paciente refere-se à sua capacidade de realizar atividades de vida diária, de tomar decisões sobre sua própria vida e de participar ativamente do planejamento de seu tratamento, considerando que, em caso de queda de *performance*, isso decorre da própria doença, não de alguma intercorrência aguda potencialmente reversível. Para essa avaliação, podem-se usar algumas escalas, como PPS (*Palliative Performance Scale*), KPS (*Karnofsky Palliative Scale*), ECOG (*Eastern Cooperative Oncology Group*), Katz, Lawton e Barthel.

Qual é(são) o(s) diagnóstico(s)?

A definição do diagnóstico deve ser sempre baseada em evidências técnicas científicas e critérios claros, se possível. A partir do diagnóstico, podem-se dividir os tipos de doença, didaticamente, em cinco grandes grupos (câncer, falência de órgãos, doença neurológica crônica ou degenerativa, incluindo síndrome de fragilidade e/ou demências, doenças neurológicas agudas com critérios de mau prognóstico e a morte súbita). Cada grupo apresenta trajetórias típicas de evolução baseadas na perda de funcionalidade em função do tempo.

A compreensão dessas trajetórias oferece elementos para ajudar os médicos e seus pacientes a antecipar e planejar os desafios trazidos pela(s) trajetória(s) envolvida(s) em cada situação. Quanto mais doenças associadas, maior a interação entre uma trajetória de doença e a(s) outra(s), exigindo individualização nas tomadas de decisão e condutas.

Esse entendimento pode ajudar os profissionais de saúde a compreender, em uma fase mais precoce das diferentes doenças, que a deterioração progressiva e a morte são inevitáveis a partir de momentos que podem ser reconhecidos e a perceber que "fazer tudo o que pode ser feito para uma possível cura, muitas vezes não realística", pode ser um fator adicional de agravo, trazendo maior número de complicações e piora expressiva da qualidade de vida e sofrimento.

A abordagem da trajetória fornece uma visão geral conceitual, mas os pacientes não devem ser simplesmente enquadrados em uma categoria definida sem revisão regular. Pacientes individuais morrerão em diferentes estágios ao longo de cada trajetória, e a taxa de progressão pode variar. Outras doenças ou circunstâncias sociais e familiares podem intervir, fazendo que as prioridades e as necessidades mudem.

Pacientes com multimorbidades podem ter duas ou mais trajetórias de doença ocorrendo simultaneamente. Porém, sem se esquecer das interações entre elas e do quanto todos esses processos podem ser dinâmicos com o passar do tempo, a trajetória cuja progressão se espera que seja mais rápida normalmente ocupa o centro da atenção da equipe, sempre tendo em mente as interações entre as doenças e seus respectivos momentos na evolução.

AS TRAJETÓRIAS DE DOENÇA

Didaticamente, essas trajetórias são expressas de forma gráfica mostrando como ocorre o declínio da funcionalidade em função do tempo de acordo com categorias diagnósticas.

Trajetória da morte súbita

A morte súbita causa grande impacto. Não há chance de se preparar nem oportunidade ou necessidade de CP, exceto as necessárias ações de acolhimento da família, se possível.

Tipicamente, a morte súbita é um evento surpresa que pode acometer indivíduos com funcionalidade preservada, sem diagnóstico de doença prévia (p. ex., infarto agudo do miocárdio com fibrilação ventricular na fase aguda ou causas externas, como traumas), aqueles que possuem um doença de base que os torna mais suscetíveis a esse tipo de evento (p. ex., doença arterial coronariana já em tratamento) ou até mesmo uma doença grave na qual ocorre complicação fatal (p. ex., tromboembolismo pulmonar maciço em portador de câncer avançado e com funcionalidade preservada) – Figura 1.

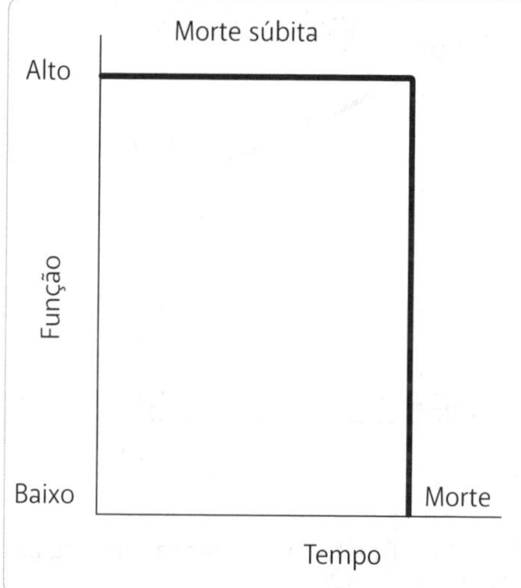

FIGURA 1 Trajetória da morte súbita.

Trajetória da doença oncológica

Quando descrita inicialmente, caracterizava-se pela presença de uma doença com funcionalidade que se mantinha relativamente preservada, com flutuações e que, na fase de terminalidade, apresentava declínio relativamente rápido da funcionalidade e de certa forma linear, que culminava com a morte em alguns meses.

Atualmente, esse modelo aplica-se mais adequadamente aos tumores de órgãos sólidos, já que, com os grandes avanços no tratamento das doenças oncológicas e grande diversidade de comportamentos clínicos e potencial de resposta às terapêuticas instituídas, em casos como neoplasias de mama, a evolução se caracteriza mais como uma doença cronificada, com períodos de agravo e queda gradual da funcionalidade até a morte, que pode ocorrer em até anos, como nas falências orgânicas (Figura 2).

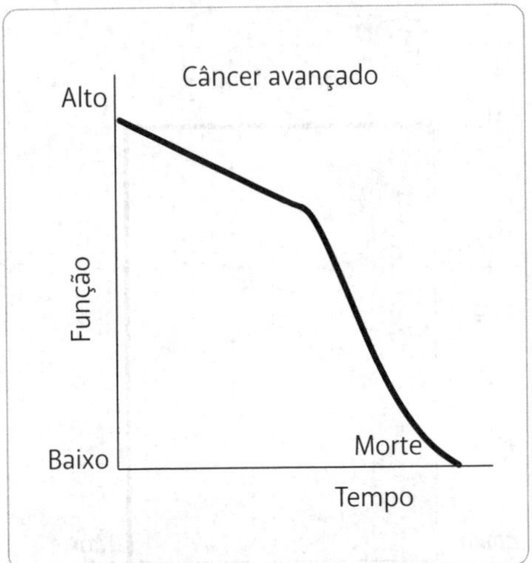

FIGURA 2 Trajetória da doença oncológica.

Trajetória das falências orgânicas

Esta trajetória é característica das doenças que acometem de forma crônica diversos órgãos. São caracterizadas por perda gradual da funcionalidade e pela presença de agudizações clínicas nas quais ocorre perda abrupta dela, retornando sempre a um patamar de funcionalidade pior do que a observada antes do agravo após a recuperação, seja por intercorrências agudas ou pela própria evolução da doença, de forma progressiva até a morte (Figura 3).

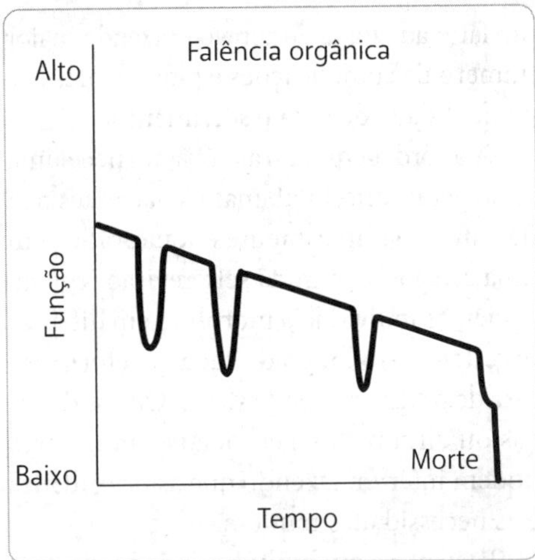

FIGURA 3 Trajetória das falências orgânicas.

Algumas doenças, que originalmente levavam a declínio funcional rápido e morte, hoje são identificadas por essas trajetórias, devido ao avanço do conhecimento médico e dos tratamentos disponíveis. São exemplos alguns cânceres, como de mama e próstata, e a síndrome da imunodeficiência adquirida (aids).

Nas doenças com essa característica, a evolução se dá em anos, e a previsibilidade quanto à mortalidade é sempre mais difícil de identificar quando diante de um paciente em fase de descompensação aguda.

Trajetória das doenças degenerativas, fragilidade e demências

Nesta trajetória, o declínio funcional é bastante lento e entremeado de intercorrências clínicas que provocam oscilação constante da funcionalidade, sempre em nível cada vez mais baixo, até a morte do paciente. Nesses casos, a definição do tempo de sobrevida é extremamente imprecisa (Figura 4).

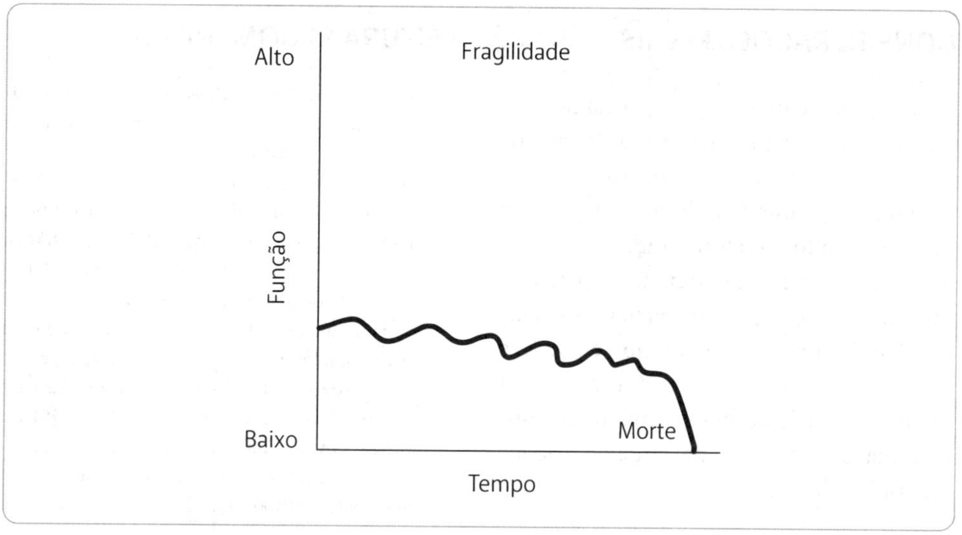

FIGURA 4 Trajetória da fragilidade.

Trajetória da doença neurológica aguda de mau prognóstico

Esta trajetória caracteriza pacientes que sobrevivem a dano cerebral agudo e grave decorrente de causas diversas, como eventos isquêmicos ou hemorrágicos cerebrais, traumas e hipóxia cerebral grave. Nesses casos, a perda funcional é intensa e abrupta, seguida de um período de duração e evolução incertas que dependem da natureza do agravo, da presença de outras comorbidades crônicas e até da apropriação do cuidado prestado cronicamente. A evolução pode ser para uma recuperação parcial dos déficits funcionais, manutenção do estado de perda de funcionalidade sem nenhuma recuperação expressiva ou até morte, em geral por agravos relacionados à própria causa da lesão cerebral ou intercorrências agudas como processos infecciosos secundários e repetitivos (Figura 5).

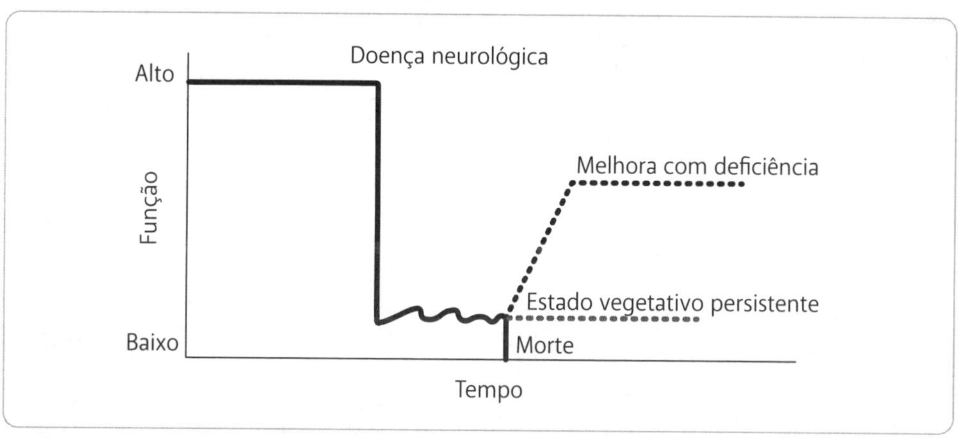

FIGURA 5 Trajetória da doença neurológica aguda de mau prognóstico.

CONSIDERAÇÕES FINAIS

O reconhecimento da trajetória de evolução das doenças é uma forma de melhor realizar o plano de cuidados multiprofissional que garanta a melhor qualidade de vida, buscando o melhor cuidado possível e também a orientação quanto às perspectivas de evolução para os pacientes e suas famílias. Entretanto, o acúmulo de doenças crônicas e/ou de trajetórias diferentes, em um mesmo paciente, pode tornar o processo de tomada de decisões bastante desafiador na prática clínica.

LEITURA RECOMENDADA

1. Ballentine JM. The five trajectories: supporting patients during serious illness. CSU Shiley Institute for Palliative Care; 2018.
2. Creutzfeldt CJ, Longstreth WT, Holloway RG. Predicting decline and survival in severe acute brain injury: the fourth trajectory. BMJ. 2015;351:h3904.
3. Frontera JA, Curtis JR, Nelson JE, Campbell M, Gabriel M, Mosenthal AC, et al. Integrating palliative care into the care of neurocritically ill patients: a report from the improving palliative care in the ICU project Advisory Board and the Center to Advance Palliative Care. Crit Care Med. 2015;43(9):1964-77.
4. Murray SA, Kendall M, Boyd K, Sheikh A. Illness trajectories and palliative care. BMJ. 2005;330(7498):1007-11.

SEÇÃO II

Educação em cuidados paliativos na graduação

6

A necessidade de integrar aspectos humanísticos ao ensino técnico em saúde

Izabel Cristina Rios

Pontos-chave

- A relação profissional da saúde e paciente é fundamental para os desfechos terapêuticos, pois envolve a interação humana direta, que vai além do aspecto técnico. A formação em saúde deve enfatizar a importância da comunicação eficaz e do cuidado humanizado, priorizando a confiança e o respeito mútuo.
- O ensino das humanidades em saúde tem papel crucial no desenvolvimento de profissionais capazes de aliar competência técnica à ética e empatia. A educação ética e o treino em habilidades de comunicação proporcionam melhor conexão entre profissionais de saúde e pacientes, promovendo decisões clínicas mais humanas. O aprendizado teórico, porém, deve ser complementado por práticas, em que o aluno vivencie dilemas éticos reais e desenvolva sua capacidade de julgamento crítico.
- A humanização na saúde é construída gradualmente, com o aluno observando profissionais experientes e aprendendo atitudes éticas e comunicacionais. O desenvolvimento do vínculo com o paciente e a construção de uma abordagem cuidadosa e ética dependem da exposição a situações reais, nas quais o estudante aprende a lidar com as questões humanas do cuidado, desenvolvendo valores e habilidades práticas no contexto clínico.

INTRODUÇÃO

Neste capítulo, discorre-se sobre as dificuldades relacionais entre profissionais da saúde e pacientes com base na análise de aspectos socioculturais característicos das relações humanas na contemporaneidade e seus reflexos na área da saúde.

Na sequência, discute-se o ensino humanístico de forma integrada ao ensino técnico em saúde como estratégia para lidar com essa questão.

OS EFEITOS DA CULTURA PÓS-MODERNA NAS RELAÇÕES HUMANAS NAS PRÁTICAS ASSISTENCIAIS EM SAÚDE

As práticas assistenciais à saúde se desenvolvem por meio de relações humanas essenciais e que impactam fortemente nos desfechos terapêuticos. Sua importância é assinalada desde os tempos da medicina hipocrática, inclusive como objeto de reflexões éticas e orientações deontológicas.

Nos tempos atuais, várias críticas têm sido endereçadas aos profissionais da saúde relativamente ao modo como tendem a se relacionar com os pacientes. Recentemente, uma revisão bibliográfica do assunto em âmbito nacional apontou que os pacientes frequentemente se queixam de mau atendimento caracterizado por insuficiência ou falta de informações, desinteresse, desleixo ou mesmo destrato por parte dos profissionais da saúde (Almeida e Góis, 2020).

Em contrapartida, cada vez mais, os profissionais da saúde têm sido alvo de violência por parte de pacientes e acompanhantes, sugerindo que os problemas relacionais têm mão dupla. Em uma revisão sistemática internacional conduzida no ano de 2019, os autores apontaram que 61,9% dos profissionais da saúde teriam vivenciado situações de violência, sobretudo verbal, durante o trabalho (Liu et al, 2020).

Fatores intrínsecos à área da saúde têm sido reivindicados para explicar esse estado de coisas. Entre eles, destaca-se a organização do trabalho em saúde em modelos informatizados e padronizados de atendimento que, embora alcancem bons resultados quantitativos, acabam determinando atendimentos despessoalizados e distantes das expectativas dos pacientes. Somam-se ainda o excesso de demanda de atendimento, a falta de recursos humanos, a natureza complexa do trabalho em saúde, as limitações de oferta de recursos materiais e tecnológicos diante de demandas cada vez maiores (Schraiber, 2008).

Não obstante a relevância desses fatores, neste texto se busca abordar o problema por outro ponto de vista. Com o objetivo de ampliar e aprofundar o exame do problema das dificuldades relacionais na área da saúde entre pacientes e profissionais, dirige-se o olhar para alguns elementos culturais dos tempos atuais, partindo da premissa de que problemas relacionais são um fenômeno comum na sociedade contemporânea – por quaisquer ângulos em que se queira observá-la.

Na sociedade contemporânea, prevalece entre as pessoas um modo de interação caracterizado pelo esvaziamento de conteúdos humanísticos e pela superficialidade dos encontros eu-outro (Bauman, 2004). Falta um legítimo interesse pelo outro, o compromisso com seu bem, a disposição amistosa e empática, a preocupação com uma relação humana significativa, a compaixão diante do sofrimento alheio e até mesmo o respeito que se espera entre seres humanos (Levinas, 2010). Como em qualquer outro setor da sociedade, também na área da saúde o modo como as pessoas se relacionam é determinado por valores e comportamentos intrínsecos ao momento histórico refletidos nas relações de cuidado, razão pela qual se justifica a abordagem do problema por esse ponto de vista.

A cultura contemporânea, segundo antropólogos e sociólogos do nosso tempo, e para os fins deste texto, caracteriza-se por um intenso e rápido desenvolvimento científico e tecnológico que determinou profundas mudanças na organização social e no comportamento das pessoas (Lash, 1987; Augé, 2005; Giddens, 2002). Na área da saúde, os exuberantes avanços técnico-científicos e tecnológicos voltados à investigação e à intervenção não raramente catalisam o interesse dos profissionais de tal forma que o interesse pela pessoa do paciente parece ficar em segundo plano. Observa-se uma dicotomia entre tecnociência e humanismo, com larga vantagem da tecnologia sobre os aspectos humanísticos da vida e do cuidado à saúde.

Sobre esse fenômeno, na visão de profissionais da saúde mais experientes (Rios e Schraiber, 2012), a tecnologia seria necessária e fascinante, mas estaria sendo usada em excesso porque encurtaria o trabalho dos médicos com os pacientes, e também porque os pacientes não se sentiriam bem tratados sem ela. A tecnologia acabaria sendo uma forma de trabalhar mais rápido em um ambiente clínico no qual as perguntas da investigação clínica não são respondidas por meio da boa comunicação na relação médico-paciente, mas sim por testes laboratoriais. Consequentemente, seriam reduzidas a empatia, a comunicação intersubjetiva – entre sujeitos envolvidos no entendimento mútuo recíproco – e, consequentemente, a interação humana que promove a humanização do cuidado.

Nas práticas assistenciais, o fascínio pela tecnologia – tão característico da sociedade contemporânea como um todo – em detrimento do investimento em encontros intersubjetivos – erode as relações humanas por levar à dessubjetivação das pessoas, pacientes e profissionais da saúde. Pacientes reduzidos a doenças ou a consumidores – pelos profissionais – e profissionais reduzidos a mecânicos do organismo ou prestadores de serviços – pelos pacientes – participam de interações em que dificilmente se estabelecem vínculos de confiança e de entendimento para o cuidado mais pleno de sentido existencial para ambos.

Outro importante aspecto comportamental dos tempos atuais que também impacta nas práticas assistenciais se refere ao isolamento do eu em si mesmo e à covalência das relações humanas determinadas pela chamada cultura do narcisismo (Lash, 1987).

Por essa linha de pensamento, discorre-se que entre as principais singularidades da pós-modernidade estaria a falta de referências seguras, estáveis e reconhecidas coletivamente como direcionamentos comportamentais válidos para todos. A relatividade de valores e comportamentos que decorre dessa, por assim dizer, "instabilidade moral" alimentaria o excessivo individualismo, e deste, consequentemente, o distanciamento afetivo, a descrença no outro como alguém confiável e o isolamento em si mesmo e em seus próprios interesses, dificultando sobremaneira a convivência humana. Segundo essa perspectiva, o individualismo excessivo adquire os contornos do narcisismo, no qual as pessoas vão retirando seu interesse do mundo e o concentrando cada vez mais em si mesmas e em realizações pessoais, sem qualquer preocupação com o que poderia ser bom, justo e necessário ao outro.

O alto investimento na autoidentidade e o desinteresse pelo outro estariam entre os elementos que determinariam relações superficiais de pouca densidade afetiva e altruísta, e que reforçariam relações instrumentais, em que o outro é meio para as finalidades do eu, sendo, assim, relações de também pouca densidade ética e moral (Habermas, 1989). Comportamentos como o culto ao corpo e à autoimagem, o identitarismo exacerbado, o cancelamento do outro quando este se manifesta como diferente do eu e de suas constelações ideológicas são manifestações sociais que revelam, e reforçam, o desejo de supremacia do eu sobre o outro.

Cotidianamente, outros elementos da cultura do narcisismo se expressam como vaidade excessiva, pouco envolvimento de uns com os outros, forte ambição econômica e de projeção social, uso excessivo de álcool e drogas lícitas ou ilícitas, pouca disposição para a reflexão sobre si mesmo, baixa autocrítica, inveja do outro bem-sucedido e desejo de prejudicá-lo, dificuldades em pedir ajuda devido a sentimentos de autossuficiência. Tais elementos simbólicos presentes na cultura pós-moderna criam barreiras às relações humanas próximas e confiáveis, constituindo-se em um problema na área da saúde porque, como dito anteriormente, o trabalho assistencial é essencialmente um trabalho relacional (Rios e Schraiber, 2012), que tem por base a relação entre sujeitos que devem trabalhar por objetivos comuns. Quando o atravessamento narcísico se impõe, desaparece a dimensão dialógica dessa relação e emerge o conflito na forma de disputa por fazer prevalecer um dos lados, uma das vontades, tanto por parte dos profissionais da saúde quanto por parte dos pacientes.

A INTEGRAÇÃO DE ASPECTOS HUMANÍSTICOS NO ENSINO TÉCNICO EM SAÚDE

Diante da problematização desenvolvida neste texto, várias iniciativas de inserção curricular de disciplinas do então denominado campo das "humanidades em saúde" na formação de profissionais têm sido empreendidas com o objetivo de instrumentalizar melhor os profissionais para a comunicação efetiva com os pacientes (Rios e Schraiber, 2012). As humanidades em saúde formam um campo de interface das ciências da saúde com as ciências humanas e sociais, ciências do comportamento, artes e filosofia, que busca compreender a condição humana e desenvolver competências para uma abordagem psicossocial do paciente e uma melhor comunicação com ele, resultando em um verdadeiro ato de cuidar no sentido humano mais amplo que o enfoque biotecnológico.

O ensino de humanidades em saúde poderia contribuir para o desenvolvimento de profissionais da saúde capazes de agregar competência humanística à competência técnica e tecnológica das biociências.

Estudos dos anos 2000 mostraram que ensinar ética, empatia e habilidades de comunicação melhora a qualidade da relação dos profissionais da saúde com os pacientes e familiares (Yedidia et al., 2003; Hafferty e Franks, 1994).

Em contrapartida, estudos mais recentes mostraram que a simples inserção de disciplinas de humanidades curriculares não é suficiente para o desenvolvimento de competência humanística (Rios e Schraiber, 2012). Essa aprendizagem se beneficia de disciplinas específicas de humanidades, mas requer, essencialmente, a integração curricular dessa temática nos contextos de aprendizagem clínica e prática por meio da observação de modelos profissionais em ação no cuidado ao paciente em diferentes momentos e cenários clínicos.

Não basta a transmissão de conhecimentos, ou mesmo as atividades lúdicas, artísticas, ou espaços de discussão que, não obstante sua importante contribuição educacional, não alcançam a intensidade emocional de estar diante de casos reais, em situações reais, nas quais o desfecho do caso e suas implicações sobre a vida do paciente dependem da capacidade de julgamento crítico do ato clínico, da tomada de decisão ética e da atitude que envolve valores e habilidades comunicacionais imprescindíveis para a boa prática em saúde. A competência ética e relacional não se constrói somente com as abordagens teóricas das humanidades em saúde, mas sobretudo com as vivências que denotam desenvoltura para lidar com as questões humanas do cuidado durante o encontro clínico dentro de uma perspectiva ética.

O principal elemento formador de valores e comportamentos do aluno constitui-se durante a observação do comportamento dos professores – ou daqueles que atuam no ensino – em salas de aula, em laboratórios e, principalmente, no atendimento a pacientes (Rios e Schraiber, 2012). Esse processo ocorre por meio da identificação consciente e inconsciente com atributos, propriedades ou aspectos objetivos e subjetivos do comportamento dos professores (em ação), demonstrando que a cultura manifesta na educação hodierna é uma poderosa matriz de formação pessoal e profissional, cuja natureza abstrata e subliminar – muito menos explícita que os ensinamentos teóricos das humanidades em saúde – tem maior impacto no desenvolvimento de conduta ética e capacidade de empatia e comunicação dos profissionais da saúde.

Aprofundando-se um pouco mais, observa-se que as relações entre professores e alunos em cenários de ensino-aprendizagem se estabelecem em um contexto em que o aluno está atento ao modo como o professor lida com situações que ele projeta em seu futuro (pensando-se como profissional) e com as quais acredita que precisará saber lidar concretamente. O professor adquire centralidade em sua formação, pois é considerado um modelo de conhecimento e de experiência de alto valor aos olhos do aluno, que sabe de suas insuficiências e busca desenvolver recursos para superá-las na prática.

Não por acaso, as práticas educacionais baseadas nas vivências práticas entre professores e alunos são amplamente reconhecidas como as melhores pelos alunos. Por exemplo, a observação do professor em atendimento aos pacientes seguida de discussões em pequenos grupos nos quais se desenvolve o raciocínio clínico e as estratégias sobre como lidar com o caso em termos éticos e relacionais.

A formação humanística do aluno, junto com o desenvolvimento de habilidades de comunicação e de construção de vínculos, ocorre de maneira gradual e integrada ao ensino técnico, por meio da observação de profissionais experientes, da avaliação de suas competências técnicas e éticas e da reflexão sobre o seu comportamento moral.

CONSIDERAÇÕES FINAIS

Retornando à discussão inicial deste texto em direção à sua conclusão, há que considerar que, se a formação humanística é mais determinada pelo que se vive nas relações cotidianas de ensino do que pelo que se ensina em lousas ou telas em sala de aula, é fundamental que os professores se conscientizem desse fenômeno e da importância de seus próprios valores e comportamentos na constituição do modelo que representam para seus alunos.

Pensar sobre si mesmo, sobre o mundo e sua própria humanidade é parte da formação humanística não só do aluno, mas primordialmente de cada professor. Para esse ensino, a condição humana do professor frequentemente tem pouco a ver com sua erudição no campo das humanidades em saúde, mas tem muito a ver com seus valores e seu comportamento ético no dia a dia, além de alguma consciência e responsabilidade quanto ao atravessamento desses matizes culturais do nosso tempo, insidiosamente refletidos na cultura das escolas de formação profissional e em sua própria visão de mundo.

REFERÊNCIAS BIBLIOGRÁFICAS

1. Almeida HOC, Góis RMO. Avaliação da satisfação do paciente: indicadores assistenciais de qualidade. Rev Adm Saúde. 2020;(20):81:e244.
2. Augé M. Não lugares: introdução a uma antropologia da supermodernidade. Campinas: Papirus; 2005.
3. Bauman Z. Amor líquido: sobre a fragilidade dos laços humanos. Rio de Janeiro: Zahar; 2004.
4. Giddens A. Modernidade e identidade. Rio de Janeiro: Zahar; 2002.
5. Habermas J. Consciência moral e agir comunicativo. Rio de Janeiro: Tempo Brasileiro; 1989.
6. Hafferty FW, Franks R. The hidden curriculum, ethics teaching, and the structure of medical education. Academic Medicine. 1994;69(11):861-71.
7. Lash C. O mínimo eu: sobrevivência psíquica em tempos difíceis. São Paulo: Brasiliense; 1987.
8. Levinas E. Ensaios sobre a alteridade. 5.ed. Petrópolis: Vozes; 2010.
9. Liu J, Gan Y, Jiang H, Li L, Dwyer R, Lu K, et al. Prevalence of workplace violence against healthcare workers: a systematic review and meta-analysis. Occup Environ Med. 2019;76(12):927-37.
10. Rios IC, Schraiber LB. Humanização e humanidades em medicina: a formação médica na cultura contemporânea. São Paulo: Editora Unesp; 2012.
11. Schraiber LB. O médico e suas interações: a crise dos vínculos de confiança. São Paulo: Hucitec; 2008.
12. Yedidia MJ, Gillespie CC, Kachur E, Schwartz MD, Ockene J, Chepaitis AE. Effect of communications training on medical student performance. JAMA. 2003;290(9):1157-65.

7

Cuidado paliativo como modelo para o ensino em saúde

Carla Romagnolli Quintino
Ricardo Tavares de Carvalho
Iolanda F. L. Calvo Tibério

Pontos-chave

- Os currículos acadêmicos e os programas de desenvolvimento profissional devem promover a educação por competências nos cuidados paliativos, objetivando a melhora do cuidado das pessoas com doenças que limitam a vida, a promoção de maior colaboração interprofissional e interorganizacional na prestação de cuidados paliativos.
- Os profissionais de saúde desejados no século XXI devem ser capazes de compreender o mundo, apesar das muitas desigualdades encontradas na sociedade. Além disso, devem ser educados para mobilizar saberes e ter raciocínio crítico e conduta ética, de modo que sejam pessoas competentes para participar de um sistema de saúde orientado para as necessidades reais da população.

INTRODUÇÃO

O Brasil apresenta uma mudança demográfica similar a de outros países em desenvolvimento, com redução das taxas de natalidade e mortalidade, indicando prolongamento da expectativa de vida e envelhecimento da população e, consequentemente, aumentando a prevalência de doenças crônicas não transmissíveis (DCNT) que têm causado cerca de 75% das mortes e perda de qualidade de vida (Souza et al., 2018).

Para o cuidado integral desses pacientes, os cuidados paliativos emergem como prática desejável e necessária. Esses cuidados devem ser ofertados de forma multidisciplinar e interprofissional durante todo o curso da doença que ameaça a continuidade da vida.

Segundo a Organização Mundial da Saúde (OMS), estima-se que 40 milhões de pessoas precisem de cuidados paliativos ao redor do mundo, porém apenas 14% conseguem recebê-los. Uma das barreiras para melhorar a qualidade da assistência paliativa é a falta de treinamento e de conscientização dos profissionais de saúde sobre o assunto. Assim, os profissionais de saúde precisam ser formados para atender essa crescente necessidade da sociedade.

A FRAGILIDADE DO ENSINO DE CUIDADOS PALIATIVOS NAS GRADUAÇÕES DAS PROFISSÕES DA SAÚDE NO BRASIL E AVANÇOS OCORRIDOS

O ensino do cuidado paliativo nas escolas médicas e das outras profissões da saúde no Brasil é frágil, não sendo suficiente para formar futuros profissionais da saúde competentes nessa área. Em 2018, apenas 14 cursos de Medicina tinham disciplinas que abordavam os cuidados paliativos na grade curricular.

A temática dos cuidados paliativos, quando presente no currículo formal dos cursos de Medicina acaba por limitar-se na maioria das vezes à terminalidade e não ao cuidado integral dos pacientes durante o curso de uma doença que ameaça a continuidade da vida.

Para o ensino efetivo, é importante a formação teórica e prática para que os estudantes das profissões da saúde observem pacientes com necessidades paliativas em todos os níveis de atenção à saúde, em ambulatórios, hospitais e assistência domiciliar, ao longo de todo o curso. A disciplina de cuidados paliativos deveria ser obrigatória, pois quando existe a opção de cursar ou não a disciplina se passa a informação subjetiva de que o estudante não teria obrigação de conhecer tal conteúdo e de que esse tipo de cuidado ocorreria de forma isolada em uma especialidade.

Nesse sentido, houve importantes avanços no Brasil. O primeiro ocorreu em outubro de 2018: o Ministério da Saúde publicou a Resolução n. 41 (2018), normatizando os cuidados paliativos no Sistema Único de Saúde (SUS). O documento, em seu artigo 3° – que versa sobre os objetivos da organização dos cuidados paliativos no SUS –, menciona no inciso IV o objetivo de fomentar a instituição de disciplinas e conteúdos programáticos de cuidados paliativos no ensino de graduação e especialização dos profissionais de saúde.

O segundo foi a alteração das Diretrizes Curriculares Nacionais (DCN) do Curso de Graduação em Medicina realizada em novembro de 2022: "o aluno de graduação em Medicina deve receber formação e treinamento sobre competências específicas, abrangendo a comunicação compassiva e efetiva com pacientes, gerenciamento de dor e outros sintomas, princípios e boas práticas de cuidados paliativos, bem como critérios de indicação para cuidados paliativos precoces (ao diagnóstico de doença ameaçadora de vida) e indicação e manejo de cuidados de fim de vida incluindo, além do controle de sintomas de sofrimento físico, a abordagem de aspectos psicossociais, espirituais e culturais dos cuidados e também identificando riscos potenciais de luto complicado" (Brasil, 2022).

EDUCAÇÃO POR COMPETÊNCIAS PARA AS PROFISSÕES DA SAÚDE

Entende-se por competência "a capacidade de mobilizar um conjunto de recursos integrados (conhecimento, habilidades e atitudes) para enfrentar situações diversas e complexas e desenvolver respostas a situações-problema" (Perrenoud, 1999).

A educação por competências foi introduzida com a missão de fornecer ao estudante conhecimento global, associado com habilidades, atitudes e aquisição de raciocínio crítico e ético. Desse modo, o ensino cumpriria seu papel transformador na sociedade, passando do modelo informativo para o formativo.

A aquisição de competências ocorre ao longo de toda a formação e não apenas durante o ensino de uma disciplina isolada. Todas as vivências que apresentam determinado tema aos estudantes são capazes de proporcionar conhecimentos, treinar habilidades e orientar atitudes adequadas ao futuro profissional da saúde.

A descrição das competências em cuidados paliativos esperada dos profissionais da saúde foi redigida pelo grupo de educação da European Association for Palliative Care (EAPC) em 2013 e estão descritas no Quadro 1.

Aferir a aquisição das competências desejáveis é uma missão dos educadores que deve ser realizada ao longo de todo o curso de graduação. Um grupo de educadores nos cuidados paliativos (Guirro et al.) desenvolveu uma ferramenta para avaliar a aquisição de competências em cuidados paliativos por estudantes de medicina.

O resultado global de implementação dessas 10 competências centrais deve traduzir-se numa melhor experiência para os pacientes e suas famílias. Em termos de comportamento, o objetivo é assistir ao crescimento dos profissionais de saúde em confiança, de tal forma que sejam capazes de antecipar necessidades de cuidados paliativos, responder eficazmente e compreender as próprias limitações e a necessidade de procurar ajuda.

É interessante notar que a educação baseada em competências se assemelha aos cuidados paliativos (Quadro 2).

OS CUIDADOS PALIATIVOS E O INTERPROFISSIONALISMO

O cuidado paliativo é, pela natureza de sua prática, colaborativo. Indivíduos afetados por uma doença que ameaça a vida e suas famílias apresentam uma variedade de necessidades de cuidados paliativos. A prática colaborativa entre as profissões é um padrão de cuidados estabelecido para alcançar essas necessidades. Isso é claramente demonstrado pela definição da OMS.

QUADRO 1 As 10 competências centrais em cuidados paliativos, segundo a EAPC (2013)

1. Aplicar os constituintes centrais dos cuidados paliativos no ambiente próprio e mais seguro para os doentes e as famílias.
2. Aumentar o conforto físico durante as trajetórias dos doentes.
3. Atender às necessidades psicológicas dos doentes.
4. Atender às necessidades sociais dos doentes.
5. Atender às necessidades espirituais dos doentes.
6. Responder às necessidades dos cuidadores familiares em relação aos objetivos do cuidar em curto, médio e longo prazos.
7. Responder aos desafios da tomada de decisão clínica e ética em cuidados paliativos.
8. Implementar uma coordenação integral do cuidar e um trabalho de equipe interdisciplinar em todos os contextos em que os CP são oferecidos.
9. Desenvolver competências interpessoais e comunicacionais adequadas aos CP.
10. Promover o autoconhecimento e o contínuo desenvolvimento profissional.

EAPC: European Association for Palliative Care.

QUADRO 2 Semelhanças entre a educação baseada em competências e os cuidados paliativos

A educação baseada em competências	Os cuidados paliativos
Promove a autonomia do estudante	Promovem a autonomia do paciente
Estudante no centro	Paciente no centro
Olhar integral do estudante	Olhar integral do paciente
Contrato explícito com o estudante	Contrato explícito com o paciente
Responsabilidade pelo processo	Responsabilidade pelo processo
Interdisciplinaridade e trabalho em equipe para ensinar e aprender	Trabalho em equipe interdisciplinar

O entrelaçamento e a mistura de habilidades específicas oferecidas por distintos grupos profissionais têm mostrado providenciar melhores resultados para pacientes e suas famílias que se beneficiam dos cuidados paliativos. A maneira como essas equipes multidisciplinares evoluíram nos diferentes países reflete a diversidade nos níveis de desenvolvimento dos cuidados paliativos.

O modelo do Reino Unido, de uma grande equipe interdisciplinar de profissionais (médico, enfermeiro, assistente social, psicólogo, capelão, fisioterapeuta, terapeuta ocupacional, terapeuta complementar e de suporte), pode ser inspirador, mas certamente não é essencial para a prestação de bom cuidado paliativo. Em alguns países, os papéis adotados por uma disciplina podem ser remetidos para outra, por exemplo, o apoio emocional pode ser fornecido por psicólogos num país e por assistentes sociais noutro, dependendo de sua formação e das funções de papéis.

No centro das boas práticas colaborativas, está a capacidade de compreender e respeitar as fronteiras da prática, para saber quando e como referenciar para aconselhamento especializado e intervenção e para assegurar um fluxo de comunicação significativo de informação relevante entre a equipe, no sentido de providenciar cuidados de qualidade para o paciente e sua família. Um dos desafios do trabalho colaborativo é partilhar uma filosofia comum de cuidados e objetivos comuns.

Para a promoção da aprendizagem interdisciplinar em cuidados paliativos, a EAPC recomenda que os elementos listados a seguir façam parte de qualquer programa educativo que tenha conteúdos de aprendizagem partilhada entre grupos profissionais:

- Utilização de conceitos e métodos de aprendizagem adequados a adultos, incluindo aprendizagem única e específica da disciplina, se necessário.
- Equipe interdisciplinar de educadores, com diferentes *backgrounds*, para administrar o programa educativo.
- Considerar o uso das tecnologias modernas e inovadoras de aprendizagem.
- Encorajar estágios clínicos, que são essenciais para ligar a teoria à prática.
- Providenciar uma avaliação adequada da qualidade do programa educativo. A chave para essa avaliação é a medida em que a aprendizagem interdisciplinar beneficiou os estudantes e de como eles serão capazes de traduzi-la na prática futura.

Para além de propor estratégias e mudanças na formação dos profissionais, o desafio é que os agentes responsáveis pela formação formulem políticas significativas para a transformação do ensino superior, bem como cuidar das políticas, acompanhar as ações realizadas, fortalecer e potencializar o que traz resultados positivos e repensar dispositivos existentes.

CONSIDERAÇÕES FINAIS

A necessidade de profissionais de saúde competentes nos cuidados paliativos é crescente e urgente para atender às demandas da sociedade.

O ensino dos cuidados paliativos baseado em competências é um modelo factível e exequível, devendo ser encorajado nas graduações das profissões da saúde.

O interprofissionalismo está intrincado ao conceito de cuidado paliativo, devendo-se buscar a aprendizagem inteprofissional nas graduações das profissões da saúde.

REFERÊNCIAS BIBLIOGRÁFICAS

1. Academia Nacional de Cuidados Paliativos (ANCP). Análise situacional e recomendações para estruturação de programas de cuidados paliativos no Brasil. São Paulo: ANCP; 2018.
2. Brasil. Ministério da Educação. Diretrizes Curriculares Nacionais do Curso de Graduação em Medicina. Alteração da Resolução CNE/CES n. 3, de 20 de junho de 2014, que institui as Diretrizes Curriculares Nacionais do Curso de Graduação em Medicina e dá outras providências. Brasília, DF, 2022.
3. Brasil. Ministério da Saúde. Resolução n. 41, de 31 de outubro de 2018. Dispõe sobre as diretrizes para a organização dos cuidados paliativos, à luz dos cuidados continuados integrados, no âmbito Sistema Único de Saúde (SUS). Brasília, DF, 2018.
4. Gamondi C, Larkin P, Payne S. Core competencies in palliative care: an EAPC white paper on palliative care education: part 1. Eur J Pall Care. 2013;20(2):86-91.
5. Gamondi C, Larkin P, Payne S. Core competencies in palliative care: an EAPC white paper on palliative care education: part 2. Eur J Pall Care. 2013;20(3):140-5.
6. Guirro ÚBP, Perini CC, Fileno LOZ, Fioravanti GB, Siqueira JE. Competências em cuidados paliativos entre estudantes do curso de medicina. Rev Bioét. 2023;31:e3363PT.
7. Guirro ÚBP, Perini CC, Siqueira JE. PalliComp: um instrumento para avaliar a aquisição de competências em cuidados paliativos. Rev Bras Educ Med. 2021;45(3):e140.
8. Perrenoud P, Thurler MG, Macedo L, Machado NJ, Allessandrini CD. As competências para ensinar no século XXI: a formação de professores e o desafio da avaliação. Porto Alegre: Penso; 2002.
9. Quintiliano KMS, Soares FJP. Competences on palliative care in the training of general practitioners. New Trends in Qualitative Research. 2020;3:175-87.
10. Souza MFM, Malta DC, França EF, Barreto ML. Transição da saúde e da doença no Brasil e nas Unidades Federadas durante os 30 anos do Sistema Único de Saúde. Ciência & Saúde Coletiva. 2018;23(6):1737-50.
11. World Health Organization (WHO). Palliative care. Geneva: WHO; 2020.

8

Competências para a graduação

Iolanda F. L. Calvo Tibério
Rodrigo dos Santos Moraes
Ricardo Tavares de Carvalho
Leonardo Mateus de Lima

Pontos-chave

- Competência se relaciona à capacidade de mobilizar recursos cognitivos para a resolução de problemas.
- Países com maiores escores de qualidade de assistência em cuidados paliativos têm diretrizes claras para as escolas de saúde sobre a inclusão desse tema nos currículos.
- Comunicação, capacidade de trabalhar em equipe multidisciplinar e conhecimentos específicos no manejo de sintomas são exemplos de competências gerais para todos os estudantes da área da saúde.

INTRODUÇÃO

Dentro das diversas áreas do conhecimento, busca-se consolidar competências nos estudantes para que possam atuar profissionalmente de maneira autônoma, reflexiva e dialógica. Nesse sentido, a competência estaria além do saber fazer, mais próxima do saber agir. Competência se relaciona à capacidade de mobilizar recursos cognitivos para a resolução dos problemas. Tais recursos provêm da experiência pessoal do indivíduo, de seus saberes acadêmicos, pessoais e profissionais. Uma pessoa competente seria capaz de investir seus saberes com discernimento, de relacioná-los a situações, de transpô-los e enriquecê-los, mobilizando-os para vencer situações que fogem à regra.

As áreas da saúde lidam, ainda, com um domínio fundamental, que é a capacidade de modular todo o conhecimento para possibilitar uma interação estritamente humana, compreendendo as singularidades dos sujeitos e as repercussões sociais de suas ações.

Podem-se organizar as competências essenciais dos estudantes da área da saúde em grandes domínios: profissionalismo, relacionamentos interpessoais e comunicação, atenção integral à saúde, conhecimentos específicos, organização dos sistemas de saúde e atenção à saúde pública e gestão do conhecimento.

Quando se pensa em competências especificamente relacionadas aos cuidados paliativos, é preciso compreender que esses conhecimentos passam, necessariamente, por todos os grandes domínios mencionados anteriormente.

Muitos currículos ainda não incorporam tais conhecimentos de forma organizada, apesar de sua importância.

Apenas em 1997, surgiu a primeira organização multiprofissional de cuidados paliativos no Brasil, a Associação Brasileira de Cuidados Paliativos. Desde então, o movimento pelo reconhecimento dessa área como uma especialidade, médica e de outras profissões da saúde, tem crescido. Isso inclui a criação da Academia Nacional de Cuidados Paliativos, de programas de especialização e, mais recentemente, o reconhecimento desses aspectos como uma nova área de atuação do médico pela Associação Médica Brasileira (AMB) em 2011. Graças ao apoio governamental para a criação de residências multiprofissionais no país, na mesma época, surgiram programas de residência multiprofissional em cuidados paliativos no Brasil.

Em pouco mais de 25 anos, muitas conquistas foram alcançadas, mas ainda há poucos profissionais qualificados para a atuação como paliativista. Essa carência de recursos humanos aliada à importância de oferecer um bom cuidado em todas as etapas da vida reforça a necessidade de uma capacitação geral de estudantes das áreas da saúde em cuidados paliativos.

As diretrizes curriculares nacionais para o curso de graduação em medicina, por exemplo, quando trata das competências e habilidades dos médicos, traz a importância de conhecer e saber atuar em todas as fases do ciclo biológico, sendo o processo de morte parte desse ciclo: "atuar na proteção e na promoção da saúde e na prevenção de doenças, bem como no tratamento e reabilitação dos problemas de saúde e acompanhamento do processo de morte; realizar procedimentos clínicos e cirúrgicos indispensáveis para o atendimento ambulatorial e para o atendimento inicial das urgências e emergências em todas as fases do ciclo biológico".

Os cuidados paliativos, nesse sentido, não estão associados somente à noção de terminalidade: devem ser abordados e desenvolvidos nas mais diversas fases do cuidado aos pacientes. Os conhecimentos e habilidades trabalhados nos currículos de cuidados paliativos abrangem aspectos fundamentais da formação médica e de outros profissionais da saúde, como comunicação, avaliação de funcionalidade, nutrição, reabilitação, manejo de dor, prognóstico, recursos e sistemas de saúde, entre outros. Assim, acredita-se que esses conceitos devem ser desenvolvidos ao longo dos cursos de graduação, capacitando os profissionais a oferecerem um cuidado mais atento às necessidades de saúde dos pacientes.

A importância do treinamento em cuidados paliativos nas escolas de saúde fica evidenciada em estudos como o "The 2015 Quality of Death Index", do *The Economist*. Segundo a publicação, que analisou 80 países, naqueles que melhor se posicionam, como Reino Unido, Alemanha e Austrália, o ensino de cuidados paliativos é obrigatório tanto na formação de generalistas quanto de especialistas, sejam médicos ou enfermeiros. No outro extremo, na China, que ocupa a 71ª posição no *ranking*, menos de 10% de suas faculdades têm conteúdos formais sobre essa área do conhecimento, apesar de mais da metade dos diretores reconhecerem sua importância. O Brasil estava na 42ª posição nessa publicação.

Tais dados mostram a necessidade de uma diretriz dos órgãos governamentais que norteie o ensino médico e o de outras áreas da saúde para uma efetiva incorporação nos currículos acadêmicos. Esse aspecto começou a ser contemplado de forma oficial no Brasil a partir da homologação da obrigatoriedade do ensino de cuidados paliativos nas escolas médicas, em 3 de novembro de 2022.

COMPETÊNCIAS EM CUIDADOS PALIATIVOS NA GRADUAÇÃO MÉDICA

Os mais diversos conteúdos devem ser desenvolvidos ao longo da graduação, adequando os conceitos aos níveis dos estudantes durante todo o curso. Oferecer estágio prático e envolver os alunos no cuidado de pacientes com adoecimento intenso, complexo e na terminalidade é fundamental para sua capacitação. Idealmente, o estudante deveria ter esse contato em todos os níveis assistenciais, do paciente ambulatorial ao internado. Algumas instituições oferecem, além das disciplinas obrigatórias, cursos optativos para aqueles que gostariam de aprofundar seu conhecimento em cuidados paliativos.

O que se tem hoje é uma abordagem fragmentada e variável da educação de cuidados paliativos em escolas médicas em todo o mundo com métodos inconsistentes de avaliação. Heat et al., em sua revisão, concluem que um currículo abrangente de cuidados paliativos focado no desenvolvimento de competências e integrado ao longo da formação médica deve ser o objetivo de todas as escolas médicas em todo o mundo.

Esforços para padronizar o currículo de ensino em cuidados paliativos já foram realizados em diversos países. O Canadá, o Reino Unido e a Austrália têm históricos mais longos de educação em paliativos.

Na Europa, em 2013, a European Association of Palliative Care (EAPC) publicou documento intitulado "Curriculum in palliative care for undergraduate medical education" que traz recomendações para os países europeus sobre como montar estratégias para a implantação do ensino em cuidados no fim da vida na graduação médica. Recentemente, um projeto financiado pela Erasmus+, o Edupall, liderado pela Universidade da Transilvânia, buscou produzir um programa europeu de educação em cuidados paliativos na graduação em medicina, atualizando as recomendações da EAPC. O projeto Edupall envolveu uma abordagem multidisciplinar e equipe interdisciplinar que visava produzir um currículo de cuidados paliativos universalmente aplicável, fornecendo orientações sobre recursos didáticos, formação e desenvolvimento de professores, além de avaliação do tema.

Nos EUA, a Association of American Medical Colleges (AAMC) é mais específica, e em documento de 2005 aponta a necessidade de que as escolas médicas ensinem prognóstico, tomada de decisão compartilhada, gerenciamento de consentimento informado, questione sobre significância e espiritualidade, comunicação de más notícias e comunicação sobre diretivas antecipadas e cuidados paliativos.

Na Austrália, ocorrem esforços para a implementação de diretrizes uniformes para o desenvolvimento do currículo de cuidados paliativos. Já em 1989, a União Internacional contra o Câncer (UICC) endossou uma lista de itens sugeridos para currículos de faculdades de medicina sobre cuidados paliativos e oncologia, elaborado pelo Conselho de Câncer da Austrália. Mais recentemente, a iniciativa Palliative Care Curriculum for Undergraduates (PCC4U), um projeto patrocinado pelo governo federal, foi implementada para promover e apoiar a inclusão de uma abordagem holística da força de trabalho para a educação em cuidados paliativos em todos os cursos de graduação em saúde. O projeto é divido em quatro módulos e quatro tópicos. Os módulos são baseados em casos para apoiar a obtenção das capacidades em cuidados paliativos esperadas na graduação e abrangem:

- Princípios de cuidados paliativos.
- Comunicação com pessoas afetadas por doenças que limitam a vida.
- Avaliação e controle dos sintomas, otimizando a funcionalidade em cuidados paliativos.

Já os tópicos contemplam:

- Ensino do atendimento multidisciplinar.
- Cuidar de aborígines com doenças que limitam a vida.
- Cuidar de crianças com doenças que limitam a vida.
- Cuidado centrado na cultura de pessoas com doenças que limitam a vida.

No Canadá, as competências nacionais de graduação para cuidados paliativos e de fim de vida foram desenvolvidas em 2008 por meio de um projeto chamado Educação de Futuros Médicos em Cuidados Paliativos e de Fim de Vida. Em 2017, a legislação federal pôs em prática o desenvolvimento de uma estrutura nacional de cuidados paliativos. O resultado, o Canadian Interdisciplinary Palliative Care Competency Framework, está estruturado em 12 competências:

1. Princípios de uma abordagem paliativa de cuidados.
2. Segurança cultural e humildade.
3. Comunicação.
4. Otimizando conforto e qualidade de vida.
5. Planejamento do cuidado e prática colaborativa.
6. Últimos dias e horas.
7. Perda, dor e luto.
8. Autocuidado.
9. Atuação profissional e ética.
10. Educação, avaliação, melhoria da qualidade, pesquisa.
11. Engajamento na evolução e divulgação do tema (*advocacy*).
12. Atendimento virtual.

Outros autores utilizaram diferentes estratégias para levantar as competências básicas esperadas para um médico recém-formado. Schaefer et al. (2014), com base em uma pesquisa nacional de educadores médicos especializados em cuidados paliativos, definiram competências abrangentes e essenciais em cuidados paliativos especificamente para estudantes de medicina e residentes de Medicina Interna e Medicina da Família. Schiessl et al. (2013) analisaram currículos internacionais de graduação em medicina paliativa para apoiar o desenvolvimento curricular na Alemanha. Utilizaram-se da ferramenta de avaliação de educação em cuidados paliativos (PEAT) para análise dos currículos. Essa ferramenta oferece a primeira e única revisão sistemática de conteúdo em cuidados paliativos que pode ser integrada ao currículo de graduação das escolas médicas. Compreende 7 domínios e 83 objetivos.

Dessa forma, e considerando as melhores evidências disponíveis, ao final da graduação esperam-se do profissional de saúde as competências descritas a seguir.

Princípios de cuidados paliativos

- Reconhecer a importância do cuidado, definir cuidados paliativos, reconhecer e indicar pacientes que se beneficiariam de uma abordagem paliativa.

- Reconhecer a progressão de doenças crônicas e de declínio funcional.
- Realizar anamnese e exame clínico, indicando exames complementares se necessários.
- Ser capaz de participar do cuidado de maneira integrada com os diferentes profissionais responsáveis pelo cuidado.
- Integrar os cuidados paliativos como cuidado contínuo, fazendo a transição do cuidado curativo para cuidados paliativos.
- Reconhecer quando referenciar a um especialista em cuidados paliativos.
- Papel do *hospice* e sua filosofia.

Manejo de dor

- Conhecer a fisiopatologia básica da dor e saber definir o conceito de dor total.
- Diferenciar dor e sofrimento.
- Reconhecer os sinais de dor e como abordá-la, utilizando as ferramentas disponíveis para essa avaliação.
- Conhecer a farmacologia básica das medicações analgésicas. Uso racional e escalonado de analgésicos, incluindo usos, doses, vias de administração e sinais de intoxicação por opioides.
- Conhecer e saber explicar aos pacientes e familiares os conceitos de tolerância, dependência e abstinência.
- Ser capaz de discutir com o paciente as opções terapêuticas e como ele pode fazer o próprio manejo de seus sintomas.
- Saber manejar casos de intoxicação por opioides.
- Reconhecer outras estratégias para controle de dor, como medicações adjuvantes, cirurgia, quimioterapia, infiltração, entre outros, e saber referenciar os pacientes para esses tratamentos.
- Conhecer abordagens não farmacológicas comuns para o controle da dor.
- Capacidade de avaliar e revisar o plano de tratamento, da eficácia e gerenciamento da dor utilizando-se de escala analgésica, por exemplo.

Controle de sintomas (além da dor)

- Reconhecer a fadiga, náuseas, vômitos, constipação, anorexia, caquexia, dispneia, *delirium*, ansiedade, insônia e depressão, bem como possíveis outros sintomas a serem controlados.
- Reconhecer os impactos desses sintomas na qualidade de vida do paciente.
- Conhecer a farmacologia básica de estratégias medicamentosas para controles de sintomas mais comuns no paciente terminal.
- Listar os principais sinais e sintomas das condições dermatológicas em cuidados paliativos (úlceras por pressão, linfedema, úlceras malignas).
- Ser capaz de interagir com outros profissionais capazes de ajudar no controle dos mais diversos sintomas.
- Reconhecer e avaliar a efetividade e efeitos colaterais das intervenções terapêuticas.
- Reconhecer e descrever sinais que possam indicar uma emergência em cuidados paliativos (p. ex., hipercalcemia, compressão da medula espinhal etc.).

Sinais e sintomas da proximidade da morte

- Reconhecer sinais de fase ativa de morte.
- Ser capaz de explicar ao paciente e familiares os sinais e sintomas que podem surgir na fase ativa de morte.

- Ser capaz de acolher os familiares e suas angústias com o processo de morte.
- Reconhecer os sinais de morte, comunicar os presentes e preencher o atestado de óbito.
- Ser capaz de realizar uma comunicação de morte de maneira apropriada.
- Conhecer métodos e ferramentas de prognóstico, bem como suas limitações.

Aspectos psicossociais, espiritualidade e luto

- Reconhecer os aspectos psicossociais do processo de morte e direcionar os familiares para os recursos adequados.
- Conhecer os conceitos de luto e luto atípico, reconhecendo seus critérios diagnósticos e manejo clínico.
- Conhecer os sinais e buscar ativamente casos de depressão e outros transtornos mentais no paciente paliativo e em seus entes próximos.
- Reconhecer como as questões espirituais afetam as pessoas com condições que limitam a vida bem como sua família, durante todo o cuidado.
- Compreender as singularidades dos indivíduos e estar atento às necessidades religiosas e/ou culturais de grupos vulneráveis e populações minorizadas, bem como indígenas, população negra, LGBTQIA+, população de rua, institucionalizados, entre outros.

Multidisciplinaridade e profissionalismo

- Ser capaz de trabalhar em conjunto com os mais diversos profissionais responsáveis pelo cuidado do paciente.
- Reconhecer os diferentes papéis profissionais e sua complementaridade nas equipes de cuidados paliativos.
- Ser capaz de discutir um plano conjunto, holístico, para melhor adequação ao cuidado do paciente, respeitando suas individualidades.
- Conhecer os aspectos éticos e legais das diretivas antecipadas de vontade e ser capaz de rediscutir os desejos do paciente quando pertinente.
- Reconhecer que o bom relacionamento profissional-paciente é fundamental no processo de decisões relacionadas ao cuidado de fim de vida.
- Conhecer e ser capaz de discutir com paciente e familiares as diversas modalidades de cuidados de fim de vida, incluindo local escolhido para morte, como *hospice*, hospital ou em casa.
- Compreender suas limitações e referenciar o paciente quando necessário.

Comunicação

- Conhecer ferramentas que auxiliam na comunicação sobre doença e más notícias.
- Realizar uma comunicação de más notícias de forma compreensiva, sistemática, objetiva e humana.
- Ser capaz de participar de uma conferência familiar com a equipe multiprofissional.
- Ser capaz de discutir prognóstico e futilidade de forma realista, bem como diretivas avançadas.
- Compreender os efeitos da empatia no atendimento clínico.
- Identificar o que gera conflito nos pacientes, seus familiares e dentro da equipe multidisciplinar.

- Desenvolver habilidade de resolução de conflitos.

Ética e direito

- Conhecer as questões éticas no fim da vida.
- Conhecer a base jurídica e ética do consentimento informado, processo de recusa e pedido/indicação de não reanimar.
- Conhecer o amparo das decisões de manutenção/retirada de tratamentos que sustentam a vida.
- Conhecer a sedação em cuidados paliativos e as diferenças entre sedação paliativa e eutanásia.
- Conhecer o comitê de ética e outros recursos institucionais como opções de orientação para os dilemas éticos.
- Conhecer as dimensões da política pública e legislação brasileira sobre cuidados paliativos.

CONSIDERAÇÕES FINAIS

Como visto, são muitas as competências, e diversas delas não são exclusivas do cuidado paliativo. Todo profissional de saúde deve dominar habilidades de comunicação, ser capaz de trabalhar como membro ativo da equipe multidisciplinar e prestar assistência humana aos pacientes e seus familiares, independentemente do quadro de saúde e reversibilidade dele. Todos precisam reconhecer a finitude da vida e ser capazes de tornar os últimos momentos de cada pessoa o mais confortáveis possível, acolhendo e respeitando a individualidade de cada um.

Do ponto de vista institucional, os centros formadores da área da saúde devem formalizar o ensino das competências acerca dos cuidados paliativos, garantindo sua inclusão de forma transversal nos diversos momentos da formação acadêmica e permitindo que os futuros profissionais se apropriem desse conhecimento.

LEITURA RECOMENDADA

1. Bush SH, Gratton V, Kabir M, Enright P, Grassau PA, Rice J, et al. Building a medical undergraduate palliative care curriculum: lessons learned. J Palliative Care. 2021;36(1):29-37.
2. Bush SH, Roze des Ordons A, Chary S, Boyle AB. The development and validation of updated palliative and end-of-life care competencies for medical undergraduates in Canada. J Palliat Med. 2019;22(12):1498-500.
3. Gontijo ED, Alvim C, Megale L, Melo JRC, Lima MECC. Matriz de competências essenciais para a formação e avaliação de desempenho de estudantes de medicina. Rev Bras Educ Med. 2013;37(4):526-39.
4. Meekin SA, Klein JE, Fleischman AR, Fins JJ. Development of a palliative education assessment tool for medical student education. Academic Medicine. 2000;75(10):986-92.
5. Carvalho RT de, Correa TL. Palliative medicine: 10 years as an area of medical practice in Brazil. Rev Assoc Med Bras. 2022;68(12):1607-10.
6. Schaefer KG, Chittenden EH, Sullivan AM, Periyakoil VS, Morrison LJ, Carey EC, et al. Raising the bar for the care of seriously ill patients. Academic Medicine. 2014;89(7):1024-31.
7. Schiessl C, Walshe M, Wildfeuer S, Larkin P, Voltz R, Juenger J. Undergraduate curricula in palliative medicine: a systematic analysis based on the palliative education assessment tool. Journal of Palliative Medicine. 2013;16(1):20-30.
8. Schulz C, Wenzel-Meyburg U, Karger A, Scherg A, in der Schmitten J, Trapp T, et al. Implementation of palliative care as a mandatory cross-disciplinary subject (QB13) at the Medical Faculty of the Heinrich-Heine-University Düsseldorf, Germany. GMS Z Med Ausbild. 2015;32(1):Doc6.
9. The economist Intelligence Unit. Quality of death index, 2015. Disponível em: https://prespectives.eiu.com/healthcare/2015-quality-death-index.
10. Ye G, Mao J, Hu J, Chen J, Hesketh T. Palliative care medical student education: a cross-sectional medical school survey in mainland China. BMJ Support Palliat Care. 2022;12.

9

Diagnóstico situacional no Brasil e no mundo – oportunidades, desafios e perspectivas

Rodrigo dos Santos Moraes
Ricardo Tavares de Carvalho

Pontos-chave

- É crescente a necessidade de profissionais de saúde capacitados em cuidados paliativos.
- Esforços em muitos países acontecem a fim de padronizar o currículo de graduação em cuidados paliativos.
- O ensino continua sendo variável e, embora tenha sido identificado um crescimento na última década, ainda é encontrado como disciplina obrigatória em uma minoria de países.
- O desenvolvimento dos cuidados paliativos passa por uma política nacional de assistência e de ensino.

INTRODUÇÃO

Nos últimos 30 anos, deu-se ênfase no ensino em cuidados paliativos (CP) nas escolas médicas. Com o envelhecimento da população e a crescente prevalência de doenças crônicas, os médicos serão cada vez mais exigidos frente aos pacientes que demandam cuidados cada vez mais complexos, especialmente ao fim da vida.

Segundo a Organização Mundial da Saúde (OMS), no seu *Atlas Global de Cuidados Paliativos no Fim da Vida*, a principal barreira para o aumento do acesso aos CP é a falta de profissionais de saúde capacitados. Para o incremento das ações recomendadas objetivando cuidado centrado na pessoa ao longo de toda a trajetória de doença e a melhora da qualidade de morte, a solução passa obrigatoriamente pela educação dos profissionais de saúde, em especial do médico. Com o objetivo de vencer esse desafio, a OMS propõe a todos os Estados-membros o seguinte:

> "...o treinamento básico e a educação continuada em Cuidados Paliativos devem ser integrados na rotina de toda a educação profissional de graduação em medicina e enfermagem, e como parte do treinamento em serviço de cuidadores no nível de atenção primária...".

A fim de oferecer CP a todo paciente que requeira, é essencial que os médicos recebam orientações e treinamentos sobre competências essenciais ao tema durante a graduação. Fato é que a inclusão do ensino em CP nos cursos de graduação não acompanha a necessidade populacional. Um levantamento realizado em 2016 nos Estados Unidos da América (EUA) evidenciou que mais da metade dos residentes de medicina recebeu pouco ou nenhum treinamento de cuidados no fim da vida em sala de aula, e apenas cerca de 4% deles participaram de mais de dez conversas sobre o tema. Paralelamente, estima-se aumento relevante de doenças crônicas, como o crescimento de 40% na população com Alzheimer nos EUA, chegando a 7,1 milhões em 2025, e o número de sobreviventes de câncer que deverá aumentar em 24,4%, para 22,5 milhões, até 2032.

Embora os CP tenham sido reconhecidos como especialidade médica em muitos países, ainda é amplamente omitido dos currículos universitários. Várias instituições internacionais têm se organizado e solicitado a implementação do ensino em CP na graduação. Esforços para padronizar o currículo de ensino em CP já foram realizados na Grã-Bretanha, Alemanha, EUA, Austrália e Canadá.

O ENSINO DE CUIDADOS PALIATIVOS NOS EUA

Nos EUA, surgiram muitos trabalhos avaliando a educação médica em CP nos últimos anos. Um deles, uma revisão de 1997, revelou que quase todas as escolas médicas ofereciam algum ensino em cuidados em fim de vida (CFV), mas pouco em termos de treinamento prático e orientado durante os anos clínicos. As ofertas curriculares eram muitas vezes eletivas e ofereciam pouca atenção aos cuidados domiciliares e *hospice*.

A partir dos anos 2000, foi quando o *Liaison Committee on Medical Education* (LCME) determinou que os CFV fizessem parte do currículo de todas as escolas. A LCME é reconhecida pelo Departamento de Educação dos Estados Unidos como a autoridade confiável para o credenciamento de programas de educação médica. Os padrões da LCME não mencionavam especificamente CP, no entanto determinavam que o atendimento no CFV fizesse parte do currículo de todas as escolas:

> "A instrução clínica deve abranger todos os sistemas e deve incluir os aspectos importantes dos cuidados preventivos, agudos, crônicos, contínuos, reabilitadores e de fim de vida".

Portanto, o único treinamento nominalmente específico em CP exigido das faculdades de medicina dos EUA é a instrução em CFV, o que pode gerar confusão, uma vez que o limite temporal para definir quando o fim de vida começa varia amplamente entre pessoas com doenças graves e muitos pacientes gravemente enfermos. Estes, atendidos por especialistas em CP, podem inclusive ter sua expectativa de vida aumentada.

Consequentemente, uma escola de medicina que satisfaça um requisito de CP abordando apenas os CFV pode fazer um ótimo trabalho em melhorar as habilidades clínicas e a conscientização do tema, mas também pode involuntariamente perpetuar mitos e restrições que o campo, muito mais amplo de CP, está trabalhando diligentemente para superar.

A *Association of American Medical Colleges* (AAMC) é mais específica e ampla, recomendando em documento de 2005 que as escolas médicas ensinassem aspectos sobre prognóstico, tomada de decisão compartilhada, gerenciamento de consentimento informado, questionasse sobre sentido de vida e espiritualidade, comunicação de más notícias e comunicação sobre diretivas antecipadas de vontade, além de desejos de fim da vida. Com a recomendação de 2005 da AAMC e a inclusão de conteúdo de medicina paliativa em exames de licenciamento, as faculdades de medicina dos EUA melhoraram sua cobertura sobre o ensino no fim de vida. Na década de 1970, o ensino era observado de alguma forma em 80% das faculdades de medicina e passou a estar presente em 100% no ano 2000. A carga horária média de ensino em CP em 2010 era de 12 horas, e o conteúdo era mais frequentemente ministrado como um módulo dentro de um curso maior, como palestras ocasionais e cursos curtos. Outros métodos de ensino populares nos últimos anos têm incluído seminários, discussões em pequenos grupos, discussões de casos clínicos e visitas a hospitais. As escolas médicas passaram a cobrir tópicos importantes relacionados às preocupações do fim da vida, como problemas de comunicação, atitudes em relação à morte e ao morrer, aspectos psicológicos da morte e do morrer, luto, manejo da dor e diretivas antecipadas. A educação médica paliativa continuou a evoluir, mas as abordagens continuaram a ser variadas e desiguais entre as instituições.

Já em 2014, a AAMC publicou novas diretrizes para fornecer perspectivas para alunos e professores sobre o que todos os estudantes de medicina devem ser capazes de realizar ao entrar na residência, independentemente de sua futura especialidade profissional. Nelas estavam descritas as treze atividades profissionais confiáveis (APC).

As APC são atividades práticas profissionais que demandam competências específicas e constituem o fazer diário dos médicos, podendo ser entendidas como as competências ou habilidades que devem ser realizadas na atenção ao paciente. Em 2022, a AAMC lançou um levantamento final de um piloto aplicado a dez escolas. Entre as treze APC, não foi encontrada nenhuma específica sobre CP; contudo, na "APC 10 - Reconhecer um paciente que necessita de cuidados urgentes ou emergentes e iniciar avaliação e gerenciamento", nos campos de desenvolvimento de comportamento e no comportamento esperado para um aluno confiável, identificaram-se recomendações de que os novos residentes sejam capazes de esclarecer os objetivos de cuidado do paciente após o reconhecimento da deterioração clínica e, além disso, possam demonstrar comunicação bidirecional com a equipe de saúde e a família em relação a objetivos de cuidados e plano de tratamento que levem à tomada de decisão compartilhada.

Embora esforços tenham sido tomados, Lloyd-Williams et al. encontraram em sua revisão que há pouca consistência no que os graduandos de medicina aprendem sobre CP e que o ensino que existe é raramente avaliado. Apontam ainda que, sem treinamento prático em competências básicas de CP, os estudantes de medicina confiarão no currículo informal para aprender as habilidades essenciais.

Rabow et al. investigaram esse currículo informal na educação de CFV dos estudantes de medicina do terceiro ano e descobriram que, embora 96% tivessem pelo menos interações superficiais com pacientes em cuidados em fim de vida, apenas 64% haviam observado um médico assistente dar más notícias, e apenas 37% tinham visto um médico assistente conduzir uma discussão de diretiva antecipada. Constatou-se, ainda, que as discussões sobre os desafios de abordar questões de CFV com médicos assistentes eram pouco frequentes, e um terço dos alunos nunca havia recebido nenhum *feedback* dos supervisores sobre atividades clínicas sobre CFV.

Embora nos EUA haja forte ênfase na integração do currículo clínico e pré-clínico, ainda há uma grande variação quanto ao momento em que os estudantes de medicina devem ser expostos ao ensino sobre CP durante a graduação. Uma revisão de Horowitz et al. reforçou que a educação paliativa nas faculdades de medicina dos EUA é variável e desigual, de 2 horas em sala de aula a semanas de treinamento com rotações clínicas em *hospices*.

A necessidade do ensino em CP no currículo da graduação foi reconhecida por reitores das faculdades, presente idealmente integrado em disciplinas existentes no lugar de oferecer uma exclusiva. Porém, a incompatibilidade de sua execução é justificada por algumas razões. No que diz respeito especificamente aos CFV, os reitores de faculdades de medicina citam tempo, financiamento e experiência insuficientes do corpo docente como as principais que levam à sub-representação curricular dos CP.

O ENSINO DE CUIDADOS PALIATIVOS NA EUROPA

Pioneira na Europa, a educação em medicina paliativa no Reino Unido começou mais cedo. Em 1980, o *Standing Medical Advisory Committee* recomendou pela primeira vez em seu relatório que o conteúdo relacionado a CP deveria ser incluído na educação e no treinamento de estudantes de medicina. Em outubro de 1987, os CP foram oficialmente reconhecidos como uma subespecialidade da medicina interna, tornando a Grã-Bretanha o primeiro país do mundo a fazê-lo.

Um grupo de trabalho criado em 1991 pela *Association for Palliative Medicine of Great Britain and Ireland* – que reunia médicos, enfermeiros, coordenadores de serviço voluntário, fisioterapeutas, terapeutas ocupacionais, assistentes sociais e capelães – forneceu diretrizes detalhadas para o ensino de estudantes de Medicina, clínicos gerais, médicos hospitalares e especialistas em Medicina Paliativa.

O relatório conjunto do *Standing Medical Advisory Committee/Standing Nursing and Midwifery Advisory Committee*, em 1992, recomendou que todos os pacientes que necessitassem de serviços de CP tivessem acesso a eles e que os serviços de cuidados terminais para pacientes morrendo de outras doenças além do câncer fossem desenvolvidos. Para atingir suas recomendações, o relatório descreveu a educação como "o requisito mais básico e que deve estar inserida em nível de graduação e pós-graduação em medicina". O comitê de educação do *General Medical Council* (GMC) – órgão público que mantém o registro oficial de médicos no Reino Unido – também enfatizou a importância de cuidar de pessoas que estão morrendo, incluindo-o como um tópico no "currículo básico" para o ensino de graduação em Medicina.

Apesar disso, um levantamento feito em 2013, que obteve retorno de 100% das 30 escolas médicas do Reino Unido, demonstrou variação considerável no desenvolvimento e organização da educação em CP nas faculdades de medicina no país, com limitação em liderança, reconhecimento de educadores e alocação de recursos em algumas instituições, especialmente aquelas sem departamentos acadêmicos de CP. Esses fatores provavelmente afetaram adversamente a capacidade de algumas escolas médicas de educar adequadamente seus alunos. Ficou clara a existência de variações consideráveis na evolução e organização da educação em CP nas faculdades de medicina do Reino Unido: apesar de o GMC descrever o cuidado de pacientes que se aproximam do fim de suas vidas como competência básica do estudante de medicina, isso não era abordado adequadamente em todas as escolas.

Como tentativa de padronizar a forma do ensino dos CP na graduação de medicina na Europa, em 2013 a *European Association for Palliative Care* (EAPC) publicou documento intitulado *Curriculum in Palliative Care for Undergraduate Medical Education*, que trouxe recomendações para os países europeus de como montar estratégias quanto à implantação do ensino em CP. Um total de 40 horas alocado em diferentes anos da graduação era recomendado para se atingir a meta desse currículo. Recentemente, um projeto financiado pela Erasmus+, o EDUPALL, liderado pela Universidade da Transilvânia, buscou produzir um programa europeu de educação em CP na graduação de medicina, atualizando as recomendações da EAPC. O projeto EDUPALL envolveu uma abordagem multidisciplinar e equipe interdisciplinar que visava produzir um currículo de CP universalmente aplicável, fornecendo orientações sobre recursos didáticos, formação e desenvolvimento de professores e avaliação do tema.

Apesar dos esforços, o recente *Atlas de Cuidados Paliativos* da Europa apontou que, embora crescente nas escolas médicas do continente, o percentual das que aplicam o ensino em CP e sua metodologia variam de forma consistente. Apenas nove países reportaram ter o ensino de forma específica e mandatória em todas as escolas de medicina: Áustria, Inglaterra, Bélgica, Estônia, França, Alemanha, Luxemburgo, República da Moldávia e Suíça. Outros sete países reportaram o ensino mandatório associado a outra disciplina, como Oncologia, conforme apresentado na Figura 1.

O ENSINO DE CUIDADOS PALIATIVOS NA AMÉRICA LATINA

A Associação Latino-Americana de Cuidados Paliativos (ALCP), assim como a OMS, identificou a educação dos profissionais de saúde em CP como uma das áreas prioritárias para o desenvolvimento dos CP. Embora tenha havido grande progresso no desenvolvimento de CP na América Latina, faltam oportunidades de treinamento para profissionais de saúde.

Em recente revisão sistemática, Vindrola-Padros et al. encontraram a descrição do ensino em CP nos programas de oito países: Argentina, Brasil, Chile, Costa Rica, Colômbia, Guatemala, México e Uruguai, o que representa 30% dos países da América Latina. Contudo, os programas incluídos nessa revisão eram voltados principalmente para equipes interdisciplinares e ministrados em nível de pós-graduação.

Já em 2022, Pastrana et al. compararam os indicadores dos *Atlas de Cuidados Paliativos* na América Latina em sua primeira versão de 2012 e a segunda de 2020. Os Atlas são baseados no conjunto de indicadores como ferramenta para os países monitorarem e relatarem o desenvolvimento dos CP com base na estratégia de saúde pública da OMS (Política, Educação, Prestação de Serviços e Medicamentos) e foram desenvolvidos em 2013 pela ALCP e a *International Association for Hospice & Palliative Care* (IAHPC). Foi identificado que a proporção de escolas médicas da região que incluíam a educação em CP como disciplina indepen-

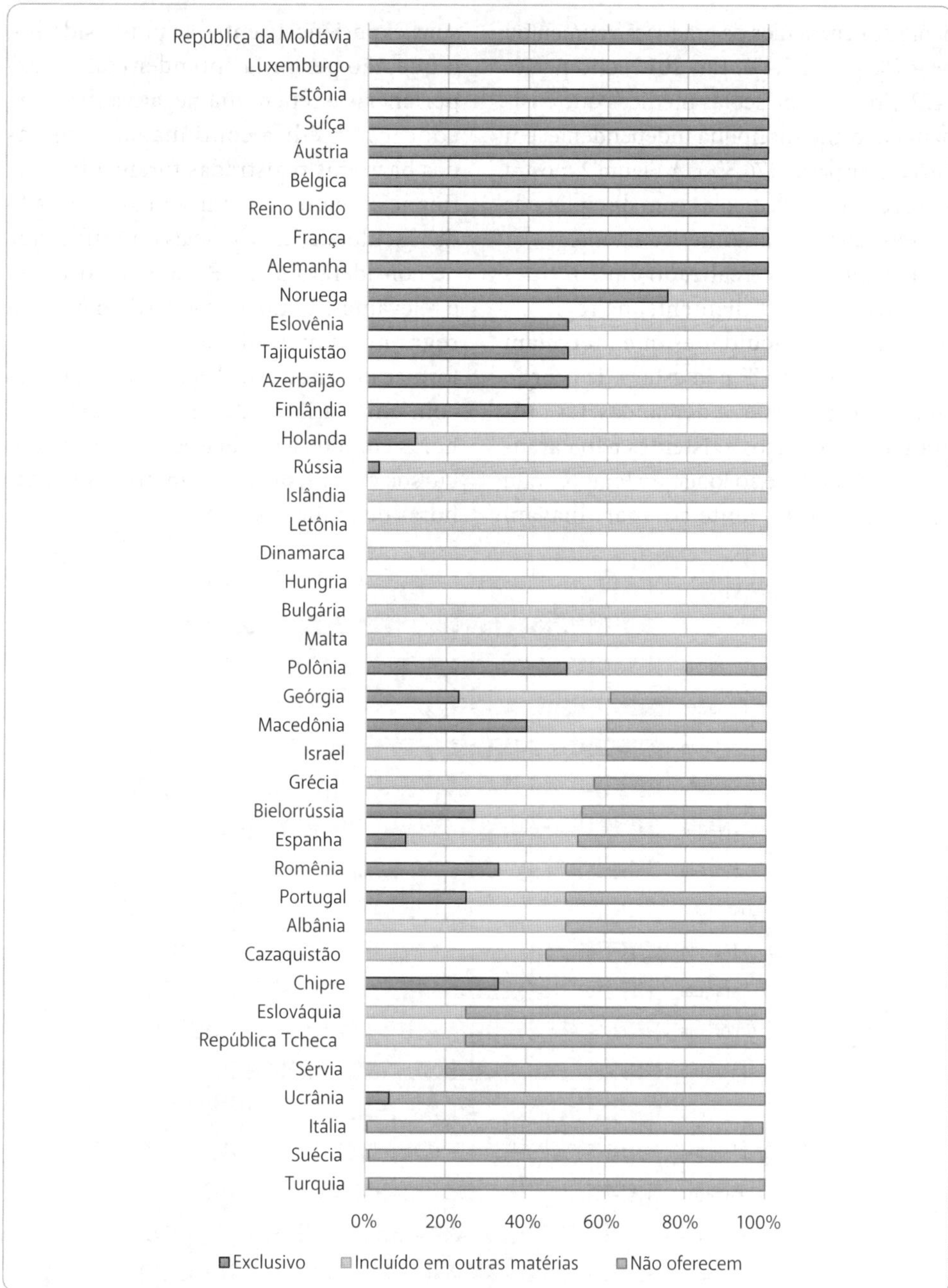

FIGURA 1 Ensino de cuidados paliativos nas escolas médicas da Europa.
Fonte: adaptada de *EAPC Atlas of Palliative Care in Europe 2019*.

dente nos currículos de graduação aumentou de 4,2% para 15,4%. Em 2012, oito países (47%) relataram escolas médicas que ensinam CP como disciplina independente; em 2020, treze países (76,5%). A Figura 2 mostra a porcentagem de escolas com disciplina de CP em cada país da América Latina.

Levantamento realizado em 2021 demonstrou que, infelizmente, na região, a proporção de faculdades que ofereciam treinamento em CP não estava de acordo com as necessidades e demandas. Os programas acadêmicos existentes não garantiam continuidade ao longo do tempo, eram opcionais e raramente compartilhavam suas experiências entre as universidades, o que não permitia aprender com as experiências e repercutia negativamente na educação médica continuada. Algumas das barreiras registradas foram a falta de financiamento e o compromisso limitado das faculdades de Ciências da Saúde, que desconsideravam os CP como importantes e relevantes. Também não havia nenhuma regra no número de horas dadas para a formação, sendo esta díspar entre os países com uma variação de 1 hora a mais de 40 horas em toda a graduação. A maioria dos cursos eram teóricos, com pouquíssimas horas de prática clínica.

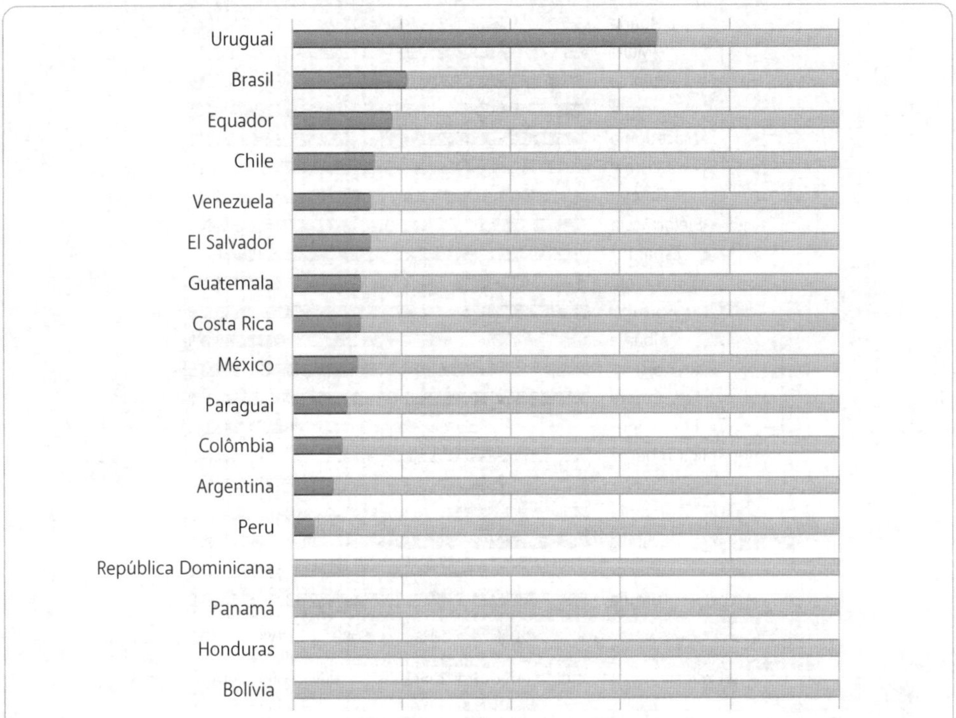

FIGURA 2 Ensino de cuidados paliativos nas escolas médicas na América Latina.*
Fonte: adaptada de *Atlas de Cuidados Paliativos en Latinoamérica 2020*. 2.ed.
* Não foram recebidos dados de Cuba e da Nicarágua.

OS CUIDADOS PALIATIVOS NA GRADUAÇÃO DE MEDICINA NO BRASIL

No Brasil, não há registros confiáveis relacionados a qual poderia ter sido o primeiro *hospice*; contudo, acredita-se que teria sido criado em 1944, na cidade do Rio de Janeiro, no bairro da Penha. Fundado pelo então diretor do Serviço Nacional de Oncologia, Mário Kröeff, o "Asilo da Penha" era destinado a atender pacientes sem recursos, com câncer avançado, que não conseguiam leito em hospitais gerais ou especializados. Há relatos de outras iniciativas isoladas, entretanto apenas no início da década de 1980 surgiram outras unidades ou centros de CP, em sua maioria atendendo pacientes com câncer e/ou dor crônica.

Em outubro de 1997, os CP ganham destaque a partir da criação da Associação Brasileira de Cuidados Paliativos (ABCP). Fundada por um grupo de profissionais que já realizavam ações paliativas, teve por objetivo divulgar a filosofia do cuidado, agregar os serviços e aprimorar os conhecimentos da temática. Em seguida, foi editada a primeira portaria que tratou de CP, a de n. 3.535, de 2 de setembro de 1998, tornando obrigatório que as unidades de Centro de Alta Complexidade em Oncologia de qualquer categoria tivessem obrigatoriamente um Serviço de Dor e CP. O Programa Nacional de Assistência à Dor e Cuidados Paliativos foi instituído em 2002, pela Portaria GM/MS n. 19, de 3 de janeiro de 2002, constituindo um passo importante para a difusão nacional dos CP, possibilitando maiores discussões acerca da temática e da capacitação dos profissionais.

Em 2005, os CP no Brasil deram um salto institucional com a fundação da Academia Nacional de Cuidados Paliativos (ANCP). Com a ANCP, avançou a regularização profissional do paliativista brasileiro, estabeleceram-se critérios de qualidade para os serviços de CP, realizaram-se definições precisas do que é e o que não é CP e levou-se a discussão para os órgãos responsáveis. A ANCP teve participação ativa na instituição da Câmera Técnica sobre Terminalidade da Vida e Cuidados Paliativos do Conselho Federal de Medicina e, em 2009, na preparação do novo Código de Ética Médica.

Ponto de destaque

Em 2009, o novo Código de Ética Médica, pela primeira vez na história da medicina brasileira, incluiu os CP como princípio fundamental.

Finalmente, em 2018, a resolução sobre Política Nacional de Cuidados Paliativos foi aprovada em reunião ordinária da Comissão Intergestores Tripartite, pactuando oficialmente uma meta para o Sistema Único de Saúde (SUS): oferecer CP de qualidade e baseado em evidência, seguindo a definição da OMS, para toda a Rede de Atenção à Saúde. A resolução dá um norte, especifica uma meta e estabelece um objetivo comum pactuado por todas as instâncias constituintes do SUS.

A primeira vez que o Brasil foi categorizado quanto à oferta de serviços de CP em comparação a outras regiões do mundo ocorreu em 2006. Na ocasião, o país foi classificado na categoria 3, que descrevia os países onde existiam serviços localizados de prestação de CP. Em 2014, a OMS publicou o *Atlas Global de Cuidados Paliativos*, o qual apresentou os resultados de seu levantamento sobre o desenvolvimento de CP em diversos países. O Brasil recebeu a Classificação 3ª, que caracteriza países onde a provisão de CP é oferecida de maneira isolada. Nesse grupo, o desenvolvimento dos CP é irregular e sem o devido apoio; conta com fontes de financiamento fortemente dependente de doações; a disponibilidade de morfina é limitada; e possui um pequeno número de serviços de CP, muitas vezes domiciliares, comparado ao tamanho da população. Em um novo levantamento, em 2017, o Brasil foi deslocado para a posição 3B, em que há prestação de CP de forma generalizada, existem fontes de financiamento, melhor disponibilidade de morfina, centros de treinamento de CP e um número maior de serviços na área. Foi possível observar, então, que nesses 10 anos houve um avanço no desenvolvimento de oferta de CP no país, embora ainda insuficiente para a demanda existente. Não se pode imaginar que apenas uma pequena parcela de médicos possa responder à necessidade crescente da população por melhor trato e cuidado aos pacientes com múltiplas necessidades clínicas, psicossociais e suas famílias. Faz-se, então, necessário o urgente aprimoramento da formação em CP nos cursos de graduação.

Existem poucos dados oficiais sobre o ensino na graduação de CP no Brasil, e uma literatura escassa corrobora esse panorama; contudo, observaram-se na última década trabalhos diversos, de todas as regiões do país, que abordam principalmente a percepção dos discentes do curso de medicina sobre o tema. Demonstra-se um interesse crescente no assunto e a identificação da sua importância e complexidade. Uma lacuna sobre o que e como são ensinados CP na graduação de medicina no país existe e deve ser preenchida para fortalecer a formação dos médicos no país. Isso torna-se ainda mais necessário a partir da homologação da alteração da Resolução CNE/CES n. 3, de 20 de junho de 2014, pelo Conselho Nacional de Educação (CNE), que ocorreu em 3 de novembro de 2022. A medida, entre outras providências, reconheceu oficialmente que alunos de graduação em medicina devem receber formação e treinamnto sobre competências específicas, incluindo um amplo repertório de princípios e práticas dos CP. Em um dos novos incisos introduzidos, encontra-se como uma dimensão da formação médica:

> "III - Conhecimentos, competências e habilidades da assistência ao paciente em cuidados paliativos, no âmbito da formação e desenvolvimento de competências específicas de relacionamento interpessoal, de comunicação, de comunicação de más notícias, com escuta atenta à história biográfica do paciente, gerenciamento de dor e outros sintomas, atuando de acordo com princípios e a filosofia dos cuidados paliativos, bem como identificar os critérios de indicação para cuidados paliativos precoces diante do diagnóstico de doença ameaçadora de vida e indicação e manejo de cuidados de fim de vida incluindo, além do controle de sintomas de sofrimento físico, a abordagem de aspectos psicossociais, espirituais e culturais dos cuidados, identificando e prevenindo os riscos potenciais de luto prolongado; (NR)"

O documento versa ainda sobre pontos estratégicos que motivem a formação médica a respeito de CP, como:

- Identificar a percepção do paciente e seus familiares a respeito da doença, crenças culturais e as práticas relacionadas à doença grave, alinhando plano de cuidado com essas prioridades.

- Definir e aplicar os princípios da prescrição de opioides, incluindo a dosagem equianalgésica e efeitos colaterais comuns, e demonstrar a compreensão de que o uso adequado de opioides raramente leva à depressão respiratória ou dependência ao tratar a dor relacionada ao câncer.
- Descrever e executar tarefas de comunicação efetivamente no momento da morte, incluindo o pronunciamento, notificação familiar e suporte de orientação e pedido de doação de órgãos.
- Demonstrar uma comunicação efetiva centrada no paciente ao dar más notícias ou informações prognósticas, discutindo as preferências de ressuscitação e treinando pacientes por meio do processo de morrer.
- Avaliar a dor de forma sistemática e tratá-la de forma eficaz com opioides, analgésicos não opioides e intervenções não farmacológicas.
- Atuar junto aos membros de uma equipe de cuidados interdisciplinares, criando plano de cuidados com o paciente.
- Ajustar o plano de cuidados de acordo com a evolução da doença e a história do doente.
- Compreender aspectos biológicos, psicossociais e espirituais que envolvem a terminalidade da vida, a morte e o luto.
- Identificar e gerenciar sinais e sintomas comuns no final da vida.
- Conhecer a filosofia e os pilares dos CP e *hospice*.
- Descrever e aplicar princípios éticos e legais que informam a tomada de decisões em doenças graves, incluindo: a) o direito de renunciar ou retirar o tratamento de manutenção da vida; b) capacidade de decisão e julgamento substituto; e c) morte assistida pelo médico.

Um estudo com coordenadores de cursos de medicina no Brasil mostrou que para mais de 95% deles era muito importante ensinar aos alunos como prover cuidados em pacientes com doença terminal; contudo, embora a maioria das escolas participantes tivesse passado por alguma reforma curricular nos últimos 5 anos, em mais da metade delas o comitê responsável pela mudança curricular não discutiu a questão do ensino dos CFV dentro do novo currículo.

Em levantamento realizado em 2018 nas matrizes curriculares dos cursos de medicina, o ensino de CP estava presente em 44 instituições (14% do total) e de forma obrigatória em apenas 27 delas. A mediana de carga horária encontrada foi de 46,9 horas, em consonância com o preconizado pela EAPC, por exemplo, embora com variações nos formatos modulares. O autor ainda destaca que as informações contidas nas ementas das matrizes curriculares das escolas de medicina são heterogêneas e reduzidas, mas capazes de sugerir a escassez do ensino em CP.

CONSIDERAÇÕES FINAIS

Observa-se abordagem fragmentada e variável da educação de CP em escolas médicas em todo o mundo. Sem estratégia, perdem-se oportunidades de reforçar o conteúdo dos CP nas disciplinas existentes e a implementação de um novo curso. Em todo o mundo, foram vistos esforços para a criação de um currículo de CP focado no desenvolvimento de competências e integrado ao longo da formação médica, o que deve ser o objetivo de todas as escolas médicas. Fatores culturais e institucionais são barreiras comuns à integração dos CP na graduação e incluem questões como currículos repletos com pouco espaço para a inclusão de nova disciplina e um sistema de saúde que priorize o tratamento curativo em detrimento da qualidade de vida e dos benefícios dos CP.

LEITURA RECOMENDADA

1. Arias-Casais N, Garralda E, Rhee JY, Lima L, Pons-Izquierdo JJ, Hasselaar J, et al. EAPC Atlas of Palliative Care in Europe 2019. EAPC Press; 2019.
2. Carvalho RT, Correa TL. Palliative Medicine: 10 years as an area of medical practice in Brazil. Rev Assoc Med Bras. 2022;68(12):1607-10.
3. Elsner F, Centeno C, Cetto G, Conno F, Ellershaw J, Eychmuller S, et al. Recommendations of the European Association for Palliative Care (EAPC) for the development of undergraduate curricula in palliative medicine at European medical schools. EAPC; 2013.
4. Horowitz R, Gramling R, Quill T. Palliative care education in U.S. medical schools. Med Educ. 2014;48(1):59-66.
5. Lloyd-Williams M, MacLeod RDM. A systematic review of teaching and learning in palliative care within the medical undergraduate curriculum. Med Teach. 2004;26(8):683-90.
6. Moraes RS, Jacob-Filho W, Carvalho RT. Aspectos demográficos e acesso aos projetos pedagógicos dos cursos de Medicina no Brasil. Rev Bras Educ Med. 2023;47(1):e006.
7. Pastrana T, De Lima L. Palliative Care in Latin America: Are we making any progress? Assessing development over time using macro indicators. J Pain Symptom Manage. 2022;63(1):33-41.
8. Rabow M, Gargani J, Cooke M. Do as I say: curricular discordance in medical school end-of-life care education. J Palliat Med. 2007;10(3):759-69.
9. Vindrola-Padros C, Mertnoff R, Lasmarias C, Gómez-Batiste X. Palliative care education in Latin America: A systematic review of training programs for healthcare professionals. Palliat Support Care. 2018;16(1):107-17.
10. Walker S, Gibbins J, Paes P, Adams A, Chandratilake M, Gishen F, et al. Palliative care education for medical students: Differences in course evolution, organisation, evaluation and funding: a survey of all UK medical schools. Palliat Med. 2017;31(6):575-81.

SEÇÃO III

Educação em saúde na perspectiva multiprofissional integrada

10

Um conhecimento no qual o todo é maior que a soma das partes

Carolina Menezes Marson
Luciana Cavalcante

Pontos-chave

- Trabalho em equipe.
- Equipes multiprofissionais, interdisciplinares e transdisciplinares.

INTRODUÇÃO

O convite para a construção deste capítulo representou um desafio e ao mesmo tempo a possibilidade de um olhar crítico-reflexivo para o conceito de trabalho em equipe, especialmente dentro dos cuidados paliativos.

Visando acessar e cuidar do sofrimento em suas diversas origens – física, psíquica, social e espiritual, o denominado sofrimento total –, os cuidados paliativos têm como proposta um cuidado integral, pautado no trabalho desenvolvido por múltiplas áreas de saber. Um dos pilares dos cuidados paliativos é, portanto, o trabalho em equipe, e este capítulo tem como escopo a constituição dessa forma de trabalho, considerando as nuances, tensões e construções possíveis dentro desse modelo.

Em se tratando de uma obra que objetiva pensar sobre o ensino nos cuidados paliativos, cabe neste capítulo indagar: como a teoria pode abalizar esse cuidado, que, em equipe, precisa ser concretizado também de forma horizontal? Hoje, o que se entende como educação nos cuidados paliativos possibilita uma metodologia que contemple a transmissão e a construção de um conhecimento que chamamos de todo?

Na prática, alicerçadas em vivências, observa-se uma série de sobreposições de funções, de conceitos, de papéis, de fazeres que trazem à prática multiprofissional desafios correlatos à construção deste capítulo: a prática e a reflexão sobre ela mobilizam a conhecer territórios novos e a encontrar neles formas de operar que propiciem a construção de um olhar possível ao objeto tomado como foco, examinando as fronteiras e as possibilidades existentes. Dessa forma, é necessário esclarecer que neste capítulo a ideia é também apontar para direções que permitam ver que as áreas disciplinares se tocam e se entrelaçam na construção das práticas, inclusive, e necessariamente, com base nos pontos que as diferenciam umas das outras.

Não é o escopo do capítulo oferecer um modelo prático de trabalho em equipe. Aqui, neste capítulo, o objetivo é oferecer aportes para a reflexão sobre o trabalho pautado na necessidade de ação de muitos personagens para que se efetive, na direção de um objetivo comum, que seria o cuidado ao paciente. A produção de cuidado ao paciente é o motivo central desta discussão e é o resultado que se quer quando se fala em ensino, em trabalho em equipe, sendo ele em cuidados paliativos ou não.

Nesse percurso, o raciocínio será construído com base nos seguintes tópicos norteadores:

- O cuidado em saúde, cuidados paliativos e os recortes das áreas profissionais.
- O que são equipes multi, inter e transdisciplinares?
- Os cuidados paliativos: formação de equipe para um trabalho integral.
- Trabalho em equipe: uma escolha entre par(t)es (não todas) e o cuidado ao paciente.

Essa construção será permeada por uma questão central: afinal, será que o todo é maior do que a soma das partes?

O CUIDADO EM SAÚDE, CUIDADOS PALIATIVOS E OS RECORTES DAS ÁREAS PROFISSIONAIS

O cuidado não é somente um procedimento técnico. Sua origem etimológica vem da palavra latina *cogitare*, que significa pensar, refletir, imaginar. Essa ideia, articulada à área da saúde, remete à possibilidade de incluir na acepção de cuidado a noção de que ele deve envolver aspectos subjetivos e essenciais do ser humano, não somente aspectos biomédicos.

O cuidado em saúde envolve tratar e acolher o ser humano em sofrimento, com qualidade e resolutividade para os problemas identificados. No campo da saúde, o cuidado é uma ação integral que resulta do entrelaçamento de saberes e fazeres de pessoas que interagem e se relacionam, produzindo efeitos benéficos nas instituições, nos profissionais e nos pacientes.

O *Dicionário da educação profissional em saúde* define: "o cuidar em saúde é uma atitude interativa que inclui o envolvimento e o *relacionamento entre as partes*, compreendendo acolhimento como escuta do sujeito, *respeito pelo seu sofrimento e história de vida*". (Pereira, 2008, p. 113 – grifos nossos)

Nessa direção, destaca-se a confluência da concepção de cuidado com o modo como é considerado nos cuidados paliativos, uma vez que sofrimento e história de vida são aspectos fundamentais da produção de cuidado em cuidados paliativos, que busca romper com a redução do paciente a seu diagnóstico ou a aspectos burocráticos e acessar os aspectos biográficos dos pacientes para estabelecer formas de cuidado singulares. Destaca-se ainda o relacionamento entre as partes, a saber: paciente, família e profissionais da equipe, que coloca a possibilidade de produzir cuidado sem dissociar os envolvidos, escapando ao modelo tecnicista de tratamento e incluindo, necessariamente, a articulação de muitos (multi)profissionais.

Por pretender cuidar do sofrimento humano, o cuidar em cuidados paliativos envolve o trabalho em equipe, que deve buscar atuar como sistema e que pode, ainda, constituir-se de muitos subsistemas, os quais incluem médicos, enfermeiros, equipe, família, paciente, instituição de saúde, comunidade, sociedade.

O sofrimento humano, dada sua complexidade, requer a necessidade ética de conjugar muitos saberes, de diversas epistemologias e origens, com o intuito de ampliar a compreensão sobre questões humanas que surgem no momento da vida em que uma doença severa ameaça sua continuidade. Nesse campo, o profissional e a equipe esbarram em aspectos da condição humana que somente os conhecimentos de sua área de saber se mostram insuficientes para abarcar o que emerge, sendo necessário criar equipes com uma abrangência tão grande que possibilite abordar os casos de modo a respeitar a complexidade do sofrimento com o qual a equipe se depara.

Em cuidados paliativos cabe pensar que o cuidado é um processo sistêmico, o que requer considerar que o profissional da saúde terá de coordenar ações que ampliem a leitura das diversas situações que se apresentem, favorecendo contextos de autonomia, fornecendo mudanças e estimulando a corresponsabilização dos sujeitos nas ações de cuidado de si e da equipe.

Disso decorre que o profissional deve ser capaz de se inserir no contexto de equipe a partir de sua competência técnica, sem se restringir a ela, adicionando ao conjunto o recorte específico de sua profissão e inter-relacionando-o com os demais. Cabe lembrar que inter-relacionar-se não implica eliminar especificidades das áreas de atuação, mas integrá-las na compreensão das situações assistenciais.

O QUE SÃO EQUIPES MULTI, INTER E TRANSDISCIPLINARES?

Foi entre os séculos XVI e XVII, a partir da revolução científica que ocorria na época, que o método analítico discutido por Descartes trouxe a possibilidade de compreender que os fenômenos complexos, quando quebrados em partes, ajudavam a entender o comportamento do todo, ou seja, a partir das partes.

Quando Freud inaugurou a psicanálise, também trouxe com ela a possibilidade da relação com outros campos do saber, num esforço claro do que hoje chamamos de transdisciplinar. Apesar de falarmos de um século que nos separa, a tentativa parece bastante atual, considerando que seu objetivo era diminuir a fragmentação marcada pelo cientificismo, com alto grau de hierarquização dos saberes.

Os conceitos de multi, inter e transdisciplinar são amplamente utilizados em entendimentos e práticas do senso comum. Contudo, no cenário atual, tanto das ciências como da prática em saúde, são produzidos objetos, métodos e arranjos que levam a novas formas de organização, que deveriam ultrapassar modelos estanques de atuação, possibilitando, assim, um caminho de cuidado que seja inter e/ou transdisciplinar. Para melhor compreender a questão, vale retornar aos conceitos citados, para defini-los.

Ao pensar no conceito de multidisciplinaridade, estamos olhando para a compreensão de disciplinas que atuam juntas, porém sem cooperação entre elas. Na interdisciplinaridade, por sua vez, inclui-se uma problemática comum, e, então, as diferentes disciplinas se relacionam, existindo uma combinação dos elementos comuns. Nicolescu (2002) entende a interdisciplinaridade como "transferência de métodos de uma disciplina a outra". Para o autor, a transdisciplinaridade teria como objetivo compreender, ao mesmo tempo, o que está além, através de e entre as disciplinas, tendo como objeto a unidade do conhecimento.

Mas o que é isso que estaria entre as disciplinas, através e além delas?

Schmid, Mambrini-Doudet e Hatchuel (2011) alegam que o conceito de interdisciplinaridade fracassa ao se acreditar que é possível estabelecer linguagens comuns entre as disciplinas. Para eles, não é suficiente combinar saberes, mas sim também combinar a falta da continuidade desses saberes. Ou seja, a interdisciplinaridade possibilita a interface disciplinar, mas, a rigor, a finalidade de cada disciplina segue inscrita em suas próprias especificidades.

Assim, ao final, a ideia não é fazer uma combinação entre as disciplinas, mas, segundo os autores, tornar possível a coexistência de modelos contraditórios. Aqui, vale pensar de modo aplicado nas interfaces entre medicina e psicologia, entre serviço social e enfermagem, por exemplo. Tornar possível a coexistência de modelos contraditórios significa a possibilidade de eliminar querelas entre as áreas profissionais. Os autores lembram que as ciências e as disciplinas não existem sozinhas; elas são constituídas por sujeitos que, além disso, interagem, encontram-se em relações, que, como tal, tendem mais ao conflito do que ao diálogo.

Para existir, a interdisciplinaridade requer a comunicação entre discursos que ultrapassem suas fronteiras, porém, para isso, elas precisam deixar de fazer sentido. É nesse ponto que os autores propõem o conceito de transdisciplinaridade, no sentido da comunicação, considerando-a não como elo abstrato entre disciplinas, mas a comunicação entre os agentes de cada campo de saber. Esses agentes precisam ser capazes de transitar entre tais fronteiras, como "mutantes metodológicos" (p.44) com uma formação que permita tal movimento qualificado.

Do ponto de vista prático, as intersecções entre as disciplinas não podem cair no vazio conceitual e devem conter em si as necessidades dos pacientes e suas múltiplas formas de sofrimento. São as necessidades de cuidado que requerem que os agentes de áreas profissionais estabeleçam ligações entre si.

"O fato de existir uma equipe multiprofissional traz em si a diferenciação de papéis de cada membro. Poderíamos dizer que cada um cuida da sua parte. Mas, apesar do efeito que causa em cada membro a definição de papéis, seria um engano grave pensar que o paciente também está delimitado em partes, pois esse paciente não deixa de ser um todo complexo." (Moretto, 2013, p.107)

Quando se pensa na proposta dos cuidados paliativos e em todos os fenômenos humanos que ele apresenta, os modelos multi e interdisciplinares parecem descritivos e normativos e não dão conta de uma abordagem que se propõe transformadora e integral. A transdisciplinaridade estaria, então, nesse lugar de reorganização dos saberes, necessitando de uma fronteira flexível entre as disciplinas.

Em 2019, no último consenso sobre o conceito de cuidados paliativos, a International Association for Hospice and Palliative Care (IAHPC) definiu cuidados paliativos como "os cuidados holísticos ativos de indivíduos de todas as idades com sofrimento intenso relacionado com a saúde devido a doenças graves e especialmente aqueles que estão perto do fim da vida. Têm como objetivo melhorar a qualidade de vida dos pacientes, seus familiares e seus cuidadores" (tradução livre das autoras – grifo nosso).

A saber, o prefixo *holo*, que compõe a palavra "holístico", presente na definição citada, significa todo, inteiro. Em que pesem críticas ao termo em português, a definição inclui essa palavra aludindo a uma forma de cuidar que considere um cuidado do sofrimento em sua totalidade. Mas cabe indagar, será que isso é possível? O paciente que é um "todo complexo" consegue receber um cuidado que é "holístico"?

OS CUIDADOS PALIATIVOS: FORMAÇÃO DE EQUIPE PARA UM TRABALHO INTEGRAL

O conceito de trabalho em equipe e de trabalho em sua integralidade é dito de forma comum, como se fosse possível um trabalho em equipe apenas contratando diversos profissionais para atuar no mesmo setor ou serviço. Contudo, somente a contratação de profissionais de muitas áreas não garante, *a priori*, que o trabalho em equipe aconteça. Para Figueiredo (2005), "a formação das equipes não se dá de modo automático; é preciso construir esse trabalho" (p.44).

Para a autora, há dois tipos de equipes: a hierárquica e a igualitária. A primeira é exatamente o que o nome sugere, havendo uma hierarquização dos saberes. Na segunda, é o oposto: há possibilidade de discussões e igualdade, surgindo aqui a lógica do todo. Contudo, na prática, o que se observa é uma mistura entre as duas, dependendo dos contextos e situações; uma se sobrepõe à outra.

Quando se pensa no trabalho em equipe com vistas à integralidade, é necessário também evocar esse conceito. Como um dos princípios doutrinários da política nacional de saúde – o Sistema Único de Saúde –, a integralidade é entendida como "conjunto articulado e contínuo das ações e serviços preventivos e curativos, individuais e coletivos, exigidos para cada caso em todos os níveis de complexidade do sistema" (Lei n. 8.080, de 1990). Segundo esse princípio, a organização do cuidado em saúde implica a atenção mais abrangente possível às necessidades de saúde de uma população, em cada caso, envolvendo ações, serviços e práticas em saúde.

Nos cuidados paliativos, a ideia de integralidade perpassa também a possibilidade de cuidado focando todas as dimensões do sofrimento do ser humano, e essas dimensões são colocadas como física, psíquica, social e espiritual. É por isso que a ideia de trabalho multiprofissional e integral ganha tanto espaço e é motivo de discussão nesse contexto. Contudo, nosso questionamento sobre o cuidado ser integral recai exatamente no sentido de que ele já será fragmentado por ser olhado com base no saber e no que cada profissional tem a contribuir.

Novamente citando Figueiredo (2005): "o coletivo não se sustenta no todo. Numa direção diferente da máxima da *Gestalt*, que afirma que 'o todo é mais do que a soma das partes', afirmamos que não há todo na soma das partes. É justo essa abertura, essa fenda, que permite que no interior da equipe o próprio paciente [...] faça furo. O susto do primeiro atendimento pode vir de uma demanda enigmática – seja do paciente, de familiares (mais comum), da escola, da clínica médica ou de quem quer que seja –, de uma fala delirante ou de um comportamento disruptivo que fura o suposto 'todo' da equipe" (p.44).

Na prática clínica, a cada queixa do paciente e de sua família, a cada fala, a cada acontecimento, o "todo" da equipe é reformulado e reconstruído. O contexto de vida do paciente é fracionado em pequenas partes para ser decodificado, como se cada uma delas se tornasse, em si, uma causa a se dedicar. A leitura do caso que cada profissional faz, o detalhamento do curso dos acontecimentos clínicos, a avaliação técnica das situações, cada novo evento dentro do caso destitui a equipe da ideia de todo, uma vez que esse "todo" é impermanente e inalcançável, suscetível a modificações. Além disso, nesse movimento de microgerenciamento das causas de sofrimento e controle de sintomas do paciente, há um afastamento da ideia de todo, na medida em que a inteireza do paciente é perdida.

Ao mesmo tempo, a cada problema resolvido se observam efeitos nos pacientes, que podem se sentir melhor ao perceber a atenuação de complicações, que ficariam sem solução sem intervenções resolutivas propostas pela equipe. Intervenções dirigidas a uma parte do paciente parecem, às vezes, exercer efeitos globais em seu bem-estar.

O paciente entende que cada profissional da equipe lhe oferece especificidades de sua área e escolhe recortes sobre os quais relatar a depender do interlocutor que está presente: fala ao dentista suas queixas orais, ao nutricionista suas questões alimentares e nutricionais, ao médico seus sintomas físicos mais incômodos, como se endereçasse ao remetente específico aquilo que localiza como tarefa da especialidade.

Surge, assim, outra reflexão, que se trata da forma como o próprio paciente se enxerga e se coloca no cenário do cuidado, dirigindo suas demandas em partes, de acordo com o que avalia como sendo interesse de cada área profissional. Ao próprio paciente é dada a oportunidade de se posicionar por inteiro e relatar seu sofrimento como um todo? Alguém o escuta em sua totalidade?

Considerando, então, que há limites para cada atuação, será que é possível um olhar que se aproxime do integral? Por diversas vivências, o que se observa é que muitas demandas trazidas por alguns membros da equipe não necessariamente são demandas do paciente, o que retoma a questão: será então, que se trata de um cuidado verdadeiramente integral?

O que parece é que os cuidados paliativos tentam se aproximar de uma inclusão da ideia de cuidado integral, porém isso gera um impasse. Apesar da ideia do foco no paciente, a premissa de que os cuidados paliativos pretendem tratar o sofrimento em suas múltiplas dimensões – social, psíquico, espiritual, o paciente e a família no centro – opera, ainda, a partir de premissas do campo da medicina, na maioria das equipes.

Ao considerar as instituições de saúde, onde nosso trabalho e ensino ocorrem, e especialmente onde, nessa dinâmica, se observa uma complexidade de múltiplos saberes que se enfrentam, interagem e se confrontam, o que gera consequências e efeitos na organização de cuidados, podemos nos arriscar a dizer que prevalece ainda a tradição médica na forma como os casos são abordados, havendo, ainda, um longo caminho de desconstrução dessa lógica, para, em seu lugar, ser possível criar novos espaços e instituir uma prática que seja pautada, de fato, nas ações de diferentes profissões embasadas no objetivo comum de cuidar do paciente.

Na formação do profissional paliativista, todos os componentes da equipe, em tese, devem ter noção de como usar escalas de avaliação de funcionalidade, reconhecer sinais de proximidade do fim da vida, aprender técnicas de comunicação, aprender formas de abordar famílias, mas, ainda que sejam fornecidos os mesmos elementos na formação desse profissional, não há garantias de um conhecimento que seja o "todo", além de haver traços da assistência centrada na medicina organizando as competências acima citadas.

Retorna-se a Freud para sinalizar que foi ele quem marcou uma ruptura na ideia de um indivíduo soberano em sua razão e consciência, ao marcar a existência de outra cena, a da subjetividade. Isso se coloca de forma oposta à noção biomédica, cientificista, sobre a ideia de algum lugar ao qual se quer chegar, como se fosse possível antecipadamente saber o que acontece ou acontecerá ao paciente, buscando-se um objetivo que nem sempre se mostra alinhado às necessidades reais dele. Observa-se uma retórica de cuidado integral, ainda com resquícios de um cuidado fragmentado e permeado por saberes difusos que buscam objetivos diferentes, pautados no saber de cada um, mas nem sempre no saber que cada paciente tem sobre si mesmo.

A formação para o trabalho em equipe pautado na integralidade é atravessada por diversas questões estruturais, que requerem o exame profundo de nossas práticas e de nossa formação desde a graduação, incluindo a formação humana. Somam-se a isso equívocos relacionados ao trabalho em equipe em sua dimensão interpessoal, em que gostos e afinidades pessoais pautam escolhas por determinadas condutas ou por determinados pacientes, e tensionamentos devidos a diferentes opiniões técnicas são tomados como conflito pessoal, perdendo-se de vista as razões clínicas e assistenciais que motivam a diferença de opinião.

Se o modelo interdisciplinar discutido acima torna possível a existência de modelos contraditórios, sendo fundamental combinar não somente a continuidade entre os saberes, mas também a falta de continuidade entre eles, a diferença de opinião parece razoável e é esperada, para que seja possível emergir uma nova leitura dos casos. Se nem sempre se pode escolher com quem trabalhar, então que se possa escolher pelo que trabalhar, e que, preferencialmente, seja pelo melhor cuidado ao paciente em sofrimento.

TRABALHO EM EQUIPE: UMA ESCOLHA ENTRE PAR(T)ES (NÃO TODAS) E O CUIDADO AO PACIENTE

Com mais perguntas do que respostas prontas, entende-se que o dilema sobre o cuidado ao todo indivisível que é o paciente é cultural. Na construção de uma prática e de um conhecimento que seja maior do que a soma das partes, as relações entre as instituições, os pacientes/familiares e a equipe que cuida precisariam passar por uma profunda transformação.

Para que a clínica se efetive, não somente a clínica médica ou psicológica, mas a clínica de todas as profissões de cuidado, é necessário considerar a multicausalidade das formas como o sofrimento se apresenta, sustentando a necessidade de aprender, finalmente, a trabalhar em equipe, ampliando nosso olhar clínico, sabendo que nem sempre será possível formar pares, mas que parcerias ímpares podem ser produtivas exatamente pela diversidade de entendimento e de compreensão sobre as situações.

Apesar de nos cuidados paliativos se entender o cuidado como algo coletivo, multiprofissional, em troca de saberes, ele também é singular. Para Figueiredo (2005), "o trabalho 'em equipe' não se reduz a um determinado serviço, uma vez que há trocas entre equipes e serviços dos mais variados, na medida em que acompanhamos nossos pacientes em sua trajetória. Essa trajetória envolve, muitas vezes, uma certa peregrinação por diferentes instituições: ambulatórios com diferentes especialidades médicas, internações psiquiátricas e outras, instituições de assistência social, educacional etc." (p.39-40).

O que se pode depreender disso é que não é possível calcular exatamente como deve funcionar uma equipe, especialmente como definir uma abordagem contínua dos casos de modo a torná-los previsíveis. Certamente, protocolos podem ser ferramentas muito úteis na organização do trabalho, mas deixam escapar as nuances de como trabalhar de forma integral ou holisticamente para cuidar do sofrimento dos pacientes.

Por isso, o cuidado é dinâmico, coletivo, construído ininterruptamente pela convivência, pelas trocas, pelos muitos territórios em que o paciente transita, pelos diversos serviços de saúde que ele frequenta, pelas propostas de cuidado que recebe e que pode recusar ou aceitar. Por outro lado, o manejo de cada situação vivenciada é do profissional que está presente, no *vis-à-vis* com o paciente, ou seja, singular. O que garante o coletivo, não o todo, é a possibilidade da discussão do trabalho e do caso a caso, dentro de uma aliança clínica. O trabalho em equipe emerge da combinação de múltiplas ações de múltiplas áreas profissionais, inter-relacionando-se.

CONSIDERAÇÕES FINAIS

Ao finalizar, sem concluir definitivamente, talvez seja possível afirmar, de saída, que o conhecimento em cuidados paliativos não pode ser reduzido ao conjunto de áreas profissionais atuando. Ao mesmo tempo, disso não decorre que áreas profissionais atuando juntas sejam iguais ao todo, pois as somas das partes não configuram a totalidade do caso (Figueiredo, 2005).

O todo corre o risco de se tornar uma abstração ou um emaranhado confuso e amorfo, se não houver a presença do paciente e de suas necessidades de cuidado como conexão entre áreas profissionais, guiando a construção de planos de cuidado e protagonizando decisões naquilo que lhe couber decidir.

Nesse caso, o todo é representado nos atos inter-relacionados de cada profissional, na direção do melhor cuidado às demandas reais do paciente. No cálculo do "todo" há que incluir a importância de considerar a diversidade de olhares na produção de cuidado na área da saúde e, por conseguinte, em cuidados paliativos, por suas peculiaridades e objeto de interesse.

Não se pode confundir o "todo" com um amálgama indiferenciado de profissionais aglutinados sob o termo "paliativista". A ideia de trabalhar em uma direção comum – o cuidado ao paciente que sofre por uma doença ameaçadora e sua família – nos une, mas não pode instaurar um cenário de igualitarismo, no sentido de uma identidade uníssona, visto que cada área de saber tem sua contribuição a fazer nesse horizonte.

É uma frase corriqueira afirmar que "não se fazem cuidados paliativos sozinho", e isso é verdade. Para justificar essa afirmação, além de todos os argumentos aqui apresentados sobre a complexidade do sofrimento e a necessidade de abordá-lo em equipe, há também uma constatação necessária a fazer diante da atuação com aqueles que estão morrendo. Nicolescu (2002) lembra que o caráter complementar das disciplinas é evidenciado no acompanhamento de quem nomeia como os "agonizantes": "Esta atitude relativamente nova de nossa civilização é extremamente importante, pois, reconhecendo o papel de nossa morte em nossa vida, descobrimos dimensões insuspeitas da própria vida. O acompanhamento dos agonizantes não pode dispensar uma pesquisa transdisciplinar, na medida em que a compreensão do mundo presente passa pela compreensão do sentido de nossa vida e do sentido de nossa morte neste mundo que é o nosso".

Diante da morte, não é sustentável (nem suportável) trabalhar isolado. A morte revela que o conhecimento de cada disciplina será sempre parcial, e cada envolvido nesse processo tem algo a fazer e a dizer, incluindo o próprio paciente e sua família e cada profissional do caso. Na construção de conhecimento e práticas em cuidados paliativos saber que somos incompletos é fundante, pois é o que permite trabalhar no campo aberto que é atuar em cuidados paliativos, sabendo que a responsabilidade da ação de cada um é compartilhável e, por isso, se torna maior que a mera soma das partes.

REFERÊNCIAS BIBLIOGRÁFICAS

1. Bertalanffly L. Teoria geral dos sistemas: aplicação à psicologia. In: Bertalanffy L. et al. (ed.). Teoria dos sistemas. Rio de Janeiro: FGV; 1976.
2. Brasil. Lei n. 8.080, 19 de setembro de 1990. Dispõe sobre as condições para a promoção, proteção e recuperação da saúde, a organização e o funcionamento dos serviços correspondentes e dá outras providências.
3. Capra F. A teia da vida: uma nova compreensão científica dos sistemas vivos. São Paulo: Cultrix; 2006.
4. Coutinho DMB, Fonteles CSL. A perspectiva transdisciplinar da psicanálise. Psicologia: Teoria e Pesquisa. 2019;35:e35.
5. Figueiredo AC. Uma proposta da psicanálise para o trabalho em equipe na atenção psicossocial. Mental [Barbacena]. 2005;(5):44-55.
6. IAHPC. Palliative care definition. Disponível em: https://hospicecare.com/what-we-do/projects/consensus-based-definition-of-palliative-care/definition/. Acesso em: 5 ago. 2024.
7. Menezes RA. Em busca da boa morte: antropologia dos cuidados paliativos. Rio de Janeiro: Garamond: Fiocruz; 2004.
8. Moré CLO, Macedo RMS. A psicologia na comunidade: uma proposta de intervenção. São Paulo: Casa do Psicólogo; 2006.
9. Moretto MLT. O que pode um analista no hospital? São Paulo: Casa do Psicólogo; 2013.
10. Nicolescu B. O manifesto da transdisciplinaridade. 2002. Disponível em: http://www.ruipaz.pro.br/textos/manifesto.pdf.
11. Pereira IB. Dicionário da educação profissional em saúde. 2.ed. Rio de Janeiro: EPSJV; 2008.
12. Ribeiro CC, Schneider VS, Correa AC. Impasses da subjetividade nos cuidados paliativos: um estudo psicanalítico. Rev SBPH [São Paulo]. 2021;24(2):119-31.
13. Schmid AF, Mambrini-Doudet M, Hatchuel A. Une nouvelle logique de l'interdisciplinarité. Nouvelles Perspectives en Sciences Sociales. 2011;7(1):183-97.
14. Sifuentes TR, Dessen MA, Oliveira MCSL. Desenvolvimento humano: desafios para a compreensão das trajetórias probabilísticas. Psicologia: Teoria e Pesquisa. 2007;23(4):379-86.
15. Vasconcellos MJE de. Pensamento sistêmico: o novo paradigma da ciência. 9.ed. Campinas: Papirus; 2010.
16. Vilhena J, Pinheiro N. Nem público, nem privado, muito pelo contrário: sobre a clínica psicanalítica no ambulatório hospitalar. Estud Pesqui Psicol [Rio de Janeiro]. 2008;8(1).

11

Modelos e estratégias pedagógicas de capacitação multiprofissional em saúde

Andréia Melo Coriolano
Ana Lúcia Lopes Giaponesi

Pontos-chave

- Cuidados paliativos.
- Educação.
- Formação profissional.
- Metodologias ativas.

INTRODUÇÃO

A formação em cuidados paliativos (CP) visa capacitar estudantes e profissionais de saúde para atender de forma adequada as necessidades do paciente em sua integralidade de cuidados. O acesso à educação em CP nos cursos de formação em saúde no Brasil ainda é incipiente, principalmente quando se parte do pressuposto de que apenas uma minoria acredita que a educação formal no tema seja fundamental e necessária. É primordial que as instituições de educação em saúde (IES) e os próprios profissionais, principalmente gestores, educadores e os que atuam na assistência direta ao paciente e seus familiares tenham consciência da importância de uma educação formal, estruturada e fundamentada nas melhores evidências e que seja capaz de favorecer a integração multiprofissional da assistência em CP. Essa sensibilização implica uma mudança de atitude com a interiorização de valores e o desenvolvimento de um olhar diferenciado ao cuidado do paciente e sua família (Gielen, 2015). Segundo a Organização Mundial da Saúde (OMS, 2014):

> [...] a formação básica e a educação continuada em Cuidados Paliativos devem ser integradas como um elemento de rotina de toda a formação profissional médica e de enfermagem, e como parte da formação em serviço dos cuidadores ao nível dos cuidados primários [...]

Diante do cenário atual, caminha-se cada vez mais para a inserção curricular dos CP em diferentes níveis de formação. Segundo o *Atlas Global de Cuidados Paliativos*, na sua segunda edição de 2020, quando se trata de educação, embora não haja um consenso de matriz curricular, a capacitação deverá contemplar os diferentes níveis de formação (WHPCA, 2020). Nesse sentido, é possível vislumbrar uma adequação na formação que perpasse as dificuldades inerentes ao complexo processo de mudança de uma sociedade ainda em construção, contrapondo as desigualdades e buscando fortalecer o desenvolvimento cognitivo, emocional e moral de profissionais da saúde em suas respectivas áreas de atuação (Bacich; Tanzi Neto; Trevisani, 2015).

A capacitação multiprofissional em saúde é essencial para a qualidade dos serviços prestados e a obtenção de melhores resultados no tratamento dos pacientes, assim como apoio e suporte dispendido a familiares e/ou cuidadores em CP. Neste capítulo, serão abordados os princípios básicos da educação por competências, suas evidências e os principais modelos e estratégias pedagógicas para capacitação multiprofissional em CP.

O APRENDIZADO E A EDUCAÇÃO POR COMPETÊNCIAS EM CUIDADOS PALIATIVOS

O aprendizado está ligado a uma motivação profunda intrínseca e extrínseca. Intrínseca porque o controle não é externo; extrínseca porque a pessoa conta com a dinâmica do controle por nota, remuneração, medo (Bacich; Tanzi Neto; Trevisani, 2015).

No ensino contemporâneo, os desafios cognitivos ligados a problemas reais têm um significado relevante: o que importa não é o que ensinar (conteúdo), mas como ensinar (processos) e onde e com quem (contextos e comunidades de aprendizagem). Segundo os pesquisadores Doigde (2008) e Merzenich (2017), na versão de Gómez (2021), as redes neurais que estão envolvidas no "como", "onde" e "com quem" são muito mais complexas, organizadas e flexíveis do que as envolvidas no "o quê", mais simples e menos distribuídas no cérebro.

A Organização das Nações Unidas para a Educação, a Ciência e a Cultura (Unesco), desde 1996, propõe o relatório *Educação: um tesouro a descobrir*, da International Commission on Education for the Twenty-first Century, de Jacques Delors. Nesse contexto, a proposta para o desenvolvimento humano pleno e integral como objetivo da educação são as competências de "aprender a aprender" pela vida toda. A proposta da Educação do século XXI está sobre quatro pilares: aprender a conhecer, aprender a fazer, aprender a viver juntos e aprender a ser (Delors, 1998).

A visão atual do conhecimento sugere uma pedagogia em tempos tecnológicos que restaura o aluno como ser humano ativo em sua integralidade: emoções e razão, consciente e inconsciente, corpo e mente, indivíduo e coletividade, desenvolvendo a sua autonomia de compreensão e tomada de decisões. Esses instrumentos, que fazem com que o desenvolvimento humano aconteça, são as capacidades, qualidades, competências humanas e pensamento prático, que vão ao encontro do triplo saber: saber pensar, saber dizer e saber fazer. Portanto, é extremamente relevante o construto de competências e qualidades humanas, pois suscita o "querer", das emoções, atitudes e valores como elementos essenciais e tão relevantes quanto os conhecimentos ou as habilidades para entender a natureza complexa da compreensão e das ações humanas (Gómez; 2021).

As competências na educação são essenciais para a formação do profissional de saúde em CP.

Competências são um conjunto de conhecimentos, habilidades e atitudes que os alunos desenvolvem durante o processo de aprendizado e que transcendem o ambiente educacional, construindo vivências com o uso de habilidades sociais, pessoais e interpessoais durante a formação de sua identidade profissional.

O conhecimento traz uma realidade entre ideias que, de alguma forma, falam sobre o saber "o quê"; já as habilidades, associadas ao conhecimento, se referem aos procedimentos de saber "como"; os valores são as finalidades; no eixo dos sentidos, as atitudes representam a propensão a realizar ações, conforme seus valores, tendo as emoções como comportamentos individuais em cada situação (Gómez; 2021).

Em 2013, a *European Association for Palliative Care* (EAPC) propôs um guia orientador de competências centrais em CP com foco na educação e na complexidade relacionada à aplicação de cuidados específicos, em diferentes contextos de atenção à saúde, na atenção primária ou terciária em instituições hospitalares e outros ambientes de cuidado, que requer a atuação de profissionais habilitados diante das necessidades e dos desafios enfrentados pelos pacientes e seus familiares, independentemente do diagnóstico (EAPC, 2013).

EDUCAÇÃO BASEADA EM EVIDÊNCIAS

A educação baseada em evidências defende que as boas práticas de ensino e pesquisa devem nortear as bases de aprendizado, com ênfase na prática. De acordo com Saviani et al. (2007), a teoria e a prática possuem aspectos dialeticamente distintos e fundamentais para a experiência humana na relação com o outro, considerando a prática como a razão de ser da teoria.

A prática clínica desperta o olhar de profissionais de saúde para a realização de pesquisas com intervenções que geram resultados e contribuem para o desenvolvimento de protocolos e publicações. Esses profissionais experientes, pesquisadores ou não, tendem a se tornar multiplicadores das melhores práticas assistenciais ou referências técnicas. Embora a experiência e a vivência na prática clínica possam levar especialistas à docência, profissionais mais experientes e competentes nem sempre possuem preparo didático, sendo necessário desenvolver habilidades de educador para que o ensino seja efetivo.

O educador capacitado pode experimentar diferentes estratégias de ensino, montar sua caixa de ferramentas e adequar a estratégia conforme o público-alvo, objetivos de aprendizagem e níveis de formação. Metodologias baseadas em evidências são diretivas consistentes para os educadores no processo de ensino e aprendizagem e resultam em estratégias e ações que permitem aos alunos o desenvolvimento de competências específicas e diferenciadas. A Educação Moderna propõe diversos formatos que favorecem a aprendizagem. As metodologias ativas têm como centro o protagonismo do aluno e não mais do professor, representando uma mudança de atitude tanto do aluno em uma participação mais ativa, direta e reflexiva, quanto do professor, que passa a assumir o papel de facilitador do aprendizado, mais amplo e complexo, não apenas responsável por transmitir informações, podendo, ainda, tornar-se um mentor/orientador de seus alunos que, de maneira mais holística, pode estar ligado aos projetos de vida desses alunos (Moran; Bacich, 2018).

A metodologia ativa pode refletir direta ou indiretamente na motivação e no envolvimento dos alunos que se tornam mais presentes e participativos. A metodologia pode ser considerada híbrida quando ligada a uma tecnologia que medeia grandes possibilidades, é mais flexível e compartilha espaços, tempos, materiais e técnicas (Moran; Bacich, 2018).

Portanto, o percurso metodológico é um conjunto de propósitos/intenções com estratégias pedagógicas que levarão ao produto final, considerado a consolidação do processo, da reflexão e da aprendizagem que deverá ser integrada à vida.

As estratégias de ensino devem ser planejadas de acordo com as metodologias definidas para cada disciplina. O foco é o aprendizado através de uma metodologia que tire o aluno do estado de ouvinte, que leve a ele um novo sentido no aprender, com uma visão crítica, pois o método respeita a sua bagagem prévia, tanto no campo pessoal como no campo profissional. Planejar o método ativo desafia as capacidades do professor tanto na elaboração quanto na aceitação por parte dos alunos envolvidos; nesse caso, a sua experiência terá um peso mais evidente. O professor é um criador de experiências, tem domínio do percurso metodológico, organiza atividades e promove reflexões. Diante desse cenário, da era da educação digital, o professor deverá deixar de ser o "professor *spam*" (só ele que comunica, não promove interação, não permite *feedback*, tem a postura controladora e autoritária) e deverá ser o "professor *influencer*" (cria interação, empatia, é inspirado pelo conhecimento, tem postura colaborativa e de liderança e promove a mudança de mentalidade (Castanheira; Oliveira; Ferreira, 2017).

Para Ken Robinson, escritor e consultor internacional em educação e artes da Universidade de Warwick:

> O professor não ensina pessoas a serem criativas por meio de instruções diretas, como "faça o que eu faço e você vai ser mais criativo". Existem aspectos do aprendizado em qualquer campo que escolher, exigindo dominar habilidades, disciplinas e técnicas, mas ensinar é muito mais que instrução direta. Ensinar é um processo de habilitação (criar condições para). É um processo para dar às pessoas oportunidades como um processo de encorajamento. É um processo de inspiração e orientação.

EDUCAÇÃO MULTIPROFISSIONAL EM CUIDADOS PALIATIVOS

Em 1988, um grupo de estudos da OMS publicou o relatório de pesquisa sobre Educação Multiprofissional do Pessoal da Saúde. O relatório foi apresentado em uma reunião no ano anterior em Genebra sob o título *Aprendendo juntos para trabalhar juntos pela saúde*, incluindo o conceito de educação multiprofissional e sua aplicabilidade: treinamento de estudantes das áreas da saúde para o desenvolvimento de habilidades de trabalho em equipe e resolução de problemas; treinamento multiprofissional para fornecer cuidados de saúde integrados, que atendam às necessidades dos pacientes de forma mais relevante e viável (WHO, 1988).

Embora o avanço das pesquisas tenha impulsionado a implantação de estratégias que fomentam a educação multiprofissional, o trabalho em equipe ainda é um tópico a ser melhorado, tanto na formação quanto na prática profissional em saúde. No Brasil, as Diretrizes Curriculares Nacionais (DCN) dos cursos de graduação em medicina recomendam o uso de metodologias ativas para o desenvolvimento de habilidades essenciais de trabalho em equipe (Brasil, 2014). Segundo Wood, Meekin e Fins (2002), um dos fatores contribuintes para esse déficit é a necessidade de desenvolvimento do corpo docente em consonância com a atualização da grade curricular. Sob a ótica dos CP, pode-se usar como exemplo uma universidade na Finlândia que, mesmo tendo um currículo formal considerado modelo em medicina paliativa, que excede as recomendações europeias em termos de carga horária e conteúdo, o trabalho em equipe é citado no artigo como tema que requer melhorias (Lehto et al., 2017).

No âmbito acadêmico, o melhor cenário seria se houvesse um esforço das instituições em promover a integração dos alunos de diferentes cursos, transpondo as barreiras de carga horária, engajamento docente e outros limitantes com o objetivo de desenvolver uma cultura de trabalho em equipe. As disciplinas optativas podem ser uma opção viável para atrair interessados no tema e gerar a oportunidade de treinar habilidades de comunicação e trabalho em equipe, além da operacionalização do plano de cuidados integrados (Kanashiro; Grandini; Guirro, 2021). Ademais, os benefícios do aprendizado adquirido em cursos, disciplinas e oficinas opcionais poderão ser observados na mudança de comportamento e desempenho dos alunos em disciplinas e avaliações curriculares, como no exemplo desse estudo, no qual alunos de medicina do quarto ano, que participaram de um curso opcional de medicina paliativa, tiveram melhores pontuações nas questões de CP do teste de progresso institucional comparado aos alunos que não fizeram o curso (Lehto et al., 2017).

Na prática profissional, as dificuldades dos egressos diante do trabalho em equipe têm como prelúdio a falta de inserção desse tópico na formação básica e/ou acadêmica. A problemática é que, nos serviços de saúde, o trabalho em equipe é imprescindível, principalmente no contexto de CP, em que o paciente e sua família são considerados uma unidade de cuidados. Nesse sentido, uma única categoria profissional abrangeria apenas parte das necessidades de cuidados, consequentemente a equipe multiprofissional e o trabalho interprofissional buscam fortalecer o elo que fundamenta a atenção integral de CP (Leão; Lopes, 2020).

Os problemas de comunicação se destacam na literatura como componente que afeta diretamente o trabalho em equipe e, consequentemente, a assistência prestada por médicos, enfermeiros, fisioterapeutas, nutricionistas, técnicos de enfermagem, psicólogos, terapeutas ocupacionais e farmacêuticos, evidenciando a necessidade de melhorias na qualificação profissional em CP no âmbito da educação multiprofissional (Silva et al., 2022). É necessário empenho pessoal e suporte institucional para melhorar o trabalho em equipe e a experiência de usuários dos serviços de saúde. A educação interprofissional possibilita a prática colaborativa e aumenta a resolubilidade dos serviços.

Silva et al. (2021) reforçam a necessidade de capacitação multiprofissional em CP com a finalidade de assegurar o princípio da integralidade dos cuidados prestados e sugerem o uso de ferramentas para a operacionalização do cuidado de forma eficaz, favorecendo o diálogo interdisciplinar. Por conseguinte, a educação corporativa de forma contínua poderá fortalecer e fomentar o desenvolvimento de uma cultura de trabalho em equipe de qualidade, capaz de proporcionar benefícios ao paciente, familiares e a melhorar a integração entre os profissionais envolvidos.

Aos profissionais que buscam uma colocação no mercado de trabalho, cursos de pós-graduação multiprofissional em CP poderão proporcionar, além da qualificação formal adequada, a oportunidade de exercitar, em ambiente seguro, o desenvolvimento de habilidades essenciais para o trabalho em equipe.

ESTRATÉGIAS PEDAGÓGICAS DE CAPACITAÇÃO MULTIPROFISSIONAL EM CUIDADOS PALIATIVOS

As estratégias de capacitação multiprofissional podem ser adaptadas e aplicadas em diferentes contextos e níveis de formação. Algumas são mais utilizadas no meio acadêmico, outras no âmbito profissional; cabe ao educador definir a estratégia pedagógica mais adequada, considerando as bases do aprendizado e as competências. De acordo com Green e Markaki (2018), para a elaboração de um treinamento formal eficaz em CP, é essencial atentar-se à escolha das modalidades e estratégias de ensino e elaborar o currículo com base nas evidências da educação interprofissional, além de avaliar constantemente o programa do curso.

Uma revisão sistemática sobre educação em CP analisou 36 programas de cursos e treinamentos destinados a profissionais de saúde descritos em artigos de revisão por pares e alguns diretórios da literatura cinza. Esses programas foram implementados em oito países da América Latina, a maioria em nível de pós-graduação, interdisciplinares, com método de aulas tradicionais. Os temas dor e gerenciamento de sintomas foram os mais abordados, e a descrição sobre os métodos de avaliação foi escassa. As principais dificuldades na implementação dos programas foram a indisponibilidade de recursos financeiros, a falta de docentes capacitados e de valorização da relevância do tema. O estudo destaca a importância do uso de métodos práticos e da vivência em ambientes clínicos para favorecer o aprendizado nos cursos; além disso, sugere a implantação de plataformas que permitam o compartilhamento de experiências de programas bem-sucedidos, contribuindo para a melhoria da educação em CP na América Latina (Vindrola-Padros et al., 2018).

Diversas estratégias podem ser utilizadas para capacitação multiprofissional em CP. A seguir, estão reunidos alguns exemplos descritos na literatura.

O seminário integrativo em CP é um modelo de estratégia educacional que pode ser aplicado em diferentes cursos, tanto de graduação quanto de pós-graduação multidisciplinar, que contenham estágio na prática clínica. A experiência relatada se refere a um curso optativo de medicina paliativa, destinado a alunos de medicina do quarto ano. O treinamento incluiu palestras e *workshops* sob o tema "Elementos-chave de Cuidados Paliativos de alta qualidade na prática clínica" e tinha como objetivo aprimorar o gerenciamento de sintomas. Os participantes foram divididos em pequenos grupos de 8 a 10 componentes e orientados a realizar uma entrevista com um paciente na enfermaria de CP para estabelecer um plano de cuidados para ser apresentado no seminário integrativo. O facilitador conduziu a discussão e realizou os *feedbacks* (Lehto et al., 2017). O seminário integrativo pode ser utilizado como estratégia capaz de integrar profissionais e residentes de diferentes categorias nos serviços de CP, favorecendo um ambiente para discussão de casos complexos, reflexão sobre o cuidado e a troca de experiências a fim de contribuir para o aprendizado coletivo.

A sala de aula invertida (*flipped classroom*) tem sido utilizada em diferentes contextos e cursos. A estratégia preconiza que o conteúdo que seria abordado em sala de aula seja disponibilizado previamente para que o aprendizado se desenvolva em ambiente flexível. Esse conteúdo precisa ser elaborado com intencionalidade e requer treinamento e dedicação dos professores com a finalidade de gerar uma cultura de aprendizagem mais autônoma, direcionada aos objetivos pedagógicos. O conteúdo pode ser disponibilizado em formato de vídeo, como descreve um estudo realizado na Faculdade de Medicina da Universidade de Stanford, aplicado no eixo longitudinal de desenvolvimento de habilidades em CP em períodos dos anos pré-clínicos. Nesse exemplo de sala de aula invertida, os alunos assistem a vídeos *online* onde quiserem, otimizando o tempo efetivo de aula para interação e discussão, fornecendo melhor preparo para as atividades de simulação, *debriefing* e dramatização do aprendizado propostos na programação educacional (Periyakoil; Basaviah, 2013).

Em outro estudo, observa-se o uso de sala de aula invertida para capacitação multiprofissional em CP; o conteúdo produzido foi sobre avaliação da dor e constituiu a base teórica do *workshop* virtual. A capacitação foi elaborada com o objetivo de treinar médicos e enfermeiros do departamento de Geriatria Paliativa e nivelar o conhecimento técnico sobre farmacologia e conversão de opioides durante o manejo de medicamentos complexos para controle da dor. Os participantes foram divididos em grupos de seis componentes no ambiente virtual para discutir os casos e definir um relator responsável pela apresentação dos resultados no grupo grande. Os casos exigiam conhecimento das diretrizes sobre segurança do paciente, capacidade de prescrição e conversão matemática das doses de metadona, e a aquisição de conhecimento foi mensurada em pré e pós-teste. O uso da estratégia de sala de aula invertida possibilitou a base de conhecimento necessária e otimizou o tempo para discussão no *workshop* virtual de CP (Biewald; Scarborough; Lindenberger, 2021).

Um curso destinado à capacitação de professores em metodologias ativas para treinamento de CP também descreve os benefícios do uso de sala de aula invertida e estratégias como *role play* e *problem-based learning* (PBL), no mesmo curso para abordagem de comunicação eficaz em CP, luto e bioética (Ramos; Garcia, 2022).

No *role play* ou dramatização, os alunos aprendem por meio da experiência vivenciada ao representar determinado papel ou situação específica. É bastante utilizado nos cursos de saúde como estratégia ativa com benefícios de aprendizado amplamente descritos na literatura, principalmente para o desenvolvimento de habilidades de comunicação, e, por ser de fácil aplicação entre os alunos e necessitar de poucos recursos, quando comparado à simulação tradicional. Um estudo descreveu oito diretrizes para maximizar os benefícios do uso de *role play* no desenvolvimento de habilidades de entrevista centrada no paciente, que podem ser muito úteis nos treinamentos em CP. O Quadro 1 apresenta as diretrizes listadas por Nestel e Tierney (2007).

A aprendizagem baseada em problemas (PBL) é uma estratégia que proporciona oportunidade de trabalho colaborativo e raciocínio crítico na resolução de pro-

QUADRO 1 Diretrizes para maximizar os benefícios do *role play*

- Declare metas e objetivos claros sobre tarefas e funções.
- Crie papéis que reflitam experiências reais e níveis apropriados de desafios.
- Relacione a dramatização aos contextos mais amplos em que os alunos estão aprendendo.
- Reconheça possíveis dificuldades na dramatização.
- Enfatize a importância das interações sociais para o aprendizado.
- Forneça tempo suficiente para a preparação para funções.
- Destaque os benefícios de desempenhar todos os papéis.
- Use diretrizes de *feedback* estruturado – explore os sentimentos dos entrevistadores, identifique habilidades eficazes e aquelas que exigem desenvolvimento, busque *feedback* do entrevistador e do "paciente", alcance um equilíbrio no que funcionou e no que precisa de desenvolvimento.
- Responda às preferências dos alunos para trabalhar com amigos.
- Escreva reflexões sobre a experiência.
- Certifique-se de que os tutores estejam entusiasmados.
- Forneça oportunidades para *debriefing*.
- Resuma as experiências.
- Use dispositivos de gravação audiovisual para reprodução.

Fonte: Nestel D; Tierney T, 2007.

blemas. Um estudo analisou a base pedagógica do uso de PBL para educação interprofissional em CP, e os facilitadores foram treinados para uso do método. Participaram do PBL alunos de medicina, enfermagem, farmácia, nutrição, serviço social, fisioterapia e psicologia clínica. O estudo avaliou a satisfação do aluno em aprender sobre CP e o papel de seus colegas de outras categorias profissionais concluindo que o uso de PBL para educação interprofissional em CP possibilitou experiências predominantemente positivas, com ensino cooperativo entre os envolvidos para resolução da questão proposta (Mckee; D'eon; Trinder, 2013).

Diante da necessidade de melhorias na educação e no treinamento de cuidados paliativos pediátricos (CPP), o estudo se propôs testar a eficácia de um módulo PBL em CPP envolvendo estudantes de medicina e o corpo docente. Os objetivos de aprendizagem explorados durante o módulo de PBL foram definir conceitos centrais em CP, realizar avaliação da dor total e seus componentes e elencar os princípios elementares que permeiam as relações terapêuticas com pacientes (Moody et al., 2018).

A educação médica baseada em simulação (SBME) tem sido descrita como modalidade eficaz para o desenvolvimento de habilidades essenciais nos cursos da saúde. Uma revisão sistemática recente analisou o uso da simulação em treinamentos de CP entre alunos de medicina e enfermagem. Dentre os 78 estudos analisados, a interação com paciente simulado apareceu em 68% dos artigos; os temas abordados mais recorrentes foram escolha de tratamentos, comunicação de notícias difíceis, comunicação empática e gerenciamento de sintomas. Apenas 16% deles integravam participantes de diferentes níveis de formação, 76% envolviam alunos de medicina e 38% de enfermagem, e o trabalho social e cuidado espiritual foram sub-representados. O estudo reforça a importância do uso de SBME para o desenvolvimento de habilidades interprofissionais, principalmente gerenciamento de sintomas em CP (Kozhevnikov; Morrison; Ellman, 2018).

Independentemente da estratégia pedagógica escolhida, a capacitação multiprofissional e a integração interprofissional devem ser percebidas como necessidade iminente e expressiva que dependem do empenho na implantação de currículos interprofissionais nas áreas de formação em saúde. O reforço na base educacional entregará egressos mais qualificados e familiarizados com o trabalho em equipe, componente essencial em CP. Portanto, paralelamente à questão estrutural da formação básica fragmentada, os serviços de saúde precisam articular ações para intensificar as capacitações multiprofissionais, visando fornecer cuidados mais qualificados em CP.

REFERÊNCIAS BIBLIOGRÁFICAS

1. Bacich L, Tanzi Neto A, Trevisani FM, organizadores. Ensino híbrido: personalização e tecnologia na Educação. Porto Alegre: Penso; 2015.
2. Biewald MA, Scarborough B, Lindenberger E. Methadone for Palliative Care Providers: A Case-Based Flipped Classroom Module for Faculty and Fellows. MedEdPORTAL. 2021;17:11172.
3. Brasil. Ministério da Saúde. Diretrizes curriculares nacionais (DCN) do curso de graduação em medicina. Brasília, DF: MS; 2014.
4. Castanheira N, Oliveira M, Ferreira A. A educação por Ken Robinson: academia versus opinião pública. Internet Latent Corpus Journal. 2017;7(1):28-44.
5. Castro AA, Taquette SR, Marques NI. Inclusion of palliative care teaching in medical scholls in Brazil. Rev Bras Edu. Med. 2021;45(2):e056.
6. Delors J. Educação: um tesouro a descobrir: relatório para a UNESCO da Comissão Internacional sobre Educação para o Século XXI. São Paulo: Cortez; Brasília, DF: UNESCO, 1998.
7. European Association for Palliative Care. Competências centrais em Cuidados Paliativos: um Guia orientador da EAPC sobre educação em cuidados paliativos – parte 1. Eur J Palliat Care. 2013;20(2):140-45.
8. Gielen J. Education in care ethics: a way to increase palliative care awareness in India. Int J Ethics Educ. 2015.
9. Gómez AIP. Pedagogias para tempos de pandemias e perplexidades: da informação à sabedoria. Itapetininga: Edições Hipótese; 2021. p. 40-3.
10. Green SB, Markaki A. Interprofessional palliative care education for pediatric oncology clinicians: an evidence-based practice review. BMC Res Notes. 2018;11:797.
11. Kanashiro ACS, Grandini RICM, Guirro UBP. Palliative care and technology-mediated learning: assessment of the acquisition of competencies. Rev Bras Educ Med. 2021;45(04).
12. Kozhevnikov D, Morrison LJ, Ellman MS. Simulation training in palliative care: state of the art and future directions. Adv Med Educ Pract. 2018;9:915-924.
13. Leão IS, Lopes FWR. Atuação multiprofissional em cuidados paliativos: limites e possibilidades. Revista Saúde & Ciência Online. 2020;9(3):64-82.
14. Lehto JT, Hakkarainen K, Kellokumpu-Lehtinen PL, Saarto T. Undergraduate curriculum in palliative medicine at Tampere University increases students' knowledge. BMC Palliat Care. 2017;16(1):9-13.
15. Marson S, Paal P, Elsner F, Payne C, Ling J, Noguera A, et al. Palliative care for all: An international health education challenge. Palliat Support Care. 2020;18(6):760-2.
16. Moody K, McHugh M, Baker R, Cohen H, Pinto P, Deutsch S, et al. Providing pediatric palliative care education using problem-based learning. J Palliat Med. 2018;21(1):22-7.
17. Moran J, Bacich L, organizadores. Metodologias ativas para uma educação inovadora: uma abordagem téorico-prática. Porto Alegre: Penso; 2018.
18. McKee N, D'Eon M, Trinder K. Problem-based learning for inter-professional education: evidence from an inter-professional PBL module on palliative care. Can Med Educ J. 2013;4(1):e35-48.
19. Nestel D, Tierney T. Role-play for medical students learning about communication: Guidelines for maximising benefits. BMC Med Educ. 2007:7:3.
20. Periyakoil VS, Basaviah P. The Flipped Classroom Paradigm for Teaching Palliative Care Skills. Virtual Mentor. 2013;13(12):1034-7.

21. Ramos ESG, Garcia RR. Curso de atualização docente em Cuidados Paliativos: uso de metodologias ativas. Res Soc Dev. 2022;11(7):e43411730067.
22. Saviani D, Almeida JS, Souza RF, Valdemarin VT. O legado educacional do século XIX. Campinas: Autores Associados; 2017.
23. Silva AE, Guimarães MAM, Carvalho RC, Carvalho TV, Ribeiro SA, Martins MR. Cuidados paliativos: definição e estratégias utilizadas na prática médica. Res Soc Dev. 2021;10(1):e18810111585.
24. Silva TSS, Pedreira RBS, Lima ER, Santos L, Reis TT, Rocha MP, et al. Desafios da equipe multiprofissional em cuidados paliativos no Brasil: revisão integrativa. Res Soc Dev. 2022;11(6):e18511628904.
25. Vindrola-Padros C, Mertnoff R, Lasmarias C, Gómez-Batiste X. Palliative care education in Latin America: A systematic review of training programs for healthcare professionals. Palliat Support Care. 2018;16(1):107-17.
26. Wood EB, Meekin SA, Fins JJ. Melhorando a Educação em Cuidados Paliativos nos Currículos da Faculdade de Medicina: Implementação da Ferramenta de Avaliação da Educação Paliativa. Medicina Acadêmica. 2002;77(4):285-91.
27. World Health Organization. Learning together to work together for health. Report of a WHO Study Group on Multiprofessional Education for Health Personnel. Genebra: WHO; 1988. p.1-72.
28. World Health Organization. Strengthening of palliative care as a component of integrated treatment throughout the life course. J Pain Palliat Care Pharmacother. 2014;28(2):130-4.
29. Worldwide Hospice Palliative Care Alliance. Global Atlas of Palliative Care 2. ed. 2020. Disponível em: http://www.thewhpca.org/resources/item/global-atlas-of-palliative-care-2nd-ed-2020. Acesso em ago. de 2024.

12

Avanços na educação em cuidados paliativos – medicina

Juraci Aparecida Rocha

Pontos-chave

- Cenário global e desafios na educação em cuidados paliativos.
- Competências e componentes essenciais no ensino de cuidados paliativos.
- Diretrizes curriculares nacionais para medicina e metodologias.

INTRODUÇÃO

A inserção dos cuidados paliativos (CP) na grade curricular das faculdades de medicina no Brasil não foi um processo fácil tampouco uniforme. Em 2014, com a reformulação da grade curricular da graduação da Faculdade de Medicina da Universidade de São Paulo (FMUSP), o Núcleo Técnico Científico (NTC) de Cuidados Paliativos do Hospital das Clínicas da FMUSP enviou uma proposta com sugestões de alguns temas, mas os resultados foram pouco efetivos. Entretanto, a partir de 2018, houve uma mobilização por parte da disciplina de Ciclo da Vida, da Geriatria e da disciplina de Humanidades do NTC da Humanização, incitando a participação em algumas atividades em que fosse possível abordar alguns temas correlatos. Dessa forma, abriram-se as oportunidades para iniciar um longo caminho de divulgação de alguns tópicos em CP dentro da graduação.

Em 2020, houve a iniciativa, por parte da coordenação do Estágio Integrado da Saúde do Adulto da FMUSP, que ocorre durante o sexto ano do curso de medicina no Hospital Universitário da USP (HU-USP), de introduzir a temática dos CP, bem como a criação do Ambulatório Multiprofissional Didático de Cuidados Paliativos do HU-USP.

Em 2022, a coordenação da graduação da FMUSP propôs ao NTC a inclusão de atividades teórico-práticas e da enfermaria de CP no Estágio de Clínica Médica do internato do quinto ano de medicina. Também em 2022, foram acrescentados ao curso de Semiologia do segundo ano do curso médico da FMUSP temas como "Introdução aos cuidados paliativos", "Semiologia do fim de vida" e "Oficina de comunicação de más notícias".

Essas implementações têm representado grande avanço para o ensino dos CP na graduação de medicina da FMUSP. Com relação ao panorama brasileiro, a realidade não tem sido muito diferente. Historicamente, algumas faculdades de medicina têm se destacado como pioneiras nesse quesito, no entanto, apesar do brilhante protagonismo, ainda é muito pouco diante da relevância do tema.

Em recente levantamento de análise de 134 projetos pedagógicos dos cursos de medicina por meio da ferramenta PEAT (*Palliative Education Assessment Tool*) e em conformidade com a proposta de ensino sugerida pela *European Association for Palliative Care*, e atualizada pelo projeto EDUPALL, demonstrou-se que cerca de 47% estão relacionados a manejo da dor, 46% a manejo de sintomas neuropsiquiátricos, 44% a habilidades clínicas e somente 19% a conceitos de CP.

Em outro estudo exploratório, com cerca de 315 faculdades de medicina cadastradas no Ministério da Educação (MEC), apenas 14% tinham disciplina de CP no curso médico. Destas, 52% encontravam-se na região Sudeste, 25% no Nordeste e 18% na região Sul. Em 61% dos casos, a disciplina era obrigatória no terceiro e quarto ano, 57% em escolas privadas, com carga horária de 46,9 horas. O cenário de atividades esteve condicionado à sala de aula, algumas com integração ensino-comunidade. Os conteúdos abordados eram relacionados a tanatologia, geriatria, humanização, bioética, dor e oncologia.

Na realidade, a abordagem de temas específicos de CP ficou muito aquém do preconizado pela Organização Mundial da Saúde (OMS) e não atende às recomendações necessárias nem ao marco regulatório do Sistema Único de Saúde (SUS). O ensino de CP na graduação em medicina ainda é muito escasso, o que de certa forma se constitui em barreira importante à boa formação médica.

Em nível mundial, o cenário também não é muito diferente, e, apesar da criação de diversas matrizes curriculares, condizentes com os preceitos da OMS, na prática as dificuldades são enormes, sem se conseguir atingir os objetivos preconizados pelas políticas de saúde pública de cada região.

OMS – ESTRATÉGIAS DE SAÚDE PÚBLICA PARA CUIDADOS PALIATIVOS

Em 2007, a OMS divulgou a estratégia de Saúde Pública para CP composta por quatro componentes cruciais para a efetiva prestação de CP, principalmente na atenção primária à saúde:

- Políticas públicas adequadas.
- Disponibilidade de medicamentos.
- Capacitação de profissionais de saúde.
- Implementação de serviços de CP em vários níveis de assistência.

Em 2014, com base nessas premissas, foram formatadas nos Estados Unidos as principais competências necessárias na grade curricular da graduação e pós-graduação para a boa formação médica. Destacam-se, a seguir, as principais competências elencadas para o programa de graduação e pós-graduação:

- Programa de graduação em medicina:
  - Tomada de decisão ética.
  - Comunicação centrada no paciente.
  - Explorar valores e preferências com paciente/família.

- Capacidade de autorreflexão no cuidado com paciente/família.
- Definir o papel dos CP em toda a trajetória de doença.
- Identificar sofrimento psicossocial do paciente/família.
- Avaliação sistemática da dor.

▪ Programa de Residência em Clínica Médica e Medicina de Família:
  - Manejo do uso de opioides.
  - Manejo de sintomas psiquiátricos.
  - Acolhimento das emoções do paciente/família.
  - Integrar valores ao plano de tratamento.
  - Manejo de sintomas nos últimos dias de vida.
  - Assistência ao luto.

FERRAMENTAS DE AVALIAÇÃO NA GRADUAÇÃO MÉDICA

Diante das exigências de atingir as competências necessárias para uma boa formação em CP na graduação, algumas ferramentas vêm sendo elaboradas no decorrer dos anos, visando rastrear os projetos pedagógicos elaborados pelas faculdades de medicina, além de avaliar o desempenho do próprio estudante. A PEAT é uma ferramenta com o objetivo de rastrear os sete principais domínios dentro de uma estrutura curricular, necessários para uma boa formação médica. São eles:

I. Conceitos básicos de medicina paliativa.
II. Manejo da dor.
III. Manejo de sintomas neuropsiquiátricos.
IV. Manejo de outros sintomas.
V. Conceitos básicos de ética e direito.
VI. Perspectivas não clínicas de paciente/familiar/cuidadores no final da vida.
VII. Habilidades em comunicação em saúde.

Essa ferramenta também é muito utilizada em pesquisa exploratória visando ao rastreamento do conteúdo do projeto pedagógico dos cursos de medicina.

Durante a pandemia, pelo isolamento social, algumas estratégias tiveram de ser criadas rapidamente para modificar, em curto espaço de tempo, o ensino presencial em ensino remoto ou *online*. Algumas plataformas grátis, oferecidas pelo Google Meet®, Zoom® e outras, foram rapidamente assimiladas para esse fim. A avaliação *online* também teve de ser adaptada, e o *feedback* aos alunos de forma virtual foi um grande desafio a ser vencido.

Recente publicação mostrou uma análise da efetividade desse processo no que diz respeito à aquisição de certas habilidades através desse modelo. Foram avaliadas cerca de dez competências num período de 7 semanas, a serem adquiridas através de atividades *online*, como estudo dirigido, problematização e simulação de situações. Dos 45 estudantes matriculados, 37 responderam ao questionário PalliComp antes da disciplina e 32 no final. O escore geral de competências elevou-se de 63,9 ± 14,7 para 74,9 ± 14,6 (0,001) em uma escala que variava de 0 a 100. A elevação estatisticamente significativa ocorreu nas competências relacionadas ao conceito de CP (< 0,001), à abordagem de sintomas físicos (0,004) e psicoemocionais (< 0,001), à família (0,03) e à tomada de decisão ética (0,05). Não se mostrou diferença nas competências de abordagens social (0,07) e espiritual (0,13), trabalho em equipe (0,67), comunicação (1,00) e autodesenvolvimento (0,13). Nesse estudo, demonstrou-se que houve aquisição geral de competências em CP entre estudantes de medicina, e a estratégia de ensino em uma disciplina específica mediada por tecnologias se mostrou válida.

Outra ferramenta eletrônica de Educação Médica Internacional em Cuidados Paliativos (IMEP-e) foi aplicada a estudantes de medicina do terceiro e quinto anos, com o intuito de avaliar as atitudes em relação ao cuidado de pacientes em final de vida. Cerca de 360 questionários foram enviados via *e-mail* com taxa de resposta de 46,4%. Houve aplicação de duas escalas: SEPC (*Self-Efficacy Palliative Care Scale*), com 23 itens, e TS (*Thanatophobia Scale*), com 7 itens. Com relação à SEPC, houve uma mudança significativa ($p < 0,001$) de atitudes, entre os grupos avaliados: habilidades de comunicação ($t = -13,52$); manejo de dor ($t = -14,25$); gestão multidisciplinar ($t = -7,89$). Em relação à escala TS, houve aumento significativo de atitudes positivas ($z = -2,85$, $p < 0,005$). Portanto, chegou-se à conclusão de que a ferramenta IMEP-e é um método de treinamento simulado em computador, viável para a preparação de estudantes de medicina para a prática clínica. Porém, um estudo em maior escala será preciso para adaptar e avaliar o uso da ferramenta na pós-graduação.

INOVAÇÃO EDUCACIONAL: METODOLOGIA DE ENSINO FOCADA NO ALUNO

Nas últimas décadas, observou-se que as crescentes transformações sociais, econômicas, políticas, culturais e tecnológicas têm impactado de forma significativa a vida das pessoas, nas relações interpessoais, no mundo do trabalho e, por conseguinte, no sistema educacional. Este último talvez seja o que mais tenha sofrido abalos, devido à solidez histórica de sua estrutura.

Nesse contexto, as metodologias ativas se apresentam como parte integrante na renovação desse processo. Trata-se de compreender a dinâmica da função cerebral, através dos recursos das neurociências, e reestruturar o ensino colocando o aluno no centro das atenções, visando a um aprendizado mais duradouro. O professor deixa de ser o protagonista e assume a difícil tarefa de facilitador de um aprendizado dinâmico e interativo, oferecendo todos os recursos necessários para o aluno iniciar a construção de seu próprio aprendizado.

As metodologias ativas têm a proposta de superar uma educação estagnada e fragmentada, com acúmulo de informações e que não consegue mobilizar recursos e uma proatividade na resolução de novos problemas que surgem no dia a dia. Dessa forma, ganha cada vez mais destaque o discurso sobre a necessidade de que a organização curricular e o conteúdo programático desenvolvido nas escolas médicas assumam uma proposta interdisciplinar promovendo o aprendizado colaborativo nos diversos cenários de prática (Figura 1).

Esse processo de reformulação é orientado pela Resolução n. 3, de 20.06.2014, do MEC, que institui as Diretrizes Curriculares Nacionais (DCN) para a graduação em medicina. O capítulo III dessa resolução dita sobre os Conteúdos Curriculares e o Projeto Pedagógico do Curso de Graduação em Medicina. No artigo 26, a resolução estabelece que o curso deverá ser "centrado no aluno como sujeito da aprendizagem e apoiado no professor como facilitador e mediador do processo, com vistas à formação integral e adequada do estudante". Ao buscar garantir essa postura na relação professor-aluno, no art. 29, itens II e IV, orienta-se que o curso deve "utilizar metodologias que privilegiam a participação ativa do aluno na construção do conhecimento e na integração entre os conteúdos, assegurando a indissociabilidade do ensino, pesquisa e extensão", bem

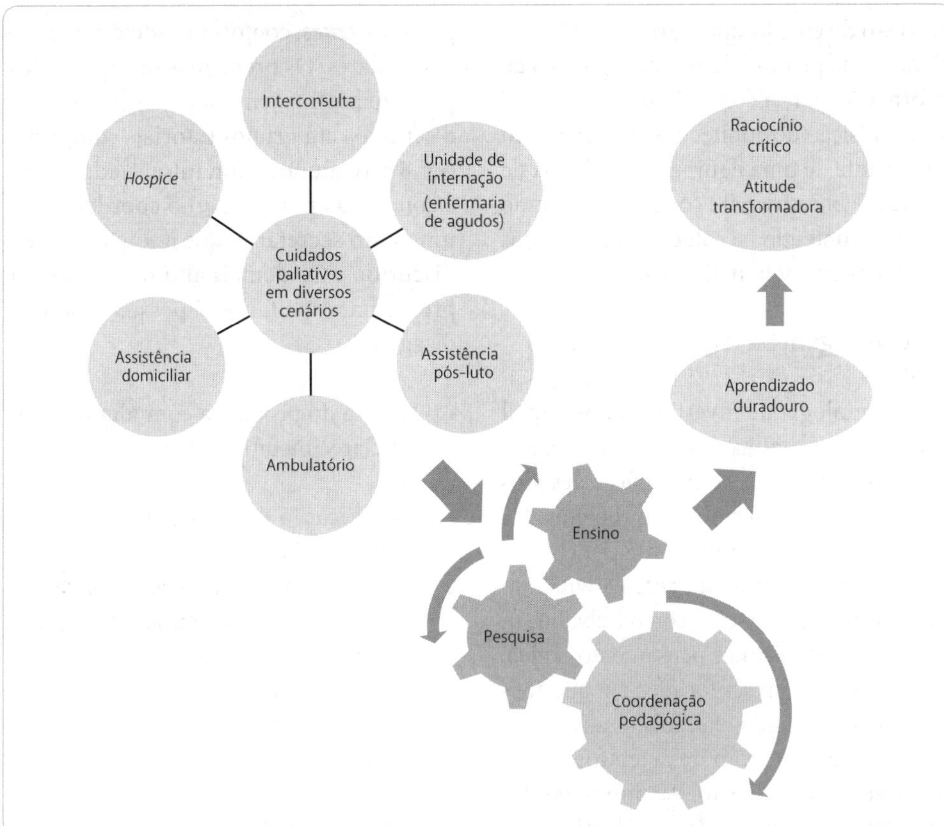

FIGURA 1 Desafios do ensino e aprendizagem em cuidados paliativos.

como "promover a integração e a interdisciplinaridade em coerência com o eixo de desenvolvimento curricular". Essas DCN nos revelam que as exigências a uma proposta curricular e a um modelo pedagógico devem ir além da simples ilustração, requerendo dos atores envolvidos no processo educacional a capacidade criativo-pragmática. Em decorrência dessa constatação, tem-se buscado cada vez mais colocar em prática metodologias de ensino e aprendizagem com possibilidade de desenvolver nos alunos tais competências. Essa demanda tem levado muitas pesquisas no campo da educação médica a afirmarem que as metodologias ativas estão mais adequadas ao perfil de profissional que se almeja.

Tipos de metodologias ativas

Aprendizagem baseada em equipes (TBL – *team-based learning*)

Estratégia indicada para situações nas quais exista um grupo grande de pessoas e precisa-se trabalhar com todo o grupo simultaneamente e de forma que haja reflexão crítica individual e coletiva; um dos motivos pelos quais se subdivide a sala em grupos menores. O professor tem o importante papel de catalisador e mediador do processo de ensino-aprendizagem. O estudante sai da posição de receptor passivo da informação para a condição de responsável pela aquisição do conhecimento e membro importante de uma equipe que trabalha de forma colaborativa para compreender como aplicar o conteúdo na solução de problemas realísticos e contextualizados.

Aprendizagem baseada em projetos (ABP)

Metodologia de investigação pela qual os docentes incentivam os discentes na elaboração de projetos, com tarefas e desafios para solucionar determinado problema. Há integração de diferentes conhecimentos e estímulo ao raciocínio no desenvolvimento de diversas competências, como trabalho em equipe, protagonismo e pensamento crítico. Os projetos devem ser focados em questões autênticas do mundo real, colaborativas, que envolvam a produção de artefatos e com rubricas para avaliação. As potencialidades a serem desenvolvidas são: habilidades interpessoais e de trabalho em equipe; gerenciamento de tempo; competências de liderança; capacidade de estabelecer metas e tomar decisões; comunicação eficiente; motivação para aprender devido à busca de informações com abordagem prática; possibilidade de identificação e assunção de papéis pelos membros da equipe.

Aprendizagem baseada em problemas (*problem-based learning*)

É uma estratégia pedagógica que possibilita aos estudantes abordarem problemas em grupo e com a supervisão de um tutor (docente), com o objetivo de adquirirem conhecimentos especializados. Visa formar por meio da discussão e da resolução de problemas, construídos a partir do conhecimento prévio dos alunos e formulados pelos docentes, conforme as determinações curriculares. Os problemas são agrupados, por temas afins, em módulos temáticos e discutidos em grupos tutoriais compostos por 8 a 10 alunos e um tutor. Cada tutoria é conduzida por um aluno coordenador e um aluno secretário, que anota os pontos discutidos. Os demais alunos discutem o problema respeitando 7 passos da aprendizagem:

1. Leitura do problema com identificação e esclarecimento de termos desconhecidos.
2. Identificação dos problemas propostos pelo enunciado.
3. Formulação de hipóteses explicativas para os problemas identificados, segundo os conhecimentos prévios de que dispõem sobre o assunto.
4. Resumo das hipóteses formuladas.
5. Formulação dos objetivos de aprendizado.
6. Estudo individual dos assuntos relacionados aos objetivos do aprendizado (em casa, na biblioteca, em sala de estudo etc.).
7. Rediscussão do problema com base nos conhecimentos adquiridos no passo 6.

Essa metodologia, apesar de promover a autonomia, o autodidatismo, desenvolver habilidades de comunicação e exposição de ideias, capacidade de argumentação e crítica e trabalho em equipe, não deve ser a única aplicada no processo de ensino e aprendizagem, pois outros métodos devem ser associados para a aquisição de habilidades psicomotoras.

Estações de aprendizagem

Outras estratégias, como OSCE (*objective structured clinical examination*) e *Mi-*

ni-CEX (miniexercício clínico avaliativo) – avaliações sobre determinadas práticas com pacientes simulados e pacientes reais, respectivamente –, são ferramentas de avaliação prática das competências, habilidades clínicas e atitudes adquiridas pelos alunos de medicina durante o processo de aprendizagem. No OSCE, os estudantes passam por um rodízio de estações onde uma habilidade específica é avaliada. Todas as estações são padronizadas, e o objetivo é avaliar a atitude e a habilidade clínica dos estudantes em situações estruturadas, baseadas em um roteiro predefinido em que há interação com paciente simulado ou recursos didáticos. Ao final, ocorre o *feedback* ao estudante. Essas estratégias podem ter finalidade somativa e formativa.

Sala de aula invertida (*flipped classroom*)

Metodologia de ensino híbrida, com o objetivo de que o aluno tenha, com antecedência, acesso ao material do curso – impresso ou digital – e consiga debater o conteúdo com o professor e demais colegas, tornando a sala de aula um espaço dinâmico e interativo, possibilitando a realização de atividades em grupo, promovendo debates e discussões, atividades práticas como resolução de problemas e projetos, potencializando o aprendizado do estudante a partir de inúmeros pontos de vista. A inversão ocorre porque o aluno estuda antes da aula, em vez do ensino tradicional, e a sala de aula torna-se o lugar de aprendizagem ativa e dinâmica. As tecnologias que podem ser utilizadas na sala de aula invertida são diversas:

- Vídeos e videoaulas curtos.
- *Podcast*, *vodcast* e *screencast.*
- Lousas digitais.
- Plataformas de ensino.
- Fóruns, *wikis*, questionários de autoavaliação e de avaliação entre pares; presentes em ambientes virtuais de ensino-aprendizagem (AVEA), como Moodle®, Edmodo® e outros.
- Cursos e objetos de aprendizagem de repositórios como Coursera® e Khan Academy®.
- Redes sociais.

ESTRUTURAÇÃO DE UM CURRÍCULO ADEQUADO À BOA FORMAÇÃO EM CUIDADOS PALIATIVOS

Em 2013, a EAPC publicou documento intitulado *Curriculum in Palliative Care for Undergraduate Medical Education*, com o objetivo de padronizar o ensino de CP nas escolas médicas da Europa. Esse documento traz recomendações de como montar estratégias quanto à implantação do ensino em cuidados no final da vida, sugerindo um total de 40 horas a serem alocadas em diferentes anos da graduação médica. Recentemente, o projeto EDUPALL, envolvendo abordagem multidisciplinar e equipe interdisciplinar, buscou reproduzir um programa europeu de educação em CP na graduação médica, atualizando as recomendações da EAPC. Além da produção de um currículo de CP universalmente aplicável, o projeto fornece orientações sobre recursos didáticos, formação e desenvolvimento de professores e avaliação do tema. O currículo foi estruturado com 72 horas de formação, organizados em: formação teórica (14 horas); treinamento à beira do leito (28 horas); treinamento *online* (30 horas); estudo autodirigido. A estrutura curricular abrange sete componentes centrais: noções básicas de CP (5%); aspectos psicossociais e espirituais (20%); controle da dor (25%) e outros sintomas (25%); questões éticas e legais (5%); comunicação (15%); trabalho em equipe e autorreflexão (5%).

A IMPORTÂNCIA DO TREINAMENTO PARA APERFEIÇOAMENTO DE COMPETÊNCIAS

A comunicação relacional ou interpessoal consiste no domínio tanto da fala, escrita e expressão corporal quanto da escuta, leitura e observação. Não basta saber se expressar; é preciso ser capaz de aprender e interpretar o que os outros têm a dizer. Dessa forma, faz-se necessário que todo profissional de saúde, atuante ou em formação, aprimore suas habilidades em comunicação interpessoal visando ao bom desempenho de suas funções e à satisfação de pacientes e familiares. O grande desafio nessa área será ampliar o olhar e criar estratégias inovadoras de comunicação relacional que atendam às demandas e promovam um bom treinamento interprofissional respaldados no que há de melhor no aparato tecnológico atual e na inteligência artificial voltada para a área da saúde.

A educação é interprofissional quando alunos de duas ou mais profissões interagem e aprendem entre si para permitir uma colaboração eficaz que possa contextualizar metas e estratégias em busca de melhores resultados em suas respectivas áreas de atuação. O objetivo primordial dessa educação visa ao aprimoramento das habilidades de comunicação, entre pessoas e equipes, que na saúde podem tornar-se benéficas ao paciente e seus familiares.

Na realidade, essa interação entre profissionais ainda é muito precária na saúde, e o resultado resvala em erros que prejudicam a assistência e acolhimento ao paciente e seus familiares, gerando sofrimento e insatisfação destes. Essa situação poderia ser efetivamente modificada através de um programa de treinamento com foco na aquisição de competências que estimulasse a mudança consciente de comportamento e atitudes. Uma ferramenta de ensino para o treinamento da comunicação relacional é dada pelo mnemônico EMPATHY (E - contato visual; M - músculo de expressão facial; P - postura; A - afeto; T - tom de voz; H - escuta; Y - resposta). A empatia é exercida no campo da comunicação das emoções tanto de forma verbal quanto não verbal. Trata-se de ferramenta muito útil que orienta os profissionais de saúde a perceber e responder a sinais emocionais não verbais.

Em 2018, Eisenmann propôs um método de treinamento interprofissional a graduandos de medicina, estagiários em enfermagem e paramédicos, formado por quatro módulos cujo conteúdo foi sumarizado em introdução, autoconceitos profissionais, equívocos comuns e barreiras de comunicação. Esse método é estruturado em casos simulados para treinamento em ambiente de emergência e foi baseado na abordagem de 6 passos de Kern: 1 - identificação do problema; 2 - avaliação das demandas: 3 - formulação dos objetivos; 4 - desenvolvimento de metas; 5 - implementação; 6 - avaliação. Após treinamento, os participantes foram submetidos a extenso interrogatório (*debriefing*) pelos instrutores que avaliaram a autopercepção do aluno diante do desafio e apuraram suas metas de aprendizado. Para finalizar, os alunos responderam a um questionário e elaboraram três propostas de mudanças que gostariam de implementar em sua prática clínica, baseadas no aprendizado do curso, estabelecendo um "compromisso de mudança". As respostas foram categorizadas em quatro domínios: comunicação, comportamento, conhecimento e atitude. Os compromissos de mudança originais de cada participante foram checados após 2 meses do curso, e, apesar da taxa de resposta de 50%, verificou-se que as mudanças ocorreram parcialmente em 91,9% dos casos, demonstrando o benefício de uma simulação aprimorada, que promove conscientização e alterações de comportamento na prática clínica.

Alguns autores acreditam que, embora não seja possível reproduzir uma interação médico/paciente real, os cenários clínicos virtuais interativos podem replicar os programas de pacientes reais existentes, fornecendo um ambiente de aprendizagem controlável, seguro e eficaz, com oportunidade de prática repetitiva que aumenta a motivação e raciocínio crítico dos alunos. Como experiência prévia do grupo, além do modelo convencional de ensino, a pandemia de covid-19 trouxe novos desafios, devido ao isolamento social pelo elevado risco de contaminação em atividades presenciais. Um modelo de sala de aula invertida foi implementado em situação de emergência visando fomentar ensino e aprendizagem em ambiente virtual. Foram realizados ajustes organizacionais e didáticos para a elaboração de conteúdo e cumprimento de normas de contenção, que revelaram alto nível de satisfação dos alunos. Dessa forma, esse modelo de aprendizagem remota, além de aumentar o desempenho do aluno em atividade interativa, promove equidade e inclusão social e se viabiliza como parte integrante do ensino convencional mesmo após a pandemia.

Ao contrário da percepção geral, estudos randomizados controlados demonstram não haver diferenças nos resultados de aprendizagem dos alunos com palestras *online* em comparação com o formato presencial. No entanto, a redução da conectividade e engajamento do professor com os alunos no modelo online é uma preocupação real e demonstra a importância da interatividade para satisfação dos alunos. Dessa forma, o método de aprendizagem ativa, em que o aluno é o principal protagonista de seu aprendizado e o professor exerce o desafio de facilitador desse processo, num cenário de interatividade e cooperação constante, vem se estabelecendo como principal opção metodológica de ensino e aprendizagem nas principais universidades do mundo.

Atualmente, existem muitos outros modelos de simulação estruturada em cenário presencial nas faculdades formadoras de profissionais da saúde. No entanto, a literatura é escassa com relação a modelos de treinamento de comunicação relacional no formato de inteligência artificial na área de computação e robótica. Nesse contexto, a implementação de laboratórios de alta tecnologia para treinamento de habilidades e competências diversas faz parte essencial desse roteiro. A construção desse modelo é um grande desafio que envolve inovação tecnológica na área de saúde e depende da conjunção de saberes de profissionais de saúde e de engenheiros e programadores envolvidos na área da inteligência artificial.

O uso de robótica na educação médica tem sido amplamente defendido como estratégia pedagógica eficaz, ainda que principalmente na vertente cirúrgica do curso de medicina. Essas estratégias têm sido valorizadas diante da perspectiva de oferecer um ambiente seguro de prática antes de iniciar as experiências com pacientes reais. Entretanto, ainda que o uso de tecnologias duras seja facilmente reproduzido com esses recursos, a simulação de tecnologias leves – como a comunicação interpessoal – também pode se beneficiar de ferramentas dessa categoria. Por exemplo, já está bem descrito na literatura o uso de simuladores no estudo de microexpressões faciais. O uso de *machine learning* tem sido relatado como estratégia capaz de reconhecer padrões no tom de voz, gestos e postura, até mesmo predizer reações no campo das interações humanas. Compreende-se que essa *expertise* pode ser aplicada aos alunos de graduação com o intuito de melhor equipá-los para lidar com situações de comunicação difícil na prática médica – comunicação de diagnóstico desfavorável, comunicação de erro médico, mediação de conflitos entre equipes, equipes e famílias etc.

CONSIDERAÇÕES FINAIS

O campo de pesquisa em relação ao melhor modelo de ensino e aprendizagem em CP na graduação médica é vasto e envolve não somente o protagonismo do aluno para elaboração de seu melhor aprendizado. O treinamento para a aquisição de habilidades e competências em CP é essencial para a boa formação de profissionais, que muitas vezes serão responsáveis pelo acolhimento e condução de pacientes e familiares em situações de grande vulnerabilidade emocional, devido à eminência da perda de seus entes queridos. O avanço da tecnologia nesse campo já é uma realidade em ambiente presencial ou virtual de laboratório de habilidades e simulação realística. Uma construção de aprendizado que leve à conscientização da importância da aquisição de competências para mudança de atitudes, através de recursos tecnológicos cada vez mais complexos, é algo que parece estar cada vez mais próximo dos graduandos na área da saúde. O grande desafio a ser vencido será facilitar o acesso da maioria expressiva dos estudantes de medicina a todas essas benesses.

LEITURA RECOMENDADA

1. Boland JW, Brown MEL, Duenas A, Finn GM, Gibbins J. How effective is undergraduate palliative care teaching for medical students? A systematic literature review. BMJ Open 2020;10:e036458.
2. Bonwell CC, Eison JA. Active Learning: Creating Excitement in the Classroom. ASHE-ERIC Higher Education Reports. Washington, D.C.: ERIC Clearinghouse on Higher Education, The George Washington University; 1991.
3. Brasil. Ministério da Educação. Conselho Nacional de Educação. Câmara DE Educação Superior. Resolução n.3, de 20 de junho de 2014. Institui Diretrizes Curriculares Nacionais do Curso de Graduação em Medicina e dá outras providências. Brasília, DF: MEC; 2014.
4. Carabetta Jr. V. Metodologia ativa na educação médica. Revista de Medicina. 2016;95(3):113-21.
5. Castro AA, Taquette SR, Marques NI. Cuidados Paliativos: inserção do ensino nas escolas médicas do Brasil. Rev Bras Educ Med. 2021;42(2):e056.
6. Deshmukh RS, Jagtap V, Paygude S. Facial emotion recognition system through machine learning approach. 2017 International Conference on Intelligent Computing and Control Systems (ICICCS).
7. EDUPALL – EDUPALL Learning Technologies. Disponível em: https://edupall.eu. Acesso em: jul. de 2024.
8. Eisenmann D, Stroben F, Gerken JD, Exadaktylos AK, Machner M, Hautz WE. Interprofessional Emergency Training Leads to Changes in the Workplace. West J Emerg Med. 2018;19(1):185-92.
9. Jeba J, Atreya S, Chakraborty S, Pease N, Thyle A, Ganesh A, et al. Joint position statement Indian association of palliative care and academy of family physicians of India – The way forward for developing community-based palliative care program throughout India: Policy, education, and service delivery considerations. J Family Med Prim Care. 2018;7:291-302.
10. Kanashiro ACS, Grandini RICM, Guino UBP. Cuidados paliativos e o ensino médico mediado por tecnologias: Avaliação da aquisição de competências. Rev Bras Educ Med. 2021;45(2):e056.
11. Kern DE, editor. Curriculum Development for Medical Education: A Six-Step Approach. 2. ed. Baltimore: Johns Hopkins University Press; 2009.

12. Luchesi BM, Lara EMO, Santos MA, organizadoras. Guia prático de introdução às metodologias ativas de aprendizagem. Campo Grande: UFMS; 2022.
13. Meekin SA, Klein JE, Fleischman AR, Fins JJ. Development of a palliative education assessment tool for medical student education. Acad Med. 2000;75(10):986-92.
14. Moraes RS. Cuidados paliativos no Brasil – levantamento do ensino na graduação de medicina através da análise dos Projetos Pedagógicos do Curso. Qualificação de doutorado. FMUSP; 2022.
15. Morency L. Modeling Human Communication Dynamics [Social Sciences]. IEEE Signal Processing Magazine. 2010;27(5):112-6.
16. Nogueira MI. As mudanças na educação médica brasileira em perspectiva: reflexões sobre a emergência de um novo estilo de pensamento. Rev Bras Educ Med. 2009;33(2):262-70.
17. Nunes CRR, Nunes AP. Aportes Teóricos da Ação Comunicativa de Habermas para as Metodologias Ativas de Aprendizagem. Rev Bras Educ Med. 2005;29(2):179-84.
18. Paige JT, Kerdolff KE, Rogers CL, Garbee DD, Yu Q, Cao W, et al. Improvement in student-led debriefing analysis after simulation-based team training using a revised teamwork assessment tool. Surgery. 2021;170(6):1659-64.
19. Pieters J, Dolmans DHJM, van den Beuken-van Everdingen MHJ, Warmenhoven FC, Westen JH, Verstegen DML. A National, Palliative Care Competency Framework for Undergraduate Medical Curricula. Int J Environ Res Public Health. 2020;17(7):2396.
20. Rai A, Mason S. The developing and evaluation of an electronic tool to assess the effect of undergraduate training in palliative care: the electronic international medical education in palliative care. (IMEP-e) assessment tool. BMC Palliat Care. 2019;18(1):76.
21. Reiss H, Kraft-Todd G. E.M.P.A.T.H.Y.: a tool to enhance nonverbal communication between clinicians and their patients. Acad Med. 2014;89(8):1108-12.
22. Röhle A, Horneff H, Willemer MC. Practical teaching in undergraduate human and dental medical training during the COVID-19 crisis. Report on the COVID-19-related transformation of peer-based teaching in the Skills Lab using an Inverted Classroom Model. GMS J Med Educ. 2021;38(1):Doc2.
23. Ruthenbeck GS, Reynolds KJ. Virtual reality for medical training: the state-of-the-art. J Stim. 2015;9:16-26.
24. Schaefer KG, Chittenden EH, Sullivan AM, Periyakoil VS, Morrison LJ, MD, Carey EC, et al. Raising the Bar for the Care of Seriously Ill Patients: Results of a National Survey to Define Essential Palliative Care Competencies for Medical Students and Residents. Acad Med. 2014;89(7):1024-31.
25. Stjernswärd J, Foley KM, Ferris FD. A estratégia de saúde pública para cuidados paliativos. J Pain Symptom Manage. 2007;33:486-93.
26. Vaccani JP, Javidnia H, Humphrey-Murto S. The effectiveness of webcast compared to live lectures as a teaching tool in medical school. Med Teach. 2016;38:59-63.

13

Avanços na educação em cuidados paliativos – enfermagem

Marina de Góes Salvetti
Andréia Melo Coriolano
Ednalda Maria Franck

Pontos-chave

- Relevância da educação em cuidados paliativos para a enfermagem.
- Competências da enfermagem em cuidados paliativos.
- Conteúdos essenciais segundo o nível de educação.
- Pesquisa em cuidados paliativos.

INTRODUÇÃO

A demanda por cuidados paliativos tem crescido nos últimos anos e deve aumentar ainda mais nas próximas décadas, acompanhando o aumento da expectativa de vida e das doenças crônico-degenerativas. A equipe de enfermagem é a maior força de trabalho na área da saúde globalmente, e os enfermeiros têm um papel estratégico na oferta de cuidados paliativos precoces, na promoção do cuidado compassivo e no alívio do sofrimento (Fitch et al., 2015).

A enfermagem é um elo de atenção integral aos pacientes e familiares, tanto no âmbito de atenção primária e domiciliar quanto no contexto hospitalar, desde a admissão até a alta ou óbito. Os enfermeiros demonstram elevado comprometimento com os cuidados paliativos e cuidados de final de vida e são especialmente importantes em países em desenvolvimento e com poucos recursos, mas infelizmente poucos enfermeiros têm acesso à educação e à acreditação em cuidados paliativos (Fitchet al., 2015; Schroeder e Lorenz, 2018).

Enfermeiros, técnicos e auxiliares de enfermagem devem ser treinados para as habilidades de cuidados paliativos, independentemente do contexto em que atuam, em especial aqueles que trabalham com pacientes com doenças graves (Hagan et al., 2018). A educação em cuidados paliativos e o desenvolvimento de habilidades clínicas para a enfermagem devem ser prioridades para a oferta de um cuidado seguro e competente (Durojaiye et al., 2023).

A educação em enfermagem em cuidados paliativos, no entanto, ainda enfrenta muitos desafios no Brasil e no mundo. Na maior parte dos cursos de graduação em Enfermagem o estudo dos cuidados paliativos é realizada de modo superficial, dentro de disciplinas que abordam o cuidado clínico em enfermagem, ou em disciplinas optativas, o que fragiliza o conhecimento dos profissionais sobre o tema. Nos cursos de nível médio (auxiliares e técnicos de enfermagem) o assunto raramente é abordado.

Apesar de a abordagem holística fazer parte do cuidado de enfermagem generalista, o cuidado paliativo requer conhecimentos específicos e habilidades adicionais, sendo considerado uma especialidade da enfermagem em muitos países (Fitch et al., 2015).

Estudo desenvolvido na Europa descreveu a educação em enfermagem no nível de graduação e pós-graduação e avaliou o papel dos enfermeiros em cuidados paliativos nos diferentes níveis educacionais. Participaram do estudo 135 enfermeiras de 25 países. Os resultados mostraram que o cuidado paliativo não é um tema obrigatório na graduação em enfermagem em 56% dos países participantes, e há grande variabilidade na educação em cuidados paliativos entre os países europeus. Além disso, não há cursos de especialização em cuidados paliativos para a enfermagem em mais da metade dos países, nem reconhecimento ou certificação para a especialidade (Martins Pereira et al., 2021).

Pesquisa que avaliou o ensino de cuidados paliativos nos cursos de enfermagem das universidades federais brasileiras mostrou que apenas 11 cursos ofertam alguma disciplina voltada para a discussão dos cuidados paliativos, e apenas a Universidade de Pernambuco oferece uma disciplina obrigatória sobre esse tema. Há grande variabilidade no número de cursos que abordam os cuidados paliativos entre as regiões brasileiras, e existe carência de disciplinas obrigatórias sobre a promoção de cuidados paliativos nos cursos de graduação em enfermagem das universidades federais do Brasil (Ribeiro et al., 2019).

Neste capítulo, serão abordadas as principais recomendações nacionais e internacionais para a educação em enfermagem em cuidados paliativos, as competências e o conteúdo programático essencial, além das possíveis contribuições da pesquisa sobre o tema.

RECOMENDAÇÕES PARA A EDUCAÇÃO E O DESENVOLVIMENTO DE COMPETÊNCIAS DA ENFERMAGEM EM CUIDADOS PALIATIVOS

As competências e habilidades em cuidados paliativos devem ser desenvolvidas pela equipe de enfermagem ao longo da formação, contemplando aspectos teóricos e práticos, habilidades técnicas e interpessoais.

A formação de enfermagem em cuidados paliativos deve ser realizada em instituições de ensino que ofereçam condições adequadas para a aprendizagem, tanto teórica quanto prática. As metodologias de ensino devem ser ativas e centradas no estudante, com ênfase em atividades práticas e simulações.

Revisão sistemática que analisou as competências de enfermagem necessárias para oferecer cuidados paliativos de qualidade mostrou que os enfermeiros devem desenvolver uma variedade de competências, organizadas em seis dimensões: liderança, comunicação, colaboração, *expertise* clínica, competências ético-legais, competências psicossociais e competências para o cuidado espiritual (Hökkä et al., 2020).

A Associação Americana de Faculdades de Enfermagem (AACN) estabelece as recomendações curriculares e promove atualizações frequentes que direcionam o desenvolvimento e a revisão dos currículos para atender à rápida evolução do ensino superior em enfermagem. No documento "The essentials: core competencies for professional nursing education" a AACN (2021) apresentou as competências essenciais a serem desenvolvidas ao longo da formação, requeridas em diferentes níveis, compondo 10 domínios que buscam estruturar a formação para o exercício profissional da enfermagem em sua singularidade, incluindo a diversidade de práticas.

As competências de cada domínio foram definidas pela AACN (2021) para quatro esferas de cuidado:

1. Prevenção de doenças/promoção da saúde e do bem-estar.
2. Cuidados de doenças crônicas.
3. Cuidados regenerativos ou restauradores
4. Cuidados paliativos ou cuidados de suporte.

Estas competências estão fundamentadas em 8 conceitos centrais integrados entre domínios e competências. A esfera de cuidados paliativos ou cuidados de suporte inclui os cuidados de fim de vida e cuidados de suporte direcionado a pacientes com doenças crônicas complexas, necessidade de reabilitação ou cuidados prolongados.

Estudo que analisou as abordagens educacionais sobre cuidados paliativos e sua efetividade em cursos de graduação em Enfermagem em Camarões (África) mostrou que a educação em cuidados paliativos para a enfermagem é oferecida como um curso breve dentro do currículo ou em outras disciplinas, de modo fragmentado. O momento em que os estudantes têm o conteúdo de cuidados paliativos é bastante variado, assim como as estratégias educacionais utilizadas. Há falta de profissionais especializados na área, falta de instituições/unidades clínicas para aprendizagem prática, falta de livros e materiais educativos sobre o tema e poucos recursos para desenvolver e utilizar tecnologias de simulação com alta fidelidade. Nota-se, portanto, a necessidade de desenvolver estratégias educacionais inovadoras para superar tais barreiras, principalmente em países com poucos recursos (Bassah et al., 2014).

Pesquisa desenvolvida na Coreia descreveu a necessidade de educação em cuidados paliativos em uma amostra de enfermeiras que cuidavam de pacientes não oncológicos sob cuidados paliativos e também investigou os fatores associados à autoconfiança dessas enfermeiras em prestar esse tipo de cuidado. As enfermeiras se mostraram confiantes em controlar a dor e outros sintomas, mas demonstraram necessidade de educação em relação ao gerenciamento de recursos humanos e materiais para oferecer cuidados paliativos. Ter treinamento prévio em *hospice*, cuidado paliativo ou cuidados de fim de vida afetou significativamente a confiança das enfermeiras em prestar cuidados paliativos (Kim et al., 2020).

A utilização de estratégias de ensino de simulação para desenvolver habilidades de comunicação em cuidados paliativos foi analisada por revisão de literatura desenvolvida nos EUA. Os autores concluíram que as experiências de aprendizado baseadas na simulação têm sido utilizadas para ensinar estudantes de enfermagem e enfermeiros, porém há falta de padronização e validação das estratégias, os métodos de avaliação são incipientes e faltam oportunidades para treinar a comunicação interprofissional, fatores que dificultam a identificação e disseminação das melhores práticas de simulação em cuidados paliativos, que devem ser aprimoradas (Smith et al., 2018).

Esses estudos indicam os inúmeros desafios pedagógicos e metodológicos a serem superados para aprimorar a educação e desenvolver as competências de enfermagem em cuidados paliativos.

CONTEÚDO ESSENCIAL DE CUIDADOS PALIATIVOS PARA A ENFERMAGEM

Os temas mais abordados nos conteúdos programáticos de educação em cuidados paliativos são as definições de morte e cuidados paliativos, manejo de sintomas e comunicação. A educação em cuidados paliativos tem-se mostrado efetiva na melhora do conhecimento, atitude e confiança dos enfermeiros (Li et al., 2021).

Entre os conteúdos essenciais para a educação em cuidados paliativos para a enfermagem, destacam-se:

- A filosofia e os princípios dos cuidados paliativos, bem como as diretrizes e legislações locais e nacionais relacionadas ao tema.
- Avaliação e manejo de sintomas comuns em cuidados paliativos, como dor, náuseas, vômitos, dispneia e outros.
- Cuidados com a pele e prevenção de úlceras por pressão.
- Comunicação com pacientes e suas famílias, respeitando a diversidade cultural e religiosa.
- Preparo e administração de medicamentos utilizados em cuidados paliativos, incluindo opiáceos e benzodiazepínicos.
- Cuidados com alimentação e dietas.
- Cuidados paliativos em pacientes pediátricos, adultos e idosos.
- Cuidados de fim de vida e no processo de morte.
- Suporte emocional e cuidados com a saúde mental dos pacientes e familiares.
- Suporte espiritual aos pacientes e familiares.
- Trabalhar em equipe multidisciplinar com comunicação efetiva com outros profissionais de saúde.
- Atuação em ambiente hospitalar ou em serviços de atenção domiciliar.

No contexto europeu, a Associação Europeia de Cuidados Paliativos (EAPC) publicou em 2004 um guia para o desenvolvimento da educação em enfermagem paliativa. Há quase 20 anos o referido guia já ressaltava a importância da educação interprofissional e as diferentes dimensões do processo de aprendizagem em cuidados paliativos, incluindo o paciente, a família, a equipe interdisciplinar, as questões éticas, a morte, treinamento para educadores e treinamento para pesquisadores em cuidados paliativos, além da prática clínica em enfermagem nessa área (De Vlieger et al., 2004).

Nesse documento, a EAPC enfatizou a necessidade de oferecer diferentes níveis de educação em cuidados paliativos para a enfermagem, considerando o contexto de atuação e o grau de envolvimento do enfermeiro com cuidado paliativo em sua prática clínica, conforme a descrição do Quadro 1.

Segundo o Guia da EAPC, os principais conteúdos recomendados para o nível básico de educação em enfermagem em cuidados

QUADRO 1 Níveis de educação em enfermagem em cuidados paliativos

Básico	Auxiliares, técnicos de enfermagem e estudantes de graduação de enfermagem	Treinamento inicial em CP
	Enfermeiros generalistas	Habilidades para prestar CP sempre que necessário em hospitais gerais
Avançado	Enfermeiros que trabalham em serviços de saúde especializados e que frequentemente atendem pessoas em CP	Habilidades para prestar CP em oncologia, atenção primária, pediatria e geriatria
Especializado	Enfermeiros que coordenam serviços de CP ou que atuam em posições de liderança em CP	Habilidades de liderar equipes, realizar consultorias, educação e pesquisa em CP

CP: cuidados paliativos.
Fonte: adaptado de Martins Pereira et al. (2021).

paliativos são: sintomas comuns, vias de administração de medicamentos, cuidado espiritual, medidas de conforto, multidimensionalidade da dor, instrumento de avaliação, manejo da dor, opioides (opções, diluição, toxicidade e educação do paciente), cuidado de suporte ao paciente em final de vida, cuidados à família (impacto da doença, comunicação e luto), papéis e responsabilidade na equipe interdisciplinar, enfrentamento pessoal da morte e luto e aspectos éticos (De Vlieger et al., 2004).

No nível avançado de educação em enfermagem em cuidados paliativos, acrescenta-se aos conteúdos do nível básico a avaliação multidimensional completa, drogas, interações e eventos adversos, emergências, intervenções psicossociais, cuidado e suporte espiritual, avaliação completa da dor, educação do paciente para uso de opioides, manejo da dor em populações específicas (crianças e idosos), sedação e manejo de sintomas em pacientes em fase final de vida, comunicação e resolução de conflitos familiares, ritos e costumes religiosos, liderança e dinâmica de grupo, negociação e conflitos na equipe interdisciplinar, questões éticas, morte e morrer, organização de serviços de cuidados paliativos (De Vlieger et al., 2004).

No nível especializado de educação em enfermagem em cuidados paliativos, acrescentam-se cuidados específicos de suporte ao luto, consultoria, liderança, rede de contatos interprofissionais, aspectos legais do cuidado de final de vida, questões econômicas do cuidado paliativo, comunicação nas mídias sobre cuidados paliativos, auditoria e controle de qualidade em cuidados paliativos, educação, treinamento e pesquisa na área (De Vlieger et al., 2004).

Outro tema importante, mas que não aparece nas recomendações da EAPC, são as questões ligadas à alimentação e nutrição em pacientes em cuidados paliativos, incluindo a necessidade de adaptação da dieta e a importância do suporte nutricional adequado.

No Brasil, a especialidade de Enfermeiros em Cuidados Paliativos é reconhecida pelo Conselho Federal de Enfermagem (Cofen), e a Academia Nacional de Cuidados Paliativos (ANCP) realiza anualmente a Prova de Título para Enfermeiros. Para realizar a prova, os candidatos devem ter no mínimo 3 anos de experiência profissional comprovada na área de cuidados paliativos. O conteúdo programático da prova para enfermeiros especialistas inclui:

- História dos cuidados paliativos.
- Políticas em cuidados paliativos no Brasil.
- Conceitos em cuidados paliativos.
- Manejo seguro da terapia subcutânea.
- Assistência de enfermagem em sedação paliativa.
- Processo ativo de morte.
- Controle da dor.
- Controle de outros sinais e sintomas.
- Espiritualidade.
- Abordagem à família e aos cuidadores.
- Emergências em cuidados paliativos.
- Comunicação.
- Trabalho em equipe.
- Princípios bioéticos.
- Pesquisa em cuidados paliativos.
- Gestão e educação em cuidados paliativos.

Nota-se que o conteúdo programático sobre cuidados paliativos para a enfermagem deve ser amplo, e os enfermeiros devem desenvolver habilidades interpessoais e de comunicação empática, para favorecer a relação de confiança com pacientes e familiares em cuidados paliativos. Os enfermeiros especialistas também devem ser treinados em manejar situações complexas, como quando um paciente não deseja receber mais cuidados ou quando há discordâncias entre a família e a equipe de saúde.

Considerando que a atuação em cuidados paliativos pode ser emocionalmente desgastante, outro tópico importante a ser abordado é a promoção do autocuidado da equipe de enfermagem, para que os enfermeiros aprendam a lidar com o estresse e a prevenir o *burnout*, oferecendo cuidados seguros e de qualidade.

Em resumo, o conteúdo essencial de cuidados paliativos na enfermagem deve ser abrangente e multidisciplinar, incluindo habilidades técnicas e interpessoais, questões éticas e legais, além da promoção do autocuidado.

PESQUISA EM CUIDADOS PALIATIVOS

A pesquisa na área de cuidados paliativos em enfermagem tem crescido nos últimos anos, passando de estudos exploratórios para estudos clínicos, com investigações que vão desde a experiência do paciente, avaliação de *cluster* de sintomas, até intervenções complexas com estratégias não farmacológicas para manejo de sintomas, terapias integrativas, promoção do conforto e cuidados espirituais, entre outros. Há, portanto, amplo campo de pesquisa na área de enfermagem em cuidados paliativos a ser explorado, e espera-se que o interesse dos enfermeiros nesses temas continue crescendo.

CONSIDERAÇÕES FINAIS

Considerando o envelhecimento populacional e a demanda crescente por cuidados paliativos, é fundamental que o cuidado paliativo seja abordado em todos os cursos de formação em enfermagem, ensinando estudantes de todos os níveis sobre os conceitos fundamentais e a indicação de cuidados paliativos, acrescentando os conhecimentos específicos pertinentes ao nível e período do curso. O avanço da pesquisa em enfermagem em cuidados paliativos pode contribuir para o aprimoramento contínuo do cuidado, fortalecendo a especialidade e qualificando a assistência prestada a pacientes e famílias.

REFERÊNCIAS BIBLIOGRÁFICAS

1. American Association of Colleges of Nursing (AACN). The essentials: core competencies for professional nursing education. 2021. Disponível em: https://www.aacnnursing.org/Portals/0/PDFs/Publications/Essentials-2021.pdf. Acesso em: 3 ago. 2024.
2. Bassah N, Seymour J, Cox K. A modified systematic review of research evidence about education for pre-registration nurses in palliative care. BMC Palliative Care. 2014;13(1):1-10.
3. Brasil. Ministério da Saúde. Instituto Nacional de Câncer (Inca). Avaliação do paciente em cuidados paliativos. Rio de Janeiro, 2022. Disponível em: https://www.inca.gov.br/sites/ufu.sti.inca.local/files/media/document/completo_serie_cuidados_paliativos_volume_1.pdf. Acesso em: 3 ago. 2024.
4. Castilho RK, Silva VCS, Pinto CS. Manual de cuidados paliativos. 3.ed. (ANCP). São Paulo: Atheneu; 2021.
5. Conselho Regional de Enfermagem de Santa Catarina (Coren-SC). Enfermagem em cuidados paliativos. v.4, parte 1. Florianópolis, 2016. Disponível em: https://www.corensc.gov.br/wp-content/uploads/2016/11/Cuidados-Paliativos-Parte-1-Site.pdf. Acesso em: 3 ago. 2024.
6. De Vlieger M, Gorchs N, Larkin PJ, Porchet F. A guide for the development of palliative care in Europe: report of the EAPC Task Force 2004. Milan: European Association for Palliative Care, Instituto Nacionale di Tumori.
7. Durojaiye A, Ryan R, Doody O. Student nurse education and preparation for palliative care: a scoping review. PloS One. 2023;18(7):e0286678.
8. Fitch MI, Fliedner MC, O'Connor M. Nursing perspectives on palliative care 2015. Ann Palliat Med. 2015;4(3):150-5.
9. Fonseca A, Geovanini F. Cuidados paliativos na formação do profissional da área de saúde. Revista Brasileira de Educação Médica. 2013;37:120-5.
10. Hagan TL, Xu J, Lopez RP, Bressler T. Nursing's role in leading palliative care: a call to action. Nurse Education Today. 2018;61:216-9.
11. Hökkä M, Martins Pereira S, Pölkki T, Kyngäs H, Hernández-Marrero P. Nursing competencies across different levels of palliative care provision: a systematic integrative review with thematic synthesis. Palliative Medicine. 2020;34(7):851-70.
12. Kim S, Lee K, Kim S. Knowledge, attitude, confidence, and educational needs of palliative care in nurses caring for non-cancer patients: a cross-sectional, descriptive study. BMC Palliative Care. 2020;19:1-14.
13. Li WW, Chhabra J, Singh S. Palliative care education and its effectiveness: a systematic review. Public Health. 2021;194:96-108.
14. Martins Pereira S, Hernández-Marrero P, Pasman HR, Capelas ML, Larkin P, Francke AL. Nursing education on palliative care across Europe: results and recommendations from the EAPC Task-force on preparation for practice in palliative care nursing across the EU based on an online-survey and country reports. Palliative Medicine. 2021;35(1):130-41.
15. Ribeiro BS, Coelho TO, de Oliveira Boery RNS, Vilela ABA, Yarid SD, da Silva RS. Ensino dos cuidados paliativos na graduação em Enfermagem do Brasil. Enfermagem em Foco. 2019;10(6).
16. Schroeder K, Lorenz K. (2018). Nursing and the future of palliative care. Asia-Pacific Journal of Oncology Nursing. 2018;5(1):4-8.
17. Smith MB, Macieira TG, Bumbach MD, Garbutt SJ, Citty SW, Stephen A, Keenan G. The use of simulation to teach nursing students and clinicians palliative care and end-of-life communication: a systematic review. American Journal of Hospice and Palliative Medicine. 2018;35(8):1140-54.

14

Avanços na educação em cuidados paliativos – psicologia

Carolina Menezes Marson
Marília A. de Freitas Aguiar

Pontos-chave

- Educação de profissionais da saúde.
- Psicologia da saúde.
- Psicologia em cuidados paliativos.

INTRODUÇÃO

> "À educação cabe fornecer, de algum modo, os mapas de um mundo complexo e constantemente agitado e, ao mesmo tempo, a bússola que permite navegar através dele."
> Jacques Delors

O convite para escrever sobre a educação nos cuidados paliativos já é um desafio por si só, pelo contexto da formação nessa especificidade e pela abrangência do tema. Porém, quando se agrega a esse tema a formação específica da psicologia, surge o questionamento de como essa formação tem-se dado e, mais objetivamente, se ela tem-se dado.

A educação desempenha um papel fundamental para o desenvolvimento de pessoas e, consequentemente, de sociedades. Jacques Delors (1996) recebeu da Unesco a incumbência de estabelecer algumas premissas para a educação no século XXI. Presidiu a Comissão Internacional sobre Educação para o Século XXI, quando reuniu um grupo de pensadores. O resultado do trabalho foi o relatório "Educação, um tesouro a descobrir". Na obra, explorou os quatro pilares da educação. São eles: aprender a conhecer, aprender a fazer, aprender a conviver e aprender a ser.

1. Aprender a conhecer: desenvolver o prazer de descobrir, redescobrir, construir e reconstruir o conhecimento, de modo que a incorporação do conhecimento possa se manter ao longo do tempo. Importante, pois, ao se falar em autonomia, deve-se começar com o conhecimento dos processos.
2. Aprender a fazer: mais que conhecer, é também necessário desenvolver ha-

bilidades para o trabalho em equipes, pensando em desenvolver valores para o fazer coletivo, com iniciativa e prontidão, sem abandonar a reflexão, revendo constantemente as ideias, formando e reformulando conceitos.

3. Aprender a conviver: importante premissa, uma vez que no processo de aprendizagem o que se aprende com os outros demanda desenvolver a humildade para compreender e desenvolver a percepção da interdependência a fim de poder usufruir do prazer de boas consequências do esforço comum.
4. Aprender a ser: desenvolver a sensibilidade, de modo ético e estético, com responsabilidade, pensamento crítico e autônomo, com lugar para criatividade e proatividade, reconhecendo todas as potencialidades das pessoas.

A psicologia tem especial participação no aprender a ser, por se tratar da ciência que se dedica a promover as mudanças e adaptações tão necessárias ao convívio em situações de grande vulnerabilidade como processos de adoecimentos que ameaçam a continuidade da vida. Afinal, a psicologia se dispõe a dar espaço para o pensar, o saber, a comunicação, a troca de ideias, preocupada com o desenvolvimento de seres socialmente competentes.

Em tempos pós-modernos, é necessário ampliar versões sobre os fenômenos humanos, abolindo ideias simplistas de causa e efeito, características do pensamento linear cartesiano. Afinal, os profissionais da psicologia estão interessados no que emerge das conversações, em exercício constante de coautoria, promovendo um lugar de cuidado em que as complexidades dos envolvidos possam conviver em harmonia (Moscheta, 2010, p.34).

Para tanto, é importante o desenvolvimento de competências, entendendo que é preciso ir além da capacidade de realizar uma tarefa. Por competência, entende-se um conjunto de dimensões e complexidades necessárias para produzir um desempenho e o desempenho em si mesmo. Parry (1996) pensa competência também como conjunto, como um agregado de conhecimentos, habilidades e atitudes que afetam o fazer profissional. Exige responsabilidade e está intimamente relacionado à responsabilidade pelo desempenho dentro de padrões bem-aceitos. Reforça que é necessário que seja avaliado constantemente e aprimorado por meio de formação e desenvolvimento.

Complementando, Critelli (2014, p.202) relata que: "Pensar e educar exige de nós uma preocupação com a educação em si e não em nos engajarmos em apenas construir técnicas de ensino. Ademais, o fenômeno educação encontra a sua possibilidade de realização Homem-Homem, no lugar onde enxergamos o homem-sendo-com-os-outros-homens, de uma maneira particular. E é nesse sermos-uns-com-os-outros, na circundaneidade do existir cotidiano fundamental do ser, que a educação encontra a sua oportunidade de realização. Implica, sobretudo, processo de condução dos educandos para novas possibilidades do seu pensar".

Contudo, é preciso também percorrer e retornar a história da educação no contexto de saúde antes de adentrar aspectos tão específicos dessa formação, considerando que o momento em que nos encontramos também se relaciona com a história que construímos.

EDUCAÇÃO EM SAÚDE NO BRASIL

Pensar em educação em saúde é ir além do que está estabelecido. É também pensar a saúde como tema amplo e do mundo das complexidades, apesar de a ciência moderna querer conceituá-la com base em mecanismos que primam pela lógica reducionista que procura estabelecer relações lineares de causa e efeito. Tal proposta não captura a percepção que cada indivíduo tem de sua própria condição de bem-estar e saúde, além de desconsiderar a natureza existencial e relacional da vida humana (Bobbio, 2020).

Fazendo uma retrospectiva na educação em saúde no Brasil, pode-se afirmar que educação na área da saúde dizia respeito a normas de conduta, com instruções a serem seguidas, principalmente no que se referia a melhorias das condições sanitárias precárias. O momento era a década de 1920, quando foi criado o Departamento Nacional de Saúde (Lopes et al., 2020). Historicamente, a educação em saúde, portanto, constitui-se como um campo do saber vinculado a ações de saúde pública. Esperava-se a mudança de hábitos por meio de orientações higiênicas.

Entretanto, no século XXI, é preciso pensar nessa educação no sentido da construção e promoção de autonomia e práticas e medidas de saúde e autocuidado. Portanto, o convite é para que saiamos da educação sanitarista para uma educação em saúde, voltadas para produção de pessoas autônomas e conscientes de suas necessidades e capacidades para lidar com os agravos de doenças.

Educação em saúde diz respeito a um processo político pedagógico que se desenvolve a partir de um pensar crítico e reflexivo. O Ministério da Saúde definiu esse processo como sendo "Processo educativo de construção de conhecimentos em saúde que visa à apropriação temática pela população [...]. Conjunto de práticas do setor que contribui para aumentar a autonomia das pessoas no seu cuidado e no debate com os profissionais e os gestores a fim de alcançar uma atenção de saúde de acordo com suas necessidades" (Brasil, 2006).

Falkenberg et al. (2014) ressaltam que a educação em saúde, na prática, abarca três blocos que precisam estar em constante interação. Esses blocos são, em primeiro lugar, os profissionais de saúde que valorizem a prevenção e a promoção no campo da saúde. O segundo, os gestores que deem suporte a esses profissionais e, por último, mas não menos importante, a população. Sobre essa população, afirmam os autores que é necessário "construir seus conhecimentos e aumentar sua autonomia nos cuidados, individual e coletivamente" (p. 848).

Ainda se está longe dessa visão integrada do processo de educação em saúde. A psicologia tem um importante papel no desenvolvimento de autonomia e promoção de saúde. Entretanto, o que se propõe discutir neste capítulo diz respeito à educação de profissionais na área da saúde, em especial em cuidados paliativos, no tocante especificamente à psicologia. A psicologia está imbricada nesse processo complexo. Para tanto, desenvolveu a psicologia da saúde como a especificidade que se dispõe e propõe pensar, refletir e agir em prol de uma educação em saúde no sentido de formar cidadãos responsáveis pelo próprio bem-estar e, principalmente, pelo bem comum.

PSICOLOGIA DA SAÚDE

A psicologia da saúde surge no final dos anos 1970, especificamente dentro da psicologia, como uma alternativa à biomedicina. Defende o rompimento com o modelo médico tradicional, no qual o "paciente" assume uma postura passiva, sem nenhuma participação ativa nos processos que o afetem. Além disso, enfatiza a importância da interprofissionalidade e chama a atenção para a relação dinâmica entre fatores psicológicos e estados de adoecimentos.

Os psicólogos da saúde têm desempenhado papéis cada dia mais importantes junto às equipes de saúde. Afinal, sua práxis se baseia num escopo teórico originado da psicologia clínica, da psicologia social, comunitária, da epidemiologia, da antropologia e da sociologia, entre outras (Santos et al., 2022). A especialidade foi regulamentada pelo Conselho Federal de Psicologia (CFP) por meio da Resolução n. 3/2016. Nela, o CFP demarca que o profissional de psicologia da saúde é aquele que "atua em equipes multiprofissionais e interdisciplinares no campo da saúde, utilizando os princípios, técnicas e conhecimentos relacionados à produção de subjetividade para a análise, planejamento e intervenção nos processos de saúde e doença, em diferentes estabelecimentos e contextos da rede de atenção à saúde. Considerando os contextos sociais e culturais nos quais se insere, estabelece estratégias de intervenção com populações e grupos específicos, contribuindo para a melhoria das condições de vida dos indivíduos, famílias e coletividades. Desenvolve ações de promoção da saúde, prevenção de doenças e vigilância em saúde junto a usuários, profissionais de saúde e ambiente institucional, colaborando em processos de negociação e fomento à participação social e de articulação de redes de atenção à saúde. Pode ainda desenvolver ações de gestão dos vários serviços de saúde e de formação de trabalhadores, dominando conhecimento sobre a reforma sanitária brasileira e as políticas de saúde no Brasil, a legislação e funcionamento do SUS, gestão do trabalho e Educação Permanente em Saúde, financiamento, avaliação e monitoramento de serviços de saúde, podendo exercer funções em instâncias municipais, estaduais ou nacional" (CFP, 2007, art. 3º).

A formação dos psicólogos da saúde busca ter o foco na prática. Reforça a importância da interprofissionalidade e a função primeira de levar a humanização da assistência em saúde nas condições de adoecimento. Santos et al. (2022) ressaltam que o conceito de psicologia da saúde é amplo e um convite a ir além de pensar em "questões de doença", mas seguir no sentido de pensar "saúde", em especial na saúde integral e integrada aos diversos contextos socioeconômicos e níveis de atenção.

A educação na psicologia da saúde precisa privilegiar a compreensão da inter-relação entre saúde, comportamento e adoecimento e a maneira como se experimentam esses estados – de saúde e de adoecimentos. Necessita caminhar no sentido de promover condições de fortalecimento de bem-estar a fim de oferecer recursos para lidar com as adversidades que os adoecimentos graves provocam. O objetivo é que profissionais da psicologia possam contribuir no ajustamento aos processos de adoecimento, às doenças e suas consequências, tanto pessoais quanto relacionais, sem desconsiderar os impactos sociais. Trabalhar para fortalecer a saúde, contribuir no ensino e nas pesquisas que promovam a melhoria do bem-estar pessoal, relacional e social.

É fundamental ir além dos modelos tradicionais da psicologia clínica que se entendem da educação e da prática da psicologia, buscando novas abordagens para esse cenário amplo que a psicologia da saúde busca compreender. As formações em psicologia são um espaço de discussão para que os desafios de acompanhar a saúde e os adoecimentos de pessoas e comunidades possam ser mais bem equacionados.

EDUCAÇÃO NA SAÚDE: PSICOLOGIA NOS CUIDADOS PALIATIVOS

Como já mencionado, a psicologia como especialidade no contexto hospitalar é recente, sendo reconhecida apenas no ano 2000, por meio da Resolução n. 14/2000 (CFP, 2000), apesar de já se ter relatos de sua atuação desde 1950. Contudo, a atuação nos cuidados paliativos acabou surgindo a partir da própria atuação em saúde, especialmente no contexto hospitalar (no Brasil) e não como uma especialidade.

Os cuidados paliativos trazem como proposta o cuidado integral ao sofrimento do sujeito que se dispõe a cuidar, abarcando a complexidade de todas as dimensões desses sofrimentos que um sujeito pode experienciar ao longo da vida, sendo elas físicas, sociais, espirituais e, o que interessa aqui, psíquicas. Segundo a Organização Mundial da Saúde (WHO, 2002), há alguns princípios fundamentais para que os cuidados paliativos sejam ofertados da melhor forma, e nele se incluem alguns relacionados ao contexto da psicologia. São eles: "Integrar os aspectos psicológicos, sociais e espirituais ao aspecto clínico de cuidado do paciente. Oferecer um sistema de apoio para ajudar a família a lidar com a doença do paciente, em seu próprio ambiente. Usar uma abordagem interdisciplinar para acessar necessidades clínicas e psicossociais dos pacientes e suas famílias, incluindo aconselhamento e suporte ao luto".

É por isso que a psicologia no contexto dos cuidados paliativos é tão importante, sendo necessário entender sua entrada nesse contexto.

Além do que os textos trazem como papel da psicologia nesse cuidado, é importante falar do lugar de quem experienciou isso na prática ao longo dos anos, seja falando de cuidados paliativos no início, meio ou final da vida, afinal a todos se aplicam, e todos nós estamos suscetíveis a desenvolver uma doença que ameace a vida.

Adoecer é uma experiência de ruptura. De ruptura, pois, independentemente do grau de gravidade de uma doença, ela marca um antes e um depois na vida de qualquer sujeito. Adoecer nos coloca de frente com o real que sinaliza um corpo que até então parecia imortal e se mostra frágil e finito. A doença desvela a finitude humana, e esse momento de adoecer geralmente é (para a maioria de nós) o primeiro contato que se faz com a morte.

Como sujeitos no mundo, esse processo não acontece sem nenhum efeito psíquico. De forma mais ou menos intensa, o psiquismo reage a esse real, e mecanismos defensivos são acionados, como forma de conter nosso sofrimento perante o que foi imposto de maneira abrupta. Não raro, os psicólogos são acionados nos hospitais (especialmente, mas não apenas ali, nos ambulatórios, consultórios, assistência domiciliar, Unidades Básicas de Saúde – UBS) pelas equipes, pelas famílias (que também são cuidados pelas equipes de cuidados paliativos), pois diante do adoecer muitos se mostram, como dizem: em "negação", não aderindo ao tratamento, sendo hostis com a equipe, chorando, depressivos, enfim, milhões de rótulos, que foram sendo construídos a partir de conceitos bastante amplos da psicologia.

O que é a negação? Como não chorar diante de uma notícia que modifica a perspectiva de um futuro saudável, que coloca em xeque sonhos, planos, e a própria vida do sujeito e suas famílias? Como aderir a um tratamento que ainda não está claro? São as perguntas que geralmente são feitas diante de algumas demandas que chegam.

Moretto (2019) ensina que o adoecimento é um acontecimento na vida de cada um, como dito anteriormente, é um marco, porém, como acontecimento, traz consequências psíquicas, como a experiência de impotência, por exemplo. Para a autora, isso demandará um trabalho psíquico de enfrentamento em face da situação, bem como de elaboração de lutos, ou seja, para que esse acontecimento (fato) não se torne traumático é necessário que, por meio da escuta qualificada do psicólogo, isso se torne uma experiência pela via da dimensão subjetiva, sendo a fala o principal meio de elaboração.

Ainda seguindo com Moretto (2013 e 2019), viver uma condição de adoecimento pode gerar angústias nos sujeitos. Tal angústia é caracterizada pela irrupção do real que é a doença. A ideia da própria morte e tal vivência precisa ser simbolizada, subjetivada, e isso só é possível por meio de uma operação analítica: a escuta.

Por que se diz tudo isso? Porque ter uma doença é diferente do adoecimento. Segundo Simonetti (2004), adoecimento é como se fala e a percepção que se tem a respeito da vivência da doença. Viver o adoecimento, então, só é possível contando sobre esse processo. Diante disso, para que nosso trabalho nos cuidados paliativos possa se dar, a escuta, além de ofertar espaço para que o paciente fale a respeito de sua dor ou de qualquer outra coisa que seja seu desejo, precisa estar atenta a alguns determinantes psíquicos, como funcionamento psicológico, biografia, personalidade, estado emocional, história de perdas, percepção da saúde, da doença e da finitude, sentimentos, valores e rede de afetos. Cabe pontuar que isso não é um roteiro a ser seguido, mas alguns pontos que precisam de atenção.

A inserção do profissional em equipes de cuidados paliativos é recente, assim como o surgimento dos cuidados paliativos no Brasil. A formação em cuidados paliativos do ponto de vista da psicologia é pautada nas residências multiprofissionais e nos aperfeiçoamentos e especializações. Na primeira, a carga horária é maior e existe uma formação prática; nas outras, o componente teórico é o foco da formação e não há prática. Diante disso, vale ressaltar que o papel do psicólogo é sempre direcionado para a tríade paciente, família e equipe, e é com esses agentes que se trabalha, troca e discute as melhores formas de cuidado.

Como dito anteriormente, por ser o adoecimento o contato com a possibilidade da própria morte e pelo fato de isso ser uma ameaça à integridade psíquica do sujeito, o papel desse profissional nas equipes é colaborar para o processo do paciente nesse percurso, que pode trazer perdas da identidade, perda da autonomia ou dificuldade para exercê-la, dependência. Pode-se, ainda, colaborar intermediando a comunicação com a equipe, oferecer suporte psicológico à família, por meio da avaliação e da validação dos recursos psíquicos de enfrentamento durante o processo de doença e luto.

Diante disso, é preciso citar que o "psi" é diferente no contexto da saúde. Num espaço sempre destinado aos médicos e a outros profissionais mais afeitos com as questões do biológico, do corpo físico, muitas vezes o percurso desse profissional parece ser o oposto da caminhada da equipe. Por que se diz isso? Para Lacan (1959-60), a proposta do psicanalista é de não realizar um trabalho adaptativo, que seja referenciado em padrões de doença e normalidade; essas normas são direcionadas ao desejo de cada um. Não é papel do psicanalista dizer o que é bom para cada um. E é nesse ponto que está o enrosco dessa inserção, pois, por vezes, deve-se apontar para a equipe que não se pode conduzir os pacientes conforme seus valores.

AVANÇOS NA REGULARIZAÇÃO PELO CONSELHO PROFISSIONAL

Do ponto de vista da regularização da psicologia como especialidade no cuidado paliativo e da inserção do psicólogo em equipes de cuidados paliativos por intermédio do CFP, quase não se vê avanço. Apesar de historicamente a psicologia ser inserida em diversos contextos de saúde e constantemente ser acionada pelas equipes de cuidados paliativos, não há regulamentação que a coloque como especialidade pelo Conselho. As formações citadas são, hoje, escolhas individuais para que os profissionais tenham mais ferramentas quando acionados.

No final de 2022, o CFP lançou nova normativa, publicada no *Diário Oficial da União*, na qual traz as novas regras para obtenção de registro de especialista em Psicologia, trazendo 13 especialidades que serão reconhecidas pelo conselho. São elas: Psicologia Escolar e Educacional, Psicologia Organizacional e do Trabalho, Psicologia de Tráfego, Psicologia Jurídica, Psicologia do Esporte, Psicologia Clínica, Psicologia Hospitalar, Psicopedagogia, Psicomotricidade, Psicologia Social, Neuropsicologia, Psicologia em Saúde e Avaliação Psicológica (CPF, 2022).

Nesse cenário, percebem-se muitas dificuldades quanto a uma participação mais ativa da psicologia em equipes de cuidados paliativos, nas quais muitas vezes psicólogos não são contratados exclusivamente para essa atuação e, quando acionados, a maioria não tem uma formação específica para cuidado paliativo.

Tem-se visto um engajamento pelo Comitê de Psicologia da Academia Nacional de Cuidados Paliativos (ANCP), que lançou em 2022 a primeira cartilha que traz as competências necessárias e desejáveis para os psicólogos que atuem com cuidados paliativos (Aceti et al., 2022). Estes têm se empenhado na organização de seminários, *lives* e outras formas de troca para buscar avanços para a profissão, bem como buscado o diálogo com associações correlatas e com os CRP e o CFP.

Nessa cartilha, os autores discutem competências e habilidades que o psicólogo que atua nos cuidados paliativos precisa desenvolver, contudo esse documento não está relacionado a trazer a categoria como especialidade nessa atuação, mas há movimentos de avanço.

Por meio de dados apresentados no último Congresso Nacional de Cuidados Paliativos da ANCP (2022), a nutrição e a enfermagem são as categorias profissionais que estão na frente nesse processo, seguidas pela terapia ocupacional. Infelizmente a psicologia se encontra ao final dessa fila.

Diante disso, cabe aos profissionais da psicologia que atuam nos cuidados paliativos não se esquecer de que o conhecimento é uma constante, sempre se modificando e mudando; é preciso, como ele, aprimorar-se sempre. O melhor cuidado vem também de uma construção teórica, ética e de trocas, e isso se dá estudando. Além disso, é necessário engajamento perante o Conselho, buscando valorização e reconhecimento dessa área tão ímpar e que requer muito da atuação do profissional.

A intenção não é esgotar a discussão com este capítulo, mas apenas iniciar uma reflexão crítica que permita que novas discussões surjam daqui e que mais espaços se engajem na busca por uma atuação que é reconhecida na prática, mas está longe de ser reconhecida no próprio meio de formação do psicólogo e que colabora para que o cuidado ético nem sempre ocorra.

CONSIDERAÇÕES FINAIS

Para concluir, sem esgotar este capítulo, que se propõe ser uma discussão, convém lembrar do que Figueiredo e Bifulco (2008) sinalizam como sendo o papel do psicólogo nos cuidados paliativos: colaborar no direcionamento no que concerne à qualidade, ao valor e ao significado da vida. Por meio da escuta, no processo dos pacientes e familiares, é possível colaborar para que estes lidem com toda a situação e possam (ou não) redescobrir o sentido da vida nesse momento de adoecimento.

REFERÊNCIAS BIBLIOGRÁFICAS

1. Aceti D et al. (orgs.). Recomendações de competências, habilidades e atitudes do psicólogo paliativista (livro eletrônico). Comitê de Psicologia em Cuidados Paliativos. São Paulo: Academia Nacional de Cuidados Paliativos; 2022.
2. Bobbio M. Medicinas demais: o uso abusivo pode ser nocivo à saúde. Barueri: Manole; 2020.
3. Brasil. Ministério da Saúde. Secretaria de Gestão do Trabalho e da Educação na Saúde. Departamento de Gestão e da Regulação do Trabalho em Saúde. Câmara de Regulação do Trabalho em Saúde. Brasília, DF; 2006.
4. Conselho Federal de Psicologia (CFP). Consolidação das Resoluções relativas ao Título Profissional de Especialista em Psicologia. 2007. Disponível em: https://www.in.gov.br/en/web/dou/-/resolucao-n--23-de-13-de-outubro-de-2022-437945688. Acesso em: 3 ago. 2024.
5. Conselho Federal de Psicologia (CFP). Registro de Psicólogo(a) especialista. 2022. Disponível em https://atosoficiais.com.br/cfp/resolucao-do-exercicio-profissional-n-23-2022-institui-condicoes-para-concessao-e-registro-de-psicologa-e-psicologo-especialistas-reconhece-as-especialidades-da-psicologia-e-revoga-as-resolucoes-cfp-no-13-de-14-de-setembro-de-2007-no-3-de--5-de-fevereiro-de-2016-no-18-de-5-de-setembro--de-2019? origin=instituicao&q=23/2022. Acesso em: 3 ago. 2024.
6. Conselho Federal de Psicologia. Resolução n. 014/00, de 20 de dezembro de 2000. Institui o título profissional de especialista em psicologia e dispõe sobre normas e procedimentos para seu registro. Brasília; 2000.
7. Critelli DM. Para recuperar a educação: uma aproximação à ontologia heideggeriana. In: Santos JL, Corral-Mulato S, Bueno SMV. Morte e luto: a importância da educação para o profissional de saúde. Arq Cienc Saúde Unipar [Umuarama]. 2014;18(3):199-203.
8. Delors J (org.). Learning: the treasure within; report to Unesco of the International Commission on Education for the Twentyfirst Century. Paris: Unesco; 1996.
9. Falkenberg MB, et al. Educação em saúde e educação na saúde: conceitos e implicações para a saúde coletiva. Ciência & Saúde Coletiva. 2014;19(3);847-52.
10. Figueiredo MGMCA, Bifulco VA (org.). Temas em psico-oncologia. São Paulo: Summus; 2008.
11. Lacan J. A ética da psicanálise (1959-60). Miller JA, trad. Rio de Janeiro: Zahar; 1986.
12. Lopes MCR, et al. História da educação em saúde no Brasil. In: Morel CM, et al (orgs.). Educação em saúde: material didático para formação técnica de agentes comunitários de saúde. Rio de Janeiro: EPSJV; 2020. p.191-200.
13. Moretto MLT. O que pode um analista no hospital? São Paulo: Casa do Psicólogo; 2013.
14. Moretto MLT. Abordagem psicanalítica do sofrimento nas instituições de saúde. São Paulo: Zagodoni; 2019.
15. Moscheta MS. A pós-modernidade e o contexto para a emergência do discurso construcionista social. In: Gergen K, Gergen M. Construcionismo social. São Paulo: Editora Instituto Noos; 2010. p.23-47.
16. Parry SB. The quest for competences: competency studies can help you make HR decisions, but the results are only as good as the study. Training [Minneapolis]. 1996 Jul;33(7):48-56.
17. Santos FR, et al. Atuação e formação em psicologia da saúde: desafios e possibilidades. In: Seabra CR. Compêndio de psicologia da Saúde. Curitiba: CRV; 2022. p.19-36.
18. Simonetti A. Manual de psicologia hospitalar: o mapa da doença. São Paulo: Casa do Psicólogo; 2004.
19. World Health Organization (WHO). Palliative Care. 2002, Disponível em: https://www.who.int/health-topics/palliative-care. Acesso em: 3 ago. 2024.

15

Avanços na educação em cuidados paliativos – serviço social

Adriana Mota Gusmão da Silva
Fernanda da Silva Moura
Izilda Cristina Beltrão Martins
Maria Nilda Conceição Izumi
Nancy Mieko Igarashi
Susana Dalila Wurtzel

Pontos-chave

- O assistente social desempenha papéis importantes em cuidados paliativos, e o primeiro deles é conhecer o paciente e sua família, além de saber das suas condições e história de vida.
- O serviço social não apresenta em sua grade curricular da graduação uma disciplina específica de saúde ou cuidados paliativos, mas utiliza teoria e métodos específicos no trabalho em equipe.

INTRODUÇÃO

O presente texto se propõe a discutir a inserção do serviço social nos processos de trabalho e de educação em cuidados paliativos, refletindo sobre algumas lacunas existentes na formação do assistente social, mas também reafirmando a sua postura humanística, compondo a equipe multiprofissional com um olhar sensível, trazendo a compreensão de que a forma como paciente e família estão inseridos na sociedade impacta o modo como enfrentam a doença e o processo de morrer. Desse modo, este texto visa compreender a atuação do assistente social durante o atendimento a pacientes em cuidados paliativos proporcionais e exclusivos, identificando aspectos relacionados à atuação e à formação profissional.

CONTEXTUALIZAÇÃO DO TEMA

A Resolução n. 41, de 31 de outubro de 2018 do Ministério da Saúde, determina que os cuidados paliativos sejam ofertados em qualquer ponto da rede de atenção à saúde. Em seu parágrafo único, afirma que são cuidados continuados integrados e os definem em seu art. 2º como:

> Cuidados paliativos consistem na assistência promovida por uma equipe multidisciplinar, que objetiva a melhoria da qualidade de vida do paciente e

> seus familiares, diante de uma doença que ameace a vida, por meio da prevenção e alívio do sofrimento, da identificação precoce, avaliação impecável e tratamento de dor e demais sintomas físicos, sociais, psicológicos e espirituais. (Brasil, 2018)

O foco principal dos cuidados paliativos é a pessoa, que nos serviços de saúde é denominada paciente. A proposta é investir na máxima qualidade de vida, empreendendo esforços para que até o último minuto o sujeito seja valorizado e respeitado em sua singularidade, ofertando o tratamento e considerando a autonomia, autodeterminação, as necessidades e seus desejos. Portanto, ainda que não se vise à cura, considera-se que sempre há algo a fazer para oferecer apoio ao paciente e à família e minimizar o sofrimento.

O art. 4º, inciso III, da Resolução n. 41, de 31 de outubro de 2018, traz a afirmação da vida e aceitação da morte como um processo natural e um dos princípios norteadores dos cuidados paliativos. E, preconizando que a morte é inerente à vida, morrer é um processo normal, e os cuidados paliativos não têm o objetivo de evitar o evento morte, e sim promover ao paciente e a seus familiares um ambiente acolhedor, com a oferta de assistência integral para que essa etapa da vida seja atravessada com o máximo de conforto, alívio e tranquilidade possível.

Diversas vezes e erroneamente, o conceito de cuidados paliativos é atrelado à desassistência. Isso é grave na medida em que se criam e se associam tabus e conceitos negativos ao tema, embasando o entendimento distorcido do que seja cuidado paliativo. Esse entendimento passa pelo direito à dignidade humana em momentos que antecedem a morte, que observa e cuida das melhores condições de vida e de cuidados para as pessoas que estão em processo de morte.

Quando esses desafios são levantados, um dos mais pungentes são o tabu e a dificuldade de abordar o tema da morte entre profissionais de saúde, entre familiares e, sobretudo, no diálogo direto com o próprio paciente. Falar sobre a morte e o processo de morrer é algo considerado sombrio, mórbido, indesejável. E, quando os assuntos relevantes não são abordados de forma honesta e aberta, a tendência humana é de fantasiar e criar subterfúgios, pensamentos mágicos para as questões, de maneira que fomentam ainda mais o tabu e a dificuldade de tratar dos temas.

Uma das finalidades dos cuidados paliativos é aliviar a dor e contornar os sintomas da doença, focando no bem-estar geral do paciente, não acelerando nem adiando o processo de morrer, e sim respeitando o seu curso natural. Oferta-se o cuidado integral multidisciplinar que leve em consideração o contexto social e a dinâmica familiar do paciente, em seus aspectos psicológicos, culturais e espirituais.

De acordo com Frossard, 2016, os profissionais atuam respeitando a autonomia do paciente, identificando os temas que circulam em torno da família, além de disponibilizar informações acerca do preparo do plano de cuidado avançado com a equipe de saúde.

> Assim, defende-se um modelo de plano de cuidado que dê conta dos desejos do paciente – considerando que ao longo do tempo (mês/ano) ele será influenciado por mudanças no diagnóstico/prognóstico, internação, habilidade, humor, estado de saúde, circunstâncias social e funcional (por isso a importância de ser validado a

> cada seis meses) – e do processo de trabalho futuro, ou seja, um grande traçado sobre os aspectos clínico, social, psicológico, espiritual que serão necessários em cada caso. (Frossard, 2016, p. 645)

Pensar no cuidado centrado nas necessidades dos pacientes e suas famílias significa considerar todas as dimensões do processo de adoecer, garantindo a autonomia e a participação ativa, por meio de um apoio da equipe multiprofissional, sendo os pacientes e suas famílias participantes do planejamento das ações a serem desenvolvidas, o que potencializa as práticas do cuidar em saúde.

Além disso, é de extrema importância que o cuidado seja multiprofissional, uma vez que múltiplos olhares conseguem compreender melhor a complexidade da vida dos sujeitos, através de uma abordagem humanizada, especializada e qualificada.

SERVIÇO SOCIAL E CUIDADOS PALIATIVOS

Não são poucas as questões postas sobre esse campo, e pode-se dizer que existem desafios importantes. Antes mesmo de abordar o tema proposto, é importante trazer algumas considerações sobre a atuação do assistente social na área da saúde.

O assistente social foi caracterizado como profissional de saúde através da Resolução do Conselho Federal de Serviço Social/CFESS n. 383, de 29 de março de 1999, considerando que:

> [...] as ações de saúde devem se dar na perspectiva interdisciplinar a fim de garantir a atenção a todas as necessidades da população usuária na mediação entre seus interesses e a prestação de serviços; Considerando que atribui-se ao assistente social, enquanto profissional de saúde, a intervenção junto aos fenômenos socioculturais e econômicos que reduzam a eficácia dos programas de prestação de serviços nos níveis de promoção, proteção e/ou recuperação da saúde; Considerando que o Assistente Social, em sua prática profissional, contribui para o atendimento das demandas imediatas da população, além de facilitar o seu acesso às informações e ações educativas para que a saúde possa ser percebida como produto das condições gerais de vida e da dinâmica das relações sociais, econômicas e políticas do País [...] (CFESS, 1999)

Ao refletir sobre a atuação dos assistentes sociais, é mister destacar que o objeto de trabalho desses profissionais é a manifestação da questão social, e nos conflitos travados entre o Estado e as demandas da classe trabalhadora é que o trabalho do assistente social se realiza. O setor da saúde, de forma histórica, segundo Bravo (1996), é um grande concentrador de profissionais do serviço social, considerando que o objetivo da profissão na área da saúde continua sendo a efetivação da reforma sanitária, uma vez que o projeto profissional dos assistentes sociais tem muitas congruências com o projeto. Assim, torna-se necessária a formulação de estratégias que busquem reforçar e criar ações nos serviços de saúde que efetivem o direito social à saúde.

O atendimento do serviço social é norteado pela busca de efetivação dos direitos, e as ações do assistente social são desenvolvidas de forma empática, partindo do lugar de alguém que primeiro busca conhecer a realidade vivida pelo paciente, sua família, suas condições de moradia, trabalho, renda, religião, rede de apoio familiar e comunitária, sua forma de acesso aos bens e serviços socialmente produzidos, se está incluído ou excluído das políticas de saúde, assistência e previdência social, o que compõe o tripé da seguridade social brasileira. Parte-se da realidade singular de cada paciente e família para traçar as ações para a efetividade do atendimento.

No ambiente hospitalar, o serviço social participa de ações de relevância para a compreensão e tradução das demandas de familiares e cuidados de pacientes para as demais equipes de saúde, apresentando necessidades e possibilidades das famílias e dos cuidadores diante de processos de doença ou limitações por doenças para os pacientes. O serviço social busca apoiar e fortalecer os pacientes e familiares em suas demandas e promover cuidados em saúde.

Nessa perspectiva de cuidado integral, o assistente social está qualificado para desempenhar importante papel, pois sua atuação aponta para a compreensão da totalidade das condições materiais de sobrevivência da classe trabalhadora e busca conhecer os determinantes sociais que perpassam a dinâmica de vida dos pacientes e seus familiares.

> São diversos os desafios que se colocam para a construção das práticas do cuidado. É muito difícil voltar-se à presença do outro e potencializar a relação de uma forma que o cuidar seja individualizado a cada ser humano, a cada história de vida, visando a sua autonomia e bem-estar. Diante disso, o profissional precisa olhar e agir além do que está posto à sua frente. Para produzir cuidado integral é necessário olhar o ser humano como um todo, identificando, reconhecendo e acolhendo todas as experiências, vivências e crenças que o usuário traz na sua história de vida. (Silva; Silva, 2023, p. 283)

Retomando que um dos princípios norteadores dos cuidados paliativos é a afirmação da vida e aceitação da morte como um processo natural, em que pese a morte ser a maior certeza da vida, lidar com a questão de morrer, de terminar e não mais existir é um desafio, pois a finitude de qualquer ciclo exige flexibilidade, aceitação, resiliência e reorganização pessoal e desperta inquietações e medos. Conhecer as preocupações do paciente e buscar estratégias para enfrentá-las é algo que merece atenção especial do assistente social. É uma maneira de se aproximar do paciente e da família de forma empática, contribuindo para que se sintam amparados e acolhidos.

O objetivo é orientar quanto a questões práticas da vida cotidiana, como suporte aos filhos, questões de finanças, conflitos familiares, documentação, assuntos pendentes, incertezas que os inquietam, preocupam e podem gerar intenso sentimento de tristeza e sofrimento ao paciente e à família. O assistente social pode contribuir ao olhar para essas questões, pensando em estratégias conjuntas de enfrentamento, para que as pessoas que estão vivenciando esse processo não se sintam isoladas e sem perspectivas.

A atuação do assistente social em cuidados paliativos deve se pautar no acolhimento, diálogo, através de uma ação profissional humanizada, estabelecendo uma relação de confiança, respeitando a vontade do paciente e familiares, além de promover espaços de escuta e valorização.

> O acolhimento e a escuta são características do trabalho deste profissional,

> que quando se depara com paciente em processo de morte, deve saber colher as informações no tempo certo, dar voz ao indivíduo e seus familiares, deixando-os extravasar suas tristezas e insatisfações com o problema. Conhecer a situação socioeconômica do paciente, os serviços disponíveis, as redes de suporte e canais para atender a demanda dos usuários, são outras atribuições do assistente social. (Hermes; Lamarca, 2013)

Ainda citando Hermes e Lamarca (2013), a proposta do trabalho em equipe nos cuidados paliativos consiste em cuidar do indivíduo em todos os aspectos: físico, mental, espiritual e social. A assistência deve ser feita de maneira integral, com a complementação de saberes, dividindo as responsabilidades entre os profissionais, para uma resolução conjunta da situação apresentada.

O assistente social desempenha papéis importantes em cuidados paliativos, e o primeiro é conhecer o paciente e sua família, saber das suas condições e história de vida. É através do contato com o serviço social que muitas histórias são reveladas pela primeira vez. Esse é um privilégio que o profissional deve honrar de forma humana, crítica e sob a ética, pois muitas vezes será o mediador das informações para o planejamento das ações. Para uma melhor apreensão da realidade, no ambiente hospitalar, o assistente social utiliza dois principais instrumentos:

- Entrevista. Aplicada com frequência para conhecer os aspectos biopsicossociais que abrangem a vida do paciente, para, com base nisso, traçar estratégias e intervir individualmente diante das demandas identificadas.
- Visita domiciliar. Promove melhor compreensão dos modos de vida e da organização da família e da rede de suporte para a oferta de apoio ao paciente.

Segundo Carvalho, 2012, a intervenção dos assistentes sociais visa a humanização e qualidade dos cuidados, pela centralidade da dimensão psicossocial do adoecer e do estar doente. Nesse contexto, cabe aos assistentes sociais que atuam junto a pacientes com doenças terminais contribuir para a continuidade do cuidado, seja em outros serviços de saúde, seja no domicílio. Apoiar pela garantia do acesso às políticas e aos direitos e de uma finitude com dignidade.

É importante ressaltar que o assistente social utiliza escuta qualificada, comunicação compassiva e empática, principalmente por promover aproximação humanizada e não violenta entre o paciente, a família e o profissional durante todas as fases do atendimento.

De acordo com os Parâmetros para Atuação de Assistentes Sociais na Política de Saúde, os assistentes sociais atuam no atendimento direto aos usuários, na mobilização, participação e controle social, na investigação e planejamento e gestão, na assessoria, qualificação e formação profissional (CFESS, 2010).

Os desafios para o trabalho multiprofissional e os cuidados paliativos passam pela formação profissional dos indivíduos que os executam. Assim, é necessária a atuação de equipes especializadas em cuidados paliativos. A seguir, é descrito esse panorama da formação.

COMO O SERVIÇO SOCIAL SE INSERE NO PROCESSO DE FORMAÇÃO

A relação entre a prática em cuidados paliativos e o trabalho multidisciplinar é intrínseca, e a atuação em equipe é condição indispensável para garantir o efetivo cuidado ao paciente e à sua rede de apoio.

O serviço social encontra diversos espaços ocupacionais na saúde, com destaque para a atuação em cuidados paliativos que se encontra em expansão, de modo que o profissional desenvolve sua práxis nessa área, buscando refletir e intervir na realidade vivida pelo sujeito desse processo.

No âmbito de um hospital universitário, o assistente social também atua na formação e educação de alunos de graduação e pós de diversas áreas do saber, pois as atividades no cotidiano oferecem essa interface. Os processos formativos e educacionais não se restringem a aulas em salas fechadas, com conteúdo programático e avaliações, mas apresenta-se de modo prático, na discussão de casos, no acesso a bens e serviços no território, na identificação de políticas públicas que atendam à população socialmente vulnerável, na mediação entre paciente e família, que frequentemente apresentam vínculos fragilizados ou rompidos, na mediação entre paciente, família e equipe e em orientações gerais.

De modo prático, o assistente social contribui com o discente em sua formação oferecendo informações ampliadas sobre fluxos e sistemas internos e externos, rotinas, preenchimento de formulários, referência e contrarreferência, compreendendo a importância de sua participação nos espaços de assistência.

O serviço social não apresenta em sua grade curricular da graduação uma disciplina específica de saúde ou cuidados paliativos, mas utiliza teoria e métodos específicos no trabalho em equipe. A Resolução n. 557/2009 do CFESS considera que:

> O profissional assistente social vem trabalhando em equipes multiprofissionais onde desenvolve sua atuação, conjuntamente com outros profissionais, buscando compreender o indivíduo na sua dimensão de totalidade e, assim, contribuindo para o enfrentamento das diferentes expressões da questão social, abrangendo os direitos humanos em sua integralidade, não só a partir da ótica meramente orgânica, mas a partir de todas as necessidades que estão relacionadas a sua qualidade de vida. (CFESS, 2009)

Diante do cotidiano profissional, a resolução preconiza, em seu parágrafo primeiro, que:

> O entendimento ou opinião técnica do assistente social sobre o objeto da intervenção conjunta com outra categoria profissional e/ou equipe multiprofissional deve destacar a sua área de conhecimento separadamente, delimitar o âmbito de sua atuação, seu objeto, instrumentos utilizados, análise social e outros componentes que devem ser contemplados na opinião técnica.

O serviço social pode exercer atuação desde o início de um diagnóstico ameaçador até o pós-luto.

A seguir, estão relacionadas algumas questões norteadoras do cotidiano, com suas respectivas respostas, a fim de demonstrar a maneira como o trabalho do assistente social se desenvolve na rotina do Hospital Universitário da USP.

Como o assistente social tem conhecimento da hospitalização do paciente em cuidados paliativos?

Por busca ativa, nas discussões de casos, por solicitação de interconsulta de profissionais de qualquer área, por demanda espontânea do paciente, família ou sua rede de apoio – aqui se compreendem vizinhos, amigos e outros atores próximos.

Quais são as principais atribuições do assistente social na atenção ao paciente em cuidados paliativos?

- Realizar entrevista com paciente, familiares e/ou rede de apoio para conhecimento ampliado de questões que o envolvem.
- Identificar como paciente, família e/ou rede de apoio compreendem a doença e quais são as expectativas durante a internação ou na iminência da alta.
- Observar se há fragilidade de vínculos familiares e sociais e fortalecer vínculos familiares, de amizade e solidariedade.
- Verificar se o paciente e/ou família está inscrita em contexto de vulnerabilidade social.
- Realizar articulação com a rede de saúde e socioassistencial no território em que vive o paciente.
- Participar de reuniões entre a equipe multiprofissional e a família e/ou rede de apoio.
- Orientar fluxos, fazer encaminhamentos visando à defesa de direitos sociais e à garantia de acesso a bens e serviços.
- Notificar órgãos de proteção quando se fizer necessário.
- Oferecer acolhimento ao paciente, à família e também à sua rede de apoio a qualquer momento do processo de adoecer ou da descoberta do diagnóstico, passando pelo luto, acompanhando o familiar até o momento de desconstrução do seu papel de cuidador.

A prática do assistente social no Hospital Universitário está pautada nas relações de reciprocidade e no correlacionar a formação acadêmica de diversas áreas ao serviço social, ainda que não sob o modelo tradicional de ensino. Nota-se que a aproximação do aluno com a realidade do paciente, além de proporcionar uma visão mais integrada do sujeito em sua totalidade, poderá prepará-lo para ter posicionamentos mais seguros diante dos desafios profissionais, sob um modelo de consciência social que favoreça a emancipação no que concerne às relações humanas. Compreender o sujeito de sua práxis a partir das condições objetivas de vida conduzem o profissional, ou futuro profissional, a uma percepção concreta da realidade não mais sob o paradigma do ideal, muitas vezes estabelecido por limitações pessoais, construindo respostas às demandas e também identidade profissional mais fortalecida e segura.

CONSIDERAÇÕES FINAIS

De acordo com os Parâmetros para Atuação de Assistentes Sociais na Política de Saúde (2009), as atribuições e competências dos profissionais são orientadas e norteadas por direitos e deveres constantes no Código de Ética Profissional, na Lei de Regulamentação da Profissão e nas diretrizes curriculares. Conforme Mendes (2004), a formação profissional em serviço social é caracterizada por uma inserção crítica e propositiva de forma generalista, intelectual e cultural, possibilitando uma ação dentro da realidade e transformações sócio-históricas. Ainda segundo Mendes, o serviço social tem como matéria fundamental as múltiplas expressões da questão social e as formas acionadas para o seu enfrentamento. Convém ressaltar que as expressões da questão social são identificadas a cada abordagem e se traduzem por meio das condições desiguais de vida, como pobreza, violência, abandono inverso, rompimento de vínculos, pessoa em situação de rua, vulnerabilidade social, falta de moradia adequada, insegurança alimentar, abuso de substâncias psicoativas, entre outras.

A história de vida do paciente deve ser validada por toda a equipe, mas cabe ao assistente social se apropriar do contexto vivido para planejamento de uma intervenção junto ao paciente, família e equipe. Quando os vínculos familiares estão rompidos ou fragilizados, é necessário refletir com a família sobre o momento atual do paciente, bem como a dor social, que está implícita no contexto. O produto da intervenção do assistente social deve dar lugar aos sentimentos de humanidade e solidariedade ao invés de mágoas e ressentimentos vivenciados pelo paciente e familiares durante a sua trajetória de vida.

Conhecer e validar a história de vida do paciente também contribuirá para que a equipe compreenda o sujeito em sua totalidade, evitando julgamentos e interpretações precipitadas, os quais poderiam interferir na elaboração do Plano Terapêutico Singular.

Em síntese, os processos educacionais e de formação que incluem o serviço social são possíveis, mesmo com a ausência do curso de serviço social na Universidade, mas torna-se condicionante mencionar a importância de assegurar na grade curricular uma ou mais disciplinas que tratem da saúde e áreas correlatas, para não só suprir essa lacuna ao curso de serviço social, como também estender a inserção do assistente social na formação de alunos em diversas áreas do saber.

REFERÊNCIAS BIBLIOGRÁFICAS

1. Brasil. Casa Civil. Lei n. 8.080, de 19 de setembro de 1990. Dispõe sobre as condições para a promoção e recuperação da saúde, a organização e funcionamento dos serviços correspondentes e dá outras providências. Disponível em: http://www.planalto.gov.br/ccivil_03/Leis/L8080.htm. Acesso em: julho de 2024.
2. Brasil. Ministério da Saúde. Resolução n. 41, de 31 de outubro de 2018. Dispõe sobre as diretrizes para a organização dos cuidados paliativos, à luz dos cuidados continuados integrados, no âmbito do Sistema Único de Saúde (SUS). Disponível em: https://bvsms.saude.gov.br/bvs/saudelegis/cit/2018/res0041_23_11_2018.html. Acesso em: julho de 2024.
3. Bravo MIS. Serviço Social e reforma sanitária: lutas sociais e práticas profissionais. Rio de Janeiro: Cortez; 1996.
4. Carvalho MI. Serviço Social na Saúde. Lisboa: Pactor; 2012.
5. Conselho Federal de Serviço Social. Parâmetros para a atuação de assistentes sociais na saúde. Brasília, DF: CFESS; 2010.
6. Conselho Federal de Serviço Social. Resolução n. 557, de 15 de setembro de 2009. Disponível em: http://www.cfess.org.br/arquivos/Resolucao_CFESS_557-2009.pdf. Acesso em: julho de 2024.
7. Conselho Federal de Serviço Social. Resolução n. 383/99 de 29/03/1999. Disponível em: http://cfess.org.br/arquivos/resolucao_383_99.pdf. Acesso em: julho de 2024.
8. Feuerwerker LCM. Modelos tecnoassistenciais, gestão e organização do trabalho em saúde: nada é indiferente no processo de luta para a consolidação do SUS. Comunic Saude Educ. 2005;9(18):489-506.
9. Feuerwerker LCM, Merhy EE. A contribuição da atenção domiciliar para a configuração de redes substitutivas de saúde: desinstitucionalização e transformação de práticas. Rev Panam Salud Publica. 2008;24(3):180-8.
10. Frossard A. Os cuidados paliativos como política: notas introdutórias. Cad EBAPE BR. 2016.
11. Hermes HR, Lamarca ICA. Cuidados paliativos: uma abordagem a partir das categorias profissionais de saúde. Cienc Saúde Colet. 2013;18:2577-88.

12. Iamamoto MV. Os espaços sócio-ocupacionais do assistente social. In: Conselho Federal de Serviço Social. Serviço Social: Direitos sociais e competências profissionais. Brasília, DF: CFESS; 2009.
13. Iasi ML. Ensaios sobre consciência e emancipação. 2.ed. São Paulo: Expressão Popular; 2011.
14. Mendes JMR. Os desafios das diretrizes curriculares na afirmação do projeto ético-político do serviço social: a proposta da oficina. Temporalis; 2004.
15. Silva AMG, Silva BCS. Serviço social: acolhimento e acesso aos direitos sociais de pacientes com câncer de cabeça e pescoço. In: Gallo CM, Domaneschi C, organizadoras. Odontologia na oncologia: atenção interdisciplinar à saúde bucal do paciente com câncer de boca. São Paulo: Santos; 2023.

16

Avanços na educação em cuidados paliativos – fisioterapia

Carolina Barreiros do Nascimento
Rodrigo Pena Soares Silva
Janete Maria da Silva

Pontos-chave

- A Resolução n. 539/2021 do Conselho Federal de Fisioterapia e Terapia Ocupacional (COFFITO) recomenda a inclusão da temática dos cuidados paliativos na graduação dos cursos de Fisioterapia e na formação dos fisioterapeutas especialistas.
- O fisioterapeuta tem papel essencial na prevenção e no controle não farmacológico dos sintomas e na melhora significativa da qualidade de vida dos pacientes e seus familiares.

REGULAMENTAÇÃO HISTÓRICA DA FISIOTERAPIA

A fisioterapia tem raízes históricas que remontam à Antiguidade, com práticas que envolvem água, calor, eletricidade, massagem e exercícios para tratar disfunções corporais, descrita por Hipócrates como parte da medicina da reabilitação. Desde os primórdios, foi utilizada de forma empírica e, no decorrer de sua história, acompanhou as mudanças e transformações do século XX.

O surgimento das primeiras escolas ocorreu na Europa – primeiramente, na Alemanha e Inglaterra. No Brasil, a história da fisioterapia teve início na cidade do Rio de Janeiro, com o estabelecimento do Serviço de Eletricidade Médica e Hidroterapia no ano de 1879 e com a criação do primeiro serviço de fisioterapia da América do Sul, no Hospital Santa Casa de Misericórdia, em 1884.

A trajetória evolutiva relacionada à regulamentação da fisioterapia enquanto ciência, profissão e serviço essencial dentro do processo de reabilitação foi associada a alguns marcos históricos, entre os quais se destacam:

- 1951: o primeiro curso de fisioterapia foi oferecido e iniciado no Instituto Central do Hospital das Clínicas da Faculdade de Medicina da Universidade de São Paulo.
- 1956: a Associação Brasileira Beneficente de Reabilitação (ABBR) iniciou o curso técnico em Reabilitação, reconhecendo o

fisioterapeuta e o terapeuta ocupacional como profissionais de nível técnico.

- 1963: a Câmara de Ensino Superior (CES) estabeleceu o currículo mínimo dos cursos de fisioterapia e terapia ocupacional, considerando os profissionais dessas áreas como independentes.
- 1964: o Ministério da Educação (MEC) definiu o currículo mínimo para a fisioterapia e a terapia ocupacional.
- 1969: foi regulamentada como nível de formação superior com o Decreto-Lei n. 938/1969, assinado em 13 de outubro.
- 1975: no dia 17 de dezembro foi promulgada a Lei n. 6.316, dando origem ao Conselho Federal de Fisioterapia e Terapia Ocupacional (COFFITO) e aos conselhos regionais (CREFITO).

Todos esses acontecimentos históricos serviram para apoiar o avanço da fisioterapia, especialmente porque aumentaram a conscientização das pessoas em relação à saúde e qualidade de vida. Contudo, a discussão mais aprofundada acerca da formação profissional iniciou tardiamente. Foi só em 28 de fevereiro de 1983 que a Resolução n. 4 regulamentou o currículo mínimo e a duração dos cursos de fisioterapia e terapia ocupacional no Brasil, ampliando a formação para 4 anos. Antes disso, os currículos variavam e não havia uniformidade na formação profissional. Essa resolução estabeleceu diretrizes para garantir uma base sólida de conhecimentos, incluindo disciplinas como anatomia, histologia, fisiologia, biofísica e bioquímica. Esse currículo permaneceu até 1996, quando o MEC, por meio da Lei de Diretrizes e Bases, estabeleceu novas regras e concedeu maior autonomia às universidades para que pudessem elaborar os seus próprios currículos.

A despeito dessa preocupação com a formação técnico-científica do profissional fisioterapeuta, somente em 19 de fevereiro de 2002, com a Resolução CNE/CES 4, foram instituídas as Diretrizes Curriculares Nacionais do Curso de Graduação em Fisioterapia, a serem observadas na organização curricular das instituições do sistema de educação superior do país.

FISIOTERAPIA, CÓDIGO DE ÉTICA E DEONTOLOGIA E ESPECIALIDADES

O COFFITO define a fisioterapia como "uma ciência da Saúde que estuda, previne e trata os distúrbios cinéticos funcionais intercorrentes em órgãos e sistemas do corpo humano, gerados por alterações genéticas, por traumas e por doenças adquiridas. Fundamenta suas ações em mecanismos terapêuticos próprios, sistematizados pelos estudos da Biologia, das ciências morfológicas, das ciências fisiológicas, das patologias, da bioquímica, da biofísica, da biomecânica, da cinesia, da sinergia funcional, e da cinesia patologia de órgãos e sistemas do corpo humano e as disciplinas comportamentais e sociais". O profissional fisioterapeuta deve ter uma formação, basicamente, generalista, humanista, crítica e reflexiva, de forma que esteja capacitado a atuar em todos os níveis de atenção à saúde, apoiado pelo conhecimento técnico-científico e intelectual.

Atualmente, são reconhecidas e regulamentadas 16 especialidades na fisioterapia no Brasil, cada qual com a sua resolução específica que reconhece e disciplina a especialidade.

Do ponto de vista ético, a Resolução COFFITO n. 424, de 8 de julho de 2013, foi um grande marco, pois estabeleceu o

Código de Ética e Deontologia da Fisioterapia. Nessa resolução foi possível notar a valorização de uma formação acadêmica que contemplasse o estudo do ser humano em todas as suas dimensões, enquanto a assistência desenrolar-se-ia nos diferentes níveis de atenção à saúde, desde a prevenção, promoção de saúde, o tratamento, a recuperação e os cuidados paliativos:

> Capítulo II – das responsabilidades fundamentais:
> Art. 4º O fisioterapeuta presta assistência ao ser humano, tanto no plano individual quanto coletivo, participando da promoção da saúde, prevenção de agravos, tratamento e recuperação da sua saúde e cuidados paliativos, sempre tendo em vista a qualidade de vida, sem discriminação de qualquer forma ou pretexto, segundo os princípios do sistema de saúde vigente no Brasil.
> Art. 8º O fisioterapeuta deve se atualizar e aperfeiçoar seus conhecimentos técnicos, científicos e culturais, amparando-se nos princípios da beneficência e da não maleficência, no desenvolvimento de sua profissão, inserindo-se em programas de educação continuada e de educação permanente.

Foi no Código de Ética e Deontologia do COFFITO que os cuidados paliativos foram, de forma incipiente, mencionados enquanto possibilidade de assistência, contudo, sem maiores detalhamentos. Além disso, os cuidados paliativos foram descritos como uma das grandes áreas de competências que devem ser dominadas para o exercício de algumas especialidades, a exemplo da fisioterapia neurofuncional, fisioterapia aquática, fisioterapia em oncologia e fisioterapia em gerontologia.

O reconhecimento da assistência domiciliar como área de atuação da fisioterapia, normatizada pela Resolução n. 565, de 9 de dezembro de 2022, também trouxe a perspectiva da oferta de cuidados paliativos nessa modalidade de assistência.

Os cuidados paliativos não são reconhecidos enquanto especialidade da fisioterapia, entretanto, em 27 de setembro de 2021, por meio da Resolução n. 539 do COFFITO, foram reconhecidos como área de atuação da fisioterapia.

CUIDADOS PALIATIVOS: ÁREA DE ATUAÇÃO DA FISIOTERAPIA

A Resolução n. 539/2021 do COFFITO salientou a importância de habilidades e competências que precisam ser desenvolvidas na graduação e formação dos fisioterapeutas.

Em seu segundo artigo, a resolução estabelece que a atuação se dará em diferentes níveis de complexidade e deve ser oferecida por todos os fisioterapeutas em atendimento a pacientes com doenças ameaçadoras da vida. Por conseguinte, o fisioterapeuta deve se capacitar para atuar de forma autônoma ou em equipe multidisciplinar à medida que a fisioterapia perpassa todos os níveis de atenção à saúde em qualquer modalidade de assistência.

A resolução recomenda a inclusão da temática dos cuidados paliativos na graduação dos cursos de fisioterapia e na formação dos fisioterapeutas especialistas, conforme evidenciado em seu artigo quinto.

Apesar da estruturada recomendação realizada na resolução, de toda a evolução da fisioterapia como ciência e assistência ao longo dos anos, e de todo o arsenal terapêutico e tecnológico disponível, o grande questionamento que aparece é: as competências e habilidades profissionais para cuidar de pessoas e familiares que recebem o diagnóstico de uma doença que ameaça a vida têm sido incorporadas nas grades curriculares de cursos de graduação e pós-graduação em fisioterapia?

EDUCAÇÃO EM SAÚDE NA PERSPECTIVA MULTIPROFISSIONAL INTEGRADA

Pessoas afetadas por uma doença ameaçadora à vida e seus familiares apresentam uma variedade de necessidades específicas e complexas. Isso fortalece a essência da prática colaborativa em cuidados paliativos, pois é a integração entre diversas profissões que permitirá um padrão de cuidados adequado para alcançar e atender essas necessidades. Isso fica claro por meio da definição de cuidados paliativos da Organização Mundial da Saúde (OMS).

> Cuidados Paliativos consistem na assistência promovida por uma equipe multidisciplinar que objetiva a melhoria da qualidade de vida do paciente e de seus familiares, diante de uma doença que ameace a continuidade da vida, por meio da prevenção e alívio do sofrimento, da identificação precoce, avaliação e tratamento de dor e demais sintomas físicos, sociais, psicológicos e espirituais.

Os cuidados paliativos devem ser oferecidos às pessoas em condições que levem a alto risco de mortalidade, sintomas refratários ou de difícil controle e impacto negativo na qualidade de vida, além das repercussões na funcionalidade inerentes aos contextos clínicos. Alcançar uma prática de excelência em cuidados paliativos depende do trabalho da equipe multiprofissional, preferencialmente de forma interdisciplinar; da visão integral sobre indivíduo e família; do domínio sobre o manejo de sintomas e da prevenção de complicações e das múltiplas dimensões que envolvem o sofrimento humano, englobando aspectos físicos, psíquicos, sociais e espirituais; de uma abordagem centrada na pessoa.

Entre os profissionais da equipe multiprofissional, o fisioterapeuta tem papel essencial na prevenção e no controle não farmacológico dos sintomas e na melhora significativa da qualidade de vida dos pacientes e seus familiares. A fisioterapia também promove a independência dos pacientes, incentivando a manutenção de atividades cotidianas e a participação em exercícios personalizados e adaptados às necessidades de cada indivíduo; previne o agravamento de condições crônicas; mantém a dignidade e o conforto dos pacientes até o final da vida. Dessa forma, a fisioterapia encontra-se alinhada aos princípios dos cuidados paliativos, sendo parte indissociável da unidade de cuidados.

A despeito de todas as evidências mencionadas, existem uma significativa escassez e uma enorme lacuna acerca de publicações que abordem o ensino de cuidados paliativos nas graduações de fisioterapia no Brasil. Esse é um problema real e factual, pois repercute diretamente na prática desses futuros profissionais, que tendem a construir interpretações, planejamentos e ações aquém da proporcionalidade definida para cada caso com base no momento da evolução da doença, valores e preferências do paciente e familiares.

Situação similar foi identificada nos cursos de graduação em medicina, por meio de um estudo que identificou hiatos no ensino de cuidados paliativos na maioria das instituições acadêmicas de medicina no Brasil. Isso reforça a necessidade da adoção de intervenções curriculares que contribuam para o aperfeiçoamento de habilidades e competências desses estudantes para atuação nesses contextos, com maior assertividade.

É vital que todos os profissionais de saúde, inclusive o fisioterapeuta, recebam treinamento dentro dos cursos de graduação, que os instrumentalize no reconhecimento do processo de fim de vida, por exemplo. Além do aperfeiçoamento de habilidades de comunicação com todos os indivíduos envolvidos no processo de terminalidade.

As competências educacionais que envolvem o ensino em cuidados paliativos precisam estar alinhadas não somente à atenção centrada na pessoa, ao respeito à autonomia e à abordagem relacionada à família, mas sobretudo às competências técnicas, aquisição de habilidades de comunicação, exploração das preferências do doente para o cuidado no fim de vida, transmissão de notícias difíceis e conversação sobre questões espirituais, culturais e éticas. Todas essas estratégias podem melhorar a qualidade de vida e o enfrentamento do processo de finitude da existência humana e morte.

Toda essa complexidade de integração e desenvolvimento de competências e habilidades para a boa prática da fisioterapia em cuidados paliativos motivou a publicação de *Estrutura de competências de Cuidados Paliativos* por fisioterapeutas de Alberta, no Canadá, em 2020, que deu início a um importante movimento de reformulação acadêmica. No *Manual de Recursos para Profissionais da Saúde*, foi elaborado um consenso que orientou a elaboração de currículos acadêmicos, o desenvolvimento profissional, a perspectiva de atuação de órgãos reguladores profissionais, programas de educação continuada e empregadores. No documento foram estabelecidos oito domínios de competências principais e quatro domínios de competências opcionais.

No que se refere, especificamente, ao ensino sobre cuidados paliativos na graduação em fisioterapia, devem-se considerar três grandes pilares que corroboram a emergente necessidade da inclusão em seus currículos pedagógicos: (i) o reconhecimento dos cuidados paliativos como área de atuação da fisioterapia no Brasil; (ii) a crescente demanda por profissionais capacitados na abordagem em cuidados paliativos e na abordagem centrada no paciente e na família; (iii) a criação da Política Nacional de Cuidados Paliativos no Brasil, considerando que a formação básica do fisioterapeuta deve, primordialmente, atender às demandas do Sistema Único de Saúde.

CONSIDERAÇÕES FINAIS

A curricularização do ensino sobre cuidados paliativos desde a graduação em fisioterapia contribuiria, sobremaneira, na preparação de futuros profissionais mais bem capacitados para atuar em equipes multidisciplinares, com comunicação assertiva e melhor preparo para o contexto de tomada de decisões.

O reconhecimento da importância, o desenvolvimento e a integração de determinadas competências e habilidades indispensáveis aos cuidados paliativos são um processo gradual e longo, que pode ser otimizado com a implementação do ensino de cuidados paliativos desde a graduação, momento em que o profissional será exposto às suas primeiras experiências dentro do contexto de atuação.

LEITURA RECOMENDADA

1. Brasil. Ministério da Educação. Resolução CNE/CES 4, de 19 de fevereiro de 2002. Diretrizes Curriculares Nacionais do Curso de Graduação em Fisioterapia. Brasília, DF: MEC; 2002.
2. Brasil. Ministério da Saúde, Secretaria de Atenção à Saúde. Portaria GM/MS n. 3.681, de 7 de maio de 2024. Institui a Política Nacional de Cuidados Paliativos - PNCP no âmbito do Sistema Único de Saúde - SUS, por meio da alteração da Portaria de Consolidação GM/MS n. 2, de 28 de setembro de 2017. Brasília, DF: MS; 2024.
3. Burlá C, Py L. Cuidados paliativos: ciência e proteção ao fim da vida. Cad Saúde Pública. 2014;30:1139-41.
4. Conselho Federal de Fisioterapia e Terapia Ocupacional. Resolução n. 424, de 08 de julho de 2013. Estabelece o Código de Ética e Deontologia da Fisioterapia. 2013.
5. Conselho Federal de Fisioterapia e Terapia Ocupacional. Resolução n. 539, de 27 de setembro de 2021. Dispõe sobre a atuação do fisioterapeuta em ações de Cuidados Paliativos e dá outras providências. 2021.
6. Conselho Federal de Fisioterapia e Terapia Ocupacional. Resolução n. 565, de 9 de dezembro de 2022. Normatiza a atuação do fisioterapeuta e da equipe de fisioterapia na atenção domiciliar. 2022.
7. Covenant Health Palliative Institute. Alberta fisioterapeutas: manual de recursos para profissionais da saúde. 2020.
8. Da Costa JMB, Paz RM, Wariss VELG, Barros ECA, Soeiro ACV. Cuidados paliativos no ensino da fisioterapia. Fisioter Bras. 2022;23(4):524-37.
9. Gamondi C, Larkin P, Payne S. Core competencies in palliative care: an EAPC White Paper on palliative care education - part 1. Eur J Palliat Care. 2013:20(2):86-91.
10. Gamondi C, Larkin P, Payne S. Core competencies in palliative care: an EAPC White Paper on palliative care education - part 2. Eur J Palliat Care. 2013:20(3):140-5.
11. Parikh PP, White MT, Buckingham L, Tchorz KM. Evaluation of palliative care training and skills retention by medical students. J Surg Res. 2017;211:172-7.
12. Silva RF, Santos SWS, Santos AS, Filho JLS. A origem e evolução da fisioterapia: da antiguidade ao reconhecimento profissional. REASE. 2021;7(7):782-91.
13. Vasconcelos MCC, Conceição MV, Lopes GG, Seton L, Costa RA, Mattos RMPR, et al. Avaliação do conhecimento sobre cuidados paliativos entre acadêmicos de medicina. Rev Soc Bras Clin Med. 2021;19(2):82-8.
14. White N, Oostendorp LJ, Minton O, Yardley S, Stone P. Palliative care training in undergraduate medical, nursing and allied health: a survey. BMJ Support Palliat Care. 2022;12(e4):e489-e492.
15. World Health Organization. Palliative care. Disponível em: http://www.who.int/news-room/fact-sheets/detail/palliative-care. Acesso em: julho de 2024.

17

Avanços na educação em cuidados paliativos – terapia ocupacional

Ana Paula Pelegrini Ratier

Pontos-chave

- Origem e definição da terapia ocupacional.
- Atuação da terapia ocupacional em contextos hospitalares.
- Cuidados paliativos e terapia ocupacional.

INTRODUÇÃO

O surgimento da profissão de terapeuta ocupacional tem forte correlação com períodos pós-guerra, uma vez que sua origem está ligada ao foco na reabilitação de transtornos físicos e mentais de doentes de hospitais militares e civis, psiquiátricos e gerais (De Carlo et al., 2018).

De acordo com o Conselho Federal de Fisioterapia e Terapia Ocupacional (COFFITO), a terapia ocupacional (TO) pode ser definida como uma profissão que analisa, previne e trata pessoas com múltiplas alterações, sejam elas cognitivas, afetivas, psicológicas, motoras e/ou perceptivas. Para tanto, o profissional da TO se baseia na análise da atividade humana – em que identifica alterações práxicas no indivíduo – para construir o raciocínio clínico de suas intervenções (COFFITO, 2009). Cabe destacar que o termo atividade humana tem múltiplas interfaces para a TO: esta é detentora de propósitos e significados para determinado indivíduo e pode carregar em si características criativas, lúdicas, expressivas, produtivas, evolutivas e de automanutenção, tendo as atividades o objetivo principal de melhorar a qualidade de vida (COFFITO, 2009).

Em virtude da gama de possibilidades de intervenções da TO, sua atuação pode ocorrer em inúmeros contextos, sendo um deles o hospitalar. Via de regra, o hospital, como local central de cuidado em saúde, priva a pessoa da participação em sua rotina habitual de atividades, o que pode afetar sua independência e autonomia, assim como seu bem-estar e sua qualidade de vida.

A atuação da TO em contextos hospitalares acompanha as prerrogativas do Sistema Único de Saúde (SUS), e dentro dessa especificidade se busca “a proteção, promoção, prevenção, recuperação, reabilitação e cuidados paliativos, do indivíduo e da coletividade, pautado na concepção de integralidade e humanização da atenção à saúde" (COFFITO, 2013). A especialidade de TO em contextos hospitalares foi ratificada pelo COFFITO em 2013, e entre as três áreas de atuação propostas se encontra a atenção em cuidados paliativos.

O trabalho da TO em cuidados paliativos contempla medidas que não necessariamente objetivam a cura, mas buscam amenizar as repercussões negativas na qualidade de vida que uma doença grave, incurável, progressiva e ameaçadora de vida pode trazer ao indivíduo e seus familiares (Trevisana et al., 2019). É essencial que as ações paliativas se iniciem tão precocemente quanto a descoberta do diagnóstico, já que uma ação precoce em cuidados paliativos resulta em maior taxa de sobrevida quando comparada a um início mais tardio e promove melhoria da qualidade de vida do paciente e seus cuidadores (Othero, 2022).

O cerne da intervenção de TO em cuidados paliativos deve ser direcionado para a minimização do sofrimento físico, psíquico, espiritual e social do paciente e seus familiares. Outro componente relevante do trabalho nessa área é a atuação em equipe interdisciplinar com o olhar para as demandas do indivíduo, deslocando o foco do diagnóstico para uma prática assistencial que busque alívio e controle de sintomas que impactam negativamente na vida ocupacional (Queiroz, 2012).

O profissional de TO tem como objetivo central possibilitar que o exercício de viver – a despeito de uma doença potencialmente letal – seja satisfatório e recompensador. O foco do olhar da TO está no desejo do sujeito de manter seu "eu" produtivo, permitindo-lhe realizar adaptações e ajustes, recriando e revendo prioridades em sua rotina ocupacional de modo a alcançar a melhor qualidade de vida possível dentro de sua condição de saúde (Gail e Morgan, 2018). Uma importante contribuição da TO é favorecer o engajamento dos pacientes em atividades significativas durante o curso de uma doença crônica progressiva e ameaçadora de vida.

A avaliação terapêutica ocupacional pode ocorrer por meio da escuta ativa, da observação, de entrevistas, da proposição de atividades e do uso de instrumentos padronizados, como o índice de Barthel, a Medida Canadense de Desempenho Ocupacional, o Questionário SF-36, entre outros (Othero, 2022).

INTERVENÇÕES DE TERAPIA OCUPACIONAL EM CUIDADOS PALIATIVOS

O propósito do trabalho da TO com um indivíduo é sempre possibilitar que alcance o máximo possível de autonomia, independência e conforto na realização de suas atividades cotidianas. Nesse percurso, a família também é incluída nas intervenções, seja para proporcionar melhor auxílio ao paciente e/ou para que sejam trabalhadas demandas dos demais familiares.

Dentro dos cuidados paliativos, atenta-se para priorizar aquelas atividades que sejam extrínseca e intrinsecamente mais relevantes para o sujeito, e nesse cenário algumas intervenções, como as apresentadas a seguir, despontam como mais prevalentes.

- Avaliação e intervenção em ocupações significativas e de lazer:
  - Resgatar ocupações significativas como recurso para melhorar a qualidade de vida (Yamasaki e Bombarda, 2022).

- Promover o envolvimento em atividades significativas (Baltazar et al., 2016; Gail e Morgan, 2018).
- Triar e avaliar com os pacientes os gostos, interesses e necessidades (Baltazar et al., 2016; Gail e Morgan, 2018).
- Promover a possibilidade de realizar os últimos desejos e projetos (Baltazar et al., 2016; Gail e Morgan, 2018; Othero, 2022).

- Gerenciamento da dor:
  - Prática supervisionada de exercícios físicos, relaxamento guiado com música, visualização guiada e/ou relaxamento muscular progressivo (Gail e Morgan, 2018).
  - Orientação sobre melhora de desempenho nas atividades de vida diária (AVD) (Gail e Morgan, 2018).
  - Métodos de relaxamento e automassagem (Yamasaki e Bombarda, 2022).
  - Ensino de técnicas não medicamentosas como massagens e exercícios (Baltazar et al., 2016; Hogda et al., 2020).

- Gerenciamento de dispneia e fadiga:
  - Exercícios respiratórios simples.
  - Técnicas de relaxamento e posicionamento adequado ao deitar-se e sentar-se (Gail e Morgan, 2018).
  - Exercícios cognitivos para amenizar pensamentos disruptivos nos momentos de dispneia.
  - Orientações educativas para pacientes e família (Gail e Morgan, 2018).
  - Prescrição de equipamentos de tecnologia assistiva (TA) e modificações no domicílio (Gail e Morgan, 2018).
  - Simplificação de tarefas cotidianas para amenizar desgastes (Queiroz, 2012).
  - Treino de técnicas de relaxamento (Queiroz, 2012).
  - Ensino e treino de técnicas de conservação de energia (Yamasaki e Bombarda, 2022).

- Prescrição de equipamentos de TA:
  - Prescrição (e confecção sob medida, quando possível) de dispositivos como cadeiras de rodas, almofadas, coxins, órteses de posicionamento, engrossadores de talher etc. que visem otimizar a independência dos pacientes em suas atividades, bem como atender a demandas de melhoras posturais e de conforto (Gail e Morgan, 2018; Yamasaki e Bombarda, 2022).

- Orientações sobre posicionamento e postura:
  - Ensino de transferências e posicionamentos adequados (Gail e Morgan, 2018; Baltazar et al., 2016).
  - Ensino de posicionamento adequado e trocas posturais rotineiras para evitar deformidades e encurtamentos (Queiroz, 2012).

- Treino de AVD:
  - Treinamento de AVD relevantes para o sujeito (Queiroz, 2012; Baltazar et al., 2016).

- Suporte emocional:
  - Acolhimento e possibilidade de compartilhamento de sentimentos em todas as fases da doença (Baltazar et al., 2016).

- Orientações para alta:
  - Aconselhamento e orientações aos familiares sobre o retorno à rotina de atividades com conforto e satisfação máximos (Gail e Morgan, 2018).
  - Ensino de estratégias para retorno seguro à rotina em domicílio (Gail e Morgan, 2018; Yamasaki e Bombarda, 2022).

CASOS CLÍNICOS

As intervenções de TO em cuidados paliativos serão exemplificadas a seguir com casos clínicos. A apresentação desses casos acompanha as diferentes fases de evolução de uma doença crônica e potencialmente ameaçadora à vida.

Caso clínico 1: a descoberta do diagnóstico

A paciente S., 72 anos, encontrava-se internada em uma enfermaria de cuidados clínicos em um hospital secundário do Sistema Único de Saúde (SUS). No pronto-socorro, teve como hipótese diagnóstica infecção do trato urinário (ITU), e, devido às suas condições clínicas, optou-se pela internação para investigação diagnóstica e tratamento. Durante a internação, S. foi diagnosticada com um tumor de pâncreas, com grau de estadiamento que seria definido posteriormente em serviço de referência em oncologia para o qual a paciente foi encaminhada.

O serviço de TO do local foi chamado para avaliar a paciente em seu oitavo dia de internação, e o pedido de atendimento para consulta decorreu do quadro de angústia apresentado por S. diante da descoberta do tumor e do afastamento de suas atividades laborais e do cotidiano doméstico.

Na avaliação de TO, feita mediante escuta ativa e observação de atividades, a paciente relatou ter como antecedentes hipertensão arterial sistêmica (HAS) e diabetes *mellitus* (DM). No momento da avaliação terapêutico-ocupacional, ela apresentava edema em membros superiores (MMSS), dependência parcial para AVD no cotidiano hospitalar (auxílio parcial para banho e vestuário devido ao "peso" dos MMSS pelo edema) e desconforto emocional com o afastamento de sua rotina extra-hospitalar. Relatou habitar em casa própria com sua irmã e trabalhar como confeiteira, sendo a demanda principal de seu trabalho o preparo de bem-casados. Como atividades de lazer, relatou gostar de culinária, o que inclui assistir programas na televisão a preparar pratos diversos.

Como objetivos da TO, elencou-se: redução de edema de MMSS, treino de vestuário e realização de atividades prévias significativas (laborais e de lazer). A paciente foi acompanhada em 6 atendimentos durante o período total de internação de 20 dias. Realizou-se massagem retrógrada e foram propostas atividades com MMSS em elevação para redução de edema. A irmã foi orientada a realizar sistematicamente tais procedimentos na paciente. Em adição, foi realizada a escuta ativa e o acolhimento de fatores angustiantes com relação ao diagnóstico recém-descoberto. Em conjunto com a equipe médica, houve um diálogo com a paciente sobre possibilidades de tratamento, prognóstico provável e formas de enfrentamento da doença e seus sintomas. Além das intervenções citadas, implementaram-se estratégias para resgate de duas atividades cotidianas significativas, pactuadas em conjunto com a paciente:

1. Atividade de simulação de "preparo de bem-casados". Como recheio, foram utilizados massinha e gel de ultrassonografia; a parte externa dos doces foi simulada com retalhos de termoplásticos; e a embalagem foi confeccionada com feltro e elásticos. Essa atividade foi realizada em plano elevado, visando à redução de edema, com o apoio de uma cunha e de tecido antiderrapante (Figuras 1 e 2).
2. Atividade de "culinária": a cada consulta de TO eram levadas algumas receitas culinárias para que a paciente escolhesse suas preferidas e montasse uma pasta com receitas que pudesse levar para o domicílio no pós-alta (Figura 3).

Após os atendimentos, a paciente demonstrava satisfação e bem-estar. Relatou em duas ocasiões a alegria por observar que suas mãos ainda estavam aptas a confeccionar "doces" – foi constatada diminuição importante de edema, o que melhorou a função manual. Após três atendimentos, relatou melhora do humor e diminuição do quadro de angústia, bem como menor ansiedade com relação ao tratamento em serviço de referência em oncologia ao qual foi transferida após a concretização de sua vaga.

Caso clínico 2: a cronicidade da doença

O paciente K., 70 anos, foi encaminhado ao ambulatório de TO pela paliativista do serviço. Nessa instituição pública do estado de São Paulo, os atendimentos de TO em cuidados paliativos ocorrem mensalmente e cada paciente é atendido em uma média de 4 sessões.

K. apresentava quadro de câncer neurológico recidivante e no momento da ava-

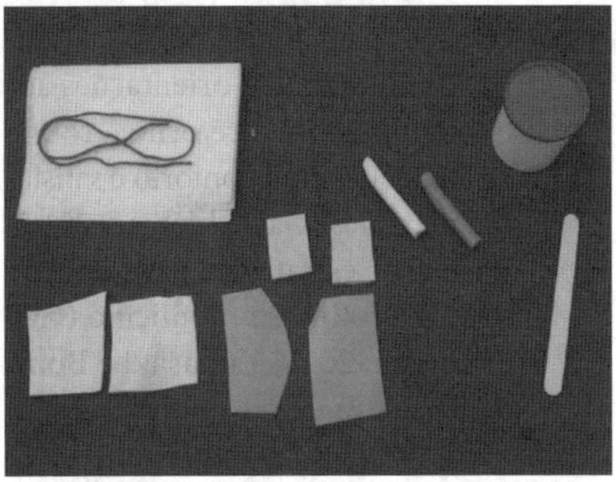

FIGURA 1 Materiais adaptados para o ambiente hospitalar para simulação de preparo de "bem-casados".

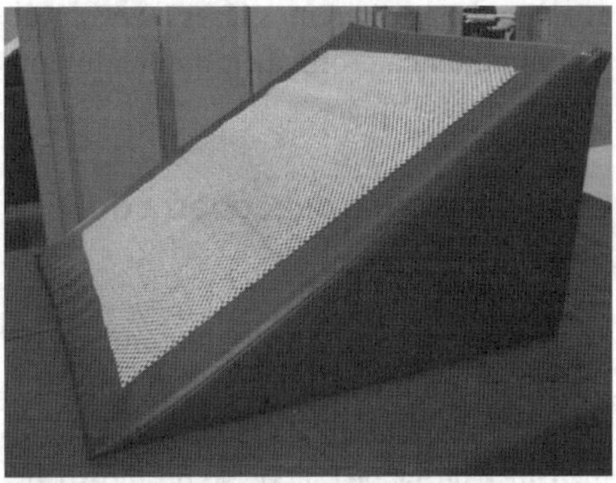

FIGURA 2 Cunha de posicionamento em curvim e tecido antiderrapante para realização de atividades em elevação.

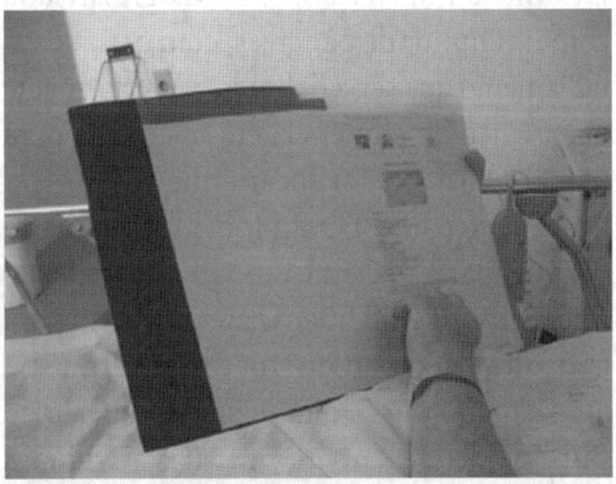

FIGURA 3 Pasta-catálogo para armazenamento de receitas escolhidas pela paciente.

liação se encontrava em estado de remissão da doença. K. era contador aposentado, habitava com a esposa e a filha mais jovem e era dependente parcialmente para todas as AVD e administração de dieta (exceto o banho, em que tinha dependência total). Embora tivesse marcha presente com auxílio de cuidador, apresentava déficit de equilíbrio e preferia o uso de cadeira de rodas para deslocamento. Alimentava-se via gastrostomia, além de apresentar disartria e paralisia facial à esquerda.

Na avaliação de TO foi confirmada a dependência nas AVD e ficou evidenciado um quadro de desuso de MMSS, hipoatividade, rotina empobrecida de atividades e diminuição de autoconfiança e consciência de suas potencialidades. Foram então elencados como objetivos de TO: avaliação objetiva da função de MMSS (de forma a assegurar ao paciente o potencial funcional residual), construção de rotina e de AVD e demais atividades significativas, escuta ativa e acolhimento de demandas (desejos, negociação com familiares, necessidades individuais *vs.* familiares).

Após a avaliação de função de MMSS, em que foram feitos testes padronizados de sensibilidade, força e coordenação desses membros, que resultaram em função manual íntegra, o paciente se sentiu empoderado para se tornar mais ativo e iniciou maior participação em atividades como preparo de sua dieta, atividades de jardinagem no domicílio, arrumação do "quarto da bagunça" e deslocamentos por meio de marcha no domicílio.

Após duas consultas com intervalos de 1 mês foi aplicada uma avaliação do tipo roda da vida, em que constavam as 9 áreas de desempenho da TO (brincar; lazer; trabalho; descanso e sono; educação; participação social; AVD; atividades instrumentais de vida diária; gestão em saúde) (AOTA, 2020). Nela, o paciente deveria apontar aquelas a que se dedicava menos e que considerava significativas em sua rotina. A ênfase que foi pactuada entre a terapeuta ocupacional, a família e o paciente foi incrementar a participação social, tendo sido mencionado o desejo de retomada de algumas atividades, como receber amigos em casa, ir à piscina, ir à praia, ir ao clube de ferromodelismo, andar de bicicleta no parque e ir ao shopping com as filhas.

O paciente teve alta após 5 consultas, com alto grau de satisfação, após melhora de 60% na participação em AVD e em atividades de participação social.

Caso clínico 3: a finitude

A paciente J., 64 anos, encontrava-se internada em uma enfermaria de cuidados clínicos devido a um câncer metastático de pâncreas em estágio avançado. Nessa instituição, recebia cuidados paliativos por toda a equipe de saúde, o que se traduz nesse local como analgesia otimizada e outras medidas de conforto, presença livre de familiares e não realização de procedimentos invasivos.

No momento da avaliação, J. ainda estava consciente e contactuante, mas restrita ao leito, em uso contínuo de oxigênio através de cateter nasal e dependente para todas as AVD. Habitava com seu irmão, que era sua única rede de apoio, estando ele sempre presente durante a internação. Na avaliação que se deu mediante escuta ativa de J. e de seu irmão, a paciente demonstrou o desejo de realizar atividades de cunho religioso; já seu irmão apresentava demandas de origem emocional como ansiedade, necessidade de acolhimento e manutenção da vinculação com a paciente. As intervenções realizadas com paciente e família foram:

- Proporcionar a possibilidade de assistir à missa e de orar com familiar.
- Promover medidas de conforto por meio de ajustes de posicionamento com coxins e travesseiros.
- Realizar massagens e estimulação verbal afetiva do irmão para com ela.
- Acolhimento do cuidador e orientação sobre medidas de conforto possíveis.
- Acompanhamento com escuta ativa e acolhimento do familiar no momento de óbito e pós-óbito.

Durante o período em que J. se manteve contactuante, ela alternava períodos de vigília e de rebaixamento de nível de consciência. O cuidador permanecia com ela, segurando em sua mão, e juntos realizavam atividades de escolha como ler passagens bíblicas ou assistir a missa. Quando J. piorou seu nível de consciência, não esboçando mais contato, a terapeuta ocupacional encorajava o familiar a manter contato verbal e físico com a irmã, e o cuidador passava alguns momentos ao lado dela, retomando histórias antigas de infância, cantando músicas de cunho religioso e fazendo massagens na mão da paciente enquanto conversava com ela.

No momento do óbito da paciente, o cuidador estava sob o acompanhamento da TO da instituição. Ao ser informado pela equipe sobre a possibilidade de falecimento a qualquer momento, o irmão optou por se despedir da paciente e sair do quarto em que ela estava. Sob o acompanhamento da TO, os dois pactuaram que iriam à capela do local orar pela paciente. No percurso, o irmão fez uma retomada da história de vida dele e de sua irmã, relembrando momentos especiais que passaram juntos. No pós-óbito esse familiar foi acompanhado pela TO por meio de teleconsultas pelo fato de contar com uma frágil rede de apoio. Foi orientado e acolhido, além de ter sido referenciado ao serviço de psicologia da rede pública de saúde.

CONSIDERAÇÕES FINAIS

Em suma, a TO almeja que o sujeito em cuidados paliativos mantenha a autonomia sobre suas escolhas e possibilita que continue sendo funcional e participativo nas atividades de seu interesse com conforto e qualidade de vida, auxiliando-o a continuar na busca por sentidos e significados na vida e possibilitando que se conecte e contribua com pessoas que sejam relevantes.

REFERÊNCIAS BIBLIOGRÁFICAS

1. American Occupational Therapy Association (AOTA). Occupational Therapy Practice Framework: domain and process: fourth edition. Am J Occup Ther. 2020;74(2).
2. Baltazar HMC, Pestana SCC, Santana MRR. Contributo da intervenção de terapia ocupacional nos cuidados paliativos. Cad Ter Ocup. 2016;24(2):261-73.
3. Conselho Federal de Fisioterapia e Terapia Ocupacional (Coffito). Definição de terapia ocupacional/terapeuta ocupacional. 2009. Disponível em: https://coffito.gov.br/nsite/?page_id=3382. Acesso em: 4 ago. 2024.
4. Conselho Federal de Fisioterapia e Terapia Ocupacional (Coffito). Resolução n. 429, de 8 de julho de 2013. Reconhece e disciplina a especialidade de Terapia Ocupacional em contextos hospitalares e dá outras providências. Disponível em: https://www.coffito.gov.br/nsite/?s=429. Acesso em: 4 ago. 2024.
5. De Carlo MMRP, Kebbe LM, Palm RDC. Fundamentação e processos da terapia ocupacional em contextos hospitalares. In: Terapia ocupacional em contextos hospitalares e cuidados paliativos. São Paulo: Paya; 2018. p.1-32.
6. Gail E, Morgan D. Mapping the scope of occupational therapy practice in palliative care: a European Association for Palliative Care cross-sectional survey. Palliative Med. 2018;32(5):960-8.
7. Hogda N, Eidemak I, Sjogren P, Larsen H, Sorensen J, Christensen J. Occupational therapy and physiothe-

rapy interventions in paliativa care: a cross-sectional study of patient-reported needs. BMJ Support Palliat Care. 2020 Aug 11:bmjspcare-2020-002337.

8. Othero MB. Raciocínio clínico em terapia ocupacional no campo da reabilitação: um modelo a partir do referencial dos cuidados paliativos. Rev Ter Ocup Univ São Paulo. 2021-2022;32(1-3):e206041.
9. Queiroz MEG. Atenção em cuidados paliativos. Cad Ter Ocup Ufscar. 2012;20(2):203-5.
10. Trevisana AR, Reksua S, Almeida WD, Camargo MJG. A intervenção do terapeuta ocupacional junto às pessoas hospitalizadas: adotando a abordagem dos cuidados paliativos. Cad Bras Ter Ocup. 2019;27(1):105-17.
11. Yamasaki VS, Bombarda TB. A atuação da terapia ocupacional nos cuidados paliativos: revisão integrativa. Rev Fam Ciclos Vida Saúde Contexto Soc. 2022;10(3):17-30.

18

Avanços na educação em cuidados paliativos – fonoaudiologia

Francelise Pivetta Roque
Mariana Gabriela Rodrigues
Priscila Starosky

Pontos-chave

- A atuação fonoaudiológica paliativista no Brasil tem regulamentação própria, datada de 2021, que pode apoiar ações formativas na área, e enfatiza cuidados a pessoas com doenças ameaçadoras da vida – incluindo as em fim de vida – e a familiares, com enfoque na deglutição e na comunicação.
- Não há documentos oficiais e específicos sobre formação fonoaudiológica na graduação e pós-graduação referentes aos cuidados paliativos, o que é compreensível quando comparado ao contexto de evolução de áreas mais antigas da saúde, como a medicina, que criou orientações específicas de graduação e residência em 2022.
- Considerando a natureza e o perfil da atuação em cuidados paliativos, a formação fonoaudiológica paliativista deve se iniciar na graduação e continuar na pós-graduação, em contextos de educação interprofissional e de integração entre ensino, serviço de saúde e comunidade, os quais, porém, trazem desafios à formação diante da realidade da prática em cuidados paliativos.
- Mesmo quando o enfoque é o aprendizado pela prática, deve-se ter clareza dos objetivos almejados para cada etapa da formação e das estratégias formativas, incluindo as avaliativas.
- A educação deveria incluir a avaliação e o manejo da deglutição, cognição e comunicação em pessoas sob cuidados paliativos, familiarizando-se com as trajetórias paliativas, a competência para discutir a deglutição no final da vida e as considerações de comunicação com a pessoa sob cuidados, família e equipe.

INTRODUÇÃO

Este capítulo pretende discutir os avanços na formação do fonoaudiólogo para atuação em cuidados paliativos, tanto os já alcançados quanto os que ainda são necessários e representam desafios atuais.

A literatura aponta que as pessoas sob cuidados paliativos, ou seja, as que enfrentam uma doença ameaçadora de vida, incluindo as em final de vida, são mais propensas a ter dificuldades de comunicação e/ou de deglutição, mesmo quando as doenças que apresentam não são primariamente associadas a essas dificuldades (Kelly et al., 2016; Pascoe et al., 2018).

Os cuidados paliativos foram normatizados no Sistema Único de Saúde implementado no Brasil (SUS) em outubro de 2018, numa resolução que preconiza, como objetivos da organização dos cuidados paliativos na Rede de Atenção à Saúde: "fomentar a instituição de disciplinas e conteúdos programáticos de cuidados paliativos no ensino de graduação e especialização dos profissionais de saúde" e "ofertar educação permanente em cuidados paliativos para os trabalhadores da saúde no SUS" (Ministério da Saúde, 2018).

A atuação do fonoaudiólogo em cuidados paliativos no Brasil foi regulamentada pelo Conselho Federal de Fonoaudiologia (CFFa) em 2021, e sua função inclui a utilização de "recursos terapêuticos com o objetivo de habilitar e reabilitar, prevenir agravos e minimizar riscos relacionados a eles em todas as áreas de competência da Fonoaudiologia", ou seja, comunicação e deglutição (CFFa, 2021). Esse profissional desempenha papel essencial na equipe de cuidados paliativos, contribuindo para o bem-estar das pessoas cuidadas e de suas famílias nos âmbitos físico, emocional, social e espiritual, com atuação pautada no respeito, na ética e no compromisso com a qualidade de vida dos indivíduos sob cuidados (Ministério da Saúde, 2018; CFFa, 2021).

Os cuidados fonoaudiológicos paliativistas devem ser ofertados em todos os níveis de assistência (Ministério da Saúde, 2018; CFFa, 2021), portanto a formação profissional para atuação deve iniciar na graduação e se expandir até a pós-graduação, não somente em programas específicos, mas também em outras áreas em que há interface com eles, por exemplo, neurologia e oncologia.

A seguir, serão apresentados aspectos relevantes de normativas e estudos a respeito da formação da fonoaudiologia em cuidados paliativos, discutindo quais avanços podem ser reconhecidos e quais desafios precisam ser encarados. Também serão levantadas algumas experiências exitosas que podem ser replicadas em outros contextos educacionais, incluindo o de formação em serviço.

COMPETÊNCIAS FONOAUDIOLÓGICAS PALIATIVISTAS EM CADA ETAPA DA FORMAÇÃO E ESTRATÉGIAS FORMATIVAS (E AVALIATIVAS)

O que muitas vezes parece ser óbvio merece ser enfatizado. Nesse sentido, enfatiza-se que a formação do fonoaudiólogo paliativista deve responder a duas questões fundamentais:

1. Quais são as competências fonoaudiológicas paliativistas?
2. Para cada etapa da formação, quais dessas competências são desenvolvidas?

As respostas a estas perguntas respaldarão os objetivos de aprendizagem e, com base neles, definirão as estratégias formativas, destacando-se dentre estas as avaliativas.

A formação adequada constitui 20% das recomendações e diretrizes de prática fonoaudiológica em cuidados paliativos no único estudo encontrado sobre o tema, realizado na Austrália (Chahda et al., 2021): dentre as 10 recomendações/diretrizes propostas, uma versa sobre incluir os cuidados paliativos na graduação e a segunda diz respeito à educação e supervisão para estudantes de fonoaudiologia e fonoaudiólogos novos no campo dos cuidados paliativos. Em outras palavras, é diretriz de atuação que as pessoas sejam formadas para isso, e, de forma reversa, é o escopo dessa atuação que direciona a formação.

Regulamentação da atuação do fonoaudiólogo em cuidados paliativos

A atuação do fonoaudiólogo em cuidados paliativos está regulamentada pelo CFFa na Resolução n. 633, de 2 de setembro de 2021 (CFFa, 2021). Segundo essa resolução, o fonoaudiólogo que atua em cuidados paliativos deve ter como princípio compreender a pessoa sob cuidados e sua família como o centro das decisões. Isso envolve comunicar-se de forma clara e acessível, fornecendo informações sobre o quadro clínico, respeitando suas escolhas e garantindo dignidade em todo o processo. Além disso, é fundamental auxiliá-los no enfrentamento da doença, definindo as condutas ao longo do tratamento e ajudando-os a entender a morte como uma etapa natural da vida.

Como membro da equipe multiprofissional, o fonoaudiólogo deve prestar assistência integral, acompanhando a pessoa sob cuidados desde o diagnóstico da doença, durante o adoecimento, até a fase final da vida e o processo de luto. É fundamental que o fonoaudiólogo atuante em cuidados paliativos participe ativamente das discussões com a equipe multiprofissional. Isso inclui compartilhar informações sobre o prognóstico da pessoa sob cuidados e contribuir com os planos de cuidado, empregando suas competências fonoaudiológicas para garantir a melhor qualidade de vida possível. O fonoaudiólogo deve fornecer suporte emocional, acolhimento, informações, orientações e aconselhamento tanto para as pessoas sob cuidados quanto para seus cuidadores, representantes e responsáveis legais. É importante que todos os envolvidos recebam o apoio necessário para lidar com os desafios dessa fase.

A resolução, ainda, apresenta 11 domínios de que o fonoaudiólogo paliativista necessita, a saber: "1. realizar a assistência visando à efetividade do tratamento, conforto e segurança da pessoa sob cuidados; 2. avaliar e indicar estratégias para amenizar os impactos negativos relacionados ao quadro clínico do cliente; 3. buscar e utilizar sistemas de comunicação aumentativa ou alternativa junto ao cliente; 4. reconhecer e responder às necessidades do cliente, dos familiares e cuidadores por meio de uma visão ampla e transdisciplinar; 5. prevenir complicações e sintomas que possam aparecer em razão da característica da evolução da doença; 6. atuar em equipe inter, multi e transdisciplinar; 7. humanização; 8. suporte básico da vida; 9. comunicação de más notícias; 10. ética, bioética e tanatologia; e 11. medidas de controle de infecção hospitalar e biossegurança".

No âmbito das competências específicas, o profissional deve utilizar recursos terapêuticos visando habilitar e reabilitar os aspectos fonoaudiológicos das pessoas sob cuidados. Isso inclui prevenir agravos e minimizar riscos relacionados à comunicação, deglutição, audição e outras áreas de atuação do fonoaudiólogo. A atuação do fonoaudiólogo em cuidados paliativos deve abranger todo o período da doença, desde o diagnóstico inicial até a fase final da vida. O objetivo é proporcionar maior independência à pessoa sob cuidados, sempre que possível, de maneira segura e prazerosa, garantindo-lhe a melhor qualidade de vida possível durante esse processo.

Documentos que regulamentam a formação do fonoaudiólogo em cuidados paliativos no Brasil

Não foram encontradas pelas autoras do capítulo orientações ou relatos de experiência sobre objetivos de aprendizagem, estratégias formativas e avaliativas em fonoaudiologia paliativista, nem na graduação nem nas residências multiprofissionais. Indiretamente e de forma genérica, podem-se considerar implicitamente os cuidados fonoaudiológicos paliativistas ao se afirmar que

> "a formação do fonoaudiólogo tem por objetivo dotar o profissional dos conhecimentos requeridos para avaliar, diagnosticar, prevenir e tratar os distúrbios pertinentes ao campo fonoaudiológico em toda extensão e complexidade", incluindo – se conteúdos concernentes às especificidades da fonoaudiologia relativas a audição, linguagem oral e escrita, voz, fala, fluência e sistema miofuncional orofacial e cervical" (CNE, 2002).

Entretanto, dois importantes domínios que constam na resolução dos cuidados paliativos na fonoaudiologia (CFFa, 2021) não estão contemplados nas atuais Diretrizes Curriculares Nacionais (DCN) dos cursos de graduação em fonoaudiologia (CNE, 2002): comunicação de más notícias e tanatologia. Isso poderia levar a entender que tais domínios deveriam ser desenvolvidos na formação em pós-graduação. Entretanto, como determina a resolução, os cuidados paliativos devem ser oferecidos em todos os níveis de assistência, ou seja, na atenção básica ou primária. Dessa forma, nada mais esperado e necessário que incluir esses domínios na formação em graduação, que, segundo suas diretrizes, propõe-se generalista e resolutiva.

Outro aspecto que reforça essa necessidade é o de que a atuação fonoaudiológica em cuidados paliativos oferece cuidados e centraliza pessoas em final de vida, seus familiares e cuidadores nas tomadas de decisão em saúde, mas não somente isso. É uma prática pautada na compreensão da morte como uma etapa natural da vida que se propõe a apoiar as pessoas cuidadas também nessa direção. Em função disso, é necessário que estudantes, antes mesmo do contato com a prática clínica em cuidados paliativos, tenham oportunidades guiadas e diferentes experiências reflexivas que construam essa compreensão.

Na proposta das novas DCN para a fonoaudiologia, ainda em tramitação, as competências fonoaudiológicas específicas propostas, até o momento, incluem

> "compreender e analisar criticamente os sistemas teóricos e conceituais envolvidos no campo fonoaudiológico, que abrangem o estudo da motricidade orofacial, deglutição, voz, fala, aprendizagem, linguagem oral e escrita, suplementar/alternativa, libras e da audição e equilíbrio, e os métodos clínicos utilizados para prevenir, avaliar, diagnosticar e reabilitar

> tais campos", especificando-se que "os conteúdos fundamentais das ciências fonoaudiológicas devem incluir às especificidades da fonoaudiologia relativas à audição, sistema vestibular, aprendizagem, linguagem oral e escrita, suplementar/alternativa e Libras, voz, fala, fluência, deglutição, sistema neuromiofuncional e funções orofaciais relacionadas" (CNS, 2018).

Também abrangem

> "promover cuidado centrado nas necessidades dos usuários, família e comunidade, em todos os ciclos de vida [...], capacitando-se para realizar intervenções apropriadas às diferentes demandas sociais" (CNS, 2018).

É oportuno frisar que abarcar os "ciclos de vida" não necessariamente inclui a morte e os momentos que a antecedem e suas demandas fonoaudiológicas específicas.

Ainda, as novas diretrizes para a formação de fonoaudiólogos propõem como campos de conhecimento o "ser humano e sua inserção social", que se refere a "conhecimentos filosóficos antropológicos, sociológicos e educacionais", o que deve referir-se também à tanatologia.

E, por fim, mesmo com os avanços reconhecidos nessa nova proposta, na descrição dos conhecimentos relativos às "ciências fonoaudiológicas" não estão incluídos os cuidados paliativos e nem mesmo os domínios – suporte básico da vida, comunicação de más notícias, tanatologia e medidas de controle de infecção hospitalar e biossegurança – que constam na resolução da atuação fonoaudiológica em cuidados paliativos.

Ou seja, considerando o tempo de mais de 20 anos que separa as atuais diretrizes da nova proposta que ainda não foi instituída, em que momento os cuidados paliativos serão tema e prática obrigatoriamente contemplados na graduação em fonoaudiologia?

Um dos avanços reconhecidos na proposta das novas DCN em fonoaudiologia é a inclusão da educação interprofissional e colaborativa. Esse avanço pode ser considerado não somente ao focalizar a atual DCN como também a resolução da atuação fonoaudiológica nos cuidados paliativos, que propõe uma perspectiva multiprofissional de trabalho em equipe. Outro avanço que se pode destacar nas novas DCN é a proposta de formação pautada na integração ensino, serviço e comunidade, que associa os objetivos de formação aos de necessidades da comunidade e dos serviços, preferencialmente de forma interprofissional, para atender às demandas de cuidado.

Tecnologia social desenvolvida no Brasil propôs as etapas de implementar e avaliar a educação interprofissional baseada na comunidade, usando como exemplo uma situação de formação de profissionais da saúde, incluindo estudantes de fonoaudiologia, em cuidados paliativos (Roque et al., 2021). Conhecimentos gerais (p. ex., atendimento humanizado, alinhamento de diagnóstico e condutas entre profissionais, a pessoa sob cuidados e família) e específicos (p. ex., diagnóstico, intervenção e orientações relativas à deglutição e comunicação) foram compartilhados e negociados para que o cuidado resolutivo e centrado na pessoa idosa sob cuidados e em sua família (usuária dos serviços de atenção básica de um município do interior fluminense) fossem realizados. Atividades que incluíram esse processo de educação e prática interprofissional e colaborativa em cuidados paliativos foram:

- Reunião da equipe (médico, dentista, enfermeira e agente comunitário de saúde da microárea) com a docente fonoaudióloga, especialista em gerontologia e cuidados paliativos, para avaliação para exposição/discussão do caso e suas demandas.
- Atendimento interprofissional da equipe e da docente fonoaudióloga com a nora da idosa para avaliação do caso.
- Discussão interativa do caso com a equipe de saúde, docente fonoaudióloga, docente cirurgiã-dentista e docente médica geriatra para matriciamento.
- Atendimento interprofissional via telessaúde com o filho e a nora da idosa para o estabelecimento de um projeto terapêutico singular (PTS), precedido de reunião da equipe.
- Discussão sobre o caso, sobre a experiência e sobre o aprendizado pelos estudantes, docentes e profissionais.

Como contribuições ao cuidado da usuária idosa e sua família, o trabalho interprofissional em cuidados paliativos resultou em ajustes e trocas nas medicações, em orientações aos cuidadores e em substituição da hipótese diagnóstica inicial. Segundo o acompanhamento da equipe do serviço, a usuária mostrou evolução no comportamento, na alimentação e na deglutição, deixando de fazer uso da mamadeira, e na saúde mental e física dos familiares. O desfecho positivo do caso ressaltou a potencialidade da interprofissionalidade e da integração entre ensino, serviço, saúde e comunidade (IESC), tanto para a formação quanto para a prática, o que também reafirma a necessidade de institucionalização e multiplicação desses métodos norteadores nos processos de ensino-aprendizado na saúde e, mais especificamente, nos cuidados paliativos.

Além de atividades de ensino interprofissional em contexto assistencial para o desenvolvimento de competências gerais entre os diferentes profissionais da equipe, colaborativas e específicas da fonoaudiologia em cuidados paliativos, sugerem-se atividades em contexto simulado e autorreflexivo como as realizadas pela franquia mundial *Death Cafe*, com a qual as autoras têm experiência formativa e resultados positivos (Moraes et al., 2022). É indicado, inclusive, que estas últimas antecedam as primeiras, gerando maior preparo e segurança aos profissionais em formação e novos na atuação em cuidados paliativos.

Somente em 2022, foi aprovado o texto referente à formação médica brasileira quanto aos cuidados paliativos presentes nas DCN para cursos de medicina (MEC, 2022a), assim como a matriz de competências de programas de residência médica para a área de atuação em medicina paliativa no brasil (MEC, 2022b). Sendo a medicina e a residência médica mais antigas do que a fonoaudiologia e as residências com vagas para fonoaudiólogos, pode-se compreender quão recentes são as discussões que envolvem a formação em cuidados paliativos, e o fato de que ainda estão em desenvolvimento.

Pesquisa estadunidense (Stead et al., 2023) que apresenta tutorial para inserção de discussão sobre cuidados em final de vida na formação em fonoaudiologia propõe a inclusão de três conteúdos:

1. Abordagem da emoção de estudantes sobre morte e morrer.
2. Vocabulário básico associado ao processo de cuidado em fim de vida.
3. Papéis e responsabilidades do fonoaudiólogo ao cuidar de pessoas ao final de suas vidas.

Para cada objetivo de aprendizagem são sugeridas estratégias pedagógicas adequadas, por exemplo, estratégias reflexivas e de aprendizagem experiencial para os objetivos de aprender a administrar suas respostas emocionais relacionadas à morte e ao morrer e de expandir seus pontos de vista para considerar a morte e o morrer como parte da experiência humana.

O estudo australiano, baseado em evidências da prática fonoaudiológica em cuidados paliativos (Chahda et al., 2021), fez recomendações de que a temática fosse obrigatória na graduação, de modo que os estudantes estejam cientes de considerações específicas referentes à deglutição e à cognição/comunicação na avaliação e tratamento de indivíduos que se aproximam do fim da vida, e que estejam cientes e sejam capazes de discutir tópicos relacionados à morte, ao morrer, à perda e ao luto. O treinamento deveria incluir estratégias variadas como aulas, aprendizado autodirigido, aprendizado baseado em problemas e experiências clínicas supervisionadas. O estudo recomendou, ainda, educação e supervisão para estudantes de fonoaudiologia e fonoaudiólogos novos no campo dos cuidados paliativos. Segundo essa recomendação, fonoaudiólogos graduados ou fonoaudiólogos que são novos no campo dos cuidados paliativos deveriam receber treinamento e supervisão adequados. A supervisão deveria ser realizada sob a orientação de um fonoaudiólogo experiente em cuidados paliativos. A educação deveria incluir a avaliação e o manejo da deglutição, cognição e comunicação em pessoas sob cuidados paliativos, familiarizando-se com as trajetórias paliativas, a competência para discutir a deglutição no final da vida e as considerações de comunicação com a pessoa sob cuidados, sua família e a equipe de cuidados paliativos. É mister abordar as condutas quando o prognóstico é de piora e evolução a óbito, incluindo a discussão sobre disfagia, questões relacionadas à qualidade de vida e riscos alimentares, como cuidados de conforto, gerenciamento de saliva e cuidados bucais, o que pode ser apoiado por informações básicas de compreensão da fisiologia de morte.

AVANÇOS OCORRIDOS E PRETENDIDOS

Em estudo recente, identificou-se que a formação em cuidados paliativos para fonoaudiologia em graduação, especialização e residência no Brasil é insuficiente (Edom et al., 2023). Dos 87 cursos ativos de graduação em fonoaudiologia, 34 tinham seus projetos pedagógicos disponíveis na internet, dos quais cinco (16,13%) tinham cuidados paliativos – um como conteúdo (em instituição pública de ensino em São Paulo, cuja última versão do projeto pedagógico do curso datava de 2021) e os demais como referência bibliográfica (dois de instituições públicas [Santa Catarina e São Paulo] e dois de instituições privadas [Distrito Federal e Rio Grande do Sul], cujos currículos datavam de 2012, 2018, 2022 e 2023). Dos projetos pedagógicos de cursos que não apresentaram cuidados paliativos, o ano mais prevalente (moda) foi 2017. Ofereceram vagas para fonoaudiólogos em residências de cuidados paliativos, em 2022, sete instituições (três em Pernambuco, duas no Espírito Santo, uma em São Paulo e uma no Pará), totalizando 11 vagas. Encontraram-se 18 especializações em cuidados paliativos para fonoaudiólogos, com média de 421,61 horas (dp = 178,07), todas pagas (média de 17.878,35 reais; dp = 9.383,59) e multiprofissionais, sendo, ainda, cinco *online*, cinco presenciais, cinco híbridas e três sem especificar a modalidade de oferta. A equipe de profissionais da residência multiprofissional em cuidados paliativos do Hospital das Clínicas da Universidade de São Paulo está trabalhando no sentido de poder incluir vagas para fonoaudiólogos.

A existência de residências e especializações em cuidados paliativos para fonoaudiólogos e a presença do tema na graduação é um avanço, enquanto a frequência baixa é um desafio. Dessa forma, entende-se que os desafios à formação perpassam tanto a graduação como a pós-graduação e envolvem não somente a presença do tema, mas a criação e a definição de métodos e práticas de ensino-aprendizagem e avaliação adequados. Este capítulo neste livro também se configura como avanço.

Não foram alvo deste capítulo as pós-graduações *stricto sensu* (mestrado e doutorado) em cuidados paliativos, apesar de se entender que elas têm um papel importante na produção de conhecimento e pesquisas que apontam as melhores evidências tanto para diretrizes clínicas quanto para diretrizes de formação, além da indicação da necessidade e da base para elaboração de políticas públicas de cuidado em saúde.

Revisão sistemática sobre residências em atenção primária à saúde (Flor et al., 2022) comprova que a formação em serviço, educação interprofissional, metodologias ativas e reflexivas são potentes na transformação de práticas em residências na atenção primária à saúde, porém sofrem interferência de fragilidades dos serviços de saúde e falta de alinhamento pedagógico dos profissionais que estão no dia a dia dos residentes, como preceptores e tutores. Esses resultados podem fomentar reflexões semelhantes sobre a formação em cuidados paliativos, que, por serem emergentes como serviços e como atuação, configuram uma situação ainda mais desafiadora.

CONSIDERAÇÕES FINAIS

A atuação fonoaudiológica em cuidados paliativos tem regulamentação profissional brasileira recente, com possibilidade de direcionar a proposição de objetivos e estratégias formativas, os quais, porém, inexistem em documentos oficiais e específicos sobre graduação e pós-graduação em fonoaudiologia paliativista. Apesar do impacto negativo dessa situação, é compreendida como processo, do qual também participam outras profissões mais antigas da saúde, como a medicina, cujas orientações específicas de graduação e residência foram estabelecidas em 2022.

A formação fonoaudiológica paliativista deve se iniciar na graduação e continuar na pós-graduação.

A educação interprofissional e baseada em serviços e comunidade configura-se, ao mesmo tempo, em situação ótima e desafiadora, já que a realidade é muitas vezes controversa diante do que se preconiza.

É primordial haver clareza dos objetivos de aprendizagem em cada etapa da formação e das estratégias educacionais, incluindo a avaliação e o manejo da deglutição, cognição e comunicação das pessoas sob cuidados paliativos, familiarizando-se com as trajetórias paliativas, a competência para discutir a deglutição no final da vida e as considerações de comunicação com a pessoa sob cuidados, família e equipe de cuidados paliativos, o que requer, também, estratégias vivenciais e reflexivas para que o profissional também possa refletir sobre a morte e o morrer.

REFERÊNCIAS BIBLIOGRÁFICAS

1. Chahda L, Carey LB, Mathisen BA, Threats T. Speech-language pathologists and adult palliative care in Australia. Int J Speech Lang Pathol. 2021;23(1):57-69.
2. Conselho Federal de Fonoaudiologia (CFFa)/Entidades de Fiscalização do Exercício das Profissões Liberais. Resolução n. 633, de 2 de setembro de 2021. Dispõe sobre a atuação do fonoaudiólogo em cuidados paliativos. Diário Oficial da União, 24 de setembro de 2021. Disponível em: https://www.in.gov.br/en/web/dou/-/resolucao-cffa-n-633-de-2-de-setembro-de-2021-347062872. Acesso em: 4 ago. 2024.
3. Conselho Nacional de Educação (CNE). Resolução CNE/CES n. 5/2002. Institui Diretrizes Curriculares Nacionais do Curso de Graduação em Fonoaudiologia. Diário Oficial da União, 4 de março de 2002. Disponível em: http://portal.mec.gov.br/cne/arquivos/pdf/CES052002.pdf. Acesso em: 4 ago. 2024.
4. Conselho Nacional de Saúde (CNS). Resolução CNS n. 610, de 13 de dezembro de 2018. Resolve aprovar o Parecer Técnico n. 454/2018, que dispõe sobre as recomendações do Conselho Nacional de Saúde à proposta de Diretrizes Curriculares Nacionais do curso de graduação Bacharelado em Fonoaudiologia. Diário Oficial da União, 16 abril 2019. Disponível em: https://conselho.saude.gov.br/resolucoes/2018/Reso610_Publicada.pdf. Acesso em: 4 ago. 2024.
5. Edom BS, Starosky P, de Carvalho RT, Roque FP. Cuidados paliativos na graduação em Fonoaudiologia e residência para fonoaudiólogos no Brasil. In: 31º Congresso Brasileiro de Fonoaudiologia e 12º Congresso Internacional de Fonoaudiologia. Rio de Janeiro, 6-10 de outubro de 2023.
6. Flor TBM, Cirilo ET, Lima RRT de, Sette-de-Souza PH, Noro LRA. Formação na residência multiprofissional em atenção básica: revisão sistemática da literatura. Ciênc Saúde Coletiva. 2022;27(3):921-36.
7. Kelly K, Cumming S, Corry A, Gilsenan K, Tamone C, et al. The role of speech-language pathologists in palliative care: where are we now? A review of the literature. Prog Palliat. 2016;24(6):315-23.
8. Ministério da Educação (MEC). Conselho Nacional de Educação/Câmara de Educação Superior. Parecer CNE/CES n. 265/202, aprovado em 17/03/2022. Alteração da Resolução CNE/CES n. 3, de 20 de junho de 2014, que institui as Diretrizes Curriculares Nacionais do Curso de Graduação em Medicina e dá outras providências. Diário Oficial da União, 3 de novembro de 2022a. Disponível em: http://portal.mec.gov.br/docman/marco-2022-pdf/238001-pces265-22/file. Acesso em: 4 ago. 2024.
9. Ministério da Educação (MEC). Secretaria de Educação Superior. Resolução CNRM n. 10, de 29 de abril de 2022. Aprova a matriz de competências de Programas de Residência Médica para a Área de Atuação em Medicina Paliativa no Brasil. Diário Oficial da União, 2 de maio de 2022b. Disponível em: https://www.in.gov.br/web/guest/materia/-/asset_publisher/Kujrw0TZC2Mb/content/id/51520746/do1-2018-11-23-resolucao-n-41-de-31-de-outubro-de-2018-51520710. Acesso em: 4 ago. 2024.
10. Ministério da Saúde. Resolução n. 41, de outubro de 2018. Dispõe sobre as diretrizes para a organização dos cuidados paliativos, à luz dos cuidados continuados integrados, no âmbito Sistema Único de Saúde (SUS). Brasília, DF, 2018. Disponível em: https://bvsms.saude.gov.br/bvs/saudelegis/cit/2018/res0041_23_11_2018.html. Acesso em: 4 ago. 2024.
11. Moraes TR, Jevaux LN, Portella LC, et al. Vivências de estudantes e profissionais da saúde em um Death Cafe e sua relação com a prática e o saber profissionais. Apresentação na X Exposição de Trabalhos Acadêmicos da Região Serrana – ETARSERRA. Nova Friburgo, 21 de outubro de 2022.
12. Pascoe A, Breen LJ, Cocks N. What is needed to prepare speech pathologists to work in adult palliative care? Int J of Lang Commun Disord. 2018;53(3):542-9.
13. Roque FP, Starosky P, Bargut TCL. Processo educacional do tipo tecnologia social para desenvolvimento de atividades práticas na graduação em saúde mediante educação interprofissional e baseada na comunidade. eduCAPES. 2021. Disponível em: http://educapes.capes.gov.br/handle/capes/642492. Acesso em: 23 jun. 2023.
14. Stead A, Haynie S, Vinson M. Teaching end-of-life care in speech-language pathology: a tutorial. Teaching and Learning in Communication Sciences & Disorders. 2023;7(1): article 4.

19

Avanços na educação em cuidados paliativos – nutrição

Livia Costa de Oliveira

> **Pontos-chave**
>
> - A assistência nutricional nos cuidados paliativos envolve ações de variados graus de complexidade para que suas demandas, que de fato são relevantes para os pacientes e seus entes queridos, possam ser bem manejadas, proporcionalmente à evolução da doença.
> - O ensino da nutrição em cuidado paliativo no Brasil é limitado.
> - O Comitê de Nutrição da Academia Nacional de Cuidados Paliativos (ANCP) está atuando em prol da construção da primeira matriz de competências de nutrição em cuidados paliativos.
> - O Conselho Federal de Nutrição (CFN) publicou a Resolução n. 689, de 4 de maio de 2021, que regulamenta e reconhece a especialidade da nutrição clínica em cuidados paliativos.

INTRODUÇÃO

Cuidado paliativo se trata de um tratamento ativo que envolve o indivíduo e tudo o que é inerente a ele em cuidados perceptíveis, ou seja, tratando-o em sua integralidade e propiciando o empoderamento sobre sua própria vida e finitude, contribuindo para a promoção da qualidade de vida e da qualidade de morte (Merino, 2018).

Mudanças de paradigma são necessárias para que as situações complexas que ocorrem com os pacientes em cuidados paliativos e seus familiares/entes queridos sejam bem assistidas, imputando a necessidade do gerenciamento de aspectos multidimensionais, como aqueles relacionados à alimentação e à nutrição (Wiegert et al., 2021).

Garantir o cuidado nutricional apropriado a pacientes com condições ameaçadoras da vida, crônicas, progressivas, debilitantes e dependentes de cuidados é um desafio, para o qual o nutricionista precisa ser apropriadamente preparado. A assistência nutricional a esse grupo envolve ações de variados graus de complexidade para que as demandas, que de fato lhes são relevantes, possam ser bem manejadas, proporcionalmente à evolução da doença (considerando aqueles com sobrevida mais estendida ou aqueles em cuidados de fim de vida) (Wiegert et al., 2021).

Para isso, são necessárias a construção e a transmissão de conhecimento técnico-científico especializado em cuidados paliativos para compor o embasamento do nutricionista nas tomadas de decisão relacionadas a esse grupo. Dessa forma, este capítulo objetiva discorrer sobre os aspectos significativos da capacitação de nutricionistas em cuidados paliativos no Brasil, retratar a situação brasileira atual e descrever algumas experiências exitosas nesse sentido.

CENÁRIO DE ENSINO RELACIONADO À NUTRIÇÃO EM CUIDADOS PALIATIVOS NO BRASIL

> Garantir o cuidado nutricional adequado a pacientes em cuidados paliativos é um desafio para o qual o nutricionista precisa ser preparado.

A assistência nutricional em cuidados paliativos deve ocorrer em todos os níveis de assistência, seja na atenção terciária, ofertada por profissionais especializados com uma formação mais aplicada para lidar com problemas complexos, ou, por exemplo, na atenção primária à saúde, ofertada por profissionais com treinamento básico em cuidados paliativos, capazes de fornecer uma abordagem inicial, ofertando um cuidado integral a quem precise de paliação (Radbruch et al., 2020). Para isso, é necessário o desenvolvimento de ações de educação relacionadas à nutrição em cuidados paliativos, que atualmente é extremamente limitado no Brasil.

De acordo com as Diretrizes Curriculares Nacionais do curso de graduação em Nutrição, o egresso deverá ser capaz de atuar em todas as áreas do conhecimento em que a alimentação e a nutrição sejam indispensáveis para promoção, manutenção e recuperação da saúde e para prevenção de doenças de indivíduos ou grupos populacionais (Brasil, 2001). O treinamento em competências específicas relacionadas ao cuidado paliativo não está compreendido nessas diretrizes.

A formação do nutricionista tem ênfase generalista e tecnicista com enfoque curativo, o que não o capacita a lidar com as peculiaridades dos pacientes em situações de impossibilidade de cura, mas eventualmente ele se depara com a realidade objetiva da finitude (Faillace, 2015). Tudo isso contrapõe a necessidade crescente de que o profissional nutricionista seja também capaz de atender às necessidades de assistência e compreensão da subjetividade do indivíduo em cuidado paliativo.

Assim, é necessária a revisão da Diretriz Curricular do curso de graduação em Nutrição visando à capacitação dos estudantes a se tornarem profissionais com competências básicas em cuidados paliativos, como ocorreu recentemente com a medicina. Esse seria o passo inicial para formação de profissionais capacitados a prestar um cuidado mais holístico. Atualmente, no Brasil, apenas algumas universidades que oferecem o curso de graduação em Nutrição contemplam disciplina de cuidados paliativos, sendo essa frequentemente considerada eletiva, ou seja, com a temática superficialmente inserida na grade curricular (Faillace, 2015).

Ademais, é necessário que o processo educacional na área de nutrição em cuidados paliativos seja visto como uma demanda permanente. A criação e o fortalecimento de cursos como os de pós-graduação *lato* e *stricto sensu* podem contribuir para o atendimento dessa necessidade de educação especializada. Nesse âmbito, cabe destacar que o Instituto Nacional de Câncer (Inca) oferece diferentes cursos de capacitação profissional no Brasil, destacando-se dentre eles os Programas de Residência Multiprofissional com a possibilidade de ênfase em Nutrição e Cuidados Paliativos, Aperfeiçoamento em Nutrição e Cuidados Paliativos nos moldes *fellow*, bem como oferta de atividades de atualizações científicas e visitas técnicas para profissionais de todo o território nacional.

Linhas de pesquisa e disciplinas versando sobre nutrição e cuidados paliativos foram recentemente inseridas (a partir de 2019) por docente de formação em nutrição no Programa de Pós-Graduação em Oncologia (PPGO, para mestrado e doutorado) e no Programa de Pós-Graduação em Saúde Coletiva e Controle do Câncer (PPGCan, para mestrado profissional), ambos do Inca (Brasil, 2021).

COMPETÊNCIAS RELACIONADAS À NUTRIÇÃO EM CUIDADOS PALIATIVOS

O cuidado paliativo observa pressupostos norteadores para promoção da qualidade de vida e de morte, desfechos de ordem multidimensional. Portanto, para que a assistência nutricional em cuidados paliativos seja de fato ofertada e com a qualidade desejada, é necessário que os nutricionistas desenvolvam competências específicas para a prática de ações no âmbito da alimentação e da nutrição, considerando as dimensões biológicas, sociais, religiosas, psicológicas e culturais dos alimentos, a fim de promover esses desfechos (Bottoni e Zaher-Rutherford, 2019).

Cabe destacar que competências são um conjunto de conhecimentos, habilidades e atitudes inerentes a um tipo de atividade que podem ser adquiridas por meio de treinamento e desenvolvimento. No campo das competências de nutrição em cuidados paliativos, além dos domínios mais específicos para a categoria, relacionados, por exemplo, à reabilitação paliativa e à alimentação no final de vida, é importante que o nutricionista desenvolva outros domínios comuns às demais categorias profissionais, como aquelas relacionadas ao entendimento dos princípios dos cuidados paliativos, comunicação, trabalho em equipe, luto, entre outras (Vaughn et al., 2020).

Tendo o nutricionista desenvolvido as devidas competências em cuidados paliativos e participando como membro integrante da equipe multiprofissional, o intuito é que seja capaz de atuar no manejo de sintomas angustiantes, recuperação ou atenuação do comprometimento do estado nutricional e funcional, além da ressignificação da alimentação e da promoção do conforto (Bottoni e Zaher-Rutherford, 2019).

Em 2023, o recém-formado Comitê de Nutrição da Academia Nacional de Cuidados Paliativos (ANCP) instituiu um grupo de trabalho para a criação de uma matriz de competências de nutrição em cuidados paliativos, até então inexistente no Brasil e cuja divulgação está prevista para o ano de 2024.

É necessário que os nutricionistas desenvolvam competências específicas para atuação em cuidados paliativos.

RECONHECIMENTO DA NUTRIÇÃO CLÍNICA EM CUIDADOS PALIATIVOS COMO ESPECIALIDADE

O Conselho Federal de Nutrição (CFN) publicou recentemente a Resolução n. 689, de 4 de maio de 2021, que regulamenta o reconhecimento e os procedimentos de registro, no âmbito do Sistema CFN/CRN, de diversas especialidades na área de nutrição, entre elas a especialidade da nutrição clínica em cuidados paliativos.

Para o reconhecimento das especialidades foram considerados diferentes critérios, como:

- Constituir complexidade e acúmulo de conhecimentos técnico-científicos específicos que aprofundem competências de uma área da nutrição.
- Ter relevância epidemiológica e social.
- Representar o núcleo de conhecimentos de atuação de nutricionista.

O documento destaca que a comprovação da aptidão nessa especialidade está condicionada à obtenção de título emitido pela Associação Brasileira de Nutrição (Asbran) ou por outras entidades, mediante validação e chancela prévia do respectivo edital de título pelo CFN e pela Asbran.

De acordo com o CFN, em abril de 2023 foi reunido um grupo de trabalho para regulamentar os processos de trabalho no Conselho e na Asbran relacionados à emissão dos títulos de especialistas previstos na Resolução n. 689/2021. A previsão é a de que a partir do segundo semestre de 2023 os editais sejam publicados para obtenção dos referidos títulos.

> Nutrição Clínica em Cuidados Paliativos é uma especialidade que foi, recentemente, reconhecida pelo CFN na Resolução n. 689, de 04 de maio de 2021.

CONSIDERAÇÕES FINAIS

Apesar dos avanços verificados, é irrefutável a fragilidade no ensino do nutricionista relacionado aos cuidados paliativos. Assim, diante do aumento da prevalência das doenças ameaçadoras da vida e da necessidade premente de aumentar os saberes e as práticas nessa especialidade, é necessário que haja mais investimentos para avançar com rapidez e eficiência na capacitação de profissionais.

REFERÊNCIAS BIBLIOGRÁFICAS

1. Bottoni A, Zaher-Rutherford VL. Reflexão bioética sobre uso de nutrição e hidratação artificial em pacientes terminais. Rev Bras Bioética. 2019;5:1-25.
2. Brasil. Instituto Nacional de Câncer José Alencar Gomes da Silva (Inca). Cuidados paliativos: vivências e aplicações práticas do Hospital do Câncer IV. Rio de Janeiro: Inca; 2021. Disponível em: https://www.inca.gov.br/publicacoes/livros/cuidados-paliativos-vivencias-e-aplicacoes-praticas-do-hospital-do-cancer-iv. Acesso em: 10 ago. 2024.
3. Brasil. Ministério da Educação. Conselho Nacional de Educação. Institui diretrizes curriculares nacionais do curso de graduação em nutrição. Resolução CNE/CES n. 5, de 7 de novembro de 2001. Diário Oficial da União, 2001. Disponível em: https://normativasconselhos.mec.gov.br/normativa/view/CNE_CES05.pdf?query=licenciatura. Acesso em: 10 ago. 2024.
4. Faillace GBD. O ensino de cuidados paliativos na formação do nutricionista. Demetra. 2015;10(1):133-40.
5. Merino MTGB. Palliative care: taking the long view. Front Pharmacol. 2018;9:1-5.
6. Radbruch L, Lima L, Knaul F, Wenk R, Ali Z, Bhatnaghar S, et al. Redefining palliative care: a new consensus-based definition. J Pain Symptom Manage; 2020;60(4):754-64.

7. Vaughn L, Sawchuk L, Brenneis C, Fassbender K. Covenant Health Palliative Institute. Alberta Dietitians' Palliative Care Competency Framework: a resource manual for health care professionals. Edmonton, AB, 2020. Disponível em: https://www.covenanthealth.ca/the-palliative-institute/education-and-research/competencies-framework. Acesso em: 10 ago. 2024.
8. Wiegert EVM, Oliveira LC, Alencastro IM. Nutricionista. In. Castilho RK, Silva VCS, Pinto CS. Manual de cuidados paliativos. 3.ed. (ANCP). São Paulo: Atheneu; 2021.
9. Matriz de Competências Nutrição em cuidados paliativos de Alberta: https://www.covenanthealth.ca/the-palliative-institute/education-and-research/competencies-framework. Acesso em: 10 ago. 2024.
10. Resolução CFN n. 689, de 4 de maio de 2021. Disponível em: http://sisnormas.cfn.org.br:8081/viewPage.html?id=689. Acesso em: 10 ago. 2024.

20

Avanços na educação em cuidados paliativos – farmácia

Gustavo Galvão de França

Pontos-chave

- O papel do farmacêutico em cuidados paliativos.
- Uso seguro e racional de medicamentos.
- Intervenções farmacêuticas específicas.
- Educação e comunicação interdisciplinar.

INTRODUÇÃO

Nos primórdios da atuação do farmacêutico em instituições de saúde, seu escopo era quase totalmente relacionado às tarefas técnico-administrativas envolvendo toda a cadeia de suprimentos de medicamentos e afins. Empreitada árdua e complexa que está muito longe de ser considerada trivial, como a frase introdutória poderia sugerir.

O profissional farmacêutico que desempenha essas funções é denominado farmacêutico hospitalar. Em contrapartida, questionamentos técnico-científicos sobre os medicamentos sempre foram solicitados pela equipe médica e de enfermagem, porém essas dúvidas eram sanadas com os parcos recursos da literatura disponíveis na época (era pré-internet), livros de farmacologia caríssimos e poucas coleções de revistas físicas só disponíveis em bibliotecas especializadas.

Com os avanços tecnológicos, principalmente na área de comunicação, gradativamente se resolveu a falta de acesso à informação. Passou-se da escassez para o acesso rápido à literatura científica, permitindo respostas mais embasadas e, consequentemente, mais seguras ao paciente. O acesso à informação é essencial para o farmacêutico realizar a melhor orientação possível sobre os medicamentos (Hermann et al., 2021). Na sequência, chegou-se à abundância de informações de qualidade questionável e enviesada, sendo necessário fazer uso de ferramentas específicas de pesquisa e desenvolver um olhar crítico sobre os resultados, para encontrar uma informação confiável e aplicável.

Concomitantemente, ocorreu a expansão do arsenal terapêutico e o estabelecimento de novos usos para medicamentos há mais tempo no mercado. Isso exigiu a dedicação de um tempo maior para a atualização sobre os problemas de saúde e seus respectivos tratamentos medicamentosos.

Com o passar do tempo, o montante de informação tornou inviável que toda a equipe de farmacêuticos dominasse a totalidade das mais de 500 classes terapêuticas, 2 mil princípios ativos e quase 14 mil apresentações comerciais existentes no Brasil (Brasil, 2022).

Diante disso, foi necessário definir que uma parte da equipe seria responsável pelas atividades técnico-administrativas (farmacêutico hospitalar) e outra pelas atividades técnico-científicas-clínicas, para atender às crescentes demandas por orientações sobre os vários aspectos que envolvem os medicamentos, permitindo que, inclusive, seja realizada de forma proativa, e não só reativa como outrora. Além disso, experiências internacionais trouxeram uma visão diferenciada para o aproveitamento do potencial do farmacêutico, mostrando que sua presença física na unidade de internação pode contribuir de forma muito mais significativa. Essa nova área de atuação do farmacêutico nas clínicas cunhou a denominação de farmacêutico clínico.

Pelos mesmos motivos descritos e, também, para oferecer um melhor cuidado ao paciente, houve a necessidade de novamente subdividir o foco de atuação do farmacêutico clínico. Dessa forma, os farmacêuticos clínicos especializaram-se de acordo com as características da unidade de internação em que prestam assistência, como medicina intensiva, oncologia, medicina interna, transplante e cirurgia. Estas podem estar associadas ou não à classificação etária (neonatal, pediátrico, adulto e idoso). Todos podem evoluir para a cura, controle e cronificação do quadro, porém também existe o paciente com mau prognóstico. Este último, alvo da atenção do farmacêutico clínico especializado em cuidados paliativos, atuações diferenciadas com o objetivo comum de garantir que o paciente receba o melhor tratamento possível (Wernli et al., 2023).

EDUCAÇÃO/ENSINO

A informação técnico-científica sobre os aspectos farmacológicos da terapia medicamentosa é a ferramenta de trabalho do farmacêutico clínico. Entretanto, de nada vale esse conhecimento se não for adequadamente transmitido aos profissionais de saúde (e alunos) que, direta ou indiretamente, estão envolvidos no tratamento farmacoterapêutico do paciente. Portanto, o ensino faz parte das atribuições exercidas pelo farmacêutico nas unidades de internação da instituição.

Existem polêmicas sobre a hierarquização da aprendizagem e a retenção da informação. Várias teorias seguem mais ou menos a mesma gradação (em ordem crescente), composta por ler, escutar, ver e ouvir, discutir, fazer e ensinar (da Silva e Muzardo, 2018).

Não tenho formação em "ensino de linguagens" (como os autores do artigo citado) e compactuo com os quatro últimos itens apresentados nessa escala, porém me parece estranho colocá-los em prática sem realizar a leitura prévia de textos especializados no assunto. Curiosamente, estou discutindo um assunto lido em um artigo especializado no assunto. Polêmicas à parte, é indiscutível que o farmacêutico precisa desenvolver técnicas de ensino, fundamentado nas melhores fontes de informação, se quiser ter sucesso em sua atuação na clínica. Os conhecimentos farmacológicos, com foco em cuidados paliativos, compartilhados com a equipe multiprofissional contribuem para a adesão ao que se recomenda praticar em termos de uso racional de medicamentos (Herndon et al., 2016).

Em um estudo retrospectivo de um serviço de informação sobre medicamentos na Alemanha, foram recebidas 477 consultas relacionadas a cuidados paliativos. A maioria dos questionamentos foi realizada principalmente por farmacêuticos e médicos. Nele, as dúvidas mais frequentes foram relativas ao uso de medicamentos de forma diferente do que foi preconizado pelo fabricante (48%), técnicas de aplicação (administração subcutânea ou retal), concentrações modificadas de medicamentos endovenosos e combinação de medicamentos na mesma seringa (26%). A dor oncológica foi tema de 24% das consultas, e a cetamina foi o medicamento mais discutido (11%) (Geiger et al., 2022).

O desenvolvimento de diretrizes de prática clínica e protocolos, com a participação do farmacêutico, para padronizar as ações da equipe especializada em cuidados paliativos, como o controle da dor (uso de opioides e infusões de cetamina, propofol ou lidocaína), alinha-se com os processos de melhoria da qualidade em serviços de saúde (Herndon et al., 2016). Seguir o protocolo é viável enquanto as condições clínicas do paciente permitem; a partir desse ponto, obviamente, há a necessidade da individualização da terapia diante do agravamento do quadro. Nessa fase, o farmacêutico pode contribuir na investigação de alternativas de tratamento (incluindo o uso *off-label*) (Moody et al., 2022).

A medicação na fase final de vida deve equilibrar fatores complexos como a grande quantidade de doenças crônicas e a vulnerabilidade geral dos pacientes. Os pacientes em cuidados paliativos recebem 7 a 7,8 medicamentos/dia (Wernli et al., 2023). O uso concomitante de vários medicamentos, chamado de polifarmácia, sem dúvida elevará os riscos de problemas relacionados à medicação (PRM).

A polifarmácia é um dos critérios de seleção para o farmacêutico realizar revisões mais frequentes das prescrições dos pacientes. Sendo possível ou não reduzir o número de medicamentos da prescrição, os cuidados com o paciente devem ser mantidos. Portanto, a antecipação, o monitoramento e a detecção precoce de interações medicamentosas, efeitos colaterais e reações adversas a medicamentos (RAM) podem gerar alertas, cujas recomendações farmacêuticas devem ser discutidas com a equipe e que podem ocasionar modificações na conduta (Wernli et al., 2023; Moody et al., 2022). Toda essa dinâmica promove oportunidades de pesquisa, compilação de dados, discussão e troca de experiências. A soma desses elementos com certeza vai estimular a aprendizagem e a retenção das informações pelos alunos e os membros da equipe interdisciplinar.

A desprescrição consiste no processo de descontinuação de medicamentos com pouca ou nenhuma efetividade, desnecessários para o quadro atual ou potencialmente nocivos, especialmente medicamentos de uso contínuo e que tenham um benefício mínimo para a melhoria da qualidade de vida do paciente (Elyan et al., 2021). É um passo importante para reduzir a polifarmácia e, consecutivamente, reduzir possíveis danos ao paciente (Wernli et al., 2023). Alguns medicamentos são normalmente considerados desnecessários no ambiente de cuidados paliativos, como os hipoglicemiantes orais, os anti-hipertensivos, os multivitamínicos, as estatinas e os suplementos de cálcio e ferro (Moody et al., 2022; Crul e Oosterhof, 2020).

ALUNOS DE FARMÁCIA

A inserção do tema no currículo das faculdades de farmácia é uma ótima oportunidade de aprendizado para os alunos, graduandos ou pós-graduandos, discutirem as questões farmacológicas relacionadas ao paciente em cuidados paliativos, desenvolvendo um pensamento crítico que, certamente, irá contribuir para a resolução dos desafios que esse perfil de paciente exige (Pruskowski et al., 2019). Apresentar essa possibilidade de atuação profissional aos alunos pode inspirá-los a seguir carreira por essa especialidade da farmácia clínica, aumentando a participação dos farmacêuticos nas equipes multiprofissionais dedicadas a esses pacientes.

RESIDÊNCIA FARMACÊUTICA

Os programas de residência farmacêutica unem o conhecimento teórico adquirido na graduação com a aplicação prática no mundo real. Substituem o caso clínico de um paciente imaginário, apresentado em sala de aula, pela discussão holística de um paciente no ambiente hospitalar, tornando essa experiência uma oportunidade ímpar de aprendizado.

O residente farmacêutico, assim como o farmacêutico clínico, inicia seus estudos conhecendo a história pregressa do paciente (para entender os motivos que levaram à paliação) e analisa a medicação de uso contínuo com os prescritos na internação, considerando indicações, omissões, inclusões e alterações de dose dos medicamentos (Moody et al., 2022). Acrescenta ao estudo a evolução clínica, resultados laboratoriais, a discussão do caso ao pé do leito e a interação com o paciente. Todas essas informações são componentes importantes para o residente farmacêutico realizar a revisão das prescrições, procurando identificar, resolver e prevenir potenciais PRM como as interações entre os medicamentos (Wernli et al., 2023). O objetivo é otimizar a terapia medicamentosa, com foco no paciente em cuidado paliativo, com base no prognóstico de cada indivíduo, recomendando a introdução, modificação ou retirada de medicamentos para abordagem e controle de sintomas comuns a esses pacientes (Pruskowski et al., 2019).

A esse perfil de paciente muitas vezes é necessário recomendar vias alternativas de administração de medicamentos quando as vias tradicionais não forem viáveis. O farmacêutico especializado em cuidados paliativos desempenha um papel fundamental nesse quesito, fornecendo informações sobre o preparo e a administração dos medicamentos e equilibrando os riscos e benefícios, para o manejo dos sintomas e da qualidade de vida (Wernli et al., 2023; Moody et al., 2022).

O farmacêutico também pode contribuir aventando a possibilidade da preparação de formulações adaptadas para a prestação de cuidados personalizados aos pacientes em situação de terminalidade (Herndon et al., 2016; Wernli et al., 2023). Isso ilustra a contribuição dos conhecimentos em farmacotécnica do farmacêutico, campo que está em constante evolução e que demanda pesquisas frequentes, assim como tudo em relação à farmacologia, a fim de recomendar a melhor possibilidade para administrar os princípios ativos em questão.

A residência em farmácia, que inclua a educação e a formação em cuidados paliativos, é essencial para a necessária incorporação do farmacêutico às equipes dedicadas a essa área. No Brasil, essa cultura ainda não está bem estabelecida, sendo representada por iniciativas pontuais. Essa é uma situação provisória; em um futuro próximo os farmacêuticos mostrarão seu valor e o reconhecimento virá naturalmente.

ALUNOS DE ENFERMAGEM E MEDICINA

A educação interprofissional de estudantes e residentes de Enfermagem e Medicina com foco em cuidados paliativos é outra atividade de suma importância a ser desempenhada pelo farmacêutico. O ensino para esse público sobre as questões relativas à medicação é essencial para complementar os conhecimentos adquiridos por suas respectivas áreas de competência. Falhas de informação sobre a prescrição, preparo e administração de medicamentos podem ser sanadas pela *expertise* dos farmacêuticos. A interação também apresenta aos futuros profissionais que optarem por seguir essa área específica um parceiro que tem muito a contribuir no dia a dia das unidades de internação dos pacientes (Herndon et al., 2016).

EQUIPE MULTIDISCIPLINAR

Os pacientes que não são mais elegíveis para tratamento curativo, muitas vezes, sofrem com múltiplos problemas de saúde e requerem uma abordagem de tratamento multiprofissional (Crul e Oosterhof, 2020). A elaboração de protocolos, concebidos de forma interdisciplinar, visa padronizar, entre outras coisas, as ações que devem ser tomadas em relação aos sintomas mais comuns em cuidados paliativos, como agitação, ansiedade, anorexia, caquexia, constipação, *delirium*, dispneia, fadiga, náusea, dor, sialorreia e distúrbios do sono (Herndon et al., 2016). O intuito dessa empreitada é contemplar grande parte dessas situações, porém sempre haverá exceções à regra que exigirão a avaliação caso a caso. A conduta a ser seguida será o resultado de um consenso entre os membros da equipe, ponderando as informações da literatura, as características e os desejos do paciente e a experiência clínica de cada profissional.

As discussões para consensuar as condutas são fundamentais para unir a equipe, aprender com o *know-how* de cada profissional e focar o cuidado centrado no paciente. A prática dessa metodologia potencializa as expectativas de estabelecer o melhor regime medicamentoso possível, objetivando um tratamento seguro e efetivo e preservando a qualidade de vida do paciente (Wernli et al., 2023; Moody et al., 2022).

PACIENTES, FAMILIARES E CUIDADORES

O farmacêutico, inserido nessa equipe, deve desenvolver programas de educação continuada. Estes podem ser uma ótima ferramenta para apresentar conceitos farmacológicos e debater dúvidas da prática diária da equipe. Iniciativas como essas voltadas para a equipe de enfermagem, que está em maior número na unidade e tem maior tempo de interação com os pacientes, torna a parceria bastante profícua, especialmente na comunicação de possíveis RAM e/ou falhas no tratamento (Moody et al., 2022).

O farmacêutico deve estar ativamente envolvido na assistência direta ao paciente e familiares/cuidadores, orientando-os sobre a importância do tratamento, o uso correto dos medicamentos e para apoiá-los na compreensão das terapias prescritas (Wernli et al., 2023). A assistência deve abordar temas como o medo e o estigma do uso de medicamentos, que podem ser interpretados como o declínio da condição clínica e a morte iminente, situação recorrente nos casos em que são prescritos opioides, em especial, a morfina. Muitas vezes, o paciente reluta em fazer uso desse medicamento, inclusive em casos em que é prescrito para conforto respiratório. Nessa e em outras situações, o aconselhamento, a educação e o treinamento pelos farmacêuticos podem evitar a não adesão ao tratamento (Wernli et al., 2023; Moody et al., 2022).

Por outro lado, muitos pacientes apresentam dificuldades de acesso à medicação. Existem inúmeras situações que podem ratificar essa afirmação. A dependência de familiares, amigos ou vizinhos para buscar os medicamentos é algo bem presente. Essas pessoas, mesmo que dispostas a ajudar, muitas vezes não podem se ausentar de suas atividades laborais ou das obrigações com suas próprias famílias. A situação é parecida com a dos cuidadores, que gostariam de ajudar nessa questão, porém isso depende da situação clínica, da mobilidade ou dependência do paciente para realizar as atividades básicas da vida diária (Elyan et al., 2021).

Merece destaque o custo do medicamento e/ou sua disponibilidade no Sistema Único de Saúde (SUS). Ambos têm um impacto muito importante na adesão ao tratamento. Pacientes com baixo poder aquisitivo, aposentados por invalidez, desempregados, entre outros, muitas vezes dependem dos medicamentos dispensados gratuitamente pelo Sistema Único de Saúde (SUS) para realizar seu tratamento. Nesses casos, o medicamento prescrito pode ser mais efetivo e seguro (menos reações adversas), ou seja, o suprassumo farmacológico do momento, mas, se este não for economicamente acessível ao paciente, significa que ele não fará o tratamento. Por isso, é imprescindível dialogar com o paciente para reduzir a probabilidade de interrupção (Herndon et al., 2016).

O acesso aos medicamentos é reconhecidamente um grande transtorno nos cuidados com os pacientes paliados. A avaliação prévia do farmacêutico e a assistência social, em relação às possibilidades e dificuldades desse acesso, poderiam resultar em modificações no esquema terapêutico proposto (Elyan et al., 2021).

AMBULATÓRIO DE CUIDADOS PALIATIVOS

O Hospital Universitário da Universidade de São Paulo dispõe de um ambulatório para pacientes em cuidados paliativos, cuja equipe os atende no esquema clássico de preceptoria. Entretanto, em vez de o aluno do sexto ano de medicina discutir o caso somente com o médico assistente, a discussão é realizada por uma equipe interdisciplinar composta pelo médico assistente, um enfermeiro e um residente farmacêutico.

Os casos, então, são expostos à equipe, e cada profissional apresenta contribuições relacionadas a suas *expertises*, momento no qual as questões levantadas são debatidas e as condutas definidas em consenso. O médico assistente então orienta o aluno em suas próximas ações para finalizar a consulta.

Nessas discussões interdisciplinares, o residente farmacêutico, supervisionado por um farmacêutico assistente, apresenta suas sugestões considerando fatores como indicação, efetividade, opções terapêuticas, dificuldades na administração (p. ex., disfagia), palatabilidade, adesão ao tratamento, toxicidade, doenças crônicas, custo, disponibilidade no SUS e outros aspectos previamente abordados neste texto (Moody et al., 2022). Também avalia a presença de medicamentos potencialmente inapropriados, como a sinvastatina, que tem uso questionável para esses pacientes e que apresenta alto risco de interações medicamentosas e de rabdomiólise.

Charles et al. (da Silva et al., 2024), em sua experiência nesse ambulatório, encontraram uma média de 1,9 PRM por paciente. Os resultados mostraram como causas desses problemas as questões relacionadas ao paciente. O não uso intencional do medicamento e o uso incorreto, não intencional, do medicamento, por exemplo, a má interpretação da posologia e o preparo e o armazenamento inapropriados (comprometendo da integridade do medicamento), estão entre as ações realizadas pelo paciente que colocam em risco o tratamento. Ambos, intencionais ou não intencionais, são classificados como paciente não aderente ao tratamento ou a não adesão do paciente ao tratamento. Nesse quesito, foram encontrados 18,8%, os problemas relacionados à reconciliação dos medicamentos nas transições de cuidados (18,8%), a escolha do medicamento (12,5%), a duração do tratamento (10,9%), o acesso à medicação (7,8%) e a posologia (4,6%).

Por fim, mas não menos importante, o diálogo com os pacientes, seus familiares e/ou cuidadores permite conhecer suas impressões sobre o tratamento. Em função disso, os alunos da equipe interdisciplinar podem aprender com seus erros e acertos, além de melhorar as habilidades de empatia, comunicação e pensamento crítico. Essas experiências focadas em cuidados paliativos preenchem notavelmente a lacuna entre a ciência básica e a prática farmacêutica (Pruskowski et al., 2019; Elyan et al., 2021).

REFERÊNCIAS BIBLIOGRÁFICAS

1. Brasil. Agência Nacional de Vigilância Sanitária (Anvisa). Anuário Estatístico do Mercado Farmacêutico – 2022. Disponível em: https://www.gov.br/anvisa/pt-br/centraisdeconteudo/publicacoes/medicamentos/cmed/anuario-estatistico-2022/view. Acesso em: 23 jun. 2024.
2. Crul M, Oosterhof P. The oncology pharmacist as part of the palliative treatment team. Int J Pharm Pract. 2020;28.1:92-6.
3. da Silva CHC, França GG, Tenório IAB, Rotta I, Gomes LF, Visacri MB. Resident pharmacist participation in shared medical appointments in palliative care in São Paulo, Brazil: experience and contributions. Int J Pharm Pract. 2024:riae025.
4. da Silva FL, Muzardo FT. Pirâmides e cones de aprendizagem: da abstração à hierarquização de estratégias de aprendizagem. Dialogia. 2018; p.169-79.
5. Elyan J, Francis S-A, Yardley S. Understanding the potential for pharmacy expertise in palliative care: the value of stakeholder engagement in a theoretically driven mapping process for research. Pharmacy. 2021;9.4:192.
6. Geiger J, Enck G, Luciani L, Fudin J, McPherson ML. Evolving roles of palliative care pharmacists. J Pain Symptom Manage. 2022;64.6:e357-e361.
7. Herndon CM, Nee D, Atayee RS, Craig DS, Lehn J, Moore PS, et al. ASHP guidelines on the pharmacist's role in palliative and hospice care. Am J Health Syst Pharm. 2016;73.17:1351-67.
8. Hermann A, Bausewein C, Rémi C. Drug information needs of health care professionals in palliative care: a retrospective evaluation of a palliative care drug information service. J Pain Symptom Management. 2021;62.3:e28-e37.
9. Moody JJ, Poon IO, Braun UK. The role of an inpatient hospice and palliative clinical pharmacist in the interdisciplinary team. Am J Hosp Palliat Care. 2022;39.7:856-64.
10. Pruskowski J, Patel R, Brazeau G. The need for palliative care in pharmacy education. Am J Pharm Educ. 2019;83.5:7410.
11. Wernli U, Hischier D, Meier CR, Jean-Petit-Matile S, Kobleder A, Meyer-Massetti C. Pharmacists' clinical roles and activities in inpatient hospice and palliative care: a scoping review. Int J Clin Pharm. 2023;45:577-86.

SEÇÃO IV

Tomada de decisão

21

Bioética em cuidados paliativos

Úrsula Bueno do Prado Guirro
Carla Corradi Perini

Pontos-chave

- Integração de teorias bioéticas: considerar o pluralismo bioético na formação dos profissionais de saúde para orientar a escolha dos argumentos teóricos mais adequados para a tomada de decisões éticas nos cuidados paliativos, de acordo com a natureza do problema moral.
- Diretrizes para cuidados paliativos no Brasil: conhecer a Política Nacional de Cuidados Paliativos (PNCP) e normas deontológicas das respectivas profissões que reforçam a necessidade de cuidados que priorizem o conforto e a autonomia do paciente, com foco na promoção da dignidade humana.
- Desafios na implementação: reconhecer os desafios na implementação de cuidados paliativos na Rede de Atenção à Saúde (RAS), como as dificuldades do acesso aos cuidados paliativos, a escassez de serviços especializados e a necessidade de maior investimento em políticas públicas.
- Educação profissional: necessidade de incorporar bioética e cuidados paliativos na formação dos profissionais de saúde para prepará-los para enfrentar conflitos éticos.

INTRODUÇÃO

A bioética pode ser definida como a disciplina que combina conhecimentos de diversas áreas para analisar e discutir questões éticas que surgem nas ciências biológicas, na saúde e no cuidado aos humanos e a todas as formas de vida. Seu foco principal é a reflexão sobre conflitos morais relacionados com a vida e a saúde humana, animal e ambiental. Envolve as questões humanas desde o nascer até o morrer e visa promover uma reflexão crítica e informada sobre os impactos éticos das práticas relacionadas com a saúde e os avanços científicos, buscando um equilíbrio entre progresso tecnológico, pesquisa e valores humanos.

A filósofa e bioeticista espanhola Adela Cortina (2016) descreveu a bioética como uma disciplina interdisciplinar que visa preservar e promover a vida das gerações presentes e futuras, bem como da natureza, com um sentido de justiça. É uma expressão da ética cívica em sociedades moralmente pluralistas e procura construir um mundo mais justo e humano, que envolve um diálogo intersubjetivo para descobrir normas justas e estruturar instituições de acordo com as exigências da justiça. Além disso, a bioética deve ser global e proativa, enfrentando desafios como a justiça global e as intervenções tecnológicas. A autora indicou três divisões teóricas da bioética – macrobioética, mesobioética e microbioética –, cada qual abordando diferentes âmbitos de atuação e problemas específicos:

- Macrobioética: refere-se à ordem global, abrangendo questões como justiça global, mudanças climáticas, distribuição equitativa de recursos e os cuidados em saúde e com a natureza. A macrobioética envolve questões de natureza global, como ecologia e políticas para proteger a vida humana. Essas questões globais formam um substrato na teoria utilitarista, na qual a maior felicidade ou benefício deve ser promovido para o maior número de pessoas. No entanto, a teoria utilitarista enfrenta críticas quando é interpretada fora do contexto global e se aproxima da prática do cuidado médico. Por exemplo, o uso indiscriminado de medicamentos antimicrobianos por pacientes em fim de vida contribuindo para a resistência bacteriana e produzindo impacto ambiental com alteração do ecossistema a partir da contaminação de solos e rios.
- Mesobioética: envolve os países e as comunidades políticas, abordando sistemas de saúde, economia da saúde e ética das organizações de saúde. Esse nível articula um mínimo de justiça a partir das diferentes éticas máximas presentes nas comunidades políticas, buscando uma bioética cívica que promova a justiça local e global. Por exemplo: a mesobioética aponta para questões de acesso aos cuidados paliativos por populações em situação de vulnerabilidades, injustiça distributiva regional ou social, limitação de políticas públicas voltadas para os cuidados paliativos.
- Microbioética: foca na bioética clínica, enfrentando problemas do início e fim da vida, confidencialidade, consentimento informado e humanização da assistência em saúde. Inclui os códigos de ética das profissões de saúde, relação profissional-paciente, ética das biotecnologias, lidando com questões práticas e cotidianas da saúde. Por exemplo: a microbioética aborda questões do cuidado diário em cuidados paliativos, como o cuidado humanizado, a relação profissional de saúde-paciente, a confidencialidade e a tomada de decisões visando à proporcionalidade terapêutica.

A tomada de consciência de profissionais da saúde sobre o impacto de suas decisões nos contextos de micro, meso e macrobioética é essencial para um exercício responsável do cuidado. A integração da bioética nos cuidados paliativos contribui inexoravelmente para a realização de cuidados integrais, compassivos e éticos, promovendo a dignidade e o bem-estar de pacientes-famílias durante momentos extremamente desafiadores, em que suas diferentes formas de vulnerabilidades se expressam e/ou se acentuam. Algumas das contribuições são:

- Alívio dos sintomas e dos sofrimentos: a bioética enfatiza a importância de aliviar o sofrimento dos pacientes, não só fisicamente, mas também emocional, sociofamiliar e espiritualmente. Isso envolve fornecer suporte para ajudar os pacientes a lidar com o medo, a ansiedade, a tristeza e os sentidos da vida associados com o adoecimento grave e problemas de natureza sociocultural e econômica.
- Autonomia da pessoa adoecida: a bioética defende o respeito pela autonomia do paciente, garantindo que suas preferências e desejos sejam levados em consideração no planejamento e na execução dos cuidados paliativos. Isso inclui processos educacionais para o desenvolvimento da literacia em saúde na população, possibilitando a tomada de decisões informada e compartilhada sobre tratamentos e cuidados de fim de vida.
- Tomada de decisões éticas: frequentemente, surgem conflitos éticos complexos nos cuidados paliativos, tanto no contexto individual, como iniciar (ou não) novos tratamentos, descontinuar tratamentos invasivos e a administração de medicamentos que podem ter efeitos colaterais, quanto no coletivo, como a distribuição de leitos de cuidados paliativos e de recursos necessários à assistência de qualidade. Diferentes teorias da bioética fornecem substratos para a tomada de decisões éticas a depender do contexto e da natureza do conflito.
- Suporte à família: a bioética também reconhece a importância do suporte à família do paciente, que muitas vezes enfrenta sofrimento emocional, social, financeiro, entre outros. Inclui oferecer aconselhamento e suporte emocional, e ações socioeducativas para a viabilização de acesso às políticas sociais durante a doença e após a morte do paciente.
- Educação: a formação em bioética é fundamental para todos os profissionais de saúde. Os cuidados paliativos impõem discussões importantes sobre ética, moralidade, valores, cuidado humano, hospitalidade e tantos outros. Ter bases em bioética prepara para enfrentar os conflitos que podem surgir e para fornecer um cuidado compassivo e ético.

ALGUMAS TEORIAS BIOÉTICAS COM APLICAÇÃO NO CONTEXTO DE DECISÕES ÉTICAS EM CUIDADOS PALIATIVOS

Bioética principialista

A bioética principialista é uma abordagem na ética biomédica que se baseia em quatro princípios fundamentais para a tomada de decisões éticas. Esses princípios foram formalizados por Tom Beauchamp e James Childress no livro *Principles of Biomedical Ethics* e são amplamente utilizados para orientar a prática médica e a pesquisa em saúde. Os quatro princípios são: autonomia, beneficência, não maleficência e justiça.

A autonomia refere-se ao respeito pela capacidade dos indivíduos de tomar decisões informadas sobre suas próprias vidas e cuidados de saúde. Isso implica fornecer todas as informações necessárias para que o paciente possa fazer escolhas informadas e respeitar suas decisões, mesmo que elas sejam contrárias às recomendações dos profissionais.

A beneficência envolve a obrigação dos profissionais de saúde em agir em prol do paciente, promovendo seu bem-estar e buscando sempre o melhor resultado possível. Isso inclui prevenir e aliviar o sofrimento, além de proporcionar tratamentos eficazes.

A não maleficência é frequentemente resumida pela máxima "primeiro, não causar dano". Significa evitar causar dano desnecessário ou infligir sofrimento aos pacientes. Os profissionais de saúde devem avaliar cuidadosamente os riscos e benefícios de qualquer intervenção e optar por aquelas que minimizem o risco de danos.

A justiça trata da obrigação de atender todos os pacientes de maneira justa e equitativa, garantindo que os recursos de saúde sejam distribuídos de forma justa e que não haja discriminação. Envolve também o acesso equitativo aos cuidados de saúde e a consideração das necessidades individuais e coletivas.

Os princípios fornecem uma estrutura para avaliar e resolver conflitos éticos na prática médica, ajudando os profissionais de saúde a tomar decisões moralmente justificáveis e alinhadas com os valores fundamentais da ética médica. Dessa maneira, aproximam-se do contexto da microbioética.

A abordagem principialista é valorizada por sua simplicidade e aplicabilidade prática, embora também enfrente críticas e desafios, especialmente quando os princípios entram em conflito entre si ou quando se tenta, equivocadamente, estabelecer uma hierarquia entre eles, e as decisões que envolvem coletividades e ocorrem em territórios de maior vulnerabilidade e vazios assistenciais.

Bioética utilitarista

A bioética utilitarista é uma abordagem ética que se baseia nos princípios do utilitarismo, teoria ética desenvolvida principalmente por filósofos como Jeremy Bentham e John Stuart Mill. Propõe que a moralidade de uma ação é determinada pelo seu resultado ou consequência, especificamente pelo grau de felicidade ou bem-estar que ela produz. Em outras palavras, uma ação é considerada moralmente correta se maximiza a felicidade ou o bem-estar do maior número de pessoas. Portanto, seus princípios fundamentais são o consequencialismo, a máxima felicidade e a imparcialidade.

O consequencialismo propõe que a moralidade de uma ação seja avaliada com base nas suas consequências. As ações são julgadas pelo resultado e não pelos meios ou intenções. A máxima felicidade tem o objetivo principal de promover a maior quantidade de felicidade ou bem-estar possível. A ação moralmente correta é aquela que resulta no maior benefício para o maior número de pessoas. A imparcialidade propõe que todos os indivíduos afetados por uma ação devem ser considerados de maneira imparcial e igualitária. Ninguém deve receber mais peso ou consideração simplesmente por ser um indivíduo específico.

Na bioética, a abordagem utilitarista pode ser aplicada a diversas questões, como alocação de recursos de saúde, decisões sobre tratamentos médicos e políticas de saúde pública. Um exemplo para o contexto de cuidados paliativos é a definição da equipe mínima na PNCP que inclui apenas médico, enfermeiro, assistente social e psicólogo, para que seja possível a implementação dessa abordagem de cuidado em todas as macrorregiões.

Em situações em que os recursos de saúde são limitados, a abordagem utilitarista sugere que esses recursos sejam distribuídos de maneira a maximizar o benefício total para a sociedade. Isso pode significar priorizar aqueles que têm a maior chance de recuperação ou aqueles que podem retornar a contribuir significativamente para a sociedade. As políticas de saúde pública em cuidados paliativos visam à organização da oferta de cuidados em saúde, promovendo a justiça distributiva, ou seja, alocar recursos na medida em que cada um necessita, objetivando o bem-estar do maior número de pessoas e na maior redução possível de sofrimento da população.

Os cuidados paliativos frequentemente enfrentam limitações de recursos, como leitos de hospitais, medicamentos e equipe médica especializada. A bioética utilitarista pode orientar a alocação desses recursos de maneira a beneficiar o maior número de pacientes possível.

Apesar de suas vantagens, a bioética utilitarista também enfrenta várias críticas. É desafiador prever todas as consequências de uma ação, o que complica a aplicação prática do utilitarismo. A teoria desconsidera os direitos individuais, uma vez que o foco no bem-estar coletivo pode, em alguns casos, levar à violação dos direitos individuais. Por exemplo, sacrificar os interesses de uma minoria para beneficiar a maioria pode ser visto como injusto ou uma vulneração de minorias. Por último, propõe uma imparcialidade impraticável, uma vez que tratar todos os interesses de maneira completamente imparcial pode ser impraticável ou até impossível em situações reais, em que as relações pessoais e contextos específicos influenciam as decisões.

Em resumo, a bioética utilitarista oferece uma abordagem que busca maximizar o bem-estar geral, mas enfrenta desafios práticos e éticos significativos na sua implementação.

Bioética de intervenção

Na mesma perspectiva utilitarista e consequencialista, a bioética de intervenção foi criada por Volnei Garrafa e Dora Porto, como uma crítica às teorias bioéticas importadas dos países ricos. Os autores entendiam que essas teorias não eram suficientes para o enfrentamento de problemas bioéticos vivenciados pela maioria dos países latino-americanos, que apresentavam altos níveis de exclusão social. Eles assumem que a bioética de intervenção tem o potencial de trazer respostas mais adequadas para a análise de macroproblemas e conflitos coletivos que tenham relação específica com as questões bioéticas persistentes observadas em países pobres e em desenvolvimento (Tealdi, 2008).

A bioética da intervenção defende como moralmente justificável a prioridade em relação às políticas públicas e tomada de decisões que privilegiem o maior número de pessoas, para o maior espaço de tempo possível e que resultam nas melhores consequências para o coletivo, embora em detrimento de determinadas situações individuais. Além disso, essa proposta teórica defende as minorias da sociedade e propõe a rediscussão de diferentes conflitos que envolvem, entre outros: autonomia *versus* justiça/equidade, benefícios individuais *versus* benefícios coletivos, individualismo *versus* solidariedade (Tealdi, 2008).

A teoria defende que, para decisões éticas comprometidas com os mais vulneráveis e com o equilíbrio ambiental e do planeta, alguns elementos devem ser incorporados: libertação, responsabilidade, cuidado, solidariedade crítica, alteridade, comprometimento, transformação, tolerância, entre outros. Além desses, a bioética de intervenção é caracterizada pelos 4 P – prudência (diante de avanços), prevenção (de possíveis danos e iatrogenias), cautela (diante do desconhecido) e proteção (dos mais frágeis, dos desassistidos) (Tealdi, 2008).

Bioética deontológica

A bioética deontológica é baseada na ética deontológica de Immanuel Kant e enfatiza o dever e as regras morais. De acordo com essa teoria, certas ações são moralmente obrigatórias, proibidas ou permitidas, independentemente de suas consequências.

Na prática clínica, isso pode incluir o dever de dizer a verdade aos pacientes, respeitar seus direitos e garantir que seu consentimento informado seja obtido antes de qualquer intervenção. Os Conselhos Federais de cada profissão ditam as regras que os profissionais de saúde devem seguir por meio das resoluções e códigos de ética. Quando são apuradas infrações, os profissionais são punidos.

No Brasil, os cuidados paliativos foram incluídos pela primeira vez em 2009 no Código de Ética Médica, no capítulo V, que versava sobre a relação com pacientes e familiares, afirmando o dever de ofertar os cuidados paliativos a pessoas com doença incurável e terminal. Na versão vigente (2018), mantiveram-se no capítulo que trata da relação com pacientes e familiares e foram incluídos entre os incisos que tratam dos princípios fundamentais.

Atualmente, os cuidados paliativos estão formalmente descritos nos Códigos de Ética da Medicina, Enfermagem, Fisioterapia e Terapia Ocupacional. Nos códigos das outras áreas, não há citação formal dos cuidados paliativos, o que gera inseguranças na oferta assistencial, especialmente em questões complexas, como retirada de intervenções que sustentam a vida.

Ética das virtudes

A ética das virtudes concentra-se nas qualidades morais e nos caráteres dos agentes envolvidos, em vez de regras ou consequências específicas. Inspirada pelas ideias de Aristóteles, essa abordagem sugere que a prática clínica deve promover o desenvolvimento de virtudes como a compaixão, a prudência, a justiça e a coragem nos profissionais de saúde. A ênfase está em formar profissionais que tenham bom caráter e atuem de maneira ética.

Essa proposta teórica dá suporte a alguns princípios e diretrizes da PNCP que remetem a virtudes como empatia e compaixão para a adequada assistência em cuidados paliativos. De forma interessante, nas diretrizes da política a aplicação das virtudes não fica apenas no contexto individual, mas como forma de ampliar o acesso dos grupos vulneráveis aos cuidados paliativos a partir do incentivo e apoio ao desenvolvimento de comunidades compassivas.

Ética do cuidado

A ética do cuidado destaca a importância das relações e da responsabilidade interpessoal. Originada do feminismo, essa abordagem argumenta que o cuidado e a empatia são centrais para a moralidade. Nos cuidados de saúde, isso significa que o foco deve estar nas necessidades e experiências dos pacientes, bem como nas relações de confiança e apoio entre pacientes, familiares e profissionais de saúde.

Nessa proposta teórica, consideram-se as subjetividades e vulnerabilidades de cada pessoa envolvida no processo de cuidado (seja ela a pessoa cuidada-familiar ou o cuidador). O reconhecimento da vulnerabilidade do outro e de si se torna, respectivamente, a base para o cuidado do outro e seu limite.

Sua aplicação nos cuidados paliativos é normalmente integrada à ética das virtudes. Diante do reconhecimento das necessidades e vulnerabilidades dos pacientes, o cuidado se torna imperativo e é realizado com base na expressão das virtudes. Nessa abordagem, os profissionais de saúde devem acolher os colegas de trabalho diante do reconhecimento de seu sofrimento e de suas vulnerabilidades.

Bioética personalista

A bioética personalista coloca a pessoa humana no centro da reflexão ética, valorizando sua dignidade intrínseca. Ela defende que todas as decisões éticas devem respeitar e promover o valor da pessoa humana em uma ótica de unitotalidade, considerando suas dimensões biológicas, psicológicas, sociais e espirituais.

É uma abordagem comum em contextos religiosos e humanísticos e se pauta em alguns princípios: defesa da vida física; liberdade e responsabilidade; totalidade ou princípio terapêutico; socialidade e subsidiariedade; benefício, autonomia e justiça (Quadro 1).

QUADRO 1 Resumo das principais teorias da bioética

Principialista: baseada em quatro princípios fundamentais: autonomia, beneficência, não maleficência e justiça.
Utilitarista: busca maximizar o bem-estar e a felicidade do maior número de pessoas, focando nas consequências das ações.
Intervenção: decisões que privilegiem o maior número de pessoas, principalmente os mais vulneráveis.
Deontológica: foco em deveres e regras morais.
Virtude: ênfase nas qualidades morais dos agentes.
Cuidado: importância das relações e responsabilidade interpessoal.
Personalista: valoriza a dignidade intrínseca da pessoa humana.

Independentemente das teorias utilizadas como pilares para a tomada de decisões, os profissionais devem reconhecer as necessidades e sofrimentos da pessoa nas suas diferentes dimensões, viabilizando o acesso aos recursos necessários para que a unidade paciente-família seja cuidada de forma adequada. Da mesma forma que o profissional seja acolhido pela equipe para mitigar seu sofrimento.

A BIOÉTICA E OS CUIDADOS PALIATIVOS NO BRASIL

No Brasil, a Resolução do Conselho Federal de Medicina n. 1.805/2006 foi a primeira a estabelecer diretrizes para a prática médica no contexto dos cuidados paliativos, ressaltando as pessoas em situações de doença grave e incurável em fase terminal (CFM, 2006). Os princípios constitucionais de dignidade da pessoa humana e proibição de tratamentos desumanos ou degradantes foram considerados, ressaltando a responsabilidade do médico em zelar pelo bem-estar dos pacientes e a necessidade de reconhecer a terminalidade da vida como condição que deve priorizar o conforto e a qualidade de vida do paciente.

A resolução do CFM que permite limitar ou suspender procedimentos e tratamentos que prolonguem a vida pode ser aplicada aos pacientes em fase terminal de doenças graves e incuráveis, desde que respeitada a vontade do paciente ou de seu representante legal. O médico deve esclarecer ao paciente ou seu representante legal as modalidades terapêuticas adequadas para cada situação. A decisão de limitar ou suspender tratamentos deve ser fundamentada e registrada no prontuário médico, no entanto o paciente ou seu representante legal tem o direito de solicitar uma segunda opinião médica. Mesmo com a suspensão de tratamentos que prolongam a vida, o paciente deve continuar recebendo todos os cuidados para aliviar os sintomas que causam sofrimento.

A resolução, específica para os médicos, permitiu o direito de limitar ou suspender tratamentos e a garantia na oferta de cuidados paliativos. Foi inovadora, pois refletiu a mudança na ética médica, que deixava um modelo paternalista e biomédico de cuidados, centrado no médico, movendo-se em direção a um modelo centrado no paciente e que reconhece a autonomia. No entanto, a resolução foi questionada judicialmente, mostrando a falta de compreensão dos cuidados paliativos e a pressão de um modelo biomédico-paternalista de cuidados, mas finalmente entrou em vigor após decisão judicial favorável no ano de 2010.

Outra resolução importante foi a Resolução do CFM n. 1.995/2012, que incluiu diretrizes para inserção das diretivas antecipadas de vontade dos pacientes, destacando a importância da autonomia do paciente em decisões de cuidados e tratamentos em fim de vida. No entanto, os médicos não são obrigados, mas devem levar em consideração as diretivas ao tomar decisões sobre cuidados e tratamentos. A vontade do paciente prevalece e, caso um representante tenha sido designado, suas informações também devem ser consideradas. O registro é bastante simples, pois basta o registro das diretivas antecipadas comunicadas diretamente pelo paciente no prontuário médico (CFM, 2012).

Apesar das resoluções, a inserção real dos cuidados paliativos ainda é escassa. O *Atlas dos cuidados paliativos no Brasil* descreveu a existência de apenas 234 serviços assistenciais, a maioria hospitalar e concentrada na Região Sudeste. Nos últimos anos, foram publicadas leis estaduais ressaltando a necessidade dos cuidados paliativos na RAS, mas a carência de políticas públicas e orçamentárias impedia a implantação. Entre 2023 e 2024 foi publicada a PNCP no âmbito do Sistema Único de Saúde, com previsão da implantação de 485 equipes de matriciamento e 836 assistenciais, e previsão orçamentária anual de 887 milhões de reais (Brasil, 2024).

Dentre os objetivos da PNCP, destacam-se: promover a melhoria da qualidade de vida por meio de atenção à saúde segura e humanizada; ampliar o acesso a medicação para controle seguro de sintomas; estimular a formação e valorização de trabalhadores em cuidados paliativos. A integração das teorias bioéticas apresentadas é fundamental para o cumprimento desses objetivos.

EDUCAÇÃO DOS PROFISSIONAIS DE SAÚDE

Ofertar cuidados paliativos implica ter profissionais de saúde capacitados tanto técnica como eticamente. O que se observa no cenário atual ainda são poucos cursos de graduação ofertando ensino qualificado e estruturado, uma vez que há poucos profissionais e serviços assistenciais disponíveis.

Os cuidados paliativos na graduação devem ser ensinados no nível básico para todos os profissionais de saúde em fase de graduação, ou seja, desenvolver competências para acolher pessoas com doenças graves e potencialmente fatais, dentro da sua área de *expertise*.

A equipe básica em cuidados paliativos consiste em profissionais da medicina, enfermagem, serviço social e psicologia, e outros profissionais das áreas de fisioterapia, terapia ocupacional, odontologia, farmácia, fonoaudiologia, nutrição e profissional destinado à assistência espiritual devem ser envolvidos sempre que necessários. Assim, esses cursos de graduação deveriam capacitar os estudantes para o manejo de sintomas, a organização dos cuidados e o reconhecimento e acolhimento das necessidades nos campos emocional, socioeconômico e espiritual.

A integração dos cuidados paliativos e da bioética no processo formativo visa promover uma assistência técnica, ética e humanizada, garantindo que os futuros profissionais estejam preparados para enfrentar conflitos bioéticos e fornecer cuidados de fim de vida proporcionais às necessidades dos pacientes.

Guirro, Perini e Siqueira (2023) sugerem para o ambiente educacional:

- Abordagem de teorias bioéticas conforme o contexto: introduzir teorias bioéticas de maneira organizada, considerando macrobioética, mesobioética e microbioética e sua aplicação de forma integrada.
- Apoio à decisão compartilhada: envolver estudantes e pacientes nas decisões de saúde, respeitando valores e preferências do paciente.
- Desenvolvimento de um plano de cuidado baseado na beneficência, não maleficência e dignidade: planejar cuidados que promovam o bem-estar e reduzam o sofrimento do paciente, mantendo sua dignidade.
- Alívio de sintomas físicos desconfortáveis e evitar a distanásia: focar no alívio de sintomas e qualidade de vida, evitando tratamentos que apenas prolonguem o sofrimento.
- Promoção de conforto por meio da sedação paliativa: utilizar a sedação paliativa para aliviar sintomas intoleráveis quando necessário, respeitando a autonomia do paciente.
- Compreensão das vulnerabilidades e promoção da autonomia do paciente: reconhecer as diversas dimensões da vulnerabilidade humana e promover a autonomia dos pacientes em fim de vida.
- Cuidado com os profissionais de saúde: apoiar emocionalmente os cuidadores, reconhecendo seu papel crucial e o impacto do estresse no seu bem-estar.
- Integração da espiritualidade e respeito às práticas religiosas: educar os futuros profissionais de saúde sobre a importância da espiritualidade e religião no cuidado integral do paciente.
- Cuidado com familiares e cuidadores informais: apoiar familiares e cuidadores, abordando seu bem-estar físico e emocional.
- Compreensão e respeito à vulnerabilidade dos participantes de pesquisa: respeitar as regras de ética em pesquisa, especialmente em pacientes em fase final de vida.
- Compreender a morte assistida medicamente e os limites ético-legais: ensinar aos estudantes as questões envolvidas na morte assistida, os valores éticos e os limites legais, bem como a sua proibição atual no Brasil.
- Inclusão de temas de cuidados paliativos e da bioética em todas as experiências estudantis relacionadas à terminalidade da vida: incorporar os temas em várias disciplinas clínicas e cirúrgicas durante a formação médica, facilitando a compreensão da morte como parte da vida.

CONSIDERAÇÕES FINAIS

A integração da bioética e dos cuidados paliativos é fundamental para formar profissionais de saúde capacitados, empáticos e eticamente conscientes. As teorias bioéticas, como a principialista, utilitarista, de intervenção, a deontológica, a das virtudes, a do cuidado e a personalista, fornecem uma base sólida para enfrentar conflitos bioéticos complexos no cuidado de pacientes em fim de vida. Essas teorias orientam a tomada de decisões éticas, promovendo uma prática médica que respeita a dignidade humana e busca o bem-estar dos pacientes.

As resoluções de alguns conselhos profissionais estabeleceram diretrizes para a prática dos cuidados paliativos no Brasil, reforçando a importância da autonomia do paciente e a necessidade de cuidados que priorizem o conforto e a qualidade de vida. Essas resoluções, juntamente com a PNCP, refletem um avanço significativo na construção de um modelo de cuidado centrado no paciente e fundamentado em princípios bioéticos. No entanto, a implementação efetiva ainda enfrenta desafios, como a escassez de serviços especializados e a necessidade de maior investimento em políticas públicas.

A educação em cuidados paliativos e em bioética deve ser central na formação dos profissionais de saúde. Isso prepara os futuros profissionais para enfrentar desafios éticos e fornecer cuidados de fim de vida que respeitem a dignidade e o bem-estar dos pacientes e suas famílias. As recentes iniciativas para formalizar e expandir os cuidados paliativos representam passos importantes para garantir acesso a cuidados de qualidade no fim da vida, apesar dos desafios ainda presentes.

REFERÊNCIAS BIBLIOGRÁFICAS

1. Brasil. Conselho Nacional de Saúde. Resolução n. 729, de 07 de dezembro de 2023. Aprova a Política Nacional de Cuidados Paliativos no âmbito do SUS (PNCP). Disponível em: https://conselho.saude.gov.br/resolucoes-cns/3265-resolucao-n-729-de-07-de-dezembro-de-2023. Acesso em: jul de 2024.
2. Brasil. Ministério da Saúde. Portaria GM/MS n. 3.681/2024. Institui a Política Nacional de Cuidados Paliativos – PNCP no âmbito do Sistema Único de Saúde – SUS, por meio da alteração da Portaria de Consolidação GM/MS n. 2, de 28 de setembro de 2017. Disponível em: https://www.in.gov.br/web/dou/-/portaria-gm/ms-n-3.681-de-7-de-maio-de-2024-561223717. Acesso em: jul de 2024.
3. Conselho Federal de Medicina. Resolução CFM n. 1.805/2006. Disponível em: https://sistemas.cfm.org.br/normas/visualizar/resolucoes/BR/2006/1805. Acesso em: ago de 2024.
4. Cortina A. Bioética para o século XXI: construindo esperança. Rev Iberoam Bioética. 2016;(1):1-12.
5. Guirro UB, Perini CC, Siqueira JE. Twelve Tips for Integrating Bioethics and Palliative Care in Medical Education. Lat Am J Palliat Care. 2023;1.
6. Guirro UBPG, Castilho RK, Crispim D, Lucena NC. Atlas dos cuidados paliativos no Brasil. São Paulo: Academia Nacional de Cuidados Paliativos; 2023.
7. Tealdi JC. Diccionario latinoamericano de bioética. Bogotá: UNESCO – Red Latinoamericana y del Caribe de Bioética: Universidad Nacional de Colombia; 2008. 660 p.
8. Vattimo EFQ, Belfiore EB, Zen Júnior JH, Santana VS, organizadores. Cuidados paliativos: da clínica à bioética. Vol. 1. São Paulo: Conselho Regional de Medicina do Estado de São Paulo; 2023. 582 p.
9. Vattimo EFQ, Belfiore EBR, Zen Júnior JH, Santana VS, Ortona C, organizadores. Cuidados paliativos: da clínica à bioética. Vol. 2. São Paulo: Conselho Regional de Medicina do Estado de São Paulo; 2023. 456 p.

22

Terminalidade da vida no ordenamento jurídico brasileiro

Luciana Dadalto

Pontos-chave

- Terminalidade da vida e Constituição.
- Terminalidade da vida e Código Penal e Código Civil.
- Terminalidade da vida e deontologia médica.

INTRODUÇÃO

Analisar a terminalidade da vida no ordenamento jurídico brasileiro significa, em verdade, analisar o vazio legislativo de políticas públicas e de deontologia médica. Primeiro porque inexiste na legislação brasileira qualquer norma que utilize a expressão "terminalidade da vida"; então, o enfrentamento do tema começa de um conceito não jurídico. Segundo porque essa expressão também não está presente nas políticas públicas em saúde que tratam dos cuidados paliativos. Terceiro porque as normas deontológicas do Conselho Federal de Medicina (CFM), por vezes, tratam o termo de forma contraditória.

Afinal, o que, para o direito brasileiro, significa a terminalidade da vida? Será que é o mesmo conceito utilizado na medicina? Será que as políticas públicas em saúde apresentam esse conceito? Será que as políticas públicas e as normas deontológicas podem ajudar os juristas a compreenderem a terminalidade da vida? Todas essas perguntas norteiam o presente capítulo.

Mas é preciso que se faça um aviso de início: a autora optou, metodologicamente, por não analisar normas estaduais e municipais. Assim, a análise do tratamento jurídico da terminalidade da vida se resumirá à Constituição Federal de 1988, ao Código Penal Brasileiro e ao Código Civil. No âmbito das políticas públicas, optou-se por analisar apenas normas que mencionem os cuidados paliativos. Na perspectiva da deontologia médica, a análise focará nas Resoluções n. 1.805 e 1.995 do CFM e no Código de Ética Médica.

Frise-se, ainda, que o leitor não encontrará aqui discussões sobre morte medicamente assistida – posto que a prática da eutanásia e do suicídio assistido é entendida pela maioria da doutrina jurídica como criminosa – e também não encontrará discussões sobre distanásia – posto que o objetivo deste capítulo não é analisar o prolongamento artificial do processo de morrer.

Tal restrição justifica-se pela impossibilidade de investigar aqui todas essas questões. Portanto, no presente capítulo optou-se por olhar a terminalidade da vida sob a lente do que se tem de concreto no ordenamento jurídico brasileiro.

CONSTITUIÇÃO FEDERAL

Apesar de inexistir qualquer menção à terminalidade da vida na Constituição Federal da República Democrática do Brasil de 1988, há um consenso jurídico de que os princípios constitucionais da dignidade da pessoa humana (art. 1º, III), da autonomia (princípio implícito no art. 5º), bem como a proibição de tratamento desumano (art. 5º, III), são arcabouços suficientes para a defesa da chamada ortotanásia. Isso porque tais princípios amparam a construção da pessoalidade e dignidade do indivíduo com doença terminal e evita que haja a tentativa de prolongamento da vida biológica.

"Ortotanásia" é o termo usado no Brasil para nomear a morte no tempo certo, aquela que acontece sem abreviação ou prolongamento da vida. O termo é controverso, notadamente porque inexiste na língua inglesa, sendo empregado nesta como sinônimo de eutanásia passiva. Entretanto, é fato que no Brasil é usado para se referir ao objetivo dos cuidados paliativos e aos cuidados adequados na terminalidade da vida. É fato, ainda, que no Brasil o direito fundamental à morte digna tem sido conformado ao instituto ortotanásia, pela maior parte da literatura médica e jurídica, pelo CFM e pelo Poder Judiciário.

CÓDIGO PENAL E CÓDIGO CIVIL

O Código Penal Brasileiro remonta ao ano de 1940 e não tem qualquer disposição específica acerca da terminalidade da vida. Todavia, até o começo dos anos 2000, era comum que os procedimentos de limitação e/ou suspensão de suporte em pacientes em terminalidade da vida fossem entendidos como crime de homicídio ou como omissão de socorro.

Isso acontecia pela falta de compreensão jurídica e médica acerca da diferença entre não prolongar o processo de morte (distanásia) e abreviar a vida do paciente (eutanásia). Infelizmente, essa falta de compreensão ainda subsiste no país de forma minoritária e é encontrada em grupos conservadores.

É importante salientar que tramita no Congresso Nacional desde 2012 um projeto de lei de Novo Código Penal, o qual estabelece que a eutanásia é um crime diferente do homicídio e que não há crime quando a pessoa deixa de usar de meios artificiais para manter a vida do paciente em caso de doença grave e irreversível.

Também inexiste qualquer disposição sobre a terminalidade de vida no Código Civil brasileiro. Contudo, considerando que o princípio da dignidade da pessoa humana é uma cláusula geral de tutela dos direitos de personalidade e que a autodeterminação sobre o próprio corpo está prevista nessa norma, a interpretação civil-constitucional desse diploma normativo permite a conclusão de que o paciente em terminalidade da vida tem o direito de se autodeterminar.

LEI FEDERAL N. 8.080/1990 E POLÍTICAS PÚBLICAS DE SAÚDE

O art. 196 da Constituição Federal dispõe que: "A saúde é direito de todos e dever do Estado, garantido mediante políticas sociais e econômicas que visem à redução do risco de doença e de outros agravos e ao acesso universal e igualitário às ações e serviços para sua promoção, proteção e recuperação".

Para materializar o disposto nesse artigo, foi criado, por meio da Lei Federal n. 8.080, de 10 de setembro de 1990, o Sistema Único de Saúde (SUS). O SUS é regido por essa lei e executado por meio de políticas públicas, que podem ser conceituadas como o conjunto de decisões governamentais que se baseiam na distribuição de direitos, justificada por algo que impactará na sociedade.

Há, atualmente, seis políticas públicas em saúde voltadas para outras áreas que mencionam os cuidados paliativos.

- Política Nacional para a Prevenção e Controle do Câncer.
- Política Nacional de Atenção Básica.
- Política Nacional de Práticas Integrativas e Complementares do Sistema Único de Saúde.
- Política Nacional de Atenção Integral às Pessoas com Doenças Raras.
- Programa Nacional de Assistência à dor e Cuidados Paliativos.

Todavia, em nenhuma delas consta o termo "terminalidade da vida".

Poder-se-ia pensar que as citadas políticas não usam o termo porque não são específicas sobre cuidados paliativos. Assim, caberia à recém-publicada Política Nacional de Cuidados Paliativos (PNCP) – Portaria GM/MS n. 3.681, de 7 de maio de 2024 – mencionar (e, quem sabe) conceituar a terminalidade da vida.

Todavia, isso não aconteceu. A PNCP utiliza o termo "terminal" uma única vez, quando fala sobre as diretivas antecipadas de vontade. Veja-se:

> Art. 2º São princípios da PNCP:
> *§ 2º A DAV de que trata o inciso XII do caput compreende o testamento vital ou outro documento em que haja registro expresso das preferências da pessoa com relação a tratamentos ou outras medidas de cuidado quando em condições de saúde irreversíveis e potencialmente terminais.*

Assim, o cotejo da Constituição, das leis e das políticas públicas permite a percepção de que, no âmbito legislativo, a discussão sobre cuidados paliativos é tímida porque é frequentemente associada à terminalidade da vida. Já no âmbito executivo, a discussão sobre a terminalidade da vida é escamoteada para que não haja associação com os cuidados paliativos.

TERMINALIDADE DA VIDA NA DEONTOLOGIA MÉDICA

Em 28 de novembro de 2006, o CFM editou a Resolução n. 1.805, que, segundo o preâmbulo, permite ao médico limitar ou suspender, na fase terminal de enfermidades graves, tratamentos que prolonguem a vida do doente. Contudo, devem ser mantidos "os cuidados necessários para aliviar os sintomas que levam ao sofrimento, na perspectiva de uma assistência integral, respeitada a vontade do paciente ou de seu representante legal". Essa resolução contém apenas três artigos, sendo que os dois primeiros tratam do mérito da norma e o terceiro possui caráter meramente formal.

> Art. 1º É permitido ao médico limitar ou suspender procedimentos e tratamentos que prolonguem a vida do doente em fase terminal, de enfermidade grave e incurável, respeitada a vontade da pessoa ou de seu representante legal.
> *§ 1º O médico tem a obrigação de esclarecer ao doente ou a seu representante legal as modalidades terapêuticas adequadas para cada situação.*
> *§ 2º A decisão referida no caput deve ser fundamentada e registrada no prontuário.*
> *§ 3º É assegurado ao doente ou a seu representante legal o direito de solicitar uma segunda opinião médica.*
> Art. 2º O doente continuará a receber todos os cuidados necessários para aliviar os sintomas que levam ao sofrimento, assegurada a assistência integral, o conforto físico, psíquico, social e espiritual, inclusive assegurando-lhe o direito da alta hospitalar.
> Art. 3º Esta resolução entra em vigor na data de sua publicação, revogando-se as disposições em contrário.*

Não obstante tratar-se de uma norma que vincula apenas a comunidade médica, o Ministério Público Federal do Distrito Federal (MPF-DF) ajuizou ação civil pública, em 9 de maio de 2008, contra o CFM (autos de processo n. 2007.34.00.014809-3), questionando-a. Segundo o MPF-DF, o CFM não tem poder regulamentador para estabelecer como ética uma conduta que é tipificada como crime.

Em decisão liminar – que faz referência aos filmes *Mar Adentro* e *Menina de Ouro*, bem como à *Declaração sobre a Eutanásia*, documento religioso elaborado pela Sagrada Congregação para a Doutrina da Fé, nos idos de 1980 –, o Juiz Federal Roberto Luis Luchi Demo concedeu a tutela de urgência e suspendeu a eficácia da resolução. O magistrado, entretanto, reconhece que:

> [...] a ortotanásia não antecipa o momento da morte, mas permite tão-somente a morte em seu tempo natural e sem utilização de recursos extraordinários postos à disposição pelo atual estado da tecnologia, os quais apenas adiam a morte com sofrimento e angústia para o doente e sua família.

No entanto, a despeito de tal reconhecimento, entende que tal circunstância não elide o enquadramento da prática de ortotanásia como crime de homicídio, tratado no art. 121 do Código Penal Brasileiro. Isso porque está em tramitação no Congresso brasileiro um anteprojeto de reforma da parte especial do Código Penal, colocando a eutanásia como homicídio privilegiado e descriminalizando a ortotanásia. Assim, seguindo um raciocínio puramente legalista, o magistrado entendeu que, se há um projeto de lei propondo descriminalizar a ortotanásia, é porque, atualmente, a ortotanásia é crime, logo não seria possível que uma norma de deontologia médica fizesse o papel do legislador, pois tal descriminalização deveria passar por um processo legislativo ou, no mínimo, pela apreciação do Supremo Tribunal Federal, por meio de uma Arguição

* Conselho Federal de Medicina. Resolução CFM n. 1.805/2006. Disponível em: https://sistemas.cfm.org.br/normas/visualizar/resolucoes/BR/2006/1805. Acesso em: julho de 2024.

de Descumprimento de Preceito Fundamental (ADPF), que teria o condão de suprir a ausência de lei específica. Baseia-se, por fim, na aparência do conflito entre a Resolução n. 1.805/2006 do CFM e o Código Penal para suspender a resolução.

Após a aprovação desse Código, o MPF-DF apresentou alegações finais favoráveis à tese defendida pelo CFM, e o juiz, em sentença, julgou improcedente o pedido, pautando sua decisão em cinco premissas:

1. o CFM tem competência para editar a Resolução n. 1.805/2006, que não versa sobre direito penal e, sim, sobre ética médica e consequências disciplinares;
2. a ortotanásia não constitui crime de homicídio, interpretado o Código Penal à luz da Constituição Federal;
3. a edição da Resolução n. 1.805/2006 não determinou modificação significativa no dia a dia dos médicos que lidam com pacientes terminais, não gerando, portanto, os efeitos danosos propugnados pela inicial;
4. a Resolução n. 1.805/2006 deve, ao contrário, incentivar os médicos a descrever exatamente os procedimentos que adotam e os que deixam de adotar, em relação a pacientes terminais, permitindo maior transparência e possibilitando maior controle da atividade médica;
5. os pedidos formulados pelo Ministério Público Federal não devem ser acolhidos, porque não se revelarão úteis as providências pretendidas, em face da argumentação desenvolvida.

É interessante notar que o mesmo magistrado que, em sede de decisão liminar, suspendeu a eficácia da resolução, na sentença afirma que a medicina deixa "uma era paternalista superprotetora, que canalizava sua atenção apenas para a doença e não para o doente, numa verdadeira obsessão pela cura a qualquer custo, e passa a uma fase de preocupação maior com o bem-estar do ser humano".

Após o ajuizamento dessa ação civil pública, o CFM aprovou um novo Código de Ética Médica em 24 de setembro de 2009, revisado em 2019, no qual trata sobre terminalidade da vida em dois pontos:

> a) Princípios fundamentais
> XXII – Nas situações clínicas irreversíveis e terminais, o médico evitará a realização de procedimentos diagnósticos e terapêuticos desnecessários e propiciará aos pacientes sob sua atenção todos os cuidados paliativos apropriados.
> b) É vedado ao médico
> Art. 41. Abreviar a vida do paciente, ainda que a pedido deste ou de seu representante legal.
> *Parágrafo único. Nos casos de doença incurável e terminal, deve o médico oferecer todos os cuidados paliativos disponíveis sem empreender ações diagnósticas ou terapêuticas inúteis ou obstinadas, levando sempre em consideração a vontade expressa do paciente ou, na sua impossibilidade, a de seu representante legal.*

Em 2012, o CFM publicou a Resolução n. 1995/2012, que trata das diretivas antecipadas de vontade. Apesar de não haver menção à terminalidade da vida ao longo dos três artigos da referida norma deontológica, o último "considerando" dispõe que:

> CONSIDERANDO que os novos recursos tecnológicos permitem a adoção de medidas desproporcionais que

prolongam o sofrimento do paciente em estado terminal, sem trazer benefícios, e que essas medidas podem ter sido antecipadamente rejeitadas pelo mesmo;

O Quadro 1, elaborado com base na análise das Resoluções n. 1.805 e 1.995 e do Código de Ética Médica, mostra que não há clareza sobre as situações que se enquadram no conceito de terminalidade da vida.

CONSIDERAÇÕES FINAIS

O direito à vida é mencionado explicitamente no ordenamento jurídico brasileiro e na maior parte dos ordenamentos jurídicos estrangeiros e das normas internacionais, sem qualquer qualificação que permita identificar a qual vida o termo se refere. Durante décadas – quiçá séculos –, essa ausência sequer foi notada. Foi com a possibilidade tecnológica de prolongar indefinidamente o corpo físico que surgiu, no campo da Bioética, um olhar sobre a terminalidade da vida, situação em que a preocupação de quem cuida da pessoa doente deve ter como foco a qualidade da vida e não apenas a quantidade de tempo vivido.

Ocorre que as leis, as políticas públicas e as normas deontológicas – por mais recentes que sejam – não acompanharam essas mudanças na Bioética e, na prática, continuam tratando da terminalidade da vida de maneira semelhante à de outros estágios de saúde ou, quando dispõem sobre terminalidade, o fazem de maneira vaga e, por vezes, contraditória.

Sendo assim, os profissionais de saúde precisam se apropriar da realidade do ordenamento jurídico para que possam: (i) melhor acolher o paciente e seus familiares; (ii) melhor comunicar sobre terminalidade da vida; (iii) melhor se capacitarem para exercer os cuidados paliativos dentro do ordenamento jurídico vigente.

QUADRO 1 Conceito de terminalidade da vida

Resolução CFM n. 1.805/2006	Resolução CFM n. 1995/2012	Princípio fundamental XXII do Código de Ética Médica	Art. 41 do Código de Ética Médica
"Fase terminal, de enfermidade grave e incurável"	"... prolongam o sofrimento do paciente em estado terminal"	"Situações clínicas irreversíveis e terminais"	"Nos casos de doença incurável e terminal"

Fonte: elaborado pela autora.

LEITURA RECOMENDADA

1. Brasil. Ministério da Saúde. Portaria GM/MS n. 3.681, de 7 de maio de 2024. Institui a Política Nacional de Cuidados Paliativos – PNCP no âmbito do Sistema Único de Saúde – SUS, por meio da alteração da Portaria de Consolidação GM/MS n. 2, de 28 de setembro de 2017. Disponível em: Disponível em: https://bvsms.saude.gov.br/bvs/saudelegis/gm/2024/prt3681_22_05_2024.html. Acesso em: julho de 2024.
2. Conselho Federal de Medicina. Resolução CFM n. 1.805/2006. Disponível em: https://sistemas.cfm.org.br/normas/visualizar/resolucoes/BR/2006/1805. Acesso em: julho de 2024.

3. Conselho Federal de Medicina. Resolução CFM n. 1995/2012. Disponível em: http://www.portalmedico.org.br/resolucoes/CFM/2012/1995_2012.pdf. Acesso em: julho de 2024.
4. Conselho Federal de Medicina. Código de Ética Médica. Brasília, DF: CFM; 2019Disponível em: https://portal.cfm.org.br/images/PDF/cem2019.pdf. . Acesso em: julho de 2024.
5. Dadalto L. Cuidados paliativos: aspectos jurídicos. 2. ed. Indaiatuba: Foco; 2022.
6. Distrito Federal. Processo n. 2007.34.00.014809-3. Brasília, 23 out. 2007. Disponível em: http://www.df.trf1.gov.br/inteiro_teor/doc_inteiro_teor/14vara/2007.34.00.014809-3_decisao_23-10-2007.doc. Acesso em: julho de 2024.
7. Pessini L. A medicina atual: entre o dilema de curar e cuidar. In: Dadalto L, Teixeira ACB, coordenadoras. Dos hospitais aos tribunais. Belo Horizonte: Del Rey; 2013, p. 3-27.
8. Siqueira JE, Pessini L Siqueira CEM. Conflitos morais sobre a terminalidade da vida: aspectos médicos, filosóficos e jurídicos. Revista Colombiana de Bioética. 2013;8(2):104-15.
9. Streck LL. A efetividade dos direitos fundamentais no Brasil: entre a judicialização da política e o ativismo judicial – a morte digna como resposta adequada à Constituição. In: Dadalto L, Godinho AM, Leite GL, coordenadores. Tratado brasileiro sobre o direito fundamental à morte digna. Rio de Janeiro: Almedina; 2017. p. 35-53.
10. The World Health Organization Quality of Life assessment (WHOQOL): position paper from the World Health Organization. Soc Sci Med. 1995;41(10):1403-9.

23

Aspectos específicos da tomada de decisão na pediatria e na neonatologia

Karen Mayumi Koga Sakano

Pontos-chave

- Tomada de decisão.
- Decisão compartilhada.
- Padrão de melhores interesses.

INTRODUÇÃO

Segundo o DATASUS, cerca de 50% dos óbitos da faixa etária pediátrica ocorrem no período neonatal, número que ultrapassa 70% se considerado até o primeiro ano de vida. A grande maioria desses óbitos ocorre na UTI neonatal ou na UTI pediátrica, com condições clínicas em que haveria indicação de cuidados paliativos pediátricos para garantir melhor qualidade de vida com a prevenção e o alívio de sofrimento físico, psíquico, social ou espiritual. A atuação de uma equipe multiprofissional especializada assegura a congruência entre o cuidado provido e os valores da família.

A morte de um bebê ou criança é um evento devastador para seus pais e familiares, com consequências físicas e emocionais que podem ser duradouras, podendo incluir luto prolongado e não resolvido, ansiedade, depressão e até perda da identidade parental.

Visando sempre à melhor assistência para o paciente, o desenvolvimento de um relacionamento de confiança entre a equipe médica e a família é fundamental para que haja comunicação adequada, favorecendo uma tomada de decisão oportuna e evitando atrasos, omissões e outras falhas que podem levar a condutas que acarretam sofrimento substancial, como o uso inapropriado de medidas agressivas de manutenção de vida, com impacto negativo na saúde dos pais no longo prazo.

BIOÉTICA E CUIDADOS PALIATIVOS PEDIÁTRICOS

Os pacientes da faixa etária pediátrica, ao contrário de adultos com capacidade de decidir, raramente participam de decisões acerca de sua saúde, excetuando-se alguns adolescentes mais maduros e independentes, ou excepcionalmente emancipados legalmente. Habitualmente, essa tarefa cabe aos pais ou responsáveis, que terão presumidamente a autoridade de decidir em nome de seus filhos, tomando-se por princípio que eles são moral e de forma legal aqueles que suprirão seus interesses e necessidades básicas. Possuem conhecimento privilegiado de seus filhos e seus desejos e estão cientes dos possíveis conflitos de interesse dentro da própria família, além de serem os que vão arcar com as consequências das decisões médicas.

Os responsáveis legais de bebês e crianças têm mais dificuldade em aceitar metas de cuidado menos agressivas que os de um paciente adulto. Por causa da percepção de "que a criança não viveu muito ainda" ou que "ainda há muito o que viver", muitas vezes acabam optando por medidas que aumentam a chance de sobrevida, independentemente do custo em termos de tempo, dor, sofrimento e financeiro. Também sentem que advogar pela criança, priorizando suas necessidades, neste caso sua saúde e sua longevidade, faz parte do que acreditam ser seu papel de guardiões e bons pais.

Na tomada de decisão, o paradigma predominante na bioética há muitos anos é o padrão do melhor interesse para o paciente, que segue o modelo de análise bioética mais utilizado e de grande aplicação na prática clínica, o de Beauchamp e Childress, de 1989, que propõem quatro princípios bioéticos fundamentais: beneficência, não maleficência, autonomia e justiça (Beauchamp e Childress, 1989).

TOMADA DE DECISÃO EM PEDIATRIA E EM NEONATOLOGIA

A tomada de decisão compartilhada é quando as partes envolvidas na assistência do paciente se reúnem, expõem seus pontos de vista e tentam de comum acordo pontuar as decisões conjuntamente. Do ponto de vista médico, é muito importante que as proposições sejam baseadas em evidências e probabilidades reais sejam expostas. Quanto à família, é necessário que se abram para que dúvidas, medos e preocupações sejam sanados, além de expor outras variáveis que podem interferir na decisão, como atenção a outros membros da família, custo, dificuldade de acompanhamento etc.

Uma boa comunicação, baseada em confiança, é pedra fundamental para a construção desse caminho conjunto. Para muitos pais, a percepção do sofrimento do filho, experiências prévias, fé e confiança no médico e equipe responsável são mais importantes do que os fatos médicos na hora de decidir sobre terminalidade.

Quando pais e equipe de saúde tomam decisões, devem pesar as diferentes opções de cuidado de saúde disponíveis e escolher aquela que melhor promova o bem-estar da criança de acordo com os interesses dela. Malek, em 2009, compilou uma lista do que pode ser chamado de interesses do paciente pediátrico e neonatal, que inclui: a vida, necessidades básicas, necessidades emocionais e interesses necessários para crescimento e desenvolvimentos futuros. Esses são os interesses que devem ser preservados da melhor forma possível quando decisões forem tomadas. A frustração de algum desses interesses pode ser interpretada como dano e, como tal, poderá ser questionado e refutado.

O médico tem a visão clínica baseada na doença, na evolução e no estágio da doença para suas propostas de cuidado. Já os pais ou representantes têm os valores da família, o histórico e a bagagem cultural e espiritual que permeiam esse tipo de deliberação.

Quando há discordância entre a visão da equipe médica e a da família no que diz respeito aos rumos do tratamento a ser seguido, o cuidado de saúde na faixa etária pediátrica se torna muito mais desafiador.

Em 2022, um painel de *experts* realizou um Simpósio em Saint Louis, nos EUA, para discussões e revisões de literatura, e chegaram a um consenso com seis recomendações com princípios para guiar pais e clínicos na tomada de decisão do paciente pediátrico, com o objetivo de ser viável, acessível e ensinável (Quadro 1). Apesar de ser discutida no contexto do cuidado pediátrico nos Estados Unidos e de se ter excluído tanto os adolescentes quanto a população neonatal, em virtude de algumas características específicas dessas faixas etárias, tais recomendações podem ser um bom norteador tanto para as equipes de saúde como para as famílias quando há dificuldades para o avanço na discussão e definição de condutas.

Casos extremos de falta de alinhamento entre equipe e familiares pode levar à necessidade de interferência legal para prosseguimento do cuidado do paciente. Nas situações em que o clínico acredita que o paciente corre sério risco pelo atraso ou recusa de terapêutica, é obrigação do médico salvaguardar o bem-estar do paciente, sendo necessária a solicitação de um parecer legal ou intervenção aos serviços de proteção da criança ou do juizado. Mas esse tipo de conduta deve ser considerado como última medida, após falha de várias tentativas de conciliação entre as partes, inclusive após envolvimento e insucesso de pelo menos um intermediador, por exemplo, um consultor ético.

Antes de considerar tomar providências legais, sugere-se a verificação dos cinco fatores a seguir:

QUADRO 1 Princípios para guiar pais e clínicos na tomada de decisão do paciente pediátrico

Recomendações do consenso
1. Pais devem presumivelmente ter amplo, mas não absoluto, critério para tomar as decisões dos cuidados de saúde da criança.
2. Pais devem proteger e promover os interesses de saúde de sua criança, enquanto equilibram restrições práticas e/ou outras obrigações e interesses.
3. A primeira responsabilidade do médico é proteger e promover os interesses de saúde de seu paciente pediátrico. As recomendações médicas devem ser informadas por intermédio de opinião profissional e melhor evidência disponível.
4. Para respeitar e promover o bem-estar da criança, médicos e pais devem dar informações relevantes ao paciente pediátrico e solicitar por sua perspectiva, desde que adequado para seu desenvolvimento.
5. Além dos relatórios obrigatórios exigidos pelo Estado, os médicos devem procurar a intervenção dele quando todas as alternativas menos rígidas tiverem sido esgotadas, caso a escolha dos pais coloque a criança em risco significativo e iminente de dano ou não atenda a seus interesses básicos.
6. Médicos e pais devem colaborar em um processo de tomada de decisão compartilhada para promover os interesses da criança.

1. O dano a ser evitado é grave e iminente.
2. O risco é muito significativo.
3. O tratamento que está sendo recusado deve ter eficácia comprovada e precisa ser necessário para prevenir sérios danos.
4. Possíveis benefícios têm que suplantar os possíveis ônus.
5. Alternativas menos invasivas, mas com benefícios similares, devem ter sido esgotadas.

A maneira como a equipe procede de modo a tentar alinhar os interesses que não são comuns afetará não somente a qualidade do cuidado do paciente, mas também a qualidade do pesar da família que fica.

CONSIDERAÇÕES FINAIS

Não existem relatos de efeitos negativos dos programas de cuidados paliativos pediátricos especializados; pelo contrário, há dados que demonstram resposta positiva de vários indicadores na comunicação e na tomada de decisão entre famílias e equipe de saúde, com benefícios em várias áreas. Faltam, no entanto, dados de como avaliar e melhorar ainda mais esses programas nessas situações. *Guidelines* de prática clínica têm o potencial de melhorar a tomada de decisão compartilhada, mas detalhes de como praticar a decisão compartilhada são fundamentais. Assim, delineia-se um caminho longo a ser explorado, necessitando cada vez mais da implementação e ação de projetos e profissionais especializados nos cuidados paliativos pediátricos como facilitadores na tomada de decisão compartilhada, melhorando cada vez mais a qualidade da assistência prestada a todas essas crianças em cuidados de fim de vida.

REFERÊNCIAS BIBLIOGRÁFICAS

1. Beauchamp TL, Childress JF. Principles of biomedical ethics. New York: Oxford University Press; 1989.
2. Bennett RA, Lebaron VT. Parental perspectives on roles in end-of-life decision making in the pediatric intensive care unit: an integrative review. J Pediatr Nurs. 2019;46:18-25.
3. Dreesens D, Veul L, Westermann J, Wijnands N, Kremer L, Weijden T, Verhagen E. The clinical practice guideline palliative care for children and other strategies to enhance shared decision-making in pediatric palliative care: pediatricians' critical reflections. Pediatrics. 2019;19:467.
4. Forte DN, Kawai F, Cohen C. A bioethical framework to guide the decision-making process in the care of seriously ill patients. BMC Med Ethics. 2018;19:78z.
5. Kon AA, Morrison W. Shared decision-making in pediatric practice: a broad view; Pediatrics. 2018;142(Suppl 3):S129-S132.
6. Lima MLF, Rego STA, Siqueira-Batista R. Processo de tomada de decisão nos cuidados de fim de vida. Rev Bioet. 2015;23(1):31-9.
7. Malek J. What really is in a child's best interest? Toward a more precise picture of the interests of children. J Clin Ethics. 2009 Summer;20(2):175-82.
8. Marty CM, Carter BS. Ethics and palliative care in the perinatal world. Semin Fetal Neonatal Med. 2018;23:35-8.
9. Palomo AM, Aresté ME, Veciana AR, Lasaosa FJC. End-of-life decision-making in the neonatal intensive care unit. Front Pediatr. 2024;11:1352485.
10. Salter EK, Hester M, Vinarcsik L, Matheny AH, Bester AJ, Blustein J, et al. Pediatric decision making: consensus recommendations. Pediatrics. 2023;152(3):e2023061832.
11. Streuli JC, Widger K, Medeiros C, Zuniga-Villanueva G, Trenholm M. Impact of specialized pediatric palliative care programs on communication and decision-making. Patient Educ Cous. 2019;102:1404-12.

SEÇÃO V

Comunicação difícil em saúde

24

Bases teóricas da comunicação interpessoal

Maria Júlia Paes da Silva

"A porta da verdade estava aberta
Mas só deixava passar
Meia pessoa de cada vez.
Assim não era possível atingir toda a verdade,
Porque a meia pessoa que entrava
Só trazia o perfil de meia verdade.
E a segunda metade
Voltava igualmente com o meio perfil.
E os meios perfis não coincidiam.
[....]"
("Verdade", de Carlos Drummond de Andrade)

Pontos-chave

- Apresentar conceitos básicos de comunicação verbal e não verbal humana que sejam úteis na construção das relações interpessoais com os pacientes, familiares e equipe interdisciplinar.
- Explicitar as dimensões da comunicação não verbal que estão envolvidas na qualificação do processo comunicativo.
- Apresentar aspectos de caráter individual e contextual básico que interferem em todas as interações humanas, destacando-se exemplos nas relações terapêuticas.

INTRODUÇÃO

Comunicação é, provavelmente, uma das palavras mais usadas na área de saúde, porém nem todos conhecem as formas e tipos de comunicação interpessoal existentes, apesar de ser considerado um instrumento básico para qualquer profissional de saúde.

Comecei a me interessar por comunicação interpessoal por perceber que, apesar da comunicação verbal entre profissional-paciente-família ocorrer de acordo com conteúdos preestabelecidos pelas instituições (ou por protocolos), muitas vezes de acordo com normas e padrões considerados satisfatórios, os pacientes e seus familiares saem insatisfeitos desses encontros, o que gera muitos processos judiciais, descontentamento e desconfiança, além de sofrimento para os envolvidos.

No meu mestrado, no doutorado e na livre-docência percebi falhas na percepção e, portanto, na condução da comunicação interpessoal, principalmente na sinalização não verbal dos envolvidos. Na década de 1990, essa percepção se voltava basicamente para a comunicação verbal, e os profissionais entendiam comunicação como discurso, falar mais, fazer perguntas. Ledo engano! Os estudiosos garantem que pelo menos dois terços do que ocorre entre as pessoas é não verbal, comparando a porção verbal à parte visível de um *iceberg*.

A palavra comunicação se origina do latim *communicare*, que significa colocar em comum, trocar. Pode ser entendida como o processo de perceber, compreender e transmitir signos (símbolos ou sinais), nessa ordem. É por meio desse processo que o ser humano compartilha experiências, crenças, ideias, sentimentos e sonhos.

Faz parte da nossa educação formal valorizar a palavra e deixar de falar do todo comunicativo que são as pessoas; com o tempo, fazemos de conta que não vemos algumas coisas. Aquele corpo que faz gestos, que assume determinadas posturas, que expressa o que o outro vê... não pode ser eu também!

Provavelmente o limite de percepção da nossa realidade venha também da rotina de vermos tantos corpos desde que nascemos, vivendo num país onde o corpo das pessoas é tão malnutrido e malvestido que se torna difícil reconhecer a grandeza, o caráter verdadeiramente divino desse objeto tão banal e, geralmente, tão maltratado. Pergunto-me se nós, profissionais de saúde, de maneira geral, que lidamos com o corpo do outro o tempo todo, podemos ter noção do que estamos fazendo sem antes parar para conhecer e lidar com o próprio corpo, esse desconhecido. Como cuidar sem encontrar em si próprio o sentido do corpo sexuado, da interpenetração corpo/afeto/pensamento, do sentido da própria vida, quando os cuidados são paliativos?

Sejamos francos: não é sempre que conseguimos mostrar interesse (olhar nos olhos, ouvir as frases completas, digerir os interstícios das palavras), desenvolver relações do tipo "ganha x ganha" (aceito crescer a partir do referencial do outro e sua compreensão do mundo, enquanto percebo que o outro cresce a partir do meu referencial) e aprender técnicas ou procedimentos que sejam adequados e realmente necessários ao indivíduo que não está firme, ou seja, enfermo (*infirmum* no latim). Por isso, também, vale recordar (*recordis*: passar novamente pelo coração) as bases da comunicação interpessoal terapêutica.

PRINCÍPIO BÁSICO

> "As mãos querem olhar,
> os olhos querem acariciar."
> (Johann W. Goethe)

Como seres multidimensionais, com capacidade de pensar e sentir concomitantemente, podemos verificar que na comunicação humana o significado de um sinal passa a não ser só denotativo, que é o símbolo indicando diretamente um objeto referente com suas qualidades, sendo também conotativo, o que inclui interpretações subjetivas ou pessoais passíveis de serem derivadas do signo pela experiência, crença, sentimento ou expectativa do receptor. O significado denotativo orienta o ser humano para a realidade aparente, mas é o significado conotativo que o faz transcender a realidade e construir uma nova, gerando uma interpretação/compreensão diferente.

O ser humano percebe, compreende (de acordo com o seu referencial de crenças), reage (conforme seu sentir) e age. Esse agir acontece por meio da comunicação verbal e da comunicação não verbal. Na dimensão verbal, tem-se um processo de exteriorização do ser predominantemente social (as palavras são aprendidas), enquanto na comunicação não verbal observa-se um processo predominantemente da exteriorização do ser psicológico/emocional. Pode-se afirmar, então, que o comportamento não verbal expressa o ser psicobiológico, capaz de caracterizar o próprio ser individual, o "único" de cada indivíduo. Daí sua beleza e desafio nas relações interpessoais.

Há evidências de que uma pessoa, quando fala, mostra uma movimentação corporal sincronizada com a modulação da própria voz (o paraverbal ou paralinguagem). Essa sincronia também pode ser observada no ouvinte, principalmente quando ele tem uma atitude positiva em relação ao que está sendo falado e em relação ao falante.

Cada ser humano aprende qual é o seu papel/lugar na sociedade e o que é mais (ou menos) importante para seus membros, assim como qual é o conhecimento comum considerado necessário para todos eles. E esses conceitos/comportamentos são ensinados para a prole por meio de palavras e de exemplos, ou seja, pela dimensão psicossocial (verbal) e pela dimensão psicobiológica (não verbal). Conclui-se daí que os conceitos nunca são inatos, eles são aprendidos. Como Aristóteles afirmou, parafraseado por Tomás de Aquino, "Não há nada no intelecto que não esteve antes nos sentidos" (*nihil est in intellectu quod non sit prius in sensu*). Por sua vez, as capacidades perceptuais (sentir, ver, ouvir, sentir gosto e ter certas emoções, como medo, tristeza, alegria, raiva, surpresa) parecem ser inatas. Estamos refletindo sobre a dimensão denotativa e conotativa da comunicação interpessoal. A dimensão verbal sozinha não existe.

Rosenthal et al. publicaram pesquisas sobre a capacidade de recepção e decodificação correta da comunicação não verbal, por meio de um instrumento denominado PONS (*Prolife of nonverbal sensitivity*), e, entre outros achados, perceberam que as pessoas consideradas excelentes profissionais dentro de seu próprio grupo têm facilidade para a decodificação não verbal. Verificaram também que a excitação fisiológica e a prática incrementam a capacidade de decodificação de uma pessoa, e que os bons decodificadores são bons codificadores e vice-versa. Fundamental dado para o profissional de saúde, pois se pode afirmar, então, que, quanto maior for a capacidade de o profissional decodificar corretamente o não verbal, maiores são suas chances de emitir adequadamente os sinais não verbais, de ser coerente em sua relação com o cliente e formar um vínculo de confiança. Ser realmente o "remédio" para o paciente, como já afirmava Paracelso: "o melhor remédio para o homem é o homem; e a única cura possível é o amor". Grande educador, comunicador!

Quando as pessoas estão com medo e ansiosas, estão ainda mais atentas à dimensão não verbal. Sua consciência dessa dimensão se expande em situações de estresse, e despendemos mais energia para tornar nossos sentidos alertas, percebendo o perigo. Em cuidados paliativos, é a vida que está em jogo, afinal!

A comunicação adequada, portanto, é aquela que agrega a percepção do verbal e do não verbal, entendendo o ser humano de maneira holística, analisando seus comportamentos, o modo de agir do paciente, dos familiares e de si próprio, de forma contextual, aceitando que as chances de sermos terapêuticos aumentam quando agregamos essas duas dimensões.

COMUNICAÇÃO VERBAL

"Todo ponto de vista é
a vista de um ponto."
(Leonardo Boff)

A comunicação verbal engloba a fala expressa nos discursos e nas palavras ditas e escritas. É influenciada diretamente pela cultura, pelo interesse (consciência presente), pela condição que se quer revelar dos pensamentos, sentimentos e informações. Ela é capaz de transmitir a quantidade e a qualidade das mensagens tanto pela pontuação como por meio da escolha das próprias palavras (p. ex., metáforas, analogias). Vale lembrar que a produção da fala requer controle preciso de mais de cem músculos da laringe, da respiração, do diafragma, dos músculos intercostais e orofaciais!

Os objetivos da comunicação verbal são transmitir ou expressar um fato ou informação, clarificar um fato ou informação e/ou validar a compreensão de algo. No objetivo primeiro, um exemplo é saber fazer perguntas (perguntas abertas, quando não queremos induzir a respostas e claras, de acordo com a linguagem do interlocutor); repetir comentários ou as últimas palavras ditas pelo outro, que auxiliam na demonstração do interesse pelo que está sendo dito; devolver a pergunta feita também pode ser muito útil se o fazemos de modo gentil e respeitoso.

Com o objetivo de clarificar um fato ou informação, pode-se estimular comparações, solicitar o esclarecimento de termos incomuns, regionais ou dúbios; solicitar que o agente da ação seja preciso, isto é, seja identificado (é comum muitos usarem expressões vagas como "nós", "ele", "a gente"...), e descrever os eventos ouvidos/relatados em sequência lógica, visto que isso facilita o estabelecimento de relações de causa e efeito, colaborando para a observação dos fatos em perspectiva.

Com o objetivo de validar a compreensão de algo, pode-se repetir os pontos principais relatados no exposto ou no encontro, oferecendo ao outro a oportunidade de ouvir o que falou, refletir sobre o que expressou e, ainda, corrigir ou acrescentar informações. É adequado expressar a intenção dessa repetição e deixar claro que nós, profissionais da saúde, queremos ter certeza de que fomos claros (evitando que o outro entenda a repetição como alguma dificuldade dele).

Comunicar-se bem verbalmente se torna uma arte quando entendemos que nossas palavras indicam nosso pensamento. Construções de frases egoístas, emitidas com forte intuito individualista, constroem uma barreira de separação, e pode-se levar muito tempo para quebrar essa barreira e atingir o objetivo implícito das relações terapêuticas: cultivar o saudável de cada um. Aprender a colocar atenção em cada palavra emitida nos torna mestres do nosso mundo mental. Usar a palavra, a comunicação verbal, com fins terapêuticos exige que vigiemos nosso pensar, nosso egoísmo, nossa raiva, nosso desalento, tendo consciência de nossa intenção, de nosso objetivo e de nossa vontade antes de abrirmos a boca.

A partir dessa compreensão da importância da fala, da comunicação verbal, reafirmamos que algumas formas verbais utilizadas com muita frequência nas instituições de saúde (mas não só nelas!) necessitam de atenção e de clara intenção para serem usadas, a fim de que não se tornem ambíguas:

- A ordem – se ela é necessária, ressaltemos a crença na capacidade de a outra pessoa executar o que está sendo solicitado.
- A ameaça – se indicamos uma condição para se cumprir alguma coisa ("se você fizer isso, acontece aquilo") e, se esse limite for testado, é necessário cumprirmos nossa parte do acordo para mantermos a clareza da relação.
- A lição de moral – toda situação é única; o que já vivemos pode não interessar ao outro quando ele estiver muito fragilizado, bem no meio de uma grande problemática ("ah, se você tivesse feito o que te disse antes...").
- A sugestão – antes de dá-la é necessário saber se o outro quer ouvi-la, caso contrário estaremos apenas mostrando a incapacidade do outro para resolver a situação. Auxiliar o outro a desenvolver um raciocínio pode ser mais útil.
- A negação da percepção – se foi percebido algo pelo outro, o diálogo para entender sua origem (da percepção) é mais resolutivo do que "negarmos" também o que foi dito e sentido pelo outro.
- O falso apoio – expressões como "logo melhora", "isso passa" podem transmitir uma sensação de desvalorização da intensidade do sentir, da experiência do outro.
- A fuga do problema – é o deixar de responder ao que foi questionado, mudando de assunto ou de aspecto em relação ao que foi exposto. Limites como tempo e local podem exigir que solicitemos conversar sobre o tema em outro momento; por isso, explique, se for o caso.
- A crítica – precisa ser precedida de sua intenção para auxiliar na compreensão dessa diferença de percepção e para não rebaixarmos a autoimagem do outro, dificultando seu processo de crescimento, de mudança.
- Elogio *vs.* manipulação – recordando, manipulação é o processo pelo qual uma pessoa influencia outra para agir conforme seus desejos, com foco apenas em sua própria satisfação ou intenção. Sedução, tentação, intimidação são formas de manipulação. Ressaltar o que considerou adequado ou de qualidade no outro também exige local, momento e palavras adequadas.
- As perguntas – perguntas podem induzir respostas ("não é mesmo"? "É, não é?"). Perguntar implica entender que o outro percebe e sente as experiências de maneira diferente de nós, na maioria das vezes. Ouvir atentamente e até o final de uma resposta é nossa chance de aprendizado e compreensão.

Que saibamos usar com consciência e com clara intenção o que pode nos tornar *sapiens*: o pensar partilhado!

COMUNICAÇÃO NÃO VERBAL

"A mente é como o vento e
o corpo é como a areia.
Se você quer conhecer o vento,
observe o movimento da areia."
(Provérbio árabe)

A comunicação não verbal pode ser definida como a que inclui todas as formas de comunicação que não envolvem as palavras expressas. Ela envolve todos os órgãos do sentido e ocorre na interação pessoa-pessoa mesmo que não haja verbalização alguma.

Um indivíduo não pode não se comunicar (presença e ausência são mensagens!), ele pode deixar de falar com outra pessoa, mas não de lhe comunicar algo (ah, os muitos significados do silêncio...).

Dois pontos dificultam e precisam ser lembrados no estudo da comunicação não verbal. O primeiro deles é o fato de só se poder tratar da comunicação não verbal por meio da comunicação verbal (são usadas tantas palavras para descrever um único gesto!), e o segundo ponto é o risco de cair num processo simplista de tradução automática como "tal gesto é isso", reduzindo a complexidade teórica e contextual dos encontros.

A comunicação não verbal utiliza três espécies de suporte: o corpo (em suas qualidades físicas, fisiológicas e movimentos), os artefatos usados pelo ser humano ou ligados ao meio ambiente (ambos produtos da habilidade humana que servem à comunicação) e a disposição dos indivíduos no espaço.

Os tipos de sinais não verbais são, portanto: as ações ou movimentos corporais (cinésica), o espaço escolhido e mantido entre os comunicadores (proxêmica), o tocar (tacêsica), os objetos e adornos utilizados pelos envolvidos (uniformes, crachás, por exemplo), o ambiente e o momento da interação, além dos sinais vocais ou paralinguísticos (o tom de voz utilizado, a ênfase dada às palavras, os silêncios, grunhidos, entre outros).

Cinésica

> "Haja para que eu te veja."
> (Sócrates)

Birdwhistell é o inventor do neologismo "cinésica", sendo considerado o pioneiro nessa área. Usou a linguística como modelo para sua obra, na qual estudou os sinais do corpo a partir de uma estruturação semelhante à usada para a compreensão da fala humana (a estrutura cinésica é paralela à estrutura da linguagem). Entre os pressupostos básicos nos quais se baseou sua teoria, ressalta-se que nenhum movimento ou expressão corporal é destituído de significado no contexto em que se apresenta; tal como outros aspectos do comportamento humano, a postura corporal, o movimento e a expressão facial são padronizados e, por consequência, sujeitos a análise sistemática.

Embora sejam reconhecidas as possíveis limitações impostas por substratos biológicos particulares, até que seja demonstrado o contrário, o movimento corporal sistemático das pessoas de uma comunidade é considerado uma função do sistema social a que o grupo pertence. A atividade corporal visível, assim como a atividade fonética audível, influencia o comportamento de outros membros do grupo.

Ressalta-se que o significado da mensagem pode variar ao longo da história, das culturas humanas, do momento e das pessoas envolvidas, sendo ambígua muitas vezes. Daí a necessidade da atenção ao conjunto de sinais emitidos e da clareza da intenção na interação. O profissional precisa "pensar" a comunicação não verbal para torná-la mais consciente e ter recursos para entender seu próprio comportamento e o de seu cliente/familiar. É percebendo o não verbal de forma consciente que podemos compreendê-lo corretamente.

Também não é de hoje que se estuda a importância do olhar nas relações interpessoais. Bradley e Edinberg, no capítulo 4 de seu livro *Communication in the nursing context*, intitulado "Therapeutic use of self, trust and empathy", sugerem que os sinais não verbais que demonstram empatia e auxiliam no desenvolvimento da confiança na relação são o contato do olhar, a comissura da boca voltada para cima (o leve sorriso), os meneios positivos da cabeça e a suavidade da voz.

Aprendemos com nossos pais, em nossa cultura, na literatura, que as pessoas que não nos fitam quando falam conosco são "falsas". Para nossa cultura, pessoas equilibradas têm um olhar "sereno" e, da mesma forma, os "vazios de alma" têm o olhar vago e assim por diante. Claro que precisamos contextualizar esses conhecimentos, pois em muitos casos ocorrem nos indivíduos disfunções orgânicas ou ações tão automatizadas que podem tornar-se verdadeiras marcas pessoais, que não têm significado cultural comum. A pessoa míope, por exemplo, quando está sem óculos, pode estar franzindo a testa para tentar enxergar melhor, não porque está desconfiada, brava ou discordando de algo. Só não podemos negar a existência de toda essa sinalização. São mensagens.

Já são muitos os estudos que demonstram a relação entre expressões faciais e a expressão dos sentimentos. Esses estudos sugerem que, à medida que as pessoas se tornam mais conscientes da expressão facial, sintonizam-se melhor com os sentimentos alheios e alcançam maior intimidade com seus próprios sentimentos pessoais. Claro que não é somente por meio das expressões faciais que se pode detectar a dúvida, o medo, a ansiedade, a tristeza, a alegria..., mas ainda é a face a zona da comunicação não verbal que melhor controlamos conscientemente. O restante do corpo e seu posicionamento com relação aos outros revela, mais e principalmente, o que não está consciente no indivíduo.

Paul Ekman continuou os estudos sobre as expressões faciais auxiliando o treinamento da identificação de sentimentos básicos como tristeza, ansiedade, interesse, desprezo, dor, dúvida, indignação, medo, resignação, satisfação, surpresa, nojo, raiva. Alguns desses sentimentos ele afirma que são expressões emocionais universais de nossa espécie, variando em sua intensidade de expressão, não na expressão em si. Em 1978 publicou um Sistema de Codificação da Ação Facial (*Facial Action Coding System* – FACS) que vem sendo usado por muitos estudiosos em todo o mundo, inclusive com a intenção de decodificar mentiras, ou "filtrações" na expressão do outro. Por exemplo, uma expressão "falsa" pode ser denunciada de diversas maneiras, mas geralmente é levemente assimétrica e carece de uniformidade.

Proxêmica

> "Temos que aprender a decifrar
> as mensagens 'silenciosas'
> com tanta facilidade como as
> comunicações escritas ou faladas."
> (Edward T. Hall)

Edward T. Hall é o pioneiro no estudo da proxêmica, assim como Birdwhistell o é na cinésica. Ele concorda que a comunicação é um processo de múltiplos canais e que sofre influência direta da cultura do indivíduo. Em diferentes culturas, diferentes modalidades sensoriais adquirem mais importância do que outras. Os latino-americanos, por exemplo, valorizam muito o tato, o tocar.

O autor verificou que existe uma relação entre o uso dos sentidos na interação e as distâncias interpessoais mantidas. Proxêmica é, portanto, um neologismo criado por ele para designar o conjunto das observações e teorias referentes ao uso que o ser humano faz do espaço enquanto produto cultural específico. É um erro, por exemplo, tratar a pessoa à parte, como se ela constituísse uma realidade distinta de sua habitação, do local onde se encontra ou mesmo de sua linguagem primeira.

A proxêmica pode indicar o tipo de relação que existe entre as pessoas, diferenças de *status*, preferências, simpatias e poder. Por exemplo: nos aproximamos das pessoas de quem gostamos e mantemos distância das pessoas de quem não gostamos.

Os estudos da proxêmica se referem também à territorialidade, que é a área que o indivíduo reivindica como sua, e que defende de outros membros da mesma espécie. Numa situação hospitalar, por exemplo, é o local onde o paciente coloca suas coisas. Existem três maneiras de o profissional invadir o território ou o espaço pessoal de uma pessoa hospitalizada. A primeira delas é a violação – que é a invasão por meio do olhar, e, num hospital, isso ocorre com muita frequência; por exemplo, um profissional está fazendo um curativo na região mamária da paciente e chega outro que fica olhando, sem dar explicações ou justificar à paciente o que está fazendo ali. Isso é uma violação do seu corpo, do seu espaço pessoal. Outra forma de violação é quando sentamos na cama do paciente sem pedir sua permissão ou quando chegamos com nossas coisas e empurramos as dele da mesinha de cabeceira, também sem sua aquiescência. E a terceira forma de invadir o espaço pessoal de um paciente é colocando nossos instrumentos de trabalho em seu corpo sem sua licença ou até os esquecendo em algum lugar (escalpe, cateter, eletrodo...).

Vários são os estudos já feitos nessa dimensão da comunicação interpessoal, e já se sabe que escolaridade e faixa etária interferem na necessidade territorial e em sua extensão, dentro e fora do hospital.

Tacêsica

"... [é] por meio de nossos corpos, como
centros vivos de intenções...
que escolhemos nosso mundo
e nosso mundo nos escolhe."
(Richard Kearney)

Nosso corpo nos faz lembrar de quem somos e de onde nos localizamos no mundo. A pele é um local de referência, memória, imaginação e integração.

Os estudos de tacêsica envolvem o tempo que ficamos tocando o paciente, a forma como nos aproximamos para tocá-lo, o local tocado, a pressão exercida, sua duração, a frequência com que esse toque ocorre e a própria experiência prévia que ele tem com relação ao toque. Está diretamente relacionada ao espaço pessoal, à cultura dos comunicadores e às expectativas de relacionamento.

McCorkle, após pesquisar as expressões faciais de pacientes gravemente enfermos, constatou que é encontrado maior número de expressões faciais positivas nos que são tocados pelos enfermeiros do que nos que não o são (mesmo havendo interação verbal nos dois grupos). Ressalta-se, porém, que o local onde se toca alguém gera maior ou menor grau de constrangimento, variável conforme o contexto, a idade, a intenção da ação e a diversidade cultural.

Hoje já se sabe que, quando o profissional consegue aliar ao toque instrumental (qualquer procedimento) o toque afetivo, aumenta a tranquilidade do paciente, diminui seu medo, seu sofrimento e sua solidão. Quando tocamos um paciente, ele espera encontrar, além da dimensão instrumental do toque, ou seja, além da adequada técnica, a afetividade correspondente, o respeito pelo fato de estarmos invadindo seu corpo, de estarmos ultrapassando seu espaço pessoal. Nosso toque não é neutro.

Em qualquer época da vida, um contato afetuoso pode gerar a sensação de apoio, companhia, consolo, presença amiga, porém o limite do tocar afetivamente é sempre a reação do outro, daí a necessidade de o profissional decodificar conscientemente suas expressões faciais, seu movimento corporal (houve aceitação ou retração em seu corpo?) para continuar com o toque ou para explicar sua intenção.

O contato físico em si não é um acontecimento emocional, mas seus elementos sensoriais provocam alterações neurais, glandulares, musculares e mentais, as quais chamamos emoções. Por isso, muitas vezes o tato não é "sentido" como uma sensação, e sim, efetivamente, como emoção. Pode-se afirmar que, de maneira geral, o toque é mais aceito quando a pessoa está sozinha, quando está triste, no momento do início e ao término de um encontro, quando a consciência está reduzida (lembrando que a audição é o último dos sentidos perdidos pela pessoa com rebaixamento de consciência), quando está com autoestima ou autoimagem diminuídas e quando está morrendo (não está só).

As situações nas quais é necessário ainda maior cuidado ao tocar o paciente são quando ele está confuso, quando tem diminuição da acuidade visual (pode se assustar com um toque inesperado), quando foi vítima de abuso sexual e quando usa bengala ou algum suporte, principalmente temporário (suporte de soro, por exemplo), por ter receio do seu novo ponto de equilíbrio. Esses acessórios são uma "continuação" de si mesmo nesse momento. Evitamos generalizações, por exemplo, todo idoso necessita mais de toque, porque toda interação e momentos são únicos. Além disso, quando tocamos uma pessoa, nosso corpo inteiro se relaciona com o outro, e, ao fazê-lo de uma altura superior, por exemplo, um deitado e o outro de pé, pode-se transmitir uma ideia de poder, de superioridade. É o desafio da atenção à reação do outro, de suas mensagens não verbais.

Objetos e adornos utilizados

A roupa que vestimos, os acessórios que usamos, fornecem informações indiciais acerca do que somos ou desejamos aparentar que somos. Transmitem informações sobre o autoconceito, relações mantidas (aliança, anel de graduação) e até nossas expectativas em relação à conduta pessoal, podendo potencializar ou inibir a escolha de determinados assuntos para a conversação. Os leigos, portanto, também decodificam o que somos ou queremos aparentar que somos a partir da nossa aparência, da nossa apresentação. É difícil que ele creia não correr grandes riscos de adquirir uma infecção hospitalar, por exemplo, se não mantivermos nosso jaleco e cabelo limpos, nosso esmalte inteiro nas unhas...

Fatores do meio ambiente

Os fatores do meio ambiente são diferentes tipos de sinais não verbais na comunicação, pois, dependendo dos objetos colocados no ambiente, transmitimos nossa mensagem sobre a intenção desse ambiente. O ambiente físico constitui-se no conjunto de medidas físicas: meio térmico, sonoro, vibratório, luminoso, olfativo. Se a intenção no hospital é transmitir harmonia e bem-estar, por exemplo, pensamos nas cores a serem utilizadas, na iluminação, na aeração, no espaço para os familiares, nos móveis, no nível de ruídos.

Vale lembrar que a Política Nacional do Idoso considera que adequadas instituições geriátricas devam possuir uma planta física que não só favoreça a instalação de equipamentos de segurança e locomoção do idoso (corrimão, rampas, piso não derrapante, largura dos corredores, banheiros adaptados, entre outros) como também facilitem sua adaptação e convivência.

Paraverbal ou paralinguagem

"As perguntas mais difíceis de responder são aquelas cuja resposta é óbvia."
(George Bernard Shaw)

O paraverbal ou a paralinguagem implica a maneira como pronunciamos as palavras, os grunhidos que permeiam nossa fala e nossos silêncios. Dependendo da ênfase, do tom de voz, da forma como expressamos cada palavra, sua compreensão é alterada. Por exemplo: "*Eu* faço isso" é diferente de "Eu *faço* isso" ou de "Eu faço *isso*". A ênfase em determinada palavra nos leva para a compreensão diferente da frase. Shakespeare diz, em Otelo, que podemos não entender as palavras que alguém diz, mas sempre percebemos as emoções que existem atrás das palavras ditas. Percebemos o medo, a ansiedade, a dúvida, a alegria, o desânimo.

A literatura, e a cultura nos ensinam que o modo de falar trai emoções inconfessas: existem falas "convictas", "doces", "ríspidas", "atropeladas" etc. E o mestre indiano Krishnamurti recorda a importância das pausas, dos silêncios, quando afirma que "a comunicação real só pode ocorrer quando houver silêncio". Ou seja, nos questiona, com essa afirmação, se abrimos espaço para a escuta real quando estamos com o outro, distanciando-se do "problema" (diagnóstico) a ser solucionado, antes de agir, para evitar reações automáticas. Os silêncios possuem diferentes significados: dúvida, vergonha, interesse, choque, reflexão, medo, respeito... e, decodificados adequadamente, qualificam qualquer relação.

Didaticamente, as funções da comunicação não verbal são quatro e qualificam as relações:

1. Complementar o verbal – qualquer sinal não verbal que reforce o que foi dito verbalmente.
2. Contradizer o verbal – qualquer sinal não verbal que contradiga o que foi dito.
3. Substituir o verbal – qualquer sinal não verbal usado para substituir as palavras.
4. Demonstrar sentimentos – qualquer sentimento expresso por outros meios que não as palavras.

Passamos a acreditar em alguém quando percebemos certa coerência e constância entre o que ele diz e o que faz. Quando desconfiamos de alguém, muitas vezes não há a exata consciência do porquê da desconfiança; mesmo que a pessoa diga algo que, em princípio, pareça estar em concordância com nosso pensamento, sentimos que algo no comportamento dela faz aparecer a sensação de desconfiança.

Quando os profissionais aprendem a ter consciência e coerência entre o discurso e suas ações, podem transformar-se em educadores, e, como sabemos, educadores educam mais pelo exemplo, pelo não verbal, do que pela sua fala, mais pela postura, pelo comportamento, pelas ações do que pelo seu discurso. E, se é nossa intenção qualificar a vida, em seus diferentes contextos e ciclos (até na terminalidade!), temos que nos relacionar com a vida que existe em cada um de nós, e que é expressa em todas as nossas dimensões, não apenas relacionarmo-nos com a doença que também existe em cada um de nós. Podemos lembrar que não estamos livres da nossa natureza biológica, sejam nossos impulsos instintivos, nossa herança genética e imperfeições dos nossos cérebros e corpos. Assim como também não estamos livres das influências da sociedade, do desenvolvimento do ambiente, dos recursos, do contexto, mas somos livres para nos posicionarmos em relação a esses fatores e, até, para enfrentá-los. Com consciência, atenção e intenção.

Os fatores que interferem na percepção da comunicação são:

- Motivação! Sem dúvida fundamental para adquirirmos o hábito de observar as pessoas como um todo que são. A motivação aumenta na medida em que percebemos a importância dessa habilidade na vida pessoal e profissional.
- As emoções e expectativas dos envolvidos. Como a maioria dos sinais permite múltiplas interpretações, a decodificação dada a um sinal (ou ao conjunto deles) depende do "estado de espírito" em que nos encontramos. Sentimentos como alegria e interesse nos deixam mais abertos à leitura do não verbal, enquanto a tristeza e a raiva desfocam as possibilidades de decodificação ampliada da realidade.
- O conhecimento dos signos utilizados pelo paciente e familiares, que são originados em sua história, crenças, experiências e cultura. Trabalhar com os signos de maneira consciente é a base para a validação do que acontece nas interações.
- Estereótipos e preconceitos, pois geram reações *a priori* na pessoa que os possui; limitam nossa percepção de contexto e afloram nossas projeções.
- Limitações físicas e fisiológicas (cansaço, dores, falta de aparelho auditivo, óculos, entre tantas outras). A ausência de integridade dos órgãos dos sentidos limita a leitura do não verbal, por ser essa dimensão de natureza visual, auditiva, olfativa e tátil.
- Tempo do estímulo apresentado (os sinais podem ser sutis, rápidos, além de múltiplos). É o conjunto dos sinais que favorece sua adequada interpretação.
- Ruídos. A quantidade de interferência que está ocorrendo no momento da interação nos torna mais ou menos presentes, concentrados.

Em resumo, qualquer relacionamento terapêutico certamente impõe dois aspectos: clareza de percepção e exatidão de resposta a partir da intenção e consciência da relação. Para isso é necessário ter clareza das emoções e dos estereótipos envolvidos, o reconhecimento dos sinais não verbais que estão sendo emitidos por nós e pelo outro, conhecer e compreender a pessoa antes de julgá-la, entender as limitações físicas e fisiológicas, contextualizar cada encontro, cada situação de comunicação para que a resposta não seja estereotipada, mas sim realmente sentida.

É um grande desafio tratar as pessoas de maneira mais humanizada na área de saúde. Por que não aceitar o desafio se é esse o nosso trabalho? George Bernard Shaw (1856-1950) deixou sua reflexão de que alguns homens veem as coisas como elas são e perguntam por quê. Também sonham com as coisas que não são e se perguntam por que não.

"Para ser grande, sê inteiro.
Nada teu exagera ou exclui.

Sê todo em cada coisa.
Põe quanto és no mínimo que fazes.
Assim, em cada lago, a lua toda brilha,
porque alta vive.
(Ricardo Reis/Fernando Pessoa)

CONSIDERAÇÕES FINAIS

A comunicação envolve uma gama de fenômenos, por ser um processo complexo, composta de aspectos psicológicos e sociais, em diferentes contextos e tempo. É impossível, talvez, descobrir-lhe uma teoria final e verdadeira, pois a "língua" é viva e as teorias são interpretações da realidade, não a realidade; existem inúmeras maneiras de conceber a mesma experiência sensorial.

O que os estudiosos aceitam é que os comunicadores manipulam signos e afetam a si mesmos e aos demais. Nas relações interpessoais, as pessoas sempre se apoiam em signos não verbais como um aspecto a ser analisado para a compreensão da realidade que as cerca. A emoção, a motivação, a atenção e a intenção são aspectos-chave nessa decodificação.

É difícil verbalizar dificuldades, medos, dúvidas, entre vários outros sentimentos; daí a importância, também, da consciência dessa sinalização não verbal, para identificarmos contradições ou complementariedade no discurso do outro e no nosso. Comunicação é instrumento básico para o profissional de saúde; saber usá-la é fundamental para não sermos iatrogênicos nas interações.

Oxalá tenha ficado claro que nossa comunicação não é neutra. Cada vez que comunicamos algo, podemos estar produzindo ou mais compaixão, amor e harmonia ou mais sofrimento e violência. O pensar, o falar e nossas ações físicas são nossas próprias manifestações. Somos o que fazemos com nosso corpo, com nossas palavras e com nossos pensamentos (que geram ações e posturas).

Se puder sugerir algo, seria:

- O terapêutico da comunicação começa no acolhimento e na escuta. A sequência é: perceber, acolher, ouvir/compreender, tolerar/incluir e sugerir/agir.
- Falar a verdade auxilia a formar uma base sólida nas relações. Ela acaba aparecendo em nosso não verbal. Mesmo sendo necessário usar metáforas, analogias e até mesmo histórias de outras pessoas em situações similares para que o outro possa ouvir/refletir por meio de outras experiências.
- Estar atento à "justa medida" do falar, sem exagerar na demonstração "do saber". Comunicação é processo, uma "dança" que envolve atenção ao momento, ao contexto, à circunstância e às condições físicas e emocionais dos envolvidos.
- Usar uma linguagem pacífica, sem sutis insultos, crueldade, abusos ou condenações. É tão fácil fragilizar quem já está frágil!
- Quando estivermos com raiva, tratá-la com ternura, pois ela faz parte de nós. Reconhecê-la, aceitá-la e agir com moderação, pois agir com agressividade só nos magoa também. Pedir ajuda quando estamos com raiva é difícil, mas permite que os outros vejam que estamos sofrendo, em vez de verem apenas nossa raiva.
- É a dimensão não verbal que ancora todas essas possibilidades.

A escuta profunda (que envolve atenção às palavras e a todas as dimensões da comunicação não verbal) e a fala amorosa ou compassiva (com a intenção de ser remédio) estão, na minha experiência, entre os melhores instrumentos para se estabelecer e restaurar a comunicação/troca com os outros e para aliviar o sofrimento (deles e nosso). Não é esse o nosso papel? Nossa intenção e escolha?

E por que usar da poesia ao longo de um capítulo de teoria? Porque, segundo o Dalai Lama, cérebros brilhantes também podem produzir grandes sofrimentos. É preciso educar os corações.

"[...]
Arrebentaram a porta.
Derrubaram a porta.
Chegaram ao lugar luminoso
Onde a verdade esplendia seus fogos.
Era dividida em duas metades
Diferentes uma da outra.
Chegou-se a discutir qual
a metade mais bela.
Nenhuma das duas era totalmente bela.
E carecia optar. Cada um
optou conforme
Seu capricho, sua ilusão, sua miopia."
("Verdade",
Carlos Drummond de Andrade)

LEITURA RECOMENDADA

1. Birdwhistell RL. Kinesics and context. Philadelphia: Pennsylvania Press; 1970.
2. Bradley JC, Edinberg MD. Communication in the nursing context. Norwalk: Appleton & Lange; 1990. Capítulo 4, p.81-107.
3. Brasil. Ministério da Saúde. Portaria n. 2.528, de 19 de outubro de 2006. Aprova a Política Nacional de Saúde da Pessoa Idosa. Diário Oficial da União, 20 out. 2006.
4. Ekman P. A linguagem das emoções. São Paulo: Leya Brasil; 2011.
5. Hall ET. A dimensão oculta. Lisboa: Relógio D'Água; 1986.
6. MacCorkle R. Effets of touch on seriously ill patients. Nurs Res. 1974;23(2):125-32.
7. Rosenthal R, Hall JA, DiMatteo MR, Rogers PL, Archer D. Sensitivity to nonverbal communication. Baltimore: Johns Hopkins University Press; 1979.
8. Silva MJP. Comunicação tem remédio: a comunicação nas relações interpessoais da saúde. 10.ed. São Paulo: Loyola; 2019.
9. Silva MJP. O amor é o caminho: uma maneira de cuidar. In: Robles FRP, Vasconcelos GAN (orgs.). Perplexidades, devaneios e provocações: debates e reflexões sobre o cenário contemporâneo e a formação do profissional do cuidado. Nova Friburgo: Educatoris; 2019. Capítulo 1, p.17-26.
10. Schimidt TCG, Silva MJP. Comunicação e envelhecimento. In: Menezes MR, Amaral JB, Silva VA, Alves MB (orgs.). Enfermagem gerontológica: um olhar diferenciado no cuidado biopsicossocial e cultural. São Paulo: Martinari; 2016. Capítulo 4, p.55-78.

25

Estratégias práticas para dar uma notícia ruim

Douglas Crispim
Carla Romagnolli Quintino

Pontos-chave

- O exercício da empatia é fundamental para uma comunicação efetiva.
- Não utilizar linguagem técnica, que dificulta (e muito) o entendimento da mensagem.
- Ouvir mais do que falar é uma habilidade que deve ser treinada. Apenas por meio da escuta ativa, é possível se conectar para exercer a empatia.
- Checar o entendimento da comunicação de uma notícia difícil com perguntas abertas.
- Aceitar a esperança do paciente/familiar e validá-la, sem juízo de valores, deixando claros os objetivos do plano terapêutico.

INTRODUÇÃO

A comunicação é indispensável à prática das profissões da saúde, entretanto constantemente é realizada de forma inadequada, principalmente no âmbito da comunicação de más notícias. A má notícia é aquela que causa alteração negativa na vida do paciente, provocando uma mudança desagradável e modificando sua perspectiva de futuro.

Na medicina ocidental, pelo predomínio da visão curativista, más notícias são compreendidas como insucesso ou incapacidade das competências profissionais, causando afastamento dos médicos e insatisfação dos pacientes. Quando se realiza a comunicação de notícias difíceis, deve-se tomar muito cuidado para não ser iatrogênico, lembrando que a comunicação não verbal deve estar de acordo com a verbal.

Protocolos de comunicação de más notícias como o Spikes são ferramentas para o auxílio dessa prática, mas são de pouco proveito se o profissional de saúde não estiver disposto a se conectar de fato com o paciente/familiar.

COMPETÊNCIA COMO COMBINAÇÃO MULTIFACETADA

A competência é uma composição intricada de três elementos fundamentais: conhecimento, habilidade e atitude. Embora a definição pareça simples, alcançar um equilíbrio adequado entre esses elementos é essencial para determinar o nível de competência de um indivíduo em determinado domínio. Na área da saúde, a comunicação é frequentemente prejudicada pela falta ou desequilíbrio desses elementos, tornando-se uma habilidade subestimada, mas crucial.

Priorizar o desenvolvimento da competência comunicativa não apenas visa garantir um atendimento de qualidade, mas também contribui para a formação de seres humanos mais completos no futuro. Nesse sentido, a comunicação é considerada não apenas uma competência isolada, mas uma metacompetência que exige uma abordagem abrangente e adaptável, especialmente diante de situações desafiadoras.

Nos cuidados paliativos, a comunicação assume papel ainda mais preponderante, sendo uma habilidade essencial em razão da natureza delicada e das frequentes das más notícias a serem comunicadas. É crucial reconhecer e considerar diversos aspectos da realidade nesse contexto específico, conforme indica o Quadro 1.

A boa comunicação começa quando se é capaz de perceber que a responsabilidade pela transmissão da informação e do acolhimento, no caso dos cuidados paliativos, é quase exclusiva do emissor. Na maioria dos casos, o receptor é o ser em grande sofrimento e vive as consequências dele, manifestando-as das formas mais variadas possíveis. Quando se entende que a comunicação começa com a responsabilidade completa de cada indivíduo, inicia-se o processo de evolução.

QUADRO 1

Aspecto	Considerações	Estratégias
Conhecimento	Tema pouco exigido nas universidades e na formação dos especialistas em geral. Pouca produção científica nacional e uma tentativa incessante de imitar protocolos de países com cultura totalmente diferente da brasileira.	Disciplinas e módulos nas universidades, mais pesquisas nacionais, exigir em concursos.
Habilidade	Profissionais aprendendo de forma teórica por protocolos fechados. Muitos vão para a prática sem supervisão, incorporando atitudes de colegas (currículo oculto).	Oficinas práticas desde a graduação. Maior valorização em avaliações práticas. Estimular maior conexão com os pacientes.
Atitude	Profissionais com nível de conhecimento e prática aceitáveis, porém sem conexão com um propósito, com uma vontade genuína de ajudar o próximo.	Desenvolvimento da empatia. Bons exemplos.

Fonte: Crispim et al. (2018a e 2018b); Manual de cuidados paliativos da ANCP (2020).

A IMPORTÂNCIA DA EMPATIA NA ERA PÓS-DIGITAL

É muito importante que o profissional tenha clareza das atividades e funções, porém a busca por essa organização não pode superar a verdadeira razão pela qual se treina e estuda a comunicação, e ela pode servir apenas para resolver "problemas". A razão é simples: ajudar o próximo para que a má notícia seja mais tolerada, para que não traga dor além daquela que já irá ocorrer. Assim, mesmo que, ao ser mais bem treinado, seja possível reduzir os efeitos da má notícia em si, esse desfecho deve ser secundário.

A empatia, em sua natureza evolutiva, pode ser descrita como a capacidade inata de um ser experimentar sensações ou emoções de outro (empatia afetiva), mesmo sem vivenciar diretamente a experiência (experiência vicária) e ser capaz de compreender essas sensações (empatia cognitiva).

Dessa forma, se há desejo de aprimorar as habilidades de perceber os sentimentos alheios ou melhorar a própria interação com os outros, deve-se concentrar especialmente na própria atitude. Reconhecer que nem sempre será fácil sentir intensamente a dor do próximo, mas acreditar que desenvolver empatia seja fundamental para a melhoria na forma de cuidar e na qualidade do cuidado prestado. Atitudes altruístas e compassivas nascem da compreensão empática.

Vive-se na era pós-digital, com um risco considerável de que as pessoas se conectem menos com as outras em suas conversas. Para Schattner, a baixa empatia impacta negativamente o cuidado dos pacientes, levando a uma diminuição da satisfação do paciente, confiança e adesão ao tratamento, bem como a resultados de saúde menos favoráveis. Apesar de ser possível ensiná-la, as escolas médicas ainda estão longe do ideal.

A comunicação de uma pessoa é reflexo dela mesma e das relações mantidas com colegas e pessoas em diferentes níveis hierárquicos. Não se pode esperar desfechos distintos nos dias de hoje se ainda se encontrarem líderes e profissionais que intimidam, constrangem e tratam de formas diferentes as pessoas conforme a hierarquia.

Ainda como reflexo do medo de ser afetado, desenvolve-se respostas protetoras que, além de não serem efetivas, podem prejudicar a comunicação. Da mesma forma, o paciente se defende. É importante refletir se concordar com alguém é a melhor forma de encerrar a conversa. O Quadro 2 apresenta alguns bloqueios do profissional e do paciente. Não se controla a resposta do paciente, mas é possível mapeá-la. Porém, ao se conhecer, pode modificar a própria atitude.

> Uma má notícia é aquela que gera um *gap* entre expectativas e realidades com resultado negativo. As más notícias em cuidados paliativos podem ter um caráter mais agudo, porém na maioria das vezes envolvem situações em que o paciente e/ou familiar já tinham algum conhecimento sobre elas.

ABORDAGEM DIRECIONADA VIA SPIKES

Além de ser um conjunto de diretrizes de comunicação, mais do que um protocolo, o Spikes é uma ferramenta que permite a adaptação individual. É crucial compreender que nenhum protocolo pode ser eficaz sem uma verdadeira disposição para se conectar e evitar julgamentos. Embora o protocolo Spikes forneça uma estrutura sequencial, é essencial explorar cada um de seus elementos em profundidade. Algumas modificações recomendadas são destacadas no Quadro 3.

QUADRO 2

Quem	Atitudes de bloqueio emocional/não empáticas
Profissional	Linguagem técnica: Apesar de muitos não assumirem, ainda muito se pratica um idioma totalmente alheio ao entendimento das pessoas. Não é raro ouvir: "O quadro evoluiu", "Um quadro importante", "Não temos o tratamento curativo", "Uma massa", "Um tumor", "A saturação de oxigênio está estável", "A doença progrediu" ou "evoluiu". No imaginário do leigo, "evoluir", "progredir", "importante" são relacionados a eventos positivos, e as doenças não costumam ter apelidos.
	Falar mais que ouvir: Uma regra simples pode ajudar a resolver um grande problema. Não ouvir é uma atitude clara de quem não está disposto a entender realmente a outra parte. Por mais que a imagem do profissional seguro, que tem atitude de tomar a palavra e o faz logo no início da conversa, possa passar uma imagem de controle, a verdade é oposta a isso. A restrição da opinião alheia é uma forma de constrangimento, muitas vezes involuntária, que o profissional utiliza para fugir do contato real com a pessoa à sua frente. A chance de comunicar melhor uma notícia ruim a uma esposa é muito diferente ao se fazer de forma rápida, sem escuta, e quando se faz após ela contar o quanto gosta do marido, como os dois eram felizes e que ele era o responsável pelo sustento da casa. Pergunte a si mesmo se está ouvindo mais do que falando; em geral vai ajudar!
	Perguntas fechadas como *check* de entendimento: Ao perguntar "entendeu?", "ok?", "tá?", "né?", é possível não somente não aferir o entendimento real como gerar em si a sensação errônea de que está fazendo uma excelente comunicação. Portanto, checar o entendimento envolve preferencialmente uma pergunta aberta: "O que você entendeu?". O caminho mais curto nesse caso não é o mais recomendado.
Paciente ou familiar	Divagação da narrativa: Utilizar excessivo detalhamento na história da doença pode indicar insegurança, medo de chegar ao final.
	Arborização do pensamento: Iniciar uma narrativa e desviar do assunto principal até se perder dele.
	Crença no milagre: A esperança não somente deve ser aceita como validada pelo profissional de saúde. O fato de alguém manifestar a crença em um milagre não deve soar como desrespeito ou falta de entendimento da situação. Não cabe ao profissional julgar elementos pessoais do familiar ou paciente e sim observar quais sentimentos estão associados e quais as necessidades subjacentes. É preciso lembrar que os cuidados paliativos não são contra milagres. Observe se essa crença interfere no plano terapêutico e nos princípios éticos do cuidado. Caso a resposta seja negativa, apenas aceite.

Fonte: Crispim et al. (2018a e 2018b); Manual de cuidados paliativos da ANCP (2020).

Quando recebem uma má notícia, é comum que os pacientes ou familiares se sintam perdidos quanto aos próximos passos. Portanto, é fundamental que a comunicação não termine sem oferecer um plano claro e tangível para o que será feito em seguida. Expressões genéricas podem parecer úteis, mas muitas vezes só aumentam a confusão.

QUADRO 3 Protocolo Spikes comentado

Set up	▪ Ambiente e vínculo: procure se aproximar com perguntas mais informais. ▪ Apresente-se e procure um espaço o mais confortável e privado possível. ▪ Evite salas de grande movimentação e corredores.
Perception	O protocolo sugere tirar as dúvidas sobre a história e os motivos da investigação. Nessa fase, explica-se o porquê da conversa, quanto tempo tem e pergunta-se ao paciente o que ele sabe sobre sua doença. A dica é perguntar o que ele sabe da doença nesse momento, para evitar a utilização excessiva do tempo.
Invitation	Nesta etapa o protocolo sugere perguntar ao paciente se ele é do tipo de pessoa que quer saber com ou sem detalhes sobre a doença. Considera-se esta etapa como prévia, e durante o fornecimento da notícia os detalhes devem surgir naturalmente conforme o interesse do paciente. É muito difícil definir um grau de aprofundamento como sendo uma etapa do protocolo.
Knowledge	Fornecer a informação e checar o entendimento. A dica para esta etapa é dividir a informação em diagnóstico, prognóstico, indicação ou não de procedimentos específicos e planejamento dos cuidados. Nunca se deve começar discutindo diretivas de fim de vida. Sugere-se fortemente o envolvimento no caso e o posicionamento emocional para que o paciente sinta que o profissional está com ele a partir de agora. Iniciar uma frase com "infelizmente" e olhando nos olhos mostra maturidade e empatia.
Emotions	Acolha as emoções. A dica é que elas podem surgir a qualquer momento da abordagem. Atenção aos sinais não verbais. Muitas vezes ombros encolhidos, olhar fixo para baixo, lágrimas e inquietação são um sinal para que o profissional pare imediatamente seu discurso. Não se deve entender a raiva como algo inesperado; ela pode surgir em até 19% dos pacientes. É importante tocar o paciente em ombros, mãos, parte superior das costas, avaliar a receptividade dele e também sua habilidade em não tornar esse toque artificial. Levantar-se, aproximar-se dele, estar com ele.
Summarize	O protocolo orienta resumir os dados da reunião. Orienta-se utilizar essa etapa para checar o entendimento de todo o processo. Nem sempre é necessário perguntar se foi entendido, especialmente se isso ficou claro na abordagem. Evite perguntas fechadas: "Entendeu?", "Né?". Pergunte: "O que você entendeu da nossa conversa?". Acolha novamente e encerre.

Fonte: Crispim et al. (2018a e 2018b); Manual de cuidados paliativos da ANCP (2020).

QUADRO 4

Expressão a reconsiderar	Dica
"Agora não vamos tratar a doença e sim o doente"	Tratar a doença não contraindica tratar o doente. Deve-se evitar a ambiguidade.
"A partir de agora vamos oferecer qualidade de vida"	Cada pessoa pode ter uma noção diferente de qualidade de vida. Deve-se procurar entender os valores da pessoa antes de oferecer algo genérico.

Fonte: Crispim et al. (2018a e 2018b); Manual de cuidados paliativos da ANCP (2020).

O Quadro 4 mostra algumas expressões que devem ser reconsideradas.

TREINAMENTO TEÓRICO × PRÁTICO

Infelizmente, a maioria das formações profissionais não contempla a comunicação como uma prioridade, apesar de ser a principal ferramenta de trabalho do profissional de saúde. É essencial que todos os profissionais de saúde recebam treinamento apropriado para exercer minimamente seu ofício sem prejudicar ao próximo. É necessário conhecimento aprofundado, mas não se deve esperar ir longe aprendendo comunicação pela leitura. Adiciona-se a esse ponto que o aprendizado por currículo oculto é real, ou seja, aprende-se observando a prática realizada por outros. Aqui, torna-se ainda mais importante o senso crítico de colegas e alunos. Afinal, como vamos aprender com quem nunca foi ensinado?

LEITURA RECOMENDADA

1. Bogo M, Katz E, Regehr C, Logie C, Mylopoulos M, Tufford L. Toward understanding meta-competence: an analysis of students' reflection on their simulated interviews. Social Work Education. 2013;32(2):259-73.
2. Crispim DH, Bernardes DCR. Comunicação em cuidados paliativos. In: Manual da residência de cuidados paliativos. Barueri: Manole; 2018a.
3. Crispim DH, Brandao AB. Conduzindo uma reunião de família em cuidados paliativos. In: Manual da residência de cuidados paliativos. Barueri: Manole; 2018b.
4. Dean A, Willis S. The use of protocol in breaking bad news: evidence and ethos. Int J Palliat Nurs. 2016;22(6):265-71.
5. Hojat M, DeSantis J, Shannon SC, Speicher MR, Bragan L, Calabrese LH. Empathy as related to gender, age, race and ethnicity, academic background and career interest: a nationwide study of osteopathic medical students in the United States. Med Educ. 2020;54(6):571-81.
6. Janssen T, Carton JS. The effects of locus of control and task difficulty on procrastination. J Genet Psychol. 1999;160(4):436-42.
7. Lockwood PL. The anatomy of empathy: vicarious experience and disorders of social cognition. Behav Brain Res. 2016;311:255-66.
8. Manual de cuidados paliativos da ANCP. 2020.
9. Morgan A. Against compassion: in defence of a "hybrid" concept of empathy. Nursing Philosophy. 2017;18(3):e12148.
10. Nangle DW, Grover RL, Holleb LJ, Cassano M, Fales J. Defining competence and identifying target skills. In: Practitioner's guide to empirically based measures of social skills. Springer, New York, 2010. p.3-19.
11. Rosenberg MB. Comunicação não violenta: técnicas para aprimorar relacionamentos pessoais e profissionais. São Paulo: Agora; 2006.
12. Schattner A. Empathy: now more than ever. Am J Med. 2022;135(4):418-20.
13. Vermeir P, Vandijck D, Degroote S, Peleman R, Verhaeghe R, Mortier E, et al. Communication in healthcare: a narrative review of the literature and practical recommendations. Int J Clin Pract. 2015;69(11):1257-67.

26

Comunicação de más notícias e o cerco do silêncio

Lorenza Andrés Almeida de Souza
Douglas Crispim
Odenir Nadalin Júnior
Camila de Almeida Castro

Pontos-chave

- Discutir notícias sérias ou dar "más notícias" é uma tarefa comum no atendimento em saúde.
- A experiência dos pacientes sobre como os profissionais transmitem notícias sérias exerce um impacto profundo na compreensão sobre a sua doença, bem como nas decisões sobre opções de tratamento e posterior ajuste ao diagnóstico.
- A comunicação de notícias difíceis impacta também o profissional de saúde, que muitas vezes pode considerar uma experiência estressante, sensação que pode perdurar de horas até dias e que tem se destacado como um fator contribuinte para o *burnout*.
- O cerco ou conspiração do silêncio envolve deliberadamente deixar de transmitir uma informação ao paciente (por solicitação da família) ou à família (por solicitação do paciente) ou a ambos (por decisão do profissional).
- Em relação à quebra do cerco do silêncio, é proposta uma abordagem que segue uma prioridade de argumentos, partindo daqueles que não geram confronto de ideias, individualizando caso a caso.

COMUNICANDO NOTÍCIAS DIFÍCEIS

Discutir notícias sérias ou dar "más notícias" é uma tarefa comum no atendimento em saúde. Grande parte das profissões na área da saúde exige que profissionais, em algum momento, sejam portadores de notícias tristes, ruins ou difíceis. Trata-se de uma habilidade de comunicação essencial independentemente da especialidade.

"Más notícias" podem ser consideradas aquelas informações capazes de modificar de forma drástica a percepção acerca do futuro de um paciente, por ele mesmo ou por seus familiares. Ao considerar como conduzir essas conversas, é importante atentar-se às preferências dos pacientes e familiares ou de outros entes queridos em relação a *quais* informações são divulgadas, *como* as informações são fornecidas e *quem* as fornece.

Muitos pacientes desejam receber informações acerca de diagnósticos. Estudos demonstram essa preferência em mais de 95% dos pacientes em diferentes países. Diferenças culturais merecem menção especial, principalmente quando a doença em questão é o câncer. Por exemplo, em algumas culturas, menos da metade dos pacientes são informados de seu diagnóstico, e há uma prevalência maior de querer evitar discutir informações de prognóstico. Uma revisão sistemática de estudos que examinam as preferências dos pacientes para dar notícias difíceis observou que a maioria dos pacientes norte-americanos e europeus queria discutir a expectativa de vida, mas esse número caiu para 30% ou menos em estudos de pacientes na Ásia.

Há diferentes razões para essas diferenças. A *forma* como a notícia é transmitida é tão importante quanto o *tipo* de notícia transmitida. Estudos qualitativos sobre a opinião dos pacientes revelaram a importância da maneira como os pacientes recebem notícias sérias, destacando suas preferências: pessoalmente e não por telefone, um ambiente que acolhe perguntas, usando linguagem clara e direta (sem eufemismos ou jargões médicos), honestidade, otimismo em vez de pessimismo e tempo adequado, privacidade, garantia de um plano em andamento e suporte adequado, ter um acompanhante de confiança presente etc.

Em países asiáticos, onde existe um modelo de tomada de decisão centrado na família, as famílias pedem aos médicos que não revelem o diagnóstico e o prognóstico aos pacientes. Uma razão pode ser o medo por parte dessas famílias de que o paciente cometa suicídio ou morra mais cedo por desespero ou perda de esperança, embora não haja evidências de que isso ocorra. Como é difícil prever as preferências individuais, esses achados sugerem que todos os pacientes devem ser questionados acerca de *quanto* e *que tipo* de informação desejam, a fim de o profissional adaptar a divulgação de informações às preferências do paciente.

Ao considerar como os profissionais comunicam notícias sérias, é útil entender a evolução de suas atitudes em relação a essas conversas. De forma geral, hoje se acredita que os pacientes devem ser informados sobre seus diagnósticos, mas isso representa uma grande mudança em relação às atitudes do início do século XX. A Medicina Ocidental passou lentamente de um modelo paternalista para um modelo baseado na tomada de decisão informada e compartilhada entre equipes e paciente/familiares. A prática do consentimento informado obriga os médicos a fornecer aos pacientes informações críticas para sua decisão de aceitar ou recusar tratamentos.

Para além do consentimento informado, o modelo de tomada de decisão compartilhada promove uma troca bidirecional de informações para que pacientes e profissionais possam deliberar de forma colaborativa sobre o melhor curso de ação a ser tomado. No entanto, os profissionais geralmente preferem não divulgar todas as informações disponíveis. Há fatores que influenciam tal comportamento, como falta de controle (ao longo do tempo ou ambiente), sentimentos de fracasso ou inadequação, medo das emoções do paciente, bem como das próprias emoções e falta de conhecimento para responder a perguntas antecipadas.

A experiência dos pacientes sobre como os profissionais transmitem notícias sérias exerce um impacto profundo na compreensão sobre a sua doença, bem como nas decisões sobre opções de tratamento e posterior ajuste ao diagnóstico. A maneira como informações ruins, tristes ou difíceis são recebidas depende de muitos fatores, incluindo expectativas, experiências anteriores e aspectos da personalidade da pessoa. Não surpreendentemente, alguns pacientes têm respostas emocionais negativas significativas ao receber notícias difíceis. Múltiplos estudos descrevem uma gama de emoções negativas entre pacientes ou familiares, incluindo choque, horror, tristeza, descrença, raiva e depressão. A forma como notícias sérias são transmitidas pode influenciar substancialmente o impacto de receber essas notícias, incluindo a resposta emocional, crenças e atitudes em relação à equipe médica e como os pacientes veem seu futuro.

Um estudo mostrou que, quando médicos estavam dispostos a abordar os sentimentos dos pacientes no momento da discussão de notícias sérias, houve significativamente menos sintomas de ansiedade experimentados 4 e 13 meses após a divulgação inicial de notícias sérias. Parece haver maior satisfação, menos ansiedade e maior adesão ao tratamento quando os profissionais perguntam aos pacientes sobre suas percepções e reações a seus problemas e sobre como sua doença afetou a vida diária.

Há também o impacto da comunicação de notícias difíceis no próprio profissional, que muitas vezes pode considerar uma experiência estressante, sensação que pode perdurar de horas até dias e que tem se destacado como um fator contribuinte para o *burnout*. Muitos têm dificuldade em lidar com suas próprias emoções, entre as quais tristeza, culpa, identificação e sentimento de fracasso. Há pouca evidência de que essas dificuldades ficariam mais fáceis à medida que os profissionais se tornam mais experientes. Em todo caso, o treinamento inadequado em habilidades de comunicação parece contribuir negativamente.

Outro aspecto importante a ser considerado é o da relação entre uma boa comunicação centrada no paciente e resultados positivos de saúde, como adesão a regimes de medicamentos, controle da dor, satisfação do paciente, confiança no profissional e resultados de saúde física. No entanto, poucos estudos demonstram o impacto da comunicação de más notícias nos resultados em saúde de pacientes e familiares. A empatia parece influenciar positivamente essa relação. É preciso considerar também outros aspectos da comunicação clínica. A quantidade de informação precisa ser adequada e compreendida, acreditada, lembrada e, esperançosamente, posta em prática. Preferencialmente, procurar um local tranquilo, reservar um tempo adequado e protegido de interrupções. No início da conversa, é útil perguntar ao paciente o que ele já sabe e usar técnicas de escuta ativa. Ao fornecer informações, utilizar linguagem simples e direta.

Profissionais também devem atentar-se às emoções do paciente e familiares em resposta às notícias. Essa etapa é importante porque torna o futuro menos assustador e mais previsível (planejar e discutir os próximos passos). Quando um profissional interage com um paciente, três culturas estão justapostas: a do paciente, a do profissional e a da medicina – e todas elas influenciam o resultado da comunicação. Para entender os pacientes, primeiro é necessário reconhecer nossas próprias crenças, valores e comportamentos culturais, bem como experiências de vida pessoal que influenciaram a maneira como pensamos sobre os cuidados de saúde e tomamos decisões clínicas. Além disso, a cultura da medicina tem suas próprias crenças, valores e costumes particulares (por exemplo, a ideia de autonomia do paciente e o valor atribuído às evidências científicas). Finalmente, a origem social e cultural do paciente pode impactar a qualidade da compreensão mútua e da comunicação que ocorre no encontro clínico. Os valores essenciais necessários para fornecer atendimento eficaz ao paciente são valores fundamentais para a prática da medicina: empatia, curiosidade e respeito.

Seis questões transculturais centrais devem ser levadas em consideração:

1. Estilos de comunicação: as diferenças nos estilos de comunicação entre paciente e profissional, que podem levar a desconforto e falta de comunicação, incluem comunicação verbal e não verbal, como contato visual, toque e espaço pessoal. O contato visual direto pode ser evitado em algumas culturas, enquanto em outras é um sinal de respeito.
2. Confiança: elemento crucial na aliança terapêutica entre paciente e profissional. Ela se correlaciona diretamente com a adesão às recomendações clínicas e a satisfação do paciente.
3. Dinâmica familiar: a autonomia não é norma em todas as culturas, e os membros da família ou outras pessoas podem estar muito envolvidos no processo de tomada de decisão. A família pode olhar para uma figura de autoridade específica, determinada por sexo/gênero, posição na família ou nível de aculturação, como o tomador de decisão.
4. Tradições, costumes e espiritualidade: a doença e a morte estão entre os fenômenos mais poderosos e misteriosos de nossa existência, e muitas vezes as pessoas buscam significado nessas experiências por meio da espiritualidade. Profissionais podem subestimar a importância de abordar as preocupações espirituais com os pacientes.
5. Questões sexuais e de gênero: em muitas partes do mundo, os papéis de gênero tendem a ser estritamente definidos e aplicados. Por exemplo, em alguns contextos o papel masculino pode ser visto como protetor e porta-voz da família.
6. Avaliação da compreensão: uma maneira simples, mas eficaz, de avaliar se o paciente captou as explicações e instruções derivadas do encontro clínico é usar a técnica *teach-back*. No final da visita, recomenda-se que o profissional peça ao paciente para explicar o que foi deliberado "nas suas próprias palavras". Nem todos os pacientes responderão bem a essa abordagem, portanto pode ser útil explicar o motivo da pergunta ("Gostaria de ter certeza de que fui capaz de explicar bem as coisas"). Essa técnica pode expor barreiras cognitivas, culturais, linguísticas ou de letramento em saúde.

CERCO DO SILÊNCIO: CONCEITOS E ESTRATÉGIAS PRÁTICAS

Riscos e benefícios de qualquer exame ou tratamento devem ser considerados à luz do prognóstico esperado do paciente. Assim, entender e comunicar prognóstico é um elemento importante do processo de tomada de decisão em saúde. Os profissionais podem relutar em discutir informações prognósticas por temerem que isso afete negativamente a relação com o paciente ou o seu estado psicológico, na ideia de que poderia "tirar a esperança". Contudo, estudos sugerem que a revelação do prognóstico não prejudicou a relação médico-paciente. Ao contrário, fornecer informações prognósticas teria proporcionado maior satisfação do paciente, menor índice de ansiedade e depressão, menor probabilidade de recorrer a terapias alternativas, uma expectativa de vida mais realista e, possivelmente, uma aliança terapêutica mais forte.

Estudos têm demonstrado que pacientes com doenças graves querem discutir prognóstico com sua equipe de saúde. Idealmente, essas discussões deveriam ocorrer precocemente, quando o paciente não está gravemente doente e, portanto, é capaz de processar e compreender as informações, sem estar sobrecarregado pela ansiedade decorrente de algum evento médico grave. Infelizmente, tais discussões muitas vezes são iniciadas após deteriorações agudas ou progressão da doença.

Porém, não é infrequente que familiares solicitem que informações prognósticas sejam ocultadas do paciente. A isso se dá o nome de cerco ou conspiração do silêncio. Trata-se de deliberadamente deixar de transmitir uma informação ao paciente (por solicitação da família) ou à família (por solicitação do paciente) ou a ambos (por decisão do profissional).

Esconder informações de uma das partes envolvidas em uma situação de adoecimento pode passar a impressão de que a intenção foi ruim. Contudo, para aquele que esconde, deixar de contar cumpre o papel do cuidado, configurando uma "boa" intenção. Não se deve deixar de associar a essa "boa" intenção o fato de ser mais difícil contar uma notícia olhando nos olhos do próprio paciente do que de seu familiar. Nesse caso, ao profissional seria permitido fugir desse sofrimento apenas concordando com a proposta do familiar em não comunicar à própria pessoa adoecida.

Em 2018, Crispim et al. publicaram um modelo demonstrando as diversas formas como a conspiração do silêncio pode se apresentar. Ela pode partir do profissional, dos familiares ou do paciente; e pode estar endereçada ao paciente, aos familiares ou, menos comumente, ao profissional (Figura 1). Trata-se de acordos, explícitos ou velados, entre diferentes partes para com um terceiro agente.

Na situação mais típica (acordo entre profissionais e familiares, em detrimento do paciente), é necessário, em primeiro lugar, observar se faz sentido associar a omissão do familiar ao medo de que o parente se "entregue" ou piore seu humor com a notícia. Na sequência, faz-se necessário avaliar se, ao aceitar o pacto de silêncio, o profissional o estaria fazendo por se tratar de um caminho mais confortável, isentando-o de enfrentar a notícia a ser dada ao protagonista.

Em relação ao conteúdo que está sendo omitido a uma das partes, é necessário entender o contexto no qual se insere. Algumas vezes, o segredo profissional pode ter consequências negativas no enfrentamento da doença (Figura 2).

Tuckett (2004) estudou quais eram as principais razões que levavam profissionais a darem uma notícia difícil ou a esconderem-na do paciente. Ele dividiu as justificativas em quatro categorias, a saber: autonomia, estado físico, estado psicológico e motivações intrínsecas (Quadro 1).

Como, enfim, quebrar um cerco do silêncio? Ou, ainda, como advogar com as partes em vistas de uma comunicação clara e empática? Ao discutir a melhor estratégia de comunicação na conspiração de silêncio,

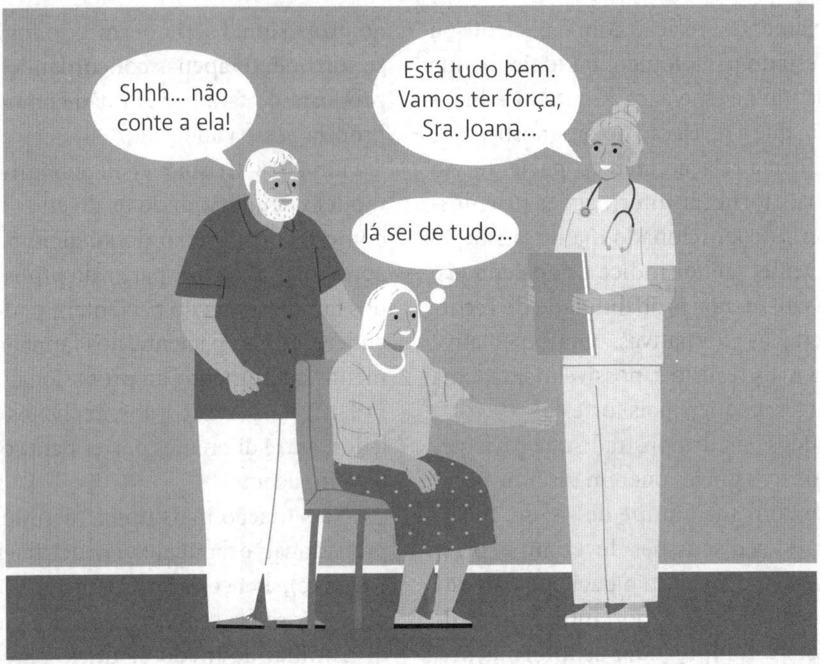
Shhh... não conte a ela!
Está tudo bem. Vamos ter força, Sra. Joana...
Já sei de tudo...

FIGURA 1 A conspiração do silêncio pode ocorrer partindo de "acordos" entre diferentes partes para com uma terceira.
Fonte: adaptada de Crispim et al., 2018.

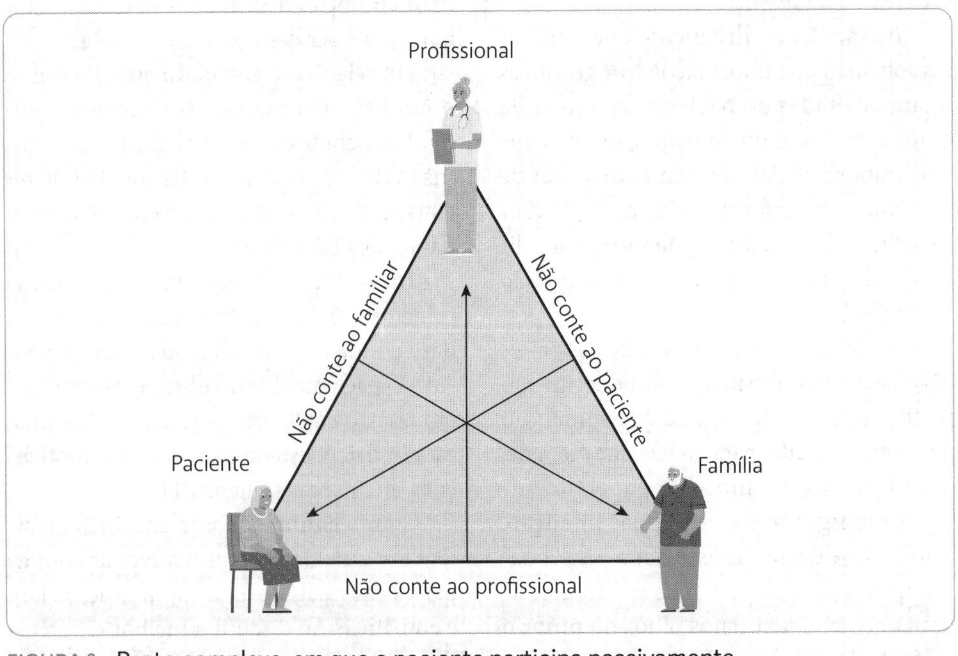

FIGURA 2 Pacto complexo, em que o paciente participa passivamente.

QUADRO 1 Principais justificativas utilizadas para oferecer ou esconder a verdade

	Razões para contar	Razões para não contar
Autonomia	Paciente quer saber e tem direito	Paciente não quer saber, e tudo bem
Físico	Cooperação no tratamento, melhores desfechos	Crença de que a decepção pode piorar o estado clínico
Psicológico	Risco elevado de o paciente descobrir e haver quebra de vínculo; melhor enfrentamento	Crença de que a notícia pode levar à depressão, à ansiedade e que as pessoas não querem ouvir más notícias
Intrínseco	Envolve respeito, empatia, muito mais que obrigação	Incertezas sobre o prognóstico exato motivam o retardo da má notícia

Fonte: Tuckett, 2004.

deve-se ir além da simples constatação de que é melhor contar. Obviamente, trata-se de um direito do doente, e isso não é negociável, porém o que se propõe é uma ordem de abordagem mais empática, cadenciada e que busque, de fato, reunir todos os personagens em um propósito.

A seguir, é apresentada uma proposta de abordagem (Quadro 2). Ela segue uma prioridade de argumentos, partindo daqueles que não geram confronto de ideias. Vale ressaltar que é preciso sempre individualizar os casos.

Uma abordagem direta do profissional ao familiar dizendo se tratar de um direito do paciente, sem ao menos ouvir as motivações dos familiares, não permitindo que eles exponham seus sofrimentos e medos,

QUADRO 2 Argumentação na conspiração do silêncio

Vale a pena dizer a verdade	Não vale a pena mentir
O paciente sabe: existe uma grande chance de ele saber que algo muito ruim vem acontecendo; as pessoas percebem quando padecem	O paciente percebe: pode perceber quando médicos e familiares escondem informações, usando atitudes dissimuladas
A verdade traduz entrega: quando não existem segredos, as pessoas se tornam mais próximas	Sentimento de culpa: muitos familiares experimentam culpa e arrependimento após o falecimento da pessoa
Planejamento: a pessoa tem o direito de fazer planos realistas em prazos possíveis	Não realizar desejos: muitas coisas poderiam já ser realizadas hoje, mas estão aguardando
Enfrentamento: dotada de informação adequada, uma pessoa tem maiores recursos para enfrentamento psicológico	Humor: o humor mais depressivo durante o tratamento e o acompanhamento
Saber informar: "Nossa equipe é treinada para conversas como esta". A informação é fornecida de maneira progressiva, conforme a demanda do paciente	A informação pode chegar da pior maneira: algum profissional novo que comenta na sala, uma visita hospitalar, um letreiro ou prescrição com o diagnóstico escrito
Direito e ética: autonomia do paciente	Afastamento: "Nesta fase de doença, seria melhor que vocês estivessem mais próximos"

Fonte: Crispim et al., 2018.

nem validando tais sentimentos, é a fórmula pronta para o conflito no ambiente terapêutico. Nesse caso, o conflito tende a se dar na forma de argumentação competitiva, em que cada parte tenta fazer valer o seu argumento.

Assim, é necessário parar e pensar se o melhor caminho para a situação realmente é mostrar que o familiar está errado em esconder e, então, confrontá-lo, arriscando que haja quebra de vínculo entre profissional e familiar. Ao invés disso, recomenda-se que o profissional experimente os argumentos anteriores do topo para baixo, validando como certa a preocupação do familiar que tenta proteger sua pessoa amada. Afinal, existe sempre um jeito mais empático de cuidar de alguém.

Fórmulas e protocolos muitas vezes resolvem o problema do profissional, mas ele jamais deve esquecer que, ao escolher cuidar de outra pessoa, o bem dela deve ser seu primeiro guia todos os dias quando o trabalho começar. Em suma, não se deve esquecer que a mentira na conspiração do silêncio nasce do medo de alguém que quer proteger a pessoa que ama.

LEITURA RECOMENDADA

1. Bernacki R, Paladino J, Neville BA, Hutchings M, Kavanagh J, Geerse OP, et al. Effect of the Serious Illness Care Program in Outpatient Oncology: A Cluster Randomized Clinical Trial. JAMA Intern Med. 2019C;179(6):751-9.
2. Carrillo JE, Green AR, Betancourt JR. Cross-cultural primary care: a patient-based approach. Ann Intern Med. 1999;130(10):829-34.
3. Crispim DH, Bernardes DCR. Comunicação em cuidados paliativos. In: Carvalho RT, Rocha JA, Franck EM, Crispim D, Jales SMCP, Souza MRB (eds.). Manual da residência de cuidados paliativos. Manole; 2018.
4. Figg WD, Smith EK, Price DK, English BC, Thurman PW, Steinberg SM, et al. Disclosing a diagnosis of cancer: where and how does it occur? J Clin Oncol. 2010;28(22):3630-5.
5. Fujimori M, Uchitomi Y. Preferences of cancer patients regarding communication of bad news: a systematic literature review. Jpn J Clin Oncol. 2009;39(4):201-16.
6. Jiang Y, Liu C, Li JY, Huang MJ, Yao WX, Zhang R, et al. Different attitudes of Chinese patients and their families toward truth telling of different stages of cancer. Psychooncology. 2007;16(10):928-36.
7. Kaplowitz SA, Campo S, Chiu WT. Cancer patients' desires for communication of prognosis information. Health Commun. 2002;14(2):221-41.
8. Mack JW, Block SD, Nilsson M, Wright A, Trice E, Friedlander R, et al. Measuring therapeutic alliance between oncologists and patients with advanced cancer: the Human Connection Scale. Cancer. 2009;115(14):3302-11.
9. Mack JW, Cronin A, Keating NL, Taback N, Huskamp HA, Malin JL, et al. Associations between end-of-life discussion characteristics and care received near death: a prospective cohort study. J Clin Oncol. 2012;30(35):4387-95.
10. Paul CL, Clinton-McHarg T, Sanson-Fisher RW, Douglas H, Webb G. Are we there yet? The state of the evidence base for guidelines on breaking bad news to cancer patients. Eur J Cancer. 2009;45(17):2960-6.
11. Rajasooriyar C, Kelly J, Sivakumar T, Navanesan G, Nadarasa S, Sriskandarajah MH, et al. Breaking bad news in ethnic settings: perspectives of patients and families in northern Sri Lanka. J Glob Oncol. 2017;3(3):250-6.
12. Smith AK, Sudore RL, Pérez-Stable EJ. Palliative care for Latino patients and their families: whenever we prayed, she wept. JAMA. 2009;301(10):1047-E1.
13. Sparks L, Mittapalli K. To know or not to know: the case of communication by and with older adult Russians diagnosed with cancer. J Cross Cult Gerontol. 2004;19(4):383-403.
14. Tuckett AG. Truth-telling in clinical practice and the arguments for and against: a review of the literature. Nurs Ethic. 2004;11(5):500-13.

27

Construção de diretivas antecipadas de vontade: conceitos e estratégias

Luciana Dadalto

Pontos-chave

- Autonomia na terminalidade.
- Integração profissional e paciente.
- A importância das diretivas antecipadas de vontade nos cuidados paliativos.

CONSIDERAÇÕES INICIAIS

A ideia de que o indivíduo tem o direito de se planejar para o fim da vida remonta à segunda metade do século XX e é produto do reconhecimento da autonomia da pessoa sobre seu corpo. Nesse contexto, surgem nos Estados Unidos os documentos de manifestação prévia de vontade do paciente – comumente chamados de documentos de diretivas antecipadas de vontade (DAV) –, que partem da ideia de que toda pessoa tem autonomia prospectiva sobre seus cuidados de saúde futuros.

Atualmente, naquele país, as DAV são entendidas como um gênero de documentos de manifestação de vontade prévia, que apenas terão efeito quando o paciente não conseguir manifestar livre e autonomamente seus desejos. Dentro desse gênero se encontram oito espécies, a saber: (i) testamento vital; (ii) procuração para cuidados de saúde; (iii) diretivas antecipadas psiquiátricas/para saúde mental; (iv) diretivas antecipadas para demência; (v) ordens de não reanimação; (vi) documentos de recusa terapêutica; (vii) plano de parto; (viii) diretivas de parada voluntária de comer e beber.

Contudo, no Brasil, ainda vige a ideia tradicional de que as DAV são sinônimos de testamento vital ou que são a junção do testamento vital com a procuração para cuidados de saúde. Assim, tendo em vista que o objetivo deste capítulo é auxiliar o ensino dos cuidados paliativos nas graduações dos profissionais de saúde, fez-se, aqui, uma opção metodológica de usar o termo DAV como sinônimo de testamento vital.

Nota-se que, no final da década de 1990 e no início dos anos 2000, os profissionais de saúde começaram a perceber que apenas a feitura de uma DAV não garantia ao paciente os cuidados de que ele gostaria no fim de vida, pois os documentos eram feitos unilateralmente pelos pacientes, o que os tornava, por vezes, inexequíveis.

Era preciso, portanto, que a documentação resultasse de um processo dialógico entre profissionais de saúde e paciente, e não o meio para que a vontade deste fosse respeitada. Olhando retrospectivamente, essa conclusão parece óbvia, mas foram necessárias algumas décadas para que ela fosse alcançada.

Por isso, é imperioso que os profissionais de saúde se vejam como partícipes da construção das DAV, reconheçam o caráter relacional desses documentos e compreendam que elas podem ser um grande aliado na condução do cuidado, uma vez que a manifestação prévia do paciente auxilia a tomada de decisão pela equipe, bem como a comunicação com a família.

CONCEITOS

Em 1967, a Sociedade Americana para a Eutanásia desenvolveu a ideia de um documento de manifestação antecipada de cuidados de saúde a ser usado em situações em que o paciente estivesse impossibilitado de expressar seus desejos. Tal documento recebeu o nome de *Living Will* e, em 1969, foi sistematizado em um artigo científico escrito por Luis Kutner, advogado representante da entidade. Kutner propôs que essa manifestação de vontade se desse como um adendo ao consentimento informado feito em cirurgias e procedimentos complexos ou ainda como um documento autônomo, feito especificamente com a finalidade de recusa de tratamento em caso de terminalidade.

A primeira notícia que se tem do termo "diretivas" foi na lei californiana de 1977, intitulada *Natural Death Act*, feita como resposta legislativa a um caso judicial rumoroso, no qual os pais da jovem Karen Ann Quinlan, paciente de 22 anos em estado vegetativo persistente, pediram autorização para a suspensão do esforço terapêutico. Nessa norma não havia nenhuma menção ao termo *living will*; falava-se em *directives for physicians*, que só podia ser feita por pacientes qualificáveis, entendidos como aqueles com uma condição de terminalidade certificada por dois médicos. Atualmente, entende-se que essas *directives for physicians* são sinônimos de *living will*.

Em 1983, o estado da Califórnia publicou o *California Durable Power of Attorney for Health Care*, reconhecendo o direito de o paciente nomear um procurador para tomar decisões médicas quando estiver impossibilitado de fazê-lo, isentando o procurador de qualquer responsabilidade. Como visto, a Califórnia foi o estado pioneiro no reconhecimento legal desses instrumentos, mas, gradualmente, outros estados norte-americanos foram criando leis sobre o *living will* e *o durable power of attorney for health care*.

No âmbito federal estadunidense, esses institutos foram sistematizados na *Patient Self-Determination Act* (PSDA), lei sobre os direitos dos pacientes. Nota-se que essa norma retoma o termo *directives* da lei californiana, porém, como um gênero documental – *advanced directives* – de manifestações antecipadas de vontade para cuidados de saúde que se divide em duas espécies de documentos: *living will* e *durable power of attorney for health care*.

Testamento vital

O dicionário Oxford apresenta como traduções de *will* três substantivos: vontade, desejo e testamento. Em contrapartida, a tradução de *living* pode ser o substantivo "sustento", o adjetivo "vivo" ou o verbo "vivendo". Assim, parece mais provável que a Sociedade Americana para a Eutanásia tenha cunhado o termo *living will* para se referir a disposições prévias de vontade feitas em vida, e não para se referir a um tipo de testamento; isto posto, a confusão terminológica se deu, na verdade, por um erro de tradução para línguas latinas que, nas últimas décadas, foi perpetuado.

Independentemente dessas ilações, fato é que o termo "testamento vital" tem sido usado para nomear o documento no qual uma pessoa, em um exercício de autonomia prospectiva, documenta como deseja ser cuidada caso e se, no futuro, esteja em uma situação de terminalidade da vida e impossibilitada de manifestar suas vontades.

Verifica-se, assim, que se trata de um documento personalíssimo, ou seja, só pode ser feito pelo paciente, por isso, no Brasil, apenas pacientes com capacidade civil e decisória podem fazê-lo. Trata-se, ainda, de um documento que possui três objetivos, a depender do sujeito com o qual se relaciona, conforme mostra o Quadro 1.

Deve-se ter em mente que esse documento, em regra, vincula profissionais de saúde, familiares, amigos e eventual procurador para cuidados de saúde.

É importante que o testamento vital seja feito com o auxílio de um profissional de saúde – preferencialmente paliativista – de confiança do outorgante para discutir o aspecto técnico da tomada de decisão que constará no documento. A presença de um profissional da advocacia na feitura desse documento não é obrigatória, contudo é recomendável no Brasil, a fim de que haja controle acerca da legalidade do documento, uma vez que inexiste lei sobre o tema no país.

No que tange ao aspecto formal, o testamento vital, assim como o testamento (patrimonial), é um negócio jurídico solene, portanto deve ser escrito e seguir forma prevista em lei. Como atualmente inexiste lei no Brasil, não há nenhuma formalidade obrigatória, sendo recomendável a lavratura de escritura pública em Cartório de Notas para dar maior segurança jurídica ao documento.

Procuração para cuidados de saúde

A procuração para cuidados de saúde (também conhecida como mandato duradouro) é o documento no qual o paciente nomeia um ou mais procuradores, que deverão ser consultados pelos médicos em caso de incapacidade do paciente.

QUADRO 1 Os três objetivos do testamento vital, a depender do sujeito com o qual se relaciona

Paciente	Familiares/amigos	Profissionais de saúde
Dar maior garantia de que, em seu fim de vida, receberá cuidados concordantes com seus desejos.	Tirar dos familiares/amigos o fardo de terem de decidir em nome do paciente e informá-los sobre os desejos de seu ente que, agora, não pode mais manifestar vontade.	Tirar dos profissionais o fardo de terem de decidir em nome do paciente e informá-los sobre os desejos desse paciente que, agora, não pode mais manifestar vontade. Dar maior segurança jurídica para enfrentar conflitos com os familiares.

Ao contrário do que possa parecer, o procurador não decidirá com base nos seus valores pessoais, mas sim nos valores pessoais do paciente, por isso é preciso que a pessoa nomeada tenha um vínculo de proximidade com a que está representando.

DIRETIVAS ANTECIPADAS DE VONTADE NA DEONTOLOGIA DAS PROFISSÕES DE SAÚDE

Apesar de o paciente ter direito à autodeterminação e de o conhecimento dos desejos dele ser um valor intrínseco a todas as profissões de saúde, apenas a medicina e a enfermagem têm, no Brasil, normas deontológicas que embasam a conduta dos profissionais diante de um documento de diretivas.

- Resolução CFM n. 1.995/2012:
  - Usa o termo "diretivas antecipadas de vontade" como sinônimo de testamento vital.
  - Reconhece que o médico tem o dever de respeitar a vontade do paciente sobre seus cuidados de fim de vida, podendo desrespeitá-las apenas quando forem contrárias aos preceitos ditados no Código de Ética Médica.
  - Determina que a vontade do paciente manifestada em uma diretiva prevalece sobre os desejos dos familiares.
  - Estabelece o dever do profissional da medicina de registrar no prontuário, a manifestação de vontade que lhe foi diretamente comunicada pelo paciente.
- Resolução COFEN n. 564/2017 (Código de Ética dos Profissionais de Enfermagem):
  - Estabelece, em seu art. 42, ser dever do profissional respeitar as diretivas antecipadas da pessoa.
  - Assim como o CFM, o COFEN trata as diretivas antecipadas como sinônimo do testamento vital.

ESTRATÉGIAS

A Política Nacional de Cuidados Paliativos (PNCP), estabelecida por meio da Portaria GM/MS n. 3.681, de 7 de maio de 2024, tem como um de seus princípios a observância à DAV da pessoa cuidada. A norma explicita, ainda, que essa diretiva "compreende o testamento vital ou outro documento em que haja registro expresso das preferências da pessoa com relação a tratamentos ou outras medidas de cuidado quando em condições de saúde irreversíveis e potencialmente terminais".

A inclusão das DAV na PNCP deve ser vista como uma vitória e um desafio. Vitória porque a política reconhece o direito do paciente à autodeterminação; desafio porque a PNCP não estabeleceu qualquer estratégia ou fluxo para que esses documentos sejam feitos e armazenados da maneira devida.

É comum que os profissionais de saúde queiram informar seus pacientes acerca das diretivas, mas não saibam por onde começar. Por isso, a Figura 1 apresenta um passo a passo a ser seguido pela pessoa que deseja documentar sua vontade em uma DAV.

Todavia, o passo a passo é apenas um guia e precisa ser complementado pelas respostas do outorgante às seguintes perguntas:

1. Para quem você está escrevendo?
2. O que você está escrevendo?
3. Qual a sua finalidade?
4. O que você pretende alcançar?
5. O que significa sucesso e fracasso nos resultados?

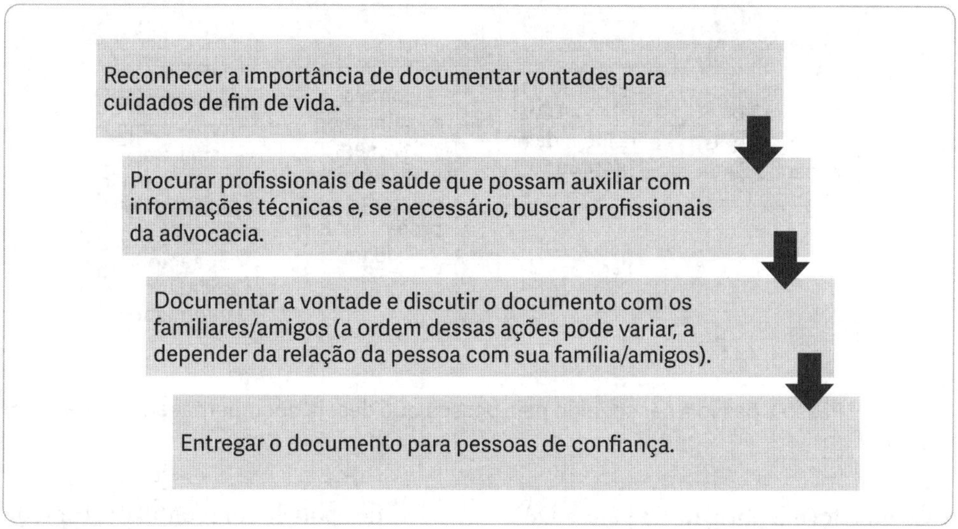

FIGURA 1 Orientação para a documentação das diretivas antecipadas de vontade.

Precisa, ainda, da compreensão de que a DAV deve conter quatro tipos de informação (Quadro 2).

Ademais, é preciso que as instituições de saúde criem fluxos para receberem, publicizarem (institucionalmente) e efetivarem a DAV. Por isso, apresenta-se aqui a sugestão de dois fluxogramas a serem usados nos casos em que o paciente já chega com o documento pronto e nos casos em que o paciente verbaliza seus desejos e eles serão registrados em prontuário.

Paciente que já chega com o documento

Antes da apresentação do fluxograma (Figura 2), é importante esclarecer que ine-

QUADRO 2 Informações que devem estar contidas nas DAV

Valores e desejos	Deixar claro quais são os valores que fundam a vida do outorgante e quais são os desejos deste, a fim de nortear as decisões da equipe médica e do procurador nomeado.
Decisões sobre o fim de vida	Quais são os estados clínicos nos quais o paciente deseja recusar tratamentos/procedimentos e quais são os tratamentos/procedimentos recusados pelo outorgante.
Outras disposições*	Nomear os procuradores para cuidados de saúde, disposições gerais acerca do local onde o outorgante gostaria de passar seus últimos momentos de vida, do enterro ou cremação, e do reconhecimento da função do documento.
Diretrizes para a equipe médica	Informar à equipe se o paciente possui um médico de confiança e esclarecer o objetivo do documento e da plena consciência do paciente acerca do papel da equipe e das limitações.
Revogação	Manifestação de ciência da possibilidade de revogação do documento a qualquer tempo.

* Há, neste item, diversas disposições e aqui os outorgantes têm liberdade em escolher quais destas disposições fazem sentido para ele.

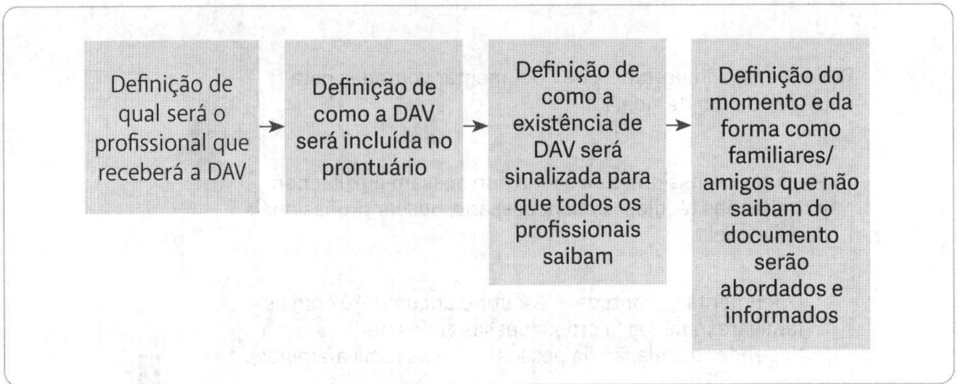

FIGURA 2 Passo a passo a ser seguido pela pessoa que deseja documentar sua vontade em uma DAV.

xiste uma forma obrigatória para a DAV. Significa dizer que a instituição deve aceitar documentos de DAV apresentados sob a forma de escritura pública (lavradas em tabelionatos de notas) ou sob a forma particular, não sendo possível preterir uma dessas formas.

Paciente que não chega com o documento, mas verbaliza seus desejos (Figura 3)

- Observações:
  - Todos os profissionais de saúde que cuidam do paciente podem anotar os desejos verbalmente manifestados por ele em prontuário, contudo o único profissional que tem o dever ético de fazer a anotação e sobrepô-la aos desejos dos familiares é o profissional da medicina.
  - Há um crescimento exponencial no mundo de DAV complementadas por vídeo. Assim, sugere-se aos profissionais de saúde que complementem as diretivas anotadas em prontuário com um vídeo gravado pelo paciente.

CONSIDERAÇÕES FINAIS

Não é coincidência que o movimento *hospice* – que deu origem aos cuidados pa-

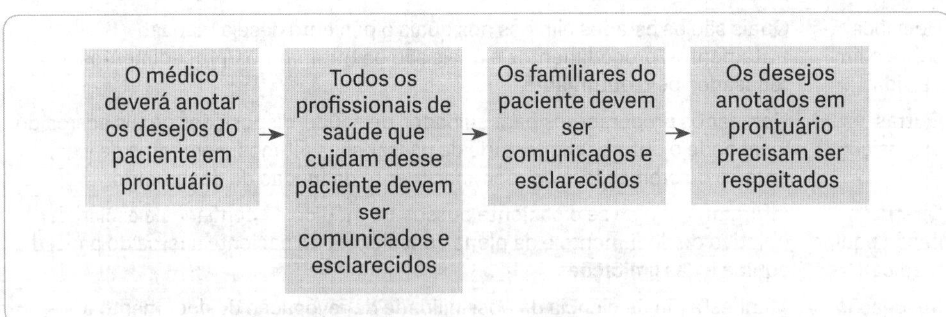

FIGURA 3 Fluxo para recebimento e acesso à DAV na instituição de saúde.

liativos modernos – seja contemporâneo aos documentos tradicionais de DAV, afinal os cuidados paliativos centram a atenção na qualidade de vida do paciente e reconhecem que o cuidado adequado é aquele que se respeitam os desejos e os valores pessoais dessa pessoa. A busca, nos cuidados paliativos, não é pelo prolongamento da vida biológica, mas pelo respeito ao curso natural da doença e à vida biográfica da pessoa cuidada. Em paralelo, a busca, nas DAV, não é pela negação da morte, mas pela escolha de se autodeterminar para o próprio fim.

Verifica-se, em suma, que a abordagem paliativa e os documentos de DAV podem auxiliar o alcance de uma morte digna; todavia deve-se ter cuidado para não confundir direito a uma morte digna com dever do paciente de se subsumir ao que o profissional entende correto.

Em verdade, a DAV é um instrumento de manifestação de vontade do paciente e, como tal, auxilia os profissionais que tratam deste na medida em que evita dúvidas acerca de qual é a conduta que melhor se adapta ao interesse desse paciente; é nesse sentido que o instrumento precisa ser compreendido e difundido para e pelos profissionais de saúde.

Afinal, as dificuldades próprias da terminalidade da vida não podem – e não devem – ser potencializadas pela falta de assistência e de respeito à vontade do paciente, demonstrando que o processo de morrer só é digno se a autonomia do paciente é considerada até o fim. E hoje, no Brasil, essa dignidade está intimamente ligada à feitura e ao cumprimento das DAV.

LEITURA RECOMENDADA

1. Brasil. Ministério da Saúde. Portaria GM/MS n. 3.681, de 7 de maio de 2024. Institui a Política Nacional de Cuidados Paliativos – PNCP no âmbito do Sistema Único de Saúde - SUS, por meio da alteração da Portaria de Consolidação GM/MS n. 2, de 28 de setembro de 2017. Disponível em: https://www.in.gov.br/en/web/dou/-/portaria-gm/ms-n-3.681-de-7-de-maio-de-2024-561223717. Acesso em: julho de 2024.
2. Conselho Federal de Enfermagem. Resolução COFEN N. 564/2017. Disponível em: https://www.cofen.gov.br/resolucao-cofen-no-5642017/. Acesso em: julho de 2024.
3. Conselho Federal de Medicina. Resolução CFM n. 1995/2012. Disponível em: http://www.portalmedico.org.br/resolucoes/CFM/2012/1995_2012.pdf. Acesso em: julho de 2024.
4. Dadalto L. Testamento vital. 6. ed. Indaiatuba: Foco; 2023.
5. Eler KCG. Do consentimento informado à tomada de decisão compartilhada e a urgência de sua implementação no contexto brasileiro. Rev Bio y Der. 2023;59:177-32.
6. Kiesler DJ, Auerbach SM. Optimal matches of patient preferences for information, decision-making and interpersonal behavior: evidence, models and interventions. Patient Educ Couns. 2006;3(61):319-41.
7. Kutner L. Due process of euthanasia: the living will, a proposal. Indiana Law Journal. 1969;44:539-54.
8. Sudore RL, Lum HD, You JJ, Hanson LC, Meier DE, Pantilat SZ, et al. Defining advance care planning for adults: a consensus definition from a multidisciplinary delphi panel. J Pain Symptom Manage. 2017;53(5):821-32.
9. Towers B. The impact of the California Natural Death Act. J Med Ethics. 1978;4(2):96-8.
10. Vitcov GG, Santulli RB. Video messages: a tool to improve surrogate decision making. J Clin Ethics. 2022;33(1):36-41.

28

Conferência familiar nos cuidados paliativos

Isabel Sala Corral
Carla Romagnolli Quintino
Nancy Mieko Igarashi

Pontos-chave

- Conferências familiares em cuidados paliativos são essenciais para uma abordagem holística e interprofissional, melhorando a confiança e a qualidade de vida de pacientes e famílias.
- As reuniões permitem a compreensão das necessidades e desejos do paciente, segundo aspectos emocionais, sociais e éticos, resultando no cuidado mais personalizado.
- Sua implementação efetiva exige mudança cultural nas instituições de saúde, diretrizes claras, treinamento de profissionais e ambiente que permita comunicação aberta e sincera.

INTRODUÇÃO

Uma parte importante do tratamento paliativo centrado no paciente e sua família é a conferência familiar, que visa melhorar a qualidade de vida de pacientes com doenças graves e limitantes da vida.

Para oferecer um atendimento integral e centrado no paciente, a abordagem familiar nos cuidados paliativos é essencial, pois a doença grave afeta não apenas o paciente, mas também seus familiares e comunidades (Sanderson et al., 2017). Essa abordagem é essencial para fornecer um atendimento humano ao incentivar a participação da família no processo de cuidado, abordando as complexas facetas da vida e da doença grave, fornecendo suporte emocional, psicológico e, eventualmente, físico ao paciente e seus familiares. A qualidade de vida pode ser significativamente melhorada e as famílias podem receber suporte durante esse período difícil ao ser considerada e incluída no processo de cuidado.

Para maximizar os benefícios desse método, no entanto, é necessário superar obstáculos que podem estar associados, como diferenças culturais e individuais, valores morais, religiosos, limitações de recursos e conflitos familiares. Isso requer educação permanente por parte da equipe assistencial, para que seja capaz de oferecer apoio aos pacientes e suas famílias, tendo compromisso contínuo com a escuta ativa e a comunicação efetiva.

Uma pesquisa qualitativa explorou a experiência de pacientes paliativos e suas famílias em relação às reuniões familiares, utilizadas como instrumento para cuidados psicossociais e espirituais. O estudo destaca a relevância de abordagens centradas na família que consideram a espiritualidade e o apoio psicossocial como componentes essenciais da qualidade de vida em cuidados paliativos (Tan et al., 2011).

Esses achados são apoiados por uma gama de literaturas que indicam a relevância das reuniões familiares em promover a comunicação eficaz, apoiar a tomada de decisão ética e fornecer cuidados centrados tanto no paciente quanto em sua família. O desenvolvimento de diretrizes práticas para a condução dessas reuniões, baseadas em modelos conceituais como o modelo transacional de estresse e *coping* e a terapia de sessão única, sugere um caminho promissor para aperfeiçoar essa prática nos cuidados paliativos (Tan et al., 2011).

Benefícios da abordagem familiar

As necessidades físicas, emocionais, sociais e espirituais do paciente e de seus familiares são priorizadas na abordagem familiar nos cuidados paliativos. Isso inclui ajudar a lidar com os sintomas físicos, nas decisões sobre o fim da vida e dar apoio durante o luto e a perda. Os cuidados paliativos ajudam a construir uma rede de suporte mais ampla, e a conferência familiar funciona como uma ponte para a satisfação dessas necessidades tão importantes para o bem-estar do paciente.

A participação da família facilita a comunicação entre o paciente e os profissionais de saúde, melhorando a compreensão dos prognósticos, opções de tratamento e desejos do paciente (Kristjanson e Aoun, 2004). Ao respeitar as preferências do paciente e de sua família, ajudamos a alinhar as expectativas e a promover a tomada de decisão compartilhada.

A abordagem familiar, oferecendo suporte emocional e prático, pode aliviar o estresse e a sobrecarga dos cuidadores. A equipe de cuidados paliativos pode ajudar os familiares a gerenciarem os cuidados em casa com informações, educação e recursos. Também pode dar a eles acesso a grupos de suporte e aconselhamento (Cahill et al., 2017).

Estudos demonstram que essas reuniões podem reduzir o tempo de permanência em unidades de terapia intensiva (UTI) e antecipar a retirada de tecnologias de suporte avançado desnecessárias ao paciente, ao mesmo tempo que aliviam o fardo emocional das famílias e melhoram sua satisfação com a comunicação (Hudson et al., 2008).

Entendimento sobre famílias

Há diversas definições sociológicas, religiosas, culturais, históricas e legais de família, que variam em cada sociedade e não são o escopo deste capítulo. Aqui, entende-se por família "o grupo composto por quaisquer pessoas importantes para a vida do paciente e que possam participar de discussões envolvendo seu cuidado".

Cada membro da família aprende e assume seu papel ao longo do tempo. Quando um desses falta, o membro que assume seu lugar pode viver grandes dificuldades e ter reações variadas. Existe um espectro complexo de como as famílias se organizam.

É importante que os profissionais de saúde conheçam as potencialidades e/ou fragilidades da(s) família(s) indicada(s) pelo paciente, pois serão essas as pessoas a compor a rede de cuidados e também a participar das decisões compartilhadas.

Aspectos como risco maior de luto complicado, existência de um único cuidador ou mesmo de familiar dependente de cuidados ou em uso de substâncias psicoativas, com histórico de doença mental sem acompanhamento adequado, histórico de violência familiar ou em contexto de vulnerabilidade social precisam ser considerados pela equipe para o adequado cuidado e suporte.

Desafios associados

Pode ser difícil entender e atender às diferentes necessidades e desejos dos membros da família. Uma abordagem sistematizada é necessária para lidar com as variações culturais, emocionais e individuais. Os recursos disponíveis, como tempo da equipe de saúde, acesso a serviços de apoio especializado e dificuldades linguísticas ou culturais, pode ser um desafio à implementação eficaz de uma abordagem familiar nos cuidados paliativos. A tomada de decisão pode causar conflitos dentro da família ou entre a família e os profissionais de saúde. Isso requer habilidades de comunicação e mediação eficazes para o manejo dos conflitos e a manutenção do foco no bem-estar do paciente.

PRINCIPAIS TEMAS E METAS DA CONFERÊNCIA FAMILIAR NOS CUIDADOS PALIATIVOS

Um dos objetivos dos cuidados paliativos é melhorar a qualidade de vida de pessoas que sofrem de doenças graves e limitantes da vida. Essa abordagem de cuidado reconhece a complexidade das necessidades físicas, psicológicas, sociais e espirituais envolvidas e enfatiza a importância de uma abordagem centrada no paciente e na família. Nesse contexto, a conferência familiar é ferramenta essencial para garantir que pacientes e familiares recebam apoio integral e se envolvam plenamente no processo de cuidado (Cahill et al., 2017). O Quadro 1 resume os principais temas e metas de conferências familiares em cuidados paliativos.

QUADRO 1 Principais temas e metas de conferências familiares em cuidados paliativos

Fornecer o diagnóstico
Informar o estágio da doença e o prognóstico
Discutir o plano terapêutico com os familiares
Informar piora clínica e mudança de metas do tratamento
Identificar as necessidades dos cuidadores
Entender possíveis desejos sobre o fim de vida e, se possível, sobre o local de morte
Definir as diretrizes de cuidado e as limitações de recursos fúteis em fases avançadas
Discutir a desospitalização quando possível
Identificar familiares com risco elevado de luto complicado e estresse do cuidador e referenciá-los para acompanhamento específico
Manejo/resolução de conflitos
Abordar a conspiração do silêncio

Fonte: adaptado de Carvalho et al. (2022).

Comunicação efetiva

A comunicação efetiva/afetiva é essencial para garantir que todos os envolvidos tenham um entendimento comum sobre o diagnóstico, o prognóstico e as opções de tratamento disponíveis. Esse diálogo sincero e aberto ajuda a construir uma relação de confiança entre os pacientes, seus familiares e a equipe de saúde e cria um ambiente de apoio e compreensão mútua.

Tomada de decisão compartilhada

A importância de levar em consideração as preferências, valores e crenças do paciente e de sua família é enfatizada no processo de tomada de decisão compartilhada nos cuidados paliativos. A conferência familiar envolve os pacientes e os familiares por eles indicados nas decisões relacionadas ao plano de cuidados com o objetivo de favorecer a autonomia e o respeito pelas escolhas individuais do paciente, garantindo que as intervenções propostas estejam alinhadas com seus desejos.

Apoio emocional e psicológico

Obter tanto o reconhecimento quanto o atendimento das necessidades emocionais e psicológicas dos pacientes e de suas famílias é outro objetivo importante da conferência familiar.

O enfrentamento de uma doença grave pode causar grande variedade de sentimentos, por exemplo, medo, ansiedade, tristeza e incerteza. Em um contexto como esse, a reunião familiar permite que as pessoas expressem suas emoções em um ambiente seguro, livre de julgamentos, e facilita o acesso a recursos de apoio psicológico e tratamentos que podem aliviar o sofrimento emocional.

COMPONENTES-CHAVE PARA UMA CONFERÊNCIA FAMILIAR BEM-SUCEDIDA

Preparação e planejamento da reunião

O sucesso de uma conferência familiar depende de planejamento e preparação cuidadosos. A equipe, ao preparar a conferência, deve explicar ao paciente o objetivo da reunião e consultá-lo sobre a realização ou não da conferência, se deseja participar e quais pessoas gostaria que estivessem presentes. A reunião deve ter objetivos claros, e seu planejamento deve ser feito para facilitar a participação de todos, incluindo o local, o horário e a forma como será realizada, seja pessoalmente, por telefone ou por videoconferência (Bradford et al., 2021).

Da parte da equipe de saúde, recomenda-se que todos os profissionais envolvidos no cuidado participem do encontro, incluindo médicos, enfermeiros, assistentes sociais, psicólogos, fisioterapeutas, capelães, entre outros. É fundamental que antes do encontro com a família a equipe inteira se reúna para alinhar os objetivos da reunião e evitar informações desencontradas.

Em relação aos familiares participantes, deve-se valorizar e respeitar o desejo do paciente, sempre que estiver em condições de consentir. Caso o paciente expresse que deseja que determinado familiar não participe do encontro, ou que não sabe parte ou totalidade das informações relativas a sua saúde, esse desejo deve ser respeitado e registrado em prontuário, mesmo que no futuro o paciente perca a capacidade de consentir.

A presença de múltiplos familiares no mesmo encontro evita a troca de informação fragmentada, permitindo que todos recebam e processem a mesma informação. Em contrapartida, na presença de familiares de quem já tem histórico de desentendimento conhecido, ou mesmo de recomposição familiar em que houve conflitos e mágoas, é importante que a equipe esteja atenta para que o antecedente familiar não interfira negativamente na dinâmica da reunião.

Iniciando a conferência

Caso a conferência familiar ocorra presencialmente, é importante ter um local adequado, de preferência acolhedor, com privacidade, que acomode todos os participantes confortavelmente e sem interrupções. É importante que lenços de papel sejam disponibilizados em caso de necessidade. Já na videoconferência é importante certificar-se de que há boa conexão de internet.

Ao iniciar a reunião, em primeiro lugar todos os membros da equipe devem se apresentar, detalhando seu cargo e o envolvimento no cuidado do paciente. Em seguida, pedir que cada familiar se apresente e fale o grau de parentesco. Prosseguir especificando os objetivos do encontro.

Identificação das necessidades e preocupações do paciente e da família

É importante identificar as necessidades e preocupações do paciente e da família. Esse processo fundamenta a abordagem do tratamento e garante que este seja totalmente centrado no paciente, como citado anteriormente, sempre respeitando suas preferências, suas vontades e seus valores (Sanderson et al., 2017).

Compreender essas necessidades e preocupações é essencial nos cuidados paliativos, em que o foco se desloca da cura da doença para a melhoria da qualidade de vida. A identificação dessas necessidades e preocupações leva a uma abordagem holística, o que permite uma assistência mais individualizada e eficaz.

Kristjanson e Aoun (2004) destacam a importância de considerar as necessidades das famílias como "pacientes ocultos" nos cuidados paliativos, uma perspectiva relevante para o planejamento e a condução de reuniões familiares.

Estratégias para identificação

Para atender às necessidades e às preocupações, várias estratégias devem ser usadas (Gueguen et al. 2009):

- Comunicação eficaz e aberta: é fundamental que o paciente e a família se sintam seguros e confortáveis para comunicar suas preocupações e desejos. Pode ser mais fácil fazer perguntas e usar métodos de escuta ativa.
- Avaliação multidimensional: o uso de ferramentas de avaliação que abordem os aspectos físico, emocional, social e espiritual da experiência do paciente (Tan et al., 2011), questionários específicos para avaliar a dor e o sofrimento, bem como conversas abertas sobre preferências de cuidados ao fim da vida, podem ser exemplos disso.
- Reuniões interdisciplinares: a participação de uma equipe interdisciplinar na avaliação das necessidades do paciente e da família garante que diferentes perspectivas, incluindo cuidados médicos e suporte psicossocial e espiritual, fundamentais à qualidade de vida e ao cuidado, sejam levadas em consideração.

Impacto no plano de cuidados

O desenvolvimento do plano de cuidados é fortemente influenciado pela identificação adequada das necessidades e preocupações do paciente e da família (Hudson et al., 2009). Ao entender essas necessidades, os profissionais de cuidados paliativos podem:

- Personalizar o tratamento: adaptar os tratamentos para atender às necessidades únicas do paciente, como manejo de dor, suporte emocional ou assistência espiritual.
- Apoiar a tomada de decisões compartilhadas: facilitar que o paciente e a família participem da tomada de decisões, respeitando sempre que possível suas escolhas e preferências.
- Apoiar a família: fornecer recursos especializados aos membros da família que possam lidar com problemas emocionais ou que precisem de suporte para cuidar de um paciente.

ESTRATÉGIAS PARA FACILITAR A COMUNICAÇÃO EFETIVA

A equipe de saúde, ao cuidar de pacientes em cuidados paliativos, precisa estar atenta às questões técnicas que possibilitem melhor assistência. Muitas vezes, a comunicação tem um papel central no processo de cuidado, seja no esclarecimento de diagnósticos, prognósticos, no acolhimento do paciente, sua família e suas demandas.

Apesar de ser algo bastante corriqueiro no cotidiano de vida e de trabalho, a comunicação nem sempre é realizada de forma a proporcionar uma melhor experiência e resultados. Nesse sentido, algumas estratégias podem contribuir para uma comunicação efetiva (Bradford et al., 2021).

- Criar um ambiente de confiança: para que as pessoas possam se comunicar bem, é importante que se sintam seguras. Nesse sentido, é esperado que a equipe possa oferecer um ambiente em que se possa expressar livremente as preocupações, medos, dúvidas e desejos, sem julgamento, garantindo confidencialidade, escutando ativamente e demonstrando empatia e compaixão.
- Utilizar métodos de escuta ativa: escuta ativa significa, de modo bastante sintético, prestar atenção na comunicação verbal e não verbal, como a expressão de emoções. Para garantir a compreensão mútua, os profissionais de saúde devem evitar interrupções, fazer perguntas abertas para que os pacientes e suas famílias possam entender melhor as preocupações e refletir sobre o que foi dito. Exemplos: "O que você sabe sobre o quadro atual/o que a equipe lhe explicou?", "Como você imagina que será daqui em diante?".
- Comunicação não verbal: a comunicação empática e compreensiva depende muito da comunicação não verbal, que inclui linguagem corporal, expressões faciais e contato visual. Os profissionais de saúde precisam entender suas próprias expressões não verbais e interpretar os sinais não verbais dos pacientes e seus familiares.
- Usar uma linguagem clara e compreensível: é fundamental que as informações sejam transmitidas de maneira compreensível, evitando usar jargões médicos que acabam por não informar adequadamente, ou ainda podem resultar em confusão e divisão entre pacientes e familiares, ou destes com a equipe de saúde.
- Facilitação do diálogo: certificar que todos os participantes sejam valorizados, encorajar as pessoas a expressarem suas opiniões de forma respeitosa, mesmo

que divergentes, verificar regularmente se eles entenderam e garantir que todas as vozes sejam ouvidas são estratégias importantes na condução de um diálogo efetivo.

- Adaptação às necessidades individuais de comunicação: é fundamental entender e adaptar-se às diferentes necessidades de comunicação de cada pessoa. Isso pode incluir ajustes para barreiras linguísticas, diferenças culturais ou necessidades de comunicação específicas, como as de pacientes com deficiências auditivas ou cognitivas, ou que não dominem o idioma local.
- Uso de recursos e ferramentas de suporte: o uso de ferramentas de apoio, como recursos visuais e folhetos informativos, pode melhorar a compreensão e ajudar na discussão de informações complexas. Além disso, pode-se fornecer mais suporte indicando recursos complementares como videoaulas, *podcasts*, materiais educativos, participação em grupos de apoio, sempre que possível e desejável pelo paciente e/ou família.
- *Feedback* contínuo: solicitar e levar em consideração as opiniões dos pacientes e familiares sobre os resultados da comunicação pode fornecer informações úteis para melhorar os métodos usados no futuro.

Fechamento do encontro

É importante que o encontro com a família tenha uma conclusão. Deve-se resumir o que foi discutido, verificar o entendimento dos familiares e planejar as próximas etapas (ou próximos encontros, quando for necessário). Finaliza-se indagando se há mais perguntas ou restam dúvidas e colocando a equipe à disposição sempre que necessário.

Registro em prontuário de uma conferência familiar

É fundamental que seja documentado em prontuário após a realização da reunião:

- Quem estava presente na reunião: familiares e profissionais.
- Se o paciente participou ou não e o motivo pelo qual não participou.
- Um breve resumo da história médica e social.
- O resumo dos pontos discutidos.
- O resumo das metas acordadas.
- O plano terapêutico a ser seguido.

DESAFIOS, BARREIRAS E CAMINHOS POSSÍVEIS

Diferenças culturais e individuais na percepção da doença e da morte

Quando se trata de cuidados paliativos, as diferenças culturais e individuais na maneira como as pessoas veem a doença e a morte são um grande desafio. Isso é especialmente verdadeiro quando se trata de conferências familiares. Essas diferenças têm um impacto significativo nas perspectivas, crenças e práticas sobre o cuidado no final da vida, o processo de tomada de decisões e as maneiras pelas quais os pacientes, suas famílias e os profissionais de saúde preferem se comunicar.

Diferenças culturais e pessoais podem dificultar a comunicação (Glajchen et al., 2022). Os profissionais de saúde precisam se comunicar com essas diferenças de maneira delicada e adaptável:

- Educação e treinamento: capacitar os profissionais de saúde em habilidades para melhor compreender e respeitar as diferentes perspectivas sobre doença, morte, morrer e luto.

- Comunicação sensível à cultura: usar intérpretes quando necessário para garantir a compreensão mútua, ajustando estilos de comunicação para refletir preferências culturais e individuais.
- Abordagem centrada na pessoa: quando o planejamento interprofissional de cuidados é feito, deve-se prestar atenção às necessidades e preferências do paciente, respeitando sua individualidade e contexto cultural.
- Envolvimento da família: reconhecer e incorporar a participação da família, de acordo com o desejo do paciente. Considerar a cultura, os valores, crenças, medos apresentados pela família e que precisam ser trabalhados para não interferir negativamente no processo de tomada de decisão.
- Recursos comunitários e espirituais: quando solicitado pelo paciente (ou, na impossibilidade dele, por seu familiar), acionar líderes espirituais e recursos comunitários para fornecer suporte adequado às crenças do paciente e da família.

Desafios emocionais e psicológicos enfrentados por pacientes e familiares

Uma das maiores dificuldades é o desafio emocional e psicológico que os pacientes e suas famílias enfrentam. Uma série de sentimentos complexos, como medo, culpa, ansiedade, tristeza, desesperança e, ocasionalmente, isolamento, está presente no curso da vida de uma doença grave e limitante.

O enfrentamento do fim da vida pode levar a uma crise existencial, que leva os pacientes a questionar o significado da vida, da dor e da morte. Uma sensação profunda de perda, como a perda da saúde, da independência e do futuro, pode acompanhar a consciência da mortalidade. O luto antecipado, a culpa e a sensação de impotência podem ser sentimentos extremamente estressantes para os familiares que assistem ao falecimento de um ente querido. Além disso, a sobrecarga do cuidador é um fenômeno que pode causar exaustão física e emocional como resultado do cuidado contínuo.

Para reduzir conflitos emocionais no fim da vida, é necessário o suporte emocional e psicológico adequado. Isso pode incluir:

- Aconselhamento ou terapia psicológica: dar aos pacientes e familiares acesso a espaços de aconselhamento ou terapia psicológica, individual ou em grupo, oferecendo um ambiente seguro para expressar os sentimentos, conflitos emocionais, medos, que possam estar dificultando enfrentar o processo de adoecimento e/ou morte.
- Grupos de apoio: participar de grupos de apoio pode ser um importante espaço para troca, pela possibilidade de compartilhar experiências com pessoas que possam estar enfrentando contextos semelhantes. Nesses grupos, o acolhimento e o suporte mútuo são importantes fontes de apoio aos participantes.
- Intervenções de atenção plena e relaxamento: praticar técnicas de atenção plena, meditação e relaxamento pode ser útil para aliviar a ansiedade e melhorar o bem-estar emocional.
- Avaliar regularmente as necessidades emocionais: realizar avaliações regulares das necessidades emocionais e psicológicas dos pacientes e cuidadores.
- Educação e preparação para o fim da vida: fornecer informações claras e com-

preensíveis sobre quais providências adotar após a morte, em especial quando o paciente opta por permanecer no domicílio. Muitas famílias apresentam grande medo em lidar com esse momento.

- Suporte espiritual: lidar com as necessidades espirituais frequentes, conversar com paciente e família para compreender o lugar que a espiritualidade e também a religião ocupam em sua vida, fornecendo acesso a suporte espiritual conforme desejados. Muitas vezes os pacientes desejam falar sobre espiritualidade e não se sentem confortáveis. Cabe à equipe de saúde abordar, de forma respeitosa e com base em valores e crenças do paciente, esse aspecto, quando para ele for relevante.

Barreiras na comunicação entre equipes multidisciplinares e famílias

Um dos principais desafios nos cuidados paliativos é a dificuldade de comunicação entre equipes multidisciplinares de saúde e famílias (Glajchen et al., 2022). A equipe multidisciplinar pode ser composta por enfermeiros, médicos, assistentes sociais, psicólogos, capelães e outros profissionais, cada um com sua própria especialização, linguagem técnica e ponto de vista sobre a atenção.

Essa diversidade é uma força, mas também pode levar a mensagens mistas ou conflitantes para a família. Isso é especialmente verdadeiro se a comunicação entre os membros da equipe não for coordenada.

A comunicação sobre assuntos delicados como morte e luto requer habilidades particulares. No entanto, nem todos os profissionais de saúde recebem treinamento adequado para comunicação em cuidados paliativos, o que pode resultar em hesitação, falta de clareza ou evitação de conversas importantes sobre o final da vida. Desse modo, os profissionais de saúde devem receber treinamento para aprendizagem e aperfeiçoamento nesse quesito.

Uma grande barreira para a comunicação eficaz é o tempo limitado. As pessoas que trabalham muito podem ter dificuldade em dedicar tempo suficiente para conversar com todas as famílias, o que pode resultar em uma comunicação lenta e insatisfatória. Além disso, a falta de recursos, como acesso a conselheiros ou intérpretes, pode dificultar a comunicação eficaz.

Para superar essas dificuldades, são necessárias as abordagens orientadas (Glajchen et al., 2022):

- Promover a comunicação interdisciplinar: organizare reuniões regulares de equipe para discutir planos de cuidado e garantir que as famílias recebam informações consistentes.
- Treinamento da comunicação em cuidados paliativos: treinar todos os membros da equipe em habilidades de comunicação sensíveis e eficazes.
- Aproveitar os recursos de tradução e interpretação: garantir que famílias com diferentes necessidades culturais ou idiomas possam usar serviços de tradução e interpretação.
- Alocação de tempo para comunicação: uma parte importante do cuidado é dar atenção à comunicação; isso permite que os pacientes e suas famílias tenham tempo suficiente para conversas aprofundadas.
- Criar materiais de apoio cultural e linguístico: produzir folhetos, vídeos e outros materiais educacionais que sejam culturalmente sensíveis e acessíveis em vários idiomas.

BENEFÍCIOS DA CONFERÊNCIA FAMILIAR

Melhoria na compreensão e aceitação do diagnóstico e prognóstico

Uma das principais funções da conferência familiar é permitir que a equipe de saúde, o paciente e sua família se comuniquem bem (Hudson et al., 2009). As conferências familiares ajudam a garantir que todas as partes tenham uma compreensão clara do estado de saúde do paciente, das opções de tratamento disponíveis e das expectativas realistas em relação ao prognóstico, oferecendo um espaço dedicado para discussões abertas e honestas. Para estabelecer uma base de confiança e compreensão mútua, é necessária uma comunicação transparente.

A conferência familiar empodera os indivíduos, permitindo-lhes fazer escolhas alinhadas com seus valores, preferências e objetivos de vida, pois envolve os pacientes e familiares na discussão sobre diagnóstico e prognóstico, aliviando incertezas e tornando a situação mais aceitável (Bradford et al., 2021).

Apoio psicossocial e emocional fortalecido para pacientes e familiares

As conferências familiares promovem a tomada de decisões colaborativas, fazendo o paciente sentir mais controle sobre sua situação, menos ansiedade e mais autoconfiança como resultado desse envolvimento ativo. Além disso, a participação da família no processo de tomada de decisão dá ao paciente suporte emocional e garante que seus valores e preferências sejam respeitados.

Além do hospital, o apoio psicossocial oferecido nas conferências familiares expande-se para fortalecer redes de suporte social para pacientes e familiares. As reuniões familiares podem aumentar o círculo de suporte disponível ao encorajar a participação de amigos, membros da comunidade e grupos de apoio, ao reconhecer a importância do suporte social e preparação dessas pessoas para o processo de luto (Kissane, 2002).

Melhoria na satisfação com os cuidados recebidos

As conferências familiares podem reduzir conflitos e mal-entendidos entre pacientes, familiares e equipe de saúde por meio de um fórum aberto para discussão e resolução de dúvidas. A resolução eficaz de conflitos é um componente crucial para aumentar a satisfação dos indivíduos.

Ao reforçar a ideia de que os serviços de saúde estão realmente interessados no bem-estar e nas preferências individuais, as conferências familiares enfatizam uma abordagem de cuidado centrada no paciente. Os pacientes e suas famílias se sentem valorizados e respeitados, o que aumenta a confiança na equipe multiprofissional e a satisfação com o tratamento (Hudson et al., 2009).

ESTRATÉGIAS PARA OTIMIZAÇÃO DA CONFERÊNCIA FAMILIAR

Treinamento de habilidades de comunicação para profissionais de saúde

Os profissionais de saúde devem ser treinados em habilidades de comunicação para maximizar as conferências familiares em cuidados paliativos (Bradford et al., 2021;

Cahill et al., 2017). A qualidade do atendimento, a satisfação do paciente e a tomada de decisão são diretamente afetadas pela qualidade da comunicação entre a equipe de saúde, os pacientes e suas famílias. Os profissionais de saúde que têm habilidades de comunicação estão mais bem equipados para conduzir conversas delicadas sobre diagnósticos, prognósticos e planos de cuidado. O treinamento é útil para superar barreiras comuns na comunicação, como mal-entendidos, falta de empatia e dificuldades em abordar tópicos sensíveis.

Os programas de treinamento em habilidades de comunicação para profissionais de saúde devem levar em consideração os seguintes elementos (Dumont e Kissane, 2009; Gueguen et al., 2009):

- Técnicas de escuta ativa: ensinar os profissionais a ouvir atentamente, identificando e validando as preocupações e sentimentos de pacientes e familiares.
- Comunicação não verbal: capacitar os profissionais a usar e interpretar sinais não verbais, como contato visual, postura e expressões faciais, para aumentar a empatia e o entendimento mútuo.
- Abordagem centrada no paciente: focar as necessidades e desejos do paciente, apoiando a comunicação que respeite a autonomia do paciente e o envolvimento dele nas decisões de cuidado.
- Manejo de conversas difíceis: oferecer métodos para lidar com questões difíceis, como a transição para cuidados de saúde de fim de vida, de maneira compreensiva e construtiva.
- *Feedback* e reflexão: oferecer aos profissionais oportunidades de prática e *feedback*, permitindo-lhes refletir sobre suas habilidades de comunicação e áreas em que podem melhorar.

Uso de ferramentas de avaliação de necessidades familiares

Uma estratégia fundamental para maximizar as reuniões familiares nos cuidados paliativos é o uso de ferramentas de avaliação de necessidades familiares. Elas visam identificar e entender as preocupações, necessidades e desejos das famílias de pacientes, a fim de facilitar um tratamento mais individualizado e centrado na família.

Existem várias ferramentas de avaliação disponíveis para uso, cada uma focada em um determinado assunto (Dumont e Kissane, 2009; Gueguen et al., 2009):

- Questionários e *checklists*: ferramentas escritas que permitem uma avaliação rápida e completa das necessidades que as famílias têm.
- Entrevistas estruturadas: entrevistas direcionadas permitem uma abordagem de cuidado mais individualizada porque revelam as preferências, preocupações e desejos dos familiares.
- Escala de sobrecarga do cuidador (Monteiro et al., 2015): ferramenta específica que serve para avaliar o grau de sobrecarga e estresse que os cuidadores familiares enfrentam. É fundamental para o planejamento de intervenções de suporte.

O uso dessas ferramentas pode melhorar significativamente a qualidade das reuniões familiares e a qualidade geral dos cuidados paliativos (Bradford et al., 2021; Dumont e Kissane, 2009):

- Comunicação direcionada e efetiva.
- Personalização dos cuidados.
- Prevenir e aliviar a carga excessiva do cuidador.
- Fortalecimento do suporte familiar.

CONSIDERAÇÕES FINAIS

Nos cuidados paliativos, a conferência familiar é uma prática importante, que vai além da comunicação entre a equipe de saúde e o paciente; incorpora uma abordagem integral, interprofissional, holística e centrada na família, que é essencial para a prestação de cuidados paliativos eficazes. A introdução dessas conferências como um padrão nos cuidados paliativos não apenas aumenta a confiança no atendimento personalizado e compreensivo, mas também melhora a qualidade de vida dos pacientes e suas famílias.

Quando se trata de cuidados paliativos, as reuniões familiares são essenciais, pois enfatizam a importância de uma comunicação eficaz, suporte emocional e psicossocial e participação ativa na tomada de decisões. Ao permitir que as necessidades e desejos do paciente e de sua família sejam compreendidos e respeitados, essas reuniões organizadas oferecem uma oportunidade valiosa para abordar as complexidades emocionais, sociais e éticas associadas aos cuidados no final da vida. Além disso, uma conferência familiar ajuda a construir um plano de cuidados que reflete os valores e desejos do paciente, o que leva a um cuidado mais individualizado e centrado em suas reais necessidades.

É imperativo que as reuniões familiares sejam uma prática comum nos cuidados paliativos para maximizar os benefícios. Isso envolve não apenas a realização contínua dessas conferências, mas também a criação de diretrizes claras, treinamento adequado de profissionais de saúde em habilidades de comunicação e a implementação de diretrizes que valorizem e deem suporte à participação da família. A integração eficaz dessas práticas requer uma abordagem multidisciplinar, que inclui enfermeiros, assistentes sociais, psicólogos, médicos, farmacêuticos e outros profissionais de saúde. Todos esses profissionais estão comprometidos com o bem-estar do paciente e de sua família.

Uma mudança cultural dentro das instituições de saúde também é necessária para a adoção de conferências familiares como padrão nos cuidados paliativos, reconhecendo a importância da família no processo de cuidado. Isso inclui a distribuição adequada de recursos, como tempo para essas conferências e treinamento para a equipe, e a criação de um ambiente que fomente a comunicação sincera e aberta.

Portanto, é necessário que essas conferências sejam adotadas de forma sistemática para garantir que os pacientes em cuidados paliativos e suas famílias recebam o apoio necessário para enfrentar os desafios do final da vida com dignidade, respeito e amor.

REFERÊNCIAS BIBLIOGRÁFICAS

1. Bradford N, Rolfe M, Ekberg S, Mitchell G, Beane T, Ferranti K, et al. Family meetings in paediatric palliative care: an integrative review. BMJ Support Palliat Care. 2021;11(3):288-95.
2. Cahill PJ, Lobb EA, Sanderson C, Phillips JL. What is the evidence for conducting palliative care family meetings? A systematic review. Palliat Med. 2017;31(3):197-211.
3. Carvalho RT, et al. Manual da residência de cuidados paliativos: abordagem multidisciplinar. Barueri: Manole; 2022.
4. Dumont I, Kissane D. Techniques for framing questions in conducting family meetings in palliative care. Palliat Support Care. 2009;7(2):163-70.
5. Glajchen M, Goehring A, Johns H, Portenoy RK. Family meetings in palliative care: benefits and barriers. Palliat Support Care. 2022;23(5):658-67.
6. Gueguen JA, Bylund CL, Brown RF, Levin TT, Kissane DW. (2009). Conducting family meetings in palliative care: themes, techniques, and preliminary evaluation of a communication skills module. Palliat Support Care. 2009;7(2):171-9.

7. Hudson P, Quinn K, O'Hanlon B, Aranda S. Family meetings in palliative care: multidisciplinary clinical practice guidelines. BMJ Support Palliat Care. 2008;7:12.
8. Hudson P, Thomas T, Quinn K, Aranda S. Family meetings in palliative care: are they effective? Palliat Med. 2009;23(2):150-7.
9. Kissane D. Family focused grief therapy: a model of family-centred care during palliative care and bereavement. Am J Psychiatry. 2002 (O. U. Press Ed.).
10. Kristjanson LJ, Aoun S. Palliative care for families: remembering the hidden patients. Canadian Journal of Psychiatry. 2004;49(6):359-65.
11. Monteiro EA, Mazin SC, Dantas RAS. Questionário de Avaliação da Sobrecarga do Cuidador Informal: validação para o Brasil. Rev Bras Enferm. 2015;68(3).
12. Sanderson CR, Cahill PJ, Phillips JL, Johnson A, Lobb EA. Patient-centered family meetings in palliative care: a quality improvement project to explore a new model of family meetings with patients and families at the end of life. Annals of Palliative Medicine. 2017;6(Suppl 2):S195-S205.
13. Tan HM, Wilson A, Olver I, Barton C. The experience of palliative patients and their families of a family meeting utilised as an instrument for spiritual and psychosocial care: a qualitative study. BMC Palliat Care. 2011;10:7.
14. Vattimo EFQ, et al. (orgs.). Cuidados paliativos: da clínica à bioética. v.2. São Paulo: Cremesp; 2023.

29

Dicas práticas para realizar a conferência familiar

Erica Maria Zeni
Mônica Estuque Garcia de Queiroz

Pontos-chave

- A conferência familiar ou reunião familiar é uma importante ferramenta de cuidado em diversas situações de assistência à saúde, incluindo os cuidados paliativos.
- A reunião familiar tem como principais objetivos auxiliar na reorganização familiar diante da crise desencadeada nas relações familiares e sociais decorrente do processo de adoecimento e finitude com possibilidade de ruptura do equilíbrio familiar, ao mesmo tempo que permite e possibilita a expressão de sentimentos, angústias e dúvidas.
- A equipe assistencial presente na reunião, com o respaldo da equipe ampliada, assume uma postura norteadora para a busca de soluções e estratégias para as necessidades e demandas que comprometem o desencadear sincrônico e harmônico dos encaminhamentos possíveis diante da situação de sofrimento do paciente e da família.
- A resultante dessa intervenção terapêutica, que é a reunião familiar, é a possibilidade de uma relação de ajuda que acolhe e apoia, valida sentimentos e emoções relacionadas a questões de difícil manejo e enfrentamento, já que estão no universo da dependência, da vulnerabilidade e da fragilidade, culminando na finitude da vida.

INTRODUÇÃO

A conferência familiar ou reunião familiar é uma importante ferramenta de cuidado em diversas situações de assistência à saúde, incluindo os cuidados paliativos, uma vez que é nessa proposta de intervenção que a equipe assistencial, a família e o paciente podem estabelecer um diálogo estruturado que possibilita a construção de uma relação de ajuda para que o processo de compartilhamento de decisões referente ao plano de cuidados seja validado e efetivado.

A reunião familiar tem como principais objetivos auxiliar na reorganização familiar diante da crise desencadeada nas relações familiares e sociais decorrente do processo de adoecimento e finitude com possibilidade de ruptura do equilíbrio familiar, ao mesmo tempo que permite e possibilita a expressão de sentimentos, angústias e dúvidas.

Nesse espaço terapêutico, a família será acolhida, sensibilizada, informada e orientada para que possa identificar a capacidade assistencial de seus membros para a realização dos cuidados e do enfrentamento da situação de sofrimento (Rocha, 2017).

Apesar do entendimento da maior parte da equipe do benefício da reunião para a assistência, existe pouca evidência sobre o tema na literatura. No entanto, a comunicação efetiva sabidamente melhora a assistência, auxiliando para que os objetivos de cuidado do paciente e família sejam atingidos.

REUNIÃO FAMILIAR E CUIDADOS PALIATIVOS

A reunião familiar no contexto de cuidados paliativos comumente ocorre no início da assistência, para entendimento e compreensão da proposta terapêutica farmacológica e não farmacológica, identificação de valores, crenças e princípios, além de planejamento dos cuidados mais adequados e possíveis na situação atual e futura, mas também existe a necessidade em momentos de conflito com a equipe ou entre familiares e nos cuidados de fim de vida (Rodrigues, 2023).

É indicado que ocorra uma preparação da equipe antes da reunião. Como sugestão norteadora, podem ser previstos:

- Revisão do prontuário: coleta de dados bibliográficos, identificação do contexto socioeconômico e familiar, história da doença, tratamentos previamente realizados, pontos de atrito e/ou conflito em determinados momentos ou situações.
- Pesquisar com a equipe o entendimento do caso e família: cada profissional tem uma visão única do binômio de cuidados paciente-família, sendo importante elencar demandas identificadas em nível multiprofissional. Se possível, combinar antes quem deve abordar qual tema na reunião, estabelecendo quem conduzirá a reunião; sugere-se ser o profissional com vínculo mais próximo com a família.
- Marcar data, com horário definido, após consultar equipe e família, correlacionando possibilidade e disponibilidade: o conceito de família é amplo e envolve quem o paciente considerar como pessoa importante em relação a apoio, companhia e realização de cuidado.

Durante a realização da reunião, é necessário:

- Identificar cada membro da equipe com nome e função, da mesma forma que os familiares se apresentam e informam o grau de parentesco e nível de proximidade com o processo de adoecimento e a realização de cuidados.
- Explicar os objetivos da reunião e sua importância para alinhamento de expectativas e perspectivas futuras.
- Retomar a trajetória do adoecimento e as limitações e/ou dificuldades que foram

observadas – pedir para que paciente e familiares complementem, oferecendo espaço de escuta e acolhimento.
- Explicar a situação atual e quais são as perspectivas. Esclarecer dúvidas. Dar espaço para falas livres, questionamentos, angústias.
- Identificar as demandas e necessidades da família.
- Compartilhar o plano de cuidados e as decisões que deverão ser encaminhadas.

Nesse cenário, a reunião familiar no contexto dos cuidados paliativos torna-se um instrumento de trabalho terapêutico que permite a discussão de dúvidas, prognósticos e possibilidades de cuidado, da mesma forma que pode ser uma forma de comunicação efetiva, resolutiva e empática (Silva et al., 2018).

Segundo a literatura, o que seria uma comunicação de qualidade? Pesquisas apontam que equipes que se comunicam bem apresentam: bom nível de empatia com os familiares (Selph et al., 2008); membros com papéis conhecidos e bem definidos no cuidado do paciente (Azoulay et al., 2001); consistência nas informações repassadas (Stricker, 2009); tempo disponível para interagir com as famílias e acessibilidade para ouvir as demandas (Azoulay et al., 2001).

A satisfação dos familiares com a comunicação também é maior quando os médicos que seguem o paciente longitudinalmente (p. ex., o médico de família) estão envolvidos na discussão e quando percebem que existe uma continuidade no cuidado (Azoulay et al., 2001; Curtis et al., 2001).

Outras qualidades que tornam a comunicação virtuosa incluem:

- Fornecer mais tempo para ouvir o paciente e os familiares nos encontros (McDonagh et al., 2004; Hinkle et al., 2015).
- Encorajar perguntas (Curtis et al., 2001).
- Prover suporte emocional e conforto (Curtis et al., 2001; Hinkle et al., 2015; Stricker, 2009).
- Respeitar valores do paciente e dos familiares (Curtis et al., 2001).
- Fornecer informação completa, se assim for a vontade do paciente (Heyland et al., 2003).
- Apoiar o tomador de decisão em sua tarefa (Gries et al., 2008; Heyland et al., 2003).
- Discutir aspectos espirituais do cuidado (Gries et al., 2008; Hinkle et al., 2015; Wall et al., 2007).
- Permitir a expressão da vontade do paciente e o respeito a ela.
- Mostrar-se preocupado e zeloso com o cuidado do paciente.
- Permitir que a família tenha a sensação de que mantém o controle (Curtis et al., 2001; Osborn et al., 2012).

A tentativa de estabelecimento de interação mais frequente, constante, objetiva e compassiva também é importante, pois a maioria dos familiares não consegue assimilar a informação em apenas um encontro, especialmente no caso de notícias difíceis e quando decisões importantes são necessárias (Azoulay et al., 2000). Assim, recomenda-se uma abordagem de comunicação proativa, em que o contato com a família seja buscado constantemente, ao contrário de uma abordagem reativa, em que as interações com os familiares são motivadas apenas por fatores clínicos (Campbell et al., 2003; Kirchhoff et al., 2004).

Encontros "extras" podem ser agendados entre os familiares e a equipe para atingir os outros objetivos importantes para o cuidado do paciente, como (re)conhecer outros familiares, informar notícias de mudanças, agravos e intercorrências relativas ao quadro, responder questões e incluir, se for o caso, o indivíduo legalmente responsável por isso no processo de decisão compartilhada. Muitos desses objetivos podem ser atingidos utilizando-se técnicas e habilidades que podem e devem fazer parte do processo de formação e capacitação da equipe assistencial.

Deve acontecer de modo precoce, assim que possível, após se iniciarem os cuidados ao paciente. No âmbito da unidade de terapia intensiva (UTI), recomenda-se que seja realizado até 72 horas após a admissão do paciente. Encontros precoces estão associados a maior satisfação dos familiares. Algumas situações, contudo, tornam mais imperativa a necessidade de encontros, como: necessidade de tomada de decisão; mudanças importantes no quadro do paciente; situações de conflito entre pacientes e familiares, entre o paciente e membros da equipe, entre familiares e membros da equipe e/ou entre os próprios familiares; ou, então, em qualquer momento em que se julgar que um encontro será útil para aprimorar o cuidado ao paciente ou quando for solicitado por familiares.

QUEM PARTICIPA DA REUNIÃO FAMILIAR?

Para participar da reunião, em primeiro lugar deve-se levar em consideração o desejo do paciente, respeitando quem ele define ser importante estar presente e ausente. Esse respeito com a não participação de determinada pessoa, ou até que determinadas informações não devam ser compartilhadas, deve ser mantido, inclusive após a perda da capacidade de consentimento, se isso vier a acontecer.

No caso de pacientes que não estão lúcidos, sem capacidade de decisão, é imprescindível a presença de seu representante legal, que terá o papel de tomada de decisão.

Da parte da equipe, recomenda-se que todos os envolvidos no cuidado participem do encontro, incluindo também, por exemplo, enfermeiros, assistentes sociais, psicólogos e capelães, entre outros profissionais.

"ESTRUTURA-PADRÃO"

Apesar de não haver um protocolo único para a realização da reunião familiar, uma vez que ela deve ser estruturada de modo personalizado e contextualizado, respeitando a individualidade de cada situação e momento, é preciso que algumas orientações sejam observadas.

É fundamental que, antes do encontro com a família, a equipe inteira se reúna, com o objetivo de alinhar a fala e evitar informações desencontradas e mal-entendidos. Todos da equipe devem trazer suas percepções e demandas. É fundamental todos os profissionais "falarem a mesma língua", terem conhecimento da condição clínica atual e do prognóstico. Pesquisas demonstram que uma comunicação conflituosa e inconsistente diminui a satisfação da família e compromete a tomada de decisão.

A estratégia da reunião deve ser definida, recomendando-se a adoção dos passos do protocolo SPIKES (Quadro 1).

O passo S (do inglês *setting up*) consiste em planejamento do conteúdo, revisão do prontuário, determinação do local (idealmente sala fechada; p. ex., pode ser no quarto do paciente, de disposição circular com visão do todo, água e lenços de papel disponíveis). Quando é possível envolver na discussão os profissionais que faziam seguimento anterior (p. ex., o médico de

QUADRO 1 Passos do protocolo SPIKES

S	*Setting up*	Preparando-se para o encontro
P	*Perception*	Percebendo o paciente
I	*Invitation*	Convidando para o diálogo
K	*Knowledge*	Transmitindo informações
E	*Emotion*	Expressando emoções
S	*Strategy and Summary*	Resumindo e organizando estratégias

família), a noção de continuidade no cuidado fica mais clara e ajuda na satisfação dos familiares.

Sugere-se que no início os membros da equipe se apresentem, com nome, cargo e função no cuidado. Na sequência, os presentes também se apresentam, com nome e relação com o paciente.

O passo P (*perception*/percepção) é verificar o que o paciente e os familiares já sabem. A partir desse ponto, prossegue-se com o convite para explicar sobre o quadro clínico (I – *invitation*) e compartilhar informações (K – *knowledge*/conhecimento).

Comumente, o médico fornece as informações de diagnóstico e prognóstico. As informações devem ser transparentes quanto à possibilidade de incerteza e honestidade. É importante não deixar de oferecer esperança, porém sem fornecer falsos dados e desfechos. A incerteza prognóstica deve ser abordada oferecendo-se uma gama de possíveis desfechos e avisando previamente da possibilidade de mudanças, de forma a evitar surpresas que podem originar eventuais mal-entendidos.

Outro ponto fundamental da técnica de comunicação em um encontro com familiares envolve a resposta a suas reações ao que é comunicado (E – *emotion*/emoções). Em primeiro lugar, é importante dar tempo para se manifestarem, valorizar suas falas, reconhecer suas emoções por meio de frases reflexivas, ouvir atenciosamente, buscar compreender o paciente como um todo com perguntas abertas, e estimular perguntas.

Deve-se dar espaço para que o paciente e os familiares tragam também informações de outras fontes que julgam ser corretas. Assim é possível entender possíveis crenças irreais, uma das causas de conflitos e esclarecer. Muitas dessas reações, que podem representar uma forma de negação, são esperadas no processo de luto. Ao reconhecer uma expectativa irreal, é fundamental que o médico não a invalide. É importante dizer que reconhece essa realidade como desejável, mas que, infelizmente, a informação que necessita comunicar é outra. Uma frase interessante, por exemplo, seria: "Adoraria dizer que é possível eliminar completamente as células tumorais do corpo, mas infelizmente o câncer já está disseminado neste momento".

A etapa final é o fechamento do encontro, a etapa S (*strategy and summary*), em que se retoma o que foi apresentado, verifica-se o entendimento e definem-se os próximos passos. Caso tenha sido identificada a necessidade de novos encontros, é sugerido já dar essa orientação (p. ex., "Ficamos combinados então de nos reunirmos novamente em 2 semanas para rever como ficou o tratamento").

O fechamento da reunião familiar deve considerar que o encontro com a família tenha uma conclusão, em que se faça um fechamento do que foi discutido. Assim como proposto pelo protocolo SPIKES, deve-se fazer um resumo do que foi discutido, verificar o entendimento e listar os pontos em que se obteve o consenso, bem como aqueles em que ainda restam divergências.

Idealmente, deve-se eleger um familiar para o papel de porta-voz da família, com o qual serão realizados os contatos mais breves e diretos, no dia a dia, entre os próximos encontros. Finaliza-se, então, indagando se há mais perguntas não respondidas e fornecendo uma indicação de quais serão os próximos planos e quando será o próximo encontro. Caso não esteja planejado nenhum encontro posterior, deve-se explicar o motivo, de forma a não provocar sensação de abandono nos familiares.

Debriefing é uma reunião da equipe, sem paciente e familiares, realizada após a reunião familiar, em que cada um compartilha suas impressões. É uma estratégia valiosa para planejamento dos cuidados, identificação de pontos sensíveis e para atenuar o impacto emocional sobre a equipe, especialmente quando a reunião familiar tenha sido intensa ou conflituosa.

O Quadro 2 apresenta algumas estratégias recomendadas para discutir questões de vida com os familiares.

QUADRO 2 Estratégias recomendadas para discutir questões de fim de vida com familiares

- Questionar o familiar sobre quais seriam as opiniões e valores do paciente diante de sua situação atual, caso pudesse manifestá-los.
- Tirar do familiar o fardo de decidir, explicando que a decisão, na verdade, corresponde ao que o paciente decidiria, caso pudesse.
- Indagar sobre os aspectos espirituais envolvidos e, caso haja, buscar formas de atender às necessidades observadas.
- Reconhecer sempre que o familiar está sob pressão e estresse, não invalidando suas emoções, mas reconhecendo-as.
- Oferecer apoio e reagir de forma empática, reforçando positivamente os comportamentos saudáveis (p. ex., com frases como "Você está se saindo muito bem em um momento tão delicado como este").
- Sempre reforçar que todas as decisões devem respeitar os desejos e valores do paciente.
- Estar disponível para as demandas dos familiares e se mostrar interessado nelas.
- Em casos que envolvam limitar tratamento ou descontinuar suporte à vida, por exemplo, explicar que não se trata de uma decisão de vida ou morte, mas sim sobre qual tipo de morte ocorrerá.

Fonte: adaptado de Brighton et al., 2016; Schenker et al., 2012.

REAÇÕES FAMILIARES

Os familiares de pacientes gravemente doentes podem reagir de diversas formas, incluindo reações fisiológicas, como síncope, descarga adrenérgica (reação de luta e fuga e sensação de morte iminente) e manifestações parassimpáticas (como se calar e ficar retraído), além de emoções como tristeza, raiva, sentimentos de culpa, medo e ansiedade. Todas elas podem ser reações normais.

Portanto, o médico deve ouvir o familiar, reconhecer suas emoções e validá-las, apoiando-o e mostrando-se presente e, ao mesmo tempo, sendo capaz de manter o controle da situação, inclusive diante de emoções mais intensas. A reação do médico, assim como de toda a equipe de saúde, deve ser, portanto, empática, validando a emoção e deixando explícito que a compreende e que a respeita. Por fim, também deve explorá-la melhor, buscando elucidar as crenças e os fatores a ela associados.

Assim, pode-se inferir que abordar de forma apropriada essas reações, tanto de pacientes quanto de familiares, otimiza o tempo do encontro e evita maior comprometimento do tempo com eventuais mal-entendidos e conflitos. Ademais, esse tipo de abordagem também pode facilitar a obtenção de informações clínicas, pois as emoções podem ser o ponto de partida para entender melhor os valores e as necessidades do paciente e dos familiares. Isso diminui a ansiedade da família e, como resultado geral, fortalece a relação com ela e aumenta sua satisfação com o médico.

Caso o familiar fale "Faça tudo o que for possível", deve-se entender o que o familiar quer dizer com isso, ou seja, explorar sua consciência prognóstica, seus objetivos de tratamento, valores e outros fatores que podem estar motivando esse pedido. Após esclarecer esses pontos, deve-se tentar oferecer uma opção viável, do ponto de vista médico, que mais se aproxime do que ele solicitar.

SITUAÇÕES DE CONFLITO ENTRE FAMILIARES E A EQUIPE DE SAÚDE

O Quadro 3 mostra as principais causas de conflitos entre familiares e equipe de saúde e as possíveis respostas para cada uma delas.

QUADRO 3 Principais causas de conflitos entre familiares e equipe de saúde e possíveis respostas para cada uma delas

Tipos de conflito	Causa	Possíveis respostas
Falhas de comunicação	Informações desconcertadas fornecidas pela equipe	▪ Reunir família com equipe novamente e rediscutir a informação em conjunto
	Mal-entendido, baixa compreensão do que foi comunicado	▪ Informar utilizando linguagem simples, direta e sem jargões ▪ Limitar notícias e pequenas quantidades de informação de cada vez, para permitir sua assimilação ▪ Verificar entendimento constantemente ▪ Utilizar materiais explicativos visuais/escritos, se possível
Causas emocionais e psicológicas	Comprometimento da racionalidade em virtude do estresse	▪ Reconhecer a emoção e validá-la ▪ Fornecer informação novamente ▪ Mostrar-se disponível e acessível ▪ Responder com empatia e apoio
	Negação	▪ Reconhecer e explorar a emoção do familiar, buscando auxiliá-lo a elaborar o luto ▪ Buscar compreender qual o desejo e a crença do paciente e tentar oferecer contraponto

(continua)

QUADRO 3 Principais causas de conflitos entre familiares e equipe de saúde e possíveis respostas para cada uma delas (*continuação*)

Tipos de conflito	Causa	Possíveis respostas
Causas emocionais e psicológicas	Culpa	▪ Reconhecer e explorar a emoção do familiar, buscando auxiliá-lo a elaborar o luto ▪ Buscar compreender qual o desejo e a crença do paciente e tentar oferecer contraponto
	Desconfiança	▪ Reconhecer e não julgar ou confrontar ▪ Negociar o plano de cuidado, sendo transparente e acessível quanto a informações
	Ganho secundário	▪ Confirmar os fatos e confrontar versões com a equipe ▪ Discussão em equipe e interconsulta psiquiátrica e psicológica
	Desrespeito aos desejos e valores do paciente	▪ Consulta com comissão de ética e equipe legal da instituição
	Valorizar mais questões individuais do paciente (p. ex., boa saúde no passado) do que a opinião do médico	▪ Explorar razões por trás da crença do familiar, validá-la e não julgar ▪ Oferecer contraponto com opinião médica
Conflito persistente	Desconfiança	▪ Oferecer segunda opinião ▪ Oferecer suporte psicológico a fim de compreender as variáveis que mantêm os conflitos e oferecer possibilidade de desenvolvimento de resolução de problemas

Fonte: adaptado de Hutchison et al., 2017; Goold et al., 2000.

SITUAÇÕES DE CONFLITO ENTRE FAMILIARES

Em diversos casos, o conflito não se dá entre a família e a equipe, mas entre os próprios familiares, situação que pode ser danosa ao paciente e prolongar seu processo de morte (Winter e Parks, 2008). Também em tais situações, o primeiro passo é identificar as motivações associadas ao conflito.

Possíveis motivações incluem:

- Percepção de que um ou mais familiares estão ajudando pouco em comparação aos demais (Kramer e Yonker, 2011).
- Múltiplos familiares envolvidos na tomada de decisão, sendo difícil atingir um consenso (Kramer e Yonker, 2011; Su et al., 2014).
- Falta de engajamento da família durante a maior parte do cuidado, com membros que “saem da toca” e passam a se envolver somente próximo à morte, quando

a tomada de decisão se faz necessária (Kramer e Yonker, 2011).

- Opiniões divergentes de familiares sobre quais seriam os valores do paciente; recrudescimento de conflitos familiares anteriores e não relacionados à doença do paciente (Bloche, 2005).
- Envolvimento recente de um familiar até há pouco tempo distante do cuidado do paciente, que pode estar em outro estágio de elaboração do luto (p. ex., em negação) e ter menos conhecimento sobre a condição do paciente (Kramer e Yonker, 2011).
- Diferenças culturais e da dinâmica familiar, como relações hierárquicas entre irmãos de diferentes idades (Bloche, 2005).

A primeira etapa ao abordar essas situações é determinar se o paciente ainda tem alguma capacidade para consentir e, caso tenha, explorar suas preferências quanto ao seu cuidado. Outra medida fundamental é diferenciar os conflitos decorrentes do cuidado de outros problemas familiares, incluindo problemas antigos, os quais devem ser postos de lado nas discussões (Bloche, 2005). A abordagem específica para essas situações vai depender das características da família observadas durante o encontro, em especial a forma de decisão na família (individualmente por um membro de maior hierarquia ou coletiva e consensualmente) e as formas como cada membro lida com diferenças de opinião dos demais.

Pode-se encontrar um familiar que é o tomador de decisões, porém, com capacidade questionável. A capacidade de tomada de decisão de um familiar também pode ser questionável, por diversos motivos, como sua própria situação cognitiva, presença de alguma doença, ou até mesmo conflitos de interesse. Em alguns casos, por sua vez, o familiar pode tomar decisões com base em seus próprios valores e preferências pessoais, e não aquelas do paciente. Nesses casos, deve-se descartar que o familiar não compreendeu corretamente seu papel na tomada de decisão ou, então, que possui expectativas irreais, decorrentes, por exemplo, de dificuldade para elaborar o luto, no caso de demandas por tratamento agressivo e fútil. Nesses casos, o familiar também pode ter ganhos secundários inconscientes, como esquivar-se de um medo e evitar entrar em contato com o sofrimento (Bloche, 2005).

CONSIDERAÇÕES FINAIS

A reunião familiar na perspectiva da abordagem paliativista tem caráter terapêutico na perspectiva de que auxilia na delimitação dos objetivos do plano de cuidados, trazendo à tona as possibilidades realistas diante do cenário de adoecimento e finitude, auxiliando no enfrentamento e na elaboração de decisões difíceis e facilitando a expressão de esperanças, angústias e medos.

A equipe assistencial presente na reunião, com o respaldo da equipe ampliada, assume uma postura norteadora para a busca de soluções e estratégias para as necessidades e demandas que comprometem o desencadear sincrônico e harmônico dos encaminhamentos possíveis diante da situação de sofrimento do paciente e da família.

A resultante dessa intervenção terapêutica, que é a reunião familiar, é a possibilidade de uma relação de ajuda que acolhe e apoia, valida sentimentos e emoções relacionadas a questões de difícil manejo e enfrentamento, já que estão no universo da dependência, da vulnerabilidade e da fragilidade, culminando na finitude da vida (Neto, 2003).

REFERÊNCIAS BIBLIOGRÁFICAS

1. Anderson WG, Cimino JW, Ernecoff NC, Ungar A, Shotsberger KJ, Pollice LA, et al. A multicenter study of key stakeholders' perspectives on communicating with surrogates about prognosis in intensive care units. Ann Am Thorac Soc. 2015;12(2):142-52.
2. Azoulay E, Chevret S, Leleu G, Pochard F, Barboteu M, Adrie C, et al. Half the families of intensive care unit patients experience inadequate communication with physicians. Crit Care Med. 2000;28(8):3044-9.
3. Azoulay E, Pochard F, Chevret S, Lemaire F, Mokhtari M, Le Gall JR, et al. Meeting the needs of in- 660 tensive care unit patient families: a multicenter study. Am J Respir Crit Care Med. 2001;163(1):135-9.
4. Bloche MG. Managing conflict at the end of life. N Engl J Med. 2005;352(23):2371-3.
5. Brighton LJ, Bristowe K. Communication in palliative care: talking about the end of life, before the end of life. Postgrad Med J. 2016;92(1090):466-70.
6. Campbell ML, Guzman JA. Impact of a proactive approach to improve end-of-life care in a medical ICU. Chest. 2003;123(1):266-71.
7. Curtis JR, Wenrich MD, Carline JD, Shannon SE, Ambrozy DM, Ramsey PG. Understanding physicians' skills at providing end-of-life care perspectives of patients, families, and health care workers. J Gen Intern Med. 2001;16(1):41-9.
8. Goold SD, Williams B, Arnold RM. Conflicts regarding decisions to limit treatment: a differential diagnosis. JAMA. 2000;283(7):909-14.
9. Gries CJ, Curtis JR, Wall RJ, Engelberg RA. Family member satisfaction with end-of-life decision making in the ICU. Chest. 2008;133(3):704-12.
10. Heyland DK, Cook DJ, Rocker GM, Dodek PM, Kutsogiannis DJ, Peters S, et al. Decision-making in the ICU: perspectives of the substitute decision-maker. Intensive Care Med. 2003;29(1):75-82.
11. Hinkle LJ, Bosslet GT, Torke AM. Factors associated with family satisfaction with end-of-life care in the ICU: a systematic review. Chest. 2015;147(1):82-93.
12. Hutchison PJ, McLaughlin K, Corbridge T, Michelson KN, Emanuel L, Sporn PH, et al. Dimensions and role-specific mediators of surrogate trust in the ICU. Crit Care Med. 2016;44(12):2208-14.
13. Kirchhoff KT, Song MK, Kehl K. Caring for the family of the critically ill patient. Crit Care Clin. 2004;20(3):453-66.
14. Kramer BJ, Yonker JA. Perceived success in addressing end-of-life care needs of low-income elders and their families: what has family conflict got to do with it? J Pain Symptom Manage. 2011;41(1):35-48.
15. McDonagh JR, Elliott TB, Engelberg RA, Treece PD, Shannon SE, Rubenfeld GD, et al. Family satisfaction with family conferences about end-of-life care in the intensive care unit: increased proportion of family speech is associated with increased satisfaction. Crit Care Med. 2004;32(7):1484-8.
16. Neto IG. A conferência familiar como instrumento de apoio à família em cuidados paliativos. Revista Portuguesa de Medicina Geral e Familiar. 2003;19(1):68-74.
17. Osborn TR, Curtis JR, Nielsen EL, Back AL, Shannon SE, Engelberg RA. Identifying elements of ICU care that families report as important but unsatisfactory: decision-making, control, and ICU atmosphere. Chest. 2012;142(5):1185-92.
18. Rocha AMN. A Conferência Familiar em Cuidados Paliativos: caracterização, eficácia e satisfação da família, doente e equipa multidisciplinar [dissertação de mestrado]. Coimbra: Universidade de Coimbra; 2017.
19. Rodrigues VSC. O planeamento da conferência familiar em cuidados paliativos: percepção dos profissionais de saúde [dissertação de mestrado]. 2023.
20. Santiago C, Abdool S. Conversations about challenging end-of-life cases: ethics debriefing in the medical surgical intensive care unit. Dynamics. 2011;22(4):26-30.
21. Schenker Y, Crowley-Matoka M, Dohan D, Tiver GA, Arnold RM, White DB. I don't want to be the one saying 'we should just let him die': intrapersonal tensions experienced by surrogate decision makers in the ICU. J Gen Intern Med. 2012;27(12):1657-65.
22. Selph RB, Shiang J, Engelberg R, Curtis JR, White DB. Empathy and life support decisions in intensive care units. J Gen Intern Med. 2008; 23(9):1311-7.
23. Silva RSD, Trindade GSS, Paixão GPDN, Silva MJPD. Conferência familiar em cuidados paliativos: análise de conceito. Rev Bras Enferm. 2018;71:206-13.
24. Stricker KH, Kimberger O, Schmidlin K, Zwahlen M, Mohr U, Rothen HU. Family satisfaction in the intensive care unit: what makes the difference? Intensive Care Med. 2009;35(12):2051-9.
25. Su CT, McMahan RD, Williams BA, Sharma RK, Sudore RL. Family matters: effects of birth order, culture, and family dynamics on surrogate decision-making. J Am Geriatr Soc. 2014;62(1):175-82.
26. Wall RJ, Engelberg RA, Gries CJ, Glavan B, Curtis JR. Spiritual care of families in the intensive care unit. Crit Care Med. 2007;35(4):1084-90.

27. White DB, Ernecoff N, Buddadhumaruk P, Hong S, Weissfeld L, Curtis JR, et al. Prevalence of and factors related to discordance about prognosis between physicians and surrogate decision makers of critically ill patients. JAMA. 2016;315(19):2086-94.

28. Winter L, Parks SM. Family discord and proxy decision makers' end-of-life treatment decisions. J Palliat Med. 2008;11(8):1109-14.

30

Registros escritos sobre comunicação difícil: modelos

Juraci Aparecida Rocha
Carla Romagnolli Quintino

Pontos-chave

- Comunicação e autonomia do paciente.
- Tomada de decisão compartilhada.
- Documentação e aspectos éticos.

INTRODUÇÃO

A abordagem paliativa envolve uma estratégia multiprofissional direcionada aos pacientes portadores de doença ameaçadora de vida e seus familiares. Um bom treinamento na comunicação em saúde é fundamental nesse cenário. O nível de comunicação dependerá do grau de autonomia do paciente, do estágio em que a doença se encontra e dos objetivos a serem atingidos.

O registro adequado em prontuário do planejamento terapêutico e da comunicação realizada com o paciente e/ou família é um dever ético e legal da equipe de saúde.

OBJETIVOS DA COMUNICAÇÃO DIFÍCIL EM SAÚDE

De forma consensual, comunicação difícil em saúde já denota que as notícias não serão muito boas. Sentimentos como angústia, medo, expectativas e insegurança estarão misturados com outros como esperança, tratamento de cura e boa recuperação. A depender do estágio de doença, a conversa poderá ser iniciada em um consultório ou ambulatório nas fases mais iniciais ou até durante a internação nas fases mais tardias. Quanto antes ocorrer a abordagem, mais chances o paciente terá de compreender o seu processo de adoecimento e, com base em sua autonomia plena, elaborar a sua diretiva antecipada de vontade, que seria a relação de desejos de como ele gostaria de ser tratado na fase tardia de sua doença, ocasião em que provavelmente não terá mais lucidez para fazê-lo.

Na realidade, e por uma série de fatores, o mais comum é que esse paciente seja encaminhado aos cuidados paliativos numa fase mais tardia da doença, condição em que, na maioria das vezes, ele não tem mais autonomia plena. Nesse caso, a família assume o papel de responsável legal e decide pelo paciente com base em seus valores e preferências. A tomada de decisão não é simples e envolve um ritual com preparo de um ambiente adequado, convocação do paciente e seus familiares e presença de uma equipe multiprofissional. O objetivo da equipe de saúde é comunicar compassivamente o diagnóstico e prognóstico com as possibilidades terapêuticas possíveis ou não.

O papel da família é advogar a favor das preferências do indivíduo. Ambas as partes irão deliberar sobre a viabilidade ou não das medidas terapêuticas e a proporcionalidade das medidas invasivas a depender da condição clínica do paciente. O foco estará na dignidade, no bem-estar e na qualidade de vida diante do processo de terminalidade desse paciente. O registro detalhado em prontuário, do que foi conversado e do que foi deliberado nessa reunião de tomada de decisão compartilhada é parte fundamental do processo, pois validará as decisões tomadas e será a base da composição do planejamento de cuidados futuros.

RESULTADOS ESPERADOS NO CENÁRIO DE COMUNICAÇÃO DIFÍCIL EM SAÚDE

O roteiro previsto em uma comunicação difícil é que dessa reunião sejam tomadas decisões. Essas decisões não necessitam ser definidas de imediato, visto que, na maioria das vezes, o paciente e seus familiares necessitam se apropriar de todas as informações possíveis sobre a doença e a possibilidade ou não de cura, refletir sobre todas as novidades e se organizar quanto à vida desse ponto por diante. A realidade se apresenta como algo sombrio, com quebra de sonhos e expectativas. O mergulho no sofrimento é muito doloroso, e o ressurgir e se adaptar ao que é possível, e não ao desejado, exige tempo e ressignificação de valores. Entender como será a vida com debilidade progressiva e fragilidade constante talvez não faça parte de seu propósito de vida digna. A decisão por evitar que se prolongue esse processo por intermédio de medidas artificiais de vida deve ser um direito garantido por lei. De repente, essas medidas artificiais fazem sentido até quando ainda tiver interação com a família, mas tornam-se inaceitáveis quando o indivíduo é afastado de seus entes queridos e encaminhado à unidade de terapia intensiva (UTI), sem a garantia do retorno desejado.

Dentro do escopo de resultados esperados em um cenário de comunicação difícil, não se deve esquecer de deliberar com a família a desproporcionalidade de medidas invasivas, como internação em UTI, ventilação mecânica, diálise ou manobras de reanimação cardiopulmonar em cenário de condição clínica irreversível, sem indicação técnica de tais medidas, as quais do ponto de vista ético não prolongam a vida, mas conduzem o paciente a um processo de finitude de maneira indigna e em grande sofrimento.

ASPECTOS ÉTICOS EM RELAÇÃO À COMUNICAÇÃO DIFÍCIL EM SAÚDE

As barreiras de entendimento e comunicação são responsáveis pela maioria dos conflitos entre equipe, paciente e familiares. Sendo assim, um diálogo contínuo ajuda na adesão do paciente ao plano de cuidados e na diminuição do uso de medidas de suporte inadequadas.

Há fortes evidências dos benefícios da comunicação sobre cuidados de fim de vida com pacientes e suas famílias. Discutir um número maior de situações de cuidados no fim da vida aumenta a probabilidade de concordância entre os objetivos de atendimento relatados pelo paciente e os objetivos documentados em seus registros médicos, e também aumenta a satisfação do paciente com o atendimento e a qualidade dos seus cuidados. Além disso, as discussões sobre cuidados no fim da vida influenciam as decisões de tratamento subsequentes que se refletem em intervenções médicas menos agressivas, melhor qualidade de vida do paciente e melhor enfrentamento do luto.

As diretivas antecipadas de vontade (DAV) no Brasil são regulamentadas pelo Conselho Federal de Medicina (CFM) desde 2012 (Resolução CFM n. 1.995/2012). As DAV são necessárias e imprescindíveis como instrumento de respeito à dignidade humana e como política pública no âmbito da saúde. São consequências benéficas das DAV: redução do medo do paciente de situações inaceitáveis; aumento da autoestima do paciente; aumento da comunicação e da confiança entre médico e paciente; proteção do médico contra reclamações e denúncias; orientação do médico ante situações difíceis e conflituosas; o alívio moral para os familiares diante de situações duvidosas ou "potencialmente culpabilizadoras"; por fim, a economia de recursos da saúde.

O registro da DAV deve ser feito pelo médico assistente em sua ficha médica ou no prontuário do paciente, desde que expressamente autorizado por este. Não são exigidas testemunhas ou assinaturas, pois o médico – pela sua profissão – possui fé pública e seus atos têm efeito legal e jurídico. Caso o paciente manifeste interesse, poderá registrar sua DAV também em cartório, contudo esse documento não será exigido pelo médico de sua confiança para cumprir sua vontade. O registro no prontuário será suficiente. Independentemente da forma – se em cartório ou no prontuário –, essa vontade não poderá ser contestada por familiares; o único que pode alterá-la é o próprio paciente. Contudo, infelizmente ainda é comum que o médico tenha receio de seguir as DAV do paciente, dando preferência à decisão de familiares, por receio de sofrer ações judiciais.

Do ponto de vista do ordenamento jurídico brasileiro, o termo de consentimento livre e esclarecido (TCLE) é tido como desnecessário, pois pode promover o distanciamento da relação médico-paciente, dificultar a abordagem dos cuidados paliativos e burocratizar o planejamento de cuidados. Todavia, os cuidados paliativos não dispensam o processo de consentimento informado, de modo que persiste o dever do médico de promover uma troca contínua de informações com o objetivo de reduzir a assimetria informacional, para que a decisão do paciente esteja devidamente fundamentada nas informações médicas e nos seus valores pessoais.

FORMATAÇÃO DESCRITIVA DA REUNIÃO DE TOMADA DE DECISÃO COMPARTILHADA

Uma vez finalizada a reunião de tomada de decisão compartilhada com o paciente (quando possível) ou com a família e deliberado o planejamento de cuidados para esse paciente, o processo seguinte será a descrição detalhada da reunião em prontuário. Essa conduta é fortemente recomendada pelos bioeticistas e advogados especialistas em direito médico. A sistematização desse processo em prontuário garante a condição de documento a essa descrição e orienta aos demais colegas e equipes como será a condução dos objetivos de cuidados e do planejamento de cuidados futuros para o indivíduo.

ROTEIRO DA DESCRIÇÃO DE PLANEJAMENTO DE CUIDADOS

1. Identificação do paciente.
2. Bibliografia com relato de seus valores e preferência (resgatar os dados com a família).
3. Funcionalidade prévia e atual (PPS – *Palliative Performance Scale*).
4. Doença de base: identificar a doença que está levando o paciente ao final da vida.
5. Diagnóstico atual: motivo da internação.
6. História da moléstia atual.
7. Comorbidades.
8. Medicamentos de uso contínuo.
9. Exames de imagem.
10. Exames laboratoriais.
11. Planejamento terapêutico.
12. Descrição da reunião de tomada de decisão compartilhada.
    - Descrever o nome das pessoas que participaram da reunião.
    - Apresentar a equipe e o objetivo da reunião.
    - Solicitar à família que conte o processo de adoecimento do paciente e resgatar seus valores e preferências.
    - Explicar à família o diagnóstico, prognóstico e possibilidades terapêuticas.
    - Deliberar com a família sobre o benefício ou não do suporte avançado de vida.
    - Deliberar com a família sobre o manejo clínico de comorbidades e tratamento de intercorrências agudas potencialmente reversíveis.
    - Deliberar com a família sobre o foco dos cuidados baseados em medidas de conforto e qualidade de vida.
    - Deliberar com a família sobre transição de cuidados (transferência a *hospice* ou enfermaria de cuidados paliativos).
13. Descrição sistematizada do planejamento de cuidados.

Não é obrigatório que haja um formulário ou termo especial para esse registro, porém a existência dele pode ser bem-vinda, pois sistematiza a informação e pode facilitar o encontro da informação *a posteriori* pela equipe multiprofissional. No Hospital Universitário da Universidade de São Paulo, utiliza-se o modelo de registro impresso apresentado na Figura 1, desde 2019 e com poucos ajustes desde então.

CONSIDERAÇÕES FINAIS

A tomada de decisões em cuidados paliativos é complexa, e seu manejo exige treinamento em reconhecer a elegibilidade do paciente com necessidades de cuidados paliativos e de como é possível oferecer cuidados de excelência a ele e seus familiares. A comunicação de notícias difíceis é estratégia fundamental desse processo, por meio da qual será possível iniciar um diálogo franco e compassivo com paciente e familiares, criar vínculos de confiança e elaborar um planejamento de cuidados que promova qualidade de vida e dignidade ao doente em processo de finitude. O registro detalhado e sistematizado, em prontuário, da tomada de decisões deliberadas com paciente e familiares faz parte das boas práticas em saúde e é fortemente recomendada pelos bioeticistas e advogados especialistas em direito médico.

Frente

CUIDADOS PALIATIVOS
Termo de inclusão

ETIQUETA

Nome do paciente: ______________________ Idade: ______ RH: __________
Sexo: (1)M (2)F Religião: __________ Data de admissão: __________ Data de inclusão: __________
Unidade responsável pela inclusão: (1)Pronto-Socorro (2)UTI (3)Enfermaria (4)Ambulatório
Especialidade responsável pela inclusão: (1)Clínica Médica (2)Cirurgia Geral (4)Ortopedia (3)Pediatria (4)GO

Resumo do caso

Principal indicação de Cuidados Paliativos (assinalar apenas a principal)
(1)Demência (2)AVC (3)Câncer (4)IC (5)DPOC (6)Cirrose (7)AIDS (8)Fragilidade (9)Outra: __________

Comorbidades (assinalar todas que o paciente apresenta)
(1)HAS (2)DM (3)IC (4)DPOC (5)DRC (6)AVC (7)DAC (8)Demência (9)Câncer (10)Cirrose (11) AIDS
(12)Tabagismo (13)Etilismo (14)Outra: __________

Diretivas antecipadas de vontade – paciente lúcido e orientado (capaz de exercer autonomia): (1)Sim (2)Não

Reunião Familiar
Presentes (grau de parentesco): __________

Presentes (equipe de saúde): __________

Após a conversa com os familiares acima e o esclarecimento de dúvidas em relação ao planejamento de cuidados, o paciente foi incluído no protocolo institucional de Cuidados Paliativos.

Planejamento de Cuidados (em relação à adoção de medidas invasivas)	Sim	Não
O paciente apresenta doença crônica, evolutiva e progressiva, com prognóstico de vida encurtado a meses ou ano		
O paciente é candidato à intubação orotraqueal (IOT)		
O paciente é candidato a manobras de ressucitação cardiopulmonar (RCP)		
O paciente é candidato ao uso de drogas vasoativas		
O paciente é candidato à terapia renal substitutiva (diálise)		
O paciente é candidato à internação em unidade de terapia intensiva (UTI)		

PPS (vide escala no verso): __________

Médico responsável pelo preenchimento
Carimbo e assinatura

Verso

Escala de Performance Paliativa (PPS)

	%	Deambulação	Atividade e evidência da doença	Autocuidado	Ingesta	Nível de Consciência
( )	100	Completa	Atividade normal e trabalho; sem evidência de doença	Completo	Normal	Completa
( )	90	Completa	Atividade normal e trabalho; alguma evidência de doença	Completo	Normal	Completa
( )	80	Completa	Atividade normal com esforço; alguma evidência de doença	Completo	Normal ou reduzida	Completa
( )	70	Reduzida	Incapaz para o trabalho. Doença significativa	Completo	Normal ou reduzida	Completa.
( )	60	Reduzida	Incapaz para os hobbies, trabalhos domésticos. Doença significativa.	Assistência ocasional.	Normal ou reduzida	Completa ou períodos de Confusão.
( )	50	Maior parte de tempo sentado ou deitado	Incapacitado para qualquer trabalho; Doença extensa.	Assistência Considerável	Normal ou reduzida	Completa ou períodos de Confusão.
( )	40	Maior parte do tempo acamado	Incapaz para a maioria das atividades. Doença extensa	Assistência quase completa	Normal ou reduzida	Completa ou sonolência. +/- confusão
( )	30	Totalmente acamado	Incapaz para qualquer atividade. Doença extensa	Dependência Completa	Normal ou Reduzida	Completa ou sonolência. +/- confusão
( )	20	Totalmente acamado	Incapaz para qualquer atividade. Doença extensa	Dependência Completa	Mínima a pequenos goles	Completa ou sonolência. +/- confusão
( )	10	Totalmente acamado	Incapaz para qualquer atividade. Doença extensa	Dependência Completa	Cuidados com a boca	Sonolência ou coma. +/- confusão
	0	Morte	-	-	-	-

Para esclarecimentos enviar e-mail para: **nicp@hu.usp.br**

FIGURA 1 Modelo de registro do Hospital Universitário da Universidade de São Paulo.

LEITURA RECOMENDADA

1. Academia Nacional de Cuidados Paliativos. Manual de Cuidados Paliativos. 3. ed. Rio de Janeiro: Atheneu; 2021.
2. Brasil. Resolução CFM n. 1.995/2012. Dispõe sobre as diretivas antecipadas de vontade dos pacientes. Brasília: Diário Oficial da União; 2012. p. 269-70.
3. Carvalho RH, Rocha JA, Franck EM, Crispim DH, Jales SMCP, Souza MRB, editores. Manual da residência de cuidados paliativos: abordagem multidisciplinar. 2. ed. Santana de Parnaíba: Manole; 2022.
4. Dadalto L. Cuidados paliativos: aspectos jurídicos. 2. ed. Indaiatuba: Foco; 2022.
5. Dadalto L. Testamento vital. 6. ed. Indaiatuba: Foco; 2022.
6. Dadalto L, Guirro U, coordenadoras. Bioética e cuidados paliativos. Indaiatuba: Foco; 2023.
7. González MAS. O novo testamento: testamentos vitais e diretivas antecipadas. In: Bastos EF, Sousa AH. Família e jurisdição. Belo Horizonte: Del Rey; 2006. p. 91-137.
8. Instituto Nacional de Câncer. A avaliação do paciente em cuidados paliativos. Rio de Janeiro: INCA; 2022.

31

Orientações práticas para a família na iminência do óbito

Liz Andréa Kawabata Yoshihara

Pontos-chave

- Iminência do óbito e progressão da doença.
- Mudanças no contexto da morte ao longo do tempo.
- Importância do conforto e da desospitalização.

INTRODUÇÃO

A iminência do óbito refere-se à fase avançada de uma doença ou condição médica em que uma pessoa está próxima da morte. É também conhecida como processo ativo de morte. Pressupõe-se que nesse momento já se tenha estabelecido um vínculo adequado entre família e equipe. Geralmente, todas as medidas curativas já foram tomadas, mas a doença foi mais agressiva ou não respondeu ao tratamento como esperado, apresentando os sinais e sintomas de progressão a um ponto em que a expectativa de vida é limitada e a morte é provável de ocorrer em um curto período, que pode variar de horas a dias, dependendo da situação.

O óbito, antigamente visto como algo natural, quando a sobrevida média ficava entre 30 e 40 anos no século passado, geralmente ocorria em casa, com o paciente cercado dos familiares e amigos. Com o desenvolvimento da medicina, surgiram os grandes hospitais e as unidades de terapia intensiva (UTI). A descoberta de doenças desconhecidas, o desenvolvimento de novos exames diagnósticos, novos medicamentos, promovendo a cura e a prevenção de doenças, além de vacinas, fizeram com que a sobrevida aumentasse e a morte passasse a ser temida.

Isso tem levado à obstinação pela vida, por meio de tratamentos exaustivos e com grande sofrimento físico e emocional. Tratamentos que não tenham resultados objetivos comprovados devem ser avaliados com cautela, pois podem trazer mais sofrimento ao paciente e aos familiares que o assistem. Muitas vezes, isso ocorre no hospital, um ambiente estranho, com uma rotina diferente, longe de amigos e familiares. É preciso deixar o egoísmo de querer ter a pessoa sempre próxima e deixá-la partir e descansar com dignidade.

Quando se menciona o sofrimento é necessário entender que ele pode ser muito mais amplo que o físico e emocional. Também existe o sofrimento social, de perder o papel de profissional, genitor, cônjuge, amigo. Principalmente quando se é o provedor da família, quando a preocupação maior é a de deixar seus entes queridos desamparados. Existe a perda da saúde, do corpo perfeito, da independência. Além disso, pode existir o sofrimento espiritual, que ocorre com a incerteza do que há de vir, com o inesperado.

Daí a importância da desospitalização sempre que possível, priorizando o conforto e a dignidade dessa fase da vida, para que o paciente não passe esse momento sozinho, com medo de sua doença e da morte.

Essa fase é frequentemente associada a uma deterioração significativa da saúde, com o corpo perdendo a capacidade de manter as funções vitais. Os cuidados devem se concentrar em garantir o conforto do paciente, controlar a dor e outros sintomas desconfortáveis, bem como oferecer apoio emocional tanto para o paciente quanto para a família.

Nem sempre os sinais são claros. Sintomas como ausência de pulso da artéria radial, respiração com movimento mandibular, respiração de Cheyne-Stokes, diminuição do débito urinário e respiração ruidosa (sororoca) são mais fidedignos, mas aparecem bem no estágio final. Alterações dos sinais vitais também podem surgir, mas muitas vezes os sinais vitais são normais. Além disso, alguns pacientes podem ter morte súbita (os principais preditores para esta são neoplasias, principalmente de pulmão, e doenças cardiovasculares).

O ideal é que já se tenha conversado e tenham sido instituídos os cuidados paliativos visando ao bem-estar do paciente. Reuniões familiares são necessárias para atualizar os demais membros da família sobre a proximidade da morte e para uniformizar informações. Medidas de conforto devem ser aplicadas e reavaliadas constantemente, focando a gestão da iminência do óbito, com uma abordagem holística que visa melhorar a qualidade de vida do paciente e ajudar a família a lidar com a situação. Essa fase também pode envolver decisões difíceis sobre o uso de intervenções médicas, como suporte de vida, ventilação mecânica ou ressuscitação cardiopulmonar (RCP), uso de drogas vasoativas, uso de terapia substitutiva renal, vaga em UTI, dependendo dos desejos e valores do paciente e da família, que também já deveriam ter sido abordados previamente, mas que podem ter uma nova abordagem.

É importante mencionar que tudo isso não se aplica apenas a doenças crônicas ou terminais, mas também pode ocorrer em situações agudas e inesperadas, como traumas graves. O foco principal nesse estágio é oferecer conforto, dignidade e apoio ao paciente e seus familiares durante a transição para a morte.

Enfrentar a iminência do óbito de um ente querido é uma situação extremamente desafiadora e emocionalmente intensa para qualquer família, mas também o é para a equipe, principalmente quando são pacientes jovens, ou quando há a identificação com conhecidos que passaram por situações semelhantes, ou sempre que haja um envolvimento emocional com o doente e seus familiares. Também há o sofrimento pela ineficácia do tratamento, por serem portadores de más notícias, pelas limitações do serviço de saúde e por se envolverem em conflitos familiares.

É um momento em que as emoções estão à flor da pele, e é importante que todos os membros da família possam se apoiar mutuamente e encontrar maneiras de lidar com a situação da melhor forma possível.

ORIENTAÇÕES PRÁTICAS PARA AJUDAR A FAMÍLIA A ENFRENTAR ESSE MOMENTO DIFÍCIL

1. Comunicação aberta e honesta: é essencial manter uma comunicação aberta e honesta entre os membros da família. Compartilhar informações sobre a condição do ente querido, as opções de tratamento disponíveis e o prognóstico pode ajudar a evitar confusões e rumores desnecessários.
2. Decisões de cuidados: se possível, conversar sobre as preferências do paciente em relação aos cuidados médicos e tratamentos.
3. Planejamento antecipado: incentivar o ente querido a fazer um testamento vital, procuração de saúde e outras formas de planejamento antecipado. Isso ajuda a garantir que as decisões médicas e legais reflitam os desejos do paciente, que essas decisões minimizem os gastos com o inventário.
4. Apoio profissional: a equipe deve oferecer todo o apoio possível, como lidar com questões emocionais e práticas.
5. Cuidado com o bem-estar: lembrar-se de cuidar do próprio bem-estar e do bem-estar dos outros membros da família. Todo esse processo de enfrentar a morte iminente de um ente querido pode ser esgotante emocionalmente e fisicamente. É preciso tirar um tempo para descansar, comer bem e procurar apoio de amigos e familiares.
6. Honrar os desejos do paciente: se o paciente expressou seus desejos em relação a rituais religiosos, cuidados de fim de vida, funeral ou enterro, é importante que sejam respeitados na medida do possível.
7. Criação de lembranças: tirar um tempo para criar lembranças especiais juntos. Pode ser escrever cartas, gravar mensagens em vídeo, compartilhar histórias ou participar de atividades significativas.
8. Apoio financeiro: discutir as questões financeiras, como custos médicos, seguro e outras despesas, para evitar surpresas desagradáveis no futuro.
9. Rede de apoio: conectar-se com amigos, familiares e grupos de apoio que tenham passado por situações semelhantes. Compartilhar experiências e emoções pode ser reconfortante e ajudar a enfrentar essa jornada.
10. Autocuidado após o óbito do ente querido: dar a si mesmo e à família tempo para lamentar e se adaptar à perda. Procurar ajuda profissional, se necessário, para lidar com o processo de luto.

Como mencionado anteriormente, essa fase é caracterizada pelo aumento da prevalência e da intensidade dos sintomas físicos, psicossociais e espirituais. Deve-se focar os detalhes que possam dar conforto ou minimizar o desconforto:

- Físico: além dos sintomas de dor, dispneia, náuseas e insônia, é preciso ter atenção com a boca (mantê-la úmida, higienizada e escovar os dentes), hidratar a pele, proteger as áreas sob pressão, mudar o decúbito, atentar ao posicionamento confortável, avaliar as funções fisiológicas, diurese e evacuação, principalmente após o paciente ficar restrito ao leito.
- Psicológico: é importante estar atento ao medo (da morte ou do processo), preo-

cupações com a família (ser peso, deixá-la desassistida), experiências prévias ruins de morte, preconceitos sobre a morfina.

- Necessidades espirituais: principalmente focadas em conflitos e culpas, respeitando as crenças.

O perdão desempenha um papel significativo no contexto da iminência do óbito, tanto para a pessoa que está partindo quanto para os entes queridos. Aqui estão algumas razões pelas quais o perdão pode ser importante nesse momento:

- Alívio emocional: para a pessoa que está enfrentando o fim da vida, o ato de perdoar e de ser perdoado pode trazer um alívio emocional profundo. Deixar de lado ressentimentos e mágoas pode proporcionar uma sensação de paz interior e liberar um peso emocional que esteve presente durante um grande período da vida causando sofrimento.
- Encerramento: o perdão pode trazer um senso de encerramento para a pessoa que está partindo, permitindo que ela lide com relacionamentos problemáticos ou conflituosos de maneira mais positiva e conclusiva. Isso pode ser especialmente importante para alcançar uma sensação de plenitude e reconciliação antes do fim da vida.
- Relações com familiares e amigos: o perdão pode melhorar as relações com familiares e amigos antes da partida. Isso pode criar um ambiente mais harmonioso para todos os envolvidos, permitindo que a pessoa parta com sentimentos de amor, compreensão e aceitação.
- Legado de amor e compaixão: ao praticar o perdão, a pessoa que está partindo pode deixar um legado de amor, compaixão e respeito em vez de sentimentos negativos que poderiam continuar a afetar os relacionamentos após sua morte.
- Conforto espiritual: muitas pessoas consideram o perdão um princípio espiritual ou moral importante. Deixar de lado ressentimentos pode proporcionar um senso de cumprimento espiritual, ajudando a pessoa a se sentir mais em paz consigo mesma e com sua compreensão do mundo.
- Redução do arrependimento: perdoar e ser perdoado pode ajudar a diminuir o arrependimento que a pessoa possa sentir ao refletir sobre sua vida. Isso pode permitir que ela se concentre em aspectos mais positivos e significativos de sua jornada.
- Apoio aos entes queridos: além do impacto na pessoa que está partindo, o perdão também pode beneficiar os entes queridos. Saber que a pessoa partiu em um estado de perdão pode trazer conforto e paz aos familiares e amigos, facilitando o processo de luto e aceitação.

> É importante ressaltar que o perdão é um processo pessoal e pode ser desafiador, especialmente em situações complexas. Nem sempre é possível ou apropriado perdoar imediatamente, mas considerar a importância do perdão pode abrir a porta para a cura emocional e a reconciliação, tanto para a pessoa que está partindo quanto para aqueles que ficam.
>
> Às vezes, cabe à equipe intervir para propiciar momentos em que o perdão ocorra. Talvez seja o momento de se livrar de mágoas passadas. Pedir perdão pode ser bem difícil, parece humilhante, mas é libertador!

Rever amigos e parentes distantes deve ser providenciado. As tecnologias ajudam.

Resgatar momentos felizes e experiências vividas traz aconchego à alma.

Além disso, resolver pendências jurídicas antes do óbito pode trazer várias vantagens para o indivíduo que está enfrentando a iminência da morte e para seus entes queridos. Aqui estão algumas vantagens importantes:

- Redução do estresse: lidar com questões legais e burocráticas após o falecimento de alguém pode ser extremamente estressante para os familiares. Resolver pendências jurídicas antecipadamente ajuda a minimizar esse estresse, permitindo que os entes queridos se concentrem no processo de luto e na adaptação à perda.
- Preservação dos desejos: resolvendo questões legais antes do óbito, a pessoa pode garantir que seus desejos sejam respeitados. Isso inclui a distribuição dos bens de acordo com um testamento, a designação de beneficiários em seguros e contas bancárias e a nomeação de tutores ou cuidadores para dependentes.
- Evitar conflitos familiares: disputas familiares em torno de questões legais após a morte de um ente querido são lamentavelmente comuns. Ao resolver pendências jurídicas de antemão, a pessoa pode ajudar a prevenir potenciais conflitos entre os membros da família sobre a divisão de propriedades e outros assuntos.
- Custos reduzidos: deixar pendências jurídicas para serem resolvidas após a morte pode resultar custos mais altos, como honorários advocatícios e taxas administrativas. Lidar com essas questões antes do óbito pode, muitas vezes, ser mais econômico.
- Planejamento patrimonial eficiente: resolver pendências jurídicas antecipadamente permite um planejamento patrimonial mais eficiente. Isso pode envolver a criação de um testamento, a criação de um fundo fiduciário ou a transferência de bens para evitar complicações legais e fiscais.
- Proteção de bens e ativos: resolvendo questões como testamentos, heranças e transferência de propriedades antes do óbito, a pessoa pode garantir que seus bens e ativos sejam distribuídos de acordo com seus desejos, protegendo-os de disputas e incertezas legais.
- Apoio aos entes queridos: ao resolver pendências jurídicas antecipadamente, a pessoa deixa um legado de organização e cuidado com os entes queridos. Isso pode facilitar o processo de luto e eliminar a necessidade de tomar decisões difíceis durante um período emocionalmente desafiador.

É importante consultar um profissional jurídico qualificado, como um advogado especializado em planejamento patrimonial e sucessório, para garantir que todas as questões legais sejam tratadas de acordo com as leis vigentes e que os documentos estejam devidamente preparados e assinados. Cada situação é única, e um profissional pode orientar sobre as melhores opções para a situação específica.

A perda gradativa da vida e a proximidade inevitável da finitude trazem à tona a impotência da pessoa doente, a sensação de insuficiência, a constante expectativa da morte, a descrença nas medidas terapêuticas, a frustração perante os tratamentos para a cura e as demandas para preservar sua qualidade de vida.

Acumulam-se restrições de estilo de vida, perda de papéis exercidos no contexto profissional, social, afetivo e econômico, limitação de locomoção, trabalho e lazer.

É um momento muito difícil. As perdas são vivências universais, mas são vividas de forma particular por cada indivíduo, principalmente quando ocorrem quase que simultaneamente.

É preciso compreender o silêncio, deixar chorar quando tiver vontade, não insistir quando não quiser se alimentar.

Perceber esse indivíduo com sua história de vida, com seu passado, presente e com o futuro de incertezas, medos e angústias é um grande desafio. Escutar é uma forma sensível de perceber a voz mais silenciosa e mais alta emitida pelo indivíduo. O alívio da dor é um direito do enfermo. Deve ser sempre valorizada. Não apenas a dor física, mas também a emocional: de sonhos, esperanças e desejos.

McCoughlan escreveu: "nem sempre é simples resolver os problemas em cuidados paliativos, quer sejam físicos, emocionais, existenciais, quer sejam espirituais. No entanto, sempre é possível estar presente como pessoa e oferecer apoio e compreensão, conversar e ouvir, tentar conjuntamente, encontrar alguma maneira de fazer com que as coisas sejam melhores".

É preciso estar preparado para novas formas de sofrimento, tanto para o paciente como para a família. Nesse momento, o paciente vai se distanciando, deixando de se comunicar, alimentar-se ou movimentar-se. Pode ter mais sonolência, alterações de memória e raciocínio, ou ainda confusão e alucinações. A perfusão periférica piora, surgindo palidez, extremidades frias, cianose e livedo reticular.

Também pode haver o acúmulo de secreção nas vias respiratórias, a sororoca. Todos os sintomas desconfortáveis devem ser abordados e, se possível, antecipados.

A decisão sobre o local da morte deve ser feita com a família. Todas as condições devem ser levadas em conta. O auxílio espiritual nesse momento é importante, respeitando as crenças do doente. Ter alguém querido ao lado que possa dar conforto e ao mesmo tempo deixar partir de forma serena é muito importante para esse processo de enfrentar a maior limitação: o fim da vida.

Nem todo paciente tem condições de falecer em casa, nem todos optam por isso e nem todas as famílias podem aceitar tal desenlace. Se por um lado morrer no domicílio pode trazer conforto para o paciente por estar em seu ambiente, respeitando seus desejos e estando próximo da família, por outro pode causar extrema angústia para os familiares, pode trazer a sensação de impotência ou de não ter feito o suficiente. A agonia respiratória e a dor incontrolável podem ser limitantes importantes para os familiares, uma violência. Outro determinante são as questões burocráticas, que devem ser apresentadas antecipadamente para serem planejadas e para não trazer transtornos e não ser outro estressor. Mas há comprovação de que o custo é menor e a satisfação dos pacientes é maior.

> Entre os motivos de optar pelo óbito no domicílio estão:
>
> - Experiências anteriores de hospitalização.
> - A menor exposição ao sofrimento de terceiros.
> - A manutenção de referências importantes ao paciente.
> - Maior proximidade.
> - Suporte sociofamiliar.
> - Morte digna.

Para o familiar, apesar do sentimento de liberdade, conforto, segurança e qualidade de vida, preservação com as pessoas do círculo social, também surgem sentimentos como cansaço físico e emocional, perda de liberdade e falta de apoio social.

Os últimos momentos de vida são cercados de incertezas. Ter controle da situação ameniza o medo e a ansiedade. Geralmente, eles são cercados de tristeza, melancolia e saudade. Nessa fase, promover o controle dos sintomas de forma completa, prevenir os agravos das últimas horas de vida, suavizar a agonia final, além de evitar tratamentos que possam ser considerados fúteis (medicações desnecessárias devem ser suspensas).

São grandes estressores para a família: a baixa aceitação alimentar, as feridas que são de difícil tratamento e a dor não controlada. A dor não controlada ocorre muitas vezes por medo do abuso e da adição a drogas e pelo desconhecimento de como prescrever as medicações por parte dos médicos.

Existem alguns fatores associados ao local da morte. As neoplasias, pertencer a minoridade étnica, ser proveniente de áreas com grande provisão hospitalar e internação prévia hospitalar são preditores de morte hospitalar, e as doenças de longa duração ou com perda do *status* funcional, disponibilidade de atendimento em domicílio, boas condições sociais, preferências do paciente e do cuidador, ser de zona rural e ter suporte familiar são de morte em casa.

O ambiente do quarto deve ser individualizado, arejado e agradável, respeitando alguns hábitos do doente e sua família. Luzes fortes, conversas indesejáveis e desrespeitosas devem ser evitadas. Ter alguém junto que acaricie a cabeça ou que segure a mão ajuda a tranquilizar essa passagem.

Quando o paciente está tranquilo, quando a família recebe o suporte necessário, a experiência do óbito em casa é positiva, alcançando-se a "boa morte", que foi definida como aquela que ocorre no tempo certo, sem preocupação, sem custo, sem dependência e controle, em paz, com familiares e em casa, sem dificuldades, com apoio espiritual e com planejamento prévio.

Em relação à tecnologia, ela é mencionada como prolongadora do processo de morte, com aumento do sofrimento, perda da autonomia e da dignidade. Ela aumenta a distância da comunicação com os cuidadores e diminui com os familiares e amigos.

Assim, conclui-se que muito ainda pode ser feito e implementado nessa fase de terminalidade e que vale a pena investir para minimizar o sofrimento de todos os envolvidos.

LEITURA RECOMENDADA

1. Alves RSF, Cunha ECN, Santos GC et al. cuidados paliativos: alternativa para o cuidado essencial no fim da vida. Psicol Cienc Prof. 2019;39.
2. Brasil. Ministério da Saúde. Secretaria de Atenção à Saúde. Caderno de Atenção Domiciliar. v.2. 2013. Disponível em: https://br.search.yahoo.com/search?-fr=mcafee&type=E211BR1144G91652&p=caderno+-de+aten%C3% A7%C3%A3o+domiciliar%2C+melhor+em+casa. Acesso em: 10 ago. 2024.
3. Colin MP. Luto: estudos sobre a perda na vida adulta. São Paulo: Summus; 1998.
4. Coret M, Martimiakis MA. Conceptualizations of "good death" and their relationship to technology: a scoping review and discourse analysis. Heath Science Report. 2023;6(7):e1374.
5. Curioni C, Silva AC, Damião J, Castro A, Huang M, Barroso T, et al. The cost-effectiveness of homecare services for adults and older adults: a sistematic review. Int J Environ Res Public Health. 2023;20:3373.
6. Ekstrom M, Vergo MT, Ahmadi Z, Currow DC. Prevalence of sudden death in palliative care: data from the Australian Palliative Care Outcomes Collaboration. J Pain Symptom Manage. 2016;52:221-7.
7. Estebsari F, Taghdisi MH, Mostafaei D, Rahimi Z. Elements of healthy death: a thematic analysis. Med J Islam Repub Iran. 2017;31:24-29.
8. Gomes B, Higginson IJ. Factors influencing death at home in terminally ill patients with cancer: systematic review. BMJ. 2006;334(7540):515-21.

9. Hui D, Santos R, Chisholm G, Bansal S, Silva TB, Kilgore K, et al. Clinical signs of impending death in cancer patients. Oncologist. 2014;19:681-7.
10. Kovacs MJ. Morte e desenvolvimento humano. São Paulo: Casa do Psicólogo; 1992.
11. Manual de cuidados paliativos. Academia Nacional de Cuidados Paliativos, 2009
12. Marcucci FCI, Cabrera MAS. Death in hospital and at home: population and health policy influences in Londrina, State of Paraná, Brazil (1996-2010). Cien Saúde Colet. 2015;20(3):833-40.
13. McCoughlan M. A necessidade de cuidados paliativos. 2003;27(1):6-14.
14. Menezes RA, Barbosa PC. A construção da "boa morte" em diferentes etapas da vida: reflexões em torno do ideário paliativista para adultos e crianças. Ciênc Saúde Coletiva. 2013;18(9):2653-62.
15. Pimenta CAM, Mota DDC, Cruz DALM. Dor e cuidados paliativos. Barueri: Manole; 2006.
16. Procopio LCR, Seixas CT, Avellar RS, Silva KL, Santos MLM. A atenção domiciliar no âmbito do Sistema Único de Saúde: desafios epotencialidades. Saúde Debate. 2019;121(43):592-604.
17. Shepperd S, Wee B, Straus SE. Hospital at home: home based end of life care. Cochrane Database Syst Rev. 2021;3(3):CD009231.
18. Sollero-de-Campos F, Braga RC. Quando a morte ocorre no domicílio. Revista M. 2019;4(8):419-433.
19. Vigano A, Bruera E, Jhangri GS, Newman SC, Fields AL, Suarez-Almazor ME, et al. Clinical survival predictors in patients with advanced cancer. Arch Intern Med. 2000;160:861-8.

SEÇÃO VI

Controle de sintomas

32

Princípios gerais e os conceitos de sintoma total e *cluster* de sintomas

Marina de Góes Salvetti
Márcia E. Novais Pizze

Pontos-chave

- Sintoma total em cuidados paliativos.
- *Cluster* de sintomas.
- Manejo de sintomas.

INTRODUÇÃO

O alívio de sintomas é um dos eixos centrais da abordagem de cuidados paliativos. Independentemente da doença de base, a prevalência de sintomas em pacientes em cuidados paliativos é elevada, e muitas vezes os sintomas são a principal fonte de sofrimento desses pacientes (Clark, 1999).

A dor física é o sintoma que mais recebe atenção dos pesquisadores, mas os sintomas subjetivos, que também interferem no conforto físico, ainda são pouco explorados, embora afetem a percepção de bem-estar e a qualidade de vida, especialmente em pacientes com doença avançada (Castro et al., 2021).

O cuidado paliativo prioriza o alívio do sofrimento nas esferas física, psicossocial e espiritual, promovendo qualidade de vida e acolhimento ao paciente e seus familiares. As ações dos profissionais em cuidados paliativos devem ser pautadas na atuação de uma equipe interprofissional, tendo como foco o tratamento de qualquer sintoma e não apenas da dor (Clark, 1999).

Conhecer os conceitos de "sintoma total" e "*cluster* de sintomas" pode ajudar os profissionais de saúde no manejo de sintomas, especialmente no contexto de cuidados paliativos.

Sintoma total

Sintoma total é um termo relacionado ao conceito de dor total (Figura 1), proposto por Cicely Saunders, conhecida como a precursora do Movimento *Hospice* Moderno, que dedicou sua vida ao cuidado e ao alívio do sofrimento de pacientes em fase final de vida. Ao longo de sua trajetória profissional como médica, enfermeira e assistente so-

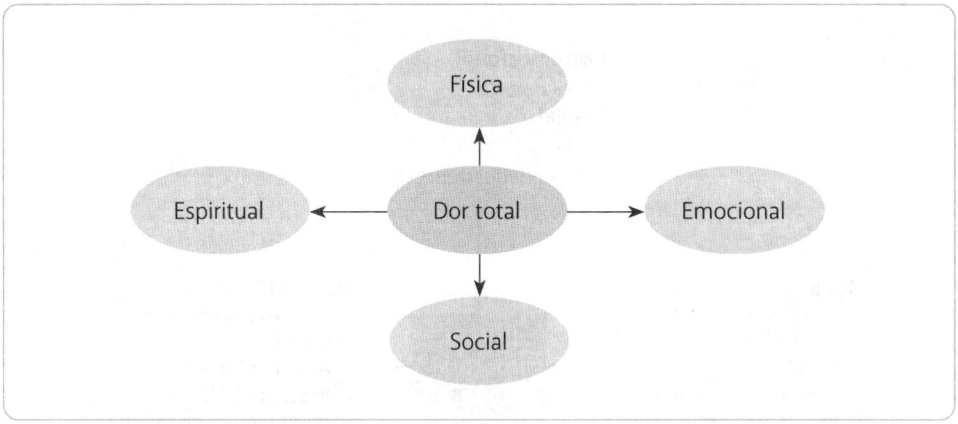

FIGURA 1 **Modelo de dor total.**
Fonte: adaptada de Castro et al. (2021).

cial, Saunders observou que a dor não era apenas um processo físico, mas intrínseco e multidimensional, incluindo aspectos psicológicos, emocionais, espirituais e sociais, que ela denominou "dor total" (Clark, 1999).

Atualmente, entende-se que o conceito de "dor total" pode ser facilmente adaptado a qualquer desconforto experimentado e referido pelo paciente, seja náusea, dispneia, insônia, entre outros, e que todas essas dimensões descritas por Saunders, independentemente do sintoma, devem ser levadas em consideração no momento de sua abordagem. Dessa forma, o termo pode ser ampliado de "dor total" para "sintoma total" (Castro et al., 2021). A Figura 2 apresenta as dimensões da "dor total" e as variáveis que podem interferir em cada uma dessas dimensões, ou de outros sintomas, podendo ser adaptadas também para o conceito de "sintoma total" em suas respectivas dimensões.

A dor é uma experiência sensorial e subjetiva, permeada por emoções. O medo, os anseios e as angústias vivenciadas por um paciente diante da morte podem influenciar a percepção e a expressão da dor.

O avanço da doença costuma ser acompanhado pela intensificação dos sintomas, que repercute negativamente no bem-estar do paciente e de sua família. O uso de escalas, como a *Edmonton Symptom Assessment Scale* (ESAS), amplamente utilizada para a avaliação de sintomas em cuidados paliativos, vai além da avaliação da dor, inclui outros sintomas e pode auxiliar a equipe na identificação da presença e intensidade, na implementação do cuidado e no processo de readequação do plano de cuidados, que deve sempre priorizar o conforto e a qualidade de vida do paciente (Serra et al., 2023; Cifuentes, 2021).

Somado à dor física, vários fatores podem afetar a percepção dolorosa e impactar o desconforto experimentado. Uma noite de sono reparador, um gesto amigável, uma distração positiva como a visita de um amigo, podem aumentar o limiar de dor; já fatores negativos como insônia, isolamento social e raiva podem dificultar o manejo da dor, mesmo com terapêutica medicamentosa otimizada (Sapeta, 2007).

As alterações que ocorrem na vida do indivíduo, desde os primeiros sintomas, até

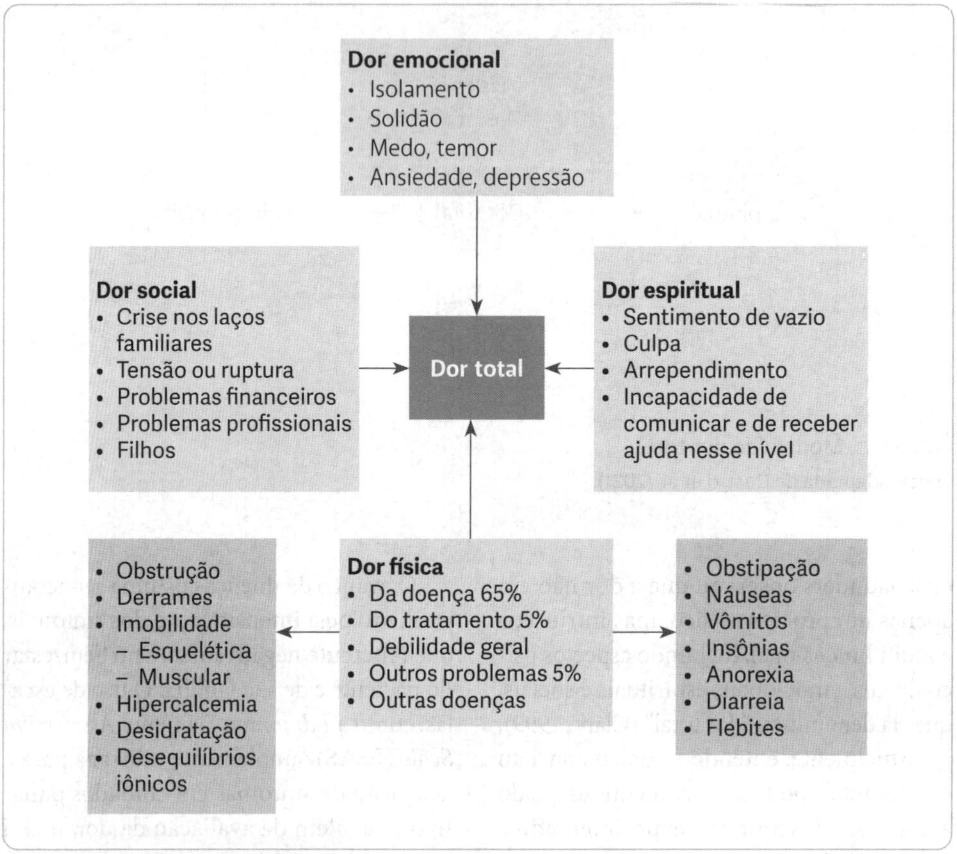

FIGURA 2 Representação dos aspectos envolvidos na dor total.
Fonte: adaptada de Sapeta (2007).

a busca pelo diagnóstico e cura, envolvem muitas dificuldades, desde o afastamento do trabalho e outras atividades, o acesso ao sistema de saúde, até a indisponibilidade de tratamentos. Essa trajetória, ao longo do processo de adoecimento, requer adaptações constantes do indivíduo e de seu núcleo familiar à nova realidade. Vale lembrar que a extensão da linha do tempo de uma doença pode variar de acordo com sua evolução, de semanas, meses, até anos (Sapeta, 2007).

A doença também afeta a vida financeira da família, frequentemente com inversão de papéis e perda de autonomia, que podem ser fatores sociais de grande preocupação e sofrimento, influenciando negativamente a manifestação dos sintomas (Machado et al., 2022; Meeker, 2023).

A percepção de não pertencimento à sociedade, o distanciamento ou a rejeição social decorrente das perdas físicas ocasionadas pela doença podem resultar em experiências desfavoráveis e gerar grande sofrimento social (Frossard, 2022).

Diante das incertezas associadas ao diagnóstico de uma doença incurável, sentimentos como a negação, a raiva, a angústia e o medo são comuns e afetam a manifestação dos sintomas. Questões psicoemocionais relacionadas ao significado da própria enfermidade (castigo ou culpa), a perda de controle sobre si e dos papéis exercidos antes do adoecimento, o medo da dor ou da própria morte, permeiam a finitude, mas o olhar atento do profissional de saúde favorece a identificação de sentimentos negativos e a abordagem adequada das questões subjetivas (Sapeta, 2007; Reddy et al., 2011).

Os sintomas de depressão e ansiedade podem estar associados à escassez de mecanismos de enfrentamento psicológico ou espiritual, nem sempre identificados pelos profissionais de saúde. O reconhecimento das necessidades psicológicas e espirituais do paciente deve respeitar a pluralidade cultural e direcionar o cuidado individualizado (Gryschek, 2019).

Na prática clínica, questões relacionadas à perda de esperança pela progressão da doença, ou conflitos interpessoais como a necessidade de perdão a alguém ou a algum acontecimento do passado, são geradores de grande sofrimento espiritual e repercutem na dificuldade de controle de sintomas, especialmente nos últimos dias de vida.

Diante da complexidade dos aspectos físicos, psicoemocionais, sociais e espirituais que interferem na manifestação dos sintomas, torna-se necessária uma abordagem interprofissional e multimodal, com a adoção de medidas farmacológicas e não farmacológicas de manejo de sintomas.

A mensuração objetiva dos sintomas pode ser realizada com o uso de escalas unidimensionais, como a ESAS, que avalia vários sintomas de forma breve, ou por meio de escalas multidimensionais para avaliação mais detalhada de sintomas como a dor, a fadiga ou a insônia. As escalas de avaliação dos sintomas são instrumentos importantes, que direcionam o manejo terapêutico adequado. O sintoma deve ser identificado, mensurado, tratado e reavaliado sempre que necessário, assim como redefinida a terapêutica medicamentosa caso ocorra a persistência do sintoma (Serra et al., 2023).

Concomitantemente ao tratamento farmacológico devem ser adotadas medidas que proporcionem conforto ao paciente. A boa relação interpessoal e a comunicação clara e compassiva favorecem o bem-estar do paciente e da família (Machado et al., 2022). Terapias complementares como a psicoterapia, o apoio espiritual, a acupuntura e técnicas de relaxamento, quando disponíveis, podem ser utilizadas como medidas terapêuticas não farmacológicas pois auxiliam principalmente no tratamento dos aspectos psicoemocionais, sociais e espirituais dos sintomas. As terapias complementares contribuem para a atenuação dos sintomas e se tornam uma alternativa eficiente e de baixo custo a ser implementada pelos serviços de saúde (Machado et al., 2022).

Cluster de sintomas

O conceito de "*cluster* de sintomas" pode ser explicado como um agrupamento estável de sintomas que ocorrem de modo simultâneo, influenciam-se mutuamente e podem ter etiologia, mecanismos ou desfechos comuns (Barsevick, 2016; Salvetti e Sanches, 2022).

Intervenções com foco no manejo de "*clusters* de sintomas" podem otimizar esforços dos profissionais de saúde e favorecer o gerenciamento de sintomas, facilitando o alcance de resultados positivos para os pacientes (Salvetti e Sanches, 2022). Muitas vezes uma intervenção pode contribuir no manejo de mais de um sintoma; além disso, o manejo eficaz de um sintoma pode ter repercussões positivas em outros sintomas que compõem o referido *cluster* (Salvetti e Bucci, 2022).

EPIDEMIOLOGIA

A prevalência de sintomas em pacientes com quadros avançados de câncer ou insuficiência cardíaca tem sido estudada em diferentes populações, e as pesquisas indicam relação entre a presença de sintomas e prejuízos à funcionalidade e à qualidade de vida. Pacientes com câncer referem principalmente fadiga, insônia, dor, inapetência e ansiedade (Salvetti et al., 2020; Mello et al., 2021). Já pacientes com insuficiência cardíaca relatam dispneia, fadiga, edema, tosse, precordialgia, ansiedade, insônia e tristeza, sintomas associados à deterioração clínica e à redução da capacidade funcional (Xavier e Ferretti-Rebustini, 2019; Kurogi et al., 2020).

Revisão da literatura que avaliou *clusters* de sintomas em pacientes com insuficiência cardíaca avançada encontrou dois *clusters* de sintomas: um *cluster* físico, composto por fadiga, insônia e dispneia, e um *cluster* de sintomas emocionais, composto por depressão, prejuízos cognitivos e preocupações (Sandoval et al., 2021).

Estudo que avaliou os sintomas de pacientes internados em unidade de cuidados paliativos exclusivos mostrou que os sintomas mais intensos foram inapetência, tristeza, sonolência e mal-estar. Os resultados indicaram que o manejo da dor melhorou na unidade de cuidados paliativos, embora a fadiga e sonolência tenham piorado nas primeiras 72 horas (Neves et al., 2020).

Uma revisão integrativa da literatura analisou a prevalência de sinais e sintomas de pacientes com câncer em cuidados paliativos domiciliares e identificou dor, náusea/vômito, dispneia, fadiga, depressão, ansiedade, constipação, perda de apetite, sonolência, alterações do bem-estar e insônia como os sintomas mais frequentes (Bittencourt et al., 2021).

PATOGÊNESE

A manifestação de sintomas em pacientes com câncer, e outras doenças em estágios avançados, pode estar relacionada a múltiplos fatores causais. Estudos recentes, no entanto, têm mostrado que muitos sintomas podem ser explicados pela presença de citocinas, proteínas de sinalização liberadas em resposta a eventos estressores, que realizam a comunicação entre o sistema imunológico e o sistema neuroendócrino. As citocinas pró-inflamatórias estão envolvidas nos processos inflamatórios (IL-1-beta, IL-6, IL-12, IL-17 e TNF-alfa), e as citocinas anti-inflamatórias regulam a resposta imune (IL-4, IL-10, IL-13, TGF-beta) (Lopes-Júnior, 2022).

Estudos em modelos animais, estudos pré-clínicos e clínicos indicam que *clusters* de sintomas oncológicos como fadiga, distúrbio do sono, dor e depressão podem ser explicados pelos altos níveis de citocinas pró-inflamatórias, que repercutem em alterações fisiológicas e biocomportamentais (Lopes-Júnior, 2022). Mais estudos devem ser desenvolvidos para ampliar a compreensão fisiopatológica dos *clusters* de sintomas.

MANIFESTAÇÕES CLÍNICAS

As manifestações clínicas de um *cluster* de sintomas estão relacionadas às características sociodemográficas e clínicas, fatores relacionados à doença e fatores situacionais da experiência da pessoa que apresenta os sintomas (Tabudlo, 2021).

Os *clusters* podem ser denominados pelos sintomas que eles agrupam. Um *cluster* composto por dor, fadiga, depressão e distúrbio do sono pode ser chamado de neuropsicológico; já um *cluster* comporto por náuseas, vômito e diarreia pode ser denominado *cluster* gastrointestinal. O agrupamento de dificuldade de concentração, memória prejudicada e fadiga pode ser chamado de *cluster* de sintomas cognitivos. Já o conjunto de dor muscular, dor articular e baixa funcionalidade pode ser um *cluster* de alterações funcionais (Kwekkboom, 2016).

IDENTIFICAÇÃO DE *CLUSTERS* DE SINTOMAS

Há várias maneiras de identificar *clusters* de sintomas. O modo mais simples e rudimentar é identificar sintomas que aparecem frequentemente juntos numa determinada população, considerando a manifestação clínica desse conjunto de sintomas, método que pode ser denominado identificação clínica ou empírica (Xiao, 2010).

Outra forma de identificar *clusters* de sintomas é avaliar a apresentação de sintomas em determinada população e explorar, por meio de testes estatísticos, possíveis relações entre eles. Testes de correlação, ou testes que permitam identificar efeitos de mediação, moderação ou interação entre os sintomas, podem ser utilizados (Xiao, 2010).

MANEJO DE *CLUSTERS* DE SINTOMAS

A teoria sobre o manejo de *clusters* de sintomas foi publicada por Tabudlo em 2021 e parece uma proposta interessante, que busca integrar de forma holística os *clusters* de sintomas e as estratégias de manejo. Trata-se de uma teoria descritiva explanatória que define as características do manejo de *cluster* de sintomas, incluindo componentes básicos e efetivos.

O autor propõe como antecedentes dos *clusters* de sintomas as características clínicas, sociodemográficas, fatores relacionados à doença, além de fatores situacionais da experiência com os sintomas. Como consequentes dos *clusters,* propõe desfechos relacionados a aspectos pessoais, de saúde, sociais e existenciais, conforme mostra a Figura 3 (Tabudlo, 2021).

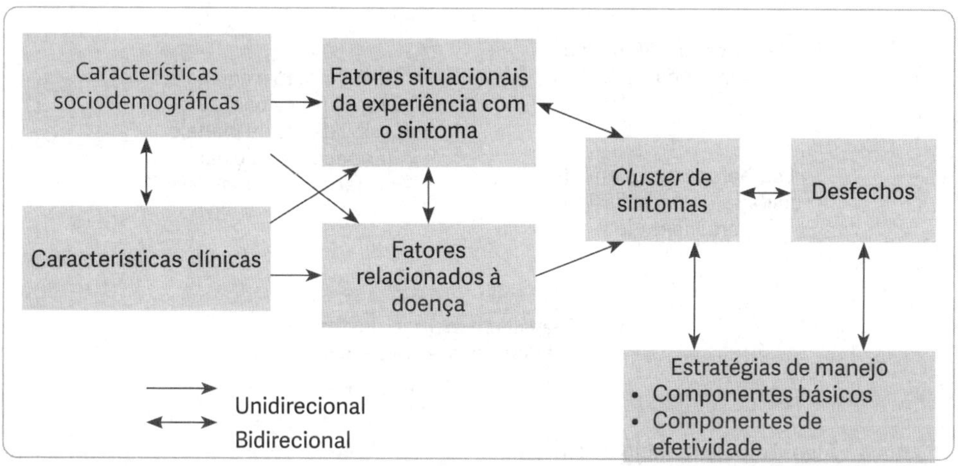

FIGURA 3 Fatores relacionados aos *clusters* de sintomas.
Fonte: adaptada de Tabudlo (2021).

A estratégia de manejo de sintomas deve começar com a avaliação da presença e intensidade dos sintomas, seguida da avaliação dos fatores de melhora e piora, investigação dos medicamentos em uso e outros tratamentos realizados, identificação do sintoma que mais incomoda e discussão com a equipe interprofissional sobre as possibilidades de terapêutica farmacológica e não farmacológica. O próximo passo é estabelecer um plano de cuidados interprofissional, apresentar e discutir as possibilidades terapêuticas com o paciente e implementar os cuidados personalizados. Finalmente, deve-se reavaliar a resposta do paciente aos cuidados e reajustar a proposta sempre que necessário, conforme descrito na Figura 4.

Intervenções educativas, psicoeducativas, baseadas em estratégias corporais, cognitivas e comportamentais têm sido testadas no manejo de *clusters* de sintomas. Há intervenções que buscam realizar o manejo de múltiplos sintomas de modo simultâneo e outras que focam um sintoma específico e avaliam a possível repercussão do manejo de um sintoma na redução geral na sobrecarga dos demais sintomas (Kwekkboom, 2016).

As intervenções com enfoque cognitivo-comportamental incluem meditação, imaginação dirigida e técnicas de relaxamento. Podem ser aplicadas para pacientes com dor crônica, ansiedade, depressão, insônia, fadiga e náuseas, de modo individual ou em grupo. Intervenções psicoeducativas combinam

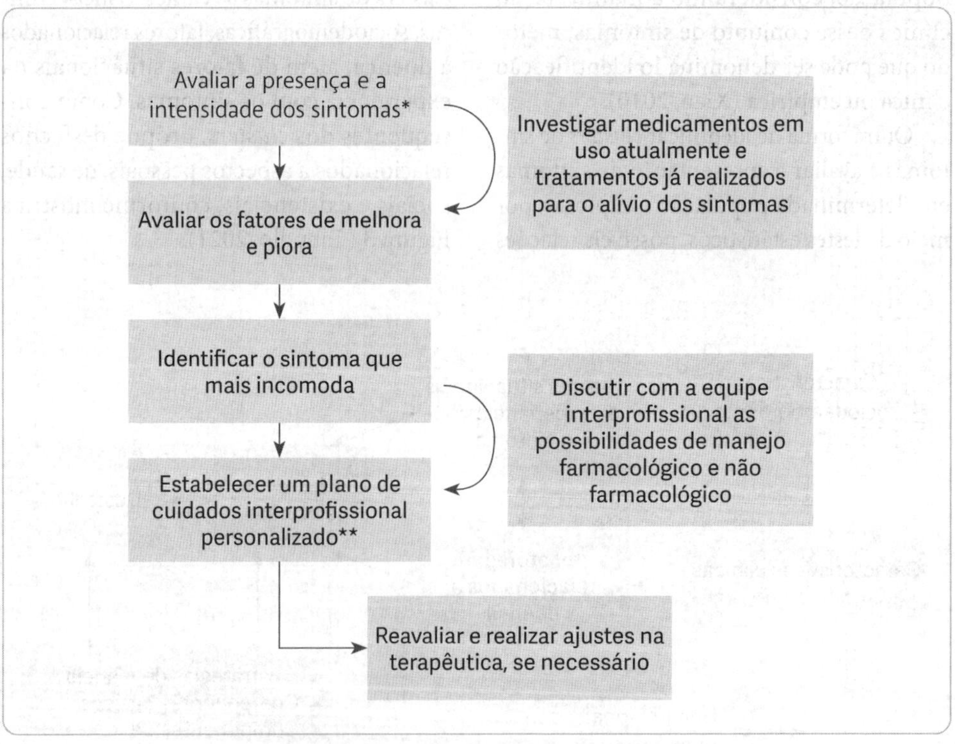

FIGURA 4 Algoritmo de manejo de sintomas.

* Escala de Sintomas de Edmonton.

** Plano de cuidados centrado nas preferências do paciente.

estratégias educativas e cognitivo-comportamentais e podem incluir suporte social, geralmente sendo aplicadas em grupos. Já as intervenções com enfoque corporal podem utilizar acupuntura ou massagem, entre outras técnicas. Há ainda intervenções com enfoque nutricional, com exercícios, música ou arte (Kwekkboom, 2016).

Poucos estudos testaram intervenções para manejo de *clusters* de sintomas em pacientes em cuidados paliativos, mas os achados das intervenções citadas anteriormente talvez se apliquem também a essa população. Mais estudos devem ser desenvolvidos para avaliar essa hipótese.

CONSIDERAÇÕES FINAIS

Os cuidados paliativos têm como foco o alívio da dor e outros sintomas desagradáveis em pacientes com doença crônica progressiva e ameaçadora da vida, além da promoção da qualidade de vida. O cuidado a ser implementado nesse momento não visa à doença ou à cura, mas ao amparo ao indivíduo nas dimensões física, psicoemocional, espiritual e social, preferencialmente por meio de uma abordagem interprofissional.

Os estudos de Cicely Saunders, que propôs o conceito de "dor total", e os novos estudos que têm explorado os *clusters* de sintomas colaboraram para o desenvolvimento de abordagens mais adequadas para o manejo de sintomas em pacientes com doenças avançadas.

Diante da complexidade dos seres humanos e da multidimensionalidade dos *clusters* de sintomas, é importante que os profissionais de saúde abordem todas as dimensões do indivíduo sob seus cuidados na avaliação e manejo dos sintomas totais e *clusters* de sintomas. As manifestações físicas, emocionais, sociais e espirituais dos sintomas devem ser consideradas na elaboração de um plano de cuidados personalizado.

O manejo de sintomas deve incluir medidas terapêuticas farmacológicas e não farmacológicas, com foco no conforto e na qualidade de vida do paciente e de seus familiares. A equipe interprofissional deve estar atenta a todos os aspectos que possam influenciar a experiência com os sintomas, atuando de modo colaborativo para alcançar os melhores desfechos para os pacientes sob seus cuidados.

REFERÊNCIAS BIBLIOGRÁFICAS

1. Barsevick A. Defining the symptom cluster: how far have we come? Semin Oncol Nurs. 2016;32(4):334-50.
2. Bittencourt NCCDM, Santos KA, Mesquita MGDR, Silva VGD, Telles AC, Silva MMD. Sinais e sintomas manifestados por pacientes em cuidados paliativos oncológicos na assistência domiciliar: uma revisão integrativa. Escola Anna Nery. 2021;25:e20200520.
3. Castro MCF, Fuly PSC, Santos MLSC, Chagas MC. Dor total e teoria do conforto: implicações no cuidado ao paciente em cuidados paliativos oncológicos. Rev Gaúcha Enferm. 2021.
4. Cifuentes CMC, Gutiérrez GJ, Palenzuela SP, Dávalos CN. Incidencia y control de síntomas al final de la vida de pacientes con cancer. Rev Finlay. 2021;11(4).
5. Clark D. "Total pain", disciplinary power and the body in the work of Cicely Saunders, 1958-1967. Soc Sci Med. 1999;49(6):727-36.
6. Frossard AGS, Almeida GF. Sofrimento social: a dor social no campo dos cuidados paliativos. Revista Científica Acerttc. 2022;2(10).
7. Gryschek G, Machado DA, Otuyama LJ, Goodwin C, Lima MCP. Spiritual coping and psychological symptoms as the end approaches: a closer look on ambulatory palliative care patients. Psychol Health Med. 2020;25(4):426-33.
8. Kurogi EM, Butcher RCG, Salvetti MG. Relationship between functional capacity, performance and symptoms in hospitalized patients with heart failure. Rev Bras Enferm. 2020:73.
9. Kwekkeboom KL. Cancer symptom cluster management. Semin Oncol Nurs. 2016;32(4):373-82.

10. Lopes-Júnior LC. Clusters de sintomas oncológicos: da bancada do laboratório à prática clínica. Revista Brasileira de Enfermagem. 2022;75:e2022v75n5inov.
11. Machado LC, Monteiro JM, Paula RA, dos Santos Cintra WG. Aplicabilidade dos cuidados paliativos no manejo do paciente com dor total. Braz Journal of Development. 2022;8(1):6343-52.
12. Meeker CR, Wong YN, Egleston BL, Hall MJ, Plimack ER, Martin LP, et al. Distress and financial distress in adults with cancer: an age-based analysis. J Natl Compr Canc Netw. 2017;15(10):1224-33.
13. Mello IR, de Jesus Guimarães NM, Monteiro LS, Taets GDCC. Cluster de sintomas e o impacto na qualidade de saúde global de pacientes com câncer avançado. Revista Brasileira de Cancerologia. 2021;67(3).
14. Neves KES, Muniz TS, Reis KMC. Evaluation of symptoms in oncological patients admitted to an exclusive palliative care unit. Cogitare Enfermagem. 2020;25:1-13.
15. Reddy A, Hui D, Bruera E. A successful palliative care intervention for cancer pain refractory to intrathecal analgesia. J Pain Symptom Manage. 2012;44(1):124-30.
16. Salvetti MG, Machado CSP, Donato SCT, Silva AMD. Prevalence of symptoms and quality of life of cancer patients. Rev Bras Enferm. 2020;73(2):e20180287.
17. Salvetti MG, Sanches MB. Cluster de sintomas: manejo e práticas avançadas na enfermagem oncológica. Rev Esc Enferm USP 2022;56(spe):e20210452.
18. Sandoval LPP, García JRM, Galindo APB. Clúster de síntomas en insuficiencia cardiaca avanzada: una revisión sistemática. Revista Cuidarte. 2021;12(2):e1302.
19. Sapeta P. Dor total vs sofrimento: a interface com os cuidados paliativos. Revista Dor. 2007;1(15):17-21.
20. Serra S, Spampinato MD, Riccardi A, Guarino M, Fabbri A, Orsi L, et al. Pain management at the end of life in the emergency department: a narrative review of the literature and a practical clinical approach. Journal of Clinical Medicine. 2023;12(13):4357.
21. Tabudlo JB. A proposed theory of symptom cluster management. Belitung Nursing Journal. 2021;7(2):78-87.
22. Xiao C. The state of science in the study of cancer symptom clusters. Eur J Oncol Nurs. 2010;14(5):417-34.
23. Xavier SO, Ferretti-Rebustini REL. Características clínicas da insuficiência cardíaca associadas à dependência funcional admissional em idosos hospitalizados. Rev Latino-Am Enferm. 2019:27.

33

Avaliação da dor

Carla Romagnolli Quintino

Pontos-chave

- A dor é uma experiência sensorial subjetiva que não deve ser subestimada pelos profissionais de saúde.
- A utilização de instrumentos apropriados para mensurar a dor do paciente ou aspectos considerados importantes na detecção da sensação dolorosa pode ser útil.
- É desafiador avaliar a dor de pacientes com demência, limitações cognitivas, intubados e crianças pequenas.
- A adequada avaliação e tratamento da dor deve ser uma prioridade médica.

INTRODUÇÃO

A dor é um dos sintomas mais frequentes a motivar a procura aos serviços de saúde em qualquer parte do mundo, representando causa de importante impacto socioeconômico direto e indireto. Nos pacientes em cuidados paliativos, sua importância e prevalência são ainda maiores, portanto é fundamental que os profissionais de saúde saibam avaliá-la e tratá-la adequadamente.

DEFINIÇÃO

Dor

A Associação Internacional para Estudo da Dor (International Association for the Study of Pain: IASP) conceitua a dor como "experiência sensorial e emocional desagradável, que é associada ou descrita em termos de lesões teciduais". Uma definição mais recente descreve dor como: "uma percepção somática contendo: (1) uma sensação corporal com qualidades, como aquelas relatadas durante a estimulação que danifica o tecido, (2) uma ameaça experimentada associada com essa sensação e (3) uma sensação de desconforto ou outra emoção negativa com base nessa ameaça experimentada".

Dor total

Este conceito foi definido por Cicely Saunders, em 1967, e abrange a influência de fatores físicos, psíquicos, sociais e espirituais na percepção da dor pelo paciente, bem como o impacto deles em sua qualidade de vida.

ANAMNESE

Considerando a dor um fenômeno puramente subjetivo, a história clínica tem papel fundamental em sua avaliação.

Para a avaliação básica da dor, é necessário abordar: localização, forma de instalação, caracterização, irradiação, fatores associados, tempo de duração, fatores de melhora ou de piora e intensidade. O mnemônico SOCRATES (em inglês) pode auxiliar a recordar todas as peculiaridades envolvidas (Quadro 1).

- Localização: profunda, superficial, bem localizada, espalhada, respeita dermátomo.
- Início/instalação: como e quando começou, fatores desencadeantes.
- Caracterização (tipo): peso, facada, pontada, latejante, queimação, choque, cólica.
- Irradiação: trajeto.
- Fatores associados: náuseas, vômitos, dispneia, sudorese, parestesia, febre, posição corporal preferencial, fácies, agitação psicomotora, ansiedade.
- Temporalidade: duração, frequência, período do dia.
- Fatores de melhora ou piora: posição corporal, respiração, resposta a medicações, repouso, controle ambiental.
- Intensidade: leve, moderada ou forte – utilizar escalas numéricas/visuais para a quantificação.

ESCALAS

Como a dor é uma experiência sensorial subjetiva, sua intensidade é variável para cada paciente. Assim, nem sempre é possível relacionar diretamente a intensidade da dor a um diagnóstico ou à gravidade da morbidade; é errado, portanto, não valorizar uma dor de fraca intensidade.

QUADRO 1 Mnemônico SOCRATES – para caracterização da dor

S	*Site*	Localização
O	*Onset*	Início/instalação
C	*Character*	Caracterização (tipo)
R	*Radiation*	Irradiação
A	*Associated factors*	Fatores associados
T	*Timing*	Temporalidade
E	*Exacerbating/relieving factors*	Fatores de melhora ou piora
S	*Severity*	Intensidade

A determinação da intensidade da dor é importante para delinear seu impacto funcional e em qualidade de vida para o paciente, além de ser útil no acompanhamento evolutivo e na avaliação da eficácia da terapêutica adotada.

Na tentativa de criar instrumentos objetivos para classificar a dor, foram desenvolvidas escalas para inferir sua intensidade. Ainda assim, a interpretação dessas escalas deve ser individualizada de acordo com o estado emocional e sociocultural do paciente. As escalas de intensidade da dor mais utilizadas são:

- Escala visual analógica (EVA), que varia de zero (sem dor) a 10 (máximo de dor) (Figura 1).
- Escala Wong-Baker ou de faces (Figura 2), que é muito útil em crianças ou pacientes com dificuldade de expressão.
- Outros métodos práticos incluem a escala de descritores verbais (Figura 3) e a escala visual numérica (EVN) (Figura 4).

Alguns instrumentos mais complexos abordam a dor de maneira multidimensional, por exemplo, o Questionário de Dor de McGill, inventário com 78 descritores, organizados em 4 grupos, que se referem a componentes sensorial-discriminativos, afetivo-motivacionais, avaliativos e de miscelânea da dor (Figura 5). Tais ferramentas têm maior aplicabilidade em serviços especializados em tratamento de dor crônica e cuidados paliativos.

EXAME CLÍNICO

Principalmente nos casos de dor aguda, o fenômeno álgico pode vir acompanhado de sintomas autonômicos simpáticos, como hipertensão, taquicardia e sudorese; o paciente pode expressar fácies de dor (testa franzida, olhos fechados), gemência e posição antálgica.

O exame clínico pode, sim, ser de extrema valia na determinação da causa ou na identificação de fenômenos subjacentes

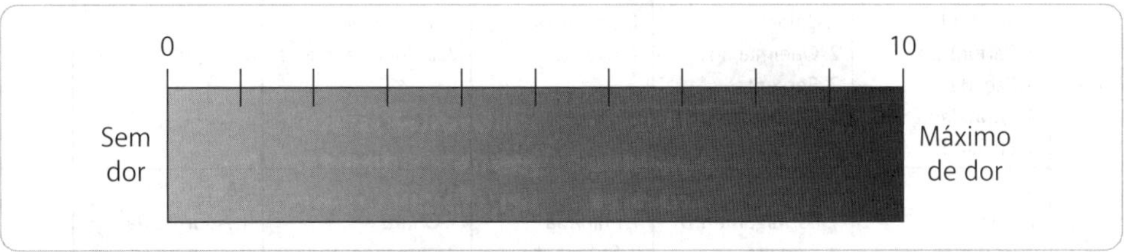

FIGURA 1 Escala visual analógica (EVA).

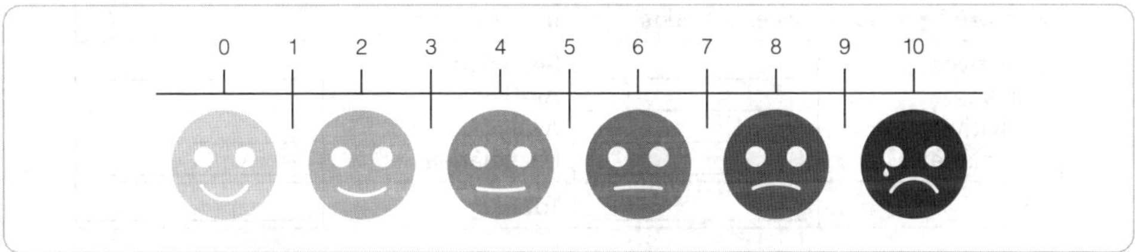

FIGURA 2 Escala de Wong-Baker (ou escala de faces).

Sem dor	Dor leve	Dor moderada	Dor intensa	Dor insuportável

FIGURA 3 Escala de descritores verbais.

0	1	2	3	4	5	6	7	8	9	10
Sem dor										Dor máxima

FIGURA 4 Escala visual numérica (EVN).

1 1. Vibração 2. Tremor 3. Pulsante 4. Latejante 5. Como batida 6. Como pancada	**5** 1. Beliscão 2. Aperto 3. Mordida 4. Cólica 5. Esmagamento	**9** 1. Mal localizada 2. Dolorida 3. Machucada 4. Doída 5. Pesada	**13** 1. Castigante 2. Atormentada 3. Cruel	**17** 1. Espalha 2. Irradia 3. Penetra 4. Atravessa
2 1. Pontada 2. Choque 3. Tiro	**6** 1. Fisgada 2. Puxão 3. Em torção	**10** 1. Sensível 2. Esticada 3. Esfolante 4. Rachando	**14** 1. Amedrontadora 2. Apavorante 3. Aterrorizante 4. Maldita 5. Mortal	**18** 1. Aperta 2. Adormece 3. Repuxa 4. Espreme 5. Rasga
3 1. Agulhada 2. Perfurante 3. Facada 4. Punhalada 5. Em lança	**7** 1. Calor 2. Queimação 3. Fervente 4. Em brasa	**11** 1. Cansativa 2. Exaustiva	**15** 1. Miserável 2. Enlouquecedora	**19** 1. Fria 2. Gelada
4 1. Fina 2. Cortante 3. Estraçalha	**8** 1. Formigamento 2. Coceira 3. Ardor 4. Ferroada	**12** 1. Enjoada 2. Sufocante	**16** 1. Chata 2. Que incomoda 3. Desgastante 4. Forte 5. Insuportável	**20** 1. Aborrecida 2. Dá náusea 3. Agonizante 4. Pavorosa 5. Torturante

Número de descritores escolhidos		**Índice de dor**	
Sensitivos Afetivos Avaliativos Miscelânea	______ ______ ______ ______	Sensitivo Afetivo Avaliativo Miscelânea	______ ______ ______ ______
Total	______	Total	______

FIGURA 5 Questionário de dor de McGill.

à dor. A inspeção e a palpação de uma ou mais áreas dolorosas podem ser a chave do diagnóstico. A inspeção será útil principalmente em afecções dermatológicas: a dor como parte da síndrome inflamatória (dor, calor, rubor e "tumor"/edema) em celulites e erisipelas, a dor neuropática após o herpes-zóster ou áreas de cianose indicando isquemia tecidual.

Examinar com cuidado a área dolorosa ajuda a definir a topografia da doença envolvida. Pode ser avaliado, por exemplo, se a dor é superficial ou profunda, se é articular ou óssea, e identificar limitações ao movimento, irradiações, fatores de piora e posições antálgicas. A comparação com a área contralateral à afetada também pode ser de utilidade prática.

SITUAÇÕES ESPECÍFICAS

É muito importante levar em conta que, pela natureza subjetiva da dor, sua expressão física é extremamente variável, tendo muita relação com aspectos psicológicos, sociais e culturais do paciente, de maneira que esses sinais nunca devem ser interpretados de maneira isolada.

Em pacientes com limitações ou incapacidade de comunicação (crianças pequenas, portadores de demência ou sequelas neurológicas graves, pacientes intubados em unidade de terapia intensiva, entre outros), a avaliação da dor é desafiadora. Nesses pacientes os principais parâmetros clínicos para avaliação da dor são expressão facial, padrão respiratório, tensão muscular e acoplamento com a ventilação mecânica.

LEITURA RECOMENDADA

1. Carvalho RT, et al. Manual da residência de cuidados paliativos: abordagem multidisciplinar. 2.ed. Santana de Parnaíba: Manole; 2022.
2. Cherny NI, Fallon MT, Kaasa S, Portenoy RK, Currow DC (eds.). Oxford textbook of palliative medicine. 5.ed. Oxford University Press; 2015.
3. Dzau VJ, Pizzo PA. Relieving pain in America: insights from an Institute of Medicine committee. JAMA. 2014;312:1507.
4. Henschke N, Kamper SJ, Maher CG. The epidemiology and economic consequences of pain. Mayo Clin Proc. 2015;90:139.
5. Loeser JD, Melzack R. Pain: an overview. Lancet. 1999;353(9164):1607-9.
6. Minson FP, Morete MC, Marangoni MA, et al. (editores). Dor. Barueri: Manole; 2015. (Col. Manuais de Especialização do Einstein.)
7. Thomas SH. Management of pain in the emergency department. ISRN Emergency Medicine 2013(6).

34

Dor – Fisiopatologia e caracterização

Eloisa Bonetti Espada

Pontos-chave

- A escolha do tratamento apropriado para o controle da dor no paciente sob cuidados paliativos requer conhecimento da fisiopatologia da dor, que durante a evolução da enfermidade pode mudar de etiologia rapidamente.
- A dor é sempre uma experiência pessoal, influenciada em graus variados por fatores biológicos, culturais, psicológicos, sociais e espirituais.
- O principal obstáculo na avaliação da dor incide na subjetividade expressiva do sintoma.
- A dor pode ser classificada, considerando a duração de sua manifestação, em: aguda, recorrente ou crônica.
- A dor também pode ser classificada, com base na sua fisiopatologia, em: nociceptiva, neuropática ou nociplástica.

INTRODUÇÃO

A escolha do tratamento apropriado para o controle da dor no paciente sob cuidados paliativos requer conhecimento da fisiopatologia da dor, que durante a evolução da enfermidade pode mudar de etiologia rapidamente (Dellaroza et al., 2007; Piette et al., 2022). A avaliação precisa da dor é, por si só, tarefa desafiadora. No contexto dos cuidados paliativos, agregam-se o estado patológico basal, aspectos emocionais, socioculturais e ambientais que conduzem à vivência única, individual e momentânea do doente (Piette et al., 2022; Cascella et al., 2023). O principal obstáculo na avaliação da dor incide na subjetividade expressiva do sintoma, associada a múltiplos problemas. Considera-se a diversidade de cenários clínicos, em cuidados paliativos, como dor oncológica (Mattos et al., 2018), dor osteoarticular degenerativa progressiva, dor na anemia falciforme, dor relacionada às vasculites autoimunes, sequelas de acidentes vasculares encefálicos e de infecções como meningococcemia, espondilodiscite, HIV e covid-19, que apresentam diferentes componentes multidimensionais da dor (Mattos et al., 2018). Fatores emocionais, como a presença de transtorno depressivo, de ansiedade, estilo de vida, aspectos comportamentais e capacidade pessoal de enfrentar a dor, são apenas alguns dos muitos elementos que podem dificultar a avaliação com acurácia da dor (Piette et al., 2022; Cascella et al., 2023). Problemas quase intransponíveis na avaliação da dor dizem respeito a categorias específicas de pacientes, como portadores de deficiências cognitivas, dificuldades de comunicação – como pessoas com demência ou pacientes intubados não verbais (Piette et al., 2022; Cascella et al., 2023). Possivelmente, o desenvolvimento de novas estratégias utilizando-se a inteligência artificial contribuirá para a melhoria da avaliação (Piette et al., 2022).

O envelhecimento populacional aumenta a incidência de queixas álgicas nos consultórios de clínica médica, como consequência das multimorbidades, e alterações degenerativas, incluindo o processamento e a modulação da dor. No sistema nervoso periférico (SNP), notam-se alterações como redução do número de fibras nervosas mielinizadas e amielinizadas, diminuição da velocidade de condução nervosa e do fluxo sanguíneo endoneural, menor número de sinapses e maior número de fibras lesadas e degeneradas (Gibson e Farell, 2004).

A partir dos anos 2000, ocorreram mudanças significativas na compreensão do papel do sistema imunitário na dor, em seu início e em sua manutenção. As células mieloides, incluindo macrófagos, células dendríticas, células de Langerhans e mastócitos, estão cada vez mais implicadas em interações bidirecionais com fibras nervosas em modelos de dor em roedores. No entanto, nossa compreensão do ambiente humano ainda é frágil. Análises funcionais de alta dimensão mudaram substancialmente as classificações de células mieloides, com subconjuntos recentemente descritos, como células dendríticas epidérmicas e DC3s, revelando novos conceitos sobre como as células mieloides interagem com as fibras nervosas. Esses avanços prosperam a possibilidade do uso da imunoterapia no tratamento da dor crônica, que provavelmente beneficiará os portadores de doenças osteomusculares degenerativas progressivas (O'Brien et al., 2024).

OBJETIVOS

O objetivo do presente capítulo é permitir ao leitor a compreensão dos principais mecanismos, conhecidos até o momento, envolvidos no processo da nocicepção e que contribuirão para a decisão do tratamento a ser escolhido ao longo da terapia antálgica empregada, especialmente dedicada ao paciente sob cuidados paliativos. Além disso, o capítulo busca incentivar o estudo e a pesquisa para a descoberta de novos mecanismos da dor provenientes da análise pré-clínica que poderão levar a avanços na compreensão e, esperançosamente, no tratamento da dor crônica.

DEFINIÇÃO DE DOR

A definição revisada (2020) da dor pela International Association for the Study of Pain (IASP) incluiu algumas notas que são de importante conhecimento. A dor é uma experiência sensitiva e emocional desagradável, associada ou semelhante àquela relativa à lesão tecidual real ou potencial (Raja et al., 2020).

- A dor é sempre uma experiência pessoal, influenciada em graus variados por fatores biológicos, psicológicos e sociais.
- Dor e nocicepção são fenômenos diferentes. A dor não pode ser inferida apenas pela atividade dos neurônios sensoriais.
- Por meio de suas experiências de vida, os indivíduos aprendem o conceito de dor.
- O relato da pessoa sobre sua experiência com dor deve ser respeitado.
- Embora a dor geralmente desempenhe um papel adaptativo, ela pode ter efeitos adversos na função e no bem-estar social e psicológico.
- A descrição verbal é apenas um dos vários comportamentos para expressar a dor; a incapacidade de comunicá-la não nega a possibilidade de um ser humano ou um animal não humano sentir dor (Raja et al., 2020).

CLASSIFICAÇÃO DA DOR

A dor pode ser considerada um sintoma ou manifestação de uma doença ou afecção orgânica, mas também pode vir a constituir um quadro clínico mais complexo. Existem muitas maneiras de classificar a dor. Ao considerar a duração de sua manifestação, ela pode ser de três tipos: aguda, recorrente ou crônica.

Dor aguda

Aquela que se manifesta de maneira transitória durante um período relativamente curto, de minutos a algumas semanas, associada a lesões em tecidos ou órgãos, ocasionadas por inflamação, infecção, traumatismo ou outras causas. Normalmente desaparece quando a causa é de forma correta diagnosticada e quando o tratamento recomendado pelo especialista é seguido corretamente pelo paciente. É de senso comum que a dor aguda tem um propósito, o de proteger e avisar o organismo sobre o perigo, enquanto a dor crônica não o tem. A dor aguda tem o custo inevitável de um sistema de alarme quase à prova de falhas que garantiu nossa sobrevivência. As vidas difíceis e encurtadas de pessoas que nascem insensíveis congenitamente à dor demonstram isso (Williams, 2016; Nagasako et al., 2003).

Dor recorrente

Apresenta períodos de curta duração que se repetem com frequência, podendo ocorrer durante toda a vida do indivíduo, mesmo sem estar associada a um processo específico. Um exemplo clássico deste tipo de dor é a enxaqueca.

Dor crônica

É aquela que dura ou recorre por mais de três meses, que pode se estender a vários anos e que está quase sempre associada a alguma doença crônica. A dor crônica também pode ser consequência de uma lesão previamente tratada. Possui subcategorias, sendo sete grupos: dor crônica primária; dor crônica oncológica; dor crônica pós-traumática e pós-cirúrgica; dor neuropática crônica; dor de cabeça crônica e dor orofacial; dor visceral crônica; e dor musculoesquelética crônica. Esses diagnósticos de dor estão agora integrados na versão beta da 11ª revisão da Classificação Internacional de Doenças

(CID-11)*. Quando a CID-11 for implantada no Brasil, haverá melhorias na acessibilidade de recursos para procedimentos antálgicos intervencionistas utilizados no tratamento da dor crônica (Korwisi et al., 2021; Treede et al., 2015).

Outra maneira de conceituar a dor é subdividi-la quanto à fisiopatologia, isto é, em nociceptiva, neuropática ou nociplástica.

Dor nociceptiva

É aquela que decorre da estimulação dos nociceptores, isto é, receptores sensoriais que se ocupam em detectar estímulos potencialmente nocivos e de transmitir essa informação ao sistema nervoso. Ela ocorre como uma resposta fisiológica ao estímulo nocivo e é essencial para a manutenção da integridade física. O termo é usado para descrever a dor que ocorre na vigência do sistema nervoso somatossensorial funcionando normalmente, contrastando com a função anormal observada na dor neuropática (Williams e Craig, 2016; Kosek et al., 2016). Ela pode ser subclassificada em duas outras categorias: somática ou parietal e visceral.

Dor nociceptiva somática ou parietal

Causada pela ativação dos nociceptores somáticos localizados em tecidos como pele, músculos, ossos, articulações e ligamentos. Geralmente, é bem localizada, aguda, latejante ou persistente. A dor epicrítica é um exemplo de dor somática, bem localizada, aguda e de curta duração. A dor epicrítica é mediada por fibras nervosas A-delta, que conduzem os impulsos nervosos rapidamente. A dor epicrítica permite a discriminação precisa do local e da intensidade do estímulo doloroso, facilitando uma resposta rápida e direcionada, para evitar ou minimizar danos adicionais aos tecidos, por exemplo, dor por queimadura leve (Williams e Craig, 2016; Kosek et al., 2016).

Dor nociceptiva visceral

Oriunda das vísceras, como intestino, estômago, fígado, rins, coração e pulmões, dentre outros, decorre da ativação dos nociceptores viscerais, que são receptores dedicados à detecção de estímulos potencialmente nocivos, como distensão, inflamação ou isquemia visceral. A dor visceral é difusa, mal localizada e pode ser percebida como sensação de pressão, cólica ou desconforto generalizado na região abdominal ou torácica (Williams e Craig, 2016; Kosek et al., 2016).

Dor neuropática

Decorre de uma lesão ou doença do sistema nervoso somatossensorial, com consequente alteração da função nociceptiva. A dor neuropática é uma descrição clínica e não um diagnóstico propriamente dito, que requer uma lesão demonstrável ou uma doença que esteja inserida nos critérios diagnósticos neurológicos já estabelecidos. O termo lesão é comumente utilizado quando as investigações diagnósticas (p. ex., exames de imagem, neurofisiologia, biópsias, exames laboratoriais) revelam anormalidade ou quando houve trauma evidente. O termo "doença" é frequentemente utilizado quando a causa subjacente da lesão é conhecida, como acidente vascular encefálico, vasculite, *diabetes mellitus*, anomalia genética (Williams e Craig, 2016; Kosek et al., 2016).

O termo somatossensorial refere-se a informações sobre o corpo em si, incluindo

* Disponível em: http://id.who.int/icd/entity/1581976053. Acesso em set. de 2024.

órgãos viscerais, em vez de informações sobre o mundo externo (p. ex., visão, audição ou olfato). Algumas entidades patológicas, como a neuralgia do trigêmeo, são atualmente definidas pela sua apresentação clínica e não por testes diagnósticos objetivos. Outros diagnósticos, como neuralgia pós-herpética, normalmente são baseados na história. É comum, ao investigar a dor neuropática, que os testes diagnósticos possam produzir dados inconclusivos ou mesmo inconsistentes. Nesses casos, é necessário julgamento clínico para reduzir a totalidade dos achados de um paciente em um só diagnóstico presumido ou, pelo menos, em um grupo conciso de diagnósticos (Williams e Craig, 2016; Kosek et al., 2016). A dor neuropática geralmente é percebida como sensação de queimação, choque ou alodínia (dor ocasionada por um estímulo que normalmente não causaria dor).

Dor nociplástica

Surge da nocicepção alterada, apesar de não haver evidência clara de dano tecidual real ou potencial, que cause a ativação de nociceptores periféricos ou evidência de doença, ou de lesão do sistema somatossensorial que cause dor. Os pacientes podem ter uma combinação de dor nociceptiva e nociplástica. É um descritivo que se destina ao uso clínico, não sendo um diagnóstico nem sinônimo de "sensibilização central da nocicepção", que é um conceito neurofisiológico. O fenômeno de hipersensibilidade ocorrido em tecidos normais e não lesionados, sem evidência de neuropatia, pode muito bem conduzir a uma inferência clínica, na qual a sensibilização pode ser o mecanismo subjacente, de modo que o termo é utilizado como um descritor para essa situação. Esses grupos de pacientes típicos incluem aqueles rotulados como tendo fibromialgia e síndrome de dor regional complexa (SDCR) tipo 1, síndrome do cólon irritável, dentre outros (Toda, 2022).

NOCICEPÇÃO

Para que a dor seja percebida nos centros de processamento da dor cerebral, primeiro é necessário que o estímulo potencialmente prejudicial seja codificado e, na sequência, transmitido, modulado e finalmente percebido. A nocicepção é definida como o processo neural de codificação de estímulos nocivos, que se utiliza dos nociceptores para codificar esses estímulos (Bannister, 2020).

Os nociceptores são os transdutores de dor. O corpo humano possui diferentes tipos de neurônios sensoriais e os nociceptores são o subconjunto que funciona como unidade primária da dor; por isso, também são chamados de aferentes primários, ou neurônios de primeira ordem. Os nociceptores são munidos de receptores e canais iônicos especializados que permitem a detecção de estímulos potencialmente lesivos. A ativação dos neurônios sensoriais ocorre por estímulos nocivos químicos, mecânicos ou térmicos. Eles informam aos centros de processamento da dor na medula e no cérebro sobre os danos teciduais. Os nociceptores são classificados de acordo com as características de seus axônios, que geralmente são divididos em duas categorias: amielínicos (fibras C) ou levemente mielinizados (fibras A delta). O corpo celular (soma) dos nociceptores comumente é de diâmetro pequeno, tanto na via dorsal quanto em outros gânglios sensoriais. Neurônios com diâmetro do soma pequeno geralmente possuem fibras A delta mielinizadas ou fibras C não mielinizadas, enquanto fibras A alfa/beta podem ser encontradas em células de dimensões maiores.

O diâmetro do soma e a mielinização do axônio não estão associados à funcionalidade do nociceptor. Na verdade, o soma dos nociceptores não viscerais é menor que o dos nociceptores viscerais, mas essa diferença de tamanho não tem relação com seus respectivos graus de função. O tecido mais rico em nociceptores é a pele, que contém vários tipos diferentes de nociceptores (Schmidt et al., 1985).

O nociceptor mais expresso na pele é o polimodal, sendo capaz de responder a diversos tipos de estímulos. A pele contém uma grande variedade de nociceptores, que diferem na modalidade seletiva (como nociceptores C-calor e nociceptores C-mecano-frio). Em outros tecidos, os dois principais tipos de estímulos nocivos detectados são alterações químicas (alterações no pH ou inflamação) e mecânicas (torque ou distensão) (Schmidt et al., 1985).

Vários estudos sobre os nociceptores encontrados nas articulações utilizam estímulos mecânicos e demonstram que existem subpopulações de nociceptores mecânicos sensíveis a estímulos de baixa e alta intensidade. Muitos desses nociceptores, tanto de baixo limiar quanto, geralmente, todos os mecanorreceptores articulares e viscerais de alto limiar, são polimodais. Eles transduzem os estímulos nocivos e depois sensibilizam o organismo, o que leva à compreensão de que os aferentes de baixo limiar contribuem para o aparecimento da dor durante a inflamação do tecido. A maioria dos nociceptores é ativada por estímulos mecânicos, mas várias subpopulações com diferentes sensibilidades a outros estímulos nocivos adicionais foram descritas em outras espécies (Lee et al., 2014).

Os mecanonociceptores são ativados apenas por estímulos mecânicos. Se eles também respondem a outros estímulos, como estímulos térmicos, são chamados de nociceptores polimodais, mas podem ser subclassificados de acordo com sua sensibilidade específica a estímulos térmicos nocivos, por exemplo, calor e/ou frio. Agora se compreendem as várias subpopulações de nociceptores e a sensibilidade à dor aguda (Lee et al., 2014).

Para segurança dos processos fisiológicos, existem receptores cuja ativação geralmente é de curta duração e rapidamente desativada após o estímulo inicial, ou seja, estímulos temporários, isto é, transitórios. Destaca-se a superfamília dos canais de receptor potencial transitório (TRP, do inglês *transient receptor potential*), que inclui um grupo diversificado de proteínas semelhantes a canais que se assemelham ao protótipo do canal TRP da *Drosophila*. Os membros da superfamília TRP funcionam em processos que vão desde vasorrelaxamento até fototransdução, hiperalgesia térmica, mecanossensibilização e reação acrossômica e osmossensação.

As superfamílias do receptor potencial transitório (TRP) são canais presentes na membrana plasmática e têm como função regular o fluxo de diferentes íons entre a célula e o meio extracelular. Cada canal tem uma permeabilidade típica a diferentes íons, condutância, mecanismos de fechamento e abertura, agonistas e antagonistas típicos, dependência de voltagem e características regulatórias adicionais. A ativação de canais pode ocorrer diretamente, por voltagem ou conexão de ligantes, ou indiretamente, por meio de cascata de eventos moleculares e produção de segundos mensageiros, de extrema importância na regulação da contratilidade do músculo liso, por exemplo.

O receptor mais estudado envolvido na nocicepção é a superfamília de canais de TRP, que é composta por seis subfamílias:

TRP vaniloide (TRPV), anquirina (TRPA), mucolipina (TRPML), policistina (TRPP), canônico (TRPC) e melastatina (TRPM) (Takayama et al., 2019).

Os receptores TRPV1 são expressos em nociceptores de fibra C e detectam estímulos de dor associados ao calor nocivo e ao desenvolvimento de hiperalgesia por calor, além de ter envolvimento na detecção de estímulos nocivos de pinça. Eles são ativados por capsaicina, cânfora, alicina, baixo pH e hipertonicidade. Os receptores TRPA1 são ativados pelo cálcio e sensibilizados por fatores inflamatórios (como a bradicinina) nos neurônios do gânglio da raiz dorsal. Muitos fatores, incluindo processos fisiológicos e ligantes naturais, como espécies reativas de oxigênio (ERO), baixo pH, isotiocianato de alila, tetrahidrocanabinol, alicina, gingerol e salicilato de metila, podem ativar os receptores TRPA1. O canal catiônico TRPM8 também está associado à detecção de estímulos nocivos ao frio e contém uma fibra C que expressa canais iônicos sensíveis ao frio e ao mentol (Takayama et al., 2019; Venkatachalam e Montell, 2007).

Outro receptor envolvido na nocicepção é o receptor anoctamina-1 (ANO1), um canal de cloreto ativado por cálcio. Pode ser ativado por estímulos de calor nocivos, que, por sua vez, induzem uma sensação de dor ardente pela liberação de fatores inflamatórios, como a bradicinina, dos neurônios dos gânglios da raiz dorsal. Foi sugerida comunicação e ação coesa entre receptores ANO1 e canais TRP na geração de dor de forte intensidade e na regulação da excitabilidade neuronal (Takayama et al., 2019).

Os canais piezo são receptores mecanossensíveis compostos por dois canais catiônicos, Piezo1 e Piezo2, que são relativamente homólogos em estrutura. Os canais piezo são expressos em vários tecidos e podem ser ativados por diversos tipos de estímulos mecânicos, como alongamento, empurrão, puxão e exposição a soluções hipo/hiperosmóticas. Os canais Piezo2 apresentam propriedades cinéticas mais rápidas que os canais Piezo1 e proporcionam uma resposta rápida da membrana. Esses canais parecem ser mais específicos para a detecção de forças mecânicas transitórias. Os canais Piezo1 possuem características cinéticas mais lentas e reagem a uma ativação mais persistente. No entanto, ambos os tipos de canais fazem a mediação da dor tanto somática quanto visceral (Lee et al., 2014; Montell, 2005).

Uma vez que os sinais térmicos e mecânicos são transduzidos pelo terminal aferente primário, o potencial do receptor ativa uma variedade de canais iônicos dependentes de voltagem. Os canais de sódio e potássio dependentes de voltagem são essenciais para a geração de potenciais de ação que transmitem sinais nociceptores para sinapses no corno dorsal. Os canais de cálcio dependentes de voltagem desempenham um papel fundamental na liberação de neurotransmissores dos terminais nociceptores centrais ou periféricos para gerar dor ou inflamação neurogênica, respectivamente (Zhang et al., 2003; Bennett et al., 2019).

Os canais de sódio dependentes de voltagem (VGSC, do inglês *voltage-gated sodium channels*) são responsáveis pela iniciação e propagação do potencial de ação, o sinal elétrico que transmite impulsos nervosos, sendo portanto, cruciais para a transmissão de estímulos nocivos em aferentes primários. Nove isoformas de VGSC (Nav1.1 a Nav1.9) foram identificadas em mamíferos, com propriedades biofísicas distintas e padrões de expressão de tecidos e tipos de células. Com base em seu grau de sensibilidade à tetrodotoxina (TTX), os principais VGSC neuronais são classificados em canais de sódio sensíveis à TTX (TTX-S, incluindo Nav1.1, Nav1.2, Nav1.3, Nav1.6 e Nav1.7) e resistentes à TTX (TTX-R, Nav1.8 e Nav1.9). Os neurônios sensoriais primários periféricos expressam múltiplas isoformas de canais de sódio dependentes de voltagem, e Nav1.7, Nav1.8 e Nav1.9 são expressos preferencialmente no sistema nervoso periférico (SNP), e Nav1.6 tanto no sistema nervoso central (SNC) quanto no SNP. Os neurônios nociceptivos expressam Nav1.7, Nav1.8 e Nav1.9, e a disfunção desses canais é responsável por várias enfermidades dolorosas em humanos (Montell, 2005; Bennett et al., 2019).

Os VGSC são moléculas efetoras em múltiplas vias de sinalização, que podem aumentar a expressão dos VGSC por meio da regulação transcricional ou alterar as propriedades do canal por meio da regulação pós-traducional e, portanto, contribuir para a sensibilização periférica à dor. Enquanto a regulação transcricional geralmente ocorre em uma escala de horas a dias, especialmente considerando a longa distância que os canais transcritos/traduzidos *de novo* devem viajar do soma para as extremidades axonais distais, a modificação pós-traducional (p. ex., a fosforilação) ocorre em uma escala de tempo muito menor, na ordem de minutos e em um conjunto de canais que já está presente nos compartimentos axonais distais e, portanto, fornece uma modulação rápida da atividade do canal de sódio que afeta a integração dos sinais do potencial do receptor para iniciar o potencial de ação. A fosforilação é uma das modificações pós-traducionais mais comuns *in vivo* (Lee et al., 2014; Montell, 2005; Zhang et al., 2003).

Os terminais de axônios nociceptivos periféricos carregam receptores para múltiplos mediadores, como TNF-alfa, NGF, IL-1 beta e PGE_2. Esses mediadores pronociceptivos ativam vias de sinalização intracelulares a jusante, culminando na ativação de diversas cinases, como MAPK, PKA e PKC, que por sua vez podem atuar diretamente em moléculas efetoras, como canais Nav, fosforilando locais específicos em regiões citoplasmáticas desses canais, induzindo mudanças na densidade de corrente das propriedades do sistema do portão.

O conjunto de VGSC é expresso em nociceptores produzindo resposta refinada, que permite a codificação precisa de estímulos nocivos; portanto, quando há desregulação desses canais sob condições patológicas, haverá consequências na dor. Os mediadores inflamatórios ativam cascatas de sinalização que incluem a ativação de proteínas cinases que, por sua vez, fosforilam VGSC. Proteínas cinases têm efeito indireto nos níveis de expressão dos VGSC, no processo de transcrição e em outras instâncias onde as cinases fosforilam diretamente os VGSC, decorrente das propriedades ligadas à transmissão e modulação da densidade de corrente sinalizadora da dor até a medula espinhal. A compreensão dos mecanismos de dor em condições patológicas virá com mais investigação da modulação de VGSC pelas cinases. Considerando-se as ligações robustas que foram descobertas entre citocinas, proteínas cinases e dor, esses estudos podem identificar novos alvos para o desenvolvimento de medicamentos e tratamento da dor (Bennett et al., 2019; Himmel e Cox, 2020; Jiang et al., 2024).

FUNÇÃO EFERENTE

Outra propriedade dos neurônios nociceptores é sua função eferente. É importante ressaltar que apenas alguns nociceptores, por exemplo, os nociceptores peptidérgicos, possuem essa função e são capazes de liberar substâncias de seus terminais periféricos. Essa característica serve para garantir a manutenção da integridade tecidual na ausência de danos teciduais. Por exemplo, os nervos nociceptivos são necessários para a mobilização forçada de células-tronco hematopoiéticas (CTH) e colaboram com os nervos simpáticos para manter as CTH nos ossos. A inflamação neurogênica pode ser gerada a partir de um aumento na liberação periférica de transmissores aferentes durante a inflamação estéril, como aquela associada às enxaquecas. Portanto, a liberação de moléculas dos nociceptores não está exclusivamente associada ao processo de inflamação, mas colabora para levar a dor associada ao dano tecidual.

O papel da retropropagação da atividade aferente através dos ramos colaterais foi inicialmente descrito como mediador singular da liberação periférica de moléculas aferentes, mas alguns estudos demonstram que também pode haver uma contribuição secundária da atividade antidrômica da medula espinhal nesse esquema. A inflamação neurogênica e a dor causada por lesão tecidual podem ser atenuadas pela inibição dos canais de Ca^{2+} e Na^{+} dependentes de voltagem, que estão envolvidos na liberação periférica de transmissores aferentes.

Os nociceptores não podem ser identificados por um único critério, por isso não pertencem a um grupo homogêneo de aferentes. Existem muitas variações anatômicas, bioquímicas, fisiológicas e funcionais entre eles. Dor visceral e outros desconfortos, como hipersensibilidade ao enchimento de órgãos, dor pela acidez ou em queimação e sensação de edema, podem ser devido a subpopulações de nociceptores viscerais. A possibilidade de introdução de novos agentes terapêuticos deve ser inclusiva e, portanto, superar a heterogeneidade das subpopulações de nociceptores. Essa heterogeneidade pode ser uma das razões pelas quais a introdução de novos agentes terapêuticos no tratamento da dor tem se mostrado tão difícil e é responsável pelas muitas falhas encontradas no uso de novos medicamentos e terapias nessa linha de tratamento (Dubin e Patapoutian, 2010; Middleton et al., 2021; Basbaum et al., 2009).

SENSIBILIZAÇÃO

Uma das propriedades características dos nociceptores é sua capacidade de causar sensibilização, que é a habilidade de aumentar a excitabilidade neuronal. A sensibilização é um processo que consiste na redução do limiar de ativação, bem como no aumento da taxa de resposta a estímulos nocivos. Geralmente resulta de insulto e inflamação do tecido. Além disso, estímulos que não geram um efeito antes de o processo de sensibilização ocorrer podem posteriormente tornar-se eficazes e desenvolver atividade espontânea após a sensibilização ser efetivada. A resposta adaptativa pode ser reduzida pela sensibilização dos nociceptores, que pode ser observada quando a aplicação do estímulo é prolongada. A sensibilização é uma propriedade central dos neurônios nociceptores, mas não é um processo específico deles. A sensibilização pode estar associada a aferentes que também codificam outras modalidades sensoriais (St. John Smith e St John Smith, 2018; Liu e Salter, 2010; Campbell e Meyer, 2006).

SENSIBILIZAÇÃO CENTRAL E PERIFÉRICA

No sistema nervoso periférico (SNP), os sinais nocivos são conduzidos por neurônios sensoriais nociceptivos primários ao longo de fibras C amielínicas de pequeno diâmetro ou fibras A delta finamente mielinizadas. Os neurônios sensoriais nociceptivos localizam-se nos gânglios da raiz dorsal (DRG) e nos gânglios trigeminais (TG), têm uma arquitetura pseudounipolar com um ramo periférico que inerva um órgão-alvo e um ramo central que termina no corno dorsal da medula espinhal, onde formam as primeiras sinapses com neurônios sensoriais de segunda ordem. Nos terminais nervosos periféricos, os estímulos nocivos sofrem a transdução, por meio de canais ionotrópicos, como os canais TRP ou receptores metabotrópicos, como os receptores acoplados à proteína G, em sinais elétricos, potenciais receptores que ativam os VGSC, promovendo o disparo do potencial de ação, desde que o limiar de deflagração seja atingido. As informações sobre as propriedades dos sinais nocivos, incluindo modalidade, duração, localização e intensidade, são codificadas pela frequência e pelo padrão de disparo do potencial de ação e pelos receptores específicos localizados nos neurônios, que serão transmitidos ao SNC ao longo dos circuitos nociceptivos.

A finalização da nocicepção geralmente ocorre pela retirada dos estímulos ou pela reparação de uma lesão e, quando isso ocorre, é caracterizada como dor aguda e transitória. Quando os estímulos nocivos permanecem longamente ou nas doenças crônicas, ocorre modificação na detecção dos estímulos, na geração e na transmissão do potencial de ação, facilitando o processamento nociceptivo em todos os níveis do circuito nociceptivo, processo denominado sensibilização do sistema, o que leva, consequentemente, à transição da dor aguda para dor crônica patológica, como ocorre na dor inflamatória ou na neuropática. Nos neurônios sensoriais primários, as lesões nos tecidos periféricos ou dos nervos liberam vários mediadores pró-nociceptivos, que causam alterações moleculares desadaptativas nos corpos celulares e axônios, levando a hipersensibilidade e hiperexcitabilidade dos neurônios sensoriais, isto é, sensibilização periférica. Os VGSC regulam esses mediadores e essa modulação contribui para a sensibilização periférica durante o desenvolvimento da dor patológica (Di Maio et al., 2023; Zhang et al., 2017; Pan et al., 2008).

CONDUÇÃO

A propagação de sinais elétricos entre a periferia e a medula espinhal, ou o tronco cerebral, segue uma via axonal direta, reduzindo assim o risco de falha de condução. Os nociceptores são neurônios excitatórios e liberam glutamato como seu neurotransmissor primário, bem como outros componentes, incluindo peptídeos como substância P, peptídeo relacionado ao gene da calcitonina (CGRP, do inglês *calcitonin gene-related peptide*) e somatostatina, que são importantes tanto na sinalização sináptica central quanto na sinalização eferente na pele. A chegada de muitos potenciais de ação no soma do nociceptor, via axonal, pode levar a alterações bioquímicas como fosforilação e ativação da superfamília MAPK das vias de sinalização. Estas, por sua vez, alteram a expressão gênica e o fenótipo funcional. O axônio central dos neurônios DRG entra na medula espinhal através da raiz dorsal e brota ramos que inervam múltiplos segmentos espinhais nas direções rostral e caudal, bem como o segmento associado aos núcleos DRG e da coluna dorsal específicos da medula caudal. Eles terminam predominantemente nas lâminas I, II e V do corno dorsal, em neurônios de retransmissão e interneurônios locais importantes para a modificação do sinal. Os neurônios de retransmissão projetam-se para a medula, o mesencéfalo e tálamo, que por sua vez projetam-se para os córtices somatossensorial e cingulado anterior para conduzir os aspectos sensoriais-discriminativos e afetivo-cognitivos da dor, respectivamente.

Os interneurônios inibitórios e excitatórios locais no corno dorsal, bem como as vias inibitórias e facilitatórias descendentes originárias do cérebro, modulam a transmissão de sinais nociceptivos, contribuindo assim para a priorização da percepção da dor em relação a outras necessidades comportamentais concorrentes e demandas homeostáticas (Berntson e Khalsa, 2021; Craig, 2002).

MODULAÇÃO CENTRAL

Os nociceptores liberam uma variedade de substâncias de seus terminais centrais que têm o potencial de excitar neurônios de segunda ordem por meio de múltiplos mecanismos. A transmissão sináptica rápida e lenta é mediada, respectivamente, em grande parte por glutamato e peptídeos como a substância P e CGRP. Para que haja a percepção da dor, necessita-se da plasticidade na força sináptica, ou seja, precisa haver capacidade de aumentar as conexões homossinápticas e heterossinápticas entre os neurônios aferentes primários e as conexões dos interneurônios acionados por eles, bem como a modulação pré e pós-sináptica por vias facilitatórias e inibitórias descendentes na medula espinhal, além de receber informações eferentes da função nociceptora, que foram ativadas pela forte despolarização gabaérgica/glicinérgica dos terminais pré-sinápticos e que conduzem até a raiz dorsal.

A transmissão anterógrada de potenciais de ação da medula espinhal para a periferia resulta na liberação de peptídeos e outros mediadores inflamatórios na pele e exacerba a excitabilidade e a dor do nociceptor. É no nível espinhal que os neurônios não nociceptivos são recrutados pela forte ativação do nociceptor, por meio da modulação funcional dos circuitos locais (Strigo et al., 2024).

CONSIDERAÇÕES FINAIS

A dor é uma experiência individual, influenciada por diversos fatores (biológicos, culturais, psicológicos, sociais e espirituais), e um dos principais obstáculos para sua avaliação é a subjetividade. A classificação fisiopatológica da dor permite direcionar o tratamento mais apropriado para cada caso.

REFERÊNCIAS BIBLIOGRÁFICAS

1. Bannister K, Sachau J, Baron R, Dickenson AH. Neuropathic pain: mechanism-based therapeutics. Annu Rev Pharmacol Toxicol. 2020;6(60):257-74.
2. Basbaum AI, Bautista DM, Scherrer G, Julius D. Cellular and molecular mechanisms of pain. Cell. 2009; 139(2):267-84.
3. Bennett DL, Clark AJ, Huang J, Waxman SG, Dib-Hajj SD. The role of voltage-gated sodium channels in pain signaling. Physiol Rev. 2019;99(2):1079-151.
4. Berntson GG, Khalsa SS. Neural circuits of interoception. Trends Neurosci. 2021;44(1):17-28.
5. Campbell JN, Meyer RA. Mechanisms of neuropathic pain. Neuron. 2006;52(1):77-92.
6. Cascella M, Schiavo D, Cuomo A, Ottaiano A, Perri F, Patrone R, et al. Artificial intelligence for automatic pain assessment: research methods and perspectives. Pain Res Manag. 2023;28:6018736.
7. Chen WG, Schloesser D, Arensdorf AM, Simmons JM, Cui C, Valentino R, et al. The emerging science of interoception: sensing, integrating, interpreting, and regulating signals within the self. Trends Neurosci. 2021;44(1):3-16.
8. Craig AD. How do you feel? Interoception: the sensation of the physiological condition of the body. Nat Rev Neurosci. 2002;3(8):655-66.
9. Dellaroza MS, Pimenta CA, Matsuo T. Prevalência e caracterização da dor crônica em idosos não institucionalizados. Cad Saúde Pública. 2007;23:1151-60.

10. Di Maio G, Villano I, Ilardi CR, Messina A, Monda V, Iodice AC, et al. Mechanisms of transmission and processing of pain: a narrative review. Int J Environ Res Public Health. 2023;20(4):3064.
11. Dubin AE, Patapoutian A. Nociceptors: the sensors of the pain pathway. J Clin Invest. 2010;120(11):3760-72.
12. Gibson SJ, Farell M. A review of age diferences in the neurophysiology of nociception and the perceptual experience of pain. Clin J Pain. 2004;20(4):227-39.
13. Himmel NJ, Cox DN Transient receptor potential channels: current perspectives on evolution, structure, function, and nomenclature. Process Biol Science. 2020;287:20201309.
14. Jiang D, Guo R, Dai R, Knoedler S, Tao J, Machens HG, Rinkevich Y. The multifaceted functions of TRPV4 and calcium oscillations in tissue repair. Int J Mol Sci. 2024;18;25(2):1179.
15. Korwisi B, Hay G, Attal N, Aziz Q, Bennett MI, Benoliel R, et al. Classification algorithm for the International Classification of Diseases-11 chronic pain classification: development and results from a preliminary pilot evaluation. Pain. 2021;162(7):2087-96.
16. Kosek E, Cohen M, Baron R, Gebhart GF, Mico JAE, Rice ASC, et al. Do we need a third mechanistic descriptor for chronic pain states? Pain. 2016;157(7):1382-6.
17. Lee W, Leddy HA, Chen Y, Lee SH, Zelenski NA, McNulty AL, et al. Synergy between Piezo1 and Piezo2 channels confers high-strain mechanosensitivity to articular cartilage. Proc Natl Acad Sci U S A. 2014;25;111(47):E5114-22.
18. Liu XJ, Salter MW. Glutamate receptor phosphorylation and trafficking in pain plasticity in spinal cord dorsal horn. Eur J Neurosci. 2010;32(2):278-89.
19. Mattos SLL, Azevedo MP, Melo MG, Nunes RR. Dor e cuidados paliativos. Rio de Janeiro: Sociedade Brasileira de Anestesiologia; 2018. 240p.
20. Middleton SJ, Barry AM, Comini M, Li Y, Ray PR, Shiers S, e tal. Studying human nociceptors: from fundamentals to clinic. Brain. 2021;144(5):1312-35.
21. Montell C. The TRP superfamily of cation channels. Sci STKE. 2005;22;(272):re3.
22. Nagasako EM, Oaklander AL, Dworkin RH. Congenital insensitivity to pain: an update. Pain. 2003;101:213-9.
23. O'Brien JA, Karrasch JF, Huang Y, Vine EE, Cunningham AL, Harman AN, Austin PJ. Nerve-myeloid cell interactions in persistent human pain: a reassessment using updated cell subset classifications. Pain. 2024;165(4):753-71.
24. Pan HL, Wu ZZ, Zhou HY, Chen SR, Zhang HM, Li DP. Modulation of pain transmission by G-protein-coupled receptors. Pharmacol Ther. 2008;117(1):141-61.
25. Piette JD, Newman S, Krein SL, Marinec N, Chen J, Williams DA, et al. Patient-centered pain care using artificial intelligence and mobile health tools: a randomized comparative effectiveness trial. JAMA Intern Med. 2022;182(9):975-83.
26. Raja SN, Carr DB, Cohen M, Finnerup NB, Flor H, Gibson S, et al. The revised International Association for the Study of Pain definition of pain: concepts, challenges, and compromises. Pain. 2020;161(9):1976-82.
27. Schmidt R, Schmelz M, Forster C, Ringkamp M, Torebjörk E, Handwerker H. Novel classes of responsive and unresponsive C nociceptors in human skin. J Neurosci. 1985;15(1):333-41.
28. St John Smith E. Advances in understanding nociception and neuropathic pain. J Neurol. 2018;265:231-8.
29. Strigo IA, Andrew D, Simmons AN, Evrard HC, Blomqvist A, Dostrovsky JO. Interoception and AD (Bud) Craig's paradigm-shifting legacy. Pain. 2024;165(6):1191-3.
30. Takayama Y, Derouiche S, Maruyama K, Tominaga M. Emerging perspectives on pain management by modulation of TRP channels and ANO1. Int J Mol Sci. 2019;20:3411.
31. Toda K. Are nociplastic pain and neuropathic pain different pains? Univ J Neurosci. 2022;1(1):1-2.
32. Treede RD, Rief W, Barke A, Aziz Q, Bennett MI, Benoliel R, et al. A classification of chronic pain for ICD-11. Pain. 2015;156(6):1003-7.
33. Venkatachalam K, Montell C. TRP channels. Annu Rev Biochem. 2007;76:387-417.
34. Williams ACC, Craig KD. Updating the definition of pain. Pain. 2016;157(11):2420-3.
35. Williams ACC. What can evolutionary theory tell us about chronic pain? Pain. 2016;157(4):788-90.
36. Zhang M, Ma Y, Ye X, Zhang N, Pan L, Wang B. TRP (transient receptor potential) family of ion channels: structures, biological functions and therapeutic interventions for diseases. Signal Transduct Target Ther. 2023;8:261.
37. Zhang ZJ, Jiang BC, Gao YJ. Chemokines in neuron-glial cell interaction and pathogenesis of neuropathic pain. Cell Mol Life Sci. 2017;74(18):3275-91.

35

Dor – Princípios de controle e terapêutica não medicamentosa

Liz Andréa Kawabata Yoshihara

Pontos-chave

- A analgesia é um item que sempre deve ser verificado em toda consulta de pacientes em cuidados paliativos.
- Manejar a dor, sua causa, reversibilidade e impacto são essenciais, assim como todos os efeitos adversos que advêm do uso de opioides ou adjuvantes.
- Não se deve postergar a introdução de opioide na dor oncológica.
- Se o controle álgico não for atingido, deve-se aumentar a dose do opioide, considerar adjuvantes e, caso não resolva, trocar o opioide reduzindo 25% da dose correspondente.
- O uso de coanalgésicos (adjuvantes) auxilia muito no manejo álgico.
- As terapias não medicamentosas podem ajudar no controle da dor.

INTRODUÇÃO E EPIDEMIOLOGIA

A dor é um sintoma muito prevalente entre os pacientes em cuidados paliativos (CP), principalmente nos pacientes oncológicos. Dos pacientes com câncer, 38,9% têm dor e, quando a doença está avançada, metastática ou terminal, isso ocorre com 66,4% . Quase todos têm alguma dor aguda, quer por cirurgia, quer por procedimentos diagnósticos ou complicações como fratura patológica. Daqueles com dor crônica em tratamento neoplásico, 30 a 50% têm dores que justificam o uso de opioides e 75 a 90% têm a doença avançada. Muitas dessas dores são mal manejadas, infelizmente. Estudos mostram que 40% dos pacientes recebem tratamento analgésico inconsistente com as recomendações baseadas na gravidade da dor. Talvez isso se deva à preocupação com os efeitos colaterais ou o medo de apressar a morte, ao custo das medicações, ao medo do vício pelo paciente ou até ao preconceito de tomar morfina (relacionado ao final da vida), à inabilidade do prescritor ou, ainda, por causa da dificuldade de cobertura pelos planos de saúde. O tratamento ineficaz traz sofrimento desnecessário, dificuldade de lidar com a doença, interferindo nas atividades diárias e podendo ser causa de internações repetidas e prolongadas.

É essencial manejar a dor, sua causa, reversibilidade e impacto, assim como todos os efeitos adversos que advêm do uso de opioides ou adjuvantes. Para o tratamento da dor oncológica, pode ser usada a terapia antineoplásica modificadora de doença (quimioterapia, radioterapia ou mesmo a cirurgia redutora).

O objetivo principal dos CP é reduzir o sofrimento do paciente e de seus cuidadores ao longo do curso de uma doença progressiva, diminuindo o fardo desde o diagnóstico até a morte, preservando a função, melhorando a adaptação e mantendo a qualidade de vida.

MANIFESTAÇÕES CLÍNICAS

Inicialmente, deve ser feita uma avaliação detalhada da dor, que deve incluir história, exame físico e exames de imagem ou laboratoriais. Devem ser avaliados: o tipo de dor, neuropática ou nociceptiva (lesão tecidual); a etiologia (pela doença ou por outro fator); se aguda (necessita de intervenções diagnósticas e terapêuticas) ou crônica (relacionada às complicações do tumor ou de seu tratamento); a extensão e o plano de tratamento; e os objetivos dos cuidados relativos à dor.

TERAPIA FARMACOLÓGICA

Analgésicos

Quando a dor é leve, deve ser introduzido um analgésico como paracetamol ou dipirona ou um anti-inflamatório não esteroidal (AINE). Uma revisão Cochrane do papel do paracetamol não mostra evidências nem a favor nem contra seu uso na dor neoplásica.

O metamizol ou dipirona é um potente analgésico, também antiespasmódico e antipirético, que tem a grande vantagem de ter boa tolerância gastrointestinal. Existem efeitos colaterais relatados, a maioria de efeito temporário e facilmente manejável, mas existe o efeito da agranulocitose, o que impede sua comercialização em alguns países. Acredita-se que sua frequência seria de 1:1.000.000. Nos países onde é comercializada, é a medicação analgésica mais utilizada cronicamente e a droga mais utilizada como automedicação.

Os anti-inflamatórios têm efeito comprovado em dor moderada ou grave, porém, com o uso crônico, principalmente na faixa etária mais avançada, pode haver risco cardiovascular, de sangramento gastrointestinal (Tabela 1) ou de lesão renal.

TABELA 1 Anti-inflamatórios, menor dose e efeito colateral

AINE	Menor dose	Risco aumentado
Naproxeno	1,0 g/24 h	Cardiovascular
Ibuprofeno	< 1.200 mg/24 h	Cardiovascular
Celecoxibe	200 mg/24 h + inibidor de bomba de prótons	Gastrointestinal

AINE: anti-inflamatórios não esteroidais.

Dentre os anti-inflamatórios, deve-se ainda lembrar dos corticosteroides. Eles diminuem a percepção da dor, potencializam a eficácia dos opioides e aumentam o apetite, podendo levar ao ganho ponderal. Também melhoram a fadiga. São bastante utilizados em lesões do sistema nervoso central (SNC) e tumores ósseos. Deve ser utilizada a menor dose possível pelos efeitos colaterais indesejados. Evitar o uso concomitante com os AINE combinados, pois aumentam muito o risco de efeitos adversos gastrointestinais.

Adjuvantes

A analgesia simples pode ser combinada com um medicamento adjuvante (coanalgésico). Os coanalgésicos são frequentemente considerados no tratamento da dor crônica leve, moderada ou grave quando o paciente é pouco responsivo aos opioides, mas podem ser introduzidos precocemente se quisermos o efeito antidepressivo, ou melhora óssea com os bifosfonatos. São medicamentos aprovados e comercializados para outras indicações, além da dor, em circunstâncias selecionadas (Tabelas 2 a 5).

A gabapentina, a amitriptilina, a pregabalina e a duloxetina devem ser considerados na dor neuropática do câncer, principalmente nos pacientes com uma resposta parcial ao opioide.

As doses devem ser tituladas. Os intervalos de doses eficazes variam e o aumento deve ser gradual a partir de uma dose baixa até que o efeito seja alcançado, atinja-se a dose máxima ou os efeitos colaterais estejam incontroláveis.

Opioides

Os opioides são amplamente utilizados no tratamento da dor relacionada ao

TABELA 2 Coanalgésicos utilizados como analgésicos multiúso

Analgésicos multiúso	Exemplos
Glicocorticoides	Dexametasona, prednisona, metilprednisona
Antidepressivos	Tricíclicos (amitriptilina, nortriptilina)
	Duais (duloxetina, minalciprano, desvenlafaxina)
	Recaptação de serotonina (paroxetina, citalopram)
	Outro (bupropiona)
Agonista alfa-2-adrenérgico	Clonidina, tizanidina
Canabinoides	Dronabinol, nabilona
Anestésicos tópicos	Lidocaína, capsaicina, antidepressivos tricíclicos e AINE
Injeção de toxina botulínica	

AINE: anti-inflamatórios não esteroidais.

TABELA 3 Coanalgésicos utilizados para dor neuropática

Para dor neuropática	Exemplos
Anticonvulsivantes	Gabapentina, pregabalina, ácido valproico, topiramato, lamotrigina, carbamazepina
Bloqueadores de canal de cálcio	Lidocaína intravenosa, lacosamida, mexiletina
Antagonista dos receptores NMDA (N-metil D-aspartato)	Cetamina, memantina, dextrometorfano, amantadina
Agonista GABA	Clonazepam, baclofeno

GABA: ácido gama-aminobutírico.

TABELA 4 Coanalgésicos utilizados para dor óssea

Para dor óssea	Exemplos
Inibidores de osteoclastos	Pamidronato, zolendronato, ibandronato, calcitonina, denosumabe
Radiofármacos	Estrôncio-89, samário-153, rádio-223

TABELA 5 Coanalgésicos utilizados para obstrução intestinal

Para obstrução intestinal	Exemplos
Anticolinérgicos	Escopolamina, atropina, glicopirrolato
Análogo da somatostatina	Octreotida

câncer por sua segurança, múltiplas vias de administração, facilidade de titulação, confiabilidade e eficácia para todos os tipos de dor (isto é, somática, visceral, neuropática). Embora a dor neuropática possa ser mais difícil de tratar, muitas vezes é possível uma resposta favorável à analgesia à base de opioides.

Os opioides atuam ligando-se a receptores específicos, sendo os mais bem caracterizados os receptores mu, kappa e delta. Esses receptores estão presentes em tecidos de todo o corpo, incluindo os sistemas nervosos periférico e central. Com base em seus efeitos no receptor mu, os opioides são convencionalmente divididos em agonistas puros do receptor mu, agonistas-antagonistas (dos quais existem dois subtipos, agonistas parciais e agonistas-antagonistas mistos) e antagonistas puros do receptor mu (μ). Os antagonistas dos receptores mu (μ) não possuem propriedades analgésicas intrínsecas; eles são usados para prevenir ou reverter os efeitos dos opioides.

Usualmente, utilizam-se os opioides fracos antes da morfina. A codeína é uma pró-droga da morfina metabolizada pelo citocromo P450 CYP2D6 (tem 90 variantes). Alguns pacientes podem não ter resposta alguma ou ter toxicidade não intencional, dependendo da variante. Doses baixas de morfina têm se mostrado mais eficazes para aliviar a dor do que opioides fracos.

O mesmo tem sido relatado para o tramadol e o tapentadol. Não se comprova eficácia na dor oncológica nem diminuição dos efeitos colaterais.

Sobre os agonistas puros, as revisões sistemáticas e ensaios randomizados não mostram diferença entre morfina, oxicodona, oximorfona, metadona, fentanil e hidromorfona em termos de eficácia ou tolerabilidade, e há uma variação intraindividual muito grande de resposta. O Instituto Nacional de Excelência em Saúde e Cuidados (NICE) recomenda a morfina como primeira linha.

A morfina é principalmente de metabolização hepática e seus metabólitos, de excreção renal.

Oxicodona, hidrocodona, hidromorfona e oximorfona têm meia-vida curta. A hidromorfona tem metabólitos ativos em menores concentrações. Oximorfona e fentanil liberam menos histamina, causando menos prurido e urticária. O fentanil na forma transdérmica tem vantagem nos casos de má absorção do trato gastrointestinal ou disfagia e nos indivíduos com obstipação de difícil controle. A metadona tem baixo custo, alta disponibilidade, ação de longa duração e só 20% é de excreção renal, mas tem risco de prolongamento do intervalo QT e meia-vida variável.

A meperidina tem um metabólito tóxico (normeperidina), associado a tremores, delírios e convulsões. Não é a melhor escolha.

O tramadol e o tapentadol agem no receptor um, mas também na recaptação de serotonina e norepinefrina. As evidências são limitadas comparando com outros opioides em termos de eficácia e tolerabilidade.

Medicamentos agonistas e antagonistas mistos têm a capacidade de induzir abstinência em pacientes tolerantes a opioides. A buprenorfina é a única desse grupo a ser utilizada para dor oncológica. Dá menos depressão respiratória e é útil em pessoas com insuficiência renal (Tabela 6).

TABELA 6 Opioides utilizados, dose habitual e intervalo de administração

Opioide	Dose
Morfina VO	5-10 mg a cada 3-4 h
Oxicodona VO	2,5-5 mg a cada 4 h
Hidromorfona VO	1,0-2,0 mg a cada 3-4 h
Fentanil transdérmico	12 mcg a cada 72 h
Metadona	2,5 mg, 2-3 vezes ao dia, com morfina 5-10 mg SN

SN: se necessário; VO: via oral.

Os efeitos colaterais são diferentes para cada opioide (Tabela 7). Sonolência, constipação e boca seca (xerostomia) parecem ser um efeito comum e igual em todos eles. Alucinações são mais comuns com a morfina e menos com a oxicodona e buprenorfina e fentanil. Mioclonia é mais comum com a oxicodona. Fentanil causa bem menos quadro confusional que a morfina.

Há muito medo de prescrição de morfina para pacientes com insuficiência renal ou hepática, mas a Faculdade de Medicina da Dor sugere que apenas quando a dose de morfina for de 120 mg/dia ou equivalente é que necessita do cuidado de um especialista.

Há relato de hiperalgesia induzida por opioide, que ocorre com altas doses ou aumento rápido de dose, com dor em outro local ou de características diferentes. Na suspeita, o paciente deve ser encaminhado a um especialista, que deverá reduzir a dose em 25 a 50%, trocar o opioide e adicionar analgesia não opioide.

Cerca de 30% dos pacientes medicados com morfina não alcançam uma analgesia satisfatória. A troca de analgésicos tem sido efetiva em 80% dos casos de câncer. Ela pode ocorrer por tolerância de analgesia, baixa aderência ou desenvolvimento de insuficiência renal. Nessa troca, a dose inicial deve ser 25% menor.

TABELA 7 Efeitos colaterais dos opioides por sistemas

Sintomas	Efeitos
Gastrointestinais	Constipação, xerostomia, náuseas e vômitos, refluxo gastroesofágico
Neurológicos	*Delirium*, alucinações, sedação, mioclonia, hiperalgesia, convulsões, cefaleias
Cardiovasculares	Bradicardia, hipotensão
Pulmonares	Depressão respiratória, edema pulmonar não cardiogênico
Urológicos	Retenção urinária, alteração da função renal
Endocrinológicos	Hipogonadismo, disfunção sexual, osteoporose
Imunes	Disfunção das células T, células *natural killer*, neutrófilos e monócitos

ANALGESIA MULTIMODAL NÃO FARMACOLÓGICA

Tem o potencial de aumentar o alívio da dor, reduzir os efeitos colaterais dos opioides por meio de menores doses e produzir melhores resultados físicos e psicossociais. Inclui desde radioterapia com o objetivo de diminuir dor e terapias invasivas direcionadas a sintomas (bloqueio nervoso) a terapias sintomáticas não invasivas, como reabilitação e terapias complementares ou integrativas. Abordagens invasivas como estimulação de coluna dorsal e neuromodulação transcraniana também são utilizadas em casos extremos.

Intervenções de reabilitação

Visam à melhora da função ou dos sintomas. Podem ser:

- Exercícios terapêuticos implementados por um fisioterapeuta: por meio dos exercícios ocorrem alívio das dores, ganhos funcionais e autoeficácia, melhorada com exercícios ativos, passivos, alongamento e terapia miofascial. Melhoram a dor musculoesquelética e amplitude de movimento no pós-operatório.
- Hidroterapia: fornece um ambiente de gravidade reduzida e experiência sensorial com relaxamento muscular.
- Uso de órteses: podem ser imobilizadores de ombro ou braço para plexopatia dolorosa elaborados pela terapia ocupacional, suporte para metástases de coluna ou talas para fraqueza distal ou dor de neuropatia. Ainda podem facilitar funções específicas, como comer e ir ao banheiro, ou limitar movimentos que causem dor.
- Estímulos com calor, frio, vibração, ultrassom ou eletricidade: são coadjuvantes na dor leve ou moderada.
- Tratamento de linfedema com massoterapia, drenagem linfática e medidas compressivas: também auxilia no bem-estar e na melhora da funcionalidade.

A base de evidências para apoiar o benefício de qualquer uma dessas abordagens é extremamente limitada e impossibilita selecionar uma modalidade específica. Sua aplicação deve ser evitada em áreas de sensibilidade reduzida ou próximas às superfícies de massas tumorais.

Práticas integrativas e complementares

São abordagens complementares que visam melhorar o controle da dor e a qualidade de vida. Enfatizam o valor potencial do treinamento da mente, mudando cognições e/ou criando um estado emocional mais favorável que influencie as funções corporais. São poucas as evidências para afirmar ou afastar seu uso. Faltam estudos de qualidade, com número expressivo de pacientes para determinar a eficácia.

Essas práticas foram institucionalizadas pela Política Nacional de Práticas Integrativas e Complementares no Sistema Único de Saúde (PNPIC) e, atualmente, o Sistema Único de Saúde (SUS) oferece, de forma integral e gratuita, 29 procedimentos de Práticas Integrativas e Complementares (PIC) à população (Figura 1).

Essas condutas terapêuticas desempenham um papel abrangente no SUS e podem ser incorporadas em todos os níveis da Rede de Atenção à Saúde, com foco especial na

Apiterapia	Aromaterapia	Arteterapia
Ayurveda	Biodança	Bioenergética
Constelação familiar	Cromoterapia	Dança circular
Geoterapia	Hipnoterapia	Homeopatia
Imposição de mãos	Antroposofia	Acupuntura e medicina tradicional chinesa
Meditação	Musicoterapia	Naturopatia
Osteopatia	Ozonioterapia	Plantas medicinais/ Fitoterapia
Quiropraxia	Reflexoterapia	Reiki
Shantala	Terapia comunitária integrativa	Terapia de florais
Termalismo social/ crenoterapia	Ioga	

FIGURA 1 As 29 práticas integrativas e complementares oferecidas no Sistema Único de Saúde.

atenção primária, em que têm grande potencial de atuação. Uma das ideias centrais dessa abordagem é uma visão ampliada do processo saúde e doença, assim como a promoção do cuidado integral do ser humano, especialmente do autocuidado. As indicações às práticas se baseiam no indivíduo como um todo, levando em conta seus aspectos físicos, emocionais, mentais e sociais.

As práticas de mente e corpo são consideradas um complemento à farmacoterapia (meditação, intervenções baseadas em atenção plena, hipnose clínica, relaxamento, imagens guiadas, ioga, musicoterapia, sugestão terapêutica e terapia cognitivo-comportamental). Também podem ser usadas de forma isolada para um fim específico. Há evidências variáveis de benefício e, para a maioria, o potencial de benefícios supera os danos. Entre elas estão: acupuntura, homeopatia. técnicas de relaxamento, ioga, meditação, musicoterapia e práticas de *mindfulness*.

Acupuntura, acupressão e reflexologia podem ajudar no alívio da dor leve ou moderada e da neuropatia após quimioterapia. Em sete ensaios controlados de alta qualidade, a acupuntura foi associada à diminuição da dor.

A homeopatia é uma terapia bastante popular para tratar os efeitos colaterais da quimioterapia. No entanto, até o momento não há estudos robustos que comprovem seus resultados além do efeito placebo.

A musicoterapia pode melhorar dor, ansiedade e depressão. Estudos comprovam o benefício na dor pós-operatória.

A hipnose utiliza a concentração atenta e focada e funciona com a dissociação (capacidade de compartimentar diferentes aspectos de uma experiência individual) e sugestionabilidade (capacidade maior de resposta às instruções). Pode ser usada para dor aguda e crônica e tem sido cada vez mais utilizada para dor relacionada a procedimento.

A terapia cognitivo-comportamental se baseia na interpretação do indivíduo a eventos externos e sensações corporais que afetam diretamente suas reações emocionais e comportamento subsequente. Sabe-se que a dor é interpretada de forma diversa por cada pessoa. Alguns padrões, como o pensamento dicotômico, a supergeneralização e a catastrofização, são padrões disfuncionais que não refletem a realidade. Tem sido demonstrada melhora significativa da dor.

A ioga mescla posturas físicas, respiração e treino de meditação. Existem várias formas e estilos; a mais comum é a hathaioga. Existem estudos em neoplasia de cabeça e pescoço e mama com benefícios modestos.

A massoterapia aplica o toque e o movimento para promover o relaxamento, tratar a rigidez e a dor muscular, tendo efeito pequeno a moderado.

O *biofeedback* consiste no uso de equipamentos que servem para monitorar a atividade biológica do corpo através de ondas cerebrais, da respiração, da frequência cardíaca, da contratura dos músculos, do suor das glândulas sudoríparas e da temperatura corporal. Tem como objetivo escanear essas reações automáticas. Por meio dessa identificação, é possível entender e treinar o corpo para controlar suas reações.

A imagem guiada utiliza a recordação de visões, cheiros, sons, gostos e sensações somáticas agradáveis (toque, movimentos ou posições) para criar um estado cognitivo e emocional positivo que pode amenizar a dor e outras fontes de sofrimento.

As técnicas de relaxamento, que são o princípio da ioga e hipnose, levam a focar na respiração, diminuindo a atividade simpática, levando ao aumento de ondas lentas no eletroencefalograma. Os estudos são conflitantes.

Meditação, *mindfulness* e todas as técnicas de atenção plena adotam a atenção focada a fim de adotar uma postura de testemunha, sem a interferência de pensamentos e distrações externas. Existem indícios de melhora.

TABELA 8 Objetivos das terapias não medicamentosas

TABELA 8 Objetivos das terapias não medicamentosas
Cognitivo-comportamental: identificar cognições e crenças negativas angustiantes; aumentar a flexibilidade psicológica, redução do estresse com base na atenção plena, treinamento de relaxamento, *biofeedback*.
Físico: treinamento de atividade, exercícios graduados (terrestres e aquáticos) com treinamento físico, aula, instrutor e/ou solo; uso de estimulação elétrica transcutânea (TENS).
Espiritual: identificar e buscar significado e propósito de vida.
Educação (paciente e família): melhorar a educação em saúde, motivar os pacientes a iniciarem e manterem esforços que melhorem a função, o humor, o sono e a qualidade de vida.

Existem ainda terapias de biocampo, como reiki, toque terapêutico e toque de cura, que não podem ser endossadas como as terapias integrativas, mas, como o dano não existe, não há razão para serem desencorajadas, exceto pelo custo.

CONSIDERAÇÕES FINAIS

O tratamento da dor deve ser uma prioridade médica, sendo primordial para seu sucesso a atuação da equipe interprofissional. Existe grande arsenal terapêutico farmacológico que pode ser utilizado, além do tratamento não farmacológico (com intervenções de reabilitação e práticas integrativas e complementares). O tratamento deve ser individualizado e especial atenção deve ser dada aos detalhes que fazem que cada ser humano seja singular.

LEITURA RECOMENDADA

1. Brasil. Ministério da Saúde [Internet]. Práticas Integrativas e Complementares em Saúde (PICS). Disponível em: https://www.gov.br/saude/pt-br/composicao/saps/pics. Acesso em 13 set. 2024.
2. Gaertner J, Stamer UM, Constanze Rémi, Voltz R, Bausewein C, Rainer Sabatowski, et al. Metamizole/dipyrone for the relief of cancer pain: a systematic review and evidence-based recommendations for clinical practice. Palliat Med. 2016;31(1):26-34.
3. Goodman RS, Johnson DB, Balko JM. Corticosteroids and cancer immunotherapy. Clin Cancer Res. 2023;29(14):OF1-8.
4. Lutz M. Metamizole (dipyrone) and the liver: a review of the literature. J Clin Pharmacol. 2019;59(11):1433-42.
5. LiverTox: Clinical and Research Information on Drug-Induced Liver Injury [Internet]. Bethesda (MD): National Institute of Diabetes and Digestive and Kidney Diseases; 2012–. Metamizole [Dipyrone]. 2024 Jun 2.
6. Portenoy R, Mehta Z, Ahmed E. UpToDate [Internet]. Cancer pain management: General principles and risk management for patients receiving opioids. 2023. Disponível em: https://www.uptodate.com. Acesso em 13 set. 2024.
7. Schüchen RH, Mücke M, Marinova M, Kravchenko D, Häuser W, Radbruch L, et al. Systematic review and meta-analysis on non-opioid analgesics in palliative medicine. J Cachexia Sarcopenia Muscle. 2018;9(7):1235-54.
8. Strada EA, Portenoy RK. UpToDate [Internet]. Rehabilitative and integrative therapies for pain in patients with cancer. 2024. Disponível em: https://www.uptodate.com. Acesso em 13 set. 2024.
9. Tayeb BO, Winegarden JA, Alashari RA, Alasmari MM, Winegarden J, Boker F, et al. Scoping review of off-label topical analgesia in palliative, hospice and cancer care: towards flexibility in evidence-based medicine. J Pain Res. 2021;14:3003-9.
10. Wood H, Dickman A, Star A, Boland JW. Updates in palliative care – overview and recent advancements in the pharmacological management of cancer pain. Clin Med. 2018;18(1):17-22.

36

Dor – Analgésicos não opioides

Eloisa Bonetti Espada

Pontos-chave

- Eficácia e uso clínico dos analgésicos não opioides.
- Mecanismos de ação dos analgésicos não opioides.
- Segurança e controvérsias.

DIPIRONA

A dipirona (metamizol, sulpirina) é um analgésico não opioide derivado da pirazolona. Em 1922, na Alemanha, a dipirona foi introduzida pela primeira vez na prática clínica e tem sido utilizada por centenas de milhões de pacientes em todo o mundo. É um dos medicamentos mais utilizados no Brasil para alívio da dor e da febre.

No Brasil, a dipirona é isenta de prescrição médica e pode ser adquirida sem receita médica (OTC) como Novalgina®, dentre outros. A dipirona possui efeitos analgésicos, antipiréticos e espasmolíticos e apresenta tolerabilidade gastrointestinal mais favorável quando comparada a outros anti-inflamatórios não esteroides (AINE).

Ela tem sido amplamente empregada como analgésico não opioide no tratamento de várias condições dolorosas, incluindo dor pós-cirúrgica, dor em cólica e enxaqueca. Embora a dipirona esteja em uso clínico há muitos anos, seus mecanismos de ação não foram totalmente esclarecidos. Habitualmente, a dipirona é usada para aliviar a dor somática e visceral, mas não para tratar a dor neuropática, embora alguns de seus mecanismos de ação indiquem potenciais propriedades terapêuticas também no tratamento da dor neuropática.

Os mecanismos moleculares subjacentes aos efeitos da dipirona envolvem os sistemas opioides endógenos, endocanabinoides, eixo substância cinzenta periaquedutal-medula ventromedial e a inibição de COX-1/COX-2. A inibição da COX (ciclo-oxigenase) pelos derivados pirazolônicos é, no entanto, fraca, resultando em efeitos anti-inflamatórios fracos, que não correspondem a sua potente ação analgésica. A dipirona não conseguiu reduzir os níveis de prostaglandinas em tecidos de ratos; consequentemente, a toxicidade gastrointestinal da dipirona é insignificante.

O canal do receptor de potencial transitório anquirina 1 (TRPA1) é coexpresso por um subconjunto de neurônios sensoriais primários com corpos celulares nos gânglios da raiz dorsal (DRG), que expressam o canal do receptor de potencial transitório vaniloide 1 sensível à capsaicina (TRPV1), o canal sensível à solução hipotônica (TRPV4) e outros canais TRP. Os achados farmacológicos e genéticos indicam que o TRPA1 contribui para modelos de dor inflamatória e neuropática. Os derivados pirazolônicos antagonizam seletivamente a ativação do TRPA1 por agonistas de canais reativos, produzindo, assim, efeitos antinociceptivos e anti-hiperalgésicos.

A dipirona também reduz a ativação microglial cerebral e a hipersensibilidade na neuropatia induzida por diabetes e câncer. Estudos experimentais demonstraram que o efeito da dipirona está associado ao silenciamento da ativação do macrófago espinhal/microglia, consequentemente reduzindo os níveis de citocinas pronociceptivas (IL-1-beta, XCL1 e CCL2) não apenas na medula espinal, mas também no gânglio da raiz dorsal (DRG).

Há evidências de que a dipirona diminua a expressão de interleucinas pronociceptivas (IL-1-beta, IL-6 e IL-18) e quimiocinas (CCL2, CCL4 e CCL7) no DRG. Assim, a dipirona exerce efeitos antinociceptivos na dor neuropática induzida por lesão nervosa ao DRG. Desse modo, analgesia induzida pela dipirona na neuropatia está associada ao silenciamento de um amplo espectro de citocinas no DRG, o que sugere que a dipirona provavelmente é também um medicamento eficaz para tratamento da dor neuropática.

Existe controvérsia na literatura médica quanto à segurança da dipirona. Isso se reflete em sua liberação regulatória adotada em diferentes países. Embora a dipirona seja o agente analgésico mais popular em alguns países europeus e na América Latina, foi banida de outros mercados, como os EUA e o Reino Unido, porque as autoridades de saúde julgaram que o risco de eventos adversos graves (especialmente agranulocitose) supera seus benefícios.

Um estudo multicêntrico internacional de caso-controle teve como objetivo identificar os fatores de risco mais comuns para agranulocitose (estudo Latin). A incidência de agranulocitose foi de 0,38 caso por 1 milhão de pessoas-ano (0,35 no Brasil). O uso de medicamentos associados à agranulocitose foi significativamente mais frequente em pacientes com agranulocitose do que nos controles, principalmente medicamentos antitireoidianos. No entanto, não foi encontrada relação significativa de agranulocitose e exposição prévia à dipirona.

As principais contraindicações da dipirona são:

- Hipersensibilidade à dipirona, outras pirazolonas ou pirazolidinas (como fenazona, propifenazona, isopropilaminofenazona, fenilbutazona e oxifembutazona).
- Deficiência congênita da glicose-6-fosfato-desidrogenase (G6PD), que pode resultar em hemólise.
- Disfunção da medula óssea ou doenças da hematopoiese.
- Broncoespasmo, urticária, rinite e angioedema desenvolvidos pelo uso de analgésicos como salicilatos, paracetamol, diclofenaco, ibuprofeno, indometacina e naproxeno.
- Porfiria hepática aguda intermitente.

- Gravidez e lactação, porque a dipirona ultrapassa a barreira placentária e, na ausência de dados clínicos, não deve ser utilizada nos 3 primeiros meses nem no último trimestre de gestação. Embora a dipirona possua fraca propriedade inibidora da síntese de prostaglandinas, a possibilidade de fechamento prematuro do ducto arterial e de complicações perinatais por alteração na agregação plaquetária da mãe e do recém-nascido não pode ser excluída.

A dose analgésica da dipirona é de 30 mg/kg/dose com intervalo de 6 horas. Em adultos, utiliza-se de 1 a 2 g a cada 6 horas. Pode ser administrada por via oral, parenteral e via retal. Após a administração da dipirona, pode ocorrer hipotensão arterial transitória em pacientes suscetíveis, decorrente de seu efeito vasodilatador transitório. Dessa forma, a hidratação prévia pode favorecer a minimização desse efeito.

PARACETAMOL (ACETAMINOFENO)

O paracetamol (acetaminofeno, N-acetil-para-aminofenol) é o metabólito ativo da fenacetina. Ele foi descoberto na Alemanha em 1877 e como produto foi vendido pela primeira vez em 1955 pela McNeil Laboratories como um analgésico e antitérmico para crianças, sob a marca Tylenol Children's Elixir. É um medicamento analgésico e antipirético, com maior tolerabilidade do que os AINE e que mostra eficácia para dor leve a moderada.

Administrado por via oral, o paracetamol é prontamente absorvido pelo trato gastrointestinal e então sofre metabolismo hepático de fase II, principalmente por glucuronidação, oxidação (nas crianças), sulfatação e excreção renal. Possui mecanismos de ação complexos, incluindo a inibição em tecidos periféricos e no sistema nervoso central (SNC) da atividade da COX-1, COX-2, COX-3, da óxido nítrico sintase, dos canais de cálcio, Cav3.2 do tipo T, a ativação direta ou indireta do receptor canabinoide CB1, dos receptores de potencial transitório TRPV1 ou TRPA1, dos canais de potássio Kv7 dependentes de voltagem e dos receptores e vias serotoninérgicas.

O paracetamol oral tem excelente biodisponibilidade, com picos de concentração plasmática ocorrendo dentro de 30 a 60 minutos após a ingestão; o $t_{1/2}$ plasmático é de cerca de 120 minutos. Ele se liga às proteínas plasmáticas em menor percentual do que os AINE e se difunde pela maioria dos fluidos corporais. Os rins excretam conjugados de glicuronídeo. Cerca de 90 a 100% do fármaco pode ser recuperado na urina dentro do primeiro dia na dosagem terapêutica.

O paracetamol é transformado em compostos inativos por meio da conjugação com sulfato e glicuronídeo, e uma pequena porção é oxidada pelo sistema enzimático do citocromo P450, isoenzimas CYP2E1, CYP1A2, CYP2D6, que convertem o paracetamol no metabólito intermediário tóxico alquilante N-acetil-parabenzoquinona imina (NAPQI), que pode ser responsável pela toxicidade hepática do paracetamol. Com base nos níveis de expressão do CYP2D6, os indivíduos podem ser classificados em "extensivos", "ultrarrápidos" e "metabolizadores fracos". Os metabolizadores ultrarrápidos do CYP2D6 e nos pacientes que fazem uso de sobredose do paracetamol ocasionam produção elevada do NAPQI, que acumula e produz apoptose das células hepáticas.

O paracetamol está disponível em comprimidos, supositórios e soluções orais e injetáveis. A dose padrão para adultos é de

500 a 1.000 mg, enquanto a dose diária máxima recomendada para adultos é de 3 a 4 g. Nas últimas duas décadas, preparações intravenosas e orais de dissolução rápida, grânulos ou comprimidos tornaram-se amplamente disponíveis. Eles fornecem Tmáx mais rápido e Cmáx maior do que os comprimidos, com a solução oral alcançando maior biodisponibilidade do que a formulação intravenosa.

O paracetamol intravenoso produz concentrações plasmáticas máximas em aproximadamente 15 minutos, em comparação com 45 a 50 minutos após a administração oral, resultando, teoricamente, em um início mais rápido do efeito analgésico (5 minutos). No entanto, vários estudos demonstram eficácia analgésica semelhante de preparações intravenosas e orais. O volume de distribuição e depuração do paracetamol diminui de forma dependente da idade com alta variabilidade interindividual. Embora os primeiros estudos farmacocinéticos tenham relatado níveis plasmáticos mais elevados de paracetamol em idosos do que em jovens, investigações recentes sugerem uma possível subdosagem de paracetamol em pacientes idosos. No entanto, os alvos farmacodinâmicos do paracetamol provavelmente também sofrem alterações relacionadas à idade, o que pode realmente compensar a potencial subexposição e, dessa forma, manter a eficácia do paracetamol durante o envelhecimento.

Preocupações envolvendo o uso de altas doses de paracetamol têm sido associadas à toxicidade hepática, particularmente em pacientes com doenças hepáticas ou psiquiátricas ou desnutridos. A N-acetilcisteína tem sido amplamente utilizada como um regenerador de glutationa (GSH – glutationa S-transferase) para tratar sobredoses de paracetamol, e várias outras moléculas estão sob investigação para tratar danos hepáticos induzidos pelo paracetamol.

Até recentemente, o paracetamol era considerado seguro para uso na gravidez. No entanto, há evidências crescentes (embora controversas) de que ele possa ter efeitos negativos na prole a longo prazo quando usado por gestantes, aumentando os riscos de transtorno de déficit de atenção e hiperatividade (TDAH) e de transtorno do espectro autista (TEA). Porções comestíveis de bananas contêm altos níveis de polifenol oxidase, que catalisa reações na via de formação de melanina. A tirosina, um substrato fisiológico da polifenol-oxidase, tem uma estrutura análoga à do paracetamol. A incorporação ou administração simultânea do paracetamol e alimentos contendo polpa de banana pode resultar em redução clinicamente significativa da eficácia do medicamento. Essa interação é provavelmente devida à oxidação do paracetamol pela atividade da polifenol-oxidase da polpa de banana.

HIDROXIBENZOATO DE VIMINOL

De maneira geral, a escolha do hidroxibenzoato de viminol (Dividol®) ocorre quando se tem hipersensibilidade ou alergia à dipirona ou ao paracetamol.

O viminol é um potente analgésico sintético, não opioide, que apresenta uma estrutura química original diferenciada, sem qualquer correlação estrutural e/ou química com analgésicos naturais ou sintéticos conhecidos até o momento.

O viminol é um derivado de pirriletanolamina que existe, naturalmente, como uma mistura racêmica contendo 6 estereoisômeros diferentes. Foi relatado que o viminol exerce atividade analgésica potente e risco mínimo de dependência. O componente analgésico do viminol racêmico foi atribuído ao isômero R2, enquanto o isômero S2 antagonista parece ser responsável por minimizar o risco de dependência do racemato.

Seu mecanismo de ação ainda não foi totalmente elucidado, mas sabe-se que não apresenta ação anti-inflamatória e/ou antitérmica. Age em regiões subcorticais do SNC, inibindo a percepção de estímulos dolorosos e seu processamento nos centros superiores nervosos.

Tem como efeitos adversos leves alterações no estado de vigília, vertigem e incoordenação motora, porém não deprime o centro respiratório, reflexos simpáticos e funções cardiorrespiratórias. Apresenta grande vantagem em não desencadear efeitos lesivos na mucosa gastrointestinal e não promover alterações nas funções hepáticas e renais, sendo seu maior benefício a promoção de analgesia.

O viminol tem boa tolerabilidade e resposta clínica favorável, tornando-se opção válida no controle antálgico dos alérgicos à dipirona e ao paracetamol. Posologia: 1 cápsula de 70 mg de 1 a 4 vezes ao dia. Está contraindicado nos casos de (1) hipersensibilidade ao fármaco e excipiente (2) na gestação e na lactação (3) hipersensibilidade à sonolência e vertigem.

ANTI-INFLAMATÓRIOS NÃO ESTEROIDES (AINE)

A COX, também conhecida como prostaglandina oxidase redutase, é uma enzima com funções duplas. Ela não só funciona como uma ciclo-oxigenase, mas também tem atividade de catalase. Pode ainda catalisar a conversão de ácido araquidônico em prostaglandina, e é capaz de regular a função reprodutiva feminina, parto, agregação plaquetária e equilíbrio do sistema cardiovascular.

A ciclo-oxigenase tem duas isoenzimas, COX-1 e COX-2. A COX-1 é estrutural e expressa principalmente em tecidos como rim, vasos sanguíneos e estômago, e tem funções de regular a agregação plaquetária, proteger a mucosa gastrointestinal, regular a distribuição do fluxo sanguíneo renal e regular a resistência vascular periférica. A atividade da COX-2 em células de tecidos normais é extremamente baixa, mas, quando as células são estimuladas pela inflamação, seu nível de expressão em células inflamatórias pode ser aumentado para 10 a 80 vezes o nível normal, levando a reações inflamatórias e danos aos tecidos; então, a COX-2 é conhecida como uma enzima induzível. Quando o organismo é estimulado por vários fatores físicos e químicos, a fosfolipase A2 pode ser ativada, e a enzima hidrolisa os fosfolipídios da membrana celular para gerar ácido araquidônico, que é então catalisado pela COX-2 para produzir prostaglandinas.

Os inibidores da COX são compostos que inibem a ciclo-oxigenase, que incluem inibidores não específicos da ciclo-oxigenase que inibem tanto a COX-1 quanto a COX-2, como a aspirina; e inibidores específicos da COX-2, como o celecoxibe.

Existem vários medicamentos AINE disponíveis no mercado, com diferentes vias de administração, incluindo a tópica (Quadro 1). O uso crônico de AINE pode resultar em gastrite, ulceração com ou sem perfuração gastrointestinal e/ou sangramento gastrointestinal, que pode ocorrer subitamente, geralmente sem sintomas prévios. Pacientes com histórico prévio de úlcera péptica ou sangramento gastrointestinal que usam AINE têm risco maior que 10 vezes de desenvolver sangramento gastrointestinal em comparação a pacientes sem nenhum desses fatores de risco.

Os doentes que recebem quimioterapia mielossupressora, terapia com corticosteroides ou anticoagulante, tabagistas, etilistas e idosos têm risco aumentado de ulceração ou sangramento gastrointestinal. A maioria dos eventos gastrointestinais fatais ocorre em pacientes idosos e nos portadores de fragilidade, como os encontrados sob cuidados paliativos.

Os AINE podem exacerbar a hipertensão arterial sistêmica, a insuficiência cardíaca congestiva e aumentar o risco de eventos trombóticos cardiovasculares graves, incluindo infarto do miocárdio e acidente vascular encefálico, que podem ser fatais. Pacientes com doença cardíaca conhecida ou fatores de risco parecem ter maior probabilidade de um evento após o uso de AINE, provavelmente pelo risco basal mais alto.

As evidências atuais são insuficientes para determinar se o risco de um evento é maior ou menor para qualquer AINE em comparação com outros AINE. Recomenda-se muita cautela ao administrar AINE a pacientes com doença cardíaca, cardiomiopatia, arritmias cardíacas, doença arterial coronariana significativa (incluindo angina ou histórico de infarto do miocárdio), doença vascular periférica, doença cerebrovascular (p. ex., acidente vascular cerebral, ataque isquêmico transitório), hipertensão, doença renal preexistente ou retenção de fluidos. Além disso, as diretrizes de prática clínica afirmam que os AINE não devem ser administrados a pacientes que são hospitalizados por infarto do miocárdio com supradesnivelamento do segmento ST (IAMCSST) pelo aumento do risco de mortalidade, reinfarto, hipertensão, insuficiência cardíaca e ruptura do miocárdio associados ao seu uso.

Nos portadores de doença hematológica preexistente, como coagulopatia, hemofilia ou trombocitopenia, pelo efeito do medicamento na função plaquetária e na resposta vascular ao sangramento, também não se recomenda o uso.

A anemia pode ser exacerbada com o uso de AINE orais. Isso pode ser decorrente de retenção de fluidos, perda de sangue no trato gastrointestinal ou um efeito sobre a hematopoiese. Pacientes que têm valores iniciais de hemoglobina de 10 g/dL ou menos e que precisam receber terapia de AINE de longo prazo devem ter os valores de hemoglobina aferidos periodicamente.

O uso de AINE pode causar aumento de sangramento nos portadores de doença odontológica. Os dentistas devem ser informados antes que qualquer tratamento odontológico seja instituído, pelo potencial aumentado de risco de sangramento. Os pacientes devem receber higienização bucal eficiente.

De modo geral, o uso de AINE sistêmico em idosos deve ser abordado com cautela. Idosos e debilitados geralmente correm maior risco de desenvolver complicações relacionadas à terapia com AINE, como sangramento gastrointestinal, ulceração e perfuração, retenção de fluidos, efeitos cardiovasculares, como aumento da pressão arterial e efeitos colaterais renais, incluindo redução da perfusão renal e lesão renal; dessa forma, recomenda-se a menor dosagem eficaz, pelo menor tempo, com o objetivo de reduzir os riscos associados.

As contraindicações para uso dos AINE incluem hipersensibilidade ao salicilato, asma sensível à aspirina ou à tríade da aspirina pela sensibilidade cruzada. A tríade ocorre tipicamente em pacientes com asma que apresentam rinite com ou sem pólipos nasais, ou que apresentaram broncoespasmo agudo grave, potencialmente fatal, após tomar aspirina ou outros AINE.

O uso de AINE pode causar reações cutâneas graves e potencialmente fatais, incluindo dermatite esfoliativa, síndrome de Stevens-Johnson e necrólise epidérmica tóxica. As outras contraindicações decorrem de seu mecanismo de ação, isto é, da inibição da COX.

Ibuprofeno e anti-inflamatórios não esteroides

Há evidências vinculando características da farmacologia dos AINE aos canais iônicos sensíveis ao ácido (ASIC), uma pequena família de receptores neurotransmissores excitatórios relacionados à dor e à neuroinflamação. O ibuprofeno é um inibidor alostérico do ASIC1a, que se liga ao sítio crucial na via de transdução agonista e muda a conformação, impedindo a ativação do canal. O ibuprofeno inibe vários subtipos de ASIC, mas certos derivados de ibuprofeno mostram alguma seletividade para ASIC1a em relação a ASIC2a e vice-versa. Esses resultados definem a interação AINE/ASIC e abrem caminho para o desenvolvimento de medicamentos com moléculas pequenas que visam à dor e à inflamação. No SNC, aumentos sutis na concentração extracelular de prótons já constituem informações sensoriais que são convertidas em atividade neuronal excitatória por ASIC.

Os ASIC apresentam distribuição predominantemente neuronal e processam uma variedade de respostas fisiológicas centrais e periféricas, algumas das quais são atribuídas a diferentes combinações de subunidades (ASIC1a, 1b, 2a, 2b e 3) em complexos triméricos. No hipocampo e na amígdala, os prótons são liberados sinapticamente, desencadeando a ativação do ASIC1a, o que aumenta a despolarização e contribui para a plasticidade sináptica e o aprendizado. Em vários outros cenários, no entanto, a ativação de ASIC1a está intrinsecamente ligada a experiências negativas, tanto fisiológicas quanto patológicas. Quando há isquemia, há aumento da ativação do ASIC1a. A inibição farmacológica e a interrupção genética do ASIC1a são neuroprotetoras contra lesões isquêmicas.

ASIC1a também está envolvido no processamento da dor. Respostas dolorosas ao ácido na pele humana envolvem ASIC. A ativação de ASIC1a pela toxina de cobra MitTx injetada perifericamente induz rapidamente dor em camundongos, correlacionando o ASIC1a à fase inicial da nocicepção. ASIC1a está presente na dor inflamatória e crônica, e tais aspectos centrais da dor podem ser farmacologicamente reduzidos por toxinas de veneno que inibem seletivamente o ASIC1a. Dado esse papel do ASIC1a na inflamação e na dor, é provável que AINE, como o ibuprofeno, tenham habilidade de inibir o ASIC1a, reduzir as respostas dolorosas ao ácido, diminuir a inflamação e exercer neuroproteção.

QUADRO 1 Anti-inflamatórios não esteroides

Ácido mefenâmico	VO	500 mg, 8/8 h
Cetoprofeno (100 mg/amp; 20 mg/mL/sol. oral, 100 ou 150 mg/cp liberação prolongada)	IV, VO, SL	100 mg, 12/12 h (máximo: 300 mg/dia) 150 mg/cp liberação prolongada, 12/12 h (máximo 300 mg/dia).
Cetoprofeno 25 mg/g gel	Tópico (pele íntegra)	2-4 g a cada 6-12 h – se necessário.
Diclofenaco de sódio (25 mg/mL – 3 mL = 75 mg/amp; 20 mg/mL/sol. oral, 50 mg/cp ou 75 mg/cp ou 100 mg/cp lib. prol.)	VO, IM	▪ 50 mg, 8/8 h ou 75 mg 12/12 h (máximo: 150 mg/dia). ▪ 150 mg/cp liberação prolongada (máximo: 150 mg/dia).
Diclofenaco de potássio 50 mg/cp revestido	VO	50 mg, 12/12 h, 8/8 h (máximo: 150 mg/dia).
Diclofenaco dietilamônio	Tópico (pele íntegra)	▪ Solução dermatológica aerossol de 11,6 mg/g (contém excipiente propilenoglicol, que pode causar alergia). Vaporizar o produto por 3-6 segundos na área afetada, massageando levemente a pele até a solução ser completamente absorvida. O produto não deve ser usado por mais de 14 dias para lesões ou reumatismo de tecidos moles, ou 21 dias para dores de osteoartrite. ▪ Gel dermatológico de 11,6 mg/g. Bisnagas com 30, 60 e 150 g (contém propilenoglicol e benzoato de benzila, que podem causar alergia). Aplicar 2-4 g sobre a região afetada, 3-4 vezes ao dia, massageando suavemente a pele. Após a aplicação, as mãos devem ser lavadas.
		▪ Gel dermatológico de 23,2 mg/g. Bisnagas com 50 e 100 g (contém propilenoglicol e butil-hidroxitolueno; este último podem causar alergia a quem já tem alergia a esmalte de unha). Aplicar 2-4 g sobre a região afetada, 2 vezes ao dia, massageando suavemente a pele. Após a aplicação, as mãos devem ser lavadas.
Piroxicam 20 mg/cp	VO, supositório, IM	▪ 20-40 mg/dia (dose máxima: 40 mg/dia). ▪ Máximo: 14 dias. ▪ Não utilizar nos portadores de CYP2C9 reduzida.

(continua)

QUADRO 1 Anti-inflamatórios não esteroides (*continuação*)

Piroxicam 5 mg/g gel	Tópico (pele íntegra)	▪ 1 g (aproximadamente 1 cm equivale a 5 mg) a cada 6-8 h – se necessário. ▪ Espalhar completamente sobre a pele sem deixar qualquer resíduo. Nenhuma bandagem deve ser utilizada após a aplicação do medicamento.
Ibuprofeno	VO	▪ 5-10 mg/kg de 8/8 h (acima de 6 meses de idade). ▪ 200-400 mg VO de 6/6 h.
Trometamol cetorolaco	SL Sol. oftalm.	10-20 mg/dose única ou 10 mg 6-8 h, máximo5 dias. Dose máxima: ▪ 60 mg/dia (adulto < 65 anos). ▪ 40 mg/dia (adulto > 65 anos). ▪ 5 mg/mL.
Celecoxibe – inibidor seletivo COX-2	VO	100-200 mg/cp – dose inicial de 400 mg. Seguidos de uma dose de 200 mg VO, após 12 h, se necessário, no primeiro dia do tratamento. Nos dias subsequentes, 200 mg 12/12 h, por até 15 dias.
Etoricoxibe – inibidor seletivo COX-2	VO	60-90 mg/cp – 1 x/dia (dose máxima: 90 mg/dia – máximo 8 dias).

AINE: anti-inflamatórios não esteroides; amp: ampola; COX-2: ciclo-oxigenase 2; cp: comprimido; IM: intramuscular; IV: intravenoso; SL: sublingual; sol.: solução; sol. oftalm.: solução oftalmológica; VO: via oral.

LEITURA RECOMENDADA

1. American Academy of Pediatrics (AAP) Committee on Drugs. Transfer of drugs and other chemicals into human milk. Pediatrics. 2001;108(3):776-89.
2. Bennett GJ, Xie YK. A peripheral mononeuropathy in rats that produces pain sensation disorders like those seen in man. Pain. 1988;33:87-107.
3. Brodie BB, Axelrod J. The fate of acetanilide in man. J Pharmacol Exp Ther. 1948;94:29-38.
4. Carnovale C, Mosini G, Gringeri M, Battini V, Mazhar F, Pozzi M, et al. Interaction between paracetamol and lamotrigine: new insights from the FDA Adverse Event Reporting System (FAERS) database. Eur J Clin Pharmacol. 2019;75:1323-5.
5. Chandrasekharan NV, Dai H, Roos KL, Evanson NK, Tomsik J, Elton TS, et al. COX-3, a cyclooxygenase-1 variant inhibited by acetaminophen and other analgesic/antipyretic drugs: cloning, structure, and expression. Proc Natl Acad Sci U S A. 2002;99:13926-31.
6. Chiarino D, Della Bella D, Jommi G, Veneziani C. Stereochemistry of viminol, a novel central analgesic. Arzneimittelforschung. 1978;28(9):1554-61.
7. Dong H, Haining RL, Thummel KE, Rettie AE, Nelson SD. Involvement of human cytochrome P450 2D6 in the bioactivation of acetaminophen. Drug Metab Dispos. 2000;28(12):1397-400.
8. Fored CM, Ejerblad E, Lindblad P, Fryzek JP, Dickman PJ, Signorello LB, et al. Acetaminophen, aspirin, and chronic renal failure. N Engl J Med. 2001;345:1801-8.
9. Freo U, Ruocco C, Valerio A, Scagnol I, Nisoli E. Paracetamol: a review of guideline recommendations. J Clin Med. 2021;10(15):3420.
10. Freou U. Paracetamol for multimodal analgesia. Pain Manag. 2022;12(6):737-50.
11. Hamerschlak N, Maluf E, Biasi Cavalcanti A, Avezum Júnior A, Eluf-Neto J, Passeto Falcão R, et al. Incidence and risk factors for agranulocytosis in Latin American countries: the Latino sudy: a multicenter study. Eur J Clin Pharmacol. 2008;64(9):921-9.
12. Hodgman MJ, Garrard AR. A review of acetaminophen poisoning. Crit Care Clin. 2012;28:499-516.
13. Lynagh T, Romero-Rojo JL, Lund C, Pless SA. Molecular basis for allosteric inhibition of acid-sensing ion channel 1a by ibuprofen. J Med Chem. 2017;60(19):8192-200.

14. Mallet C, Daulhac L, Bonnefont J, Ledent C, Etienne M, Chapuy E, et al. Endocannabinoid and serotonergic systems are needed for acetaminophen-induced analgesia. Pain. 2008;139(1):190-200.
15. Maluf E, Hamerschlak N, Cavalcanti AB, Júnior AA, Eluf-Neto J, Falcão RP, et al. Incidence and risk factors of aplastic anemia in Latin American countries: the case-control study. Latin. Haematologica. 2009;94(9):1220-6.
16. Manyike PT, Kharasch ED, Kalhorn TF, Slattery JT. Contribution of CYP2E1 and CYP3A to acetaminophen reactive metabolite formation. Clin Pharmacol Ther. 2000;67:275-82.
17. Martin U, Temple RM, Winney RJ. The disposition of paracetamol and the accumulation of its glucuronide and sulphate conjugates during multiple dosing in patients with chronic renal failure. Eur J Clin Pharmacol. 1991;41:43-6.
18. Miners JO, Attwood J, Birkett DJ. Determinants of acetaminophen metabolism: effect of inducers and inhibitors of drug metabolism on acetaminophen's metabolic pathways. Clin Pharm Ther. 1984;35:480-6.
19. Nassini R, Fusi C, Materazzi S, Coppi E, Tuccinardi T, Marone IM, et al. The TRPA1 channel mediates the analgesic action of dipyrone and pyrazolone derivatives. Br J Pharmacol. 2015 Jul;172(13):3397-411.
20. Nassini R, Fusi C, Materazzi S, Coppi E, Tuccinardi T, Marone IM, et al. The TRPA1 channel mediates the analgesic action of dipyrone and pyrazolone derivatives. Br J Pharmacol. 2015;172(13):3397-411.
21. Nassini R, Materazzi S, Benemei S, Geppetti P. The TRPA1 channel in inflammatory and neuropathic pain and migraine. Rev Physiol Biochem Pharmacol. 2014;176:1-43.
22. Pierre SC, Schmidt R, Brenneis C, Michaelis M, Geisslinger G, Scholich K. Inhibition of cyclooxygenases by dipyrone. BrJ Pharmacol. 2007;151:494-503.
23. Quiralte J, Blanco C, Delgado J, Ortega N, Alcántara M, Castillo R, et al. Challenge-based clinical patterns of 223 Spanish patients with nonsteroidal anti-inflammatory-drug-induced-reactions. J Investig Allergol Clin Immunol. 2007;(17):182-8.
24. Rogosch T, Sinning C, Podlewski A, Watzer B, Schlosburg J, Lichtman AH, et al. New bioactive metabolites of dipyrone (metamizole). Bioorg Med Chem. 2012;20:101-7.
25. Shook JE, Kallman MJ, Dewey WL. The discriminative stimulus properties of the R2 isomer of viminol. Pharmacol Biochem Behav. 1984;20(1):59-62.
26. Sioufi A, Pommier F, Boschet F, Godbillon J, Lavoignat D, Salliere D. Percutaneous absorption of diclofenac in healthy volunteers after single and repeated topical application of diclofenac Emulgel. Biopharm Drug Disp. 1994;(15):441-9.
27. Sznejder H, Amand C, Stewart A, Salazar R, Scala WAR. Real world evidence of the use of metamizole (dipyrone) by the Brazilian population: a retrospective cohort with over 380,000 patients. Einstein (Sao Paulo). 2022;6(20):eAO6353.
28. Thummel KE, Slattery JT, Ro H, Chien JY, Nelson SD, Lown KE, et al. Ethanol and production of the hepatotoxic metabolite of acetaminophen in healthy adults. Clin Pharmacol Ther. 2000;67:591-9.
29. Trevisan G, Hoffmeister C, Rossato MF, Oliveira SM, Silva MA, Ineu RP, et al. Transient receptor potential ankyrin 1 receptor stimulation by hydrogen peroxide is critical to trigger pain during monosodium urate-induced inflammation in rodents. Arthritis Rheum. 2013a;65:2984-95.
30. Trevisan G, Materazzi S, Fusi C, Altomare A, Aldini G, Lodovici M, et al. Novel therapeutic strategy to prevent chemotherapy-induced persistent sensory neuropathy by TRPA1 blockade. Cancer Res. 2013b;73:3120-31.
31. Uesawa Y, Tsuji N. Bananas decrease acetaminophen potency in vitro assays. PLoS One. 2018;13(10):e0205612.
32. Vanegas H, Tortorici V. Opioid effects of non-opioid analgesics on the central nervous system. Cell Mol Neurobiol. 2002;22:655-61.
33. Vazquez E, Escobar W, Ramirez K, Vanegas H. A non opioid analgesic acts on the PAG-axis to reverse inflammatory hyperalgesia. Eur J Neurosci. 2007;25:471-9.
34. Zajaczkowska R, Kwiatkowski K, Pawlik K, Piotrowska A, Rojewska E, Makuch W, et al. Metamizole relieves pain by influencing cytokine levels in dorsal root ganglia in a rat model of neuropathic pain. Pharmacol Rep. 2020;72(5):1310-22.
35. Zajaczkowska R, Popiolek-Barczyk K, Pilat D, Rojewska E, Makuch W, Wordliczek J, et al. Involvement of microglial cells in the antinoceceptive effects of metamizole in a murine model of neuropathic pain. Pharmacol Biochem Behav. 2018;175:77-88.
36. Zhang Y, Wang X, Baranov SV, Zhu S, Huang Z, Fellows-Mayle W, et al. Dipyrone inhibits neuronal cell death and decreases hypoxic/ischemic brain injury. Neurosurgery. 2011;69:942-56.

37

Dor – Farmacologia e indicações de opioides

Henrique Muraguchi
Renata Barbosa
Sérgio Seiki Anagusto

Pontos-chave

- Os opioides correspondem ao principal grupo de medicações utilizadas para o tratamento da dor.
- A ação dos opioides ocorre por meio de sua ligação aos receptores opioides, sendo o receptor μ (mu) o principal responsável pela ação analgésica da maior parte dos opioides.
- A analgesia induzida pelos opioides ocorre no nociceptor periférico, na medula espinal e na transmissão talâmica.
- A morfina é o principal opioide utilizado no controle da dor; seu metabolismo é predominantemente hepático e sua excreção é renal.
- Efeitos adversos por opioides são comuns, podem ser eficazmente minimizados com uso inicial em doses baixas e tendem a desaparecer espontaneamente.
- Toxicidade por opioide é ocorrência grave potencialmente letal.

INTRODUÇÃO

O ópio é um extrato da papoula (*Papaver somniferum* e *P. album*), conhecido por suas propriedades medicinais há milênios. O extrato da papoula foi extensamente utilizado em inúmeras civilizações, mas foi somente no início do século XIX que seu principal alcaloide, a morfina, foi isolada do ópio, recebendo esse nome em homenagem a Morfeu, o deus dos sonhos.

A identificação dos receptores opioides permitiu que novos fármacos semelhantes à morfina fossem sintetizados com o objetivo de minimizar os efeitos colaterais, melhorar a posologia e reduzir o potencial de abuso dessa substância.

Apesar do amplo número de pesquisas voltadas para o tratamento da dor, os opioides continuam sendo a classe de medicações mais potentes para o alívio desse sintoma.

DEFINIÇÕES

- Opioides: são todos os compostos que têm ação em receptores opioides. Tais ações podem ser bloqueadas pela naloxona, um antagonista de receptores opioides.
- Opiáceos: correspondem a todos os opioides extraídos de forma natural, dentre os quais a morfina, a codeína, a tebaína e a papaverina.
- Narcótico: termo utilizado para descrever medicamentos com potencial de induzir o sono.

VIAS ASCENDENTES DA DOR E MECANISMO DE AÇÃO DOS OPIOIDES

A dor é um sintoma complexo associado à percepção e conscientização de um estímulo nocivo. O estímulo da dor é conduzido até o sistema nervoso central por dois tipos de fibras axonais, as fibras A (condução rápida) e as fibras C (de condução lenta). As fibras axonais ascendem para o sistema nervoso central através do corno dorsal e ventral da medula. O impulso é transmitido ao tálamo, em seguida para a formação reticular ascendente e, por fim, ao córtex cerebral.

Acredita-se que os opioides tenham ação em receptores acoplados à proteína G dos neurônios, localizados no cérebro, medula espinal e terminações nervosas periféricas. A ação dos opioides a nível celular é realizada através de canais iônicos por dois mecanismos:

1. Redução de neurotransmissores nos terminais nervosos pré-sinápticos ao fechar os canais de cálcio.
2. Inibição dos neurônios pós-sinápticos ao abrir os canais de potássio, hiperpolarizando a membrana.

Os três receptores opioides (mu, kappa e delta) estão localizados em várias partes do sistema nervoso, porém são encontrados em altas concentrações no corno dorsal da medula espinal. Os supostos locais de ação dos analgésicos opioides na via aferente da dor são:

- Ação direta nos tecidos periféricos inflamados (nociceptor aferente).
- Inibição da aferência nociceptiva, localizada na medula espinal (corno dorsal).
- Ação central no tálamo.

Além da ação direta em neurônios da via ascendente da dor, os opioides promovem a ativação dos neurônios inibitórios descendentes, que aumentam a inibição do processamento nociceptivo no corno dorsal da medula espinal (Figura 1).

OPIOIDES ENDÓGENOS E TIPOS DE RECEPTORES

Os opioides realizam seus efeitos por meio da ação em receptores específicos. A morfina é um agonista integral do receptor mu (μ), sendo este o principal receptor de opioides analgésicos.

Outros subtipos de receptores são descritos, e incluem os receptores delta e kappa (Quadro 1).

Foi proposta a existência de múltiplos subtipos de receptores: M1, M2, d1, d2, k1, k2, o que poderia justificar a multiplicidade de ação e efeitos colaterais de diferentes opioides.

O receptor mu é o principal receptor opioide associado à analgesia. Ele é responsável pela analgesia supraespinal e espinal, sedação, inibição da respiração, redução do trânsito gastrointestinal, modulação da liberação de hormônios e neurotransmissores.

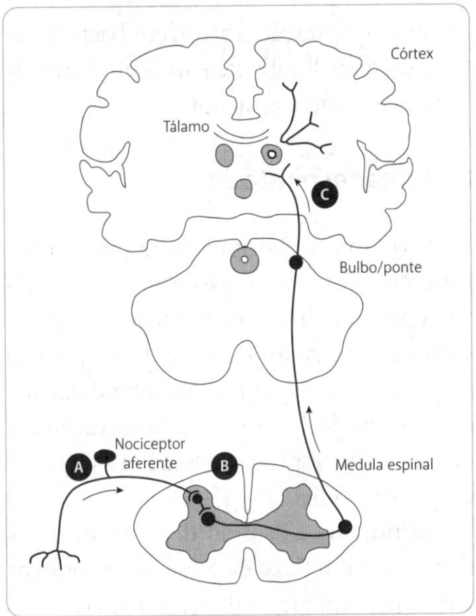

FIGURA 1 Via ascendente da dor com os possíveis locais de ação dos opioides. A: ação direta no nociceptor periférico. B: inibição do impulso da dor na medula espinal. C: ação na transmissão talâmica.

QUADRO 1 Receptores opioides e suas funções

Receptor	Função
μ (mu)	Analgesia, sedação, redução da respiração, redução da motilidade gastrointestinal, modulação de neurotransmissores e hormônios
δ (delta)	Analgesia, modulação de neurotransmissores e hormônios
κ (kappa)	Analgesia, efeitos psicomiméticos, redução da motilidade gastrointestinal

O receptor delta é também associado à analgesia supraespinal e espinal, modulação da liberação de hormônios e neurotransmissores.

O receptor kappa tem ação analgésica supraespinal e espinal, efeito psicotomimético e redução do trânsito gastrointestinal.

Certos peptídeos endógenos também têm ação em receptores opioides, e entre eles se pode descrever três famílias: as endorfinas, as encefalinas e as dinorfinas. Estímulos dolorosos podem promover a liberação dos peptídeos endógenos opioides, seja após um estresse associado à dor ou até mesmo antecipatório à dor, diminuindo a percepção do sintoma.

METABOLISMO E EXCREÇÃO

Os opioides são metabolizados no fígado em metabólitos ativos e inativos que são excretados na urina e na bile. A morfina, por ser um glicuronídeo hidrossolúvel, é excretada em parte pela bile e pode, também, ser reabsorvida pela flora intestinal, metabolizando esses glicuronídeos em compostos que são reabsorvidos e direcionados para a circulação entero-hepática. Os opioides com alta lipossolubilidade, como o fentanil, podem se difundir para o estômago, onde o baixo pH leva ao aumento da concentração da fração iônica. Posteriormente, esse opioide pode ser reabsorvido na circulação e haverá um segundo pico de ação. Alguns opioides podem sofrer metabolização extra-hepática, como a morfina, que também é conjugada pelos rins, e o remifentanil que é metabolizado pelas esterases plasmáticas e teciduais.

PERFIL DE EFEITOS DOS OPIOIDES

Sistema nervoso central

No sistema nervoso central, observam-se os efeitos analgésicos dos opioides por meio da atividade agonista nos receptores mu. A ação pré-sináptica corresponde à capacidade dos opioides de evitar a abertura dos canais de cálcio sensíveis à voltagem e, desse modo, impedir a secreção dos transmissores.

Os mecanismos pelos quais os opioides produzem euforia, tranquilidade e outras alterações do humor não estão inteiramente claros. Os sistemas neurais parecem mediar o reforço do uso dos opioides, que se superpõem, mas é diferente do que ocorre com os que estão envolvidos na dependência física e na analgesia.

Dados comportamentais e farmacológicos sugerem uma função fundamental do sistema dopaminérgico mesocorticolímbico, que é um circuito longo do prosencéfalo basal implicado na gratificação e na motivação. Podem, também, causar sonolência e disfunção cognitiva, de maneira temporária, e são observados mais comumente após o início do tratamento com opioides ou após o aumento de suas doses.

Existem relatos de mioclonias e convulsões, principalmente nos pacientes tolerantes aos opioides que são tratados com doses altas dos opioides semelhantes à morfina. Os fármacos semelhantes à morfina excitam determinados grupos de neurônios, principalmente as células piramidais do hipocampo, provavelmente por inibição da liberação do ácido gama-aminobutírico (Gaba) pelos interneurônios.

A miose, comumente evidenciada nos pacientes, é causada pela estimulação do núcleo do nervo oculomotor mediada pelos receptores mu e delta.

Os opioides alteram o ponto de equilíbrio dos mecanismos termorreguladores hipotalâmicos, de modo que a temperatura corporal em geral diminui ligeiramente. Os agonistas mu, como o alfentanila e a meperidina, que atuam no sistema nervoso central, aumentam ligeiramente os limiares de transpiração e reduzem bastante as temperaturas limítrofes para a produção de vasoconstrição e calafrios.

Sistema respiratório

Os opioides deprimem a respiração por meio dos receptores mu e delta, por um efeito depressor direto na geração do ritmo, com alterações do padrão e da frequência respiratória. Uma característica fundamental dos efeitos dos opioides na respiração é a depressão da resposta ventilatória à elevação do gás carbônico.

A morfina e os opioides relacionados deprimem o reflexo da tosse, ao menos em parte, por um efeito direto sobre o centro bulbar da tosse. Isso pode ser conseguido sem alterar a função protetora da glote.

Sistema cardiovascular

Os opioides causam discreta bradicardia pela redução do tônus simpático e efeito direto sobre o nó sinoatrial. Também ocorre vasodilatação periférica, causada pela liberação de histamina e redução do tônus simpático, que pode levar à hipotensão, principalmente em caso de hipovolemia associada.

Trato gastrointestinal

Os agonistas opioides suprimem as redes neurogênicas locais que produzem a inibição rítmica do tônus muscular, causando aumentos concomitantes do tônus basal da musculatura lisa dos intestinos delgado e grosso. Isso aumenta a amplitude das contrações fásicas, que não são propulsoras. Os opioides atuam nos receptores mu e delta desses neurônios secretomotores e inibem sua atividade excitatória nos enterócitos; desse modo, diminuem as secreções intestinais.

A ativação de receptores opioides localizados na zona quimiorreceptora de gatilho do vômito pode desencadear náuseas e vômitos.

Sistema renal

A morfina inibe o refluxo miccional e aumenta o tônus do esfíncter externo, com elevação resultante do volume da bexiga. Esse efeito é mediado pelos agonistas dos receptores mu e delta.

Sistema endocrinológico

A regulação da secreção dos hormônios e dos fatores hipofisários é controlada por mecanismos complexos por receptores opioides existentes no eixo hipotalâmico-hipofisário-suprarrenal. Por consequência, observa-se inibição da secreção de hormônio adrenocorticotrófico (ACTH), prolactina, ocitocina, ADH (hormônio antidiurético) e hormônios gonadotróficos.

Sistema imunológico

Os efeitos imunomoduladores agudos centrais dos opioides podem ser mediados pela ativação do sistema nervoso simpático. Os efeitos crônicos podem envolver a modulação do eixo hipotalâmico-pituitário-suprarrenal. Há descrição de imunossupressão nos adultos por uso crônico de opioides.

Alguns opioides desencadeiam a liberação de histamina pelos mastócitos, resultando em urticária, prurido, broncoespasmo e hipotensão.

Efeitos na gestação e neonatos

Todos os opioides atravessam a barreira placentária e, se usados durante o parto, podem causar depressão respiratória no neonato. O uso crônico pela gestante pode resultar em dependência física fetal, com síndrome de abstinência intensa no pós-parto imediato. Até o momento não foram descritos efeitos teratogênicos.

INDICAÇÃO E USO CLÍNICO DOS OPIOIDES NA DOR

O tratamento da dor é um componente importante de qualquer intervenção terapêutica. Muitas vezes negligenciada, a dor pode trazer consequências negativas importantes na função fisiológica, no condicionamento físico e psicossocial. Por isso, é considerada o quinto sinal vital nos cuidados institucionais dos pacientes.

Princípios para controle da dor, segundo a OMS

Existem cinco regras que devem ser seguidas para a correta prescrição de analgésicos:

1. Pela boca: a administração oral deve ser priorizada, sempre que possível.
2. Pelo relógio: atentar para os intervalos regulares, considerando sua farmacologia.
3. Pela escada: os analgésicos devem ser prescritos de acordo com a intensidade da dor.

Inicialmente, na década de 1980, a escada analgésica foi proposta para tratamento das dores associadas às neoplasias. Hoje é amplamente utilizada para auxílio no uso dos opioides, além de atuar de forma educativa em relação ao manejo medicamentoso, aos benefícios e aos efeitos colaterais esperados. O modelo atual acrescenta a avaliação de procedimentos invasivos ou minimamente invasivos no contexto de refratariedade de controle álgico (Figura 2).

Inicialmente, é importante compreender a intensidade da dor além dos aspectos etiológicos, sociais e psicológicos associados, a fim de elaborar cuidados não farmacológicos capazes de auxiliar no controle da dor.

Em todos os níveis, o uso de medicamentos adjuvantes deve ser considerado precocemente para obtenção do resultado esperado no controle dos sintomas.

No primeiro degrau, pacientes com dor leve devem ser tratados com uso de analgésicos não opioides (analgésicos simples ou anti-inflamatórios não esteroidais). No segundo degrau, dor moderada, deve-se considerar a associação de opioides fracos (codeína ou tramadol) às drogas usadas no primeiro degrau. No terceiro degrau, dor forte, dá-se preferência ao uso de opioides fortes (morfina, metadona, fentanil, oxicodona, buprenorfina, tapentadol).

4. Individualização: a dose deve ser adaptada ao paciente, uma vez que não há uma dose padronizada para controle da dor.
5. Atenção aos detalhes: os opioides devem ser prescritos com preocupação aos detalhes, informando o modo adequado do uso da medicação, com orientações sobre horários de administração e uso de doses de resgate.

AGENTES ESPECÍFICOS

Morfina

A morfina é o fármaco padrão dos opioides. É o principal alcaloide presente no ópio e um potente agonista de receptores mu, amplamente utilizado como analgésico para dor aguda e crônica.

A principal via metabólica da morfina é hepática e ocorre por meio da conjugação com o ácido glicurônico. Sua biodisponi-

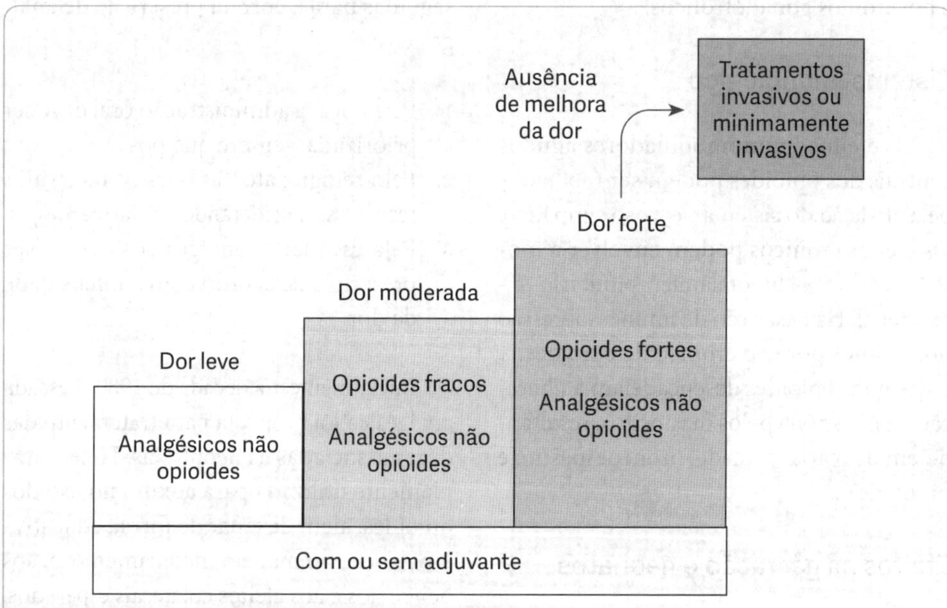

FIGURA 2 Escada analgésica da Organização Mundial da Saúde.

bilidade oral é de aproximadamente 25% pelo metabolismo de primeira passagem hepático. Os dois principais metabólitos produzidos são a morfina-6-glicuronídeo e a morfina-3-glicuronídeo.

Tendo em vista sua potência mais alta nos receptores mu e sua concentração mais elevada, a morfina-6-glicuronídeo pode ser responsável pela maior parte da atividade analgésica da morfina nos pacientes tratados por períodos longos com esse fármaco por via oral (VO).

Nos adultos, sua meia-vida é de aproximadamente 2 horas, com tempo de analgesia descrito entre 3 e 6 horas. Nos pacientes idosos, recomenda-se a utilização de doses de morfina menores porque, nessa população, seu volume de distribuição é menor e a função renal geralmente é reduzida.

Pode ser administrada VO, intramuscular (IM), subcutânea (SC), endovenosa (EV), intraespinal e retal. Inicialmente em pacientes virgens de opioides, inicia-se VO, 5 mg com intervalo de 4 horas e orienta-se dose de resgate adicional de aproximadamente 10% da dose total diária. O ajuste da dose pode ser corrigido diariamente até o efeito analgésico esperado. A relação de potência da via parenteral para oral é 1:3. É importante lembrar que não existe dose-teto para morfina.

A morfina é eliminada por filtração glomerular, principalmente na forma de morfina-3-glicuronídeo. A morfina-6-glicuronídeo é excretada pelos rins. Na insuficiência renal, os níveis da morfina-6-glicuronídeo podem aumentar, e isso talvez explique a potência e a longa duração das ações da morfina nos pacientes com disfunção renal.

A circulação entero-hepática da morfina e de seus glicuronídeos também ocorre e explica a presença de quantidades pequenas desse fármaco nas fezes e na urina por vários dias após a última dose.

Apresentações:

- Oral de liberação rápida: comprimidos de 10 e 30 mg e gotas (10 mg/mL – 1 mL = 32 gotas).
- Oral de liberação programada: comprimidos de 30, 60 e 100 mg.
- Ampolas (uso SC/IV) com 2 e 10 mg.

Metadona

A metadona é um potente opioide sintético, com ação preferencial em receptores mu mas também em receptores delta. Sua ação analgésica é amplificada por bloquear tanto os receptores N-metil D-aspartato (NMDA) quanto os transportadores de recaptação monoaminérgica. Essa capacidade adicional responde o porquê de a metadona apresentar melhor ação em dores neuropáticas quando comparada à morfina.

A farmacocinética da metadona é extremamente variável, sendo rapidamente absorvida VO, com níveis plasmáticos mensuráveis após 15 a 45 minutos da ingestão. O pico de concentração plasmática ocorre entre 2,5 e 4 horas após a ingestão. Com meia-vida longa (25 a 52 horas), essa medicação deve ser rigorosamente monitorada, principalmente no início do tratamento, evitando, assim, potenciais efeitos colaterais prejudiciais, dentre os quais a sonolência e a depressão respiratória.

A metadona pode ser administrada VO, intravenosa (IV), IM, peridural e SC. Para pacientes virgens de opioide, a metadona VO pode ser iniciada com doses a cada 12 ou 8 horas. A dose pode variar de 2,5 a 10 mg a depender da idade, fragilidade, peso e função hepática do paciente. É necessário oferecer um opioide de ação mais curta para a dor irruptiva no início do tratamento.

A metadona é metabolizada no fígado pelo citocromo P450 (CYP3A4 e CYP2B6); dessa forma, pacientes com disfunção hepática apresentam maior risco de superdosagem e efeitos colaterais com a medicação, sendo recomendada uma redução da dose administrada.

A metadona e seus metabólitos são excretados na urina e nas fezes. Pacientes anúricos realizam a eliminação da metadona e seus metabólitos quase exclusivamente por via fecal. Dessa forma, a metadona pode ser utilizada em pacientes com insuficiência renal, podendo o intervalo entre as dosagens ser aumentado.

Apresentações:

- Oral de liberação rápida: comprimidos de 5 e 10 mg.
- Ampolas (uso SC/IV) – 10 mg.

Fentanil

O fentanil é um opioide sintético introduzido na década de 1960 para substituir a morfina em cirurgias cardíacas, por sua maior potência (cerca de 100 vezes maior que a da morfina) e menores efeitos cardiovasculares. Pertence ao subgrupo fenilperidina, do qual também fazem parte a sufentanila, a alfentanila e a remifentanila.

Para dor aguda, o fentanil pode ser utilizado nas apresentações IV, transmucosa, epidural, intratecal e intranasal. No Brasil se dispõe das apresentações transmucosa e intranasal para o tratamento da dor irruptiva. A formulação em adesivo é muito utilizada no tratamento da dor crônica, principalmente para as dores de forte intensidade associadas ao câncer.

O fentanil rapidamente se difunde pela epiderme e lentamente pela derme, formando um depósito entre as duas camadas, responsável pelo início lento e prolongado da ação. Para evitar a formação de grandes depósitos e interferir nas concentrações plasmáticas do fentanil, a rotação do local de aplicação deve ser orientada ao paciente.

Vários fatores podem interferir na absorção do adesivo de fentanil: a espessura da pele, o grau de queratinização, a aplicação na pele lesionada e a temperatura corporal.

Quando administrado EV, o fentanil apresenta meia-vida de 2 a 4 horas, porém seu efeito é de aproximadamente 15 minutos por sua rápida redistribuição. Pelo grande efeito de primeira passagem, o fentanil VO não possui boa biodisponibilidade. A biodisponibilidade do adesivo de fentanil é de aproximadamente 92%.

O adesivo de fentanil em sua principal apresentação (sistema terapêutico transdérmico original – TTS) inicia seus efeitos (dose terapêutica) por volta de 12 a 16 horas, atingindo em média sua concentração sérica máxima após 36 horas. A troca do adesivo deve ser realizada a cada 72 horas.

Apresentações:

- Frascos ampola (uso SC/IV) – 50 mcg/mL.
- Adesivo transdérmico (uso a cada 72 horas) – 12, 25, 50, 75, 100 mcg/hora.

Oxicodona

A oxicodona é um opioide forte semissintético com afinidade predominante pelo receptor kappa e em menor grau para o receptor mu. A biodisponibilidade da oxicodona oral é de 60 a 87%. A razão de conversão da oxicodona para a morfina é de 1:2.

A oxicodona de liberação controlada apresenta algumas das características de um opioide perfeito: meia-vida curta, ação duradoura, ausência de efeito-teto, fácil titulação, custo-benefício razoável.

A biodisponibilidade da via retal é de 50 a 60% e de 46% pela via intranasal. A oxicodona é rapidamente absorvida, e sua ação começa em cerca de 1 hora. A droga é metabolizada no fígado em dois metabólitos que são excretados pelos rins. A meia-vida plasmática da oxicodona de liberação rápida (não disponível no Brasil) é de 3 a 5 horas.

A oxicodona de liberação controlada deve ser prescrita com uma dose a cada 12 horas, sendo preconizada a dose inicial de 10 mg de 12 em 12 horas para pacientes que nunca utilizaram opioide. Dada sua apresentação, o comprimido de oxicodona de liberação controlada não deve ser partido, pelo risco de superdosagem e intoxicação.

Apresentação: oral de liberação programada. Comprimidos de 10, 20 e 40 mg.

Codeína

A codeína é um opioide fraco, com biodisponibilidade oral de cerca de 30 a 40%. O efeito da codeína é exercido após ser metabolizada em morfina e seus metabólitos ativos morfina-3-glicuronídeo e morfina-6-glicuronídeo. Cerca de 10% da população é resistente ao efeito da codeína por não possuir a enzima responsável pela desmetilação, que converte a codeína em morfina, como metabólito ativo.

A codeína tem uma razão de conversão para a morfina de 1:10. A codeína é comumente comercializada em associação com o paracetamol, potencializando seus efeitos analgésicos. Por sua menor ação analgésica e alta gama de efeitos colaterais, a codeína é utilizada em menor proporção para o tratamento da dor crônica.

Entre as utilizações da codeína está sua ação como um moderado supressor da tosse. Além do efeito central, ela diminui as secreções nos bronquíolos e inibe a atividade ciliar.

Apresentação: oral de liberação rápida. Comprimidos de 7,5 e 30 mg.

Buprenorfina

A buprenorfina é um agonista parcial de receptores mu e antagonista dos receptores kappa e delta. Por essa característica, é considerada como um agonista-antagonista misto. Tem ação analgésica potente e longa por sua lenta dissociação dos receptores mu. Essa propriedade torna sua ação resistente à reversão completa com o uso da naloxona.

Em virtude de sua afinidade pelos receptores mu, a buprenorfina pode antagonizar os efeitos de opioides mais fortes como a morfina. Tal característica, somada a sua lenta dissociação dos receptores mu, fez com que a buprenorfina fosse aprovada para o tratamento da dependência de opioides. Um efeito-teto na depressão respiratória foi descrito para doses cada vez mais altas de buprenorfina, sendo esse resultado encorajador em relação à segurança da medicação.

Apesar de formulações sublinguais existirem em outros países, no Brasil a buprenorfina é comercializada em adesivos transdérmicos.

Apresentação: transdérmica – adesivos de 5, 10 e 20 mcg/hora.

Tramadol

O tramadol é um analgésico com fraca ligação aos receptores mu, sendo seu efeito apenas parcialmente antagonizado pela naloxona. Sua principal ação analgésica se dá pelo bloqueio da recaptação da serotonina e inibição da função transportadora da norepinefrina.

Sua toxicidade é associada à redução do limiar convulsivo, e seu uso deve ser realizado com cautela quando em associação com outros fármacos com essa característica. Outro cuidado deve ser tomado com a síndrome serotoninérgica, havendo risco aumentado principalmente quando administrado com medicações antidepressivas inibidoras da recaptação da serotonina. Entre os efeitos colaterais mais comuns estão náuseas e tontura. Não são visualizados efeitos depressores na respiração e no sistema cardiovascular.

A dose recomendada é de 50 a 100 mg, 4 vezes ao dia. Vias de administração oral e IV.

Como sua ação analgésica predominantemente não envolve a ligação com receptores mu, o tramadol pode ser utilizado em associação com outros opioides no controle da dor neuropática.

Apresentações:

- Oral de liberação rápida: comprimidos de 50 e 100 mg.
- Ampolas (uso SC/IV) com 50 e 100 mg.

Tapentadol

O tapentadol é um analgésico com moderada afinidade pelos receptores mu, porém com ação significativa na inibição da recaptação de norepinefrina. Assim como o tramadol, tem ação na recaptação da serotonina, e a naloxona é capaz de reduzir moderadamente os seus efeitos. O tapentadol apresentou ser tão efetivo quanto a oxicodona para o tratamento de dor moderada a intensa, porém com menor gama de efeitos colaterais gastrointestinais.

O tapentadol não tem metabólitos ativos, dessa forma não é necessária a metabolização para início de seus efeitos. Sua meia-vida é de aproximadamente 4 horas, sendo em 24 horas totalmente excretado. A metabolização ocorre pelas enzimas UGT1A19 e UGT2B7, transformando o tapentadol em metabólitos inativos, que são excretados pelos rins. A medicação não é recomendada para pacientes com disfunção grave da função renal ou hepática.

A dosagem preconizada do tapentadol é a cada 4 a 6 horas, podendo ser iniciado com a dosagem de 50 mg. Existe na forma de liberação prolongada, para uso a cada 12 horas. A dose máxima é de 600 mg/dia.

O tapentadol está associado à redução do limiar convulsivo e ao risco de síndrome serotoninérgica, devendo ser utilizado com cautela quando associado a fármacos que também interferem nessas vias.

EFEITOS ADVERSOS E TOXICIDADE POR OPIOIDES

Os opioides são drogas consagradas para o controle da dor no câncer e de outras etiologias. Entretanto, seu uso adequado depende sempre do rigor aos princípios gerais para controle da dor (Organização Mundial da Saúde – OMS), da atenção a sua titulação cuidadosa e observância criteriosa de duas ocorrências que permeiam esta utilização: efeitos adversos e toxicidade.

Efeitos adversos são aqueles para além da ação que levou à indicação da droga, constituindo, portanto, efeitos indesejados da droga.

No caso dos opioides, esses efeitos são passageiros pelo fenômeno de tolerância farmacológica. Dessa forma, se a medicação for iniciada em baixas doses e tituladas gradualmente, os efeitos serão minimizados e tendem a desaparecer espontaneamente em poucos dias.

Assim, é importante que se tenha conhecimento sobre esses efeitos e sobre a ocorrência do fenômeno de tolerância farmacológica para a devida orientação aos pacientes, especialmente nos primeiros dias de uso, período no qual os efeitos adversos surgem. Essa orientação deve conter informações de que os efeitos são transitórios e de que é possível o uso de sintomáticos, para maior tolerabilidade do paciente.

Os efeitos adversos mais comuns relacionados aos opioides são náusea, boca seca, sonolência, obnubilação, prurido e obstipação intestinal.

A obstipação intestinal, que ocorre por ação dos opioides nos receptores do plexo mioentérico, é o único efeito adverso dos opioides para o qual não se adquire tolerância, devendo sempre ser tratada.

O risco de parada respiratória também se caracteriza como efeito adverso grave. Ela pode ocorrer no caso de uso do opioide em alta dose, especialmente por via parenteral, e ocorre de forma abrupta logo após o uso, estando indicado nesse caso o uso de antagonista de opioides, naloxona, e os cuidados de suporte do paciente. É importante salientar que esse efeito adverso é o primeiro para o qual se adquire tolerância. Assim, o início do uso com baixas doses, no aprazamento correto e sem aumentos abruptos de doses, faz esse risco desaparecer nas primeiras 24 horas de uso.

A toxicidade aos opioides é um risco sempre presente e deve ser bem conhecido pelos profissionais de saúde. Isso se deve ao acúmulo de metabólitos neurotóxicos (morfina-3-licoronídeo e morfina-6-glucoronídeo).

Os sinais de toxicidade pelo opioide são sonolência progressiva com diminuição importante e também progressiva da frequência respiratória (podendo comprometer a saturação de oxigênio), miose, mioclonias, convulsões e coma.

No caso do uso de metadona, a náusea (que pode surgir vários dias após o início do uso) é reconhecida como um sinal precoce de toxicidade.

O processo de toxicidade tende a se estabelecer de maneira gradual e se relaciona ao uso de doses que ultrapassem a capacidade de metabolização e excreção pelo organismo.

Dessa forma, é importante a monitorização clínica diária dos pacientes para identificação de eventuais sinais precoces da toxicidade. Estes poderão ser facilmente controlados com diminuição das doses da droga, não sendo necessariamente indicada a rotação do opioide.

Nos casos mais graves, indica-se a rotação de opioide com redução de 50% da dose convertida e hidratação generosa, respeitando as condições clínicas do paciente para tanto. O uso de naloxona pode ser feito como teste terapêutico em caso de dúvida diagnóstica, mas seu uso indiscriminado em casos de toxicidade não é indicado

É importante entender que na intoxicação por opioides a parada respiratória também poderá ocorrer, mas esta tende a ser consequência de um quadro progressivo de diminuição do nível de consciência e da frequência respiratória. Nesse caso, o uso de naloxona é indicado.

INTERAÇÃO MEDICAMENTOSA

As drogas metabolizadas por meio das enzimas do citocromo P450 podem ter seu metabolismo alterado por outras drogas que são indutoras ou inibitórias. A metadona e o fentanil são opioides que representam maior preocupação em relação a interação medicamentosa relacionada à associação de indutores ou inibidores do CYP3A4.

São medicamentos indutores de CYP3A4, amplamente utilizados: carbamazepina, dexametasona, fenitoína, risperidona, topiramato, dentre outros; e são inibidores: claritromicina, diltiazem, fluconazol, norfloxacina, fluoxetina, venlafaxina, paroxetina, entre outros.

Outra interação importante para considerar é o uso da metadona com drogas que alteram o intervalo QT, representando risco de taquiarritmias.

LEITURA RECOMENDADA

1. Anekar AA, Cascella M. WHO Analgesic ladder. National Library of Medicine. Treasure Island (FL): StatPearls Publishing; 2022.
2. Basbaum AI, Bautista DM, Scherrer G, Julius D. Cellular and molecular mechanisms of pain. Cell. 2009;139(2):267-84.
3. Goodman LS, Gilman AG, Brunton LL, Chabner B, Knollmann BC, Langeloh A. As bases farmacológicas da terapêutica de Goodman & Gilman. Porto Alegre: McGraw-Hill Education; 2012.
4. Katzung BG, Vanderah TW. Farmacologia básica e clínica. Artmed; 2022.
5. Lugo RA, Satterfield KL, Kern SE. Pharmacokinetics of methadone. J Pain Palliat Care Pharmacotherapy. 2005;19(4):13-24.
6. Nelson L, Schwaner R. Transdermal fentanyl: pharmacology and toxicology. Journal of Medical Toxicology. 2009;5(4):230-41.
7. Norn S, Kruse PR, Kruse E. [History of opium poppy and morphine]. Dansk Medicinhistorisk Arbog. 2005;33(17152761):171-84.

38

Dor – Uso não medicinal de opioide, transtorno de uso de substância, pseudovício, dependência física, tolerância

Silvia Tahamtani
Toshio Chiba

Pontos-chave

- Reconhecer que os pacientes com câncer em uso de opioides correm o risco de efeitos adversos e uso não medicinal de opioides (UNMO).
- Reconhecer comportamentos que ajudam a diagnosticar UNMO.
- Identificar os fatores de risco nos pacientes com câncer que podem estar em maior risco para UNMO.
- Aprender a tratar pacientes que exibem UNMO, incluindo encaminhamento oportuno para especialista em medicina da dor ou especialista em cuidados paliativos.

INTRODUÇÃO

Primum non nocere. É difícil pensar que os medicamentos, especificamente os opioides, destinados a aliviar a dor e o sofrimento, também podem causar tão mal quanto bem. Nos pacientes não oncológicos, os danos causados pela prescrição inadequada de opioides estão bem documentados e ajudam a orientar a prescrição de opioides em pacientes com câncer e em cuidados paliativos. Embora os opioides sejam a principal forma de tratamento para a dor oncológica, os médicos envolvidos com tais pacientes não sabem quais deles sobreviverão ao câncer ou irão desenvolver comportamentos de uso não medicinal de opioides (UNMO).

USO NÃO MEDICINAL DE OPIOIDES

Várias terminologias têm sido usadas para descrever diferentes comportamentos relacionados ao uso de opioides (Quadro 1). Recentemente, tem-se buscado endossar o uso de terminologias neutras, precisas e respeitosas, para evitar terminologias que tendem a evocar estigma, e podem afetar negativamente a forma como os pacientes são percebidos e tratados inadequadamente.

QUADRO 1 Termos e definições

Termos	Definições
Comportamento aberrante	Qualquer comportamento fora dos limites do plano de tratamento acordado, estabelecido o mais cedo possível na relação médico-paciente.
Abuso	A autoadministração intencional de um medicamento para fins não médicos, como alterar o estado de consciência ou o uso de qualquer droga ilegal.
Vício	Doença neurobiológica primária, crônica, que ocorre como resultado de fatores genéticos, psicossociais e ambientais. É caracterizada por uma ou mais das seguintes características: controle prejudicado sobre o uso, uso compulsivo, uso continuado apesar do dano e do desejo. Esse termo não é mais usado como um termo de diagnóstico.
Enfrentamento químico	Termo usado para descrever o uso inapropriado e/ou excessivo de opioides para lidar com os vários eventos estressantes associados ao diagnóstico e tratamento do câncer.
Uso recreativo	O uso e transferência intencional de uma substância controlada de canais legítimos de distribuição.
Mau uso	O uso de um medicamento para fins médicos que não sejam os prescritos ou indicados, intencionalmente ou não. Não se refere ao uso recreativo.
UNMO	Uso de opioides sem receita, uso com receita mas não conforme prescrito ou uso simplesmente pela experiência ou sensação causada pelos opioides (recreativo).
Pseudovício	Síndrome comportamental anormal resultante do subtratamento da dor que é mal interpretada pelo clínico como comportamento inadequado de busca de medicamentos e que desaparece quando a dor é adequadamente controlada.
Dependência física	Adaptação fisiológica caracterizada pelo início dos sintomas de abstinência causada pela interrupção abrupta do opioide, redução rápida da dose, redução dos níveis sanguíneos do opioide (interação medicamentosa) e/ou administração de um antagonista.
Transtorno pelo uso de substância	Padrão de sintomas decorrente do uso recorrente da substância, apesar das consideráveis deficiências clínicas e funcionais resultantes. É definido por meio de 11 critérios diagnósticos baseados em evidências de controle prejudicado (comprometimento social, uso de risco e critérios farmacológicos). É classificado como leve (2-3 critérios), moderado (4-5 critérios) ou grave (≥ 6 critérios).
Tolerância	Adaptação fisiológica caracterizada pela necessidade de usar doses crescentes de opioides para manter os efeitos. A exposição persistente ao opioide resulta na diminuição de um ou mais efeitos ao longo do tempo.

UNMO: uso não medicinal de opioide.

Alternativas têm sido propostas para algumas dessas terminologias aparentemente pejorativas.

Assim, usa-se o termo "uso não medicinal de opioides" (UNMO) em vez de "abuso", "uso indevido" ou "comportamento aberrante", "pseudovício" sempre que possível sem alterar substancialmente o significado original da palavra no contexto em que foi usada. Além disso, deve-se empregar o termo "transtorno pelo uso de substâncias" (TUS) em vez de "vício". No lugar de "tratamento de vício", utiliza-se "tratamento assistido por medicamentos agonistas opioides". A maioria dos comportamentos de UNMO está na categoria daqueles definidos como abuso, mau uso ou enfrentamento (*coping*) químico (Quadro 1).

O UNMO é uma definição ampla oriunda da Pesquisa Nacional sobre Uso de Drogas e Saúde dos EUA que combina medidas objetivas e subjetivas, incluindo o uso de opioides sem receita, uso com receita (não conforme prescrito), ou uso simplesmente para fins recreativos.

Os comportamentos relacionados ao UNMO cobrem um amplo espectro, desde comportamentos aparentemente "normais" àqueles que claramente demonstram um TUS, com muitos pacientes caindo entre os dois extremos. Em baixas doses, o UNMO pode não causar efeitos colaterais óbvios, mas pode progredir para uso inadequado no caso de a pessoa continuar usando o fármaco apesar dos problemas emergentes relacionados a ele, causando prejuízo e/ou sofrimento significativos.

FATORES DE RISCO

Fatores de risco são determinadas particularidades dos pacientes que os tornam mais vulneráveis a desenvolver um TUS, como:

- Diagnósticos de saúde mental (depressão, transtorno de ansiedade generalizada, transtorno de estresse pós-traumático, trauma psicológico, transtorno de personalidade antissocial).
- História de uso de drogas ilícitas.
- Abuso de álcool/tabaco.
- Infância negligenciada.

Um preditor, ou conjunto de variáveis preditoras, não é suficiente para identificar pacientes com risco de UNMO; portanto, ferramentas adicionais devem ser consideradas.

Pacientes no espectro "moderado" de UNMO podem ter fatores de risco ou manifestar comportamentos que justifiquem um monitoramento clínico mais próximo,

QUADRO 2 Comportamentos sugestivos de UNMO

Frequentes consultas não agendadas ou telefonemas para recargas de opioides precoces.
Autoescalonamento/solicitação de aumento excessivo na dosagem de opioide (não compatível).
Relatórios de prescrições ou medicamentos de opioides perdidos ou roubados.
Visitas frequentes ao pronto-socorro para opioides.
Busca de opioides de vários provedores (*doctor shopping*).
Pedidos de um opioide específico.
Resistência a mudanças no regime de opioides mesmo quando clinicamente indicado.
Uso de medicamentos restritos não prescritos ou drogas ilícitas.
Solicitar opioides por seu efeito eufórico ou por sintomas como ansiedade ou insônia.
Relatos de funcionamento prejudicado nas atividades diárias pelo uso de opioides.
Familiares e/ou cuidadores expressando preocupação com o uso de opioides pelo paciente.
Relatos de estocagem de drogas.
Obtenção de opioides de fontes não médicas.
Relatos de roubo, adulteração ou falsificação de prescrições de opioides.
Discrepância na contagem de comprimidos sem boa explicação.

UNMO: uso não medicinal de opioide.

mesmo que não preencham os critérios para TUS. O UNMO grave e consistente com um transtorno grave e crônico por uso de substâncias é caracterizado por incapacidade de se abster consistentemente, comprometimento do controle comportamental, fissura pelo opioide, problemas significativos com relacionamentos interpessoais e uma resposta emocional disfuncional.

Pacientes com TUS grave e dor oncológica podem ser especialmente desafiadores para os médicos e provavelmente exigirão tratamento com acompanhamento multidisciplinar (cuidados paliativos, serviço de dor crônica e psiquiatra especialista no assunto).

Além de gerenciar e mitigar os danos relacionados aos opioides causados nos pacientes, é uma grande preocupação o desvio de opioides de pacientes para outros, incluindo familiares ou amigos que estão se automedicando, além de alertar sobre a epidemia de prescrição de opioides durante a primeira década deste século nos EUA.

Uma pessoa é diagnosticada com TUS quando apresenta um padrão patológico de comportamentos relacionados ao uso de opioides, com uma combinação de sintomas cognitivos, comportamentais e fisiológicos. Os critérios para diagnóstico de TUS são fornecidos no Quadro 3.

Um paciente deve atender a pelo menos 2 critérios diagnósticos, e a gravidade é estratificada como leve, moderada ou grave se atender a 2 ou 3, 4 ou 5 ou mais de 6, respectivamente. Uma limitação desses critérios diagnósticos é que a gravidade é baseada na frequência dos critérios e não no comprometimento. Uma pessoa pode atender a 7 critérios (grave) e ter pouco comprometimento funcional, e outra pessoa pode atender a 3 critérios (leve) e ter comprometimento funcional significativo.

QUADRO 3 Critérios para diagnóstico de TUS

Uso em quantidades maiores e por mais tempo que o planejado.
Desejo persistente ou incapacidade de controlá-lo.
Gasto importante de tempo em atividades para obter a substância.
Fissura importante (*craving*).
Deixar de realizar atividades familiares, sociais ou ocupacionais em decorrência do uso.
Uso contínuo da substância apesar de apresentar problemas sociais e interpessoais.
Restrição do repertório de vida em função do uso.
Manutenção do uso apesar de prejuízos físicos.
Uso em situações de exposição a risco.
Tolerância.
Abstinência.

TUS: transtorno de uso de substância.

Ambos (TUS/UNMO) precisam ser tratados concomitantemente ao tratamento da dor para evitar complicações como neurotoxicidade induzida por opioides, *overdose* e morte.

TRANSTORNO PELO USO DE SUBSTÂNCIA

O TUS é cada vez mais reconhecido e presente em pacientes com câncer e em cuidados paliativos. Infelizmente, não é abordado ou tratado adequadamente nesse cenário (Figura 1).

À medida que um paciente usa opioides de maneira não prescrita, aumentará o risco de efeitos adversos, como neurotoxicidade induzida por opioides, TUS, *overdose* e morte.

PSEUDOVÍCIO

Outra situação muito encontrada nos pacientes usuários crônicos de opioide, que faz parte desse espectro do UNMO, é o pseudovício.

O termo "pseudovício" foi originalmente introduzido e definido por Weissman e Haddox (1989) como uma síndrome iatrogênica que imita os sintomas comportamentais do TUS em pacientes que recebem subdose de opioides para o tratamento da dor. O dano iatrogênico é causado pela suspensão do opioide, não pelo seu fornecimento. No entanto, não é verdade que a dor e o vício sejam condições mutuamente exclusivas, e não existe evidência clara de que ter dor proteja contra a gênese ou expressão do vício.

A literatura propõe que os pacientes com pseudovício passam por três fases:

1. Estímulo: no início da dor, o paciente recebe analgesia inadequada e pede mais medicamentos, solicitando frequentemente medicamentos específicos pelo nome.
2. Escalada: o paciente percebe que para receber medicação adicional precisa convencer um profissional de saúde sobre a legitimidade de sua dor.
3. Crise: culminando com a dor contínua não aliviada, o paciente manifesta comportamentos cada vez mais bizarros de busca de medicamentos, levando a uma crise de desconfiança seguida de raiva e isolamento do paciente e frustração com o afastamento da equipe de saúde.

Os autores concluíram que para prevenir ou tratar o pseudovício a equipe de saúde precisa:

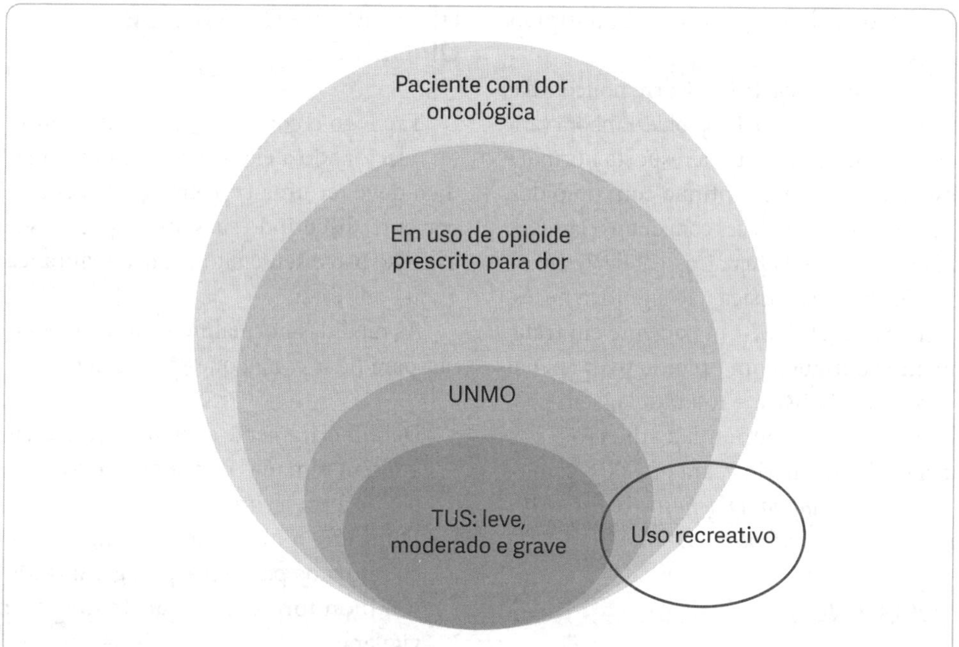

FIGURA 1 Espectro de uso de opioides em oncologia.
TUS: transtorno de uso de substância; UNMO: uso não medicinal de opioide.

- Estabelecer confiança, ou seja, o paciente deve ter confiança de que os cuidadores acreditam que a dor é real e de que todas as tentativas serão feitas para controlar a dor.
- Fornecer tratamento racional e adequado à dor do paciente, usando apropriada e oportunamente os opioides de acordo com a intensidade da queixa dolorosa. O comportamento anormal desaparece após o ajuste das doses e consequente obtenção do alívio da dor.

DEPENDÊNCIA FÍSICA

A dependência física é a adaptação física no cérebro ao tomar um opioide regularmente. É definida pelo desenvolvimento de sintomas de abstinência quando:

- O opioide é retirado.
- A dose é reduzida.
- Um opioide antagonista é administrado.

A dependência física ocorre poucos dias após a administração do opioide. Embora varie entre os pacientes, é uma resposta normal e esperada à terapia contínua com opioides. Também pode acontecer com outras classes de fármacos (benzodiazepínicos, antidepressivos).

Dependência física não significa necessariamente TUS. Se um paciente em tratamento contínuo com opioide tiver apenas dependência física e tolerância, sem problemas comportamentais adversos, não atenderá aos critérios para um TUS com os critérios do *Manual Diagnóstico e Estatístico de Transtornos Mentais* (DSM-V).

TOLERÂNCIA

A tolerância às drogas se manifesta como uma necessidade de doses crescentes para alcançar o mesmo efeito, no caso, a analgesia. Ocorre com muitas drogas diferentes, não se restringindo aos opioides, ou mesmo às drogas viciantes. É provável que haja um mecanismo psicológico (associativo ou aprendido), bem como farmacológico (não associativo ou fisiológico), para o efeito. No caso dos opioides, desenvolve-se tolerância aos efeitos analgésicos e hedonísticos da droga, bem como a seus efeitos colaterais, e cada componente pode surgir por mecanismos distintos relacionados ao substrato anatômico ou neuroanatômico dos diferentes efeitos.

Os efeitos intestinais (predominantemente mediados diretamente por meio de receptores no próprio intestino) são menos afetados pelo tipo de neuroadaptação que surgem no sistema nervoso central, portanto geralmente não há tolerância ao efeito constipante dos opioides.

MANEJO MEDICAMENTOSO NO USO NÃO MEDICINAL DE OPIOIDES

Tão logo o comportamento de UNMO ou relacionado a ele seja observado, o médico deve ter uma conversa franca com o paciente, discutindo suas preocupações sobre esse uso e seu efeito em sua segurança e seu bem-estar.

As medidas normalmente implementadas para lidar com a questão incluem:

- Definir claramente as etapas necessárias a serem tomadas com a não adesão repetida à prescrição.
- Diminuir o intervalo de tempo entre os retornos para recargas, garantindo um monitoramento mais frequente e vigilante.
- Limitar a quantidade de opioides e dose das recargas.

- Desmame de opioides quando possível.
- Encaminhamento a um especialista em dor, em medicina paliativa, e a um psiquiatra com experiência em dependência de drogas para acompanhamento conjunto.

Educação extensiva sobre o uso, armazenamento e descarte seguro de opioides deve ser fornecida aos pacientes e seus cuidadores.

O objetivo final da terapia com opioides em pacientes com UNMO é obter maior alívio possível da dor, melhorar a função psicossocial e física, além de minimizar as complicações, otimizando a relação risco-benefício e o uso seguro de opioides.

ESCOLHA DO OPIOIDE

Certas características relacionadas aos opioides influenciam o risco de UNMO e *overdose*, incluindo o agente opioide (ou composto químico), a formulação, a via de administração, a dosagem e o momento da ingestão de opioides.

Evidências clínicas sugerem que o início rápido e os efeitos de curto prazo dos opioides de liberação imediata estão associados a um risco aumentado de UNMO em comparação com os opioides de liberação prolongada e que os opioides de liberação imediata são a formulação preferida entre os pacientes com TUS pelo alto potencial de recompensa. A buprenorfina e a metadona (em razão da farmacocinética e da farmacodinâmica favoráveis) são indicadas para distúrbios relacionados ao uso de opioides e, por serem analgésicos eficazes, sugerem um papel importante em pacientes com dor relacionada ao câncer e ao UNMO.

Embora o tratamento conjunto com um especialista ou conselheiro em dependência pareça sensato, o medo dos pacientes de dor descontrolada ou o estigma do vício podem impedir ou retardar o encaminhamento. Novos tratamentos para transtorno por uso de substâncias estão sendo desenvolvidos e podem ser um componente importante do tratamento de pacientes com UNMO grave (novas formulações de medicamentos existentes, vacinas e anticorpos monoclonais). Novas formulações do antagonista naloxona de ação mais prolongada estão sendo desenvolvidas com capacidade de reverter os efeitos de opioides sintéticos mais potentes, proporcionando menor risco de recaída.

VIA DE ADMINISTRAÇÃO DE OPIOIDES

Pelo fato de atravessarem rapidamente a barreira hematoencefálica, os opioides inalados e injetados apresentam um início de ação rápido, levando à sensação de recompensa mais rapidamente do que os opioides orais e transdérmicos. Tais vias (inalação e injeção) estão relacionadas a maior risco de TUS e *overdose*.

Maior risco de *overdose* de opioides ocorre durante o início de tratamento com opioides ou após a perda da tolerância a opioides (hospitalização/desintoxicação).

Pacientes com história de UNMO e TUS são extremamente vulneráveis à *overdose* após um período de abstinência porque, embora ainda possam ter um desejo persistente por opioides, perderam a tolerância a essas substâncias, que anteriormente os protegia da depressão respiratória e da sedação. Essa perda da tolerância geralmente ocorre alguns dias após a descontinuação dos opioides, enquanto os desejos associados ao UNMO e ao TUS podem persistir por meses a anos.

CUIDADO NO USO DE OPIOIDES NO FINAL DA VIDA

Alguns pacientes com câncer em estágio avançado podem desenvolver uma série de sintomas físicos e psicológicos devastadores, e a dor é frequentemente tratada com múltiplas comorbidades, como fadiga, náusea, sofrimento emocional, espiritual e delírio. Um dos objetivos dos cuidados paliativos no final da vida é controlar a dor, mantendo a integridade física, psicossocial e espiritual.

Embora o monitoramento de UNMO possa ser percebido como invasivo e imprudente, o controle do uso, armazenamento e descarte seguros de opioides deve ser rígido para evitar mais toxicidade nesses pacientes tão vulneráveis e em seus familiares. O UNMO em pacientes no final da vida pode mascarar sintomas importantes em seus cuidados, causar baixa adesão do paciente ao regime médico proposto ser fonte de mais estresse e frustração dos familiares/cuidadores, resultando em piora do sofrimento e consequente diminuição da qualidade de vida.

É um momento que, pelo maior envolvimento de familiares/cuidadores, resulta em maior acesso e exposição a quantidades substanciais de opioides. A literatura mostra com certa frequência que mais da metade das pessoas com UNMO obteve gratuitamente opioides prescritos de um amigo ou parente, ou comprou opioides de um amigo ou parente, indicando que os familiares de pacientes (em uso legítimo de opioides), incluindo aqueles no fim da vida, também correm risco maior de UNMO por exposição ou acesso facilitado a esses medicamentos.

CONSIDERAÇÕES FINAIS

O uso de analgésicos opioides para o tratamento da dor, principalmente a dor relacionada ao câncer, é indiscutível, no entanto o UNMO tornou-se cada vez mais preocupante.

A falta de conhecimento e familiaridade no manejo do largo espectro que envolve o UNMO dificulta o reconhecimento do problema e retarda o tratamento, expondo os pacientes e familiares a maior risco. É importante o encaminhamento desses pacientes para os demais especialistas para seguimento conjunto.

Não há recomendações específicas para orientar as práticas de triagem de risco em pacientes no final da vida. É proposto que os médicos adotem as medidas de segurança necessárias para a prescrição segura de opioides, sendo sensíveis às necessidades exclusivas dessa população de pacientes e garantindo o acesso legítimo aos opioides para paliação de sintomas intratáveis.

Por meio de educação intensiva, monitoramento contínuo, identificação oportuna e gerenciamento adequado de UNMO, os profissionais de saúde podem melhorar a relação risco-benefício e apoiar o uso seguro de opioides.

LEITURA RECOMENDADA

1. About the WHO-WMH-CIDI: World Health Organization World Mental Health Composite International Diagnostic Interview (WHO-WMH-CIDI). Disponível em: https://www.hcp.med.harvard.edu/wmhcidi/about-the-who-wmh-cidi/. Acesso em: 10 ago. 2024.
2. American Society of Addiction Medicine. What is the definition of addiction? Disponível em: https://www.asam.org/quality-care/definition-of-addiction. Acesso em: 10 ago. 2024.
3. Arthur J, Bruera E. Balancing opioid analgesia with the risk of nonmedical opioid use in patients with cancer. Nat Rev Clin Oncol. 2019;16:213-26.
4. Boscarino JA, Rukstalis M, Hoffman SN, Han JJ, Erlich PM, Gerhard GS, et al. Risk factors for drug dependence among out-patients on opioid thera-

py in a large US health-care system. Addiction. 2010;105:1776-82.

5. Carmichael AN, Morgan L, Del Fabbro E. Identifying and assessing the risk of opioid abuse in patients with cancer: an integrative review. Subst Abuse Rehabil. 2016;7:71-9.
6. Chua KP, Brummett CM, Conti RM, Haffajee RL, Prosser LA, Bohnert ASB. Assessment of prescriber and pharmacy shopping among the family members of patients prescribed opioids. JAMA New Open. 2019;2:e193673.
7. Ganguly A, Michael M, Goschin S, Harris K, McFarland DC. cancer pain and opioid use disorder. Oncology (Williston Park). 2022;36(9):535-41.
8. Greene MS, Chambers RA. Pseudoaddiction: fact or fiction? an investigation of the medical literature. Curr Addict Rep. 2015;2(4):310-7.
9. Loren AW. Harder to treat than leukemia opioid use disorder in survivors of cancer. N Engl J Med. 2018;379(26):2485-7.
10. Salsitz EA. Chronic pain, chronic opioid addiction: a complex nexus. J Med Toxicol. 2016;12(1):54-7.
11. Substance Abuse and Mental Health Services Administration. Impact of the DSM-IV to DSM-5 changes on the National Survey on Drug Use and Health. Rockville, MD: Substance Abuse and Mental Health Services Administration; 2016.
12. Ulker E, Del Fabbro E. Best practices in the management of nonmedical opioid use in patients with cancer-related pain. Oncologist. 2020;25(3):189-96.
13. Voon P, Kerr T. "Nonmedical" prescription opioid use in North America: a call for priority action. Subst Abuse Treat Prev Policy. 2013;8:39.

39

Dor – Início da terapêutica analgésica e escolha do opioide em cuidados paliativos

Gilson Carone Neto
Eloisa Bonetti Espada

"A dose faz o veneno."
(Axioma de Paracelso)

Pontos-chave

- A escolha e o manejo da terapia antálgica em cuidados paliativos baseiam-se na individualização dos fármacos e na otimização do regime de dose.
- A analgesia multimodal, que combina diferentes classes de medicamentos, é uma estratégia eficaz para minimizar efeitos adversos e otimizar o controle da dor.
- A avaliação contínua do paciente é essencial para o manejo eficaz da dor em cuidados paliativos. Isso inclui análise da evolução temporal da dor, consideração das características específicas de cada tipo de dor e ajuste das estratégias terapêuticas conforme necessário.

INTRODUÇÃO

A escolha e o manejo da terapia antálgica em cuidados paliativos fundamentam-se em duas premissas: individualização do(s) fármaco(s) e otimização do regime de dose. Com relativa frequência, encontram-se pacientes recebendo doses insuficientes de analgésicos e em intervalos inadequados, favorecendo o reaparecimento da dor. Assim, é necessário conhecer primeiramente a farmacologia de cada medicamento a ser escolhido e sua ação naquele doente em especial.

Dessa forma, para que os efeitos adversos da sobredose sejam evitados, recomenda-se a análise evolutiva com vistas à relação entre dose, intervalo de dose e efeito. Os processos de escolha e de análises evolutivas estão inseridos num contexto, que pode ser simples, quando a monoterapia é suficiente, ou bem complexo, quando o paciente já está em uso de múltiplos fármacos, pelas doenças de base, como neoplasias (p. ex., mieloma múltiplo), doenças autoimunes (p. ex., vasculites) e metabólicas (p. ex., diabetes *mellitus*), transplantes (p. ex., tacrolimo), doenças infecciosas como tuberculose (p. ex., rifampicina, isoniazida), síndrome da imunodeficiência adquirida (TARV), dentre outras, que poderão ocasionar interações medicamentosas favoráveis ou tóxicas.

Os pacientes portadores de deficiências orgânicas e sistêmicas, que irão interferir na aderência aos medicamentos prescritos e nas fases subsequentes como absorção, distribuição, metabolização e eliminação dos fármacos, merecerão cuidado especial na escolha terapêutica, e ainda é bem possível deparar com outros desafios, como os portadores de insuficiência renal e hepática, disgeusia, disfagia, coagulopatia, associados ou não às doenças mentais, como transtorno por uso de substâncias psicoativas e uso pregresso de opioide. De forma didática, cada item será abordado individualmente, devendo merecer a atenção do prescritor.

ESCOLHA DA TERAPÊUTICA RELACIONADA AO PACIENTE, AO FAMILIAR OU CUIDADOR

A terapia medicamentosa para controle da dor contínua, especialmente aquela que inclui vários analgésicos diferentes, exige o treinamento do paciente, sempre que exequível, e da família/cuidador, para garantir que o paciente realmente receba a dose certa, conforme planejado.

A avaliação do regime de dose dos analgésicos e dos resultados favoráveis depende também da disposição do paciente em seguir as instruções recomendadas. É preciso conhecer se o doente terá a seu dispor todos os medicamentos prescritos até a próxima reavaliação.

Além disso, muitas embalagens são semelhantes, e para os portadores do analfabetismo funcional a troca de medicamento é um risco considerável. Assim, o uso de planilhas com o nome genérico do medicamento, apresentação, dose, intervalo de dose distribuídos, nos horários recomendados predeterminados da planilha, reduz a probabilidade de troca de medicamentos. Por exemplo, evitar utilizar o termo "2 vezes ao dia", mas já deixar estipulado se o medicamento deve ser administrado ao despertar e antes de dormir.

O treinamento do familiar/cuidador deve ser retomado periodicamente, pois por vezes há troca de profissionais cuidadores ou revezamento de familiar cuidador, criando prerrogativas para falhas no planejamento antálgico.

ESCOLHA TERAPÊUTICA RELACIONADA À DOR

Desde o início do tratamento, devem ser definidos objetivos específicos do manejo farmacológico da dor, em conformidade com critérios de exequibilidade, em cada fase do tratamento, levando em consideração as características de cada dor de que o paciente é portador. Por exemplo, se a dor é mais intensa à mobilização do doente, então pode ser necessário o planejamento de dose suplementar antes do banho ou das trocas do curativo ou da fisioterapia. Se a dor é em queimação, predominantemente no período noturno, então a inclusão de medicamento para dor neuropática antes de dormir será uma estratégia bem-vinda.

Recomenda-se orientar sobre as consequências indesejáveis da dor não aliviada e também dos efeitos adversos dos medicamentos, sem assustar o doente, que inicia seu tratamento muitas vezes sobre grande pressão emocional pelo diagnóstico de enfermidade incurável. Se os analgésicos estiverem sendo prescritos para diferentes tipos de dor, é imperativo que se esclareça qual medicamento deve ser utilizado para cada uma em especial, e de preferência deixar anotado na planilha também.

Quanto ao tempo

Na primeira avaliação do doente com dor sob cuidados paliativos, recomenda-se paciência na determinação do início dos sintomas dolorosos, muitas vezes negligenciados pelo próprio paciente ou, no caso dos portadores de déficit cognitivo e outras fragilidades, dos cuidadores e familiares.

Por exemplo, idosa frágil, diabética, com sarcopenia e antecedente de acidente vascular encefálico, hemiplégica, que se queixa de dor na região posterior do ombro. Ao exame físico, nota-se área de pele nacarada na região posterior do ombro que segue até a região cervical, delimitada ao território das raízes nervosas de C3 e C4. Então é feita a hipótese de neuralgia pós-herpética. Ocorre que muitas vezes o familiar que a trouxe nunca observou a fase das vesículas decorrente do herpes-zóster.

Nesses casos, de fato, o início do processo é de difícil determinação, mas de modo geral se deve procurar saber se a dor tem mais de 3 meses, porque é um dos critérios para classificá-la como dor crônica. Dessa forma, tenta-se saber se a intensidade da dor vem aumentando com o passar do tempo ou, ao contrário, se está em curva descendente.

Um exemplo de dor aguda pode ser visto durante o tratamento cirúrgico de idoso frágil submetido a osteossíntese de fêmur. Nesse contexto, estabelece-se que os sintomas dolorosos tiveram início por ocasião da fratura, depois a dor se intensificou durante o procedimento cirúrgico, mas estima-se que evolua em curva descendente, considerando que a dor aguda pós-operatória tende a desaparecer após 72 horas, desde que não haja algum fator perpetuador.

A evolução da curva de intensidade da dor ao longo do tempo faz refletir se a dor está a cada dia mais intensa, literalmente piorando, então se deve iniciar a analgesia, proporcional à dor daquele dia, mas com atenção para a expectativa de melhora ou de piora da intensidade ao longo do tempo.

Recomenda-se escalonar o(s) analgésico(s) escolhido(s) conforme a evolução da intensidade da dor, até que apareça um fato novo, por exemplo, que reduza a eliminação do fármaco, como na insuficiência renal. Na dor aguda pós-operatória, o pior momento é durante o trauma cirúrgico, quando se utiliza, por exemplo, morfina, no espaço peridural, ou analgesia controlada pelo doente (ACP), e com o passar do tempo se converte para opioide fraco e com esquema analgésico de baixa tecnologia, até que nenhum analgésico seja necessário.

Resumindo, um dos tipos mais frequentes de dor aguda é a pós-operatória, na qual se emprega a técnica mais eficaz, que apresente menor incidência de riscos e complicações. São princípios importantes para a analgesia pós-operatória:

- Evitar as complicações.
- Considerar os riscos e benefícios.
- Usar o analgésico ou a técnica mais eficaz, de maior duração.
- Mudar a técnica se necessário.
- Adicionar outras modalidades de analgesia, se conveniente for.
- A escolha depende do tipo e local da operação.
- A técnica depende da intensidade da dor.

- O tipo de analgesia depende da capacidade de entendimento do paciente.
- Levar em conta a necessidade e o desejo do paciente, sempre que possível, na escolha do tratamento.
- A escolha depende da experiência do profissional e da instituição em que atua.

Recomendações fundamentais para a analgesia sistêmica

Os analgésicos simples como dipirona e paracetamol são indicados para dor leve, moderada ou forte associados a outros medicamentos. Os anti-inflamatórios não esteroidais (AINE) também são indicados para dor leve, moderada e forte, mas contraindicados nos portadores de insuficiência renal, hepatopatia, gastrostromia, coagulopatia e nos pacientes frágeis.

Os opioides são indicados para dor pós-operatória de intensidade moderada e forte. Normalmente os opioides são utilizados concomitantemente com os Aine para a obtenção de analgesia mais intensa, em razão de seus diferentes mecanismos de ação. Essas duas classes de medicamentos podem ser associadas aos bloqueios regionais, por exemplo, analgesia perineural, analgesia peridural com administrações diárias de morfina no espaço peridural, e também pode ser instituída a ACP, pelas vias perineural, peridural e sistêmica.

Mas essas técnicas exigem a *expertise* do prescritor, que precisa receber treinamento especializado para tanto e testá-lo numa instituição que tenha estrutura em recursos humanos para a manutenção dessas técnicas.

Quanto ao tipo

A dor apresenta outra classificação: nociceptiva, neuropática, nociplástica ou mista. A escolha dos analgésicos deve levar em conta a dor predominante.

O tratamento das dores nociceptiva e mista pode ser pautado pela proposta da Organização Mundial da Saúde (OMS) de escalonamento, que inclui analgésicos, AINE, fármacos adjuvantes, opioides e procedimentos intervencionistas (Figura 1).

Os cinco princípios básicos da escada analgésica da OMS são:

1º) Pela escada:

- Para dores agudas: usar a escada de forma descendente, ou seja, usar o terceiro degrau ou o segundo degrau nos primeiros dias de hospitalização ou após cirurgias/procedimentos dolorosos de acordo com as escalas de mensuração de dor, associado a técnicas de analgesia e anestesia regional em princípios de analgesia multimodal. Nos dias subsequentes ao trauma tecidual, descer a escada analgésica da OMS.
- Para dores crônicas: inicia-se pelo primeiro degrau para dores de intensidade leve. Quando não ocorrer o alívio da dor, adiciona-se um opioide fraco para a dor de intensidade leve a moderada (segundo degrau). Quando essa combinação é insuficiente, deve-se substituir o opioide fraco por um opioide forte. De maneira geral, somente um medicamento de cada categoria deve ser usado por vez. Os medicamentos adjuvantes devem ser associados em todos os degraus da escada, de acordo com as indicações específicas (antidepressivos, anticonvulsivantes, neurolépticos, bifosfonados, corticosteroides etc.).

2º) Via oral: os analgésicos devem ser administrados de preferência pela via oral

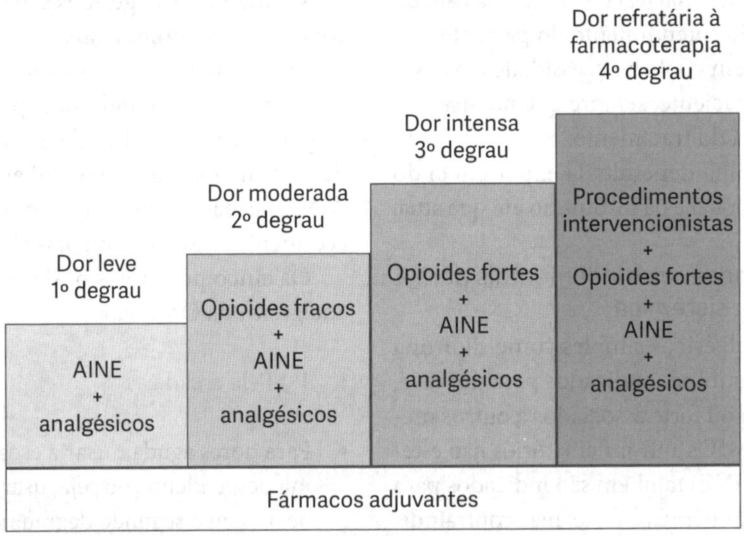

FIGURA 1 Escada analgésica – Organização Mundial da Saúde.
AINE: anti-inflamatórios não esteroidais.

(VO). Vias de administração alternativas como retal, transdérmica (TD) ou parenteral podem ser úteis em pacientes com disfagia, vômitos incoercíveis ou obstrução intestinal.

3º) Intervalos fixos: os analgésicos devem ser administrados em intervalos regulares de tempo. A dose subsequente precisa ser administrada antes que o efeito da dose anterior tenha terminado. A dose do analgésico precisa ser condicionada à dor do paciente, ou seja, inicia-se com doses pequenas, sendo progressivamente aumentadas até que ele receba alívio completo. Não prescrever em regime, se necessário. Alguns pacientes que utilizam opioides necessitam de doses de resgate além das doses regulares para as dores incidentais ou súbitas (dose de 10 a 30% da dose diária).

4º) Individualização: a análise evolutiva contínua deve ser realizada durante todo o tratamento, antecipando os efeitos colaterais e ajustando doses sempre que necessário. A dose correta dos opioides é a que causa alívio da dor com o mínimo de efeitos adversos. Se a analgesia é insuficiente, o paciente deve ser reavaliado, e recomenda-se subir um degrau da escada analgésica e não prescrever outro medicamento da mesma categoria.

5º) Atenção aos detalhes: explicar detalhadamente os horários dos medicamentos e antecipar as possíveis complicações e efeitos adversos, tratando-as profilaticamente. O paciente que usa opioide de forma crônica deve receber orientações sobre laxativos.

Seguindo a Escada de Analgesia da OMS, deve-se sempre que possível acrescentar fármacos adjuvantes aos Aine e opioides. Entre as classes de medicamentos utilizadas tem-se a escetamina e outros antagonistas do receptor NMDA, lidocaína, alfa-2-agonistas, gabapentinoides, baclofeno, neurolépticos, antipsicóticos, calcitonina, antidepressivos tricíclicos e inibidores seletivos de recaptação de noradrenalina e serotonina etc.

A base do tratamento da dor neuropática envolve o uso de medicamentos antidepressivos, gabapentinoides e opioides. As principais opções são:

- Primeira linha: inibidores seletivos de recaptação de serotonina e noradrenalina (ISRSN), antidepressivos tricíclicos e gabapentinoides.
- Segunda linha: tramadol, tapentadol, adesivos de lidocaína e capsaicina tópica.
- Terceira linha: opioides fortes (metadona), toxina botulínica e anticonvulsivantes.
- Exceção: neuralgia do trigêmeo – a primeira linha é a carbamazepina.

ESCOLHA TERAPÊUTICA RELACIONADA AOS FÁRMACOS

Escolha quanto à classificação do analgésico

Analgésicos simples

Dipirona e paracetamol são os analgésicos simples prescritos em primeiro plano nos portadores de dor nociceptiva e mista.

Anti-inflamatórios não esteroidais

A primeira pergunta que se faz ao pensar em prescrever AINE é se o paciente tem história de alergia a qualquer membro dessa classe de medicamentos. Se a história for positiva, então não deve ser prescrito, pois pode haver reação cruzada. A segunda pergunta é se o paciente tem insuficiência renal ou hepática, coagulopatia ou outra enfermidade que aumente o risco de hemorragia e até mesmo estar em uso de anticoagulante ou de corticoide ou a presença de gastrostomia. Nesses casos, os AINE devem ser evitados.

Se o paciente não apresentar contraindicação ao uso de AINE, então qual escolher? De preferência, o que possa apresentar menor risco de complicação, por exemplo, os inibidores seletivos da ciclo-oxigenase 2 (COX-2), de que o doente já fez uso, sem intercorrências.

Opioides fracos

Têm-se três opções: a codeína, o tramadol e o tapentadol. A idade do paciente e a via de administração poderão ajudar na escolha do fármaco. A codeína tem duração de 4 horas, portanto precisa ser administrada 6 vezes ao dia, o que nem sempre favorece a aderência do paciente. Além disso, é o mais constipante dos três. O tramadol é o que possui maior incidência de náusea e vômito, mas pode ser administrado por via intravenosa (IV) e oral. O tapentadol, no momento, só pode ser prescrito acima dos 18 anos e VO.

Vale ressaltar que o opioide fraco não deve ser utilizado como resgate do opioide forte. Esse equívoco prejudica as análises de equivalência analgésica necessárias à segurança dos ajustes de doses e outras avaliações. Por exemplo, o doente está em uso de oxicodona regular e não deve receber o tramadol como resgate, pois, se está em uso do opioide forte, então precisa continuar ocupando os receptores opioides com outro opioide forte.

Opioides fortes

Os opioides fortes mu-agonistas, comumente utilizados para analgesia, no Brasil, são morfina, metadona, oxicodona e fentanil, embora existam outros empregados na anestesia.

Antes de iniciar o tratamento com opioide forte, recomenda-se a avaliação do conhecimento do paciente e de seu familiar/cuidador sobre a medicação que se pretende prescrever, conhecer seus medos sobre esse tratamento, descrever os efeitos colaterais e incentivar o doente a perseverar na aderência à terapia antálgica, ainda que venham efeitos adversos.

Em se tratando de paciente sob cuidados paliativos, recomenda-se averiguar se ele possui gastrostomia, ileostomia ou colostomia; em caso afirmativo, as formulações de liberação cronogramada devem ser evitadas.

O comprimido ou cápsula de liberação cronogramada chega ao trato digestivo inteiro. Caso o comprimido de oxicodona de liberação cronogramada seja macerado ou a cápsula de morfina de liberação programada, aberta, haverá absorção em poucos minutos da quantidade integral do fármaco que seria liberado em 12 horas, o que favoreceria a intoxicação.

Caso o paciente consiga engolir normalmente, pode-se levar em consideração o seu contexto, por exemplo, se ele acabou de receber a notícia de que é portador de neoplasia metastática com poucas chances de cura, então a morfina pode ser avaliada pelo doente como conotação negativa, pois ele pode fazer o raciocínio de que, se está precisando até mesmo de morfina, morrerá em breve. Esse raciocínio causa desesperança e poderá desestimular o paciente a ser submetido a tratamento da neoplasia. Se houver indícios desse raciocínio, pode-se utilizar a oxicodona de liberação cronogramada, que tem o mesmo mecanismo de ação dos outros opioides e eficácia clínica semelhante à da morfina; a equivalência com a morfina é de 1:2, e em se tratando de dor oncológica pode-se considerar proporção 1:1.

Lembrando que no Brasil a oxicodona é encontrada na apresentação de liberação cronogramada, por isso os comprimidos devem ser tomados inteiros e não devem ser partidos, mastigados ou esmagados. Se houver ileostomia, eles poderão ser eliminados antes de serem absorvidos diminuindo sua eficácia.

A oxicodona tem predomínio de ação sobre o receptor kappa (KOP), o que favorece o tratamento da dor visceral, como na dor relacionada à neoplasia de pâncreas. Quando o paciente tem insuficiência renal, dá-se preferência à metadona e ao fentanil, que não dependem da eliminação renal. Ocorre que a metadona tem suas peculiaridades: ela tem ação pré e pós-sináptica e inibidora do receptor NMDA, o que favorece o tratamento da dor com características neuropáticas e o controle da tolerância ao opioide. Além disso, ela tem meia-vida longa, o que facilita a aderência. Mas a metadona pode alargar o intervalo QTc, devendo dessa forma ser excluída, caso o paciente seja portador de alterações eletrocardiográficas que propiciem distúrbios de condução elétricas ou tenha distúrbios hidroeletrolíticos facilitadores da taquicardia ventricular polimórfica (*torsades de pointes*), que é potencialmente fatal.

Há necessidade de verificação da preexistência do uso de algum inibidor e indutor do citocromo P450, CYP3A4. Os indutores aumentam a velocidade de metabolização/excreção da metadona, reduzindo seu efeito, enquanto os inibidores impedem esse processo, ocasionando acúmulo e intoxicação pela metadona. Como exemplo de indutor, tem-se a rifampicina e, de inibidor, os antifúngicos do grupo dos azóis (fluconazol etc.). Assim, orienta-se elencar os medicamentos em uso e conferir a via metabólica antes de prescrever a metadona.

Já o fentanil TD tem outros desafios, e o primeiro deles é o preço inacessível para muitos pacientes. O segundo é a quantidade de opioide existente em cada adesivo. O mínimo é de 12 mcg/hora, depois tem-se 25, 50 e 100 mcg/hora. Então, de modo geral, utiliza-se o fentanil TD nos pacientes que já estão em uso de opioide, pois a apresentação mínima pode superar as necessidades do doente e intoxicá-lo.

Outro detalhe é que o adesivo precisa ser aplicado na pele íntegra. Caso o paciente tenha extensas lesões cutâneas, como no pênfigo e na epidermólise bolhosa, a aplicação torna-se inviável.

A morfina tem versatilidade da posologia e vias de administração, mas tem a desvantagem de sofrer a glucuronidação hepática, formando a morfina-6-glucoronídeo (M6-G) e a morfina-3-glucuronídeo (M3-G). Ocorre que o metabólito M6-G é ativo e tem excreção renal; dessa forma, os portadores de insuficiência renal acumularão a M6-G, podendo levar à intoxicação por opioide. Se a insuficiência renal for leve, pode-se ajustar a dose da morfina, mas se estiver em progressão dificultará o ajuste de dose necessária para a analgesia *versus* acúmulo da M6-G, elevando o risco de intoxicação.

Escolha quanto às vias de administração

Em enfermidades crônicas, como na doença das células falciforme, muitas vezes, no paciente internado, nota-se acesso venoso periférico frágil, de qualidade ruim, então se deve levar isso em consideração, isto é, se o doente não tiver necessidade do acesso venoso por outro motivo, recomenda-se utilizar outras vias para administração medicamentosa, como a oral, a subcutânea e a TD.

Existem outras vias de administração, pouco usuais, mas eventualmente úteis no paciente sob cuidados paliativos, já muito fragilizado, sem acesso venoso, como a via sublingual. Pode-se utilizar o fentanil (50 mcg/mL ampola) diretamente na região sublingual, utilizando uma seringa de 1 mL, aspirando 0,1 a 0,2 mL, isto é, de 10 a 20 mcg de fentanil para o adulto, que deve ser aplicado diretamente na mucosa sublingual sem diluição; o mesmo pode ser feito em associação com o midazolam. Existe no comércio uma apresentação específica para a aplicação sublingual (Fentora®), nem sempre disponível para uso.

Outra via de administração é a intranasal, por exemplo, a aplicação da escetamina para resgaste e tratamento dos transtornos depressivos maiores em adultos, 56 ou 84 mg, intranasal; para a depressão, utiliza-se de 1 a 2 vezes por semana. No Brasila, inda não está disponível essa apresentação pronta para uso. A dexmedetomidina pode ser usada nas crianças via intranasal de 1 a 4 mcg/kg/dose em unidades onde há monitorização, como emergência e terapia intensiva.

A via retal (VR) pode ser uma alternativa quando o medicamento não possui apresentação parenteral, e a VO/gástrica está inacessível. Por exemplo, uma criança que ingeriu soda cáustica e tem queimadura da boca, esôfago e estômago poderá receber supositório de gabapentina manipulado, já que não possui apresentação parenteral. A morfina e o bisacodil também podem ser administrados VR. A dose da morfina VR, no adulto, é de 10 a 20 mg, de 4 em 4 horas, e nos lactentes, crianças e adolescentes de 0,2 mg/kg/dose, de 4 em 4 horas, ou 0,3 mg/kg/dose de 6 em 6 horas, não excedendo a dose do adulto de 10 a 20 mg/dose. O bisacodil é utilizado para controle da constipação por opioide: no adulto e no adolescente 10 mg/dia, VR, e na criança acima de 6 anos 5 mg/dia, VR.

Quanto à combinação de grupos farmacológicos

A combinação dos grupos farmacológicos decorre do princípio da analgesia multimodal, que, por meio do uso de fármacos de classes diferentes, minimiza os efeitos adversos. A analgesia multimodal ficou mais complexa, pois integrou o uso de antigos e de novos fármacos com o intuito de inibir receptores envolvidos na complexa fisiopatologia da dor, por exemplo, os inibidores do receptor NMDA e o receptor alfa. Em paralelo, a farmacotécnica se desenvolveu propiciando a liberação controlada, como oxicodona cronogramada e morfina LC, além de ter ampliado o arsenal da via de administração, com os adesivos de fentanil TD e de buprenorfina TD.

- Dipirona ou paracetamol + outros analgésicos = aceitável: os analgésicos simples podem ser prescritos com quaisquer AINE, opioides ou adjuvantes.
- Dipirona ou paracetamol + AINE = aceitável. Prática comum: os analgésicos simples podem ser prescritos com quaisquer AINE acrescentando elevação da analgesia, sem adicionar efeitos adversos.
- AINE + AINE = não recomendado: essa associação não é recomendável porque o incremento de analgesia é mínimo, mas os efeitos adversos são consideráveis.
- Corticoide + AINE = não recomendado: a administração prolongada aumenta o risco de efeitos adversos como úlceras pépticas.
- Opioide + não opioide (dipirona ou paracetamol e/ou AINE): é altamente recomendável a associação de não opioide com um opioide mu-agonista ou agonista-antagonista. Em todos os regimes analgésicos, considerar a inclusão de um fármaco não opioide, mesmo que a dor esteja forte o suficiente a ponto de requerer um opioide. Muitos opioides administrados por VO para dor leve a moderada, tais como a codeína e oxicodona, são combinados com um não opioide, dipirona ou paracetamol.
- mu-agonista + agonista-antagonista = raramente apropriado: poucas situações indicam o uso do mu-agonista seguido por um agonista-antagonista. Essa associação pode reverter a analgesia do mu-agonista e precipitar abstinência num paciente fisicamente dependente de opioide, mas pode ser uma forma de desmame do mu-agonista no portador de transtorno por uso de opioide, por exemplo, usuário crônico de fentanil, que fará uso da buprenorfina para desmame do mu-agonista. Entretanto, pacientes sem uso prévio de opioide, efeitos colaterais como prurido ou sedação decorrentes do uso do opioide espinhal, podem se beneficiar do uso da nalbufina para reverter esses efeitos colaterais supraespinhais. Outra situação ocorre nos portadores de neoplasia maligna e usuários crônicos de opioides mu-agonistas, que evoluem com constipação intestinal e que fazem uso da naloxona oral para controle de sintomas da constipação intestinal, embora nem sempre seja resolutiva.
- mu-agonista + mu-agonista = costumeiramente desnecessário: de maneira geral essa associação é desnecessária, pois, como regra geral, utiliza-se o mesmo opioide para o regime de dose regular e para o resgate. Mas há situações em que isso não é exequível, por exemplo, o doente está em uso da oxicodona de ação cronogramada e, para o resgate, utiliza outro opioide, como a morfina, já que não se dispõe no Brasil, até o momento, da oxicodona de ação curta. Outra situação é o paciente que está em uso do adesivo de fentanil TD, que para o resgate poderá usar o fentanil sublingual (Fentora®), mas nem sempre acessível,

então se escolhe outro opioide para o resgate, como a própria morfina. Nos portadores de neoplasias que evoluem com dor crônica por longos anos de enfermidade e tratamentos e, paralelamente, desenvolvem tolerância ao opioide, então é possível associar dois opioides fortes com características farmacológicas distintas, por exemplo, um doente com mieloma múltiplo, insuficiência renal não dialítica, em uso de terapia antirretroviral, com paraplegia e extensas lesões por pressão na região de apoio, que mesmo na vigência do fentanil TD ainda persiste com dor nos membros inferiores, mas de características neuropáticas, sem contraindicações para uso da metadona: associa-se esse medicamento para melhorar a qualidade da analgesia decorrente da dor neuropática. Caso seja escolhido deixar somente a metadona, deve-se lembrar que o pico do efeito do fentanil TD ocorrerá em 24 horas após a aplicação do primeiro adesivo; quando se retira o fentanil TD, ele continuará sendo absorvido a partir da pele, por mais 17 horas.

- Adjuvante + opioide + dipirona/paracetamol/AINE = comumente apropriado para dor crônica e às vezes na dor aguda: essa combinação pode ser apropriada para o paciente portador de dor crônica. Se os analgésicos adjuvantes promoverem rápido início de ação da analgesia, essa combinação também poderá ser utilizada na dor aguda.
- Adjuvante + adjuvante = apropriado na dor crônica: é possível fazer a combinação do adjuvante de um grupo com adjuvante de outro grupo farmacológico, o que pode ser útil no tratamento da dor oncológica e na dor crônica não maligna. Por exemplo, pela manhã o doente recebe duloxetina (inibidor da recaptação da serotonina e da noradrenalina) e à noite recebe gabapentina (anticonvulsivante).

Quanto às formulações

- Dipirona: solução oral 500 mg/mL, comprimido 500 mg e 1 g; ampola 2 mL - 500 mg/mL.
- Paracetamol: solução oral 200 mg/mL e comprimido 500 e 750 mg.
- Cetorolaco: comprimido 10 mg, solução injetável 15 e 30 mg/mL.
- Cetoprofeno: gotas 20 mg/mL; 100 a 150 mg/cp; 100 mg/frasco ampola.
- Diclofenaco: comprimido 50 mg, solução injetável 75 mg/3 mL.
- Ibuprofeno: suspensão oral em gotas 50 mg/mL, comprimido 600 mg.
- Celocoxibe: cápsula 200 mg.
- Parecoxibe: 40 mg pó liofilizado injetável.
- Codeína + paracetamol: comprimido 30 mg/500 mg.
- Tramadol: comprimido 50 mg e ampola 2 mL - 50 mg/mL.
- Morfina ação curta: comprimido 10 e 30 mg. Ampola 2 mL – 0,2 mg/mL, ampola 2 mL – 1 mg/mL, ampola 1 mL – 10 mg/mL.
- Morfina LC (liberação cronogramada): 30 mg/cápsula, 60 mg/cápsula e 100 mg/cápsula.
- Fentanil: ampola 10, 5 e 2L – 0,05 mg/mL. Adesivo 12 mcg/hora, adesivo 12, 25, 50 e 100 mcg/hora.
- Nalbufina: ampola 10 mg/mL – 1 mL.
- Buprenorfina TD: adesivo TD 5, 10 e 20 mg.
- Metadona: comprimido: 5 e 10 mg, ampola – 10 mg/mL – 1 mL e solução oral 5 mg/mL.
- Amitriptilina: comprimido 10 e 25 mg.

- Nortriptilina: comprimido 10 e 25 mg.
- Duloxetina: cápsula 30 e 60 mg.
- Venlafaxina: comprimido 37,5, 75 e 150 mg.
- Gabapentina: cápsula 300, 400 e 600 mg.
- Pregabalina: cápsula 75 e 150 mg.
- Tizanidina: comprimido 2 mg.
- Clonidina: comprimido 0,10 mg (100 mcg); 0,15 mg (150 mcg) e 0,20 mg (200 mg); ampola 150 mcg/mL - 1 mL.
- Dexmedetomidina: ampola (200 mcg): 100 mcg/mL - 2 mL.
- Carbamazepina: comprimido 200 e 400 mg; suspensão oral 20 mg/mL frasco 100 mL.
- Oxcarbazepina: comprimido 150 e 300 mg, suspensão oral 300 mg/5 mL.
- Lamotrigina: comprimido 25, 50 e 100 mg.

Nas Tabelas 1 a 11, estão descritos os principais fármacos de cada classe analgésica, com as doses pediátricas e para adultos e as vias de administração disponíveis.

TABELA 1 Analgésicos

Fármaco	Dose pediátrica	Dose adulto	Via
Dipirona	30 mg/kg – 6/6 horas	30 mg/kg – 6/6 horas Máx. 2 g/dose	IV, VO, VR
Paracetamol	10-15 mg/kg – 6/6 horas Máx.: 2,6 g < 12 anos	15 mg/kg– 6/6 horas Máx.: 4 g/24h	IV, VO, VR

IV: intravenoso; VO: via oral; VR: via retal.

TABELA 2 AINE

Fármaco	Dose pediátrica	Dose adulto	Via
Cetoprofeno	(> 1 ano) 1 mg/kg – 6/6 horas 7-11 anos: 25 mg – 6/6 horas	100 mg – 12/12 horas	IV, VO
Cetorolaco	(> 2 anos) 0,5 mg/kg – 6/6 horas	20-30 mg – 6/6 horas	IV, VO
Celecoxibe	(> 2 anos) ≥ 10 kg a ≤ 25 kg – 50 mg – 2x/dia ≥ 25 kg: 100 mg – 2x/dia	100-200 mg – 12/12 horas	VO
Diclofenaco de sódio	(> 5 anos) 1-2 mg/kg – 8/8 horas	50 mg – 3x/dia Máx.: 150 mg/dia	VO, IM
Ibuprofeno	(> 6 meses) 1-2 gotas/kg – 6/6 horas 5-10 mg/kg – 8/8 horas	200-400 mg – 6/6 horas Máx.: 3.200 mg	VO
Parecoxibe	Não estudado para < 18 anos	40 mg – 1x/dia	IV, IM

AINE: anti-inflamatórios não esteroidais; IM: intramuscular; IV: intravenoso; VO: via oral.

TABELA 3 Opioides – uso via intravenoso ou subcutâneo

Fármaco	Dose pediátrica	Dose adulto	Via
Tramadol	1-2 mg/kg – 6/6 horas	50-100 mg – 6/6 horas	IV, SC
Morfina	0,05-0,1 mg/kg – 4/4 horas	2,5-5 mg – 4/4 horas	IV, SC
Metadona	0,05-0,1 mg/kg – 8/8 horas	0,1-0,2 mg/kg – 8/8 horas	IV, SC
Nalbufina	0,1 mg/kg – 4/4 horas	10-20 mg – 4/4 horas	IV, SC

IV: intravenoso; SC: subcutâneo.

TABELA 4 Opioides* – uso via oral

Fármaco	Dose pediátrica	Dose adulto
Codeína	**	15-60 mg – 4/4 horas
Tramadol	1-2 mg/kg/dose	50-100 mg – 6/6 horas
Oxicodona liberação cronogramada	–	10-20 mg – 12/12 horas
Morfina	0,1-0,3 mg/kg – 4/4 horas	10-30 mg – 4/4 horas
Metadona	0,1-0,2 mg/kg – 6/6 horas	0,05-0,2 mg/kg – 6/6 horas

* Levar em consideração que há pacientes que fazem uso crônico de opioide e extrapolam essas doses acima descritas. As dosagens acima representam um balizamento ao prescritor iniciante.
** A codeína sofre metabolização antes de ter sua ação. Ocorre que os supermetabolizadores correm o risco de produzir rapidamente seu metabólito ativo e produzir intoxicação por opioide. Então, o uso da codeína em criança está restrito a protocolo institucional.

TABELA 5 Opioide – uso via transdérmica

Fármaco	Dose
Buprenorfina TD	5-40 mcg/hora
Fentanil TD	12-100 mcg/hora

TABELA 6 Gabapentinoides – uso via oral

Fármaco	Dose pediátrica	Dose adulto
Gabapentina	5 mg/kg/dose – 8/8 horas	300-3.200 mg/dia
Pregabalina	1,5 mg/kg/dose – 8/8 horas	75-300 mg/dia

TABELA 7 Agonistas alfa-2-adrenérgicos*

Fármaco	Dose pediátrica	Dose adulto
Tizanidina	–	VO: 2-4 mg – 6/6 horas
Clonidina	VO: 2-4 mcg/kg	VO e SL: 100-600 mcg/dia
Dexmedetomidina	IV: 0,1-1 mcg/kg/hora IN: 1-4 mcg/kg/dose	IV: 0,2-0,7 mcg/kg/hora

* Considerar a necessidade de treinamento e monitorização para uso da dexmedetomidina.
IN: intranasal; IV: intravenoso; SL: sublingual; VO: via oral.

TABELA 8 Antidepressivos – uso via oral

Fármaco	Dose pediátrica	Dose adulto
Amitriptilina	0,2-0,5 mg/kg ou 10-25 mg Titulação: aumento de 0,25 mg/kg ou 10-25 mg a cada 7 dias Manutenção: 0,2-3 mg/kg ou 10-150 mg	10-25 a 150 mg/dia
Nortiptilina	0,2-1 mg/kg ou 10-50 mg Titulação: aumento de 0,25 mg/kg ou 10-25 mg a cada 7 dias Manutenção: 0,2-3 mg/kg ou 10-150 mg	10-25 a 150 mg/dia
Duloxetina	–	30-60 mg/dia
Venlafaxina	–	37,5-225 mg/dia

TABELA 9 Anestésico geral

Fármaco	Dose pediátrica	Dose adulto
Escetamina	IV: 0,05-0,1 mg/kg/hora IN: 1 mg/kg/dose	IV: 0,05-0,1 mg/kg/hora Nasal: 54 e 86 mg

IN: intranasal; IV: intravenoso.

TABELA 10 Anestésico local

Fármaco	Dose pediátrica	Dose adulto
Lidocaína (sem adrenalina)	IV: 0,5-1,5 mg/kg/h – BIC Interromper o uso a cada 12 horas	1-1,5 mg/kg/hora – BIC Interromper o uso a cada 12 horas
Dose máxima	3-5 mg/kg	3-5 mg/kg

Uso sob monitorização eletrocardiográfica e prescritor treinado.
Metabólitos ativos: MEGX pode causar toxicidade nos doentes com insuficiência cardíaca; GX pode acumular nos portadores de insuficiência renal.
BIC: bomba de infusão contínua; IV: intravenoso.

TABELA 11 Anticonvulsivantes – uso via oral

Fármaco	Dose pediátrica	Dose adulto
Carbamazepina	5 mg/kg/dose – 12/12 horas	100-300 mg – 12/12 horas
Oxcarbazepina	5 mg/kg/dose – 12/12 horas	150-600 mg – 12/12 horas
Lamotrigina	0,15-0,3 mg/kg – 12/12 horas	25-250 mg – 12/12 horas

Especialmente com lamotrigina se recomenda titular a dose pelo risco de erupções cutâneas autolimitadas (5-10%), porém em < 1% pacientes pode ocorrer erupções cutâneas graves, como a síndrome de Stevens-Johnson (SSJ) ou necrólise epidérmica tóxica (NET).

NOTA AO LEITOR

Os autores conferiram as dosagens com acurácia. Em virtude dos avanços da farmacologia e da expansão dos conhecimentos da fisiopatologia, recomenda-se a atualização quanto às informações antes da administração de quaisquer medicamentos, especialmente os de uso mais recente.

LEITURA RECOMENDADA

1. Borzelleca JF. Profiles in toxicology – Paracelsus: herald of modern toxicology. Toxicol Sci. 2000;53:2-4.
2. Anekar AA, Hendrix JM, Cascella M. WHO Analgesic Ladder. In: StatPearls. Treasure Island (FL): StatPearls Publishing; 2024.
3. Corsetti M, Landes S, Lange R. Bisacodyl: a review of pharmacology and clinical evidence to guide use in clinical practice in patients with constipation. Neurogastroenterol Motil. 2021;33:e14123.
4. Stanton AP. Correlation between oral morphine requirements and discharge prescriptions provided. JAAPA. 2023;36(12):1.
5. Wong WF, Ang KP, Sethi G, Looi CY. Recent advancement of medical patch for transdermal drug delivery. Medicina (Kaunas). 2023;59(4):778.
6. Hoya Y, Okamoto T, Yanaga K. Evaluation of analgesic effect and safety of fentanyl transdermal patch for cancer pain as the first line. Support Care Cancer. 2010;18(6):761-4.
7. Baldinger-Melich P, Spies M, Bozic I, Kasper S, Rujescu D, Frey R. Perspectives in treatment-resistant depression: esketamine and electroconvulsive therapy. Wien Klin Wochenschr. 2024 Apr 17.
8. Kenneally A, Cummins M, Bailey A, Yackey K, Jones L, Carter C, et al. Intranasal dexmedetomidine use in pediatric patients for anxiolysis in the emergency department. Pediatr Emerg Care. 2023;39(9):685-91.
9. Nikula A, Lundeberg S, Ryd Rinder M, Lääperi M, Sandholm K, Castrén M, et al. A randomized double-blind trial of intranasal dexmedetomidine versus intranasal esketamine for procedural sedation and analgesia in young children. Scand J Trauma Resusc Emerg Med. 2024;4;32(1):16.
10. Yaster M, Krane EJ, Kaplan RF, Coté CJ, Lappe DG (eds.). Pediatric pain management and sedation handbook. Saint Louis: Mosby; 1997.
11. Donnely AJ, Baughman VL, Gonzales JP, Golembiewski J, Tomsik EA. APhA (eds.). Anesthesiology & critical care drug handbook. 8.ed. Hudson: Lexi-Comp; 2008.
12. McCaffery, Pasero C. Pain: clinical manual. 2.ed. Saint Louis: Mosby; 1999.
13. Lauretti GR. Mechanisms of analgesia of intravenous lidocaine. Rev Bras Anestesiol. 2008;58(3):280-6.
14. McCaffery M, Pasero C. Pain: clinical manual. Saint Louis: Mosby; 1999.
15. Candy B, Jones L, Vickerstaff V, Larkin PJ, Stone P. Mu-opioid antagonists for opioid-induced bowel dysfunction in people with cancer and people receiving palliative care. Cochrane Database Syst Rev. 2018;6(6):CD006332.

40

Dor – Rotação de opioides

Juraci Aparecida Rocha
Ricardo Tavares de Carvalho

Pontos-chave

- O conhecimento da equipotência entre opioides é fundamental para o uso seguro dessas medicações.
- A rotação de opioides tem como indicação clássica a ocorrência de toxicidade, mas a presença de efeitos adversos intensos e o controle inadequado da dor podem requerer essa conduta.
- A rotação de opioides é um procedimento relativamente complexo cujo conhecimento deve ser sistematizado.
- Por suas características farmacocinéticas, a metadona necessita de maiores cuidados na rotação a fim de evitar a toxicidade.

INTRODUÇÃO

A rotação de opioides caracteriza-se pelo processo de troca de opioide, com o intuito de melhorar a adesão ao tratamento, em busca de um equilíbrio entre potência analgésica, ocorrência de toxicidade e efeitos adversos.

Estudos demonstram que 21 a 44% dos pacientes oncológicos em uso de opioide necessitam trocar a medicação, tanto na assistência hospitalar quanto em nível ambulatorial. Nesse processo, a melhora no controle da dor ou diminuição de efeitos colaterais foram alcançados em 50 a 90% dos casos.

Alguns mecanismos podem alterar a farmacocinética e justificar a necessidade de rotação de opioides, como:

- Polimorfismos dos receptores com alteração de afinidade a diferentes opioides.
- Desenvolvimento de tolerância em razão da ativação crônica dos receptores.
- Alteração na metabolização dos opioides por competição ou bloqueio de vias enzimáticas e redução de absorção por polimorfismos de proteínas transportado-

ras no trato gastrointestinal (TGI) e no sistema nervoso central (SNC).

A rotação de opioides tem sua indicação mais clássica relacionada à presença de toxicidade por essas drogas. A mudança do opioide, bem como a redução expressiva das doses, permite que se dê a dessaturação dos receptores opioides, com mudança na ocupação dos subtipos de receptor, dada a afinidade diferente entre as drogas com relação a eles, com melhora do quadro clínico.

A rotação pode ser realizada em outras situações, como para maior adesão medicamentosa, indisponibilidade da via oral, interação medicamentosa, progressão de doença quando o opioide em uso se torna uma opção inadequada, além de custos elevados e indisponibilidade das drogas.

Para a adequada e segura rotação entre opioides, é necessário o conhecimento das diferentes potências em termos de efeitos analgésicos dessas drogas. Habitualmente é usada a morfina como padrão, e as potências entre as drogas são expressas com relação a ela.

É importante sempre ter em mente que o uso de analgésicos como dipirona, paracetamol ou anti-inflamatórios, quando indicado e seguro, a otimização de drogas adjuvantes e de terapia não farmacológica são requisitos importantes na tentativa de reduzir a dose de opioides necessária para controle álgico.

ROTAÇÃO DE OPIOIDES: COMO FAZER

Apesar de pouca evidência e falta de consenso mundial, a tabela de doses equianalgésicas com fator de conversão calculado é uma ferramenta importante para a realização da rotação de opioides. É preciso entender que esses fatores de conversão podem variar dependendo da dose da droga utilizada, especialmente quando se refere à metadona, dada sua meia-vida longa, imprevisível e que leva a acúmulo da droga. O uso seguro de doses equianalgésicas reduz os riscos de toxicidade, mantendo o bom controle analgésico.

Para o cálculo da dose equianalgésica, 4 etapas devem ser percorridas de forma sequencial para que se identifique a dose a ser prescrita, no final.

Etapa 1: usar o fator de conversão entre opioides (equipotência)

Os fatores de conversão entre opioides são uma constante numérica que indica o número de vezes que um opioide é mais ou menos potente do que a morfina (referência), indicando o cálculo a ser feito para o ajuste da dose (Tabela 1).

Exemplo 1 – conversão de tramadol para morfina (via oral):

O tramadol por via oral (VO) tem potência 5 vezes inferior à da morfina VO. Dessa forma, para a conversão (dose de morfina a ser utilizada), deve-se dividir a dose total diária de tramadol por 5.
Imagine que o paciente esteja em uso de tramadol na dose de 200 mg/dia (50 mg a cada 6 h).
Neste caso:
200 mg VO/dia de tramadol DIVIDIDO por 5 = 40 mg VO de morfina/dia.

TABELA 1 Características farmacológicas e equipotência analgésica entre os principais opioides

Medicamento	Fator de conversão de dose com relação à morfina	Dose inicial	Meia-vida (horas)	Duração do efeito	Comentários
Preparação oral de liberação imediata					
Morfina	Referência	15-30 mg a cada 4 h	2-3	3-6 h	▪ Metabólitos ativos dependem da função renal para excreção. ▪ Dose reduzida na disfunção de órgãos. ▪ Neurotoxicidade e hiperalgesia podem ser desencadeadas por acúmulo de metabólitos.
Metadona	+ 5-10 vezes (em doses de morfina mais habituais). Ver Tabela 2.	2,5-5 mg a cada 4-8 h	12-150	3-4 h (aumento em uso repetido)	▪ Não é escolha de primeira linha pelo efeito cumulativo. ▪ Opioide de longa duração com meia-vida prolongada. ▪ Precaução para evitar o risco de overdose não intencional. ▪ Comportamento não linear de dose predita. ▪ Dose máxima diária de 30 mg. ▪ Na rotação de opioides a redução de metadona é diferenciada.
Codeína	– 6-10 vezes	15-60 mg a cada 4 h	2,5-3,5	4-6 h	▪ Dose máxima diária de 360 mg. ▪ Controle de dor, dispneia, tosse e diarreia.
Oxicodona	+ 1,5-2 vezes	5-15 mg a cada 4-6 h	2-3	3-6 h	Apresentação sem associação no Brasil.
Tramadol	+ 5 vezes	50-100 mg a cada 4-6 h	2	4-6 h	▪ Dose máxima diária de 400 mg independentemente da formulação (VO-IV). ▪ Conversão parenteral de tramadol para morfina oral (1:10).
Tapentadol	+ 2,5 vezes	50 mg a cada 4-6 h	2	6 h	▪ Dose máxima diária de 600 mg.

(continua)

TABELA 1 Características farmacológicas e equipotência analgésica entre os principais opioides (*continuação*)

Medicamento	Fator de conversão de dose com relação à morfina	Dose inicial	Meia-vida (horas)	Duração do efeito	Comentários
Preparação oral de liberação prolongada					
Morfina	Morfina LC	30 mg/dia ou em 2 doses	11-13	12-24 h	▪ Metabólitos ativos dependem da função renal para excreção. ▪ Dose reduzida na disfunção de órgãos. ▪ Conversão morfina oral (p. ex., 60 mg/dia) > liberação imediata (10 mg a cada 4 h); liberação prolongada (20 mg a cada 8 h).
Hidromorfona	7,5 mg	8 mg/dia	6-8	18-24 h	▪ Depuração renal de metabólitos ativos. ▪ Baixa evidência de benefícios comparados a outros opioides. ▪ Apresentação: 8, 16, 32 mg ▪ Conversão de hidromorfona oral para morfina oral 1:4.
Hidrocodona	30 mg	20 mg a cada 12 h	7-9	24 h	▪ Pode interagir com drogas que alteram o metabolismo CYP3A4 e CYP2D6. ▪ Sujeita a polimorfismos e variação individual de efeitos. ▪ Conversão de hidrocodona oral para morfina oral 1:1.
Oxicodona	20 mg	10 mg a cada 12 h	4,5	8-12 h	▪ Propriedades de dissuasão de uso abusivo (formulação resistente a esmagamento ou dissolução). ▪ Conversão de oxicodona oral para morfina oral 1:1,5.
Tapentadol LP	50, 100, 150, 200, 250 mg	50 mg a cada 12 h	24	12 h	▪ Dose máxima diária de 600 mg.
Preparação parenteral					

(*continua*)

TABELA 1 Características farmacológicas e equipotência analgésica entre os principais opioides (*continuação*)

Medicamento	Fator de conversão de dose com relação à morfina	Dose inicial	Meia--vida (horas)	Duração do efeito	Comentários
Morfina	10 mg IV/SC	▪ Resgate: 6-10% da dose diária total. ▪ Em BIC: 10 mg/dia. (insuficiência renal: 3-5 mg/dia)	2-3	3-4 h	▪ Pode ser administrada como infusão contínua IV ou SC (evitar IV em bólus pelo efeito pico-vale). ▪ Metabólitos ativos dependem da função renal para excreção. ▪ Dose reduzida na disfunção de órgãos. ▪ Neurotoxicidade e hiperalgesia podem ser desencadeadas por acúmulo de metabólitos. ▪ O ajuste de dose deve ser gradativo e proporcional ao controle sintomático. ▪ Conversão de morfina IV para morfina oral (1:3).
Fentanil	0,1 mg (100 mcg) IV/SC	25-50 mcg IV ou SC a cada 1-2 h	7-12	0,5-1 h (IV) 1-2 h (SC)	▪ Não é escolha de primeira linha pelo efeito cumulativo. ▪ Pode ser administrado como infusão contínua IV ou SC. ▪ Conversão de fentanil IV para morfina oral (1:300)
Metadona	10 mg IV/SC	1,25-5 mg IV/SC a cada 4-8 h	12-150	3-4 h	▪ Não é escolha de primeira linha pelo efeito cumulativo. ▪ Opioide de longa duração com meia-vida prolongada. ▪ Precaução para evitar o risco de overdose não intencional. ▪ Comportamento não linear de dose predita. ▪ Dose máxima diária de 30 mg. ▪ Na rotação de opioides a redução de metadona é diferenciada.
Preparação transdérmica					
Fentanil TD	25 mcg/h = 60-120 mg/dia de morfina VO	12-25 mcg/h, *patch* aplicado a cada 72 h	17 após a remoção do *patch*	48-72 h	▪ Início de analgesia é adiado 12-24 h após a aplicação inicial. ▪ Conversões de dose aproximada para opioides TD de fentanil comumente usados é fornecida por tabelas. ▪ Algum efeito analgésico pode persistir por até 12 h após a remoção do *patch*.

(*continua*)

TABELA 1 Características farmacológicas e equipotência analgésica entre os principais opioides (*continuação*)

Medicamento	Fator de conversão de dose com relação à morfina	Dose inicial	Meia-vida (horas)	Duração do efeito	Comentários
Buprenorfina TD (pacientes virgens de opioides)	< 30 mg	5 mg (5 mcg/h)	13-35	7 dias	▪ A titulação deve ser feita a cada 3 dias. ▪ Pode ser utilizado como opioide de primeira linha. ▪ Troca de adesivo a cada 7 dias. ▪ Utilizar até dois adesivos concomitantes de 5 e 10 mg. ▪ Dose máxima de 20 mcg/h.
Buprenorfina TD	30-80 mg	10 mg (10 mcg/h)	13-35	7 dias	
Buprenorfina TD	> 80 mg	20 mg (20 mcg/h)	13-35	7 dias	

BIC: bomba de infusão contínua; IV: intravenoso; SC: subcutâneo; TD: transdérmico; VO: via oral.

Exemplo 2 – conversão de oxicodona para morfina (via oral):

A morfina VO tem potência 2 vezes inferior à da oxicodona VO.
Dessa forma, para a conversão (dose de morfina a ser utilizada), deve-se multiplicar a dose total diária de oxicodona por 2.
Imagine que o paciente esteja em uso de oxicodona na dose de 30 mg/dia (10 mg a cada 8 h).
Neste caso:
30 mg VO/dia de oxicodona MULTIPLICADO por 2 = 60 mg VO de morfina/dia.

Os fatores de conversão, além de outras características importantes de cada um dos opioides, estão descritos na Tabela 1.

Etapa 2: levar em conta a tolerância cruzada entre opioides

O fenômeno de tolerância cruzada entre opioides deve ser levado em conta sempre que se efetua a rotação entre opioides com perfil diferente de ocupação de receptores.

Dessa forma, na prática, esse fenômeno só pode ser desconsiderado nos casos em que as drogas envolvidas são morfina e fentanil, que têm padrão de ocupação de receptores semelhante. Nesse caso, os receptores envolvidos são essencialmente os receptores (mu), e, assim, não é necessário nenhum ajuste adicional de dose.

Em todos os outros casos, deve-se reduzir a dose do novo opioide escolhido em 25% daquela calculada pelos fatores de conversão.

Os mesmos exemplos são considerados.

Exemplo 1:

A dose calculada de morfina (40 mg VO/dia) deve ser reduzida em 25%.
Assim, a dose de morfina será de 30 mg VO/dia.

Exemplo 2:

A dose calculada de morfina (60 mg/dia) deve ser reduzida em 25%.
Assim, a dose de morfina será de 45 mg VO/dia.

Etapa 3: ajustar a dose de acordo com as apresentações existentes das diferentes drogas e o aprazamento indicado

Nesta fase, faz-se a adequação da dose calculada para prescrição diária, de acordo com as apresentações disponíveis e o aprazamento, sempre indicado de acordo com a meia-vida plasmática de cada droga.

Recomenda-se que não se faça maceramento dos comprimidos e diluição de opioides para uso de frações de dose VO, pois a solução gerada não apresenta a homogeneidade desejável. Assim, recomenda-se que, no máximo, os comprimidos possam ser partidos à metade se for necessário.

Nos exemplos anteriores:

Exemplo 1:

A morfina oral tem apresentações em comprimidos de 10 e 30 mg de liberação rápida e deve ser utilizada a cada 4 h.
Dose diária calculada: 30 mg.
Prescrição: morfina 5 mg (meio comprimido) VO 4/4 h.

Exemplo 2:

Dose diária calculada: 45 mg.
Neste caso, a dose por horário de tomada deveria ser em torno de 7 mg (6 tomadas ao dia). Assim, as opções são o uso de formulação em gotas (10 mg/mL – 1 mL = 32 gotas) ou aproximação da dose via oral.
Prescrição: morfina gotas (10 mg/mL) – 22 gotas VO 4/4 h OU
Morfina 5 mg VO 4/4 h (dose inferior à calculada. Será ajustada na próxima etapa).

Etapa 4: calcular uma dose adicional (resgates analgésicos) que deverá ser prevista para o caso de o paciente apresentar dor após a rotação

Resgates analgésicos são doses adicionais do mesmo opioide em uso, cuja prescrição é sempre indicada no controle de dor visando evitar escapes no controle do sintoma e/ou de forma a possibilitar o ajuste de dose quando a prescrição aprazada "de horário" resultar, após cálculo, em dose inferior àquela que seria desejada (como no Exemplo 2).

A dose de resgate corresponde a 10 a 15% da dose total diária de opioide utilizada, pode ser usada entre as doses aprazadas e deve constar como um item adicional na prescrição.

O uso de doses de resgate baseia-se na presença de dor com pontuação igual ou superior a 5 pela Escala ESAS (*Edmonton Symptom Assessment Scale*). Essa escala atribui valores de zero a 10 para os diferentes sintomas, sempre indicados pelo paciente, e deve fazer parte da avaliação, de forma sistemática e rotineira, pela enfermagem para o adequado alívio dos sintomas, incluindo dor.

Nos exemplos anteriores:

Exemplo 1:

Prescrição:
Morfina 5 mg VO 4/ h.
Morfina 5 mg VO se ESAS ≥ 5.

Exemplo 2:

Prescrição:
Morfina 22 gotas VO 4/4 h.
Morfina 3 gotas VO se ESAS ≥ 5 OU
Morfina 5 mg VO 4/4 h.
Morfina 5 mg VO se ESAS ≥ 5.

Nesse caso, é esperado que haja necessidade de doses de resgate, pois a dose total prescrita é inferior à calculada na rotação.

A somatória dessas doses adicionais de resgate nas últimas 24 horas servirá de base para o cálculo da dose total na próxima prescrição.

Para tanto, soma-se a dose aprazada no dia anterior com o número de resgates analgésicos usados e adéqua-se o aprazamento.

No Exemplo 2, na prescrição VO, deve-se considerar que foram necessários 4 resgates analgésicos nas últimas 24 horas. Assim, a nova dose a ser prescrita será a soma da dose diária aprazada anteriormente (30 mg) e dos 4 resgates (5 mg × 4 = 20 mg), ou seja, 50 mg/dia.

É importante notar que novamente haverá problema com o aprazamento considerando as apresentações da morfina VO.

Dessa forma, uma nova aproximação de dose deverá ser feita.

Nesse dia, a prescrição seria:

- Morfina 10 mg VO 4/4 horas (60 mg/dia).
- Morfina 10 mg VO, se ESAS ≥ 5.

Isso deverá ser repetido diariamente até o controle apropriado da dor (objetivo: ESAS < 4).

UM CASO ESPECIAL: CONVERSÃO DE OUTROS OPIOIDES PARA METADONA

A mudança de qualquer uma das drogas agonista mu puro para metadona torna-se o aspecto mais desafiador da rotação de opioides, e não há consenso sobre a maneira ideal desse processo.

Vale ressaltar que os fatores de conversão que aparecem nas tabelas de dose equianalgésica foram derivados de estudos de pacientes que receberam doses relativamente baixas e muitas vezes longe da dose terapêutica da metadona.

Um estudo demonstrou que não houve correlação entre altas doses de morfina (> 1.200 mg/dia) e a dose final de metadona para estabilização de pacientes em rotação de opioides, sugerindo uma dose fixa de no máximo 30 mg/dia de metadona para pacientes que recebem > 1.200 mg/dia de morfina (Figura 1 e Tabela 2).

Esse achado suporta uma abordagem para conversão que enfatiza a segurança, incluindo as seguintes etapas:

1. Inicialmente, calcular a dose de metadona igual à dose total de morfina inicial. No caso de o opioide inicial não ser a morfina, usar a dose diária oral de morfina que for equivalente à dose do opioide que se quer converter. O fator de conversão neste caso apresenta-se bastante variável, entre 5 e 10 vezes (metadona 5

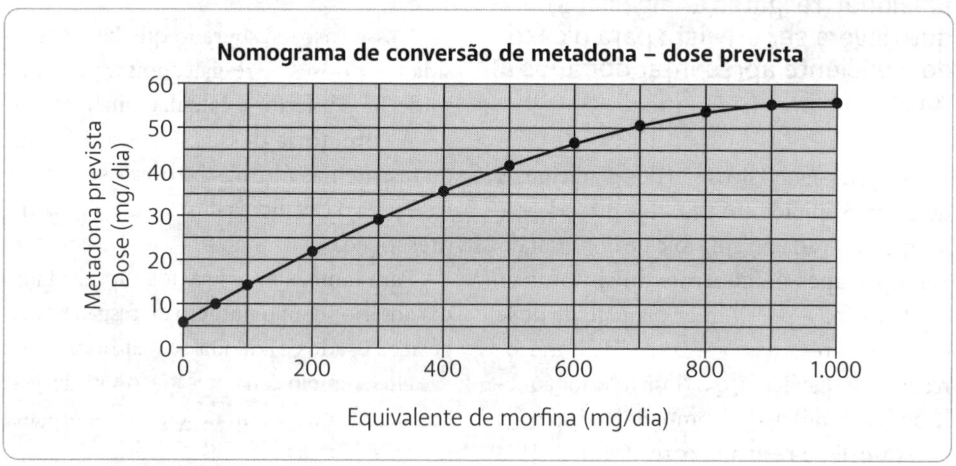

FIGURA 1 Nomograma para conversão de metadona.
Fonte: Chatham et al., 2013.

TABELA 2 Conversão de morfina para metadona

Dose diária de morfina oral equivalente	Correlação de conversão para metadona
30-90 mg	4:1
91-300 mg	8:1
301-600 mg	10:1
601-800 mg	12:1
801-1.000 mg	15:1
> 1.000 mg	20:1

Fonte: Chatham et al. (2013).

a 10 vezes mais potente que morfina). É uma estratégia mais segura usar a equipotência de 10 num primeiro momento, ajustando as doses, posteriormente, com o uso de resgates analgésicos.

Exemplo:

Suponha que o paciente receba a dose de 120 mg/dia de morfina.

- Se for usado o valor de 5 como fator de conversão, a dose usada de metadona seria de 24 mg/dia.
- Se for usado o valor 10 como fator de conversão, a dose usada de metadona seria de 12 mg/dia (dose mais segura).

2. Reduzir essa dose equianalgésica calculada em 25 a 50%. Nesse caso, com o uso do fator de conversão 10, procede-se na prática diária a redução de 25% da dose em razão da tolerância cruzada, de forma a tentar estabelecer esse valor como padrão para qualquer rotação em que essa redução de dose deva ser efetuada.

No exemplo anterior, a dose calculada seria de 9 mg (25% de redução de dose sobre 12 mg).

Apesar de não haver consenso claro, recomenda-se que não se exceda uma dose inicial de 30 mg/dia de metadona, mesmo que os cálculos indiquem o uso de uma dose maior.

Existem duas estratégias mais utilizadas na rotação de opioides para metadona: a abordagem "pare e vá" (*stop and go*), na qual o opioide atual é imediatamente substituído por metadona, e o método de 3 dias (*three day switch*), no qual a dose do opioide atual é reduzida em um terço a cada 3 dias e substituída por um terço da dose equianalgésica de metadona.

Apesar da falta de evidências, a estratégia de 3 dias tem sido descrita mais frequentemente pois se evitaria o acúmulo e a toxicidade da metadona, particularmente em pacientes com altas doses de opioides antes da rotação.

Entretanto, defende-se que a redução expressiva da dose calculada pelo fator de conversão de 10 vezes, além da redução adicional de 25% da dose calculada seria suficientemente segura, podendo-se adotar com tranquilidade a estratégia *stop and go*. A experiência do serviço do Hospital das Clínicas da Faculdade de Medicina da Universidade de São Paulo (HCFMUSP) corrobora essa prática.

ROTAÇÃO DA METADONA PARA MORFINA

Não há estudos de abordagens para aumentar a segurança e a eficácia da rotação da metadona para outro opioide mu-agonista puro como a morfina.

O método deve começar com a dose equianalgésica calculada do novo opioide.

Para maior segurança, indica-se agora o fator de conversão 5.

> **Exemplo:**
>
> Suponha que o paciente receba a dose de 20 mg/dia de metadona.
> - Se for usado o valor de 5 como fator de conversão, a dose usada de morfina seria de 100 mg/dia (dose mais segura).
> - Se for usado o valor 10 como fator de conversão, a dose usada de morfina seria de 200 mg/dia.

Com base em observações clínicas, essa dose é então reduzida em 25 a 50%.

A metadona deve ser interrompida com o início da nova droga, mas o monitoramento durante os próximos dias será essencial, dada a meia-vida relativamente longa de metadona. À medida que os níveis de metadona diminuem, a dose inicial da nova droga pode exigir um ajuste substancial.

Os ajustes de aprazamento da nova droga e uso de resgates seguem as mesmas orientações dadas anteriormente.

CONVERSÃO DE DOSES NA MUDANÇA DA VIA DE ADMINISTRAÇÃO

No contexto de cuidado paliativo é comum a necessidade do uso da via parenteral nos quadros mais instáveis ou de controle sintomático mais difícil. Essa medida permite uma titulação mais fina das doses e a manutenção de níveis séricos mais estáveis.

Nesses casos, as vias de administração usadas são a subcutânea (hipodermóclise) e a intravenosa.

Para o uso subcutâneo (SC), a administração deve ser feita de maneira intermitente em intervalos de tempo semelhantes àqueles para o uso oral.

No caso do uso intravenoso (IV) não se recomenda a administração em *bolus* em razão do rápido e intenso aumento do nível sérico da droga, levando à maior ocorrência de efeitos adversos agudos, como náusea (com o uso de tramadol) e prurido (mais comum com uso de morfina).

Assim, o uso de opioides IV deve ser feito com o uso de bomba de infusão contínua.

Quando se faz a transição de opioides nesse contexto, são necessários cuidados adicionais que levam em conta a potência relativa das drogas por uma ou por outra via.

Do ponto de vista prático, as drogas que possuem ambas as apresentações (oral e parenteral) e merecem atenção nesse quesito são o tramadol, a morfina e a metadona.

O tramadol é uma droga cujo efeito se dá especialmente por metabólitos ativos que são metabolizados após a passagem hepática da droga quando se faz a administração da droga VO.

A potência dessa droga administrada VO é o dobro de quando se administra a mesma dose por via parenteral. Assim, como exemplo, 50 mg de tramadol administrado VO tem potência semelhante a 100 mg de tramadol administrado por via parenteral.

Essa característica deve ser levada em conta na escolha do opioide a ser administrado por via parenteral, especialmente em situações de dor aguda, já que para essa droga o uso parenteral apresenta-se menos eficaz que o uso oral.

Para a morfina, devem ser levados em conta fatores de conversão que são diferentes se a rotação for feita da VO para a via SC ou IV.

- Na conversão da morfina oral para a via SC, deve-se dividir a dose por 2.
- Na conversão da morfina oral para via IV, deve-se dividir a dose por 3.

Exemplo:

- Na conversão de morfina na dose de 60 mg/dia VO para SC, a dose que deverá ser administrada será 30 mg/dia (5 mg SC a cada 4 h).
- Na conversão de morfina na dose de 60 mg/dia VO para SC, a dose que deverá ser administrada será 20 mg/dia, em bomba de infusão contínua.

Por motivo de segurança, recomenda-se fortemente que a solução de morfina a ser infundida contenha a dose que se planeja para 24 horas diluída em cerca de 120 mL de soro fisiológico e com gotejamento fixo em 5 mL/hora.

Esse gotejamento não deve ser alterado ao longo do dia.

Na necessidade de uso de resgates, usa-se a dose desejada separadamente, infundida lentamente.

O uso de soluções de morfina na concentração de 1 mg/mL com gotejamento a critério médico é perigoso e não deve ser realizado pelo alto risco de toxicidade, especialmente em locais onde não se tenha experiência no uso de opioides por via parenteral ou protocolos de monitorização sistemática do paciente para sinais de toxicidade.

No caso da metadona, o uso parenteral é feito de forma subcutânea intermitente. Para o ajuste de dose entre a via oral e a parenteral basta dividir a dose usada por 2.

Exemplo:

A conversão de 10 mg de metadona oral/dia (5 mg VO a cada 12 h) corresponde à dose de 5 mg/dia (2,5 mg SC a cada 12 h).

CONVERSÃO DE MORFINA PARA FENTANIL

A princípio o tratamento deve ser individualizado e a titulação iniciada com a menor dose possível que seja eficaz no controle sintomático e sem provocar efeitos adversos intoleráveis.

A conversão do fentanil, com base em dose diária oral de morfina equivalente, torna-se desafiadora e com grande chance de equívocos de dosagem. Muitas vezes os efeitos da *overdose* podem ser fatais, tais como hipotensão, depressão respiratória, bradicardia importante e contratura da musculatura respiratória. A Tabela 3 apresenta orientações para uma conversão mais segura, lembrando que esse esquema não deve ser utilizado em formulações oral, nasal e sublingual (não disponíveis no Brasil).

CONSIDERAÇÕES FINAIS

A utilização de opioides nos cuidados paliativos é recurso fundamental para controle de dor, dispneia e tosse dos pacientes. Faz parte da estratégia de cuidados lançar mão desse recurso terapêutico, visando a conforto, qualidade de vida e dignidade ao paciente, com tranquilidade às famílias, que por vezes se encontram angustiadas e em grande sofrimento durante esse processo,

TABELA 3 Conversão de morfina para fentanil

Fentanil venoso
Conversão de fentanil IV para morfina IV (1:100)
1 mcg fentanil IV = 0,001 mg fentanil IV = 0,1 mg morfina IV
1 mcg fentanil IV = 0,001 mg fentanil IV (0,024 mg/dia)
1 mg fentanil IV = 100 mg morfina IV = 300 mg morfina VO
1 mL fentanil IV = 50 mcg fentanil IV
20 mL fentanil IV = 1.000 mcg fentanil IV = 1 mg fentanil IV
1 mL fentanil IV = 5 mg morfina IV = 15 mg morfina VO
20 mL fentanil IV = 100 mg morfina IV = 300 mg morfina VO
Fentanil transdérmico
Fentanil adesivo de 25 mcg/h = 60-120 mg/dia de morfina VO Obs.: o adesivo deve ser trocado a cada 3 dias

IV: intravenoso; VO: via oral.

inclusive por temor ao uso de opioides, associando essas medicações à circunstância de morte iminente.

No entanto, é necessário treinamento e capacitação do prescritor, no intuito de compreender a farmacocinética de cada droga, a indicação precisa e os efeitos adversos para evitar o uso de doses ineficazes ou toxicidade.

A rotação de opioides é uma estratégia terapêutica relativamente complexa. Portanto, todo prescritor de opioides deve estar devidamente capacitado para compreender a importância da farmacocinética e da equipotência analgésica dessas medicações, a fim de fazer uso seguro e adequado desse recurso terapêutico sempre que necessário.

LEITURA RECOMENDADA

1. Boyer EW. Management of opioid analgesic overdose. N Engl J Med. 2012;367.2:146-55.
2. Bruera E, Sweeney C. Methadone use in cancer patients with pain: a review. J Palliat Med. 2002;5(1):127-38.
3. Caraceni A, Hanks G, Kaasa S, Bennett M, Brunelli C, Cherny N, et al. Use of opioid analgesics in the treatment of cancer pain: evidence-based recommendations from the EAPC. Lancet Oncol. 2012;13:e58-68.
4. Chatham MS, Dodds Ashley ES, Svengsouk JS, Juba KM. Dose ratios between high dose oral morphine or equivalents and oral methadone. J Palliat Med. 2013;16:947.
5. Fentanyl: drug information. Access Lexicomp Online for additional drug information, tools, and databases. Disponível em: https://www.uptodate.com/contents/fentanyl-drug-information. Acesso em: 10 nov. 2021.
6. Howlett C, Gonzalez R, Yerram P, Faley B. Use of naloxone for reversal of life-threatening opioid toxicity in cancer-related pain. J Oncol Pharm Pract. 2014:1078155214551589.
7. Krantz MJ, Martin J, Stimmel B, Mehta D, Haigney MCP. QTc interval screening in methadone treatment. Ann Intern Med. 2009;150:387.
8. Mercadante S, Bruera E. Opioid switching in cancer pain: from the beginning to nowadays. Crit Rev Oncol Hematol. 2016;99:241-8.
9. Portenoy RK, Mehta Z, Almed E. Cancer pain management with opioids: optimizing analgesia. Mayo Clin Proc. 2015;90(10):1428-39.
10. Sandoval JA, Furlan AD, Mailis-Gagnon A. Oral methadone for chronic noncancer pain: a systematic literature review of reasons for administration, prescription patterns, effectiveness, and side effects. Clin J Pain. 2005;21(6):503-12.
11. World Drug Report 2018 (United Nations publication, Sales No. E.18.XI.9). Disponível em: https://www.unodc.org/wdr2018/. Acesso em: 10 ago. 2024.

41

Dor – Efeitos adversos e toxicidade aos opioides

Amanda Freitas Goudinho
Ingrid Alkmim Beltrão Tenório

Pontos-chave

- Os opioides são drogas importantes no tratamento de sintomas como dor, dispneia e tosse, no entanto é importante, ao prescrevê-los, compreender seus possíveis efeitos adversos e as estratégias necessárias para combatê-los.
- Os eventos adversos mais comuns são: sonolência, constipação, náuseas e vômitos, sendo a maioria deles autolimitada, exceto a constipação, que tende a persistir durante o uso da droga.
- A depressão respiratória é um dos eventos adversos mais temidos, porém não é comum quando os opioides são administrados de acordo com as diretrizes recomendadas.

INTRODUÇÃO

Dados norte-americanos evidenciam que mais de 770 mil pessoas sofrem algum dano ou morrem todos os anos em hospitais em razão das reações adversas a medicamentos (RAM), com custos associados entre 1,6 e 5,6 bilhões de dólares por ano. De acordo com Kane-Gill (2014), 29% das RAM evitáveis estão associadas ao uso de analgésicos, sendo a morfina o agente mais comum. Os efeitos terapêuticos generalizados dos opioides os tornam uma importante classe de medicamentos para uma série de indicações agudas e crônicas.

Os opioides são divididos entre naturais, semissintéticos e sintéticos. Os opioides naturais, também conhecidos como opiáceos, são aqueles derivados da papoula (*Papaver somniferum*), por exemplo, morfina e codeína. Os semissintéticos são aqueles obtidos por pequenas mudanças na estrutura da morfina, por exemplo, heroína. E os sintéticos são substâncias com a capacidade de ativar os receptores opioides e que apresentam ação farmacológica semelhante à deles, por exemplo, meperidina e metadona. Apesar de ativarem a mesma via, vários opioides apresentam propriedades farmacodinâmicas únicas, levando à toxicidade aguda e ao desenvolvimento de dependência. Portanto, é importante compreender o mecanismo de toxicidade dos opioides, a fim de evitá-los e revertê-los, além de prevenir a dependência (Vearrier e Grundmann, 2021).

EPIDEMIOLOGIA

O consumo de opioides vem crescendo ao longo dos anos, e, associado a isso, também houve um aumento das notificações de reações adversas aos mesmos. Andreaggi (2020) avaliou 11.916.674 relatórios de farmacovigilância da Food and Drug Administration (FDA) de 2004 a 2018 e observou um aumento significativo nas reações relacionadas com opioides notificadas em 2018, sendo 6 vezes mais notificações em comparação com 2004 e o dobro do número de notificações em comparação com 2017.

Herzig et al. (2022) avaliaram 22.879 internações de pacientes que receberam receitas de opioides na alta hospitalar. Observou-se que 7% desses pacientes tiveram potenciais eventos adversos dentro de 30 dias após a alta hospitalar, sendo os mais comuns: gastrointestinais, *delirium*, quedas/fraturas, retenção urinária e intoxicação.

Gustafsson et al. (2023) analisaram 8.769 relatórios de farmacovigilância de 2003 a 2021 nos Países Baixos. O tramadol foi o opioide com mais notificações no período analisado (31%), enquanto a oxicodona apresentou o maior número de notificações por ano. As RAM decorrentes do uso de opioides mais relatadas foram náuseas, seguidas de tonturas e vômitos, independentemente do sexo.

PRINCIPAIS EVENTOS ADVERSOS

Os opioides exercem seus efeitos por meio da interação com receptores opioides no sistema nervoso central e periférico. Todos os receptores conhecidos são acoplados à proteína G e classificados como mu, kappa e delta. Os efeitos farmacológicos mediados pela ativação dos receptores incluem analgesia, miose, redução da motilidade gastrointestinal, sonolência, depressão respiratória, ansiedade, tolerância e dependência. A dependência é mediada pela ativação de receptores mu e delta, sendo o receptor mu responsável pelo efeito analgésico central. Os eventos adversos descritos estão separados por sistemas e tempo de ocorrência após a exposição ao opioide (Vearrier e Grundmann, 2021).

Eventos agudos

Acontecem imediatamente ou alguns dias após o início do uso. O mais intenso é a depressão respiratória, que pode progredir para apneia e parada cardiorrespiratória. A depressão do impulso respiratório e da motilidade gastrointestinal é mediada principalmente pelos receptores mu, e trabalhos recentes indicam que a ativação da via da beta-arrestina-2 é um dos principais contribuintes. Associado à depressão respiratória, os opioides também causam acidose respiratória, visto que provocam a redução da ventilação e aumento do CO_2 (Vearrier e Grundmann, 2021).

Náuseas e vômitos estão entre as RAM mais frequentes (25 a 30%). Estas são causadas pela ativação do centro do vômito, pela diminuição da motilidade gastrointestinal, pelo estímulo de histamina e de receptores muscarínicos. Esses efeitos geralmente aparecem precocemente, mas tendem a desaparecer com o tempo em razão do aparecimento de tolerância (Mercadante, 2019; Tisdale e Miller, 2018).

Outra RAM frequente é a constipação (40 a 80%), que pode ser tanto um evento agudo como crônico. É causada por gastreparesia, aumento do tônus do esfíncter anal, aumento da absorção de água e eletrólitos, que prejudicam a motilidade intestinal. Ao contrário da maioria dos efeitos secundários dos opioides, a obstipação tende a permanecer ao longo do tratamento, tanto por causa do medicamento quanto pelos fatores relacionados à doença e outras comorbidades que coexistem (Mercadante, 2019; Tisdale e Miller, 2018).

Dentre as reações dermatológicas, os opioides podem causar reação pseudoalérgica e prurido (2 a 10%) pela ativação de mastócitos e pela liberação de histamina. A reação tem início entre 7 e 30 dias após começar o tratamento. Os opiáceos são mais propícios a causar essa reação, particularmente a morfina (Tisdale e Miller, 2018).

Quanto às reações do sistema nervoso central, a literatura recomenda evitar usar opioides especialmente em pacientes idosos, pelo risco de *delirium*. Em contrapartida, há evidências que demonstram que os opioides têm o potencial de evitar *delirium* no pós-operatório em virtude do alívio da dor. O mecanismo pelo qual causam *delirium* ainda não é elucidado; considera-se que seja multifatorial: diminuição de acetilcolina, excesso de dopamina e glicocorticoides, disfunção de ácido gama-aminobutírico (Gaba) e serotonina (Tisdale e Miller, 2018).

Além de *delirium*, o uso de opioides pode causar alterações cognitivas, visuais, psicose, ansiedade e convulsões. Enquanto a ansiedade está principalmente relacionada à abstinência, os outros efeitos podem ser tanto agudos quanto crônicos, sem mecanismo de ação elucidado até o momento (Tisdale e Miller, 2018).

Alguns opioides, como fentanil, buprenorfina, meperidina, tramadol e oxicodona, podem causar hipertermia por síndrome serotoninérgica. Esse evento tem início de 7 a 10 dias após o início do tratamento e resolução entre 24 e 72 horas após a suspensão do medicamento. Isso decorre da inibição da recaptação de serotonina associada a outro mecanismo ainda não elucidado. No entanto, opioides também podem causar hipotermia por meio da ativação de receptores no hipotálamo e pela via da dopamina (Tisdale e Miller, 2018; e Grundmann, 2021).

O prolongamento do intervalo QTc pela metadona é o evento cardiovascular mais prevalente, em razão do bloqueio do canal retificador de potássio retardado, aumentando o risco de *torsades de pointes*. Um estudo analisou relatórios do FDA de 1969 a 2002 e foram identificadas 43 notificações associando metadona a *torsades de pointes* e 15 notificações associando metadona ao prolongamento de intervalo QTc. O estudo ainda menciona que 47% dos casos necessitaram de hospitalizações e 8% dos casos evoluíram para óbito. O risco dessa RAM aumenta quando associado com outros fármacos que também têm potencial de prolongar o intervalo QTc. Já a hipotensão, outro evento cardiovascular comum, decorre da liberação de histamina. Pacientes hipovolêmicos apresentam risco aumentado para esse evento adverso (Herzig, 2022; Tisdale e Miller, 2018; Vearrier e Grundmann, 2021).

Eventos crônicos

Decorrem do uso prolongado de medicamentos. O uso crônico de opioides como metadona, loperamida e tramadol em ambientes terapêuticos ou recreativos pode afetar a condução cardíaca. A maioria dos opioides tem poucos efeitos cardíacos diretos, mas pode causar bradicardia, hipotensão e vasodilatação como resultado de seus efeitos simpatolíticos (Vearrier e Grundmann, 2021).

Quando excluídas outras causas, a terapia com opioides de longo prazo tem sido associada à endocrinopatia, com sintomas que incluem diminuição da libido, disfunção erétil, infertilidade, amenorreia, suores noturnos, diminuição da massa e força muscular, depressão e ansiedade, cansaço, fadiga, osteoporose e fraturas, assim como alterações na tireoide ao diminuir a liberação do hormônio estimulante da tireoide (TSH) e resposta ao hormônio liberador de tireotropina (Tisdale e Miller, 2018; Vearrier e Grundmann, 2021).

O desenvolvimento de tolerância ou dependência por uso de opioides é geralmente precedido pelo uso prolongado ou de doses cada vez mais altas do medicamento em questão. O sistema mesolímbico e o *locus coeruleus* influenciam a recompensa por meio da liberação de dopamina, que é indiretamente aumentada pela ativação de receptores opioides que inibem a liberação de Gaba para desinibir a liberação de dopamina (Vearrier e Grundmann, 2021).

Uma vez desenvolvidas a tolerância e a dependência, são necessárias quantidades maiores e mais frequentes de dopamina para manter o reforço. No entanto, as mesmas vias também contribuem para os sintomas de abstinência por meio da redução da dopamina, levando à ansiedade e à disforia. Em pacientes com adicção, o desejo da euforia da recompensa e de evitar os desagradáveis sintomas disfóricos da abstinência resulta em comportamentos aberrantes, como o uso de opioides em doses mais altas ou por períodos menores do que o pretendido, ou ainda em manter o uso apesar de causar problemas em atividades sociais e recreativas (Vearrier e Grundmann, 2021).

O Quadro 1 resume os principais efeitos adversos aos opioides por sistemas.

QUADRO 1 Principais efeitos adversos aos opioides por sistemas

Sistema	Efeitos adversos
Sistema gastrointestinal	Náuseas, vômitos, constipação e xerostomia
Sistema nervoso autônomo	Retenção urinária, hipotensão postural
Sistema nervoso central	Sonolência, alteração cognitiva, alucinações, *delirium*, mioclonias, convulsões e hiperalgesia
Sistema cutâneo	Prurido, sudorese
Sistema respiratório	Diminuição do reflexo da tosse e depressão respiratória

Fonte: adaptado de Carvalho et al. (2022).

DIAGNÓSTICO E TRATAMENTO

O diagnóstico das reações adversas ao uso de opioide é realizado com base nos sinais e sintomas, sem indicação de exames complementares, e o tratamento dependerá dos sintomas e da gravidade da RAM.

As náuseas e vômitos podem estar presentes nos primeiros dias do tratamento de opioides, mas em geral são autolimitados. No tratamento de primeira escolha está a metoclopramida em dose de 10 mg a cada 8 horas, podendo-se associar a haloperidol 1 mg a cada 8 horas. Também podem ser utilizados anti-histamínicos e anticolinérgicos. É importante realizar medidas laxativas em caso de constipação. Em caso de refratariedade, uma alternativa é o uso de corticoides como a dexametasona.

A constipação é um dos efeitos adversos mais comuns e em geral se mantém ao longo do tratamento com opioides. Alguns opioides têm maior incidência desse efeito, como a morfina e a codeína, em relação a outros de baixa incidência, como o fentanil transdérmico. O uso de laxativos deve ser indicado no momento da prescrição do opioide. A literatura atual não apresenta evidência do melhor tratamento, sendo possível o uso de diversos laxativos, como irritativos (bisacodil, picossulfato de sódio, senna) e osmóticos (lactulose, polietilenoglicol ou PEG, sais de magnésio). Geralmente os agentes formadores de bolo não são recomendados, assim como o uso do óleo mineral (pelo risco de broncoaspiração, com consequente pneumonite química). Na literatura se encontra relato da síndrome do intestino narcótico, no qual o paciente em uso de opioide apresenta constipação e dor abdominal que pioram conforme aumento da dose de opioide.

O paciente também pode apresentar durante o uso de opioide toxicidade, que pode manifestar-se com sonolência, alucinações, confusão mental, vômito, mioclonia, pupilas puntiformes e, quando grave, depressão respiratória. O tratamento em caso de depressão respiratória grave, com frequência respiratória < 8 irpm (incursões respiratórias por minuto), deve ser realizado com a naloxona, que é um antagonista competitivo do receptor mu capaz de reverter o efeito dos opioides. Sua meia-vida é de 30 a 80 minutos e a via mais utilizada é a parenteral. O processo de reversão dos efeitos deletérios do opioide deve ser realizado com cautela, uma vez que poderá causar retorno da dor já controlada, além de agitação, taquicardia, vômitos e outros sinais de abstinência. Em casos leves pode-se reduzir a dose de opioide em 25%, avaliar e tratar causas reversíveis como desidratação e infecções e avaliar a indicação de rotação de opioide.

A mioclonia é definida como espasmos involuntários de certos grupos musculares e é um efeito dose-dependente. Costuma surgir concomitantemente a um quadro de desidratação. O manejo consiste em hidratação, mudança para outro opioide ou adição de um analgésico adjuvante, que pode permitir a redução da dose do opioide, aliviando a mioclonia. Se o tratamento farmacológico for necessário após essas medidas, usar dose baixa de benzodiazepínico, como clonazepam 0,5 mg, por via oral, a cada 6 a 8 horas ou lorazepam 0,5 a 1 mg, por via oral, sublingual ou intravenosa, a cada 2 a 3 horas.

A retenção urinária pode ocorrer pelo aumento do tônus do esfíncter urinário e pelo aumento do relaxamento vesical. O manejo inicial da retenção urinária aguda consiste no alívio imediato por meio de sondagem vesical de alívio. Deve-se tentar a redução da dose de medicamentos que podem estar contribuindo para a retenção urinária, como aqueles com efeitos anticolinérgicos, por exemplo, antidepressivos tricíclicos, escopolamina e anti-histamínicos.

Outros efeitos adversos citados na literatura são: diminuição do mecanismo imunológico e alteração dos eixos hipotálamo-hipófise-adrenal e hipotálamo-hipófise-gonadais, levando potencialmente a hipogonadismo, hipoadrenalismo, hiperprolactinemia e osteoporose (por meio de mecanismos independentes do hipogonadismo); em geral, denotam-se mais nos casos de uso crônico.

Pode ocorrer também durante o uso de opioide a hiperalgesia, que é uma resposta nociva exagerada a estímulos nocivos. O tratamento consiste na rotação do opioide.

CONSIDERAÇÕES FINAIS

Os opioides são drogas importantes no tratamento de sintomas como dor, dispneia e tosse, no entanto é importante, ao prescrevê-los, compreender os efeitos adversos e as medidas para seu controle para não ser um fator de piora do sofrimento do paciente.

Os efeitos adversos mais comuns são em geral autolimitados e dose-dependentes, podendo ser corrigidos com diminuição da dose ou rotação do opioide. Em caso de depressão respiratória, torna-se necessária a suspensão do opioide e o uso da naloxona, se a frequência respiratória for abaixo de 8 irpm.

REFERÊNCIAS BIBLIOGRÁFICAS

1. Andreaggi CA, Novak EA, Mirabile ME, Sampathkumar S, Gray MP, He M, et al. Safety concerns reported by consumers, manufacturers and healthcare professionals: a detailed evaluation of opioid-related adverse drug reactions in the FDA database over 15 years. Pharmacoepidemiol Drug Saf. 2020;29(12):1627-35.
2. Carvalho RT, et al. (eds.). Manual da residência de cuidados paliativos: abordagem multidisciplinar. 2.ed. Santana de Parnaíba: Manole; 2022.
3. Efeitos adversos endócrinos do uso de opioides a longo prazo. JAMA Intern Med. 2024; p. 10.
4. Gustafsson M, Matos C, Joaquim J, Scholl J, van Hunsel F. Adverse drug reactions to opioids: a study in a national pharmacovigilance database. Drug Saf. 2023 Nov;46(11):1133-48.
5. Herzig SJ, Anderson TS, Jung Y, Ngo LH, McCarthy EP. Risk factors for opioid-related adverse drug events among older adults after hospital discharge. J Am Geriatr Soc. 2022;70(1):228-34.
6. Kane-Gill SL, Rubin EC, Smithburger PL, Buckley MS, Dasta JF. The cost of opioid-related adverse drug events. J Pain Palliat Care Pharmacother. 2014;28(3):282-93.
7. Mercadante S. Opioid analgesics adverse effects: the other side of the coin. Curr Pharm Des. 2019;25(30):3197-202.
8. Portenoy RK, Mehta Z, Ahmed E. Prevention and management of side effects in patients receiving opioids for chronic pain. Waltham (MA): UpToDate. Disponível em: https://www.uptodate.com/contents/prevention-and-management-of-side-effects-in-patients-receiving-opioids-for-chronic-pain. Acesso em: 25 jan. 2021.
9. Tisdale JE, Miller DA. Drug-induced diseases: prevention, detection, and management. Bethesda: American Society of Health-System Pharmacists (ASHP) Publications; 2018.
10. Vearrier D, Grundmann O. Clinical pharmacology, toxicity, and abuse potential of opioids. J Clin Pharmaco. 2021;61:S70-S88.

42

Dor – Adjuvantes analgésicos

Eloisa Bonetti Espada

Pontos-chave

- Categorias e usos dos adjuvantes analgésicos.

RELAXANTES MUSCULARES ESQUELÉTICOS

Os relaxantes musculares esqueléticos (RME) são medicamentos prescritos para alívio de espasmos musculares associados a condições musculoesqueléticas agudas e dolorosas. O tônus muscular é frequentemente acompanhado por sintomas de dor, por isso é crucial integrar analgésicos com terapia adjuvante RME. Esse uso combinado pode melhorar significativamente a eficácia do tratamento da espasticidade e permitir a redução das doses de cada agente no regime de analgesia multimodal.

Os RME podem ser classificados em três categorias principais, conforme apresentado no Quadro 1.

Agentes antiespasticidade

Baclofeno

O baclofeno foi originalmente concebido como um derivado do ácido gama-aminobutírico (GABA), o neurotransmissor inibitório mais abundante no cérebro humano. Existem dois subtipos distintos de receptores GABA, canais iônicos controlados por ligantes:

1. GABA-A: receptores acoplados à proteína G.
2. GABA-B.

O baclofeno foi introduzido na prática clínica em 1962, antes de seu mecanismo de ação ser elucidado e de seu receptor ser descoberto. Em 1981, Hill e Bowery apresentaram pela primeira vez o receptor GABA-B, durante tentativa de identificar a presença de receptores GABA nos terminais nervosos periféricos.

Os termos "GABA-A" e "GABA-B" surgiram para descrever a existência de dois receptores únicos. O GABA-B é um receptor metabotrópico heterodimérico acoplado à proteína G que possui duas subunidades, GABA-B1 (GBR1b) e GABA-B2 (GBR2b),

QUADRO 1 Principais categorias de relaxantes musculares esqueléticos

Agentes antiespasticidade – atuam na medula espinal ou diretamente nos músculos esqueléticos para melhorar a hipertonicidade muscular e espasmos involuntários:
- Baclofeno
- Dantrolene

Agentes antiespasmódicos – diminuem os espasmos musculares por meio de alterações na condução do sistema nervoso central (SNC):
- Carisoprodol
- Ciclobenzaprina
- Metaxalona
- Metocarbamol
- Orfenadrina
- Clorzoxazona
- Tiocolchicósido

Agentes com atividade antiespástica e antiespasmódica:
- Tizanidina
- Diazepam

cada uma com uma porção específica da estrutura dos receptores GABA-B, que são receptores metabotrópicos do GABA, principal neurotransmissor inibitório do SNC. A subunidade GABA1B contém o domínio VFT (Vênus Flytrap), que se assemelha à estrutura de uma armadilha de Vênus. Este nome é dado porque o domínio VFT tem conformação semelhante a uma planta carnívora, que se fecha em torno de sua presa.

Os primeiros estudos afirmavam que o baclofeno era completamente desprovido de comportamento agonista do GABA e apontavam para o fato de que a depressão dos neurotransmissores excitatórios não era antagonizada pela bicuculina, um conhecido antagonista do GABA.

Em 1974, Hill e Bowery descobriram que o GABA na concentração de 4 mcM diminuía a liberação de [H]-noradrenalina de átrios de ratos e de [H]-acetilcolina de terminais pré-ganglionares no gânglio cervical superior do rato *in vitro*. No entanto, esses efeitos não puderam ser antagonizados pela bicuculina. Em estudos de ligação de radiomarcadores monitorando efluxo de [H]-noradrenalina de átrios de ratos, o baclofeno produziu 93% da mesma potência do GABA (ED_{50} = 4 ± 1,4 mcM) e resposta igual ou maior na inibição do reflexo de contração do ducto deferente de cobaia (ED_{50} = 3 ± 0,4 mcM). Tais experiências indicaram a existência de um receptor GABA distinto do receptor clássico.

Antes da década de 1980, a definição de receptores baseava-se em dados farmacológicos e bioquímicos. A utilização de experimentos radiomarcados desenvolvidos por Bowery et al. permitiu o uso de uma variedade de agonistas e antagonistas do GABA nas membranas sinápticas cerebrais, o que distinguiu dois locais de reconhecimento para o GABA com perfis totalmente distintos. Observou-se que o baclofeno é inativo no receptor GABA-A, mas é estereoespecificamente ativo no receptor GABA-B. Há (*R*)-baclofeno, (*S*)-baclofeno e baclofeno racêmico para a inibição da ligação de [H]-baclofeno ao GABA-B dos receptores do cerebelo de gatos. Em última análise, Bowery et al. distinguiram dois locais de reconhecimento para GABA com perfis farmacológicos e papéis fisiológicos distintos, com base em sua sensibilidade ao baclofeno ou à bicuculina.

Os termos "GABA-A" e "GABA-B" surgiram para descrever a existência de dois receptores únicos. Duas décadas depois, começaram a surgir estudos de biologia molecular e cristalografia que apoiaram e definiram ainda mais a família de receptores GABA. Sabe-se que o receptor GABA-B é um receptor metabotrópico heterodimérico acoplado à proteína G que consiste em duas subunidades, GABA-B1 (GBR1b) e GABA-B2 (GBR2b), cada um com uma grande armadilha extracelular de Vênus (VFT) e um domínio abrangendo 7 transmembranas (7TM) na bicamada lipídica. O sítio de reconhecimento e ligação ortostérica para GABA, baclofeno e agonistas/antagonistas competitivos relacionados é o VFT da subunidade GABA-B1; no entanto, nenhum ligante se conecta ao VFT da subunidade GABA-B2.

Enquanto em muitas regiões do cérebro há populações consideráveis de ambos os receptores, GABA-A e GABA-B, as maiores densidades de receptores GABA-B são encontradas no córtex cerebral, núcleos talâmicos, cerebelo e amígdala. A expressão do receptor GABA-B é elevada no hipocampo, substância negra, núcleo *accumbens*, hipotálamo e cornos ventral e dorsal da medula espinal. Os receptores periféricos GABA-B estão localizados nos gânglios autonômicos e em alguns tecidos viscerais, como estômago, intestino, coração e baço.

Os receptores GABA-B atuam tanto pré quanto pós-sinapticamente para inibir a liberação de neurotransmissores. Os receptores GABA pré-sinápticos, via sinalização $G_{i/o}$, inibem os canais de Ca^{2+}, resultando em hiperpolarização da membrana, que inibe a liberação de neurotransmissores. Os receptores GABA pós-sinápticos atuam na sinalização de $G_{i/o}$, desencadeando a abertura dos canais de potássio ativados por proteína G (GIRK). Esses canais permitem a passagem dos íons potássio para o interior da célula, resultando na hiperpolarização da membrana neuronal. Essa hiperpolarização inibe a potencialização do potencial pós-sináptico e a liberação de neurotransmissores, que, por sua vez, bloqueia os reflexos mono e polissinápticos no nível espinal, resultando em redução do tônus muscular, que consequentemente reduz a frequência dos espasmos musculares.

Além de seus efeitos diretos nos canais iônicos e neurotransmissores associados, a ativação dos receptores GABA-B inibe a adenililciclase e, portanto, a via cíclica da adenosina monofosfato (cAMP)-proteína quinase A (PKA).

A aplicação clínica do baclofeno na espasticidade ficou restrita por suas limitações farmacocinéticas. O baclofeno racêmico resultou de um esforço para obter um análogo mais lipofílico do GABA que pudesse penetrar no cérebro. No entanto, a lipofilicidade do baclofeno ainda é muito baixa (log D = −0,96), e seu acúmulo no cérebro depende de mecanismos de difusão ativa. O grande transportador de aminoácidos neutros importa ativamente o baclofeno no cérebro, mas sua distribuição é limitada por efluxo eficiente pela barreira hematoencefálica (BHE), através de um sistema de transporte de ânions orgânicos sensível à probenecida. O efluxo do baclofeno é 40 vezes mais rápido do que o influxo, o que impede a distribuição eficiente no cérebro e, consequentemente, seu local de ação na medula espinal.

Doses elevadas do baclofeno oral são necessárias para atingir uma concentração terapeuticamente relevante, mas resultam em efeitos colaterais que complicam a adesão do paciente e a qualidade de vida.

Após a administração oral, o baclofeno é rapidamente absorvido pelo trato gastrointestinal, Tmáx, que varia de 1 a 2,79 horas em pacientes saudáveis, mas apenas dentro do intestino delgado superior por mecanismos de transporte ativo saturáveis. A administração oral de baclofeno racêmico radiomarcado atinge a biodisponibilidade absoluta de 70 a 85% com meia-vida de 3 a 4 horas. A biotransformação é baixa, com ~69 a 85% de baclofeno eliminado pelos rins, e é detectado praticamente inalterado na urina. Cerca de 15% de cada dose é metabolizada no fígado por desaminação oxidativa em ácido beta-(4-clorofenil)-gama-hidroxibutírico, um metabólito inativo. Curiosamente, esse modo de metabolismo é enantiosseletivo e só é observado com (S)-baclofeno claro que a predominância da depuração renal leva a casos de neurotoxicidade em pacientes com função renal comprometida.

Pacientes com doença renal em estágio terminal podem apresentar encefalopatia baclofeno-induzida em doses terapêuticas de (20 a 80 mg) e subterapêuticas como 2,5 mg. Como a excreção do baclofeno é limitada, a meia-vida aumenta e as concentrações periféricas e do SNC aumentam. Considerando a meia-vida curta do baclofeno, sua rápida depuração e suas muitas dependências dos mecanismos de transporte, formulações de liberação prolongada para contornar esses problemas não foram bem-sucedidas. Para manter uma concentração de baclofeno relevante, ele deve ser administrado 3 a 4 vezes ao dia, em regime que desfavorece a adesão do paciente por causar tolerância ao medicamento e produzir efeitos colaterais adversos (sonolência, fraqueza, tontura, cansaço, dor de cabeça, convulsões, náuseas, vômitos, hipotensão arterial, prisão de ventre, confusão mental, depressão respiratória, insônia e aumento da frequência urinária ou retenção urinária). É por isso que a administração intratecal de baclofeno continua a ser superior nos pacientes que apresentam espasticidade debilitante.

A invenção do baclofeno intratecal (ITB) como modo de administração foi um avanço significativo para aumentar a disponibilidade do medicamento no líquido cefalorraquidiano (LCR), evitando ao mesmo tempo os efeitos do medicamento decorrentes da administração sistêmica elevada. A bomba intratecal é implantada, cirurgicamente, por via subcutânea (SC) para administrar o medicamento diretamente no LCR, contornando a barreira hematoencefálica. Com apenas 1% da dose sistêmica necessária, o baclofeno administrado por via intratecal aumenta as concentrações no LCR em 4 vezes em comparação com a administração oral. Assim, a administração intratecal pode alcançar um início de ação muito mais rápido em 0,5 a 1 hora. No entanto, a possibilidade de dessensibilização do receptor a longo prazo no tratamento permanece.

Complicações ou mau funcionamento das bombas de infusão de ITB são muito raras e normalmente relacionadas ao comprometimento mecânico do cateter. Tanto subdosagem como sobredosagem do baclofeno e mau funcionamento da bomba podem ser fatais. O ITB só é aprovado pelo Food and Drug Administration (FDA) dos EUA para pacientes com espasticidade de origem cerebral ou espasticidade grave que não respondem a doses máximas orais de baclofeno, tizanidina ou dantrolene. Sonolência, náusea, dor de cabeça, fraqueza muscular e tontura foram observadas como resultado de a bomba administrar dose incorreta. No caso de falha total da bomba, os pacientes também observaram efeitos leves, como retorno da espasticidade, ansiedade e desorientação.

Uma pequena porcentagem de pacientes desenvolve síndrome de abstinência do baclofeno completa e potencialmente fatal. A abstinência pode resultar em alucinações, convulsões, rabdomiólise ou falha do sistema multiorgânico. A sobredose do baclofeno geralmente se apresenta com uma combinação de confusão mental e/ou convulsão, hipotonia e disautonomia. Em casos graves, do ponto de vista eletroencefalográfico, pode simular morte encefálica.

O baclofeno é depressor do SNC, portanto sua combinação com outros depressores do SNC conhecidos deve ser evitada. O risco de sedação, confusão mental ou depressão respiratória aumenta quando se associa com medicamentos, opioides, benzodiazepínicos, barbitúricos, antidepressivos tricíclicos, outros analgésicos, auxiliares de sono e maconha.

O baclofeno é prescrito *off-label* para o tratamento do transtorno por abuso de álcool. Estudos preliminares de segurança relataram que, quando o baclofeno é combinado com álcool, resulta em aumento da frequência cardíaca e da pressão arterial sem eventos adversos. No entanto, a literatura mais recente identificou o risco de sobredosagem e convulsão quando o álcool é misturado com doses elevadas de baclofeno.

Outras interações medicamentosas dizem respeito à associação de fármacos epileptogênicos. Uma única incidência relatada na literatura documenta crises generalizadas recorrentes com o uso concomitante de propofol. Além disso, pacientes com transtornos psiquiátricos preexistentes, como transtorno bipolar, depressão, psicose e esquizofrenia, estão em risco aumentado para reações adversas ou psiquiátricas induzidas. Na última década, constatou-se aumento na sobredose como método de suicídio.

O baclofeno está disponível em comprimidos de 10 mg e ampolas de 0,05/1 mL, 10 mg/10 mL e 10 mg/5 mL. A administração do baclofeno deve ser titulada, gradativamente, iniciando com dose de 5 mg a cada 8 ou 12 horas, durante as refeições. Se houver insuficiência renal, deverá ser revista a posologia.

Dantrolene

O dantrolene (Dantrolen®) é um RME de ação intracelular usado para o tratamento de uma doença genética rara, a hipertermia maligna (HM), que se manifesta com taquicardia, taquipneia, dessaturação venosa central, hipercarbia, acidose metabólica, rigidez muscular esquelética, aumento da utilização do dióxido de carbono no circuito da anestesia, cianose, manchas na pele e febre. O dantrolene também está indicado no pré-operatório e às vezes no pós-operatório, para prevenir ou atenuar o desenvolvimento de sinais clínicos e laboratoriais de HM em pacientes suscetíveis a essa doença.

Considerando que muitos pacientes sob cuidados paliativos são portadores de doenças genéticas e evoluem com neuropatias, espasticidade, miopatias, canalopatias, risco aumentado de serem portadoras da suscetibilidade à síndrome neuroléptica maligna e à HM, sem sombra de dúvida é necessário conhecer o papel insubstituível, até o momento, do dantrolene. O uso do dantrolene está bem estabelecido no tratamento de pacientes com espasticidade muscular, no qual geralmente há melhora de pelo menos alguns dos componentes da espasticidade, isto é, hipertonia, hipotonia, clônus, cãibras e espasmos musculares, resistência aos reflexos de alongamento e flexão, movimento articular, funções neurológicas e motoras e controle urinário.

Particularmente nos portadores de esclerose múltipla, o dantrolene pode ser ineficaz e pode até mesmo contribuir para a redução da força muscular. A terapia com dantrolene, a longo prazo, associa-se à toxicidade hepática e pode causar problemas em pacientes tratados para distúrbios de espasticidade muscular. O dantrolene atua intracelularmente nas fibras musculares esqueléticas, inibindo a liberação de cálcio. Consequentemente, ele reduz acentuadamente a contração muscular e a estimulação elétrica ou a estimulação por agentes farmacológicos sem afetar os padrões de potencial de ação.

A desregulação da sinalização de Ca^{2+} interfere no acúmulo de proteínas desdobradas, o que causa estresse do retículo endoplasmático (RE) e leva a doenças associadas a esse estresse. Os receptores de rianodina (RyR) são importantes na regulação da homeostase do Ca^{2+} no RE. Ocorre que um amplo espectro de processos fisiológicos celulares é controlado rigorosamente pelo Ca^{2+} que entra na célula a partir do ambiente extracelular e/ou estoques intracelulares de Ca^{2+}, como o retículo endo/sarcoplasmático (RE/RS).

A sinalização do Ca^{2+} funciona como um centro de respostas fisiológicas específicas a jusante. Dado o papel preponderante do Ca^{2+}, não é surpreendente que esteja envolvido no desenvolvimento de muitos processos patológicos, e sua desregulação apresenta-se como uma característica fundamental na patogênese das doenças mais comuns da civilização, como as doenças cardiovasculares e neurodegenerativas. A sinalização do Ca^{2+} é pautada em interações orquestradas de proteínas de influxo e efluxo de Ca^{2+}, e o RyR é um dos principais componentes.

O RyR é um canal intracelular de Ca^{2+} que controla a liberação maciça de Ca^{2+} entre o RE e o retículo sarcoplasmático (RS), processo essencial para o acoplamento excitação-contração no músculo estriado, bem como para a liberação de neurotransmissores e plasticidade sináptica em neurônios.

Sabe-se que a disfunção do RyR contribui acentuadamente para o desenvolvimento de miopatias cardíacas e musculares esqueléticas graves, arritmias cardíacas e insuficiência cardíaca. Uma disfunção comum do RyR é sua hiperatividade, resultando em sobrecarga de Ca^{2+} citoplasmático. Embora a inibição específica do canal RyR tenha um efeito terapêutico benéfico, atualmente apenas alguns medicamentos estão disponíveis para reduzir substancialmente a atividade do RyR em experimentos *in vivo* e *in vitro*, por exemplo, flecainida e dantrolene. Desses compostos com potencial terapêutico promissor, o dantrolene é o único agente clinicamente usado para o tratamento eficaz da canalopatia ligada ao receptor da rionidina, HM.

A HM é, potencialmente, fatal. Ela foi reconhecida como um distúrbio hereditário do músculo esquelético, clinicamente manifestado como uma crise hipermetabólica desencadeada pela exposição a certos anestésicos voláteis, como o halotano. O receptor da rionidina possui três isoformas, RyR1, RyR2 e RyR3. As três isoformas de RyR expressam um padrão específico; elas contêm uma sequência de ligação ao dantrolene quase idêntica; entretanto, quando se analisa o desempenho funcional, o dantrolene parece atuar como um inibidor seletivo de isoforma. Enquanto os canais RyR1 e RyR3 são competentes para se ligar ao dantrolene, o canal RyR2 não se conecta. Essa visão amplamente aceita foi, no entanto, desafiada por vários estudos *in vivo* e *in vitro*, apontando para a complexidade da ação do dantrolene nas isoformas do RyR.

Apesar de o dantrolene ter reduzido significativamente a mortalidade dos doentes que desenvolvem HM, esse distúrbio hereditário continua sendo um fator de risco elevado para indivíduos suscetíveis. Assim, o dantrolene oferece um avanço único na terapia disponível para o tratamento de distúrbios hipercatabólicos, sendo útil no tratamento de espasticidade muscular de várias etiologias.

Na maioria dos casos, a suscetibilidade à HM é causada pela disfunção do receptor de rionidina esquelético (RyR1), que abriga uma das quase 230 mutações de HM de ponto único. O efeito terapêutico do dantrolene é o resultado da ação inibitória direta no canal RyR1, suprimindo assim a liberação aberrante de Ca^{2+} do RS. Apesar de a sequência de ligação ao dantrolene ser quase idêntica nas três isoformas do RyR, o dantrolene produz inibição seletiva de isoforma. Dessa forma, enquanto os canais RyR1 e RyR3 são competentes para se ligarem ao dantrolene, o canal RyR2, predominantemente expresso no coração, não responde. No entanto, um grande corpo de evidências sugere que o canal RyR2 se torna sensível à inibição mediada por dantrolene sob certas condições patológicas.

O estresse oxidativo produz defeito na interação interdomínio do receptor de rionidina tipo 2 do RS (RyR2), resultando na dissociação da calmodulina e na indução de vazamento de Ca^{2+}. O dantrolene inibe o vazamento de Ca^{2+} do RyR2 desestabilizado e pode servir como agente terapêutico para doenças associadas ao estresse do RS/RE, como taquicardia ventricular polimórfica catecolaminérgica (TVPV), que é uma condição genética rara.

Nos últimos anos, a artrite reumatoide (AR) foi reconhecida como uma doença associada ao estresse do RE. Citocinas inflamatórias, autoanticorpos e estresse oxidativo podem levar à resposta ao estresse do RE em células autoimunes. Além disso, mediadores de estresse do RE podem atuar como elementos a montante, induzindo respostas inflamatórias em pacientes com AR. Anormalidades da homeostase de Ca^{2+} relacionadas ao RyR consequentemente aumentam o estresse do RE e causam AR. Portanto, a modulação dos RyR pelo dantrolene pode ser uma nova estratégia terapêutica para o tratamento da AR. Mas não houve relatos sobre a relação entre os RyR e a AR.

Nawata et al., em 2024, demonstraram a eficácia do dantrolene como um novo medicamento antirreumático usando um modelo clássico de camundongo de AR com artrite induzida por colágeno (AIC). Os resultados dessas pesquisas sugerem que o dantrolene suprime a geração de autoanticorpos patogênicos por células imunes, o que leva à prevenção da artrite. Esses pesquisadores observaram que a microtomografia computadorizada mostrou supressão da destruição óssea pelo dantrolene. As análises histológicas com coloração de hematoxilina e eosina também mostraram que o dantrolene suprimiu a destruição óssea e condral.

Modo de usar o dantrolene

Assim que a reação de HM é constatada, todos os agentes anestésicos devem ser descontinuados; recomenda-se a administração de 100% de oxigênio. O dantrolene deve ser administrado por infusão intravenosa (IV) contínua até que os sintomas cessem. A dose efetiva para reverter a crise é diretamente proporcional ao grau de suscetibilidade do paciente à HM, à quantidade e ao tempo decorrido de exposição ao agente desencadeante e ao tempo decorrido entre o estabelecimento da crise e o início do tratamento.

Na aplicação da forma parenteral deve-se evitar o extravasamento da solução nos tecidos circundantes, pelo fato de o pH ser elevado. Dantrolene sódico hemi-heptaidratado é apresentado em embalagem contendo 12 frascos-ampola de 20 mg de pó liofilizado para solução injetável e 12 frascos-ampola de 60 mL de solução diluente, isto é, água para injetáveis. A infusão IV é para uso adulto e pediátrico. Cada frasco-ampola contém 20 mg de dantrolene sódico. Considerando que o dantrolene é lipofílico, sua diluição é trabalhosa, por isso o pó já vem com os excipientes manitol e hidróxido de sódio para facilitar essa diluição.

O medicamento só pode ser infundido após as características físicas de pó liófilo laranja-amarelado a laranja, em forma de agregados quebrados, terem se transformado numa solução límpida, amarela a amarelo-alaranjado e praticamente isenta de partículas. Para a reconstituição do pó liófilo, cada frasco-ampola de dantrolene IV deve ser reconstituído pela adição de 60 mL de água para injetáveis, sem conservante, estéril, apirógena, e o frasco-ampola deve ser agitado até que a solução esteja límpida.

Soluções injetáveis de glicose 5%, cloreto de sódio 0,9% e outras soluções ácidas são incompatíveis com o dantrolene e não devem ser usadas. O conteúdo do frasco-ampola deve ser protegido da luz direta e ser usado em até 6 horas após a reconstituição. As soluções reconstituídas devem ser mantidas em temperatura ambiente, entre 15 e 30 °C.

Após a reconstituição, a concentração da solução é de 0,33 mg/mL. As soluções reconstituídas de dantrolene não devem ser transferidas, nas infusões profiláticas, para frascos parenterais de grande volume de vidro, dada a possibilidade de formação de precipitado quando em contato com o vidro.

Para a infusão profilática, o número necessário de frascos-ampola de dantrolene deve ser reconstituído, como anteriormente explicado. O conteúdo dos frascos-ampola é então transferido para bolsa plástica IV estéril.

A infusão preparada deve ser examinada quanto à presença de turbidez e/ou precipitação antes da dispensação e administração, não se devendo utilizá-la caso haja turbidez e/ou precipitação. Como a estabilidade da solução é de apenas 6 horas, recomenda-se que a infusão seja preparada imediatamente antes da administração.

Dose no pré-operatório

A dose profilática recomendada para adultos de dantrolene é de 2,5 mg/kg, começando aproximadamente 1-¼ hora antes da anestesia marcada, e infusão por aproximadamente 1 hora. Essa dose deve prevenir ou atenuar o desenvolvimento de sinais clínicos e laboratoriais de HM, lembrando que se deve seguir os protocolos internacionais de precauções, como evitar os agentes desencadeantes de HM.

Durante a anestesia e a cirurgia pode haver indicação adicional de dantrolene em razão do aparecimento de sinais clínicos ou da gasometria, de HM, ou pelo prolongamento da cirurgia. As doses adicionais devem ser individualizadas.

Dose no pós-operatório

O dantrolene pode ser usado pós-cirurgicamente para prevenir ou atenuar a recorrência de sinais de HM. A dose, no período pós-operatório, deve ser individualizada, começando com 1 mg/kg ou mais, de acordo com a situação clínica ou até atingir a dose máxima de 10 mg/kg.

Os experimentos indicam que a dose de dantrolene para os pacientes pediátricos é a mesma dos adultos, e para os idosos não existem dados para avaliar as diferenças na dose-resposta. Deve-se lembrar de coletar enzimas hepáticas antes e após o término do tratamento com dantrolene, pelo risco de toxicidade hepática.

Agentes antiespasmódicos

Carisoprodol

Trata-se de RME de ação central que alivia o desconforto associado a condições musculoesqueléticas agudas e dolorosas. Embora comercializado como relaxante muscular, o composto original está, na verdade, na classe de medicamentos tranquilizantes, com o metabólito primário sendo o meprobamato, um benzodiazepínico.

Os prescritores responsáveis pelo tratamento devem avaliar os pacientes quanto a fatores de risco, por exemplo, histórico de abuso de substâncias e adesão à medicação, ao considerar o carisoprodol para dor e espasmos musculares.

O mecanismo exato do carisoprodol associado a condições musculoesqueléticas dolorosas agudas é desconhecido. O medicamento é um RME de ação central que relaxa indiretamente os músculos. Os efeitos de relaxamento muscular induzidos pelo carisoprodol em estudos pré-clínicos estão relacionados a alterações na atividade interneuronal na formação reticular descendente cerebral e da medula espinal.

Acredita-se que o metabólito primário, o meprobamato, atue nos receptores GABA de forma semelhante aos benzodiazepínicos, sendo considerado responsável pelos efeitos terapêuticos, bem como pelo potencial de abuso. O meprobamato é um ansiolítico do tipo benzodiazepínico que também tem propriedades sedativas.

Farmacocinética

Absorção

O carisoprodol tem rápido início de ação após a ingestão oral. A concentração plasmática máxima (Tmáx) é de cerca de 1,5 a 1,7 hora para as dosagens de 250 e 350 mg, respectivamente. O tempo para a concentração plasmática máxima para o metabólito meprobamato é de aproximadamente 3,6 a 4,5 horas.

O carisoprodol é uma mistura racêmica, apenas ligeiramente solúvel em água, mas livremente solúvel em álcool. A solubilidade do carisoprodol é praticamente independente do pH. Além disso, de acordo com a bula, tomar esse medicamento com alimentos gordurosos não parece afetar a farmacocinética.

Metabolismo

O carisoprodol é metabolizado no fígado, principalmente pela isoenzima CYP2C19 do citocromo P450, e excretado pelos rins. O principal metabólito do carisoprodol é o meprobamato, conhecido pelo potencial de abuso e dependência. O meprobamato é um fármaco controlado, classificado como tranquilizante. Dada a meia-vida significativamente prolongada do meprobamato em comparação ao carisoprodol, há risco de bioacumulação de meprobamato após períodos prolongados da administração de carisoprodol. Além disso, os portadores de atividade reduzida do CYP2C19 são metabolizadores fracos do carisoprodol, aumentando a exposição ao carisoprodol e reduzindo a exposição ao meprobamato.

Distribuição

O volume de distribuição do carisoprodol é de 0,93 a 1,3 L/kg. O carisoprodol é mais lipofílico que o meprobamato, facilitando a penetração no SNC.

Excreção

O carisoprodol é excretado pelas vias renal (principal) e não renal, com meia-vida de eliminação de cerca de 2 horas.

A meia-vida do metabólito, meprobamato, é de aproximadamente 10 horas. A dosagem de carisoprodol está entre 250 e 350 mg, administrados 3 vezes ao dia e antes de dormir. Os comprimidos de carisoprodol devem ser limitados a uma duração máxima de 2 a 3 semanas. Em março de 2007, as autoridades reguladoras médicas norueguesas revisaram o carisoprodol, liderando o Comitê de Medicamentos para Uso Humano (CHMP) e a Agência Europeia de Medicamentos (EMA). Eles concluíram que os benefícios do carisoprodol não superam mais os riscos associados. Consequentemente, as autorizações de comercialização do carisoprodol foram suspensas em toda a Europa. Outro efeito adverso potencialmente significativo relatado são as convulsões. Na Indonésia, em setembro de 2017, perto de cem pessoas sofreram convulsões com pelo menos uma morte, quando o PCC, sigla para "paracetamol-cafeína-carisoprodol", foi misturado às bebidas de estudantes.

Interações medicamentosas: inibidores do CYP2C19

A coadministração de inibidores do CYP2C19 pode aumentar os níveis de carisoprodol e diminuir os níveis do metabólito meprobamato. Os inibidores comuns do CYP2C19 incluem omeprazol, ticlopidina, fluoxetina, fluvoxamina, topiramato, sertralina e antidepressivos tricíclicos. Em contrapartida, a coadministração de indutores do CYP2C19 pode resultar em níveis diminuídos de carisoprodol e níveis aumentados de meprobamato. Os indutores comuns do CYP2C19 incluem rifampicina, carbamazepina, fenobarbital, aspirina e erva-de-são-joão.

Contraindicações

Porfiria aguda intermitente, reações de hipersensibilidade a um carbamato, como o meprobamato. Pacientes com alergia à sulfa podem desenvolver uma reação após o carisoprodol ser convertido em meprobamato. Seu uso é parcimonioso nos pacientes acima de 65 anos pelos efeitos adversos anticolinérgicos e ao risco elevado de associação com fraturas.

Potencial para abuso e dependência física

O carisoprodol não é recomendado por mais de 2 a 3 semanas para aliviar o desconforto agudo musculoesquelético. Acredita-se que provoca efeitos semelhantes aos dos barbitúricos e efeitos de recompensa. Além do potencial para sedação, uma dosagem normal prescrita de carisoprodol pode resultar em euforia leve a moderada, de curta duração, ou disforia, em decorrência dos potentes efeitos ansiolíticos do carisoprodol. Este último, mais do que o meprobamato, pode ser responsável pela euforia.

A tolerância aos efeitos adversos do carisoprodol pode ocorrer e, ao longo do tempo, ir diminuindo.

A combinação de benzodiazepínicos, opioides e carisoprodol é chamada de "santíssima trindade", sendo ele mencionado como capaz de aumentar o poder da "onda".

Gestão de overdose

Nenhum antídoto específico está disponível para o carisoprodol. Como esse medicamento atua no local do barbitúrico, uma sobredose de carisoprodol, por si só, não é diretamente reversível com flumazenil, um antagonista do receptor GABA-A. No entanto, o metabólito primário meprobamato, por ser semelhante aos benzodiazepínicos e atuar no receptor GABAA, pode se beneficiar da reversão pelo flumazenil. Dessa forma, com o passar das horas, após a sobredose, no momento em que há quantidades significativas de meprobamato circulando, o flumazenil pode ajudar a reverter os efeitos da sobredose.

Ciclobenzaprina

A ciclobenzaprina é o relaxante muscular presente em mais de 50% das prescrições, seguida por metocarbamol e tizanidina. É semelhante estruturalmente aos antidepressivos tricíclicos, podendo causar letargia e efeitos colaterais anticolinérgicos.

Apesar de a ciclobenzaprina apresentar risco menor de desencadear encefalopatia e sobredose de opioides, quando comparada ao baclofeno, seu uso em idosos frágeis é parcimonioso. É mais segura do que a tizanidina em termos de hipotensão arterial, quando é indicada para pacientes que estão em uso de inibidores fortes do CYP1A2.

Os principais responsáveis pelo metabolismo da ciclobenzaprina em microssomos hepáticos humanos são CYP3A4 e CYP1A2, enquanto a isoenzima primária do CYP envolvida no metabolismo da tizanidina é o CYP1A2. A contribuição do CYP1A2 para o metabolismo da tizanidina e da ciclobenzaprina pode determinar o grau de interação medicamentosa com inibidores fortes do CYP1A2. O CYP1A2 é a principal enzima envolvida na metabolização da cafeína no fígado. A atividade dessa enzima pode variar entre indivíduos, afetando a velocidade com que a cafeína é metabolizada e eliminada do corpo.

Pessoas com elevada atividade de CYP1A2 metabolizam a cafeína mais rapidamente, enquanto aquelas com baixa atividade demoram mais para metabolizá-la. A cafeína pode induzir a expressão do CYP1A2, aumentando a atividade dessa enzima. Isso significa que a ingestão regular de cafeína pode aumentar a capacidade do corpo de metabolizar não só a cafeína, mas também outros substratos do CYP1A2, potencialmente alterando a eficácia e a eliminação de outros medicamentos metabolizados por essa enzima, como a ciclobenzaprina e a tizanidina. Esses fatores fazem com que a resposta à cafeína e a outros medicamentos metabolizados pelo CYP1A2 possam variar significamente entre indivíduos, dependendo de sua genética e de seu consumo regular de cafeína. Há que considerar que existem associações de medicamentos que incluem a cafeína e a ciclobenzaprina em sua fórmula.

O fumo do tabaco tem influência significativa sobre a enzima CYP1A2. Os compostos presentes na fumaça do tabaco, como os hidrocarbonetos policíclicos aromáticos, atuam como indutores do CYP1A2, e o fumo aumenta a expressão e a atividade do CYP1A2. Os fumantes tendem a metabolizar mais rapidamente os substratos dessa enzima, incluindo alguns medicamentos e a cafeína. Em consequência, esses indivíduos podem precisar de doses mais elevadas de certos medicamentos para alcançar os mesmos efeitos terapêuticos que os não fumantes.

Pela indução do CYP1A2, a meia-vida de eliminação da tizanidina e da ciclobenzaprina pode ser reduzida nos fumantes, resultando em menor eficácia.

As contraindicações do uso da ciclobenzaprina incluem hipersensibilidade ao fármaco, hipertireoidismo, glaucoma, retenção urinária, fase aguda após infarto agudo do miocárdio, usuários de inibidores da monoaminoxidase (IMAO) ou que suspenderam seu uso há pelo menos 14 dias.

Os sintomas da sobredose da ciclobenzaprina são sonolência e taquicardia. Alterações no eletrocardiograma são indicativos de toxicidade do fármaco, particularmente no eixo QRS.

A diálise não é eficaz para retirar a ciclobenzaprina do organismo. Nos casos de efeitos antimuscarínicos intensos, recomenda-se a administração de fisostigmina ou equivalente. Nos casos de insuficiência cardíaca, administração de digitálico de curta duração.

Metocarbamol e metaxalona

Metocarbamol e metaxalona são menos sedativos e, portanto, podem ser úteis para pacientes que não toleram as propriedades sedativas de outros RME. No entanto, eles ainda estão na lista de critérios de Beers como medicamentos a serem evitados em idosos.

O metocarbamol associa-se a maior risco de queda no idoso e tem utilidade também na medicina veterinária. A metaxalona exerce atividade inibidora da monoamino-oxidase (MAO-A) e pode desencadear interações medicamentosas potencialmente fatais, resultando em síndrome serotoninérgica, quando prescrita em associação a medicamentos serotoninérgicos, que geralmente são prescritos como componentes da analgesia multimodal, como inibidores seletivos de recaptação de serotonina (ISRS), inibidores de recaptação de serotonina e norepinefrina (IRSN) e tramadol. A tizanidina é mais segura do que a metaxalona nesse aspecto porque não interage significativamente com os outros agentes serotoninérgicos mencionados exceto pela interação com a fluvoxamina, que pode inibir fortemente o metabolismo da tizanidina mediado pelo CYP1A2.

Orfenadrina

Usuários de orfenadrina, em vez de usuários de tizanidina, apresentam maior risco de demência, o que pode ser explicado parcialmente pelas elevadas propriedades anticolinérgicas da orfenadrina e pela descoberta de que medicamentos anticolinérgicos estão associados a risco aumentado de distúrbios cognitivos em idosos.

Clorzoxazona

Trata-se de um RME utilizado em espasmos musculares, torcicolos e artrite sob terapia medicamentosa com outros fármacos e fisioterapia. Provavelmente atua na medula espinal e em áreas subcorticais do cérebro inibindo reflexos de contração muscular com múltiplas sinapses. A diminuição do espasmo muscular gera alívio da dor e aumento da mobilidade muscular.

Após 1 dose oral, os efeitos começam em aproximadamente 30 minutos e atingem o nível máximo cerca de 1 a 2 horas após a administração.

A clorzoxazona é rapidamente metabolizada e quase toda excretada na urina na forma de glicuronídeo. Geralmente é bem tolerada, mas pode causar náusea, vômito, diarreia, dor de cabeça e sonolência. Raramente causa hipotensão arterial e taquipneia. Pode causar alteração da coloração da urina, sem significado clínico, que decorre do metabólito fenólico da clorzoxazona.

Tiocolchicósido

O tiocolchicósido (TCC) é um derivado natural da colchicina e um derivado semissintético do colchicosídeo, um glicosídeo que ocorre naturalmente na planta *Gloriosa superba* e é um análogo da colchicina. Essa substância tem sido usada há décadas principalmente como um relaxante muscular não benzodiazepínico que atua no sistema nervoso central. Também possui propriedades analgésicas e anti-inflamatórias em razão de modulação da quimiocina, produção de prostanoides e inibição das moléculas de adesão das células neutrófilas e endoteliais, o que pode interromper o processo de inflamação.

Embora o mecanismo preciso do TCC ainda seja pouco compreendido, estudos anteriores indicaram que poderia atuar inibindo o GABA e os receptores glicinérgicos no nível central, induzindo ao relaxamento muscular. Reuter et al. encontraram interação preferencial com um subtipo cortical do receptor GABA-A que pode estar envolvido nas ações convulsivas e pró-convulsivas desse fármaco.

O TCC apresenta uma estrutura molecular semelhante à da colchicina, um alcaloide vegetal que se liga à tubulina e induz a despolimerização dos microtúbulos, interrompe o transporte axonal e inibe a mitose. A colchicina induz convulsões epilépticas em roedores, e sua administração intracraniana desencadeia convulsões generalizadas e morte. Além de seus efeitos bem caracterizados nos microtúbulos, a colchicina atua diretamente como um antagonista competitivo da função do receptor GABA-A, o que possivelmente explica, pelo menos em parte, sua ação epileptogênica.

Existem alguns relatos de casos de convulsões induzidas por TCC em pacientes humanos. Condições experimentais ou clínicas específicas provaram que o TCC poderia induzir a convulsões, especialmente em pacientes neurológicos com histórico de epilepsia.

A dose de TCC é de 4 mg/dia, dose diária única, e pode ser encontrado na forma de creme, ampolas de 4 mg/2 mL e comprimidos também de 4 mg. Sua ação ocorre entre 1,5 e 2 horas e tem duração de 24 horas. A biodisponibilidade relativa oral, comparada com a administração intramuscular (IM), é de aproximadamente 25%, principalmente pelo efeito de primeira passagem hepática, com alta variabilidade intra e interindividual. A eliminação é fecal e, em menor parte, pela urina. Não pode ser utilizado em grávidas.

Agentes com atividade antiespástica e antiespasmódica

Tizanidina

O receptor alfa-2 tem três subtipos, ou seja, adrenoceptores alfa-2A, alfa-2B e alfa-2C. Os receptores alfa-2A estão envolvidos em certas formas de hiperalgesia. Há redução da hiperalgesia relacionada ao calor, nos locais de ação dos agonistas alfa-2. A tizanidina apresenta diferentes seletividades para cada subtipo de adrenoceptores alfa-2. Os valores médios de afinidade para alfa-2A, alfa-2B e alfa-2C foram 55,7, 178, 120 nmol/L, respectivamente.

López-Córdoba et al. descreveram a contribuição diferencial *in vivo* dos adrenoceptores alfa-2A e alfa-2C espinais na nocicepção evocada tônica e aguda no rato. Durante estímulos nociceptivos agudos ou tônicos, a ativação pré-sináptica do adrenoceptor alfa-2A pode produzir estimulação antinociceptiva no nível espinal, enquanto a ativação do adrenoceptor alfa-2C espinal pareceu inibir a transmissão gabaérgica e, portanto, está envolvida na promoção da nocicepção durante um estímulo tônico (inflamatório). Quanto ao alfa-2B espinal, não teve desempenho na nocicepção tônica inflamatória e aguda. O impacto dos agonistas não seletivos do adrenoceptor alfa-2 é antinocicepção em condições de dor aguda e neuropática, sugerindo a importância dos adrenoceptores alfa-2A sobre os adrenoceptores alfa-2C.

Alfa-2-adrenorreceptores e gastroproteção

Os receptores alfa-2-adrenérgicos são amplamente distribuídos no trato gastrointestinal e são cruciais na modulação pré-sináptica da liberação do transmissor e das funções gastrointestinais. Os agonistas dos receptores alfa-2-adrenérgicos podem inibir a secreção de ácido gástrico, o esvaziamento gástrico e a motilidade, ao mesmo tempo que aliviam a lesão da mucosa gástrica em diferentes modelos de úlcera. Os subtipos dos receptores alfa-2B e alfa-2C-adrenérgicos contribuem igualmente na mediação do efeito gastroprotetor induzido pelos agonistas alfa-2.

Estudos em ratos demonstraram que a tizanidina pode prevenir as alterações de glicoproteínas na mucosa gástrica e no suco gástrico induzidas por anti-inflamatórios não esteroides (AINE), reduzir a atividade vagal central e a secreção ácida e aumentar o fluxo sanguíneo da mucosa, regulando os receptores alfa-2 centrais.

Alfa-2-adrenorreceptores e efeitos colaterais

Quando os receptores alfa-2 são estimulados, a atividade do sistema nervoso simpático diminui, reduzindo a pressão arterial. Ao contrário da clonidina, a tizanidina teve menor efeito sobre a pressão arterial, por suas diferenças em lipofilicidade e biodisponibilidade sistêmica. A ação sedativa dos agonistas alfa-2 é geralmente atribuída à inibição do *Locus coeruleus* (LC) e sua projeção ativadora ascendente para o prosencéfalo. A sedação é observada em usuários de tizanidina, mas pode ser minimizada pela titulação da dose.

Os pacientes relataram melhora do sono ao tomar tizanidina à noite, sugerindo um potencial benefício aos pacientes com dor muscular crônica e distúrbios do sono.

Agonistas alfa-2 e período perioperatório

Os agonistas alfa-2 exercem efeitos antinociceptivos supraespinais e espinais ao potencializar as vias modulatórias descendentes da dor e inibir as fibras C periféricas. A administração perioperatória de agonistas alfa-2 pode ser usada como parte da analgesia multimodal para tratar a dor pós-operatória aguda e reduzir o consumo de analgésicos opioides. Isso foi associado à redução da ansiedade, estresse perioperatório, inflamação, náusea e vômito pós-operatórios, tremores e disfunção cognitiva.

Diazepam

Este benzodiazepínico de ação prolongada tem propriedades sedativas, hipnóticas, ansiolíticas e antiepilépticas, além de seu efeito relaxante muscular esquelético. Tem um metabólito ativo, desmetildiazepam, cuja meia-vida é de 126 horas. Os idosos frágeis têm maior sensibilidade aos benzodiazepínicos e metabolismo reduzido. O uso de diazepam como relaxante muscular esquelético é limitado na prática clínica, especialmente nos idosos.

ANTICONVULSIVANTES

Gabapentina e pregabalina

Gabapentina e pregabalina são análogos do GABA. Elas promovem modulação dos canais de cálcio, aumentam a síntese de GABA, diminuem o potencial de ação dependente de sódio, reduzem o glutamato e ativam a via inibitória serotoninérgica.

A gabapentina sofre transporte ativo pela proteína AT1 no intestino, mas a pregabalina não. Ambas causam sonolência e, no decorrer do tratamento, ocorre a adaptação, ajustando-se a dose necessária. A metabolização hepática de ambas é desprezível. São excretadas de forma íntegra na urina. Assim, nos doentes dialíticos, a administração é feita somente após hemodiálise, geralmente 3 vezes por semana.

A dose inicial de gabapentina é de 100 a 300 mg/dia, devendo ser titulada a cada 1 a 3 dias até a dose eficaz. A dose usual é de 300 a 1.200 mg, 1 a 3 vezes ao dia. Em caso de disfunção renal, deve ser realizado o ajuste de dose.

A dose inicial de pregabalina é de 25 a 75 mg/dia. A dose usual é de 150 a 300 mg/dia.

CETAMINA

É um derivado da fenciclidina desenvolvido na década de 1960 como agente anestésico. As propriedades farmacológicas mais importantes da cetamina devem-se ao fato de não ser antagonista competitiva do receptor N-metil-D-aspartato (NMDA). Sua ação analgésica, na dose subanestésica, decorre principalmente do antagonismo do receptor NMDA no cérebro e na medula espinal.

O receptor NMDA tem papel importante na aprendizagem, memória e na plasticidade sináptica. Em relação à dor, está envolvido na amplificação dos sinais de dor, no desenvolvimento de sensibilização central e na tolerância aos opioides. Já foi demonstrado que a cetamina tem efeitos anti-hiperalgésicos e reduz ou reverte a tolerância aos opioides. A cetamina também interage com outros receptores e canais, incluindo receptores nicotínicos e muscarínicos de acetilcolina, receptores opioides, receptores monoaminérgicos e canais de sódio sensíveis à voltagem. Ela aumenta a via serotoninérgica inibitória descendente e, consequentemente, eleva a potência dos sistemas antinociceptivos endógenos.

A cetamina também pode modular a transmissão da dor, limitando a ativação de astrócitos e de micróglia, e proporciona um alívio significativo e rápido da depressão grave e da ideação suicida.

O mecanismo de ação da cetamina na depressão ainda não está totalmente compreendido; propõe-se que envolva o bloqueio do receptor NMDA dos interneurônios do GABA em neurônios glutamatérgicos pré-sinápticos. O bloqueio do receptor NMDA leva à liberação de inibição tônica desses interneurônios, permitindo um pico de glutamato, ativação dos receptores do ácido alfa-amino-3-hidróxi-5-metil-4-isoxazolepropiônico (AMPA), regulação positiva do fator neurotrófico derivado do cérebro (FNDC) e ativação de vias de sinalização a jusante, incluindo o aumento mTOR (*mammalian target of rapamicina*). Sugere-se que essa sequência de eventos facilite a sinaptogênese e a potencialização sináptica, revertendo os déficits sinápticos causados pelo estresse no cérebro deprimido. Essas vias ainda são consideradas um possível mecanismo para os efeitos antidepressivos da cetamina.

Outro trabalho científico mostrou a utilidade de um metabólito da cetamina, (2R,6 R)-hidroxinorcetamina (HNK), com ativação direta do AMPA. Considerando que a meia-vida plasmática final da cetamina é de 2,5 horas, talvez HNK ofereça alguma explicação sobre o motivo pelo qual os efeitos antidepressivos da cetamina são normalmente mantidos por 1 a 2 semanas após o término da infusão. Em suma, o transtorno depressivo maior associa-se à regulação negativa sináptica no córtex pré-frontal e no hipocampo, e acredita-se que a cetamina causa um aumento de glutamato que leva a uma série de eventos que por sua vez resultam em sinaptogênese e reversão dos efeitos negativos da depressão e do estresse crônico.

Há estudo utilizando a ressonância magnética funcional em pacientes com depressão resistente ao tratamento, em comparação com voluntários saudáveis, que demonstrou que a cetamina normalizou a desconectividade pré-frontal relacionada à depressão.

A cetamina tem efeitos anti-inflamatórios, modulando a produção de diferentes mediadores pró-inflamatórios. Esse medicamento suprimiu a resposta inflamatória na osteoartrite em modelo de gonartrose em coelhos e assim reduziu a interleucina 6 (IL-60), isto é, a resposta inflamatória pós-operatória de pacientes cirúrgicos que receberam cetamina no intraoperatório. Os efeitos adversos mais comuns da cetamina são sonhos vívidos, alucinações psicomiméticas, agitação psicomotora, ansiedade, disforia e euforia.

A cetamina pode causar tonturas, náuseas, sedação e taquicardia, e os efeitos adversos dependem da dose. Em dose baixa, atua como antagonista do receptor NMDA, proporcionando efeito analgésico, mas em doses mais elevadas atua em outros receptores e canais, incluindo receptores dopamina D2 (por isso pode causar náuseas), receptores monoaminérgicos e receptores opioides.

Como a cetamina inibe, de forma dose-dependente, os transportadores de monoamina, esse efeito parece ser o mecanismo subjacente de seus efeitos adversos psicomiméticos.

O abuso crônico de cetamina ocasiona vários efeitos adversos, alguns dos quais também foram relatados em pacientes com dor crônica tratados com esse medicamento.

A cetamina pode ser uma mistura racêmica ou o enantiômero S(+), cloridrato de escetamina (Ketamin®), que é aproximadamente duas vezes mais potente que a cetamina racêmica e cerca de 4 vezes mais potente que o enantiômero R(−). A cetamina é N-desmetilada por microssomas hepáticos no principal metabólito da cetamina racêmica, a norcetamina, que é rapidamente metabolizada no principal metabólito secundário da cetamina, a 6-hidroxinorcetamina, e nos metabólitos menores 4-hidroxicetamina e 6-hidroxicetamina.

Foi demonstrado que a cetamina tem efeitos antinociceptivos e reduz a tolerância aos opioides, enquanto a norcetamina demonstrou ter propriedades antinociceptivas.

A cetamina pode ser administrada por múltiplas vias, incluindo IV, SC, VO, intranasal (IN) e transdérmica (TD).

Foi demonstrado que a administração espinal de cetamina está associada à neurotoxicidade, mas faltam dados de segurança e nenhum antagonista do receptor NMDA foi aprovado para uso neuroaxial em humanos. A biodisponibilidade oral da cetamina é baixa, supostamente 17 a 24% para cetamina racêmica oral e de 8 a 11% para cetamina oral S(+)-cetamina.

Após a ingestão oral de cetamina, as concentrações plasmáticas de norcetamina são muito maiores do que as do medicamento-base. Os efeitos anti-hiperalgésicos, antidepressivos e anti-inflamatórios da cetamina, juntamente com suas interações benéficas com os opioides, incluindo a redução da tolerância aos opioides, tornam-na um medicamento especialmente interessante para uso no tratamento da dor. Habitualmente, para tratamento e dessensibilização na dor crônica, utiliza-se infusão de escetamina de 0,1 mg/kg/hora, em bomba de infusão contínua, por até 10 dias. No primeiro dia, geralmente se utilizam 50% da dose indicada, caso não haja o aparecimento dos efeitos psicodislépticos. Há relato de uso não medicamentoso da cetamina que apresentou cistite hemorrágica. Existe, ainda, relato de a cetamina proteger contra a cistite hemorrágica secundária a ifosfamida.

CLONIDINA

A clonidina é um agonista pré-sináptico do receptor alfa-2-adrenérgico e um agonista do receptor imidazólico. Ela começou sua trajetória como descongestionante nasal e depois, na prática clínica, como anti-hipertensivo; na sequência, foi ampliado seu uso no tratamento da dor aguda e crônica. Tem efeito antinociceptivo robusto, cuja potência é igual ou maior do que a da morfina.

Projetada e sintetizada na década de 1960, a clonidina contém um anel imidazolínico – isto é, um anel de cinco átomos, dois dos quais são átomos de nitrogênio. Mais especificamente, a clonidina é uma aminoimidazolina, porque há um átomo de nitrogênio entre o anel imidazolínico e o anel fenil. A palavra "imidazolínico" vem diretamente do nome químico da série da qual a clonidina é membro. Em casos muito excepcionais, alguns autores também se referem à estrutura iminoimidazolínica, em razão da deslocalização da ligação dupla ao redor do átomo de nitrogênio intercíclico.

O composto contrai os vasos, e isso despertou o interesse no tratamento da rinorreia. No entanto, nunca foi desenvolvido ou usado como descongestionante nasal, uma vez que a clonidina reduziu a pressão arterial e a frequência cardíaca na época dos primeiros ensaios em humanos.

A clonidina é um agonista parcial nos três subtipos de receptores adrenérgicos alfa-2: alfa-2A, alfa-2B e alfa-2C. São receptores acoplados à proteína G (GPCR), ativados por adrenalina e noradrenalina. A clonidina é um agonista total no receptor alfa-1D. Os receptores alfa-2 são encontrados pré-sinapticamente, onde funcionam inibindo a noradrenalina (função do autorreceptor) ou outra liberação de neurotransmissor do neurônio. Os receptores alfa-2 também são encontrados pós-sinapticamente.

A clonidina é um agonista do receptor de imidazolina, e a estimulação da subclasse de receptores I2-imidazolina promove analgesia. Os receptores I2-imidazolina estão localizados na região central (cérebro e medula espinal) e nas terminações nervosas periféricas. A ativação dos receptores periféricos de imidazolina pode ser responsável por mecanismos adicionais de atividade analgésica transcutânea. O mecanismo proposto é que o betabloqueio nos vasos sanguíneos previne a vasodilatação, que dificulta o aumento da pressão arterial causado pelo ressurgimento da produção simpática quando a clonidina é descontinuada.

A dosagem deve ser reduzida de forma gradual em vez de ser interrompida abruptamente, particularmente nos pacientes que também usam betabloqueador. Há apresentação de comprimidos com 0,10 mg (100mcg), 0,15 mg (150 mcg) e ampola com 150 mcg/mL (Clonidin®). A dose habitual da clonidina é de 0,5 a 1,5 mcg/kg para adultos. Em crianças: dose IN: 2 a 4 mcg/kg, IM: 2 mcg/kg, oral: 4 a 5 mcg/kg, retal: 2,4 a 5 mcg/kg associada a atropina 40 mcg/kg, via IV: bólus de 1 a 2 mcg/kg e manutenção ou na adjuvância de 1 a 2 mcg/kg/hora.

Pode ser eficaz quando aplicada por via oral (VO), tópica, IV, SC, bloqueio (somático) regional, intra-articular, gânglio estrelado (bloqueio simpático), epidural e intratecal. Pacientes cardiopatas e portadores de insuficiência renal devem ser submetidos a análise individual, pesando custo-benefício, conforme dose e via de administração.

DEXMEDETOMIDINA

A dexmedetomidina (Precedex®) é um agonista alfa-2-adrenérgico relativamente seletivo com propriedades sedativas.

Farmacodinâmica

Em estudo em voluntários saudáveis (N = 10), a frequência respiratória e a saturação de oxigênio permaneceram dentro dos limites normais e não houve evidência de depressão respiratória quando o cloridrato de dexmedetomidina foi administrado por infusão IV em doses dentro da faixa recomendada (0,2-0,7 mcg/kg/hora). A dexmedetomidina promove sedação sem depressão respiratória. Durante esse estado, os pacientes podem ser despertados e são cooperativos. As propriedades simpatolíticas adicionais incluem diminuição da ansiedade, estabilidade hemodinâmica, diminuição brusca da resposta hormonal ao estresse e redução da pressão intraocular.

Acredita-se que as ações sedativas da dexmedetomidina sejam principalmente mediadas pelos adrenorreceptores alfa-2 pós-sinápticos, os quais, por sua vez, agem sobre a proteína G sensível à inibição da toxina Pertussis, aumentando a condutibilidade através dos canais de potássio. O LC tem sido considerado o local dos efeitos sedativos da dexmedetomidina. As funções atribuídas ao LC, também chamado de sistema adrenérgico central, incluem:

- Monitorar o equilíbrio ácido-base no cérebro e responder regulando a permeabilidade do sangue-cérebro à água, a outras moléculas pequenas e ao fluxo sanguíneo cerebral.
- Por meio de suas projeções descendentes, regula e coordena as funções respiratórias e cardíacas.
- Por meio de seu efeito regional ou mais globalmente, dependendo do estímulo e de sua magnitude, o LC pode regular o espaço extracelular no cérebro.
- Impacto nas concentrações iônicas.
- Efeito na sensibilidade dos neurônios à sinalização.

Como resultado desses efeitos de longo alcance, o LC tem recebido funções cerebrais que variam do sono e vigília a condições psiquiátricas, como hiperexcitação/hipervigilância, medo, agitação, ansiedade e ataques de pânico. Essa compreensão das funções cerebrais atribuídas ao LC levou, por sua vez, ao desenvolvimento mais recente do uso de dexmedetomidina, um agonista alfa-2-adrenérgico, para tratar agitação em pacientes com transtorno bipolar.

Acredita-se que as ações analgésicas da dexmedetomidina sejam mediadas por um mecanismo de ação similar no cérebro e na medula espinal. A dexmedetomidina não tem afinidade pelos receptores beta-adrenérgicos, muscarínicos, dopaminérgicos ou serotoninérgicos.

Farmacocinética

Após a administração IV, o cloridrato de dexmedetomidina exibe os seguintes farmacocinéticos:

- Rápida fase de distribuição, com meia-vida de distribuição (t1/2) de aproximadamente 6 minutos.
- Meia-vida de eliminação total (t1/2) de aproximadamente 2 horas.

- Volume de distribuição no estado de equilíbrio (Vss) de aproximadamente 118 litros.

A depuração é estimada em aproximadamente 39 L/hora. O peso corporal médio associado a essa estimativa de depuração foi de 72 kg. A dexmedetomidina demonstra farmacocinética linear na faixa de dosagem de 0,2 a 0,7 mcg/kg/hora quando administrada por infusão IV por até 24 horas.

A dexmedetomidina sofre biotransformação quase completa, com muito pouca excreção sob a forma inalterada na urina e fezes. A biotransformação envolve tanto a glicuronidação direta quanto o metabolismo mediado pelo citocromo P450. As principais vias metabólicas da dexmedetomidina são: N-glicuronidação direta para metabólitos inativos, hidroxilação alifática (mediada principalmente pelo CYP2A6, com um papel menor de CYP1A2, CYP2E1, CYP2D6 e CYP2C19) de dexmedetomidina para gerar 3-hidroxidexmedetomidina, o glicuronídeo da 3-hidroxidexmedetomidina e 3-carboxidexmedetomidina e N-metilação de dexmedetomidina para gerar 3-hidroxi-N-metil dexmedetomidina, 3-carboxi N-metil dexmedetomidina e dexmedetomidina-N-metil-O-glicuronídeo.

Uma vez que a depuração de cloridrato de dexmedetomidina diminui com a gravidade da insuficiência hepática, reduções de dose devem ser consideradas em pacientes com essa condição. A meia-vida de eliminação terminal (t1/2) da dexmedetomidina é de aproximadamente 2 horas, e a depuração é estimada em aproximadamente 39 L/hora.

A dexmedetomidina é utilizada para sedação nas unidades de terapia intensiva (UTI), procedimentos diagnósticos, craniotomia acordada, controle de tremores e anestesia propriamente dita. Ocorre que também passou a ser utilizada como adjuvante na analgesia multimodal, enquanto o paciente se encontra sob cuidados intensivos.

O cloridrato de dexmedetomidina deve ser administrado apenas por profissionais treinados no manejo de pacientes sob tratamento intensivo ou em sala de operação. Pelos conhecidos efeitos farmacológicos de cloridrato de dexmedetomidina, os pacientes devem ser monitorados continuamente enquanto estiverem recebendo esse medicamento.

A ampola tem 200 mcg/2 mL de cloridrato de dexmedetomidina-base. Para analgesia multimodal normalmente não se utiliza a dose de ataque, passando diretamente para infusão contínua em bomba de infusão, começando com a dose de 0,2 mcg/kg/hora e titulando até 0,7 mcg/kg/hora, a depender da individualização.

Embora não esteja liberado oficialmente para uso em pacientes com menos de 18 anos, há trabalhos em crianças que mostram que elas são igualmente beneficiadas por esse medicamento como medicação pré-anestésica, via IN, desde que esteja sob supervisão médica, na dose 1 mcg/kg (> 5 anos) a 2 mcg/kg (> 9 anos). Para uso IN tenta-se deixar o menor volume, sempre que possível, fracionando a dosagem necessária e distribuindo metade em cada narina, gotejando lentamente na mucosa nasal.

Os principais efeitos adversos são cardiovasculares, como a hipotensão, bradicardia e parada cardíaca em ritmo sinusal, que decorrem da administração IV rápida ou em bólus ou em pacientes com tônus vagal elevado. Como a dexmedetomidina possui efeitos vasoconstritores periféricos, após a dose de ataque, quando utilizada, paradoxalmente pode ocorrer hipertensão temporária. Ao término da dose inicial, os efeitos centrais da dexmedetomidina predominam e a pressão sanguínea geralmente diminui.

Há restrição para o uso prolongado da dexmedetomidina, pois rapidamente ocorre tolerância, taquifilaxia e abstinência em pacientes que a utilizam por tempo maior que 24 horas. Geralmente, converte-se o uso da dexmedetomidina em clonidina oral para dar sequência ao uso de adjuvante alfa-2-adrenérgico.

O cloridrato de dexmedetomidina pode induzir hipertermia, que pode ser resistente aos métodos tradicionais de resfriamento; nesse caso, o medicamento deve ser descontinuado e a hipertermia deve ser tratada com medidas clínicas convencionais. Estudos *in vitro* sugerem que o cloridrato de dexmedetomidina é metabolizado por várias enzimas do citocromo P450, CYP2A6, CYP1A2, CYP2E1, CYP2D6 e CYP2C19 sem via aparentemente predominante. O cloridrato de dexmedetomidina mostrou fortes propriedades para inibição de CYP2D6, CYP3A4 e CYP2B6. Deve haver cautela durante a administração concomitante de cloridrato de dexmedetomidina com outros medicamentos metabolizados pelas enzimas CYP2D6, CYP3A4 e CYP2B6. Vale ressaltar que a metadona é metabolizada pelo CYP3A4.

LIDOCAÍNA

A lidocaína foi sintetizada pela primeira vez sob o nome de Xylocaine® por Nils Löfgren em 1942 e comercializada em 1948. Além de seu uso como anestésico local e antiarrítmico, logo foi relatado que a lidocaína IV exibia propriedades analgésicas em diversas condições de dor.

Trata-se de um anestésico local do tipo aminoamida. Administrada por via IV, liga-se às proteínas em 60 a 80%, principalmente à glicoproteína alfa-1-ácida. A lidocaína atravessa a barreira hematoencefálica (BHE) através da difusão passiva pelas membranas. É encontrada em formas ionizadas e não ionizadas; dado seu pK_a no valor de 7,9; cerca de 25% da lidocaína está na forma não ionizada a um pH fisiológico de 7,4. A principal via de metabolismo (95%) da lidocaína é no fígado, pela N-desalquilação, principalmente pelo CYP3A4, transformando-a num metabólito farmacologicamente ativo, monoetilglicinexilidida (MEGX), e posteriormente em glicinexilidida (GX), 2,6-xilidina e N-etilglicina (EG), entre outros.

O MEGX é 80%, tão potente quanto o medicamento original, enquanto GX é quase ineficaz. A lidocaína é excretada na urina (90 a 95% como metabólitos e 5 a 10% como fármaco inalterado). A meia-vida de eliminação da lidocaína está entre 90 e 120 minutos na maioria dos pacientes. Isso pode ser prolongado em pacientes com insuficiência hepática ou insuficiência cardíaca congestiva.

O principal mecanismo de ação da lidocaína como anestésico local é pelo bloqueio dos canais de sódio dependentes de voltagem (VGSC), levando à interrupção reversível da propagação do potencial de ação. Tal como acontece com todos os anestésicos locais, apenas a forma não ionizada do medicamento, quer dizer, a forma livre, é capaz de permear as membranas celulares lipofílicas. Intracelularmente, a forma ionizada bloqueia os canais de sódio, ligando-se ao segmento 6 do domínio 4 da subunidade A do canal iônico.

Quando o anestésico local está ligado ao canal de sódio, o influxo de Na^+ é interrompido; assim, a geração e a propagação do potencial de ação são inibidas. Os anestésicos locais ligam-se preferencialmente ao estado aberto ou inativado dos VGSC; assim, o início da ação anestésica local é mais rápido em neurônios que disparam rapidamente.

Canais de sódio

Os VGSC permitem a excitabilidade elétrica e a geração e propagação de potenciais de ação em membranas excitáveis. Consequentemente, eles formam a base molecular da função do sistema nervoso, incluindo a transmissão sensorial e, portanto, a sinalização nociceptiva.

Muitos estudos demonstraram o papel fundamental das VGSC na nocicepção neuropática e inflamatória. Até o momento, foram identificadas nove isoformas de VGSC (Nav1.1 a Nav1.9) com propriedades eletrofisiológicas e padrões de expressão distintos. Seis das nove VGSC são expressas em neurônios aferentes primários somatossensoriais, como o gânglio da raiz dorsal (GRD), e estão, portanto, envolvidas na propagação de dores fisiológicas, neuropáticas e inflamatórias.

Vários estudos experimentais mostraram que a lidocaína IV suprime descargas ectópicas, no gânglio da raiz dorsal lesada ou em nervos periféricos. O disparo ectópico poderia ser diminuído por uma dose sistêmica de lidocaína muito abaixo da necessária para inibir a propagação do impulso nervoso ao longo do axônio sadio. Nota-se que o canal Nav1.8 é cerca de cinco vezes mais sensível à lidocaína do que o canal Nav1.7 ou outros subtipos de canal.

Todos os anestésicos locais apresentam bloqueio dependente da frequência, o que significa que há um aumento da intensidade do bloqueio em frequências mais altas de disparo de potencial de ação. No canal Nav1.8, o IC_{50} para bloco de baixa frequência é 319 mcM, enquanto o IC_{50} para bloco de alta frequência é 50 mcM. Isso pode explicar por que a lidocaína sistêmica bloqueia a atividade ectópica nos nervos lesionados, enquanto a nocicepção normal permanece inalterada na mesma concentração.

Os canais Nav1.8 se acumulam em neuromas dolorosos e podem ser uma fonte de secreção espontânea patológica. Na medula espinal, a lidocaína em concentrações de 43 a 64 mcM diminuiu a resposta à estimulação da fibra C da raiz dorsal e suprimiu os potenciais prolongados da raiz ventral. *In vivo*, lidocaína IV suprimiu a atividade evocada por estímulos nocivos em neurônios de ampla faixa dinâmica do corno dorsal, enquanto os potenciais espontâneos e a atividade induzida por estímulos não nocivos permaneceram inalterados.

Comparando as doses necessárias para reduzir pela metade o disparo ectópico num modelo de dor neuropática, os neurônios do corno dorsal foram mais sensíveis do que as células do gânglio da raiz dorsal (GRD) ou do neuroma. Curiosamente, o silenciamento do corno dorsal e do GRD poderia ser alcançado com doses de lidocaína IV correspondentes às doses de ataque utilizadas clinicamente. Em conclusão, há evidências experimentais que fundamentam a hipótese de que a lidocaína sistêmica suprime o disparo ectópico em nervos periféricos lesionados, GRD e células do corno dorsal, representando um possível mecanismo para explicar efeitos benéficos na prática clínica no tratamento da dor crônica. No entanto, as descargas ectópicas são mais propensas a fundamentar o fenômeno clínico da dor espontânea, e a inibição dessa dor não pode explicar o efeito da lidocaína na alodinia e na hiperalgesia. Isso está de acordo com os achados de que a alodinia experimental resulta de múltiplos fatores, nem todos sensíveis ao tratamento com lidocaína. Além disso, os resultados de que os efeitos clínicos da lidocaína em pacientes com dor crônica duram muito mais que as concentrações plasmáticas apontam para um mecanismo supraespinal, envolvendo outros alvos além dos canais de sódio.

Canais de potássio

Estes canais exercem muitas funções fisiológicas em células excitáveis. As classes principais compreendem: (KV) canais de potássio voltagem-dependentes, (KCa) canais de potássio ativados por cálcio, (Kir) canais de potássio retificadores Inward e (K2P) canais de potássio de domínio de dois poros. Na neurotransmissão, os canais de potássio representam importantes reguladores do potencial de repouso, da frequência de disparo dos potenciais de ação e da repolarização. Certos tipos de canais de potássio estão envolvidos na modulação da dor e são possíveis alvos futuros na terapia da dor.

Canais de cálcio

Canais de cálcio controlados por voltagem (VGCC) regulam numerosos processos fisiológicos, incluindo a liberação de neurotransmissores. Vários tipos de VGCC foram descritos e são categorizados de acordo com sua sensibilidade à tensão. Os canais de cálcio ativados por alta tensão compreendem o (Ca tipo L_V1.1 a Ca_V1,4), tipo P/Q (Ca_V2,1), tipo N (Ca_V2,2) e tipo R (Ca_VCanais 2.3). Em condições patológicas, como lesões nervosas, a desregulação do VGCC está associada ao aumento da sensação de dor.

Por sua considerável influência na liberação de neurotransmissores, eles são considerados alvos potenciais para a terapia da dor crônica. A lidocaína inibe VGCC neuronais em corpos celulares nervosos isolados de rã DRG em concentrações na faixa milimolar e em neurônios DRG de mamíferos. Doses muito mais altas (~100 vezes) de lidocaína são necessárias para inibir VGCC em comparação com VGSC, de modo que no grau de Ca^{2+} o bloqueio dos canais pela lidocaína é limitado.

Canais dos receptores potenciais transitórios

Os canais iônicos (TRP) com potencial receptor transitório desempenham papel fundamental na detecção de estímulos ambientais. Alguns membros da família TRP merecem atenção especial na pesquisa da dor, pois são expressos em nociceptores e transmitem estímulos térmicos, químicos e mecânicos (TRPV1 a 4, TRPM8 e TRPA1), e estão envolvidos no desenvolvimento e manutenção da dor crônica. Curiosamente, a lidocaína inibiu o TRPA1 em muito maior extensão em roedores do que no TRPA1 humano. Da mesma forma, a lidocaína dessensibilizou os canais iônicos TRPA1 em nervos safenos isolados de ratos.

Esse efeito dessensibilizante da lidocaína para TRPA1 pode contribuir para suas propriedades analgésicas na dor neuropática. No entanto, esses efeitos foram observados em concentrações > 1 mM, principalmente 10 a 30 mM. Assim, os efeitos na família de receptores TRP ocorrem em concentrações > 100 vezes superiores às concentrações plasmáticas observadas após infusão IV de lidocaína.

Canais controlados por nucleotídeos cíclicos ativados por hiperpolarização

Os canais HCN controlados por nucleotídeos cíclicos ativados por hiperpolarização, dos quais quatro subtipos (HCN 1 a 4) foram identificados, desempenham papel importante na excitabilidade neuronal pela regulação da atividade celular através da corrente ativada por hiperpolarização (I_h). Os canais HCN são expressos em todo o sistema nervoso e demonstraram estar envolvidos na sinalização nociceptiva. Além disso, os antagonistas dos canais HCN podem aliviar a alodinia.

No DRG de rato, a lidocaína inibiu I_h com um IC_{50} de 0,1 mM. Estudos subsequentes confirmaram que a lidocaína e seu principal metabólito, MEGX, inibem o HCN 1, 2 e 4 com um CI semelhante$_{50}$. Em neurônios talamocorticais de ratos, a lidocaína inibiu I_h (IC_{50} de 72 mcM). Da mesma forma, em neurônios da substância gelatinosa nas fatias da medula espinal de ratos, que são conhecidas por estarem envolvidas no processamento da dor, a lidocaína inibiu reversivelmente I_h (IC_{50} de 80 mcM), portanto possivelmente reduzindo a excitabilidade em neurônios do chifre dorsal.

Canais iônicos sensores de ácido (ASIC)

São canais iônicos seletivos de cátions insensíveis à voltagem que detectam prótons e são ativados por acidose extracelular. As evidências sugerem que os ASIC estão envolvidos em circuitos nociceptivos. Em neurônios corticais de camundongos cultivados, a lidocaína bloqueou as correntes ASIC em altas concentrações.

Receptores acoplados à proteína G (GPCR)

Representam a maior família de proteínas sinalizadoras de membrana. GPCR são máquinas de sinalização complexas que podem adotar inúmeras conformações influenciadas não apenas por ligantes, mas também por outros mecanismos. Nos estados de dor, sua expressão e composição de subtipos podem mudar consideravelmente. Além disso, os GPCR representam os principais alvos na terapia farmacológica da dor.

Os grupos maiores de GPCR que podem afetar a antinocicepção compreendem opioide, canabinoide, alfa-2-adrenérgico, colinérgico muscarínico, receptor de ácido GABA-B receptores, glutamato metabotrópico, neurocinina, bradicinina, histaminérgicos, serotoninérgicos, adenosina, prostaglandina e somatostatina. A lista está longe de estar completa, pois essa família de receptores tem mais de 850 membros.

A primeira descoberta foi a de que a lidocaína interferiu na sinalização muscarínica, tromboxano A2 (TXA2) e lisofosfatídica. A lidocaína bloqueou os receptores muscarínicos m1 e m3 em baixas concentrações, ligando-se no meio intracelular às respectivas alfa-subunidades da proteína dos receptores G_q. O receptor da angiotensina 1A, que não se acopla via $G_{\alpha q}$, não era sensível à lidocaína. A exposição prolongada à lidocaína aumentou a potência inibitória dos GPCR de forma reversível, e o efeito nos receptores muscarínicos foi dependente do tempo. A sinalização dos receptores TXA2 e adenosina-1 também foi inibida pela lidocaína. Existem, portanto, fortes evidências experimentais de que a lidocaína exerce efeitos nos GPCR principalmente através da subunidade $G_{\alpha q}$, mesmo em concentrações muito abaixo daquelas observadas na prática clínica, após infusão IV de lidocaína.

Receptores de acetilcolina

Os receptores nicotínicos e muscarínicos de acetilcolina (ACh) são receptores controlados por ligantes que são ativados por meio da ligação do neurotransmissor

ACh, enquanto o receptor nicotínico ACh (nAChR) é um canal iônico que pode ser encontrado no SNC, gânglios autonômicos e junção neuromuscular. O receptor muscarínico ACh (mAChR) pertence à família GPCR, e seus cinco subtipos distintos (m1 a m5) são amplamente expressos nos sistemas nervoso central e periférico. Ambos os tipos de receptores têm sido implicados na transmissão da dor e são alvos potenciais de analgésicos.

Picardi et al. e Hollmann et al. examinaram o potencial bloqueio dos receptores muscarínicos m1 e m3 pela lidocaína. A sinalização do receptor muscarínico M1 foi inibida com um IC_{50} de 18 nM, que é cerca de mil vezes menor que o bloqueio do canal de sódio. A lidocaína inibiu o receptor muscarínico m3 de forma menos potente (IC_{50} de 370 nM) pela ausência de sítio extracelular para anestésicos locais carregados. A exposição prolongada dos receptores m1 e m3 à lidocaína resultou num curso de tempo bifásico com inibição inicial, seguido de sinalização melhorada.

Os nAChR também são alvos da lidocaína. Tanto o nAChR tipo muscular como o nAChR neuronal são inibidos com um IC_{50} em uma faixa micromolar baixa. Ao mesmo tempo, investigações *in vivo* sugeriram que a lidocaína IV aumenta a liberação intraespinal de ACh.

Receptores de glutamato

O glutamato, o principal neurotransmissor excitatório do SNC, está fortemente envolvido na nocicepção. Seus efeitos são mediados por receptores ionotrópicos e metabotrópicos de glutamato. Entre os receptores ionotrópicos de glutamato, o NMDA tem sido particularmente implicado na sinalização patológica da dor. As investigações *in vitro* mostraram que a lidocaína inibia as correntes induzidas pelo NMDA, embora fossem necessárias concentrações plasmáticas cem vezes acima das clinicamente relevantes. Pesquisas subsequentes confirmaram que a lidocaína inibiu a ativação dos receptores NMDA de maneira dependente da concentração com efeitos na faixa micromolar alta. Vários mecanismos estão envolvidos no bloqueio do receptor NMDA mediado pela lidocaína, como a inibição da proteína quinase C (PKC) ou a supressão da fosforilação da quinase regulada por sinal extracelular (ERK), induzida por capsaicina, NMDA, AMPA e ionomicina. Como a ativação da ERK contribui para a cronificação da dor, a inibição dessa via pela lidocaína pode neutralizar esse mecanismo.

Além dos efeitos mediados pelos receptores, a lidocaína pode inibir a liberação de glutamato dos terminais nervosos em concentrações clinicamente relevantes; além dos efeitos diretos nos receptores pós-sinápticos de glutamato, a lidocaína tem efeitos nos transportadores de glutamato. A lidocaína aumentou a atividade do transportador de glutamato, EAAT3, mediada pela PKC e fosfatidilinositol 3-quinase. Em contraste, não afetou a atividade do transportador de glutamato, EAAT2.

Dada a importância do glutamato na patogênese da dor crônica, pode valer a pena elucidar melhor os efeitos da lidocaína em outros transportadores de glutamato, como EAAT 1 a 5 e vGLUT1 a 3, a maioria dos quais está envolvida no processo da nocicepção.

Embora a inibição dos receptores NMDA pela lidocaína tenha sido demonstrada por vários grupos, as concentrações eficazes variam tremendamente. Portanto, *in vivo,* novos modelos são necessários para mostrar que os efeitos analgésicos de lidocaína sistêmica são mediados por receptores NMDA. Além disso, faltam investigações a respeito da interação entre receptores metabotrópicos de glutamato e lidocaína.

Receptores da serotonina

A serotonina (5-hidroxitriptamina [5-HT]) está envolvida em muitas funções fisiológicas nos sistemas nervosos central e periférico através de receptores de domínio transmembrana de 7 passagens (GPCR) distintos ($HT_{1\ a\ 7}$). A serotonina possui ações duplas na modulação da dor, com efeitos pró e antinociceptivos através de vários subtipos de receptores 5-HT. Alguns receptores parecem estar especificamente envolvidos na transmissão patológica da dor, como a HT1, HT3 e HT5, via facilitação serotoninérgica descendente. Foi observado que a lidocaína inibiu as correntes induzidas por 5-HT pelos receptores HT3, embora dependa de concentrações relativamente altas. Além disso, em ratos com dor neuropática, com a injeção intratecal dos antagonistas dos receptores de serotonina, cetanserina (HT2) e metisergida (HT1 a 2) houve supressão do efeito analgésico da lidocaína injetada na medula ventromedial rostral, presumivelmente liberando as via inibitórias descendentes da dor. Postulou-se que esse processo envolve a ativação de mecanismos serotoninérgicos espinhais.

Receptores opioides

Não há interação direta entre lidocaína e receptores recombinantes mu, kappa e delta-opioides, no âmbito celular, em trabalhos experimentais. Isso não é surpreendente, considerando que todos os receptores opioides são receptores acoplados à proteína G, também conhecidos como receptores de domínio transmembrana de 7 passagens (GPCR) sem subunidade $G_{\alpha q}$-, e a lidocaína inibe GPCR via subunidades $G_{\alpha q}$. Os dados *in vivo*, no entanto, sugerem claramente que a coadministração de opioides e lidocaína potencializa sinergicamente a antinocicepção. Se esses efeitos sinérgicos são causados por interações no âmbito do receptor, por exemplo, via sinalização do receptor Toll-*like* [TLR4], K_{ir}, ou canais de Ca^+, ou interação regional ou sistêmica, ainda é desconhecido.

Receptores purina

Os receptores purinérgicos participam de múltiplas vias, incluindo a da dor neuropática. As três classes principais compreendem os receptores P2X, que são canais iônicos dependentes de ligantes, e os receptores P1 e P2Y, que são receptores de domínio transmembrana de 7 passagens. Certos subtipos de P2X estão envolvidos nas vias de sensação de dor. A lidocaína inibe predominantemente as subunidades P2X7, deixando P2X3 e P2X4 quase inalterados. Há inibição significativa em concentrações superiores a 30 mcM de maneira não competitiva dependente do uso. Considerando que os receptores P2X7 são expressos na micróglia, a contribuição da inibição de P2X7 para o efeito anti-hiperalgésico da lidocaína pode ser atribuída à interferência com mecanismos inflamatórios associados à micróglia. No entanto, o mecanismo exato de interação entre a lidocaína e o receptor purina permanece obscuro. Além disso, ainda não se sabe se os receptores P1 ou P2Y são inibidos pela lidocaína. Pelo menos para a maioria dos subtipos do receptor P2Y isso é provável, pois seus efeitos ocorrem através da proteína $G_{\alpha q}$, que demonstrou ser inibida pela lidocaína.

Os receptores Toll-*like*

Os receptores Toll-*like* (TLR) são receptores de reconhecimento de padrões que desempenham um papel fundamental no sistema imunológico inato, reconhecendo patógenos e iniciando consecutivamente uma resposta imune. São expressos em células imunológicas, gliais e em neurônios sensoriais primários. Nos últimos anos, especialmente TLR4 foi identificado como desempenhando um papel na fisiopatologia de vários modelos experimentais de dor, mas TLR2, TLR3, TLR5 e TLR9 também estão.

Há evidências escassas de interação entre lidocaína e TLR. A lidocaína inibiu a ativação de TLR4 e, posteriormente, também o fator nuclear (NF)-kappa-B e as proteínas quinases ativadas por mitógeno (MAPK) em macrófagos murinos estimulados por lipopolissacarídeo (LPS). Os autores postularam que o efeito inibitório da lidocaína no TLR4 é mediado por VGSC.

A injeção IV de lidocaína em ratos com sepse induzida por LPS reduziu significativamente a falência de órgãos em comparação com os controles. A expressão de TLR4, NF-kappa-B e IL-6 foi reduzida no grupo lidocaína, sugerindo que a lidocaína protege contra a disfunção orgânica regulando negativamente o TLR4.

A lidocaína nebulizada preveniu a inflamação alérgica das vias aéreas em camundongos, regulando negativamente o TLR2. Ainda não está elucidado se a inibição do TLR2 e do TLR4 mediada pela lidocaína observada nessa investigação pode ser extrapolada para modelos de dor crônica. A transmissão inibitória no SNC é mediada pelo GABA e pela glicina, sendo este o principal neurotransmissor inibitório no cérebro e a glicina, por sua vez, na medula espinal e tronco cerebral.

A glicina é um aminoácido (aa) não essencial que desempenha duas funções fundamentais no SNC. A primeira função é como neurotransmissor químico, particularmente importante nas sinapses inibitórias da medula espinal e do tronco cerebral. A segunda função é como coagonista da transmissão excitatória no cérebro através da ativação dos receptores NMDA (N-metil-D-aspartato), pertencentes à família dos receptores de glutamato, que apresentam uma resposta extremamente potencializada pela glicina. Considerando que o GABA e a glicina são importantes neurotransmissores inibitórios no SNC, as interferências na sinalização gabaérgica, especialmente no subtipo de receptor GABA-A que medeia a hiperalgesia, são uma abordagem terapêutica futura promissora na dor crônica.

Convulsões

A lidocaína pode provocar convulsões em doses tóxicas, bloqueando as sinapses inibitórias corticais. Vários estudos *in vitro* confirmaram posteriormente que a lidocaína inibe a liberação de GABA e Cl induzido por correntes $GABA^-$. Em contraste, *in vitro* a lidocaína potencializa o Cl mediada pelas correntes $GABA^-$, inibindo a captação de GABA. Isso pode explicar os efeitos antinociceptivos da lidocaína, dado que outros inibidores da captação de GABA, como a tiagabina, têm efeitos benéficos bem documentados na dor crônica.

A lidocaína alivia a dor patológica ao inibir a neurotransmissão gabaérgica envolvida no sistema inibitório descendente. Em condições fisiológicas, os neurônios gabaérgicos e glicinérgicos inibitórios facilitam o controle inibitório tônico no sistema descendente. Portanto, *in vivo* experimentos mostraram que a injeção de lidocaína na medula ventromedial rostral alivia a dor neuropática, liberando sistemas descendentes inibidores da dor da inibição gabaérgica tônica. Isso, por sua vez, resulta na ativação de mecanismos gabaérgicos, serotoninérgicos e adrenérgicos ao nível do corno dorsal espinal.

O sistema gabaérgico é um exemplo de como é difícil delinear conclusões clínicas comparando resultados *in vitro* com *in vivo*. Por um lado, o GABA é um neurotransmissor inibitório na maior parte do sistema nervoso; assim, sua inibição geralmente leva a mais excitação e possivelmente hiperalgesia, em vez de antinocicepção. Por outro lado, ao inibir a recaptação de GABA e reduzir a inibição das vias antinociceptivas descendentes, pode-se perder o mecanismo antinociceptivo descendente. Consequentemente, o papel do sistema gabaérgico na antinocicepção induzida pela lidocaína é complexo, possivelmente multifásico e requer mais pesquisas.

Receptores da glicina

Os receptores da glicina são receptores ionotrópicos que conduzem correntes de cloreto. As evidências, *in vitro*, sugeriram uma ação semelhante à da glicina pela lidocaína ou por seus metabólitos no SNC. Há evidência do envolvimento do sistema glicinérgico espinal na antinocicepção induzida pela lidocaína. Mostrou-se que o efeito anti-hiperalgésico da lidocaína IV, em ratos, foi revertido pelo pré-tratamento intratecal com estricnina e com moduladores do sítio glicina B do receptor NMDA. Assim, pelo menos uma parte do efeito antinociceptivo da lidocaína sistêmica pode ser atribuível a semelhantes ações à glicina pela lidocaína ou por seus metabólitos. Posteriormente, os metabólitos da lidocaína, MEGX e EG, mas não a própria lidocaína, demonstraram atuar como inibidores do transportador de glicina, GlyT1, *in vitro*, em concentrações clinicamente relevantes.

Propriedades anti-inflamatórias

A neuroinflamação está associada à indução e à manutenção da dor crônica, com células não neuronais desempenhando papel fundamental. A ativação e a infiltração de leucócitos, células gliais ativadas e produção de mediadores inflamatórios impulsionam cascatas de sinalização inflamatória que levam à ativação de nociceptores.

Numerosos tipos de células, como monócitos, macrófagos, linfócitos e células gliais periféricas e centrais, produzem múltiplos mediadores inflamatórios. Muitos deles têm efeitos pró-nociceptivos, enquanto outros atuam como antinociceptivos. A lidocaína afeta as células inflamatórias *in vitro*, por exemplo, inibindo a iniciação de células polimorfonucleares periféricas humanas ou neutrófilos. Além disso, a lidocaína pode reduzir a liberação de mediadores de inflamação, como IL-4, IL-6 e fator de necrose tumoral alfa (TNF-alfa).

A lidocaína intratecal neutraliza a hiperalgesia e a alodinia na dor neuropática crônica. A lidocaína IV também alivia a alodinia induzida pela estreptozotocina, supostamente modulando a via p38 na micróglia espinal.

Posteriormente, um estudo *in vitro* mostrou que a lidocaína atua diretamente na micróglia, inibindo o aumento do Ca^{2+} intracelular desencadeado pela ativação de ATP e p38 MAPK. Assim, a produção das citocinas pró-inflamatórias, TNF-alfa, IL-1-beta e IL-6 diminuiu.

No modelo de ligadura do nervo espinal de dor neuropática em ratos, a lidocaína sistêmica diminuiu a alodinia tátil, possivelmente mediada pela diminuição das citocinas pró-inflamatórias. Há evidências convincentes sobre as propriedades anti-inflamatórias da lidocaína sistêmica. Os mecanismos pelos quais esse efeito transmite a antinocicepção são cada vez mais reconhecidos e compreendidos.

Síntese de óxido nítrico

O óxido nítrico (NO) é uma molécula de sinalização gasosa regulada pela expressão e atividade da enzima NO sintase (NOS), catalisando a formação de NO a partir da L-arginina. As três isoformas conhecidas são: neuronal, endotelial (eNOS) e induzível (iNOS) NOS.

O NO é uma importante molécula sinalizadora na dor aguda e crônica. Foram descritos efeitos anti e pró-nociceptivos e duais do NO. A inibição de sua produção é dose-dependente da lidacina. Além disso, inibe a iNOS, possivelmente envolvendo VGSC. Mais recentemente, foi demonstrado que a supressão da captação de L-arginina está subjacente aos efeitos inibitórios da lidocaína na síntese de NO.

A lidocaína também inibe a ativação da eNOS induzida por TNF-alfa em células endoteliais microvasculares pulmonares, o que impede a produção de NO e a propagação adicional da sinalização inflamatória.

Micro-RNA

A exposição à lidocaína regula positivamente quatro mi-RNA (miR-9a*, miR-29a, miR296-5p e miR-373). As investigações *in vitro* no contexto da neurotoxicidade anestésica local revelaram que a lidocaína regula negativamente o miR-34a/c e regula positivamente o miR-493. Destes, let-7 b está envolvido no circuito da dor através da ativação da proteína em nociceptores TLR7 e TRP anquirina subtipo1 (TRPA1). Seria interessante estudar se a lidocaína afeta a expressão dos numerosos mi-RNA conhecidos por desempenharem um papel na fisiopatologia da dor. Até o momento, é difícil estimar se a regulação de certos mi-RNA contribui para os efeitos analgésicos clínicos da lidocaína.

Os efeitos analgésicos e anti-hiperalgésicos da lidocaína sistêmica foram reconhecidos há quase 70 anos. Investigações clínicas prospectivas confirmaram que se trata de uma opção terapêutica mesmo em casos de dor intratável. As principais indicações da lidocaína IV incluem a dor neuropática *lato sensu*, neuropatia diabética, lesão do nervo periférico, neuralgia pós-herpética e dor central.

A administração da lidocaína IV é feita por meio de solução de lidocaína sem vasoconstrictor, dose de 3 a 5 mg/kg, para infusão em 1 ou 2 horas, necessariamente sob supervisão médica e monitorização hemodinâmica. Existem vários esquemas conforme a indicação para repetir essa infusão, isto é, 1 vez ao dia por 3 dias a 5 dias consecutivos, se o paciente estiver internado. O que precisa ser respeitado é o tempo de clareamento dos metabólitos da lidocaína. Assim, a infusão contínua não deve ultrapassar 12 horas, podendo-se retomar a infusão no dia seguinte, ficando 12 horas com infusão e 12 horas sem. Existe também a lidocaína 5% adesivo, para ser aplicada em áreas restritivas, por exemplo, para tratamento da neuralgia pós-herpética.

LEITURA RECOMENDADA

1. Aiello M, Roy S, Chitty L, Johnson B, Warrick M. Prolonged administration of intrathecal baclofen in a patient with generalized grade 4 tetanus. Reg Anesth Pain Med. 2024;8;49(7):540-2.
2. Arendt-Nielsen L, Nielsen J, Petersen-Felix S, Schnider TW, Zbinden AM. Effect of racemic mixture and

the (S+) isomer of ketamine on temporal and spatial summation of pain. Br J Anaesth. 1996;77(5):625-31.

3. Basker S, Singh G, Jacob R. Clonidine in paediatrics: a review. Indian J Anaesth. 2009;53(3):270-80.
4. Bell RF, Kalso EA. Ketamine for pain management. Pain Rep. 2018;9;3(5):e674.
5. Bousquet P, Hudson A, García-Sevilla JA, Li JX. Imidazoline receptor system: the past, the present, and the future. Pharmacol Rev. 2020;72(1):50-79.
6. Carta M, Murru L, Botta P, Talani G, Sechi G, De Riu P, et al. The muscle relaxant thiocolchicoside is an antagonist of GABA A receptor function in the central nervous system. Neuropharmacology. 2006;51(4):805-15.
7. Chang KY, Ting CK, Chan KH, Tsai SK. Malignant hyperthermia with excellent response to small dose of dantrolene. Acta Anaesthesiol Taiwan. 2004;42(4):241-5.
8. Chevrier P, Vijayaragavan K, Chahine M. Differential modulation of Nav1.7 and Nav1.8 peripheral nerve sodium channels by the local anesthetic lidocaine. Br J Pharmacol. 2004;142(3):576-84.
9. Conermann T, Christian D. Carisoprodol. 2024 May 2. In: StatPearls [Internet]. Treasure Island (FL): StatPearls Publishing; 2024.
10. Cristalia bula Dantrolen®. Disponível em: https://www.cristalia.com.br/produto/76/bula-profissional. Acesso em: 11 set. 2024.
11. Feeney A, Hock RS, Freeman MP, Flynn M, Hoeppner B, Iosifescu DV, et al. The effect of single administration of intravenous ketamine augmentation on suicidal ideation in treatment-resistant unipolar depression: results from a randomized double-blind study. Eur Neuropsychopharmacol. 2021;49:122-32.
12. Filatov EV, Biktimirov AR, Simatov AI, Tomsky AA, Ushakov AI, Timershin AG, et al. Intrathecal baclofen therapy in russia: national register, the effect of one-year usage. Sovrem Tekhnologii Med. 2020;12(1):79-83.
13. Fromm GH, Terrence CF. Comparison of L-baclofen and racemic baclofen in trigeminal neuralgia. Neurology. 1987;37(11):1725-8.
14. Fromm GH. Baclofen as an adjuvant analgesic. J Pain Symptom Manage. 1994;9(8):500-9.
15. Gaburjakova J, Gaburjakova M. Molecular aspects implicated in dantrolene selectivity with respect to ryanodine receptor isoforms. Int J Mol Sci. 2023;24(6):5409.
16. Goldman N, Frankenthaler M, Klepacz L. The efficacy of ketamine in the palliative care setting: a comprehensive review of the literature. J Palliat Med. 2019;22(9):1154-61.
17. Hollmann MW, Durieux ME. Prolonged actions of short-acting drugs: local anesthetics and chronic pain. Reg Anesth Pain Med. 2000;25(4):337-9.
18. Hosoi E, Nishizaki C, Gallagher KL, Wyre HW, Matsuo Y, Sei Y. Expression of the ryanodine receptor isoforms in immune cells. J Immunol. 2001;167(9):488794.
19. Ji RR, Chamessian A. Zhang YQ. Pain regulation by non-neuronal cells and inflammation. Science. 2016;354:572-7.
20. Kaplan YC, Keskin-Arslan E, Küçüksolak G, Akyol F, Karadas B, Görgel SN, et al. Pregnancy outcomes after maternal use of thiocolchicoside: a case series. Reprod Toxicol. 2018;(76):103-8.
21. Kawasaki T, Ogata M, Kawasaki C, Ogata J, Inoue Y, Shigematsu A. Ketamine suppresses proinflammatory cytokine production in human whole blood in vitro. Anesth Analg. 1999;89:665-9.
22. Kent CN, Park C, Lindsley CW. Classics in chemical neuroscience: Baclofen. ACS Chem Neurosci. 2020;11(12):1740-55.
23. Ketenci A, Sindel D, Tülay Koca T, Yavuz Karahan A, Erdal A, Aydın E, et al. A multi-center, double-blind, randomized parallel-group phase IV study comparing the efficacy and safety of thiocolchicoside ointment versus placebo in patients with chronic mechanical low back pain and an acute muscle spasm. Turk J Phys Med Rehabil. 2022;68(4):456-63.
24. Kobayashi S, Wakeyama T, Ono S, Ikeda Y, Omura M, Oda T, et al. A multicenter, randomized, double--blind, controlled study to evaluate the efficacy and safety of dantrolene on ventricular arrhythmia as well as mortality and morbidity in patients with chronic heart failure (SHO-IN trial): rationale and design. J Cardiol. 2020;75(4):454-61.
25. Korkmaz A, Topal T, Oter S. Pathophysiological aspects of cyclophosphamide and ifosfamide induced hemorrhagic cystitis; implication of reactive oxygen and nitrogen species as well as PARP activation. Cell Biol Toxicol. 2007;23:303-12.
26. Krause T, Gerbershagen MU, Fiege M, Weibhorn R, Wappler F. Dantrolene: a review of its pharmacology, therapeutic use and new developments. Anaesthesia. 2004;59:364-73.
27. Lauretti GR, Lima ICPR, Buscatti RY, Reis MP. Avaliação clínica dos efeitos hemodinâmicos, analgésicos, psicodélicos e do bloqueio neuromuscular da cetamina racêmica e do seu S(+) isômero. Rev Bras Anestesiol. 2000;50(5):357-62.
28. Lee JT, Sanderson CR, Xuan W, Agar M. Lidocaine for cancer pain in adults: a systematic review and meta-analysis. J Palliat Med. 2019;22(3):326-34.

29. Lee RL, Koay T, Miller M. Baclofen at the end of life. BMJ Support Palliat Care. 2023;13(3):313-4.
30. Leitão DS, Andrade AR, Medeiros NCL, Martins MFC, Ferreira LO, Santos VC, et al. Benzodiazepine partially reverses tonic-clonic seizures induced by thiocolchicoside. Braz J Med Biol Res. 2022;(28)55:e11771.
31. Morgan CJ, Curran HV. Independent Scientific Committee on Drugs. Ketamine use: a review. Addiction. 2012;107:27-38.
32. Morozov IN, Nesterin KV. Intratekal'naya baklofenovaya terapiya: 30 let primeneniya [Intrathecal baclofen therapy: a 30-year experience]. Zh Vopr Neirokhir Im N N Burdenko. 2024;88(3):96-102.
33. Nawata T, Honda T, Sakai H, Tsuji S, Otsuka M, Uchinoumi H, et al. Dantrolene, a ryanodine receptor stabilizer, is a candidate immunomodulator for treating rheumatic disease. Scand J Rheumatol. 2024;53(3):217-9.
34. Nawata T, Sakai H, Honda T, Otsuka M, Fujita H, Uchinoumi H, et al. Dantrolene, a stabilizer of the ryanodine receptor, prevents collagen-induced arthritis. Biochem Biophys Res Commun. 2022;8(624):141-5.
35. Onyeaka H, Adeola J, Xu R, Pappy AL, Adeola S, Smucker M, et al. Intravenous lidocaine for the management of chronic pain: a narrative review of randomized clinical trials. Psychopharmacol Bull. 2024;54(3):73-96.
36. Onyeaka H, Adeola J, Xu R, Pappy AL, Adeola S, Smucker M, et al. Intravenous lidocaine for the management of chronic pain: a narrative review of randomized clinical trials. Psychopharmacol Bull. 2024;54(3):73-96.
37. Ozguven AA, Yılmaz O, Taneli F, Ulman C, Vatansever S, Onag A. Protective effect of ketamine against hemorrhagic cystitis in rats receiving ifosfamide. Indian J Pharmacol. 2014;46(2):147-51.
38. Ozturk Z, Olmez E, Gurpinar T, Vural K. Pregnancy outcomes following the use of thiocolchicoside. Reprod Toxicol. 2016;60:129-32.
39. Portal Novartis. Bula profissional de saúde – Lioresal®. Disponível em: https://portal.novartis.com.br/medicamentos/lioresal/. (Acesso outubro 2024.)
40. Preskorn SH. How an understanding of the function of the locus coeruleus led to use of dexmedetomidine to treat agitation in bipolar disorder: example of rational development of psychiatric medications. J Psychiatr Pract. 2022;28(3):227-33.
41. Reuter S, Prasad S, Phromnoi K, Ravindran J, Sung B, Yadav VR, et al. Thiocolchicoside exhibits anticancer effects through downregulation of NF-κB pathway and its regulated gene products linked to inflammation and cancer. Cancer Prev Res (Phila). 2010;3(11):1462-72.
42. Ruder TL, Donahue K, Colavecchia A, Al-Saadi M, Putney DR. 148: Hemodynamic effects of dexmedetomidine in adults with reduced ejection fraction heart failure. Critical Care Medicine. 2018;46(1):57.
43. Sahi S, Singh MR, Katyal S. Comparative efficacy of intravenous dexmedetomidine, clonidine, and tramadol in postanesthesia shivering. J Anaesthesiol Clin Pharmacol. 2016;32(2):240-4.
44. Sakata RK, Issy AM (coords.). Guia de dor. 2.ed. Barueri: Manole; 2008.
45. Smith CM, Santalucia M, Bunn H, Muzyk A. Sublingual dexmedetomidine for the treatment of agitation in patients with schizophrenia and bipolar disorder. Clin Psychopharmacol Neurosci. 2023;30;21(2):215-21.
46. Sommer C, Leinders M, Üçeyler N. Inflammation in the pathophysiology of neuropathic pain. Pain. 2018;159(3):595-602.
47. Souza-Fiho MV, Lima MV, Pompeu MM, Ballejo G, Cunha FQ, Ribeiro RA. Involvement of nitric oxide in the pathogenesis of cyclophosphamide-induced hemorrhagic cystitis. Am J Pathol. 1997;150:247-56.
48. Srivastava AB, Mariani JJ, Levin FR. New directions in the treatment of opioid withdrawal. Lancet. 2020; 20;395(10241):1938-48.
49. Sullivan R, Hodgman MJ, Kao L, Tormoehlen LM. Baclofen overdose mimicking brain death. Clin Toxicol (Phila). 2012;50(2):141-4.
50. Tan S, Chan WM, Wai MS, Hui LK, Hui VW, James AE, et al. Ketamine effects on the urogenital system: changes in the urinary bladder and sperm motility. Microsc Res Tech. 2011;74:1192-8.
51. Taniguchi T, Shibata K, Yamamoto K, Mizukoshi Y, Kobayashi T. Effects of lidocaine administration on hemodynamics and cytokine responses to endotoxemia in rabbits. Crit Care Med. 2000;28(3):755-9.
52. Thiocolchicoside: review of adverse effects. Prescrire Int. 2016;25(168):41-3.
53. Tremont-Lukats IW, Hutson PR, Backonja MM. A randomized, double-masked, placebo-controlled pilot trial of extended IV lidocaine infusion for relief of ongoing neuropathic pain. Clin J Pain. 2006;22(3):266-71.
54. Ward A, Chaffman MO, Sorkin EM. Dantrolene: a review of its pharmacodynamic and pharmacokinetic properties and therapeutic use in malignant hyperthermia, the neuroleptic malignant syndrome and an update of its use in muscle spasticity. Drugs. 1986;32(2):130-68.

43

Fisiopatologia da dispneia e controle dos sintomas respiratórios: dispneia, tosse e broncorreia

Leonardo Mateus de Lima

Pontos-chave

- A dispneia é uma experiência subjetiva de desconforto respiratório, com sensações qualitativamente distintas e intensidade variável.
- O muco produzido pelo sistema respiratório tem importante papel no transporte e na remoção de partículas e células, além de manter a hidratação das vias aéreas e auxiliar no combate aos patógenos. Diversas doenças estão associadas à broncorreia, que é o aumento da produção de secreção pulmonar.
- A tosse é um sintoma comum em doenças pulmonares crônicas e neoplasias, afetando significativamente a qualidade de vida dos pacientes, mas também serve como um importante mecanismo de defesa das vias aéreas.

DISPNEIA

A respiração é uma das funções fisiológicas mais atreladas ao viver. Quem respira vive. É um dos primeiros sinais observáveis da vida, enquanto sua ausência marca a finitude. Não é possível ver os batimentos cardíacos, mas é possível notar os movimentos respiratórios. Também é possível observar se o ato de respirar é suave, sem esforços, ou se é carregado de desconforto, de sofrimento. Quando a oxigenação está prejudicada, modifica-se a respiração. Quando se está ansioso, com medo, com dor, também. Respirar é uma função automática, passa despercebida a maior parte do tempo, mas pode ser controlada, modificada, dentro de certos limites, de forma consciente. Para falar, é preciso do ar. Para suspirar, para sussurrar. Respira-se fundo para se acalmar ou lentamente para meditar. Respirar tem uma dimensão fisiológica, psicológica e até espiritual.

No indivíduo saudável a percepção de dispneia ocorre em situações como atividade física ou apneia intencional. Esse desconforto é facilmente solucionável interrompendo o exercício ou voltando a respirar. O alívio é quase imediato. Já no indivíduo doente, a dispneia é sintoma dos mais diferentes distúrbios orgânicos: cardiopulmonares, neuromusculares, psicológicos e metabólicos. Nos pacientes em fase final de vida, sua prevalência e capacidade de impactar a qualidade de vida do doente é comparável à dor. Entretanto, as opções terapêuticas para o controle da dor são mais variadas e eficazes que para a dispneia, possivelmente reflexo da complexidade fisiopatológica desse sintoma e do tardio interesse em estudar sua neurobiologia.

Dispneia pode ser definida como uma experiência subjetiva de desconforto para respirar. É composta de sensações desagradáveis qualitativamente distintas e de intensidade variável. Essas sensações desconfortáveis são, por vezes, correlacionadas com o mecanismo fisiopatológico da dispneia.

Uma das descrições mais comuns é a sensação de "fome de ar", como se o ar não preenchesse os pulmões suficientemente. É o mecanismo primário de dispneia, sendo um sinal de alarme para a hipoventilação alveolar. O estímulo gera uma resposta no centro respiratório no tronco cerebral que envia os sinais até o córtex motor e músculos respiratórios para aumento da ventilação. Caso não ocorra um *feedback* via receptores das vias aferentes do sistema respiratório, surge a sensação de "fome de ar".

Outro descritor é o esforço respiratório, quando o indivíduo descreve um aumento no trabalho respiratório, ter de "fazer força para respirar". Trata-se da percepção do aumento do uso da musculatura ventilatória, seja por alterações do parênquima pulmonar, rigidez da caixa torácica ou fraqueza muscular. Acredita-se que sua origem esteja baseada no estímulo das vias aferentes dos músculos respiratórios e das projeções do córtex motor para áreas corticais sensitivas.

Por fim, a opressão ou aperto no peito é outra forma de descrever dispneia. Muito frequente em doenças associadas ao broncoespasmo, sinaliza o processo inflamatório e a broncoconstrição. Aqui, as aferências estimuladas estariam nas vias aéreas.

Apesar de vários estudos classificarem a dispneia dentro desses descritores e de existirem tentativas de explicar fisiopatologicamente a ocorrência de cada um, é certo que muitas vezes o surgimento da dispneia acontece por mais de um mecanismo. Mais ainda, por envolver vias corticais, a influência de outros aspectos, psicológicos e até sociais, participa da modulação da experiência individual desse sintoma.

EPIDEMIOLOGIA

A dispneia é sintoma frequente de muitas doenças crônicas e terminais, sendo mais prevalente e intensa conforme a progressão da doença de base. Está fortemente associada à redução de funcionalidade e tende a se intensificar no mês que precede a morte em pacientes terminais. Alguns estudos observam um pico de dispneia 3 dias antes da morte em pacientes oncológicos.

Apesar de ser sintoma comum a várias comorbidades, algumas são particularmente associadas à dispneia:

- Doenças pulmonares, principalmente a doença pulmonar obstrutiva crônica (DPOC), pneumopatias intersticiais, asma, entre outras.
- Insuficiência cardíaca.
- Doença renal crônica avançada.
- Doenças neuromusculares.
- Síndrome da imunodeficiência adquirida (aids).

Até 70% dos pacientes com câncer apresentarão dispneia, enquanto 95% dos pacientes com DPOC sofrem com esse sintoma. A obesidade e o descondicionamento físico são fatores associados à maior incidência de dispneia.

FISIOPATOLOGIA

O controle do ciclo ventilatório é complexo e envolve receptores periféricos nas vias respiratórias, núcleos no tronco encefálico, regiões do córtex motor, pré-frontal, sensorial e ínsula. O papel exato de cada parte na percepção da dispneia ainda não é totalmente esclarecido.

Receptores

Hipercapnia

As alterações na pressão parcial de dióxido de carbono (PCO_2) e no pH são percebidas por receptores periféricos e centrais que enviam sinais para núcleos específicos do tronco encefálico, modulando o padrão respiratório na tentativa de restabelecer as condições fisiológicas. Os receptores centrais concentram-se no núcleo pálido da rafe, no núcleo do trato solitário e outros núcleos ventrais do bulbo. O mecanismo exato do disparo desses quimiorreceptores não é muito claro, mas a resposta desencadeada pela redução do pH (hipercapnia) é a ativação das vias neuronais respiratórias para aumento da frequência respiratória e do volume inspiratório, possivelmente aumentando a sensação de dispneia. Já os receptores periféricos de acidose seriam menos importantes que os de hipóxia nesse controle. Cronicamente, a hipercapnia não costuma gerar dispneia, sendo esta mais frequente nas situações agudas.

Hipóxia

Os sensores periféricos de pressão parcial de oxigênio (PO_2) estão presentes principalmente na região do bulbo carotídeo e participam da modulação da intensa resposta hiperventilatória causada pela hipóxia. O mecanismo exato de como a hipóxia ativa o quimiorreceptor não é muito claro. Uma vez ativado, o sinal chega ao centro respiratório no bulbo, via um ramo do nervo glossofaríngeo, e em regiões superiores, como hipotálamo, que aumenta o estímulo sobre os neurônios respiratórios do bulbo, maximizando a resposta hiperventilatória.

A hipóxia é indutora de dispneia, por mecanismos não totalmente compreendidos. Entretanto, alguns pacientes não respondem bem à suplementação de oxigênio como alívio de dispneia e alguns pacientes de casos graves sentem dispneia sem apresentar hipóxia.

Receptores vagais

As vias aéreas e o parênquima pulmonar têm uma série de receptores que transmitem a informação para regiões superiores via nervo vago. Dentre eles, os receptores para irritantes, presentes junto às células epiteliais dos brônquios, respondem a estímulos mecânicos e substâncias neuroativas como prostaglandinas, serotonina, bradicinina e histamina, levando essa informação até o córtex sensorial, contribuindo para a percepção de dispneia.

Muitas aferências vagais são fibras tipo C responsivas aos irritantes neuroativos e capsaicina, levando a informação para o bulbo. Estudos com inalação de prostaglandinas mostraram um aumento na percepção de dispneia sem alteração do padrão respiratório, revelando um possível efeito dessas fibras sobre a dispneia de maneira independente. Esses receptores não respondem ao aumento da concentração de CO_2 no espaço alveolar diretamente. Entretanto, o aumento local de CO_2 induz à inflação na via aérea, ativando esses receptores e, dessa forma, induzindo à dispneia.

Um tipo especial de fibra C desmielinizada são os receptores J (justa-capilar). Essas aferências ficam no septo alveolar e são ativadas pela congestão vascular ou distorções mecânicas causadas pelo acúmulo de líquido, sendo importantes na sensação de dispneia associada a insuficiência cardíaca.

Durante a inspiração, ocorre o preenchimento do pulmão com ar, aumentando seu volume, com consequente estimulação de receptores de estiramento. Esses receptores direcionam suas aferências para o núcleo do trato solitário (NTS), e algumas fibras partem de lá para regiões talâmicas e do tálamo para o sistema límbico e ínsula. O NTS então atuaria inibindo o movimento inspiratório (chamado reflexo de Breuer-Hering), enquanto as áreas límbicas e corticais responderiam atenuando a sensação de dispneia. Assim, essas vias vagais atuariam sob a dispneia de maneira independente do controle do ciclo respiratório. De fato, a estimulação dos receptores de estiramento melhora a sensação de dispneia em indivíduos normais, efeito perdido em pacientes submetidos a transplante bilateral de pulmão, pois estes perdem a inervação vagal para o órgão.

Receptores da parede torácica

É provável que essas aferências disparem a informação para centros superiores por meio do nervo vago. São receptores presentes nos fusos musculares e nos órgãos tendíneos. Estudos com pacientes com DPOC mostram que a vibração dos músculos inspiratórios durante a inspiração contribui para a redução de dispneia, enquanto a vibração dessas mesmas fibras fora do movimento inspiratório seria capaz de aumentar a sensação de dispneia. Dessa forma, a percepção de dispneia poderia ser modificada pela informação aferente da caixa torácica.

Vias aéreas superiores e face

Por toda a via aérea há receptores mecânicos, químicos e termoceptores. Existem dados sugerindo uma melhora da percepção de dispneia com temperaturas mais baixas nas grandes vias aéreas, enquanto o bloqueio anestésico desse epitélio induz o desconforto respiratório. Este último dado sugere que perceber a passagem de ar pelas vias aéreas superiores tem efeito mitigando a dispneia. Receptores para o frio na face mandam aferências para vias corticais, reduzindo a sensação de dispneia quando a face é imersa em água fria ou se o vento frio é direcionado para a pessoa.

Regiões cerebrais relacionadas à percepção de dispneia

O controle do ciclo respiratório predomina no bulbo e ponte, nos centros respiratórios. Entretanto, para que ocorra a percepção da dispneia, a informação trazida pelas aferências vagais, principalmente, deve atingir regiões corticais, como a ínsula e o córtex sensorial, além de regiões límbicas. O NTS é um dos centros mais importantes para integração dessas aferências e faz projeções para o sistema límbico. Dali, a informação é direcionada ao córtex sensorial e retroalimentada para o tronco encefálico, passando pelo hipotálamo. No bulbo, os neurônios motores respiratórios são modulados para ajustar a resposta sobre o sistema respiratório.

Estudos funcionais com neuroimagem mostram a ativação de áreas do sistema límbico e paralímbico, como amígdala, ínsula, hipocampo e giro cingulado, durante manobras indutoras de dispneia. Dessa forma, o envolvimento do sistema límbico explica a grande influência de aspectos psíquicos sobre a sensação de dispneia. Foi demonstrado que a hipocapnia é capaz de ativar intensamente a amígdala e talvez seja a forma pela qual a ansiedade se manifeste junto com a hiperventilação. O estado emocional do paciente afeta diretamente a percepção de dispneia, e a dispneia, por sua vez, pode agravar situações como ansiedade, por exemplo. Pacientes com DPOC e ansiedade ou depressão como comorbidade relatam mais dispneia, independentemente do grau de limitação da função pulmonar.

Modelo do *mismatch*

No bulbo, formam-se redes neurais que atuam como centros motores que controlam as vias aéreas superiores e os músculos envolvidos com os movimentos respiratórios, coordenando o ciclo ventilatório. Nesse momento, a mesma mensagem é retransmitida (disparo corolário) para as vias límbicas e córtex, passando pelo mesencéfalo e tálamo. Essa informação repassada ao córtex traria a dimensão do esforço necessário para realizar a ventilação. Na outra extremidade, esse comando motor seria percebido pelos receptores nas vias aéreas, pulmão e músculos da parede torácica, enviando um *feedback* para essas mesmas regiões bulbares. Ainda, toda essa informação aferente sensorial da mecânica respiratória chegaria às regiões corticais, onde haveria uma comparação com o esforço realizado. Havendo um *mismatch* (divergência) entre as informações do centro motor e das aferências sensoriais, surgiria a sensação de dispneia. Tudo isso ainda poderia ser modulado por outros aspectos, como os emocionais, memória, comorbidades, sensores de acidose etc.

Dispneia em algumas doenças

Insuficiência cardíaca

Os receptores J contribuem para a sensação de dispneia na presença de congestão pulmonar; ainda, o aumento excessivo das demandas ventilatórias e as restrições ao volume corrente são os principais fatores associados ao desconforto respiratório.

Doença pulmonar obstrutiva crônica

O aumento da resistência respiratória leva ao aumento do esforço ventilatório e intensa ativação aferente nos receptores dos fusos musculares e órgãos tendíneos; as aferências quimioceptoras para PO_2 e PCO_2, além dos receptores das vias aéreas eventualmente obstruídas, também contribuem para a sensação de dispneia.

Câncer pulmonar

As lesões acabam por ativar receptores irritativos nos pulmões e os receptores tipo J. Além disso, a redução da PO_2 e o aumento da PCO_2 ativam quimiorreceptores periféricos e centrais. A restrição ventilatória leva a um esforço respiratório maior. Todos esses estímulos causam uma intensa ativação motora e consequente sensação de dispneia. Aliado a isso, a dor, medo, ansiedade e depressão reduzem os limiares para o desconforto respiratório.

MANEJO DA DISPNEIA

Para o correto manejo da dispneia é fundamental identificar todos os possíveis fatores desencadeantes do sintoma no paciente e fazer uma abordagem holística, envolvendo toda a equipe de cuidado. Os objetivos do tratamento serão a redução da frequência e intensidade desse sintoma, trazendo melhor conforto e qualidade de vida para o paciente. Parte importante do tratamento sintomático é o próprio manejo das doenças de base do paciente. Quanto mais intenso for o sintoma, mais medidas (farmacológicas ou não) podem ser adicionadas, e em caso de refratariedade pode ser necessária a sedação paliativa.

Manejo da doença de base

A abordagem de controle de sintomas já deve ser um objetivo desde o diagnóstico de uma doença crônica grave que potencialmente caminhará para a terminalidade. O tratamento adequado do agravo, provavelmente, aumentará a expectativa e a qualidade de vida da pessoa, mas com o avançar do quadro o controle de sintomas, mesmo que sem aumento de sobrevida, também precisa ser priorizado. Em situações de terminalidade, pode ser difícil para o clínico avaliar os reais benefícios do tratamento da doença de base. Por vezes esse benefício é mais claro, por exemplo, nas reduções tumorais cirúrgicas, por rádio ou quimioterapia. Podem não ser curativas, mas a redução tumoral traz aumento da expectativa e da qualidade de vida.

No Quadro 1 estão relacionadas algumas situações clínicas e seu tratamento específico, visando a maior conforto para o doente.

QUADRO 1 Situações clínicas e possíveis tratamentos

Derrame pleural	Toracocentese de alívio, drenagem de tórax, pleurodese
Obstrução da via aérea	Radioterapia, cirurgia, passagem de *stents*
Insuficiência cardíaca	Vasodilatadores, diurético, VNI
DPOC	Broncodilatadores, corticoide, VNI
Infecção (pneumonia)	Antibióticos
Tromboembolismo pulmonar	Anticoagulação
Linfangite carcinomatosa	Corticoides

DPOC: doença pulmonar obstrutiva crônica; VNI: ventilação não invasiva.

Medidas não farmacológicas

- Exercício físico: principalmente em pacientes pneumopatas, atividades guiadas e adaptadas para o paciente mostram benefício na redução da dispneia com o recondicionamento.
- Treinamento respiratório: respiração frenolabial (inspirar pelo nariz e expirar com os lábios quase totalmente cerrados, como se fosse apagar uma vela), respiração diafragmática e respiração ritmada. Todas essas técnicas já foram validadas cientificamente e são bem descritas em pacientes com DPOC.
- Órteses: conforme o grau de debilidade do paciente, utilizar recursos que reduzam o esforço para locomoção auxiliam na redução da dispneia. Aqui entram os andadores, muletas, cadeiras de rodas mecânicas e elétricas.
- Eletroestimulação neuromuscular: com a progressão das doenças incapacitantes ocorre o descondicionamento físico. Quanto mais restrito o paciente fica, menor sua atividade, e isso contribui para o próprio descondicionamento. Essas estratégias visam trazer melhorias na fraqueza muscular, possibilitando que o paciente faça atividades com menor esforço e, consequentemente, menos cansaço.
- Técnicas vibratórias na caixa torácica: idealizadas e mais bem avaliadas em pacientes com DPOC, além de doenças

neurodegenerativas motoras. O raciocínio por trás dessa técnica seria a estimulação das aferências nos fusos musculares e a redução da sensação de dispneia.
- Ventiladores: alguns pacientes respondem positivamente à exposição de vento fresco na face, efeito relacionado à ativação de termorreceptores que fazem aferência para o córtex sensorial. Pode-se utilizar ventilador fixo, manual (portátil), ou mesmo uma janela aberta próxima ao leito.
- Acupuntura: evidências limitadas apontam possível benefício dessa técnica na melhora da sensação de dispneia.

Além do que foi descrito, existem algumas estratégias não farmacológicas que são empregadas nos pacientes com dispneia, mas que ainda carecem de estudos de qualidade para validarem seu uso: psicoterapia, relaxamento, musicoterapia, entre outros.

Medidas farmacológicas

Oxigenoterapia

A hipóxia é um dos fatores relacionados à gênese de dispneia, entretanto nem todos os pacientes respondem à oxigenoterapia como tratamento da dispneia. Isso se justifica pelo fato de outros mecanismos serem contribuintes para a falta de ar. Em pacientes com câncer terminal, vários estudos apontam a superioridade do oxigênio ao ar hospitalar, entretanto uma metanálise não demonstrou essa superioridade.

De maneira semelhante, pacientes com DPOC não dependentes de oxigênio podem não responder à oxigenoterapia. Em insuficiência cardíaca, também não foi demonstrado benefício de suplementação de oxigênio em paciente não hipoxêmicos. A indicação de oxigênio deve ser criteriosa: pacientes hipoxêmicos cuja hipoxemia (saturação de oxigênio < 88%) limitará a vida, como no DPOC, o oxigênio está indicado; nas demais situações, pode ser realizado um teste de oxigênio e, caso o paciente sinta melhora, justifica-se sua manutenção.

Opioides

Os principais agentes estudados são a morfina, diamorfina e di-hidrocodeína, sendo a morfina disponível no Brasil. Em termos de dispneia, os estudos mais relevantes envolvem pacientes com câncer, DPOC e insuficiência cardíaca, havendo alguns sobre outras pneumopatias. Os maiores benefícios são no controle da dispneia no câncer e no DPOC, existindo ainda alguma controvérsia em insuficiência cardíaca. Entretanto, uma metanálise de 2021 não encontrou diferenças em relação ao placebo, em pacientes oncológicos.

De fato, os estudos incluídos nessa metanálise eram de baixa qualidade e a heterogeneidade metodológica desses estudos pode ter mitigado os resultados. Ainda são necessários estudos maiores, com qualidade, para avaliar em definitivo a aplicabilidade dos opioides na dispneia, principalmente em pacientes oncológicos. Os pacientes que melhor respondem a essa intervenção são virgens de opioide e geralmente doses menores que as usadas para dor são suficientes. A morfina via oral, intravenosa ou subcutânea é superior à via inalatória. Não existe nenhum consenso quanto à dose, entretanto iniciar com morfina de liberação lenta, 10 mg ao dia, parece uma estratégia razoável (ou morfina 2,5 a 5 mg, 4/4 horas). Usualmente, não devem ser necessárias doses maiores que 30 mg ao dia, embora o ajuste deva ser realizado de acordo com cada paciente, considerando fatores como insuficiência respiratória, alterações renais e hepáticas, uso prévio de opioides, entre outros. Para pacientes que se beneficiem de doses maiores, uma opção pode ser o fentanil transdérmico ou endovenoso, na dose equivalente a 40 a 60 mg de morfina, mas novos estudos precisam avaliar melhor essa opção terapêutica.

Casos em que a dispneia curse de maneira episódica devem ser tratados com as demais medidas discutidas neste capítulo, reservando os opioides para pacientes que mantêm a dispneia apesar dessas medidas.

Ansiolíticos

Embora alguns estudos mostrem benefícios de benzodiazepínicos no controle da dispneia em pacientes com câncer e DPOC, uma recente metanálise da Cochrane não confirmou esse efeito. Outra metanálise de 2021, com pacientes oncológicos, também não obteve resultados positivos. Os estudos são bastante heterogêneos, com protocolos distintos. Casos de dispneia aguda, principalmente quando associados a ansiedade e crise de pânico, podem responder ao benzodiazepínico. Entretanto, o tratamento dos transtornos ansiosos deve pautar-se no uso de antidepressivos, reservando os benzodiazepínicos para resgate.

É importante sempre observar o potencial de depressão respiratória quando associar benzodiazepínicos com opioides.

Antidepressivos

Alguns estudos sugerem possível benefício no controle da dispneia em pacientes com DPOC e comorbidades como ansiedade ou depressão. Entretanto, um grande *trial* com sertralina em pacientes com diversas etiologias de dispneia não demonstrou efeito *versus* o placebo. Um ensaio randomizado com mirtazapina em pacientes com DPOC e doenças intersticiais não mostrou redução de dispneia e aumento efeitos adversos graves.. De qualquer forma, o tratamento das comorbidades de saúde mental deve ser sempre considerado, independentemente da dispneia.

Furosemida inalatória

A furosemida parece apresentar alguns efeitos sobre os receptores das vias aéreas, entre outros efeitos locais. Estudos avaliando essa intervenção foram positivos principalmente para pacientes com doenças das vias aéreas, como DPOC e asma. Em paciente com câncer, não foram demonstrados efeitos significativos dessa intervenção.

Heliox

O gás hélio apresenta menor densidade, de forma que utilizar a mistura hélio 72% + oxigênio 28% reduziria o trabalho respiratório. Estudos com bons resultados em câncer e DPOC mostram sua utilidade na redução dos sintomas, mas sua disponibilidade e custo ainda são um problema.

Ventilação não invasiva

A VNI como suporte ventilatório é bem descrita em diversas comorbidades, como DPOC, doenças neuromusculares e insuficiência cardíaca. No contexto de cuidados paliativos, a VNI tem sido utilizada para atenuar os sintomas de pacientes que não desejam intubação orotraqueal. Assim como outras medidas terapêuticas, a equipe deve sempre avaliar suas indicações, impactos na qualidade de vida do paciente e tomar a decisão de quando interromper a VNI.

Outros

Existem alguns estudos pequenos sobre um possível benefício da levomepromazina, prometazina e clorpromazina no controle da dispneia em DPOC, mas ainda carecem de melhores evidências para justificar seu uso na prática clínica.

SECREÇÕES RESPIRATÓRIAS E BRONCORREIA

O muco produzido pelo sistema respiratório tem importante papel no transporte e remoção de partículas e células, além de manter a hidratação das vias aéreas e auxiliar no combate aos patógenos. Durante a expectoração, o escarro expelido é constituído de debris celulares das vias aéreas superiores e inferiores, proteínas, glicoproteínas, lipídios, eletrólitos e água.

QUADRO 2 Medicações utilizadas para dispneia e doses

Furosemida	40 mg 40 mg + 4 mL de SF 0,9%, inalatório, 3 a 4x/dia
Morfina (melhor opioide para dispneia)	Ataque: 1-2 mg IV/SC ou 5-10 mg VO Manutenção: 10 mg em BIC (24 horas) ou 5-10 mg VO a cada 4 horas. Titular conforme resposta e efeitos adversos
Codeína (dispneia leve)	30 mg VO, a cada 4 horas
Salbutamol (se broncoespasmo)	4 *puffs* até 3x na primeira hora, se exacerbação. Individualizar a dose de manutenção até a estabilidade do quadro.
Clorpromazina (agitação, *delirium*)	25-150 mg SC em BIC
Midazolam (ansiedade)	5-15 mg VO/IV/SC, em 24 horas
Diazepam (ansiedade)	5-10 mg VO, dose única e reavaliação

BIC: bomba de infusão contínua; IV: intravenoso; SC: subcutâneo; SF: soro fisiológico; VO: via oral.

Define-se broncorreia como a produção de muco aquoso de pelo menos 100 mL por dia, enquanto a média diária de produção em situações normais é de cerca de 25 mL/dia. Diversas doenças estão associadas ao aumento da produção de secreção pulmonar: bronquite crônica, asma, bronquiectasia, doenças infecciosas e doenças neoplásicas, como o carcinoma broncoalveolar. O aumento da secreção respiratória é desconfortável, pode piorar a sensação de dispneia, tosse, hipoxemia e em casos extremos pode causar depleção de volume e eletrólitos.

Possíveis alvos de intervenção terapêutica são a produção de mucina, a secreção de cloreto, inibição da cicloxigenase (COX) e consequente prostaglandinas e a secreção de outras glicoproteínas. Não há grandes estudos e ensaios clínicos randomizados para as estratégias de manejo da broncorreia. Algumas estratégias parecem mais promissoras, podendo ser consideradas até que evidências mais robustas surjam na literatura.

Medidas não farmacológicas

Uma revisão sistemática avaliou diversas modalidades de tratamento não medicamentoso da broncorreia, sendo os mais promissores as técnicas de tosse assistida, a insuflação-exsuflação mecânica e a ventilação percussiva. Novos estudos devem ser empenhados para avaliar a superioridade dessas e outras técnicas.

Medidas farmacológicas

Novamente, mesmo para medicações, os estudos em broncorreia são limitados e as evidências são de baixa qualidade. As medicações mais citadas em relatos de casos e séries de casos são a indometacina inalatória (não usual no Brasil), corticosteroides (metilprednisolona endovenosa, prednisolona oral, fluticasona e beclometasona inalatórias), eritromicina, octreotide (relato de caso em metástase pulmonar de câncer pancreático e carcinoma broncoalveolar) e a azitromicina. Gefitinibe, em pacientes com neoplasia de pulmão, apresentou bons resultados.

Outras opções, principalmente se a broncorreia for acompanhada de aumento da secreção salivar, podem incluir colírio de atropina intraoral, escopalamina endovenosa ou inalatória e ipratrópio inalatório. Os agentes mucolíticos, como acetilcisteína, não apresentam evidências fortes, mas são recomendados nos principais consensos. A dornase alfa deve ser utilizada apenas em casos de fibrose cística.

QUADRO 3 Medicações utilizadas no controle da broncorreia e sialorreia

Medicação	Dose
Metilprednisolona	0,5-1 mg/kg, 1x/dia, EV
Prednisolona	40-60 mg, 1 x/dia, VO
Fluticasona	250-1.000 mcg, 2 x/dia, inalatório
Propantelina	1 sachê, 3 x/dia, tópico (retroauricular)
Colírio de atropina (sialorreia)	Atropina 1%, 1-2 gotas, 4-6 x, SL
Escopolamina	Buscopan 20 mg/mL: 1 ampola, 3 x, inalatório ou EV ou hipodermóclise
Ipratrópio	Até 40 gotas a cada 4 h, inalatório
Salina hipertônica	NaCl 3%, 5-10 mL, inalatório (nebulização)
Acetilcisteína	600 mg, 1 x/dia, VO
Carbocisteína	250-500 mg, 3x/dia, VO
Ambroxol	30 mg, 3 x/dia, VO
Bromexina	8 mg, 3 x/dia, VO

EV: endovenoso; VO: via oral.

TOSSE

As doenças crônicas do sistema pulmonar e as neoplasias de pulmão são os principais desencadeantes desse sintoma, podendo chegar a 70% dos pacientes com câncer de pulmão. Outros fatores colaboram para a tosse, como doença do refluxo gastroesofágico, sinusite, rinite, entre outros. Após a dispneia, é o segundo sintoma respiratório mais frequentemente relacionado à piora da qualidade de vida.

A tosse, além de muito incômoda, pode estar associada a dor torácica de esforço, incontinência urinária pelo aumento da pressão abdominal, distúrbios do sono, fadiga e embaraço social. Apesar de seu aspecto negativo, tem a função biológica de proteger as vias aéreas de corpos estranhos e eliminar secreções, sendo um importante mecanismo de defesa.

Fisiopatologia

A tosse pode ser dividida em 3 fases:

1. Fase inspiratória, quando há uma inspiração rápida e profunda.
2. Fase de compressão, quando a glote se fecha e a pressão intratorácica aumenta significativamente com a contração da musculatura expiratória.
3. Fase expiratória: com a abertura da glote, o intenso fluxo de ar esvazia o pulmão, causando a remoção de secreção ou corpo estranho das vias aéreas. Esse controle envolve regiões corticais, centros respiratórios do tronco, receptores irritativos e mecânicos, além da musculatura respiratória.

As aferências sensitivas são derivadas do nervo vago. As fibras tipo C são sensíveis a ácidos (H+), frio, calor, capsaicina, bradicinina e mediadores inflamatórios. Já as fibras A delta mielinizadas funcionam como mecanorreceptores.

O reflexo inicia com o estímulo das aferências irritativas nas vias aéreas superiores, faringe, traqueia, carina, ramificações dos brônquios e nas vias aéreas distais. As aferências mecânicas são estimuladas pelo tato e distensão, estando presentes no estômago, pericárdio, pleura, diafragma, faringe, seios da face, tímpanos e meato acústico. Toda essa informação segue para os centros da tosse no tronco cerebral (bulbo e ponte), via nervo vago. Após o processamento das aferências, os centros motores enviam o estímulo para a musculatura das vias aéreas superiores, diafragma e demais músculos respiratórios, via nervo vago, frênico e nervos espinhais.

Manejo da tosse

Assim como os demais sintomas, como a dispneia, faz parte do tratamento da tosse a abordagem à doença de base que causa esse incômodo. O Quadro 4 apresenta possíveis causas de tosse e meios de manejar a doença de base.

As medicações utilizadas em tosse podem ser divididas em dois grandes grupos: as de ação central e as de ação periférica.

- Opioides: a codeína é uma droga utilizada há muito tempo para o controle da tosse, mas com eficácia discutível, de acordo com recentes metanálises. Dextromorfano pode ser uma opção ao opioide, com melhor tolerabilidade. Ambos apresentam efeitos centrais sobre receptores mi (opioides) ou NMDA (dextromorfano). A morfina 5 mg pode ser opção à codeína.
- Neuromoduladores: outras drogas de ação central que apesentam algumas evidências de ensaios randomizados são a gabapentina e a pregabalina.
- Ação periférica: levodropropizina é um agente inibidor dos receptores irritativos traqueobrônquicos e apresentou eficácia similar à da hidrocodona em pacientes com câncer. O cromoglicato de sódio também é uma medicação de ação periférica que poderia ter benefício em pacientes com câncer, mas com estudos muito pequenos e sujeitos a viés.

Outras opções possíveis são anestésicos locais como lidocaína e benzonatato (não disponível no Brasil).

O tratamento da tosse é difícil, não havendo atualmente uma droga muito superior às demais. Uma abordagem sugerida seria iniciar o tratamento com xaropes demulcentes (emolientes) e ir progredindo para opioides, como a codeína, depois outro agente periférico, como a levodropropizina e, por fim, a gabapentina.

QUADRO 4 Medicações utilizadas na tosse

Codeína	12-20 mg VO, a cada 4-6 horas
Morfina	5 mg VO, a cada 5 horas (1-2 mg se IV)
Dextromorfano	15-30 mg VO, a cada 6 ou 8 horas
Gabapentina	200-1.800 mg VO (doses baixas geralmente são suficientes)
Pregabalina	50-75 mg, 2x/dia, VO
Levodropropizina	60 mg VO, a cada 8 horas

IV: intravenoso; VO: via oral.

LEITURA RECOMENDADA

1. Ammous O, Feki W, Lotfi T, Khamis AM, Gosselink R, Rebai A, et al. Inspiratory muscle training, with or without concomitant pulmonary rehabilitation, for chronic obstructive pulmonary disease (COPD). Cochrane Database Syst Rev. 2023;1(1):CD013778.
2. Arcuri JF, Abarshi E, Preston NJ, Brine J, Pires Di Lorenzo VA. Benefits of interventions for respiratory secretion management in adult palliative care patients-a systematic review. BMC Palliat Care. 2016;15:74.
3. Binks AP. Dyspnea. In: Handbook of clinical neurology. 2022. p.188, 309-38.
4. Cherny NI, et al. Breathlessness and other respiratory symptoms in palliative care. In: Cherny NI, et al. (eds.). Oxford textbook of palliative medicine. 6.ed. Oxford; 2021.
5. Feliciano JL, Waldfogel JM, Sharma R, Zhang A, Gupta A, Sedhom R, et al. pharmacologic interventions for breathlessness in patients with advanced cancer: a systematic review and meta-analysis. JAMA Netw Open. 2021;4(2):e2037632
6. Fukushi I, Pokorski M, Okada Y. Mechanisms underlying the sensation of dyspnea. Respir Investig. 2021;59(1):66-80.
7. Higginson IJ, Brown ST, Oluyase AO, May P, Maddocks M, Costantini M, et al.; BETTER-B consortium. Mirtazapine to alleviate severe breathlessness in patients with COPD or interstitial lung diseases (BETTER-B): an international, multicentre, double-blind, randomised, placebo-controlled, phase 3 mixed-method trial. Lancet Respir Med. 2024;12(10):763-74.
8. Molassiotis A, Smith JA, Mazzone P, Blackhall F, Irwin RS; Chest Expert Cough Panel. Symptomatic treatment of cough among adult patients with lung cancer: Chest guideline and expert panel report. Chest. 2017;151(4):861-74.
9. Papadopoulou E, Hansel J, Lazar Z, Kostikas K, Tryfon S, Vestbo J, et al. Mucolytics for acute exacerbations of chronic obstructive pulmonary disease: a meta-analysis. Eur Respir Rev. 2023;32(167):220141.
10. Rémi C, Rémi J, Bausewein C. Pharmacological management of bronchorrhea in malignant disease: a systematic literature review. J Pain Symptom Manage. 2016;51(5):916-25.
11. Yancy WS Jr, McCrory DC, Coeytaux RR, Schmitt KM, Kemper AR, Goode A, et al. Efficacy and tolerability of treatments for chronic cough: a systematic review and meta-analysis. Chest. 2013;144(6):1827-38.

44

Fisiopatologia e controle de náuseas e vômitos

Márcio Veronesi Fukuda

Pontos-chave

- Náuseas e vômitos são sintomas comuns e promotores de prejuízo de qualidade de vida em pacientes que recebem cuidados paliativos.
- A avaliação clínica deve buscar identificar a etiologia provável; náuseas e vômitos podem ser causados pela doença primária, efeitos colaterais/sequelas do tratamento e doenças coexistentes, e costumam ser multifatoriais.
- O conhecimento da fisiopatologia presumida das náuseas e vômitos do paciente pode auxiliar na decisão sobre melhor estratégia terapêutica.
- As armadilhas comuns incluem avaliação inadequada, uso de antieméticos inadequados e uso de múltiplos antieméticos com o mesmo mecanismo de ação.

INTRODUÇÃO

Náusea pode ser definida como uma sensação subjetiva desagradável que sinaliza para a ocorrência iminente de vômito (com ou sem a ocorrência efetiva deste). Vômito, por sua vez, é caracterizado como um evento objetivo em que o indivíduo apresenta eliminação forçada de conteúdo gástrico pela boca, por meio da ação sustentada da musculatura da parede abdominal e abertura da cárdia. Assim, náuseas e vômitos (N/V) são fenômenos correlatos, embora não necessariamente se manifestem de maneira conjunta (sendo a presença de náuseas sem vômitos mais comum do que o inverso), e se encontram entre os sintomas físicos de maior relevância para os cuidados paliativos, não apenas pela frequência com que ocorrem na fase avançada de diversas condições ameaçadoras à vida, mas também por serem importantes promotores de comprometimento de qualidade de vida nesses pacientes.

A respeito de definições, cabe fazer a distinção entre N/V e regurgitação (que se refere ao fluxo retrógrado, de maneira passiva, do conteúdo esofágico à cavidade oral), ruminação (que se associa à incompletude do processo de deglutição, em geral associada a condições neurológicas ou psiquiátricas) e dispepsia, condições que podem, eventualmente, sobrepor-se ou se confundir com N/V.

EPIDEMIOLOGIA

Náuseas e vômitos estão entre os sintomas físicos mais prevalentes entre indivíduos portadores de doenças crônicas ameaçadoras à vida. Apesar da heterogeneidade da literatura a esse respeito, é descrito que 62% dos pacientes com neoplasias avançadas apresentam a combinação dos dois sintomas, e ao menos um deles ocorre em 43 a 49% dos pacientes portadores de síndrome da imunodeficiência adquirida (aids), 30 a 43% dos indivíduos portadores de doença renal crônica e 17 a 48% das pessoas com insuficiência cardíaca.

PATOGÊNESE

Existem dois centros principais do tronco cerebral que recebem e integram neurotransmissores responsáveis por N/V: o centro do vômito (CV) e a zona de gatilho quimiorreceptora (ZGQ). A ZGQ é uma região da medula localizada na área postrema, no assoalho do IV ventrículo, e que funcionalmente se encontra fora da barreira hematoencefálica, sendo, portanto, sensível a diversos agentes químicos endógenos e exógenos presentes no sangue (como toxinas e drogas), bem como a distúrbios bioquímicos. O CV, por sua vez, não corresponde a uma área anatômica distinta, mas sim a uma "zona funcional", composta por uma rede de núcleos localizados na medula, compreendendo a formação reticular e o núcleo do trato solitário. Esse centro recebe e integra sinais aferentes de diversas origens, sendo as principais:

- A própria ZGQ, ativada por estímulos de origem tóxico-metabólica presentes na circulação sanguínea.
- Trato gastrointestinal (TGI) e vísceras abdominais, por meio de estímulos gerados por injúrias de natureza física ou química à mucosa, cápsula e/ou serosa dos órgãos, transmitidos principalmente através das fibras aferentes do nervo vago.
- Determinadas áreas corticais, enviando estímulos de natureza psicogênica.
- Vias sensoriais, principalmente relacionadas a estímulos visuais e vestibulares.

Dessa forma, as principais vias emetogênicas podem ser esquematizadas conforme demonstrado na Figura 1.

Fibras eferentes do CV estão presentes em diversos nervos cranianos (principalmente nas fibras descendentes do nervo vago, mas também nos pares V, VII, IX e X), e através delas são transmitidos os sinais que desencadeiam e coordenam as várias respostas fisiológicas envolvidas na manifestação de N/V. A proximidade do CV com outras estruturas do tronco cerebral relacionados ao sistema nervoso autônomo explica também, em parte, a ocorrência de manifestações autonômicas relacionadas ao vômito, como diaforese, palidez e alterações de frequência respiratória e cardíaca.

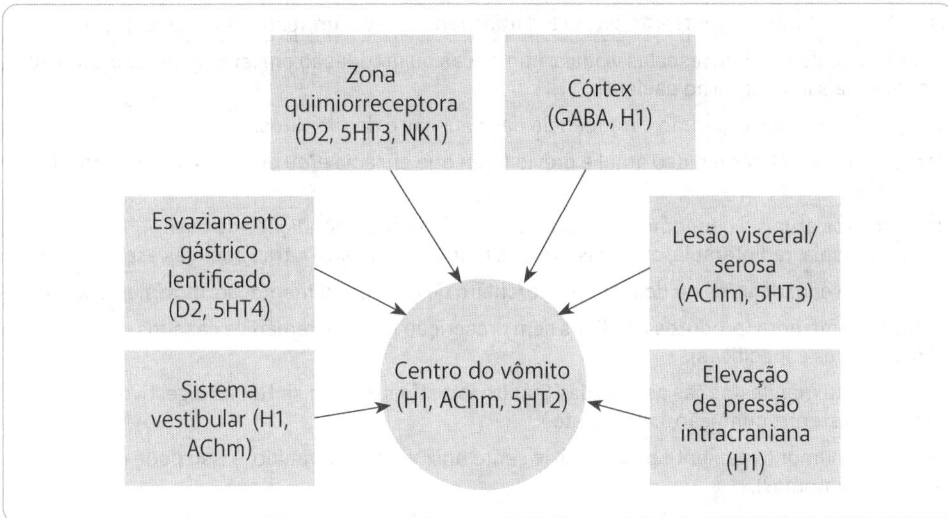

FIGURA 1 Principais vias emetogênicas e neurorreceptores envolvidos.

5HT2: receptor de serotonina tipo 2; 5HT3: receptor de serotonina tipo 3; 5HT4: receptor de serotonina tipo 4; AChm: receptor colinérgico muscarínico; D2: receptor de dopamina tipo 2; GABA: receptor de ácido gama-aminobutírico; H1: receptor de histamina tipo 1; NK1: receptor de neurocinina-1.

DIAGNÓSTICO E EXAMES COMPLEMENTARES

A avaliação clínica de N/V tem como objetivo principal identificar, com base em história e exame clínico dirigidos, fatores etiológicos possivelmente associados, sempre tendo em vista que é comum haver sobreposição de diversas causas potenciais (doença primária e suas complicações, comorbidades, efeitos colaterais de tratamento), o que é especialmente comum em pacientes com condições ameaçadoras à vida em fase avançada. Pontos relevantes a serem abordados na anamnese estão descritos no Quadro 1.

Além da etiologia, na avaliação clínica devem ser investigadas evidências de complicações dos sintomas (p. ex., desidratação e distúrbios hidreletrolíticos). Exames complementares (avaliação laboratorial, radiológica e/ou endoscópica) podem ser indicados para a investigação etiológica, conforme as suspeitas levantadas.

Determinar a(s) causa(s) potencialmente implicada(s) no surgimento dos sintomas de N/V de cada paciente é bastante importante, não apenas no sentido de incluir no tratamento abordagens específicas ao fator etiológico em questão, mas também como maneira de guiar a terapia farmacológica mais apropriada, como será descrito mais adiante neste capítulo. O Quadro 2 descreve alguns grupos sindrômicos mais comuns associados ao surgimento de N/V.

TRATAMENTO

A abordagem terapêutica de N/V deve seguir princípios comuns a todo manejo de sintomas em cuidados paliativos, como o tratamento simultâneo dos *clusters* de sintomas (p. ex., coexistência de obstipação e N/V) e a priorização da abordagem daqueles sintomas de maior intensidade e que promovam maior prejuízo em qualidade de vida ao paciente. Deve-se, idealmente, monitorar

QUADRO 1 Pontos importantes a serem abordados na anamnese sobre náusea e vômito*

Intensidade do sintoma (escalas visuais, numéricas ou graduação em leve/moderado/intenso) e qual é mais incômodo ao paciente.
Temporalidade: início, padrão e frequência das náuseas e dos vômitos.
Terapias antieméticas em uso atual e prévio (com que eficácia e/ou dificuldades encontradas com uso).
Tratamentos atuais e concomitantes para outros sintomas e condições de base (quimioterapia, radioterapia, cirurgias prévias, medicações para outras doenças específicas).
Fatores desencadeantes ou de piora (visão/cheiro de comida, alimentação, movimento etc.).
Fatores de melhora (produtos vendidos sem prescrição médica, remédios caseiros, alimentações específicas).
Sintomas ou manifestações associadas (hábito intestinal, outros sintomas digestivos, dor, tosse persistente, confusão, cefaleia etc.).
Estado de humor (o paciente parece ou se sente ansioso ou deprimido, e isso pode relacionar-se com o sintoma?).
Impacto do sintoma nas atividades habituais, aceitação alimentar e na qualidade de vida.

* Importante investigar náusea e vômito separadamente.

QUADRO 2 Grupos sindrômicos associados a N/V, mecanismo fisiopatológico, características clínicas e exemplos

Grupo sindrômico	Fisiopatologia	Características clínicas	Exemplos
Tóxico-metabólicas	Liberação de serotonina por lesão visceral, efeito direto sobre ZGQ	▪ Uso de medicações ou presença de condições comumente associadas. ▪ Náuseas mais constantes, com vômitos de intensidade variável.	▪ Drogas: opioides, antibióticos, quimioterápicos, digoxina. ▪ Toxinas: estados pró-inflamatórios (infecções, neoplasias), intoxicação alimentar. ▪ Metabólicas: falências orgânicas (uremia, insuficiência hepática), hipercalcemia, cetoacidose.
Esvaziamento gástrico lentificado	Estímulo vagal ao CV, desencadeado por mecanorreceptores de parede gástrica	▪ Presença de sintomas dispépticos (dor epigástrica, empachamento pós-prandial) regurgitação. ▪ Piora de sintoma após ingesta alimentar, vômitos em maior quantidade.	▪ Drogas: opioides, medicações com efeito anticolinérgico. ▪ Compressão gástrica extrínseca (ascite, hepatoesplenomegalia, neoplasias em andar superior do abdome). ▪ Gastrite, úlcera péptica. ▪ Disautonomia. ▪ Acometimento tumoral de parede gástrica.

(continua)

QUADRO 2 Grupos sindrômicos associados a N/V, mecanismo fisiopatológico, características clínicas e exemplos (*continuação*)

Grupo sindrômico	Fisiopatologia	Características clínicas	Exemplos
Distensão de TGI	Estímulo vagal ao CV, desencadeado por mecanorreceptores de parede	Associação com alteração de hábito intestinal, distensão abdominal, dor abdominal em cólica.	▪ Obstipação. ▪ Obstrução intestinal.
Lesão de serosa visceral	Estímulo do CV, por diversas vias (incluindo vagal), mediado principalmente por histamina e acetilcolina	▪ Sintomas específicos relacionados à víscera acometida. ▪ Náusea mais comum como sintoma isolado.	▪ Distensão da cápsula hepática (congestão venosa, metástases). ▪ Obstrução ureteral ▪ Acometimento neoplásico de retroperitônio.
Hipertensão intracraniana	Estímulo do CV através de aferências de mecanorreceptores meníngeos e/ou de nervo vestibulococlear, mediadas principalmente por histamina	Presença de sinais (cefaleia, alteração de nível e conteúdo de consciência, tontura) e sintomas neurológicos (papiledema, *tinnitus*, déficits focais, irritação meníngea), a depender da causa.	▪ Edema cerebral. ▪ Metástases intracranianas e/ou meníngeas. ▪ Sangramento intracraniano. ▪ Infecções encefálicas com lesão expansiva.
N/V psicogênicos	Estímulo ao CV por aferências corticais (mediadas por histamina, neurocinina e acetilcolina)	▪ Associação direta entre êmese e quadro psíquico. Gatilhos específicos (em caso de náusea antecipatória). ▪ Melhora com distração.	▪ Transtorno ansioso concomitante. ▪ Náusea antecipatória associada a quimioterapia.

CV: centro do vômito; N/V: náuseas e vômitos; TGI: trato gastrointestinal; ZGQ: zona de gatilho quimiorreceptora.

de maneira próxima a resposta e possíveis efeitos colaterais de qualquer intervenção terapêutica, especialmente em contexto de doença avançada, com pacientes em situação de maior fragilidade clínica e mais propensos a polifarmácia.

Além disso, em paralelo ao manejo sintomático específico, enfatiza-se a importância de avaliar os fatores etiológicos envolvidos e de considerar o emprego de estratégias para resolução ou controle destes, sempre que possível e cabível no plano geral de cuidados do paciente.

Abordagem não farmacológica

Uma das primeiras intervenções a serem consideradas para o manejo de N/V diz respeito às adaptações dietéticas. Embora a tolerância alimentar dos pacientes com

N/V tenda a ser pior com alimentos de digestão mais lenta (p. ex., ricos em gordura), não há evidências consistentes a respeito de padrões de dieta específicos globalmente associados ao melhor controle desses sintomas, de maneira que eventuais restrições alimentares devem ser individualizadas conforme preferências individuais. Ainda assim, frequentemente pacientes com doenças em fase avançada (especialmente neoplasias e falência renal e hepática) apresentam pior aceitação de alimentos de sabor e aroma mais intensos. É comum também que alimentos mais frios e sabores cítricos sejam mais bem-aceitos por pacientes com náuseas persistentes/de difícil controle.

Além da adaptação qualitativa, é importante considerar ajustes quantitativos: em geral, nos pacientes com N/V persistentes é aconselhável o fracionamento de dieta, evitando ofertar quantidades excessivas em cada refeição, pois, além de isso poder piorar os sintomas (especialmente quando há esvaziamento gástrico comprometido), esse hábito pode levar a associações afetivas negativas entre sintoma e exposição visual e olfativa aos alimentos, agregando-se assim componente psicogênico adicional à sintomatologia, o que, somado à inapetência que é comum na fase de caquexia que frequentemente ocorre em doenças avançadas, compromete ainda mais a aceitação alimentar global do paciente. Isso é especialmente importante de ser orientado aos principais cuidadores, pois, como é bastante sabido, a baixa aceitação alimentar tende a ser fator bastante estressante para as figuras envolvidas no cuidado e comumente motiva desgastes na relação com o próprio paciente.

O horário das refeições deve ser adequadamente planejado dentro da rotina de cuidados, estas preferencialmente sendo feitas em momento tranquilo, sem excesso de estímulos visuais ou auditivos concomitantes, e evitando proximidade de horários em que o paciente possa ser exposto a outros estímulos sensoriais de natureza desagradável (p. ex., manipulação de feridas ou trocas de curativos).

Diversas modalidades de intervenções terapêuticas não farmacológicas têm sido estudadas para controle de N/V, em geral como tratamentos adjuvantes à terapia farmacológica convencional, mas com eficácia e contextos de aplicação bastante variáveis. Dessas, destacam-se a acupuntura/acupressão em N/V associada ao câncer, estratégias de abordagem psicológica (técnicas de relaxamento, *mindfulness*, terapia comportamental para náusea antecipatória) e aromaterapia (com algumas evidências de redução de demanda por antieméticos associada a uso de extratos de limão, gengibre e hortelã).

Abordagem farmacológica

A maior parte das medicações antieméticas classicamente utilizadas baseia-se em bloquear vias de transmissão neuronal específicas relacionadas ao surgimento de N/V. Em termos gerais, existem duas linhas de abordagens diferentes: a abordagem mecanicista e a abordagem empírica. A primeira baseia-se em intervir na via emetogênica mais provavelmente implicada valendo-se de antieméticos que bloqueiam o(s) receptor(es) específico(s); a segunda, por sua vez, pressupõe a seleção de medicação antiemética baseada exclusivamente em sua eficácia e tolerabilidade geral, sem considerações específicas quanto à fisiopatologia de N/V do paciente.

Embora, na prática dos cuidados paliativos, seja mais comum a abordagem mecanicista de N/V, não há dados robustos de literatura que indiquem clara superioridade de uma em relação à outra. Em pacientes com N/V associados ao câncer avançado, a abordagem baseada em etiologia mostrou eficácia de controle de vômitos em 89% e de náusea em 56% dos indivíduos após uma semana, mostrando-se assim eficaz mas não completamente suficiente. Seguindo uma abordagem empírica, em contrapartida, faltam dados que apontem uma única medicação como preferencial, dada a ampla gama de situações clínicas distintas em que possam ocorrer N/V; cabe mencionar, porém, uma revisão recente que aponta a metoclopramida e o haloperidol como medicações de primeira e segunda escolha, respectivamente, para manejo de N/V associados ao câncer.

As principais classes de fármacos antieméticos usados na prática clínica estão enumeradas no Quadro 3.

Além das medicações descritas, existem outros fármacos que podem ser usados como antieméticos em situações particulares:

- Corticosteroides (principalmente dexametasona): apesar de certo efeito antiemético próprio, de mecanismo pouco elucidado, a evidência mais clara de uso para esse fim é relacionada ao seu efeito anti-inflamatório no manejo de condições emetogênicas (como hipertensão intracraniana por metástase ou obstrução intestinal maligna) ou em associação a outras medicações antieméticas na prevenção de náuseas induzidas por quimioterapia.
- Escopolamina: apesar do antagonismo de ACHm em CV e periferia, a aplicabilidade geral como antiemético é baixa, sendo usada para esse fim, principalmente, em situação de obstrução intestinal (em que reduz cólicas, hipersecretividade de TGI e N/V por peristalse reversa), não sendo habitualmente empregada como antiemético de primeira linha.
- Benzodiazepínicos: sem ação antiemética direta, porém potencialmente úteis em quadros de N/V fortemente associados a ansiedade e fatores psicogênicos, como na náusea antecipatória.
- Canabinoides: grupo de medicamentos relativamente mais novos que atuam, entre outras maneiras, na neuromodulação e regulação da homeostase dos sistemas por meio do sistema endocanabinoide (agindo, portanto, nos mesmos alvos descritos anteriormente, mas por vias distintas). Apesar de muitos relatos práticos de eficácia para manejo de N/V com medicações dessa classe, especialmente em contexto oncológico, as evidências em literatura a esse respeito ainda são pouco conclusivas pela grande heterogeneidade dos estudos. O uso de dronabinol e nabilona, sintéticos do tetra-hidrocanabinol (THC), é aprovado pela Food and Drug Administration dos EUA para N/V associados à quimioterapia, porém canabinoides com alta concentração de THC ainda não são autorizados pela Agência Nacional de Vigilância Sanitária (Anvisa) para comercialização no Brasil (até o momento da redação deste capítulo), tornando sua aplicabilidade no contexto brasileiro ainda limitada.

Independentemente da estratégia farmacológica selecionada, a prescrição medicamentosa habitualmente segue alguns princípios:

- Iniciar preferencialmente com um único antiemético, com prescrição regular ("de horário"), a não ser que haja substrato claro para associação de medica-

QUADRO 3 Exemplos de fármacos antieméticos usados com maior frequência na prática clínica, agrupados conforme alvo terapêutico principal

Exemplos	Particularidades	Efeitos colaterais
Antagonistas dopaminérgicos (D2)		
Benzamidas: metoclopramida, domperidona, bromoprida	▪ Além de antagonismo D2, têm também efeito agonista sobre receptores serotoninérgicos 5HT4 (responsável por efeito procinético sobre TGI, podendo também gerar cólicas se obstrução total ou parcial). ▪ Metoclopramida também tem efeito antagonista 5HT3 em doses mais elevadas.	Efeitos extrapiramidais,* prolongamento de intervalo QT.
Haloperidol	Ação predominante antagonista D2.	Efeitos extrapiramidais, sedação.
Olanzapina	Efeito antagonista dopaminérgico (D1-D4), serotoninérgico (5HT1,3,6), histaminérgico (H1), muscarínicos e adrenérgicos – diversas aplicações possíveis em cuidados paliativos (insônia, inapetência).	Sedação (maior que haloperidol), prolongamento de intervalo QT, efeitos extrapiramidais (menos frequente que haloperidol).
Antagonistas histaminérgicos (H1)		
Anti-histamínicos: dimenidrinato, prometazina, ciclizina	▪ Mais eficazes em situação de náusea associada ao movimento ou situações de hipertensão intracraniana. ▪ Ação anticolinérgica muscarínica de menor monta.	Sedação, efeitos anticolinérgicos.**
Fenotiazinas: clorpromazina, levomepromazina	▪ Além de ação anti-H1, apresentam anticolinérgica muscarínica e antagonista D2 de menor monta. ▪ Efeito antiemético, em geral, é baixo em comparação a demais ações.	Efeitos anticolinérgicos e extrapiramidais, prolongamento de intervalo QT.
Antagonistas serotoninérgicos (5HT3)		
Ondansetrona, palonosetrona, granisetrona	Melhor evidência para N/V associado ao tratamento oncológico (especialmente náusea precoce associada à quimioterapia).	Boca seca, obstipação, prolongamento de intervalo QT.
Mirtazapina	Antidepressivo tetracíclico, com ação em múltiplos receptores e outras aplicabilidades em cuidados paliativos (insônia, inapetência).	Sonolência excessiva, ganho de peso, obstipação.
Antagonistas de receptores NK1		
Aprepitanto	A principal aplicação atual é para náuseas tardias associadas à quimioterapia.	Inapetência, dispepsia, tontura, fadiga.

* Efeitos extrapiramidais agudos: distonias, acatisia – mais comuns à introdução ou aumento de dosagem de antagonistas D2.
** Efeitos anticolinérgicos: secura de mucosas, obstipação, tontura, retenção urinária, confusão mental.
5HT3: receptor de serotonina tipo 3; 5HT4: receptor de serotonina tipo 4; D2: receptor de dopamina tipo 2; H1: receptor de histamina tipo 1; NK1: receptor de neurocinina-1; N/V: náuseas e vômitos; TGI: trato gastrointestinal.

ções (p. ex., haloperidol + dexametasona para N/V associados a obstrução intestinal maligna).

- Iniciar com uma dose relativamente baixa, monitorar a resposta (controle de náuseas, controle de vômitos, efeitos colaterais) e titular aumentos conforme necessário.
- Se o primeiro antiemético não controlar satisfatoriamente os sintomas e/ou causar efeitos colaterais limitantes, adicionar o segundo, mas considerar que o uso concomitante de medicamentos com efeitos em receptores semelhantes, via de regra, não é recomendado.
- Ao associar antieméticos, é importante atentar para possíveis interações e efeitos indesejados que prejudiquem a eficácia global do tratamento (p. ex., associação de medicação com efeito antagonista colinérgico em paciente com náusea fortemente associada a esvaziamento gástrico retardado).
- A administração parenteral é recomendada em casos de vômito frequente, má-absorção gastrointestinal ou estase gástrica significativa.
- Considerar antieméticos de "amplo espectro" (ação em diversos receptores distintos, como olanzapina ou mirtazapina) em pacientes com mais de uma causa provável de N/V.

CONSIDERAÇÕES FINAIS

Náuseas e vômitos estão entre os sintomas físicos mais frequentes nos pacientes em cuidados paliativos, e a importância de seu manejo se dá também pelo grande impacto na qualidade de vida que promovem. A fisiopatologia de N/V é complexa, frequentemente envolve mecanismos multifatoriais, e o tratamento farmacológico e o não farmacológico devem ser individualizados, buscando sempre que possível a abordagem dos fatores etiológicos potencialmente reversíveis, e

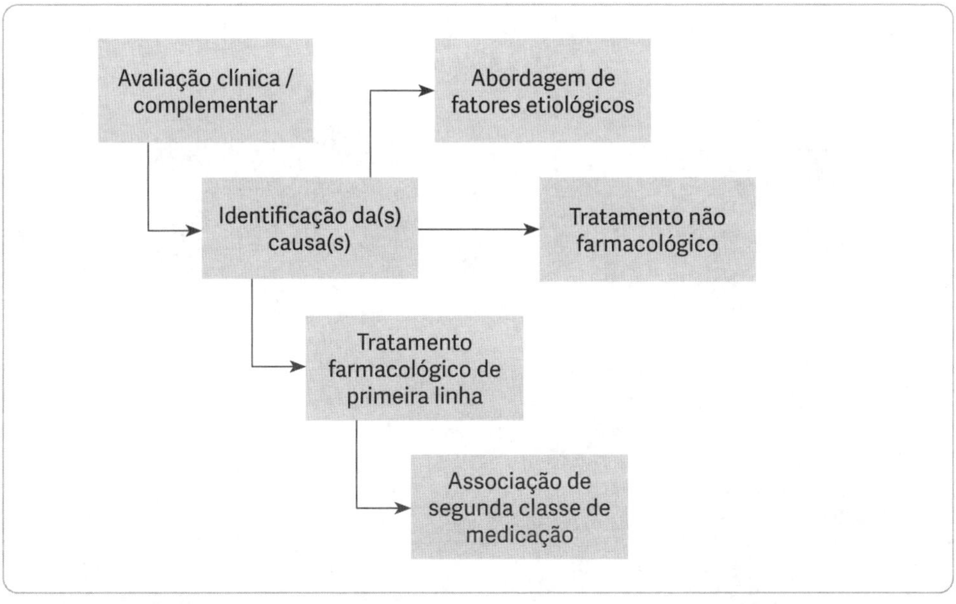

FIGURA 2 Algoritmo do tratamento.

monitorando a eficácia e a tolerabilidade das terapias iniciadas.

LEITURA RECOMENDADA

1. Braz AG, Coelho PAB, Souza MRB. Náuseas e vômitos. In: Carvalho RT, et al. (eds.). Manual da residência de cuidados paliativos: abordagem multidisciplinar. 2.ed. Santana de Parnaíba: Manole; 2022. cap. 18, p.248-59.
2. Cherny NI, Fallon MT, Kaasa S, Portenoy RK, Currow DC (eds.). Oxford textbook of palliative medicine. 5.ed. Oxford: Oxford University Press; 2015.
3. Heckroth M, Luckett RT, Moser C, Parajuli D, Abell TL. Nausea and vomiting in 2021: a comprehensive update. J Clin Gastroenterol. 2021;55(4):279-99.
4. Kennedy SKF, Goodall S, Lee SF, DeAngelis C, Jocko A, Charbonneau F, et al. 2020 Asco, 2023 NCCN, 2023 MASCC/ESMO, and 2019 CCO: a comparison of antiemetic guidelines for the treatment of chemotherapy-induced nausea and vomiting in cancer patients. Support Care Cancer. 2024;32(5):280.
5. Kreye G, Wasl M, Dietz A, Klaffel D, Groselji-Strele A, Eberhard K, et al. Aromatherapy in palliative care: a single-institute retrospective analysis evaluating the effect of lemon oil pads against nausea and vomiting in advanced cancer patients. Cancers. 2022;14:2131.
6. Leach C. Nausea and vomiting in palliative care. Clin Med (Lond). 2019;19(4):299-301.
7. Wickham RJ. Nausea and vomiting: a palliative care imperative. Curr Oncol Rep. 2020;22(1):1.
8. Wickham RJ. Nausea and vomiting not related to cancer therapy: intractable problem or clinical challenge? J Adv Pract Oncol. 2020;11(5):476-88.
9. Wickham RJ. Revisiting the physiology of nausea and vomiting-challenging the paradigm. Support Care Cancer. 2020;28(1):13-21.

45

Obstipação e diarreia

Ana Paula de Souza Borges
Erica Maria Zeni

Pontos-chave

- A obstipação (ou constipação) intestinal e a diarreia são sintomas comuns em pacientes sob cuidados paliativos.
- Existem diversas causas que levam à constipação intestinal e à diarreia.
- O tratamento deve ser individualizado, levando sempre em consideração as medicações de uso contínuo que o paciente faz uso.

OBSTIPAÇÃO

Introdução

A obstipação ou constipação intestinal se apresenta como queixa de diminuição na frequência de eliminação de fezes, fezes endurecidas e em pequena quantidade, dor e/ou esforço para evacuar, sensação de reto cheio ou de esvaziamento incompleto. Causa desconforto, sensação de distensão e inchaço. Mas também pode causar náusea, vômitos, hiporexia, dor abdominal, diarreia por transbordamento, retenção urinária e *delirium*.

Aproximadamente 10% da população geral apresenta constipação intestinal, sendo mais comum em idosos e mulheres. Quando hospitalizados, 63% dos idosos apresentam constipação comparados a 22% dos idosos não hospitalizados. No câncer avançado, 63% dos pacientes necessitam de laxativos; para os que usam opioides, a prevalência é de 87%. Evidências mostram que seu tratamento é inadequado em unidades oncológicas e de cuidados paliativos, levando a piora de outros sintomas e sofrimento.

Há critérios validados em literatura, como os de Roma IV para diagnóstico (Quadro 1), e a escala de fezes de Bristol (Quadro 2), que auxilia na descrição objetiva da consistência das fezes, sendo os tipos 1 e 2 compatíveis com obstipação, os tipos 3, 4 e 5 consideradas normais, e os tipos 6 e 7, compatíveis com diarreia.

QUADRO 1 Critérios de Roma IV para constipação intestinal*

1. Dois ou mais dos seguintes achados: ▪ Esforço durante mais de ¼ (25%) das evacuações. ▪ Fezes irregulares ou duras (escala de fezes de Bristol 1-2) mais de ¼ (25%) das evacuações. ▪ Sensação de evacuação incompleta em mais de ¼ (25%) das evacuações. ▪ Sensação de obstrução/bloqueio em mais de ¼ (25%) das evacuações. ▪ Manobra manual de facilitação da evacuação em mais de ¼ (25%) das vezes. ▪ Menos de três evacuações por semana. ▪ Distúrbios de evacuação não preenchem critérios de síndrome do intestino irritável.
2. Fezes amolecidas raramente presentes sem o uso de laxativos.
3. Critérios insuficientes para síndrome do intestino irritável.

* Critérios preenchidos nos últimos três meses com início dos sintomas há pelo menos seis meses.
Fonte: The Rome Foundation.

QUADRO 2 Escala de fezes de Bristol

Tipo 1	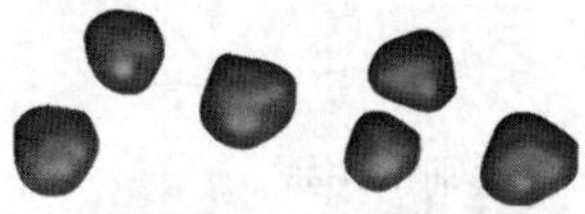	Pequenas bolinhas duras, separadas como coquinhos (difíceis de sair).
Tipo 2	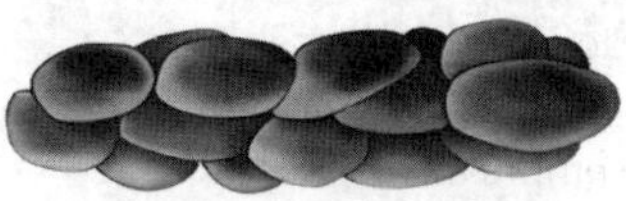	Formato de linguiça encaroçada, com pequenas bolinhas grudadas.
Tipo 3	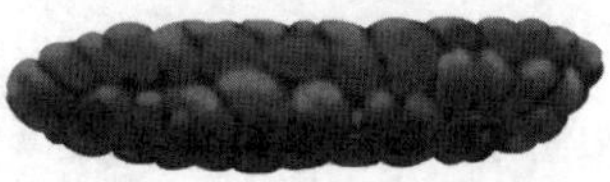	Formato de linguiça com rachaduras na superfície.
Tipo 4	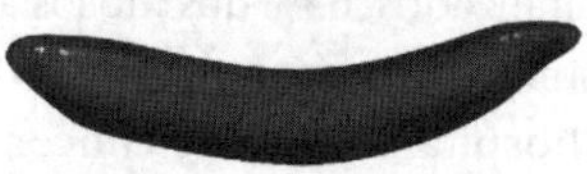	Alongada com formato de salsicha ou cobra, lisa e macia.
Tipo 5	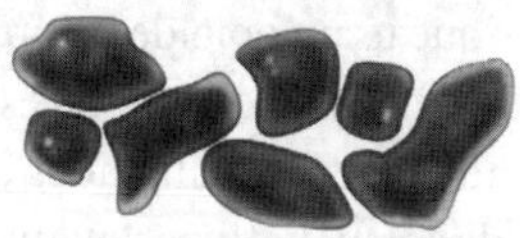	Pedaços macios e separados, com bordas bem definidas (fáceis de sair).
Tipo 6	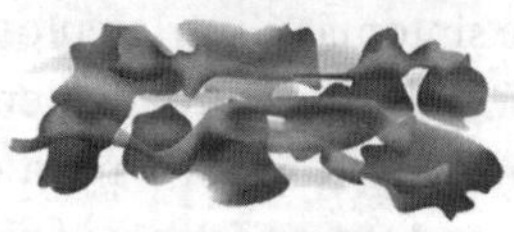	Massa pastosa e fofa, com bordas irregulares.
Tipo 7	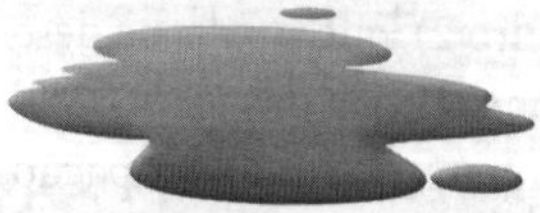	Totalmente líquidas, sem pedaços sólidos.

Fonte: adaptado de: Martinez e Azevedo, 2021; The Rome Foundation, 2021.

No entanto, em pacientes com doenças avançadas, é importante considerar a queixa de mudança do hábito intestinal, desconforto e impacto na qualidade de vida. Especificamente no cenário de cuidados paliativos, vale a pena citar os critérios para constipação induzida por opioide (Quadro 3).

QUADRO 3 Critérios de Roma IV para constipação induzida por opioides

1. Sintomas novos ou agravados de constipação ao iniciar, alterar ou aumentar a terapia com opioides, que devem incluir dois ou mais dos seguintes achados: ▪ Esforço durante mais de ¼ (25%) das defecações. ▪ Fezes irregulares ou duras (escala de fezes de Bristol 1-2) mais de ¼ (25%) das defecações. ▪ Sensação de evacuação incompleta em mais de ¼ (25%) das defecações. ▪ Sensação de obstrução/bloqueio anorretal em mais de ¼ (25%) das defecações. ▪ Manobras manuais para facilitar mais de ¼ (25%) das defecações (p. ex., evacuação digital, apoio do assoalho pélvico). ▪ Menos de três evacuações por semana.
2. Fezes amolecidas raramente presentes sem o uso de laxativos.

FISIOPATOLOGIA

O cólon é o responsável pela absorção de água, eletrólitos e vitaminas, produção de vitaminas K e B pelas bactérias, secreção de muco e armazenamento das fezes que serão eliminadas. Os movimentos do cólon normalmente são lentos e de dois tipos: movimentos de mistura (contrações haustrais), que resultam na absorção de água e eletrólitos; e propulsivos (movimentos de massa), que são os responsáveis pelo movimento das fezes do intestino delgado até o cólon sigmoide, onde elas ficam armazenadas até o momento da evacuação. A presença do conteúdo fecal distende o lúmen do sigmoide estimulando a peristalse que impulsiona as fezes para o reto, gerando a vontade de evacuar. O conteúdo fecal leva de 2 a 4 horas no intestino delgado e de 12 a 24 horas no cólon; em pacientes com doenças avançadas, o trânsito intestinal pode demorar de 4 a 12 dias.

CAUSAS

As causas de constipação nas doenças avançadas são multifatoriais: baixa ingestão de fibras e água, baixa mobilidade, efeito colateral de drogas, piora da doença de base, comorbidades (Quadro 4).

Os opioides atuam nos receptores mu (μ) do trato gastrointestinal, retardando o esvaziamento gástrico, aumentando o tônus do esfíncter pilórico e lentificando o trânsito através da válvula ileocecal e do cólon. Dos opioides fortes, existem evidências de que fentanil transdérmico e buprenorfina transdérmica são menos obstipantes que a morfina ou a oxicodona via oral. O mesmo vale para a metadona, menos obstipante que a morfina e a hidromorfona, o que é atribuído à ação da metadona nos receptores NMDA.

DIAGNÓSTICO

A história clínica e o exame físico são imprescindíveis para o diagnóstico e o tratamento adequado da constipação. Exames complementares devem ser direcionados de acordo com a suspeita clínica, não sendo rotineiramente necessários.

É importante avaliar o tempo de início da constipação intestinal, se histórico crônico (aqui os critérios de Roma podem ser úteis),

QUADRO 4 Causas de constipação intestinal em cuidados paliativos

Drogas	▪ Opioides. ▪ Anticolinérgicos: escopolamina, hioscina, antidepressivos tricíclicos, drogas antiparkinsonianas, antiácidos (compostos de alumínio e cálcio), neurolépticos (clorpromazina e haloperidol), diuréticos, anticonvulsivantes, ferro, anti-hipertensivos, quimioterápicos como vincristina.	
Câncer	▪ Obstrução intestinal: lesão intraluminal, compressão extrínseca por lesão abdominal ou pélvica. ▪ Síndrome da cauda equina, acometimento da medula lombossacra ou região de plexo pélvico. ▪ Hipercalcemia. ▪ Quimioterapias: vincristina, talidomida. ▪ Sintomas comuns de evolução da doença, como desidratação, redução da mobilidade, sonolência e confusão.	
Comorbidades	▪ *Diabetes mellitus*. ▪ Hipotireoidismo. ▪ Hipocalemia. ▪ Hérnia. ▪ Doença diverticular.	▪ Retocele ou prolapso. ▪ Fissura anal ou hemorroidas. ▪ Estenose anal. ▪ Colite. ▪ Depressão.

sensações subjetivas (sensação de esvaziamento incompleto, distensão, flatulência), medicamentos obstipantes em uso, padrão alimentar e sinais de desidratação. A obstrução causada pelo tumor ou por impactação fecal pode apresentar diarreia paradoxal e a palpação de uma massa abdominal pode algumas vezes ser difícil de diferenciar entre tumor e fecaloma. O mais frequente da impactação fecal é uma massa na região que segue o cólon descendente; toque retal e radiografia de abdome podem confirmar o diagnóstico.

O exame da região anal pode identificar fissuras e hemorroidas que causam desconforto e dor. Sinais e sintomas neurológicos associados à constipação podem indicar acometimento medular por neoplasias. Náusea e vômito (que pode ser fecaloide), distensão abdominal e dor abdominal podem ser indicativos de obstrução intestinal e o tratamento com laxativos é contraindicado. Na suspeita de obstrução intestinal maligna, a tomografia computadorizada é padrão-ouro para o diagnóstico. A presença de *delirium* pode ser um indicativo de hipercalcemia, embora a própria constipação intestinal possa ser a causa do *delirium*.

TRATAMENTO

A melhor abordagem consiste na prevenção, com estímulo a hidratação oral, dieta com fibras, com o consumo de frutas como ameixa.

O tratamento deve incluir, além das medidas farmacológicas e não farmacológicas, uma abordagem ampla, com adequado manejo dos outros sintomas, ajudando na prevenção, no alívio e melhor tratamento da obstipação. O alívio da dispneia e da dor com medicamentos e fisioterapia melhora a mobilidade, o controle das náuseas melhora a dieta e a hidratação e, muitas vezes, auxilia na ingestão de dieta laxativa e fibras. Deve-se corrigir alterações metabólicas como hipercalcemia e desidratação, suspender medicamentos sem benefício, prescrever laxativos profiláticos para pacientes com doença em piora como causa de constipação ou em uso de medicações obstipantes.

Garantir privacidade e posicionamento adequado (se possível elevação dos joelhos, apoio dos pés). Maximizar o reflexo peristáltico matutino pode encorajar uma evacuação natural.

A Organização Mundial da Saúde (OMS) recomenda medidas preventivas para pacientes em cuidados paliativos e em uso de opioides. Pacientes e cuidadores devem ser educados sobre a necessidade da ingestão de líquidos, sempre que possível, e quanto ao uso regular de laxantes.

Tratamento farmacológico

Na maioria dos pacientes com doenças avançadas, não é possível a manutenção de boa ingestão hídrica e uma boa mobilidade para ajuda na motilidade intestinal. Além disso, o uso de medicações obstipantes é comum nessa população, o que dificulta o efeito satisfatório dos formadores de bolo fecal e seu uso pode levar a efeitos colaterais como dor e distensão abdominal, flatulência e impactação fecal.

O Quadro 5 explicita os principais tipos de laxantes, com os nomes das drogas, doses e tempo de ação.

Os agentes osmóticos, como a lactulose, agem retendo fluidos no lúmen intestinal, podendo demorar até três dias para fazer efeito. Seus efeitos colaterais são: distensão, flatulência e cólicas. O PEG (polietilenoglicol) é um açúcar não absorvível que não é metabolizado pelas bactérias colônicas, reduzindo a distensão abdominal e a flatulência. Pode ser usado para a profilaxia e o controle de constipação induzido por opioides.

Os agentes irritativos estimulam a motilidade intestinal e aumentam a secreção intraluminal de líquidos e eletrólitos no íleo distal e cólon. Atenção deve ser dada a pacientes com uso de sonda nasoenteral ou gastrostomia, o picossulfato de sódio é o irritativo de escolha, visto que os comprimidos de bisacodil não devem ser macerados. Não há evidência na literatura de que a prucaloprida possa ser macerada.

QUADRO 5 Laxantes e doses

Tipo	Medicações	Tempo de ação
Formadores de bolo	Fibras solúveis e insolúveis *Plantago psyllium*	
Estimulantes/ irritativos	Sene 10 g/200 mL VO Bisacodil 10-20 mg VO à noite Picossulfato 10 mg VO/SNE/GTT à noite Supositório de glicerina Prucaloprida 1-2 mg VO 1x/dia	6-12 h 6-12 h 6-12 h Até 1 x/dia Em média 2,5 h
Osmóticos	Lactulose 15-30 mL VO 1-2x/dia PEG/macrogol 14-28 g/200 mL VO/dia Hidróxido de magnésio 15-60 mL VO de manhã	24-48 h 2-4 dias 0,5-3 h
Emolientes	Supositório de glicerina 1 unidade via retal/dia Docusato 100-400 mg VO/dia Óleo mineral 30-60 mL VO pela manhã Clister glicerinado 500 mL VR/SOS	15-60 minutos 24-72 h 6-8 h 5-60 minutos

GTT: gastrostomia; SNE: sonda nasoenteral; VO: via oral; VR: via retal.

Dos emolientes, o óleo mineral deve ser evitado em pacientes com dificuldade de deglutição, dispneia ou rebaixamento do nível de consciência pelo risco de broncoaspiração, podendo levar à pneumonite química. O ducosato ajuda na absorção de outros laxativos, podendo ser associado a algum irritativo; a associação mais comum é bisacodil com ducosato. Nos casos de fezes impactadas ou endurecidas na ampola retal, deve-se usar supositório de glicerina, enema ou clister glicerinado. A "quebra" fecal manual é dolorosa, devendo ser evitada; mas, se realizada, deve ser precedida de analgesia. Pacientes em fim de vida, sem ingestão oral, pouco responsivos, podem ficar desconfortáveis ou apresentar *delirium*. Para esses, o clister glicerinado é a medicação de escolha.

Ao prescrever analgésicos opioides, deve-se iniciar preventivamente um laxativo do tipo estimulante/irritativo. Na constipação relacionada ao opioide, a primeira escolha são os laxativos estimulantes/irritativos; caso não resolva em até dois dias, associar um agente laxativo. Se necessário, iniciar um terceiro laxante, optando por um emoliente. É importante manter o uso regular da medicação enquanto houver uso dos opioides. Em caso de constipação relacionada ao opioide sem melhora com o uso de laxantes, optar por realizar a rotação do opioide.

Dica prática:

Início do opioide, paciente com ingestão oral: bisacodil, podendo ser necessário acrescentar lactulose.
Início do opioide, paciente com sonda nasoenteral ou gastrostomia: picossulfato.
Fezes impactadas: *fleet* ou enema retal, evitar manobra manual de quebra e, se necessário, realizar analgesia antes.

DIARREIA

Conceito

Diarreia é o aumento do hábito intestinal com a passagem de fezes não formadas (tipo 5 a 7 na escala de Bristol) ou aumento da frequência (mais de 3 episódios em um período de 24 h). Pode ser classificada em aguda, quando dura menos de 14 dias, ou crônica, quando a duração é maior que 14 dias. A prevalência não é bem estabelecida, com uma aproximação de acometimento de 3 a 7% da população com diarreia crônica. Mas, considerando pacientes pós-colectomia, há dados que variam de 2 a 50%.

Causas

Dentre as principais causas de diarreia em pacientes com doenças avançadas, estão:

- Desajuste da terapia laxativa.
- Medicações (antibióticos, antiácidos, quimioterapia, anti-inflamatórios, anti-hipertensivos, estatinas, metformina).
- Radioterapia abdominal ou pélvica.
- Doença do enxerto contra hospedeiro (DECH).
- Diarreia por obstrução: fecaloma, câncer com compressão do cólon.
- Má absorção: doença celíaca, intolerância à lactose, tumores de células das ilhotas do pâncreas, gastrectomia, ressecção ileal, colectomia.
- Tumores: cólon e reto, pâncreas, carcinoides.
- Doenças concomitantes: doença inflamatória intestinal, *diabetes mellitus*, hipertireoidismo, síndrome do intestino irritável.

QUADRO 6 Principais causas de diarreia em pacientes sob cuidados paliativos e seus respectivos tratamentos (drogas e doses preconizadas)

Causa	Medicamento	Dose
Gastroenterocolites infecciosas	Metronidazol ou ciprofloxacino	250-500 mg VO, IV 8/8 h 500 mg VO, IV 12/12 h
Colite por *Clostridium difficile*	Metronidazol ou vancomicina	500 mg VO 8/8 h 125 mg VO 6/6 h
Incontinência fecal	Loperamida 1ª opção Codeína 2ª opção	4 mg seguidos de 2 mg a cada evacuação até 16 mg/dia Até 200 mg/dia
Quimioterapia	Loperamida 1ª opção Octreotida	4 mg seguidos de 2 mg a cada evacuação até 16 mg/dia 0,1 mg SC 12/12 h
Radioterapia	Mesalazina Sulfassalazina	2-4 g VO/dia
Má absorção (esteatorreia)	Pancreatina	25.000 UI/refeição
Tumores carcinoides	Octreotida	0,1 mg SC 12/12 h
Fecaloma	Ajuste de laxantes, medicação retal, quebra manual pode ser necessária em alguns casos	1 unidade de supositório de glicerina VR 1 unidade de solução de glicerina 12% VR gota a gota (250-1.000 mL)

IV: intravenoso; SC: subcutâneo; VO: via oral; VR: via retal.

- Infecções agudas de etiologia viral, bacteriana, parasitária, supercrescimento bacteriano.

DIAGNÓSTICO

O diagnóstico da diarreia em si é feito por meio da história clínica. Exames complementares podem ser necessários, dependendo da suspeição clínica.

No contexto de cuidados paliativos, causas mais frequentes são:

- Dose excessiva de laxativos: suspeitar se ajuste recente da dose, troca de medicações obstipantes.
- Colite pseudomembranosa, infecção por *Clostridium difficile*: suspeitar de uso recente ou atual de antibióticos, diarreia associada a dor abdominal, febre, fezes com muco e/ou sangue.
- Gastroenterites infecciosas: considerar pesquisa de outros germes ou infecção do trato gastrointestinal se outros sintomas de infecção aguda.
- Diarreia paradoxal ou por transbordamento: indicada a realização de toque retal e radiografia abdominal, pela suspeita de fecaloma.

Tratamento

O tratamento deve ser direcionado à causa. O Quadro 6 apresenta um resumo das opções de tratamento.

Em casos de diarreias persistentes, existem medicações disponíveis para o tratamento do sintoma, incluindo:

- Inibidores da prostaglandina: mesalazina.
- Opioides: loperamida.
- Análogo de somatostatina: octreotida.
- Inibidor da encefalina intestinal: racecadotrila (usada nas diarreias agudas).

CONSIDERAÇÕES FINAIS

É importante realizar uma boa anamnese e exame físico para avaliar as possibilidades etiológicas envolvidas na diarreia e na constipação e propor o tratamento adequado.

REFERÊNCIAS BIBLIOGRÁFICAS

1. Associação Brasileira de Cuidados Paliativos. Consenso Brasileiro de Constipação Intestinal Induzida por Opioides. Rev Bras Cuidados Paliativos. 2009;2(3 – Suplemento 1).
2. Candy B, Jones L, Larkin PJ, Vickerstaff V, Tookman A, Stone P. Laxatives for the management of constipation in people receiving palliative care. Cochrane Database Syst Rev. 2015;2015(5).
3. Dutra B, Siddiqui S, Everett J. A clinical approach to chronic diarrhea. Gastroenterology. 2022;162(3):707-9.
4. Farmer AD, Holt CB, Downes TJ, Ruggeri E, Vecchio SD, De Giorgio R. Pathophysiology, diagnosis, and management of opioid-induced constipation. Lancet Gastroenterol Hepatol 2018;3:203-12.
5. Longstreth G, Thompson WG, Chey W, Houghton LA. Functional bowel disorders. Gastroenterology. 2006;130(5):1480-91.
6. Martinez AP, Azevedo GR de. The Bristol Stool Form Scale: its translation to Portuguese, cultural adaptation and validation. Rev Latino-Am Enfermagem [Internet]. 2012;20(3):583-9.
7. Ministério da Saúde. Instituto Nacional de Câncer (Inca). Constipação intestinal no câncer avançado. Série Cuidados Paliativos. 2009.
8. Sykes NP. Constipation and diarrhoea. In: Cherny NI, Fallon MT, Kaasa S, Portenoy RK, Currow DC, editors. Oxford textbook of palliative medicine. 5.ed. Oxford: Oxford University Press; 2015.
9. The Rome Foundation [Internet]. Bristol Stool Form Scale. 2021. Disponível em: https://theromefoundation.org/wp-content/uploads/Bristol-Stool-Form-Scale-Card-2021.pdf. Acesso em 13 set. 2024.
10. Tradounsky GE. Gastro-intestinal symptoms in palliative care patients. Curr Oncol. 2024;31(4):2341-52.

46

Obstrução intestinal maligna: fisiopatologia e medidas paliativas

Paulo Sérgio Martins de Alcântara
Veruska Menegatti Anastacio Testa

Pontos-chave

- Definição e impacto da obstrução intestinal maligna.
- Causas e tipos de obstrução intestinal maligna.
- Diagnóstico clínico e exames.
- Tratamento e prognóstico.

INTRODUÇÃO

Define-se obstrução intestinal maligna (OIM) mediante a presença de obstrução intestinal abaixo do ângulo de Treitz na vigência de doença neoplásica intra-abdominal de origem abdominal ou extra-abdominal, na ausência de possibilidade razoável de cura.

A OIM é um termo com ampla abrangência e pode ter inúmeras apresentações. Responsabiliza-se por parte relevante dos atendimentos oncológicos em serviços de urgência no Brasil. Dados estadunidenses evidenciam que a OIM atende por 13% dos casos de internação de urgência, com mortalidade hospitalar de 24,5% em 2006 e de 21,4% em 2010.

A OIM tem grande impacto na qualidade de vida, exigindo comumente hospitalização ou estadia em *hospice*, contribuindo sobremaneira para o comprometimento psíquico do paciente, de seus familiares e da equipe de saúde envolvida no cuidado.

É o evento terminal em 2% das neoplasias malignas, com sobrevida variando em geral de 1 a 9 meses após o diagnóstico, com média de 45 dias no tratamento clínico.

CAUSAS DE OBSTRUÇÃO INTESTINAL

As principais causas de obstrução intestinal estão elencadas no Quadro 1.

QUADRO 1 Principais causas de obstrução intestinal

- Crescimento tumoral intraluminal, mural ou peritoneal
- Infiltração em plexos mioentéricos no mesentério e no retroperitônio
- Neuropatia paraneoplásica
- Íleo adinâmico por doença inflamatória intestinal
- Aderências pós-operatórias
- Fibrose pós-radioterapia
- Isquemia/trombose mesentérica
- Metabólicas – *diabetes mellitus*/insuficiência renal/desidratação
- Medicamentosa – disfunção mediada por opioide

Fonte: adaptado de Tuca et al., 2012.

As neoplasias de vias biliares, vesícula biliar e pâncreas são as que mais causam obstrução duodenal. As neoplasias digestivas apresentam incidência em torno de 30% e neoplasias ginecológicas com aproximadamente 50% das obstruções de intestino delgado e cólon, e cerca de 15% de outros cânceres. A idade média é de 61 anos em homens e de 64 anos em mulheres, sendo o evento que conduz ao diagnóstico da doença neoplásica em 2% dos casos.

Outras causas são obstruções em pacientes oncológicos resultantes de bridas, hérnias internas secundárias a cirurgias, a radioterapia (estenose e bridas), efeitos atrelados a medicamentos (p. ex., anticolinérgicos, simpatomiméticos ou analgésicos) e, em alguns casos, destruição do sistema nervoso autônomo entérico.

TIPOS DE OBSTRUÇÃO INTESTINAL MALIGNA

As obstruções podem ser divididas em mecânicas ou funcionais. Tipos de obstrução neoplásica:

- Obstrução por crescimento intraluminal do tumor.
- Obstrução por crescimento intramural causando compressão ou impedindo peristalse.
- Infiltração do meso das alças com angulações ou aderências.
- Infiltração do mesentério com comprometimento do plexo mioentérico ou celíaco, provocando dismotilidade e íleo adinâmico.

A OIM pode ser classificada em aguda ou recorrente.

- Obstrução aguda: caracteriza-se como primeiro episódio de obstrução, com sua clínica clássica de parada de eliminação de gases e fezes, dor abdominal recorrente com episódios de cólicas cada vez mais frequentes e presença de náuseas e/ou vômitos.
- Obstrução recorrente: caracteriza-se por múltiplos episódios de obstrução com resolução clínica ou cirúrgica.

AVALIAÇÃO DO PACIENTE COM SUSPEITA DE OBSTRUÇÃO INTESTINAL MALIGNA

Anamnese

É fundamental que durante a história clínica seja investigado:

- Tipo de neoplasia e tratamentos realizados.
- Perda de peso, quanto e tempo de perda.
- Doenças associadas: diabetes *mellitus*/doença inflamatória intestinal/doença vascular.
- Drogas em uso e doses.

- Tempo, intervalo e duração da dor abdominal.
- Tempo de parada de evacuação/eliminação de flatos.

Exame físico

É necessário que seja avaliado:

- Estado de hidratação.
- Estado nutricional.
- Ausência de ruídos hidroaéreos (RHA) ou presença de RHA alterados (metálico/de luta).
- Presença de massa abdominal à palpação.
- Presença de ascite.
- Toque retal: fecaloma ou ampola retal vazia.

O nível da obstrução pode ser sugerido com base em parâmetros clínicos (Quadro 2).

Exames complementares

- Exames laboratoriais: solicitar função renal, eletrólitos, glicemia e hemograma.
- Radiografia simples de abdome (em decúbito dorsal horizontal e em posição ortostática): poderá mostrar várias alterações que, se ausentes, não afastam obstrução, tais como distensão do cólon, presença de alças de delgado ou espessamento/edema (patológicas após o terceiro ano de idade), presença de níveis líquidos (Figura 1) e sinal de empilhamento de moedas (Figura 2).
- Tomografia computadorizada de abdome: tumoração no local de obstrução ou no local de cirurgia prévia; aumento linfonodal; transição abrupta do diâmetro da alça ou espessamento irregular da parede de alça.
- Enterografia por tomografia computadorizada (contraste oral) para definir obstrução intestinal intermitente ou de baixa intensidade (indicada para quadros crônicos).

TRATAMENTO

O tratamento clínico e cirúrgico objetiva, sobretudo, a melhora da qualidade de vida por meio do controle de sintomas indesejá-

QUADRO 2 Nível de obstrução: sinais clínicos

	Delgado	Cólon
Vômitos (náusea 75%)	▪ Bilioso/aquoso ▪ Grande volume ▪ Pouca dor	▪ Ausente às veze ▪ Pequeno volume ▪ Odor fétido/fecaloide
Dor (cólica 90%)	▪ Periumbilical ▪ Precoce ▪ Intervalo curto entre as crises	▪ Mais localizada ▪ Tardia ▪ Intervalo longo entre as crises
Distensão abdominal	Ausente ou pequena	Presente
Anorexia	Presente	Ausente ou mínima
Constipação (ausência de flatos)	Ausente às vezes	Intermitente ou completa
Diarreia	Ausente	Pode ser presente (transbordamento ou liquefação – efeito bacteriano)

Fonte: adaptado de Laval et al., 2014.

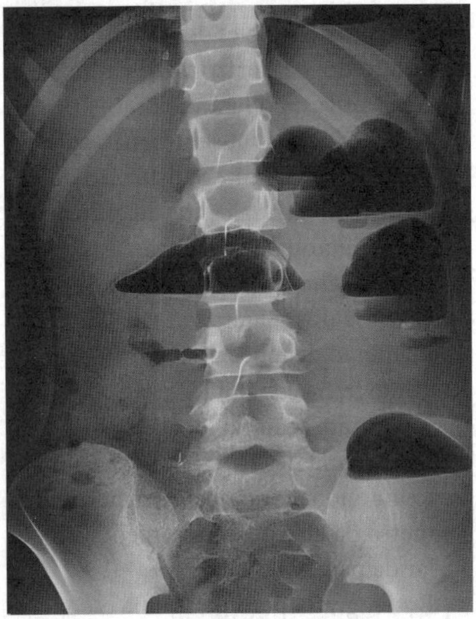

FIGURA 1 Radiografia de abdome evidenciando níveis líquidos.

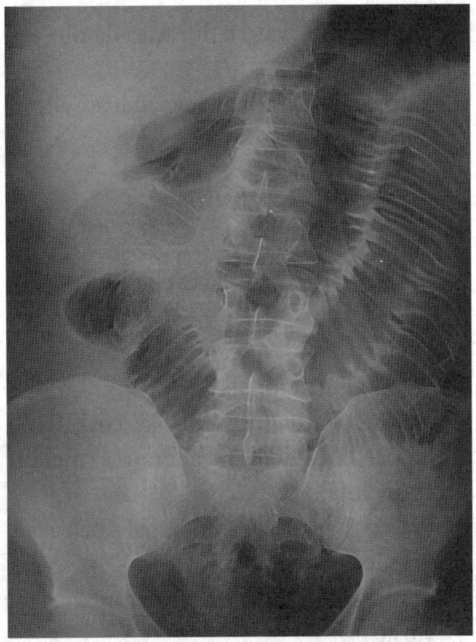

FIGURA 2 Radiografia de abdome evidenciando "empilhamento de moedas".
Fonte: imagem cedida por Carla Romagnolli Quintino (arquivo pessoal).

veis, incluindo a dor, possibilitando ainda, para alguns pacientes, ocasional aumento da sobrevida. A paliação cirúrgica se concentra em tentar resolver sangramento, perfuração ou obstrução.

A escolha entre o tratamento clínico e/ou cirúrgico deverá se pautar na condição clínica do paciente, no *status* da doença oncológica e na avaliação prognóstica. Pacientes em evidente fase final de vida não terão quaisquer benefícios advindos de procedimentos cirúrgicos, sendo estes proscritos.

Para pacientes com prognóstico de semanas a meses de vida, a decisão pelo tratamento cirúrgico se estabelecerá com base em sua viabilidade, no número de obstruções encontradas, no *status* e *performance* do paciente, na condição nutricional, dentre outros fatores considerados pela equipe médica de cabeceira e equipe cirúrgica convocada para avaliar o paciente. Em sendo factível o procedimento, considerando riscos e benefícios envolvidos, a decisão terapêutica deverá considerar o princípio de autonomia com a participação do paciente e/ou responsável legal, após devidos esclarecimentos sobre o tratamento disponível. Dessa forma se conduz o processo decisório apresentando ao paciente e familiares condutas tecnicamente proporcionadas para a valoração e decisão compartilhada pelo paciente.

O tratamento clínico centra-se na administração de corticoterapia e no controle de sintomas. A dexametasona na dose de 16 mg/dia é o único fármaco com potencial para reverter o processo obstrutivo.

Deve-se avaliar adequadamente e tratar a dor do paciente. A presença de dor em cólica torna-se impeditiva para o uso de antieméticos procinéticos como a metoclopramida, dado o risco de ruptura de alça anterógrada à obstrução com o uso dessas medicações pelo estímulo por elas causado da peristalse em alça fechada pelo processo obstrutivo.

O tratamento da dor deverá se direcionar de acordo com o tipo e a intensidade da dor, ajustando a analgesia com base no uso de drogas analgésicas previamente utilizadas, com a introdução ou aumento de dose de opioides e a associação de drogas adjuvantes.

Há que atentar para a introdução de drogas antieméticas. Nesse sentido, deve-se recordar o papel antiemético da escopolamina, utilizada para o controle da dor em cólica, e da própria dexametasona, que como corticoide atua mantendo o tônus antiemético corporal. Além dessas, o haloperidol denota papel preponderante no controle das náuseas e vômitos desencadeados pela obstrução intestinal maligna ao atuar na zona quimiorreceptora do disparo no assoalho do quarto ventrículo. Pode ser administrado em doses baixas (1 mg a cada 8 horas). Os antagonistas da serotonina como a ondansetrona podem, também, ser indicados na OIM. Nesse contexto clínico, pela obstrução que se impõe, há a distensão das alças intestinais anterógradas, e essa distensão estimula a liberação de serotonina pelas células enterocromafins da mucosa intestinal, mecanismo este envolvido na gênese das náuseas e vômitos da OIM.

O uso de sonda nasogástrica aberta para descompressão intestinal deve ser ponderado para pacientes com vômitos volumosos e, sobretudo, de aspecto fecaloide. Pode-se, no entanto, aguardar resposta inicial das medidas citadas antes de optar por essa conduta.

Nesse sentido, o mesmo cabe para o uso de análogo da somatostatina (octreotide). Essa droga atua secando o trato gastrointestinal como um todo, visando inibir as secreções para o lúmen intestinal. Isso reduz a distensão das alças intestinais, além de atuar como poderoso antiemético. Porém, o alto custo coíbe seu uso imediato, sendo uma droga utilizada quando há falha clara no controle de sintomas com as medidas anteriormente discutidas.

A cirurgia paliativa tem sido pouco considerada no contexto da paliação em geral, e a dificuldade de definição dos objetivos a serem atingidos dificulta a decisão da equipe multidisciplinar que cuida do paciente.

O tratamento deve ser guiado levando em conta as expectativas do paciente, da família e dos cuidadores, considerando a expectativa de vida em meses desses pacientes e sua condição clínica, com a tentativa de estender a vida com a melhor qualidade possível e mínimo desconforto. Muitos pacientes oncológicos se beneficiam de cirurgias de grande porte, apesar do risco de complicações e morte, apresentando excelente controle de sintomas.

A proposta cirúrgica (Quadro 3) deve contemplar a melhora ou o controle de sintomas e pode ou não acarretar aumento da sobrevida, com complicações (45 a 78%) e mortalidade (10 a 12%) elevados. O cirurgião deve levar em conta as condições do paciente, comorbidades apresentadas, as complicações do tratamento e expectativas de tempo de internação.

QUADRO 3 Procedimentos cirúrgicos que podem ser realizados na obstrução intestinal maligna

- Lise de aderências
- Ressecção segmentar de delgado ou cólon
- *Bypass* delgado ou cólon
- Estomias – colostomia ou ileostomia
- Drenagem descompressiva de segmento isolado
- Ressecção de massas
- Combinação de todos

Fonte: adaptado de Henry et al., 2012.

A cirurgia é indicada em pacientes com perfuração, não sendo indicada a descompressão radiológica ou por próteses após decisão conjunta com família e paciente, pela alta mortalidade. O desafio exige da equipe rigorosa seleção dos pacientes candidatos a tratamento cirúrgico.

A nova obstrução após cirurgia ocorre entre 10 e 50% dos casos em média ao redor do terceiro mês pós-cirurgia. Atinge-se o controle de sintoma entre 42 e 80% dos pacientes, com mortalidade variando entre 5 e 32%, maior em idosos. Para pacientes sem ascite e morbidades associadas, a mortalidade registrada na literatura varia entre 22 e 87%.

São problemas relacionados à abordagem cirúrgica:

- A alta morbidade.
- O tempo de hospitalização.
- O surgimento de isquemia ou fístulas em decorrência de manipulação cirúrgica.

A resolução espontânea da obstrução intestinal maligna ocorre em um terço dos pacientes com sobrevida média de 4 a 5 semanas.

As contraindicações à cirurgia estão elencadas no Quadro 4.

Em sua fase terminal, a obstrução se caracteriza por dor intratável, distensão abdominal, náuseas e vômitos com pouca ou nenhuma eliminação de flatos ou evacuação, com os sintomas sendo mitigados com opioides analgésicos, antieméticos e drogas inibidoras de secreção intestinal, associado ao melhor suporte pessoal e familiar possível.

FATORES PROGNÓSTICOS

Fatores associados que incluem rápida deterioração de estado físico, sinais de rápida progressão de doença em outros órgãos e sintomas não relacionados à obstrução, além de sinais laboratoriais de inflamação sistêmica (leucocitose e aumento de proteína C-reativa) e hipoalbuminemia, são sinais que alertam para o fracasso do tratamento cirúrgico.

São fatores prognósticos da falha do tratamento cirúrgico durante a cirurgia a ausência de dilatação de cólon ou do delgado e a retração do mesentério.

A cirurgia para pacientes com múltiplos níveis de obstrução deve ser considerada com muito cuidado em pacientes selecionados, optando-se pelo procedimento menos agressivo possível.

O retorno da ingesta oral foi menor nos pacientes com carcinomatose peritoneal franca nos exames de imagem, hipoalbuminemia e obstrução de cólon.

Pioram o prognóstico de sucesso cirúrgico a presença de ascite ou extensa carcinomatose nos exames de imagem, leucocitose, hipoalbuminemia e diagnóstico de câncer geniturinário. Já o diagnóstico de câncer neuroendócrino aumenta a sobrevida – Quadro 5.

QUADRO 4 Contraindicações à cirurgia

- Alteração da motilidade intestinal
- Ascite com necessidade de paracenteses frequentes
- Estado nutricional ruim/caquexia (relativo)
- Pacientes com mais de 70 anos com caquexia
- Metástases não peritoneais com sintomas:
  - Metástases hepática de grande volume
  - Derrame pleural neoplásico de difícil controle
  - Metástases de sistema nervoso central
- Sintomas extraperitoneais de difícil controle
- Insuficiência renal ou hepática por causas associadas

Fonte: adaptado de Fallon e Hanks, 2006.

QUADRO 5 Fatores prognósticos para o insucesso da cirurgia

- Idade avançada (> 70 anos)
- Estado funcional comprometido (Karnofsky < 50%)
- Estado nutricional ruim (baixa albuminemia)
- Radioterapia abdominal prévia
- Obstrução de delgado prévia a obstrução colônica
- Grande volume tumoral
- Ascite
- Carcinomatose peritoneal difusa
- Grandes massas palpáveis
- Múltiplas obstruções de delgado

Fonte: Laval et al., 2014.

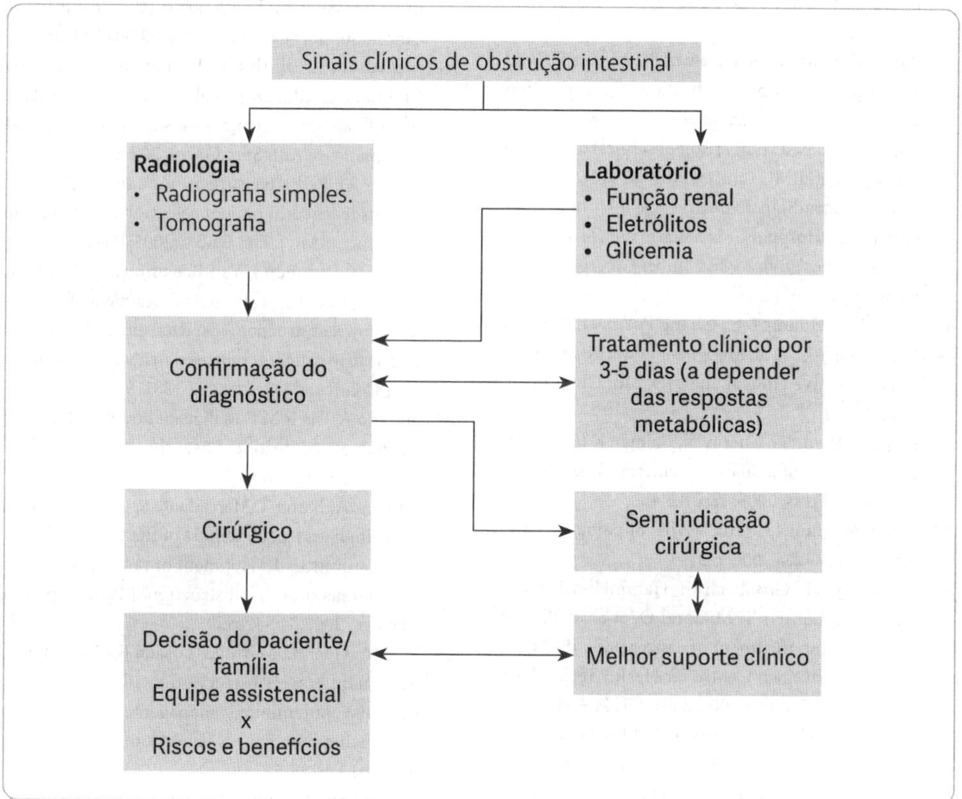

FIGURA 3 Algoritmo de tratamento de obstrução intestinal maligna.

REFERÊNCIAS BIBLIOGRÁFICAS

1. Alese OB, Kim S, Chen Z, Owonikoko TK, El-Rayes BF. Management patterns and predictors of mortality among US patients with cancer hospitalized for malignant bowel obstruction. Cancer. 2015; p.1772-8.
2. Baddeley E, Mann M, Bravington A, Johnson MJ, Currow D, Murtagh FEM, et al. Symptom burden and lived experiences of patients, caregivers and healthcare professionals on the management of malignant bowel obstruction: a qualitative systematic review. Palliat Med. 2022;36(6):895-911.
3. Baron TH. Interventional palliative strategies for malignant bowel obstruction. Curr Oncol Rep. 2009;11:293-7.
4. Bateni SB, Gingrich AA, Stewart SL, Meyers FJ, Bold RJ, Canter RJ. Hospital utilization and disposition among patients with malignant bowel obstruction: a population-based comparison of surgical to medical management. BMC Cancer. 2018;18:1166.
5. Dados do atendimento de urgência no pronto atendimento do Hospital Universitário da Universidade de São Paulo. Divisão de Clínica Cirúrgica 2021. Neoplasia de cólon.
6. Chen J-H, Huang T-C, Chang P-Y, Dai M-S, Ho C-L, Chen Y-C, et al. Malignant bowel obstruction: a retrospective clinical analysis. Mol Clin Oncol. 2014;2:13-8.
7. Doyle D, Hanks G, Cherny N, Calman K (eds.). Oxford textbook of palliative medicine. 3.ed. Oxford University Press; 2005. cap. 8.3.4.
8. Fallon M, Hanks G (eds.). ABC of palliative care. 2.ed. BMJ Books; 2006. p.31-5.
9. Giercksky KE, Grønbech JE, Hammelbo T, Hirschberg H, Lundar T, Mjåland O, et al. Palliative surgery in the treatment of cancer patients. Sintef Report. Norwegian Centre for Health Technology Assessment. Report n. 008/2003. SFT78A3408.
10. Gonzalez-Ochoa E, Alqaisi HA, Bhat G, Jivraj N, Lheureux S. Inoperable bowel obstruction in ovarian cancer: prevalence, impact and management challenges. Int J Women's Health. 2022;14:1849-62.
11. Henry JC, Pouly S, Sullivan R, Sharif S, Klemanski D, Abdel-Misih S, et al. A scoring system for the prognosis and treatment of malignant bowel obstruction. Surgery. 2012;152(4):747-57.
12. Idaikkadar P, Georgiou A, Skene S, Michael A. Non--surgical management of malignant bowel obstruction in advanced ovarian cancer patients: a systematic review and meta-analysis. Am J Hosp Palliat Med. 2022;39(7):838-46.
13. Laval G, Marcelin-Benazech B, Guirimand F, Chauvenet L, Copel L, et al. Recommendations for bowel obstruction with peritoneal carcinomatosis. J Pain Symptom Manage. 2014;48 (1):75-90.
14. Lodoli C, Covino M, El Halabieh MA, Santulo F, Di Giorgio A, Abatini C, et al. Prognostic factors for surgical failure in malignant bowel obstruction and peritoneal carcinomatosis. Frontiers in Surgery. 2021;8:769658.
15. Madariaga A, Lau J, Ghoshal A, Dzierżanowski T, Larkin P, Sobocki J, et al. MASCC multidisciplinary evidence-based recommendations for the management of malignant bowel obstruction in advanced cancer. Support Care Cancer. 2022;30:4711-28.
16. McCahill LE, Smith DD, Borneman T, Juarez G, Cullinane C, Chu DZJ, et al. A prospective evaluation of palliative outcomes for surgery of advanced malignancies. Ann Surg Oncol. 2003;10(6):654-63.
17. Miner TJ. Palliative surgery for advanced cancer lessons learned in patient selection and outcome assessment. Am J Clin Oncol. 2005;28:411-4.
18. Paul CJJ, Dohmen J, Van Beekum CJ, Willis MA, Braun L, Kalff JC, et al. Surgical treatment of mechanical bowel obstruction: characteristics and outcomes of geriatric patients compared to a younger cohort. Int J Colorectal Dis. 2022;37:1281-8.
19. Soriano A, Davis M P. Malignant bowel obstruction: individualized treatment near the end of life. Cleve Clin J Med. 2011;78(3).
20. Thomas A, Baron T, Mercadante S, Green S, Chi D, Cunningham J, et al. Report of the Clinical Protocol Committee: development of randomized trials for malignant bowel obstruction. J Pain Symptom Manage. 2007;34:S49eS59.
21. Tuca A, Guell E, Martinez-Losada E, Codorniu N. Malignant bowel obstruction in advanced cancer patients: epidemiology, management, and factors influencing spontaneous resolution. Cancer Manag Res. 2012:4;159-69.
22. Wichmann M, Maddern G (eds.). Palliative surgery. Springer Berlin, 2014. caps.14-15.

47

Transtornos psiquiátricos em cuidados paliativos

Henrique Gonçalves Ribeiro
Luca Schilling Gonçalves

> "O sofrimento mental talvez seja a dor mais intratável de todas."
> Cicely Saunders, 1963

Pontos-chave

- A prevalência de transtornos psiquiátricos é alta em pacientes em cuidados paliativos.
- Os transtornos psiquiátricos mais comuns são: transtorno depressivo maior, transtorno de ajustamento e transtorno de ansiedade.
- A falta de tratamento adequado para essas condições tem implicações diretas na qualidade de vida dos pacientes e de seus familiares, com impactos negativos no controle de sintomas físicos, na comunicação, na tomada de decisão e na adesão ao tratamento oncológico.
- A identificação de estressores psicossociais, o mapeamento das redes de suporte, uma escuta compassiva, a educação sobre transtornos psiquiátricos em cuidados paliativos, uma comunicação eficaz, o tratamento adequado dos sintomas físicos, além de intervenções mais específicas como avaliação psiquiátrica seguida de recomendação de tratamento psicoterapêutico ou psicofarmacológico, são fundamentais para proporcionar um cuidado de excelência em cuidados paliativos e mitigar o sofrimento nesse grupo de pacientes.

INTRODUÇÃO

Estimativas indicam que entre 30 e 40% dos pacientes em cuidados paliativos enfrentam algum transtorno psiquiátrico. Essa proporção pode ser ainda maior, dependendo da gravidade e do estágio do câncer, bem como do tipo de cuidado oferecido (ambulatorial, hospitalar geral ou serviço domiciliar de cuidados paliativos). As taxas de diagnóstico em saúde mental variam consideravelmente entre pacientes em cuidados paliativos, dependendo do ambiente de tratamento (ambulatório, internação ou *hospice*).

Desde os estudos iniciais de Loma Feigenberg na Suécia nos anos 1950, passando pelos trabalhos pioneiros de Dame Cicely Saunders na Inglaterra e da psiquiatra Elizabeth Kubler-Ross nos EUA, até as contribuições subsequentes da pioneira em psico-oncologia, a psiquiatra Jimmie Holland, no Memorial Sloan Kettering em Nova York a partir de 1976, uma nova era se iniciou. Esses avanços expandiram significativamente a compreensão do sofrimento mental associado ao câncer e às doenças graves, bem como as estratégias para enfrentar essas situações. Portanto, a especialização em psiquiatria clínica, psicopatologia e psicofarmacologia tornou-se crucial para o manejo adequado e o suporte ao sofrimento mental de pacientes em cuidados paliativos e seus familiares.

Neste capítulo, serão exploradas algumas das situações mais comuns que os profissionais de psiquiatria encontram no contexto dos cuidados paliativos, abordando as circunstâncias frequentemente referidas para avaliação e intervenção.

ASPECTOS GERAIS

Transtornos psiquiátricos, especialmente depressão e ansiedade, são altamente prevalentes entre pacientes em cuidados paliativos. Estudos internacionais indicam que a prevalência de transtorno depressivo maior é aproximadamente 16,3%, transtorno de ajustamento 19,4%, transtorno de ansiedade 10,3%, e que a prevalência combinada de pelo menos uma dessas condições chega a 38,2% em pacientes em tratamento para tumores sólidos e hematológicos. No Brasil, um estudo realizado no hospital oncológico A. C.Camargo reportou uma prevalência de 30% de transtorno depressivo maior entre pacientes hospitalizados.

A falta de tratamento adequado para essas condições tem implicações diretas na qualidade de vida dos pacientes e seus familiares, no manejo eficaz de sintomas físicos como dor, dispneia e náuseas, nas comorbidades clínicas, na capacidade de tomada de decisões, na comunicação entre paciente, família e equipe de cuidados, na adesão ao tratamento clínico proposto, no tempo de internação hospitalar, no prognóstico da doença subjacente e no risco de suicídio durante e após o tratamento. Uma revisão sistemática demonstrou associação significativa entre dor e depressão em pacientes com câncer, sendo o diagnóstico de depressão um indicativo de menor aderência ao tratamento oncológico em mulheres com câncer de mama.

A suspeita, identificação e manejo desses transtornos podem ser negligenciados nesse grupo de pacientes por diversas razões, incluindo tempo limitado para consultas, falta de avaliação adequada da sintomatologia de saúde mental, crenças de que depressão e ansiedade são reações "normais e esperadas" durante o tratamento do câncer, foco prioritário na identificação e tratamento de sintomas físicos em detrimento dos psicológicos, atribuição dos sintomas de transtornos mentais ao câncer ou seu tratamento, falta de familiaridade dos profissionais no manejo de sintomas psicológicos e o estigma associado aos transtornos psiquiátricos.

A identificação de estressores psicossociais, o mapeamento das redes de suporte, uma escuta compassiva, a educação sobre transtornos psiquiátricos em cuidados paliativos, uma comunicação eficaz, o tratamento adequado dos sintomas físicos, além de intervenções mais específicas, como avaliação psiquiátrica seguida de recomendação de tratamento psicoterapêutico ou psicofarmacológico, são fundamentais para proporcionar um cuidado de excelência em cuidados paliativos e mitigar o sofrimento nesse grupo de pacientes.

PAPEL DO PSIQUIATRA

Dentro de uma equipe de cuidados paliativos, o psiquiatra desempenha uma variedade de funções que vão além da prescrição, gestão e aconselhamento de psicofármacos. Com sua formação que abrange tanto aspectos biológicos quanto psicológicos, ele atua em áreas de conhecimento que se sobrepõem de forma significativa às equipes médicas e psicológicas, o que permite contribuir de maneira integral no cuidado, especialmente em casos de complexidade psicopatológica mais elevada. Dentre as possíveis responsabilidades do psiquiatra integrado à equipe de cuidados paliativos, destacam-se as seguintes:

- Intervenção em comportamentos parassuicidas (exposições de risco, baixa aderência ao tratamento proposto, autolesão).
- Intervenções psicoterapêuticas para pacientes e famílias.
- Manejo de ideação suicida e tentativa de suicídio.
- Avaliação da capacidade de decisão.
- Auxílio no manejo de transtornos de personalidade no contexto do cuidado clínico.
- Auxílio no entendimento e conduta em casos com alterações psíquicas decorrentes de tratamentos médicos.
- Auxílio em questões legais relacionadas a adoecimento psíquico.
- Acolhimento de familiares psiquicamente fragilizados e adoecidos.
- Manejo de sofrimento existencial.
- Auxílio no manejo de dependências químicas.
- Cuidado com equipes de assistência para prevenir *burnout*.
- Manejo de situações difíceis e conflitos entre famílias e entre equipes.
- Manejo de *delirium* e quadros demenciais.
- Manejo de psicofármacos para usos não psiquiátricos (dor, náuseas, insônia).
- Manejo de transtornos mentais.

Em virtude da significativa influência dos aspectos biológicos orgânicos no cuidado de pacientes em cuidados paliativos, é essencial ter um conhecimento sólido sobre o impacto neuropsiquiátrico de diferentes doenças clínicas, seus tratamentos (como quimioterapia, radioterapia, imunoterapia, transplante de medula óssea e diversas farmacoterapias), suas complicações e intervenções para controle de sintomas (como corticoides e opioides). Esses aspectos têm implicações diretas no bem-estar psicológico tanto dos pacientes quanto de seus familiares. Portanto, na avaliação e tratamento desses casos, é crucial considerar as múltiplas dimensões envolvidas no adoecimento psíquico (Quadro 1).

DEPRESSÃO

A prevalência de transtornos do espectro depressivo, como transtorno depressivo maior e transtorno de ajustamento com sintomas depressivos, varia conforme o contexto de cuidado (ambulatorial, hospitalar ou cuidados paliativos), o estágio da doença subjacente (diagnóstico recente, recorrência

QUADRO 1 Dimensões envolvidas no adoecimento psíquico e fatores de risco para o seu desenvolvimento

Dimensões	Fatores de risco
Psicológicas	Mecanismos de *coping*, resiliência, mecanismos de defesa
Ambientais	▪ Trauma/abuso precoce ▪ Baixo suporte social ▪ Separação conjugal ▪ Rejeição social
Inflamatórias	▪ *Sickness behavior* (fadiga, cognitivo, anedonia, lentificação) (IL-6, TNF, IL-1, 6, 18) ▪ Síndrome metabólica
Genéticas	Componente familiar, histórico familiar
Hormonais	Hipercortisolemia, alterações tireoidianas
Neurobiológicas	▪ Toxicidade por quimioterapia (*chemobrain*) ▪ Redução de fatores neurotróficos ▪ Baixa neuroplasticidade
Neuroestruturais	Tumoral, edema cerebral, alteração estrutural

ou estágios avançados) e a metodologia utilizada para avaliação (escalas padronizadas, entrevistas semiestruturadas ou relato do paciente). Muitos dos sintomas indicativos de depressão, especialmente aqueles de natureza física e cognitiva, podem ser influenciados pela presença da própria doença, bem como pelos tratamentos modificadores de doença ou paliativos administrados. Para o diagnóstico de transtorno depressivo maior, são necessários pelo menos 5 dos sintomas apresentados no Quadro 2, presentes na maioria dos dias por um período de 2 semanas, incluindo obrigatoriamente humor deprimido ou perda de interesse ou prazer.

QUADRO 2 Critérios do DSM-V para transtorno depressivo maior

Critérios cardinais	Humor deprimido E/OU perda de interesse ou prazer
Critérios acessórios	▪ Humor deprimido durante a maior parte do dia ▪ Diminuição acentuada do interesse ou prazer em todas ou quase todas as atividades durante a maior parte do dia ▪ Ganho ou perda ponderal significativo (> 5%) ou diminuição ou aumento do apetite ▪ Insônia (muitas vezes insônia de manutenção do sono) ou hipersonia ▪ Agitação ou atraso psicomotor observado por outros (não autorrelatado) ▪ Fadiga ou perda de energia ▪ Sentimentos de inutilidade ou culpa excessiva ou inapropriada ▪ Capacidade diminuída de pensar, concentrar-se ou indecisão ▪ Pensamentos recorrentes de morte ou suicídio, tentativa de suicídio ou um plano específico para cometer suicídio
Outros critérios	▪ O transtorno deve causar sofrimento clinicamente significativo ou prejuízo no funcionamento social, profissional ou em outras áreas importantes da vida do indivíduo ▪ Não pode ser mais bem explicado por outro diagnóstico psiquiátrico ou por condição clínica ou uso de substância que melhor justifique o quadro

A sobreposição de sintomas causados pelo quadro depressivo com sintomas decorrentes da doença de base e/ou seu tratamento, como perda de peso, insônia, dificuldade de concentração e lentificação psicomotora, torna desafiadora a distinção da etiologia do quadro psicopatológico.

Diagnosticar depressão em pacientes em cuidados paliativos é complexo, pois muitos de seus sintomas podem ser confundidos com os efeitos da doença física subjacente e dos tratamentos empregados. Anorexia, perda de peso, insônia e fadiga são sintomas frequentes tanto na depressão quanto em alguns estados avançados de doença. Diversas estratégias têm sido propostas para enfrentar essa dificuldade, mas ainda não há um consenso sobre a melhor abordagem para diagnosticar depressão nesse grupo de pacientes. Uma dessas estratégias envolve a modificação dos critérios de diagnóstico, priorizando sintomas psíquicos sobre os físicos. Por exemplo, a escala de Endicott para pacientes com câncer substitui sintomas físicos por fatores cognitivos e emocionais (Quadro 3).

QUADRO 3 Escala de Endicott para pacientes com câncer, em que os sintomas físicos são substituídos por fatores cognitivos e emocionais

Substituir	Por
Mudança no apetite/peso	Choro fácil, aparência deprimida
Distúrbios de sono (insônia, hipersonia)	Retraimento social, taciturno
Fadiga, perda de energia	Ruminação, culpa, pessimismo
Capacidade diminuída para pensar ou se concentrar	Falta de reatividade, embotamento

Outra abordagem é aumentar o ponto de corte, ou seja, o número mínimo de sintomas necessários para o diagnóstico de depressão. Isso ajuda a evitar diagnósticos incorretos em pacientes com sintomas leves.

Além disso, é crucial considerar o histórico familiar (se algum parente de primeiro grau teve diagnóstico de depressão ou outro transtorno mental), histórico psiquiátrico prévio (pacientes com histórico de episódios depressivos têm maior probabilidade de recorrência, aumentando a cada episódio subsequente), resposta anterior aos tratamentos propostos (psicoterapia ou medicamentos) e mudanças na linha de base do funcionamento do paciente. Também é essencial garantir o tratamento adequado de sintomas físicos como dor, náuseas ou dispneia.

Em relação às especificidades de um quadro depressivo nesse contexto, há alguns pontos a serem destacados. Dada a sobreposição significativa entre sintomas físicos e cognitivos, três aspectos podem auxiliar na diferenciação mais precisa da presença de depressão:

- Anedonia: dificuldade ou incapacidade de sentir prazer em atividades que costumavam ser gratificantes, que deve ser distinguida da mera fadiga, na qual a vontade e a capacidade de experimentar prazer estão presentes, embora haja dificuldade na realização das atividades. É importante descartar causas orgânicas como anemia, *chemobrain*, caquexia, desidratação, entre outras.
- Ideação suicida: avaliação da gravidade e do planejamento da ideação suicida, considerando o perfil de risco do paciente, especialmente aqueles com maior impulsividade.
- Sentimentos de culpa e desvalorização desproporcionais: o diagnóstico e tratamento do câncer podem impactar negativamente a funcionalidade anterior e os papéis sociais e familiares do paciente,

podendo resultar em sentimentos de culpa e inutilidade (como interrupção do trabalho ou da contribuição financeira para a família). Se esses sentimentos se tornarem intensos e desproporcionais, deve-se considerar a possibilidade de um quadro depressivo.

A avaliação cuidadosa desses aspectos é fundamental para o diagnóstico correto e o manejo adequado da depressão em pacientes em cuidados paliativos.

ANSIEDADE

A prevalência e incidência de transtornos de ansiedade variam conforme a população estudada, o ambiente avaliado e os instrumentos diagnósticos utilizados. Em termos gerais, cerca de 13% dos pacientes oncológicos apresentam algum transtorno de ansiedade. Após o diagnóstico de uma doença potencialmente ameaçadora da vida, durante o tratamento e em suas complicações, é comum surgirem sintomas ansiosos transitórios, frequentemente limitados no tempo e na intensidade. Alguns sintomas frequentemente associados, como alterações no sono, fadiga, dificuldade de concentração e irritabilidade, podem estar relacionados ao próprio diagnóstico da doença, aos tratamentos realizados ou aos medicamentos prescritos para o controle de sintomas físicos. Assim como na avaliação de um quadro depressivo, é essencial investigar o histórico pessoal e familiar, mudanças na linha de base do paciente e comportamentos habituais, além do tratamento simultâneo dos sintomas físicos.

Para um diagnóstico mais preciso de transtorno de ansiedade generalizada (TAG) nessa população, algumas diretrizes podem ser úteis, como a preocupação generalizada não restrita ao tratamento da doença de base e à saúde e a persistência da incapacidade de relaxar mesmo após momentos de tensão e resolução de fatores ansiogênicos.

Princípios do tratamento

Tratamento não farmacológico

Todos os membros da equipe de cuidados paliativos podem oferecer uma abordagem empática ao sofrimento do paciente, incluindo psicoeducação sobre a doença subjacente e seu impacto psicológico, comunicação clara sobre o plano terapêutico, intensificação do controle de sintomas físicos e identificação e manejo dos estressores psicossociais e familiares. Essa abordagem é fundamental no cuidado ao sofrimento psíquico do paciente em cuidados paliativos e de seus familiares. Intervenções psicoterapêuticas específicas devem ser conduzidas por profissionais qualificados em psicologia e/ou psiquiatria.

Tratamento farmacológico

Em razão da complexidade clínica e da etiologia multifatorial dos transtornos mentais, especialmente em cuidados paliativos, o modelo dimensional muitas vezes é mais adequado que o categorial. Esse modelo permite avaliar a presença e a intensidade de cada sintoma e a maneira como eles se relacionam dentro de uma constelação biopsicossocial, possibilitando, por exemplo, o tratamento de múltiplos sintomas com um único medicamento (como hiporexia, sintomas ansiosos e insônia com mirtazapina).

Para transtornos ansiosos e depressivos, o tratamento de primeira linha envolve o uso de antidepressivos, que geralmente requerem de 3 a 4 semanas para melhorar os sintomas e podem causar efeitos colaterais transitórios (como dor de cabeça, náusea, diarreia, aumento da ansiedade e insônia) nos primeiros 7 a 10 dias de tratamento.

Como alternativa de segunda linha estão os psicoestimulantes como metilfenidato e atomoxetina para quadros depressivos, e o uso de medicamentos ansiolíticos e sedativos para transtornos ansiosos, incluindo benzodiazepínicos (como clonazepam, diazepam, alprazolam), gabapentinoides (como gabapentina e pregabalina), anti-histamínicos (como prometazina, hidroxizina) e antipsicóticos de segunda geração (como olanzapina, quetiapina, risperidona). Esses medicamentos têm a vantagem de agir mais rapidamente sobre os sintomas, porém estão associados a riscos como sedação excessiva em todas essas classes de medicamentos, risco de dependência e tolerância para benzodiazepínicos, e risco de ganho de peso a médio prazo para antipsicóticos.

DELIRIUM

O *delirium* é um transtorno neuropsiquiátrico caracterizado por início agudo, curso flutuante e origem orgânica, secundário a alterações sistêmicas e/ou cerebrais que afetam a cognição e o comportamento do indivíduo. Seu diagnóstico é principalmente clínico, podendo ser complementado por exames laboratoriais. Identificar e tratar a causa subjacente, quando possível, é crucial para a reversão do quadro. No entanto, várias etiologias podem contribuir para seu surgimento, sendo algumas irreversíveis, especialmente em doenças avançadas.

A combinação de fatores predisponentes e precipitantes resulta em manifestações específicas para cada situação, embora compartilhem sintomas comuns, como alterações do nível de consciência, déficit atencional, prejuízo cognitivo, alterações do pensamento, humor, percepção, desregulação emocional, psicomotora e do ritmo circadiano. O *delirium* tem início abrupto e curso flutuante, variando de horas a dias. Os sintomas mais comuns incluem déficits de atenção (97 a 100% dos casos), alterações no ciclo sono-vigília (92 a 97%), desorientação (76 a 96%) e problemas de memória (88 a 96%).

O *delirium* é classificado em três subtipos:

1. Hipoativo, caracterizado por diminuição da psicomotricidade, redução na percepção do ambiente externo, letargia e sonolência.
2. Hiperativo, com aumento da atividade psicomotora, inquietação e agitação.
3. Misto, que combina características dos dois subtipos anteriores.

O subtipo hipoativo pode ser confundido com quadros depressivos ou demência, e frequentemente é subdiagnosticado por sua manifestação mais silenciosa, ao contrário do *delirium* hiperativo, que demanda maior atenção em decorrência dos riscos imediatos envolvidos. No entanto, todos os subtipos estão associados a maior mortalidade e gravidade clínica.

Princípios do tratamento

O tratamento do *delirium* envolve identificar e corrigir causas e fatores predisponentes sempre que possível. As causas comuns incluem distúrbios hidroeletrolíticos, dor, intoxicação ou abstinência, infecções, privação sensorial, alterações metabólicas, constipação e retenção urinária, além de restrição ou imobilidade. Além do tratamento das causas subjacentes, o manejo do *delirium* inclui abordagens farmacológicas e não farmacológicas. No campo farmacológico, são utilizados antipsicóticos de primeira geração (como haloperidol e clorpromazina) ou de segunda geração (como risperidona, quetiapina e olanzapina) para controlar a agitação, especialmente em casos de *delirium* hiperativo.

As principais medidas não farmacológicas incluem:

- Controle adequado da dor.
- Redução da polifarmácia e descontinuação de medicamentos que podem precipitar o *delirium*.
- Monitoramento e correção do estado nutricional e hidratação.
- Monitoramento e correção de distúrbios eletrolíticos.
- Monitoramento e correção de déficits sensoriais (p. ex., disponibilizando óculos e aparelhos auditivos).
- Minimização do uso de dispositivos invasivos como sondas e cateteres.
- Promoção da mobilidade, evitando a contenção mecânica.
- Orientação contínua do paciente, mantendo à vista relógio e calendário.
- Manter objetos familiares próximos ao paciente.
- Estímulo a atividades que promovam a cognição.
- Monitoramento regular de hábitos intestinais e de micção.
- Promoção da higiene do sono e medidas para regular o ciclo vigília-sono.

CONSIDERAÇÕES FINAIS

A psiquiatria como especialidade médica está relacionada ao surgimento dos cuidados paliativos e dispõe de ferramentas capazes de colaborar com o cuidado desses pacientes sob diferentes perspectivas do sofrimento biopsicossocial. Em virtude da elevada prevalência de transtornos psiquiátricos em pacientes desse grupo, é fundamental que profissionais de saúde mental façam parte da equipe multiprofissional de cuidado, assegurando um cuidado integral de excelência.

LEITURA RECOMENDADA

1. American Psychiatric Association (APA). Diagnostic and statistical manual of mental disorders (5th ed.). Arlington, VA: American Psychiatric Association; 2013.
2. Breitbart W, Alici Y. Psychosocial palliative care. Oxford University Press; 2014.
3. Breitbart W, Butow P, Jacobsen P, et al (eds.). Psycho-oncology. Oxford University Press; 2021.
4. Breitbart W, Chochinov HM (eds.). Handbook of psychiatry in palliative medicine: psychosocial care of the terminally ill. Oxford University Press; 2022.
5. Caruso R, Breitbart W. Mental health care in oncology: contemporary perspective on the psychosocial burden of cancer and evidence-based interventions. Epidemiol Psychiatr Sci. 2020;29:e86.
6. Citero VA, Nogueira-Martins LA, Lourenço MT, Andreoli SB. Clinical and demographic profile of cancer patients in a consultation-liaison psychiatric service. Sao Paulo Med J. 2003;121(3):111-6.
7. Miguel EC, Lafer B, Elkis H, Forlenza OV (eds.). Clínica psiquiátrica. 3.v. Barueri: Manole; 2020.
8. Derogatis LR, Morrow GR, Fetting J, Penman D, Schmale AM, Henrichs M. et al. The prevalence of psychiatric disorders among cancer patients. JAMA. 1983;249(6):751-7.
9. Endicott J. Measurement of depression in patients with cancer. Cancer. 1984;53(10 Suppl):2243-9.
10. Irwin SA, Ferris FD. The opportunity for psychiatry in palliative care. Can J Psychiatry. 2008;53(11):713-24.
11. Israni J, Lesser A, Kent T, Ko K. Delirium as a predictor of mortality in US Medicare beneficiaries discharged from the emergency department: a national claims-level analysis up to 12 months. BMJ Open. 2018;8:e021258. Laird BJ, Boyd AC, Colvin LA, Fallon MT. Are cancer pain and depression interdependent? A systematic review. Psycho-oncology. 2009;18(5):459-64.
12. Mausbach BT, Schwab RB, Irwin SA. Depression as a predictor of adherence to adjuvant endocrine therapy (AET) in women with breast cancer: a systematic

review and meta-analysis. Breast Cancer Research and Treatment. 2015;152:239-46.

13. Mitchell AJ, Chan M, Bhatti H, Halton M, Grassi L, Johansen C, et al. Prevalence of depression, anxiety, and adjustment disorder in oncological, haematological, and palliative-care settings: a meta-analysis of 94 interview-based studies. Lancet Oncol. 2011;12(2):160-74.

Principais emergências em cuidados paliativos: síndrome de veia cava superior, compressão medular e sangramentos

Mateus Marcheti Gomes
Veruska Menegatti Anastácio Testa

Pontos-chave

- Síndrome da veia cava superior.
- Compressão medular.
- Hemorragias.

INTRODUÇÃO

Pacientes vivendo com condições crônicas, degenerativas, incuráveis ou malignidade frequentemente procuram o departamento de emergência por agudização de doenças ou intercorrências. Ainda que o pronto-socorro não seja o local ideal para pacientes em cuidados paliativos, esse departamento tem papel determinante na trajetória de vida de muitos doentes que recorrem ao serviço durante uma crise.

Segundo a Organização Mundial da Saúde (OMS), "os cuidados paliativos são uma abordagem que melhora a qualidade de vida dos pacientes (adultos e crianças) e suas famílias que enfrentam problemas associados a doenças que ameaçam a vida. Previnem e aliviam o sofrimento por meio da identificação precoce, avaliação correta e tratamento da dor e de outros problemas, sejam físicos, psicossociais ou espirituais". Todo ano, 56,8 milhões de pessoas necessitam desse cuidado, porém apenas 14% desses pacientes acabam recebendo o devido tratamento.

Atualmente, uma das principais metas é educar médicos emergencistas, hospitalistas e intensivistas para que o foco do tratamento se dê no paciente e não na doença, permitindo que se identifiquem estágios finais de vida e a priorização de alívio de sintomas, posto que esses especialistas frequentemente ajudam a determinar objetivos para os pacientes, discutir prognósticos e ajustar o tratamento, direcionando o alívio de sintomas e medidas não curativas, assim como a "não realização (e interrupção) de ações diagnósticas ou terapêuticas inúteis ou obstinadas", de acordo com a Resolução n. 355 do Conselho Regional de Medicina do Estado de São Paulo (Cremesp), de 23 de agosto de 2022.

Dentre as principais urgências que levam pacientes em cuidados paliativos ao departamento de emergência, as que precisam ser determinadas o mais rápido e com a maior eficácia possível em razão da gravidade são: síndrome de compressão medular, síndrome da veia cava superior, hipercalcemia, obstrução intestinal maligna e sangramentos maciços.

Neste capítulo, serão abordadas a síndrome da veia cava superior, a compressão medular e as hemorragias.

SÍNDROME DA COMPRESSÃO MEDULAR

A síndrome de compressão medular (SCM) é uma das intercorrências em pacientes em cuidados paliativos com grande morbidade que pode ser evitada quando o diagnóstico é precoce e o tratamento correto é instituído rapidamente. Prevalente em 5% dos pacientes com neoplasia avançada (cerca de 15 a 20% quando se trata de neoplasia de mama, próstata ou pulmão, 5 a 10% dos casos de mieloma múltiplo, linfoma não Hodgkin e neoplasia renal), ela se dá quando há invasão do tumor primário ou metástases e fraturas vertebrais, causando compressão do canal medular em qualquer nível espinhal, sendo mais frequente no nível de coluna torácica, seguida pela coluna lombossacral, e mais raramente na coluna cervical.

No departamento de emergência o paciente com SCM tem como principal sintoma dor, presente em 90% dos casos. Dor que piora com movimento, localizada no local da lesão, usualmente intensa.

Com a evolução do quadro, o sintoma fraqueza aparece (cerca de 75% dos casos), progressivamente evoluindo para plegia (começando pela musculatura proximal, evoluindo para musculatura distal, flacidez e falta de reflexos). Alterações sensoriais podem surgir a seguir (50% dos casos), inicialmente aparecendo de forma distal e evoluindo para nível proximal, seguidas de disfunções autonômicas, que são indicativas de mau prognóstico.

A agilidade do diagnóstico e do tratamento instituído serão diretamente proporcionais ao melhor rezsultado, com possibilidade de reversão do quadro. Em pacientes com poucas horas de evolução existe uma grande chance de reversão completa, mas após 1 ou 2 dias as chances começam a diminuir, sendo praticamente nulas após 1 semana. Em pacientes com disfunção esfincteriana ou paralisia, a chance de reversão é praticamente nula.

Diagnóstico, clínica e exame clínico são de extrema importância para guiar o diagnóstico, que deve ser complementado com exame de imagem para determinação da conduta. Há que valorizar sempre a queixa de dor em topografia de coluna, nova ou piorada, com suspeição para SCM em pacientes oncológicos, com o intuito de não se perder o tempo correto para a devida intervenção. Nesse caso, o tempo é prognóstico!

A ressonância magnética (RM) de coluna total com contraste é o exame de escolha (sensibilidade e especificidades maiores que 90%), porém na ausência deste a tomografia computadorizada com contraste pode ser uma alternativa. Radiografias simples mostram alterações que indiretamente podem indicar compressão medular. A história clínica dá o diagnóstico em mais de 50% dos casos. No entanto, para o tratamento final (radioterapia/cirurgia), a RM é o exame de escolha.

Tratamento

No departamento de emergência, feito o diagnóstico de SCM, o médico deve iniciar tratamento com corticoterapia em dose correta imediatamente para diminuir o edema e desinflamar o canal medular, sendo a dexametasona a droga de escolha. Uma dose inicial de 10 a 20 mg intravenosa (IV) em bólus deve ser administrada, seguida de uma dose de manutenção de 4 mg a cada 6 horas (16 mg/24 horas) até a tomada de decisão de tratamento definitivo (com o corticoide sendo retirado de forma gradual depois). Concomitantemente, o tratamento da dor deve ser de acordo (ainda que a dor possa melhorar com a dexametasona), seguindo os critérios anteriormente mencionados. Para pacientes com neoplasia de mama ou mieloma múltiplo (e apenas nesses casos), o uso de bifosfonados para prevenir fratura vertebral deve ser considerado.

Em pacientes com sobrevida superior a 3 meses e com indicação de vertebroplastia, a cirurgia de urgência está indicada. O cirurgião de coluna deve atuar no caso imediatamente após o diagnóstico ser estabelecido para determinar a conduta. Em pacientes em que a conduta cirúrgica não está indicada, o tratamento radioterápico é o próximo passo, descomprimindo o canal por citorredução tumoral, revertendo o déficit neurológico e tratando a dor.

A SCM é um indicativo de piora de prognóstico, com sobrevida média de 12 meses após o evento, dependendo bastante da recuperação do paciente. Pode ser de poucas semanas em pacientes que evoluem com paraplegia após o tratamento.

SÍNDROME DA VEIA CAVA SUPERIOR

A maior parte dos casos de síndrome da veia cava superior (SVCS) ocorre em neoplasias torácicas por crescimento tumoral e/ou acometimento de linfonodos mediastinais.

Linfomas e neoplasias brônquicas e de pulmão respondem pela maior incidência dessa doença. Ainda, outra causa comum é a trombose da veia cava, que pode ocorrer por síndrome paraneoplásica ou uso de cateteres profundos de longa duração.

A SVCS se dá pela compressão da veia cava superior (parcial ou completa), obstruindo o fluxo sanguíneo para o átrio direito e causando circulação colateral com grande pressão venosa.

O paciente com SVCS comparece ao departamento de emergência com os seguintes sintomas:

- Tosse.
- Dispneia.
- Dor torácica
- Eventualmente disfagia, vertigem, cefaleia e mesmo síncope (sintomas neurológicos são indicativos de maior gravidade com risco de vida, assim como colapso cardiovascular).

Os sinais encontrados são:

- Edema facial com pletora.
- Edema de membros superiores.
- Dilatação das veias do pescoço e tórax, frequentemente com cianose.

Ao levantar os membros superiores, outro sinal é a manutenção das veias túrgidas, que não se colapsam. Esses sinais e sintomas tendem a piorar com a inclinação frontal do tórax ou da cabeça.

O diagnóstico é essencialmente clínico dadas as características do quadro, e uma radiografia simples de tórax pode defini-lo (mas não exclui no caso de resultado normal). A RM e a tomografia são exames mais completos para avaliar o grau de obstrução e a presença ou não de trombos, assim como o ecocardiograma.

Tratamento

O emprego de corticoide para alívio de sintomas (dexametasona 16 mg/24 horas) e oxigênio suplementar estão indicados no tratamento inicial. Cabeceira elevada, tratamento da dor e da dispneia, assim como o uso de diuréticos em alguns casos, podem ser indicados. Deve-se atentar ao risco de oferecer volume, pois pode haver piora do quadro.

Para o tratamento específico (radioterapia, quimioterapia, anticoagulação) é imprescindível o conhecimento histológico do tumor. Se o paciente já tiver diagnóstico histológico, o especialista determinará se está indicada radioterapia ou quimioterapia etc. Para pacientes sem diagnóstico histológico, este precisa ser definido antes de uma conduta específica. Em casos determinados, o uso de *stents* pode ser indicado com boa taxa de resolução, apesar dos riscos. Em pacientes com SVCS por trombose relacionada a cateteres, o cateter deve ser retirado e a anticoagulação plena com heparina de baixo peso molecular é o tratamento de escolha.

Apesar de listada como urgência, a SVCS geralmente não apresenta risco de mortalidade, com resolução em cerca de 85% dos pacientes.

HEMORRAGIAS

Ainda que não seja a complicação mais frequente a adentrar o departamento de emergência, quadros de hemorragias maciças são extremamente angustiantes para o paciente, sua família e para a equipe de saúde que presta o atendimento, por sua dramaticidade.

Trata-se de uma situação que pode e deve ser prevenida pelos profissionais de cuidados paliativos e pela equipe que cuida do paciente. A conduta precisa ser rápida, sendo fator determinante para alívio do sofrimento.

O sangramento geralmente ocorre por invasão vascular pelo tumor e por ulceração/destruição tecidual causada pela doença. Alterações sistêmicas como CIVD, doença hepática e sequelas de tratamentos como químio e radioterapia, além de alguns medicamentos, podem facilitar ou causar sangramentos focais ou disseminados.

A apresentação no departamento de emergência acontece das mais variadas formas: hemoptise, hematêmese ou melena, hematúria, epistaxe, feridas ulceradas, hematomas e rompimentos vasculares que podem levar o paciente a óbito em muito pouco tempo, por vezes sequer permitindo o início de intervenções específicas.

Tratamento

Muitas vezes, o tratamento de um quadro de sangramento maciço se restringirá à paliação. Em casos de lesão vascular em tumores ou invasão tumoral de vasos, especialmente de maior calibre, as possibilidades de intervenção são escassas e muitas vezes frustradas, e o foco deve ser atuar rapidamente para diminuir a dramaticidade do evento. Em serviços terciários, nos quais a presença de um cirurgião vascular de plantão é uma realidade, a atuação rápida desse profissional pode auxiliar em casos como esses; no entanto, até sua chegada ao departamento de emergência, e dada a peculiaridade de casos de sangramento tumoral (dificultando o seguimento de protocolos cirúrgicos), mesmo a presença do cirurgião pode não fazer diferença na evolução rápida do quadro, e o foco mantém-se o mesmo: alívio do sofrimento. Em casos em que as medidas para controlar o sangramento não são efetivas ou o sangramento é de difícil controle, deve-se avaliar a possibilidade de sedação paliativa.

Para hemorragias não maciças, indica-se compressão local do foco de hemorragia, se possível com adequada alocação do paciente com o intuito de proteger os demais, pacientes e familiares, desse cenário angustiante, e também com o cuidado de utilizar compressas escuras (pretas, vermelhas e azuis – se disponíveis), que minimizam o impacto visual.

No caso de úlceras sangrantes, podem-se realizar compressas locais com ácido tranexâmico (dissolver o comprimido em soro fisiológico) ou com adrenalina, também diluída em soro fisiológico (SF) 0,9%. Quando disponíveis, curativos com nitrato de prata, alginatos e hidrogel podem ser eficazes.

Para hematúria com obstrução por coágulos, sonda vesical com irrigação urinária desobstrui e pode auxiliar na cicatrização.

O uso de vitamina K em pacientes utilizando anticoagulantes tem benefícios. É importante retirar medicamentos que aumentam o risco de sangramento, como anti-inflamatórios, anticoagulantes, antiagregantes ou trombolíticos é primordial. Ácido tranexâmico e ácido aminocaproico estão indicados (podem ser administrados por via oral ou IV). Transfusões sanguíneas devem ser consideradas caso a caso, a depender do prognóstico e do quadro clínico/tipo de sangramento, assim como plasma fresco ou crioprecipitado de plaquetas.

Em pacientes selecionados e onde o serviço disponibiliza, a atuação de radiologia intervencionista para embolização tumoral também está indicada com bons resultados. Da mesma forma, radioterapia hemostática é uma opção eficaz para tumores de pulmão com hemoptise, para sangramento digestivo alto, sangramento urinário, sangramento vaginal e tumores cutâneos.

CONSIDERAÇÕES FINAIS

Pacientes com condições crônicas e malignidades frequentemente não são vistos como vivenciando um sofrimento ativo quando causado por um evento agudo e que necessita de atendimento de urgência para retornarem ao seu quadro estável basal. Esses pacientes devem ser tratados do evento agudo no departamento de emergência e podem ser triados para encaminhamento ou interconsulta para cuidados paliativos para seguimento subsequentemente.

LEITURA RECOMENDADA

1. Bailey C, Murphy R, Porock D. Trajectories of end-of-life care in the emergency department. Ann Emerg Med. 2011;57(4):362-9.
2. Bevins J, Bhulani N, Goksu SY, Sanford NN, Gao A, Ahn C, et al. Early palliative care is associated with reduced emergency department utilization in pancreatic cancer. Am J Clin Oncol. 2021;44(5):181-6.
3. Carvalho RT, Souza MRB, Franck EM, Polastrini RTV, Crispim D, Jales, SMCP, et al. (eds). Manual da residência de cuidados paliativos. Barueri: Manole; 2018.
4. Castilho RK, Silva, VCS, Pinto, CS. (eds). Manual de Cuidados Paliativos (ANPC). 3.ed. São Paulo: Atheneu; 2023.

5. Cherny N, Fallon M, Kaasa S, Portenoy R, Currow DC (eds.). Oxford textbook of palliative medicine. 5.ed. Oxford: Oxford University Press; 2015.
6. Emergency Department Palliative Care. American College of Emergency Physicians. 2012.
7. Ferreira AP. Sedação paliativa. In: Conselho Regional de Medicina do Estado de São Paulo. Cuidados paliativos. São Paulo: Cremesp; 2008. p.355-361.
8. Hanks G, et al. Oxford textbook of palliative medicine. 4.ed. Oxford University Press; 2010. Parte 4.
9. Lamba S, Nagurka R, Zielinski A, Scott SR. Palliative care provision in the emergency department: barriers reported by emergency physicians. J Palliat Med. 2013;16(2).
10. Nauck F, Alt-Epping B. Crises in palliative care: a comprehensive approach. Lancet Oncol. 2008;9:1086-91.
11. Portenoy RK (ed.). Oxford textbook of palliative medicine. 4.ed. Oxford: Oxford University Press; 2010. p.1453-82.
12. Shin SH, Hui D, Chisholm GB, Kwon JH, San-Miguel MT, Allo JA, et al. Characteristics and outcomes of patients admitted to the acute palliative care unit from the emergency center. J Pain Symptom Manage. 2014;47:1028-34.
13. Taguchi J, Kinoshita I, Akita H. Superior vena cava syndrome. Gan To Kagaku Ryoho. 2011;38(4):518-23.
14. World Health Organization (WHO). Fact Sheets. Palliative Care. Disponível em: https://www.who.int/news-room/fact-sheets/detail/palliative-care. Acesso em set. 2024.

49

Sedação paliativa

Célia Maria Kira
Erika Souza Garcia Ramos

Pontos-chave

- Na fase final de vida, todo paciente tem o direito a alívio adequado dos sintomas físicos, psicossociais e espirituais.
- Sedação paliativa é um procedimento clínico e um recurso importante no controle de sintomas refratários e de sofrimento existencial, na fase final de vida.
- Sintomas refratários diferem de sintomas de difícil controle.
- Sedação paliativa não é eutanásia.
- O processo de tomada de decisões deve considerar os valores, vontades e desejos do paciente ou de seu representante (caso o paciente esteja inconsciente).

INTRODUÇÃO

Em fase avançada de doença (oncológica ou não), os pacientes apresentam vários sintomas causadores de sofrimento intenso, que podem ser físicos (como dor, dispneia, constipação), psicoemocionais (como agonia, *delirium*) ou espirituais (desesperança). E na fase final de vida tais sintomas se intensificam em número e magnitude, muitas vezes com controle muito difícil. Quando se identifica a refratariedade no controle desses sintomas, a sedação paliativa é uma opção de tratamento.

A sedação paliativa faz parte da abordagem paliativista, sendo uma prática eticamente correta e necessária em determinadas situações clínicas. É considerada o último recurso no controle de sintomas e não para rebaixar o nível de consciência e provocar a morte deliberadamente. Não deve ser indicada rotineiramente em função da proximidade da morte.

A sedação paliativa ainda hoje é erroneamente confundida com eutanásia mascarada e com suicídio assistido por alguns profissionais da área da saúde, pacientes e familiares, por acreditarem que tal procedimento apresse a morte do paciente. As diferenças entre sedação paliativa, eutanásia e suicídio assistido serão apresentadas e discutidas no item "Considerações éticas".

As indicações da sedação paliativa, o momento mais adequado para sua introdução, as medicações escolhidas, e sua dosagem, a via de administração e a duração da sedação são muito variáveis de serviço de saúde a serviço. Nas últimas duas décadas, esforços têm sido feitos por associações internacionais de cuidados paliativos, nos vários continentes, para uma padronização da sedação paliativa: quando indicar, manejo e acompanhamento deste procedimento.

A prevalência do uso de sedação paliativa na literatura varia entre 25 e 54%. A prevalência de 25,1% ocorreu no estudo prospectivo e multicêntrico de Maltoni et al.; Mercadante et al. encontraram prevalência de 54% em uma unidade de cuidados paliativos e de 13,6% no acompanhamento domiciliar de pacientes com câncer, em fase de terminalidade. A variação entre os percentuais de prevalência da sedação paliativa nos diversos estudos deve-se à diferença entre as populações estudadas, sintomas refratários, tipo de doença, aspectos socioculturais e religiosos, treinamento da equipe de saúde e tipo de ambiente (hospitalar ou não).

A crença de antecipação da morte com a sedação paliativa é errônea. Muitos estudos no início dos anos 2000 mostraram que a sobrevida após o início da sedação paliativa era muito pequena, variando de horas a poucos dias, porém já se questionava o fato de que a utilização da sedação paliativa sugeria mais um indicador de uma morte iminente do que a causa de uma morte prematura.

Estudos acadêmicos posteriores mostraram evidências de que a sedação paliativa não antecipa a morte. Foi o caso de Maltoni et al., em 2009, que, num estudo prospectivo e multicêntrico, comparou o impacto de sobrevida de 518 pacientes, divididos em 2 *cohorts*: a média de sobrevida no grupo sedado foi de 12 dias contra 9 dias do grupo não sedado ($p = 0,330$). Outro estudo prospectivo com 77 pacientes, conduzido por Mercadante et al., também encontrou uma sobrevida maior no grupo sedado paliativamente ($p = 0,003$). E Tin W-Y et al., em 2020, num estudo retrospectivo com 180 pacientes oncológicos, a sobrevida no grupo sedado foi de 11 dias e 9 dias no grupo não sedado ($p = 0,65$).

Pretende-se com este capítulo orientar, de forma didática e prática, o profissional de saúde na melhor indicação e uso da sedação paliativa, quando esse procedimento for uma opção terapêutica para o paciente.

CONCEITOS E DEFINIÇÕES

Sedação paliativa é definida como a sedação induzida pela administração de medicamentos em doses e combinações necessárias, sem intenção de apressar a morte e com o objetivo de aliviar um ou mais sintomas refratários em pacientes com doença avançada terminal, com o consentimento do paciente ou de seu responsável.

Sedação paliativa se faz com drogas sedativas e não com drogas analgésicas ou coquetel de drogas aleatórias. Não se deve usar meperidina (Dolantina®), por seus vários efeitos colaterais e baixo poder analgésico; não se usa mais soro "M1", "M2" etc.

"Sedação terminal" foi o primeiro termo utilizado para nomear a sedação paliativa, porém tem sido abandonado nos últimos anos; a terminologia usada atualmente é "sedação paliativa".

Considera-se sintoma refratário todo sintoma que não pode ser controlado adequadamente, apesar de repetidas e intensas tentativas de tratamento tolerável, incluindo possíveis intervenções invasivas e não invasivas. Os critérios para designar um sintoma como refratário estão apresentados no Quadro 1.

QUADRO 1 Critérios para considerar um sintoma como refratário

Sintoma refratário
• Incapacidade de promover um alívio adequado • Associação com excessiva e intolerável morbidade aguda e crônica • Improvável obtenção de alívio dentro de um prazo curto

A determinação da refratariedade do sintoma deve, sempre que possível, ser consenso entre os membros da equipe que cuida (o maior número possível de membros) e/ou mediante consultoria de outros especialistas.

Um exemplo prático de sintoma refratário: dispneia intensa provocando sofrimento e ansiedade para si próprio e nos familiares. A despeito de todas as tentativas de tratamento, não houve controle e alívio adequados. Deve-se então considerá-la sintoma refratário e prescrever sedação. O objetivo nesse momento é diminuir o estresse mental do paciente causado pela sensação de sufocamento e pela ansiedade gerada pela perda de controle da situação.

Não se deve confundir sintoma refratário com sintoma difícil. Sintoma difícil é conceituado como aquele que precisa de uma intervenção terapêutica intensiva (farmacológica e não farmacológica), além das medidas habituais e de suporte psicológico, para seu controle. Muitos sintomas difíceis são considerados "refratários" por médicos generalistas, por exemplo, *delirium* induzido por medicamentos ou quadro delirante por outras causas (distúrbios hidreletrolíticos, infecção não aparente), e podem ser controlados adequadamente por médicos com treinamento e habilidades adequados ou um especialista na área.

CONSIDERAÇÕES ÉTICAS

A grande controvérsia ética da sedação paliativa é a associação errônea desse procedimento com eutanásia, tanto por pessoas leigas como por muitos profissionais da área da saúde, pelo desconhecimento dos princípios dos cuidados paliativos. Alguns conceitos básicos:

- Sedação paliativa: uso de medicamentos sedativos específicos para aliviar sofrimento intolerável causado por sintomas refratários e que reduzem o nível de consciência. Indicada para pacientes com doença avançada terminal e com o consentimento do paciente (ou responsável).
- Eutanásia: é a ação deliberada de provocar uma morte rápida por meio da administração de drogas letais, a pedido do paciente.
- Suicídio assistido: o médico provê os meios (medicação, prescrição, informação) ou outras formas de interferir no nível de consciência para o paciente cometer o suicídio.

As principais distinções entre a sedação paliativa e a eutanásia estão resumidas no Quadro 2.

Por muitos anos, pela crença de que a sedação paliativa antecipasse a morte do paciente, utilizou-se como justificativa ética o princípio do duplo efeito, segundo o qual a intenção (alívio do sofrimento) tinha maior importância que a consequência (diminuição do tempo de vida, privação da consciência). Os estudos recentes das últimas décadas

QUADRO 2 Distinção entre sedação paliativa e eutanásia

	Sedação paliativa	Eutanásia
Intenção	Aliviar sintoma refratário e/ou sofrimento	Provocar a morte para cessar o sofrimento
Processo: medicamentos e doses	Drogas sedativas ajustadas à resposta de alívio do paciente	Drogas letais com incremento rápido
Objetivo final	Alívio do sofrimento	Morte rápida
Reversibilidade	Sim, a princípio	Não
Morte por causa natural	Sim	Não
Somente no final da vida	Sim	Não

(Skyes e Thorn; Maltoni et al.; Mercadante et al.; Tin W-Y et al.) trazem evidências de que a administração proporcionada de drogas sedativas não encurta a vida; assim, o uso do princípio de duplo efeito como justificativa não é mais necessário.

O terceiro dilema ético e moralmente problemático para a grande maioria dos médicos é a indicação da sedação paliativa no caso de sofrimento psicoexistencial, uma vez que os pacientes podem estar acordados, alertas, lúcidos e sem sintoma físico associado. Morita, em 2004, descreve em seu estudo com 90 pacientes os efeitos benéficos da sedação paliativa para o alívio do sofrimento psicoexistencial; e foi indicada somente em 1% dos pacientes. Maltoni et al., em 2009, encontraram somente 6,2% de sedação paliativa por estresse psicológico.

CLASSIFICAÇÃO

Uma classificação didática quanto à sedação paliativa, baseada em objetivo, temporalidade e intensidade, pode ser vista no Quadro 3.

A sedação paliativa nem sempre é administrada de maneira primária, contínua e profunda. A administração de uma droga sedativa não necessariamente significa supressão permanente do nível de consciência. O objetivo final da sedação paliativa é aliviar o estresse e promover conforto, portanto a sedação deve ser proporcionada, ou seja, o nível de sedação deve ser titulado em função de cada paciente e do alívio de seu sintoma ou estresse.

INDICAÇÕES

A maior indicação da sedação paliativa são os sintomas refratários. Os sintomas refratários mais comumente relatados na literatura são *delirium* agitado, dispneia e dor. Qualquer outro sintoma, se diagnosticado como refratário, pode e deve ser sedado paliativamente: náusea e vômitos, hemorragia maciça, convulsões, mioclonias, insônia, prurido, angústia, medo, pânico, ansiedade, terror.

Tan et al., em 2022, realizaram uma revisão sistemática e metanálise sobre os determinantes da sedação paliativa, envolvendo 21 estudos, de 12 diferentes países, incluindo o Brasil, num total de 62.422 pacientes. As maiores indicações encontradas foram dispneia, dor e *delirium*, e em menor percentual o sofrimento existencial.

O tipo da sedação (intermitente ou contínua, leve ou profunda), a droga escolhida, a dose, a via e a taxa de administração dos sedativos vão variar conforme a necessidade

QUADRO 3 Classificação da sedação paliativa

Objetivo	• Sedação primária: a finalidade da intervenção terapêutica é a diminuição do nível de consciência • Sedação secundária: o rebaixamento do nível de consciência é consequência do efeito farmacológico da medicação usada para controlar um sintoma específico. P. ex., como ocorre no tratamento da dor (uso de opioides) e no tratamento do delírio (uso de neurolépticos)
Temporalidade	• Sedação intermitente: é aquela que permite períodos de alerta do paciente • Sedação contínua: a diminuição do nível de consciência ocorre de forma permanente
Intensidade	• Sedação superficial: mantém um nível de consciência no qual o paciente ainda pode comunicar-se (verbal ou não verbal) • Sedação profunda: a que mantém o paciente em estado de inconsciência

clínica de cada paciente. Alguns necessitarão de sedação em momentos particulares, em momentos específicos do dia ou da noite, enquanto outros necessitarão de sedação mais contínua.

As circunstâncias que envolvem a prescrição de uma sedação paliativa são geralmente cercadas de emoções (dor total, sofrimento, angústia), o que pode dificultar uma abordagem correta e clareza de decisões. Nesse processo decisório da sedação paliativa, seja superficial ou profunda, a família deve estar envolvida e esclarecida. É necessário haver reflexão por parte da equipe médica, olhar e trabalhar os próprios sentimentos diante de uma situação de incurabilidade e de morte próxima, antes de sedar um paciente.

Em cuidado paliativo, podem ocorrer situações clínicas distintas e, às vezes, superponíveis na indicação de sedação paliativa:

1. Doença avançada terminal com sintomas refratários.
2. Quadro agudo ameaçador da vida em curto tempo.
3. Morte iminente com sofrimento intenso.

Na situação clínica 1, de sintomas refratários, a equipe de saúde deve ser capaz de explicar ao paciente e a seus familiares, de maneira compreensível, razoável e sensível, o que está acontecendo; sobre a necessidade de uma mudança de estratégia de tratamento e de obter um consentimento para o procedimento. Quando o paciente está consciente e lúcido, deve-se respeitar sua autonomia; quando o paciente não é mais autônomo, é altamente recomendado tentar saber sobre seus desejos e valores prévios e obter o consentimento da família. Se o paciente não tem família ou seus membros se sentem incapazes de tomar tal decisão, a equipe de saúde deve agir no melhor interesse do paciente e assegurar seu bem-estar. Todas as decisões devem ser registradas no prontuário médico, bem como suas justificativas.

Pacientes com quadros agudos ou inesperados evoluindo para uma situação ameaçadora de vida (situação clínica 2), como hemorragia maciça ou tromboembolismo pulmonar maciço, necessitarão ser sedados mais rapidamente. Nessa situação, o tempo urge e é mais difícil conseguir um consentimento, porém se deve tentar obtê-lo. Em geral, os familiares aceitam a decisão médica recomendada. Felizmente esses quadros agudos não ocorrem frequentemente e muitas vezes o paciente falece antes de receber a sedação.

A terceira situação clínica, a da morte iminente com sofrimento intenso, é angustiante para o próprio paciente e familiares e para os membros da equipe de saúde. A intenção nessa situação é propiciar uma morte mais tranquila e digna. Deve-se lembrar que, na maioria das vezes, a morte ocorre sem a necessidade de sedar o paciente.

No Quadro 4 estão elencadas as situações em que a sedação paliativa é uma opção terapêutica.

QUADRO 4 Indicações de sedação paliativa

1. Sintomas refratários:
   - *Delirium* agitado, agitação terminal ou inquietude refratária a neurolépticos.
   - Dor refratária a opioides e analgésicos adjuvantes.
   - Vômitos refratários à agressiva terapêutica antiemética.
   - Dispneia refratária a oxigênio, broncodilatadores e opioides.
   - Sofrimento psicológico ou existencial refratário à intervenção apropriada (antidepressivos, suporte religioso e espiritual).
2. Quadro agudo ameaçador da vida em tempo curto.
3. Morte iminente (horas a dias) com sofrimento intenso – leia antes o texto com atenção.

Para garantir que a sedação paliativa seja a opção terapêutica mais adequada, antes de iniciá-la várias questões devem ser respondidas. No Quadro 5 estão listadas essas questões.

Um algoritmo para tomada de decisão na indicação de sedação paliativa é sugerido na Figura 1.

QUADRO 5 Questões a serem respondidas antes da indicação da sedação paliativa

- Todos os esforços foram feitos para identificar e tratar as causas reversíveis geradoras do sofrimento?
- Interconsultas foram feitas com equipe de cuidados paliativos e/ou com outros especialistas?
- Todas as abordagens não farmacológicas já foram aplicadas? P. ex., técnicas de relaxamento e distração para ansiedade e dispneia.
- Todos os outros tratamentos farmacológicos foram aplicados? P. ex., titulação adequada de opioides no caso de dispneia ou dosagem adequada de neurolépticos para o *delirium* agitado; rodízio de opioides.
- Sedação intermitente foi considerada nos casos de *delirium* potencialmente reversível ou nos casos de sofrimento psicoexistencial extremo?
- Os objetivos da sedação foram explicados e discutidos com o paciente e seus familiares?
- A sedação foi consensual (paciente, família e equipe)?

Fonte: traduzido de Capital Health/Caritas Health Group Regional Palliative Care Program, 2005.

MEDICAMENTOS UTILIZADOS EM SEDAÇÃO PALIATIVA

Os principais medicamentos utilizados são os sedativos:

- Benzodiazepínicos: midazolam, diazepam, lorazepam.
- Neurolépticos: levomepromazina, clorpromazina, haloperidol.
- Barbitúricos: fenobarbital.
- Anestésicos: propofol, cetamina.
- Dexmedetomidina.

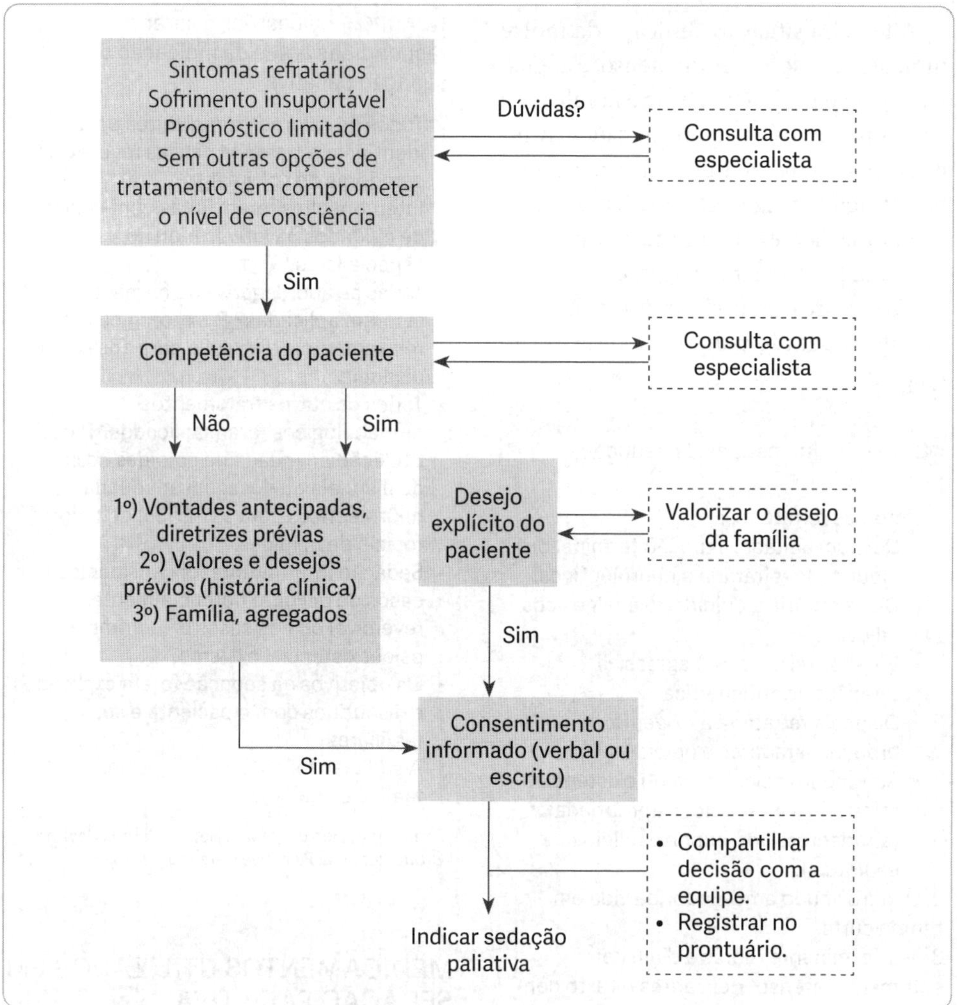

FIGURA 1 Algoritmo para indicação de sedação paliativa.
Fonte: traduzida e adaptada de Sedación paliativa. In: Guía de práctica clínica sobre cuidados paliativos; Kira CM. In: Manual de cuidados paliativos da ANCP. 2009 e 2012.

O midazolam é o sedativo mais frequentemente referido na literatura para indução de sedação paliativa e é o mais utilizado dentre os benzodiazepínicos. É facilmente titulável, com rápido início de ação (2 minutos após administração intravenosa) e de curta duração (1,5 a 2,5 horas). Pode ser usado por via subcutânea (SC) em *bolus*, em infusão contínua intravenosa (IV) e também em infusão contínua SC, não se precipitando se usado no mesmo soro com a morfina.

O uso concomitante com algumas medicações (carbamazepina, fenitoína, rifampicina) pode resultar em rápida diminuição da ação do midazolam em um período curto. E na associação com outras drogas inibidoras do citocromo P-450 3A4 (cetoconazol, itraconazol, fluconazol, eritromicina, azitromicina, diltiazem, verapamil, saquinavir, cimetidina, ranitidina) pode ocorrer sedação profunda, mesmo com uma dose relativamente baixa do midazolam.

A levomepromazina é a droga neuroléptica mais citada na literatura, contudo a clorpromazina é o medicamento mais utilizado no Brasil, em função de ser disponível aqui sua aplicação IV e SC.

Na sedação paliativa da dispneia refratária recomenda-se a associação de midazolam e morfina. A morfina é um opioide forte com ação primariamente analgésica e não sedativa. Apesar de não existir um sítio de ação específico na dispneia, acredita-se na ação em receptores de opioides distribuídos na árvore traqueobrônquica e no tronco cerebral (centro respiratório), modulando a percepção e a ansiedade. Nos pacientes que apresentarem efeito paradoxal ao midazolam ou sedação difícil, sugere-se a associação de um neuroléptico (clorpromazina) ao opioide e um benzodiazepínico.

Para a paliação do *delirium* agitado refratário, iniciar com um neuroléptico (clorpromazina); nos casos de efeito paradoxal a essa droga ou sedação difícil, associar o midazolam.

Para a dor refratária, manter o opioide já prescrito, associar o midazolam e, nos casos de efeito paradoxal ao benzodiazepínico ou de sedação difícil, adicionar um neuroléptico (clorpromazina).

Recomenda-se sempre iniciar com a dose mínima do sedativo, suficiente para paliar o sintoma, ajustando-a conforme as reavaliações periódicas. A via SC é sempre mais cômoda e prática, caso o paciente não tenha acesso venoso.

A dexmedetomidina é uma medicação de uso relativamente recente em sedação paliativa. É um potente e altamente seletivo agonista dos alfa-2-adrenérgicos com propriedades simpaticolíticas, sedativas, amnésicas e analgésicas. Promove uma sedação proporcional (paciente sedado quando não estimulado e que desperta facilmente quando estimulado) e o benefício de atuar como adjuvante no controle da dor e do *delirium* e na dispneia refratária de pacientes oncológicos, em fase de terminalidade. As principais limitações ao seu uso são a dificuldade de obter redução do nível de consciência mesmo em doses mais elevadas, havendo risco de hipotensão arterial e bradicardia, além do custo elevado. A dose recomendada é de um *bolus* inicial de 1 mcg/kg, seguida de infusão de 0,2 a 1 mcg/kg/hora.

Uma sugestão prática na utilização dessas drogas foi construída pelas autoras deste capítulo, com base em dados da literatura, e é mostrada no Quadro 6.

A seguir são propostas duas sugestões de esquema inicial de sedação profunda, por infusão contínua IV ou SC:

SG 5% ou SF 0,9% -- 80 mL
Midazolam (ampola 50 mg/10 mL) ---------------- 100 mg (2 ampolas)

Iniciar com 1-4 mg/hora e aumentar progressivamente até atingir o nível de sedação desejado.

Fonte: Esquema do Edmonton General Hospital, Canadá.

SF 0,9% -- 48 mL
Midazolam (ampola de 15 mg/3 mL) ----------------- 60 mg (4 ampolas)

Obtém-se uma solução de 60 mL com 60 mg de midazolam, ou seja, solução com concentração de 1 mg/mL.

Fonte: Manual de Cuidados Paliativos – Hospital Sírio-Libanês e Ministério da Saúde, 2020.

QUADRO 6 Sugestão de drogas em sedação paliativa

Drogas	Sintomas	Dose	Observações
Midazolam ampolas de 3 e de 10 mL 5 mg/mL * Dobrar a dose se houve uso prévio de benzodiazepínico	Dor, dispneia, *delirium* agitado, sofrimento psíquico	Indução: *bolus* de 2,5-5 mg* Iniciar infusão contínua SC: 0,4-0,8 mg/h Resgate: *bolus* de 2,5-5 mg*	Dose máxima de 160-200 mg/dia Interação com outras drogas (ver texto) Cuidado em pacientes com albumina baixa (redução do *clearance*)
Levomepromazina ampola de 5 mL 5 mg/mL (no Brasil, disponível em gotas ou comprimidos)	*Delirium* como sintoma predominante	Indução: *bolus* de 12,5-25 mg Iniciar infusão contínua SC: 100 mg/dia Resgate: *bolus* de 12,5 mg	Uso VO, SC Dose máxima diária: 300 mg
Clorpromazina (uso mais comum no Brasil) ampola de 5 mL 5 mg/mL	*Delirium* como sintoma predominante	12,5-50 mg a cada 4-12 h VO, IV	Dose máxima: 25-37,5 mg/dia
Haloperidol ampola de 1 mL 5 mg/mL	*Delirium*	2,5-5 mg SC de 12/12 h	Dose máxima: 5-10 mg/dia
Fenobarbital ampola de 2 mL 100 mg/mL	Dor, dispneia, *delirium* agitado, sofrimento psíquico	Indução: *bolus* de 2 mg/kg lento Iniciar infusão contínua SC: 600 mg/24 h Infusão contínua IV: 1 mg/kg/h Indução: *bolus* de 100-200 mg seguido de 40 mg/h SC/IV s/n	Antes de iniciar a infusão, suspender benzodiazepínicos e neurolépticos Reduzir opioides pela metade

(continua)

QUADRO 6 Sugestão de drogas em sedação paliativa (*continuação*)

Drogas	Sintomas	Dose	Observações
Propofol ampola de 20 mL 10 mg/mL Necessidade de supervisão de médico anestesista ou treinado	Refratariedade a outros sedativos	Indução: *bolus* de 1-1,5 mg/kg Inicial infusão contínua IV: 2 mg/kg/h Resgate: *bolus* com metade da dose da indução	Antes de iniciar a infusão, suspender benzodiazepínicos e neurolépticos. E reduzir opioides pela metade Somente uso IV, não misturar com outras drogas
Ketamina ampolas de 2 mL 50 mg/mL	Dor e refratariedade a outros sedativos	5-15 mg SC	Bloqueio de receptores NMDA

Fonte: Kira CM. In: Manual de cuidados paliativos ANCP. 2009 e 2012.
IV: intravenosa; SC: subcutânea; VO: via oral.

Antes de iniciar a infusão pela bomba, administrar um *bolus* inicial de 2 a 5 mg de midazolam. Cuidados:

- Em pacientes idosos, com disfunção renal ou caquéticos, devem-se utilizar doses mais baixas.
- Em pacientes usuários crônicos de benzodiazepínicos, etilistas ou usuários de drogas ilícitas costuma-se necessitar de doses mais altas para atingir um efeito satisfatório.

Utilizando quaisquer das soluções mencionadas, a bomba de infusão deve ser programada com velocidade inicial de 1 mL/hora (equivalente a 1 mg/hora). A escolha entre essas soluções deve ser feita com base na apresentação da ampola disponível na instituição. A solução é válida por 24 horas, e após esse período o volume restante deve ser descartado e uma nova solução deve ser instalada. Deve-se reavaliar o paciente em 1 hora e, se persistir o desconforto, repetir o *bolus* inicial e aumentar a velocidade em 1 mL/hora, passando para 2 mL/hora a velocidade de infusão.

A sedação paliativa intermitente pode ser realizada no domicílio (benzodiazepínico, neuroléptico) por via oral (VO) ou SC. Nos casos de sedação contínua e profunda, é recomendado que esta seja realizada em ambiente hospitalar, pela necessidade da titulação das drogas e de reavaliações clínicas frequentes. Alguns sintomas de natureza dramática, tais como hemorragia maciça, dispneia e vômitos incoercíveis, são mais facilmente controlados em ambiente hospitalar.

Um algoritmo para a escolha do tratamento farmacológico em sedação paliativa, tanto para uso hospitalar quanto domiciliar, baseado no sintoma predominante, é apresentado na Figura 2.

REAVALIAÇÃO APÓS A INTRODUÇÃO DE SEDAÇÃO PALIATIVA

Várias ações devem ser efetivadas após a instalação da sedação paliativa e estão delineadas no Quadro 7.

Para finalizar, são apresentados no Quadro 9 os passos propostos do *guideline* da *European Association of Palliative Care* (EAPC) para sedação paliativa.

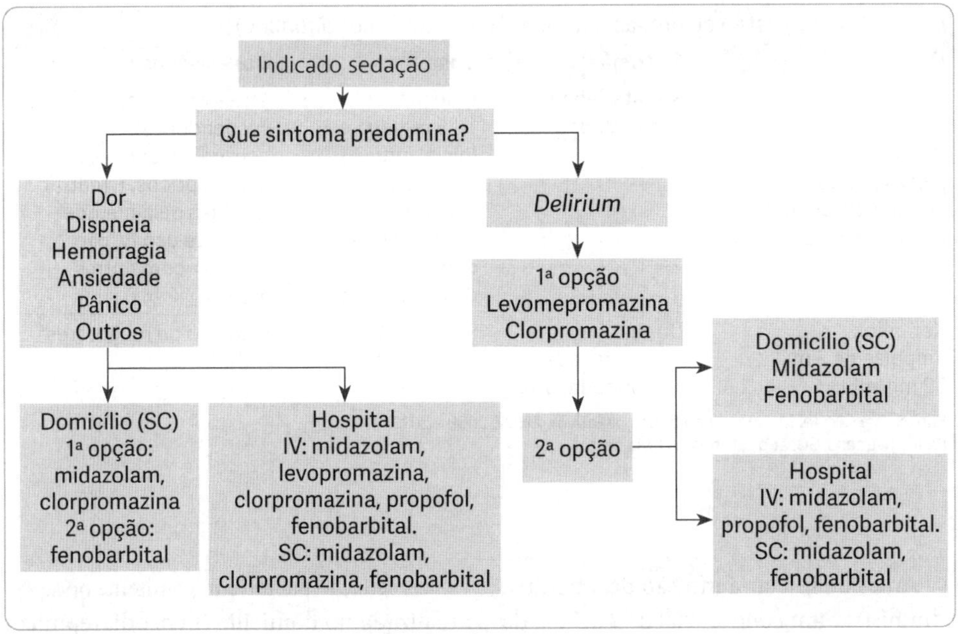

FIGURA 2 **Algoritmo para a escolha do tratamento farmacológico em sedação paliativa.**
Fonte: traduzido e adaptada de Sedación paliativa. In: Guía de práctica clínica sobre cuidados paliativos; Kira CM. In: Manual de cuidados paliativos da ANCP. 2009 e 2012.

QUADRO 7 Ações após o início da sedação paliativa

- Reavaliação sintomática quanto ao tipo e à dose da medicação escolhida (individualizada), com monitorização contínua e regular do processo para ajuste da sedação
- Titulação da dose sedativa conforme o efeito provocado, utilizando uma escala de avaliação – escala de Ramsay (ver Quadro 8)
- Manter as medidas de higiene e conforto
- Manter as medicações para controle de dor (opioides)
- Suspender medicações não essenciais (vitaminas, hormônios tireoidianos) ou tratamentos médicos ineficazes (= fúteis) para o bem-estar do doente
- Atentar para a retenção urinária e a impactação fecal (fecaloma), que geram grande desconforto nos pacientes sedados
- Esclarecer aos familiares que a sedação paliativa não é eutanásia e que não apressa a morte
- Orientar os familiares sobre os sinais do processo da morte: ronco da morte ("sororoca"), cianose de extremidades, mudança da cor da pele, hipotensão e diminuição da diurese
- Fornecer suporte psicológico e espiritual à família
- Proporcionar presença ativa da equipe que cuida, compreensão, privacidade e disponibilidade

QUADRO 8 Escala de Ramsay

- Nível I: agitado, angustiado
- Nível II: tranquilo, orientado e colaborativo
- Nível III: resposta a estímulos verbais
- Nível IV: resposta rápida a estímulos dolorosos
- Nível V: resposta lenta a estímulos dolorosos
- Nível VI: sem resposta

QUADRO 9 Roteiro para sedação paliativa da *European Association of Palliative Care* (EAPC), 2023

1. Discutir de forma preventiva o papel do potencial da sedação em cuidados na fase final de vida e planejamento de contingência
2. Registrar a indicação de sedação paliativa
3. Registrar as avaliações e consultas prévias necessárias (garantir avaliação ampla do paciente e da refratariedade dos sintomas)
4. Especificar requisitos para a obtenção de consentimento (em situações não críticas)
5. Discutir e registrar o processo de tomada de decisão com familiares (após consentimento do paciente)
6. Indicar a seleção do método de sedação
7. Indicar titulação de dose, monitoramento do paciente e manutenção de cuidados
8. Registrar decisões sobre hidratação, nutrição e medicamentos
9. Indicar necessidade de informação e cuidados da família e do paciente
10. Oferecer suporte para a equipe assistente

LEITURA RECOMENDADA

1. Bodnar J. A review of agents for palliative care sedation/continuous deep sedation: pharmacology and practical applications. J Pain Care Pharmacother. 2017;31(1):16-37.
2. D'Alessandro MPS, Pires CT, Forte DN, et al. (coords.). Manual de cuidados paliativos. São Paulo: Hospital Sírio-Libanês; Ministério da Saúde; 2020.
3. Cherny NI, Radbruch M, et al. European Association for Palliative Care (EAPC) recommended framework for the use of sedation in palliative care. Palliat Med. 2009;23(7):581-93.
4. Maltoni M, Pittureri C, Scarpi E, Piccinini L, Martini F, Turci P, et al. Palliative sedation therapy does not hasten death: results from a perspective multicenter study. Ann Oncol. 2009;20:1163-9.
5. Maltoni M, Slmicarpi E, Rosati M, et al. Palliative sedation in end-of-life care and survival: a systematic review. J Clin Oncol. 2012;30:1378e1383.
6. Mercadante S, Intravaia G, Villari P, Ferrera P, David F, Casuccio A. Controlled sedation for refractory symptoms in dying patients. J Pain Symptom Manage. 2009;37:771-9.
7. Morita T. Palliative sedation to relieve psycho-existential suffering of terminally ill cancer patients. J Pain Symptom Manage. 2004;28:445-50.
8. Nathan I, Cherny AM. Palliative sedation. In: Bruera E, Higginson IJ, Von Gunten C, Morita T (orgs.). Textbook of palliative medicine and supportive care. 3.ed. CRC Press; 2021.
9. Tin WW-Y, et al. A retrospective review for the use of palliative sedation in a regional hospital in Hong Kong. Ann Palliat Med. 2020;9(6):4502-13.
10. Porta Sales J. End-of-life sedation: clinical and ethical issues. Revista Española de Geriatría y Gerontología. 2003;38:44-52.

PARA SABER MAIS

1. Cherny NI. Esmo clinical practice guidelines for the management of refractory symptoms at the end of life and the use of palliative sedation. Ann Oncol. 2014;3:143e152.
2. Porta Sales J. Aspectos éticos de la sedación em cuidados paliativos. Med Pal (Madrid). 2002;9:41-5. Disponível em: http://aebioetica.org/revistas/2003/14/1/50/152.pdf. Acesso em: 15 ago. 2024.
3. Sociedad Española de Cuidados Paliativos (SEPCAL). Guia de sedación paliativa. Disponível em: https://www.cgcom.es/sites/main/files/mig/guia_sedaccion_paliativa.pdf. Acesso em: 15 ago. 2024.
4. Surges SM, Brunsch H, Jaspers B, Apostilidis K, Cardone A, Centeno C, et al. Revised EAPC framework on palliative sedation – January 2023. Acesso em: https://advance.sagepub.com/articles/preprint/Revised_European_Association_for_Palliative_Care_EAPC_recommended_framework_on_palliative_sedation_An_international_Delphi_study/22329289. Disponível em: 15 ago. 2024.
5. Tan F, Li N, Wu Y, Zhang C. Palliative sedation determinants: systematic review and meta-analysis in palliative medicine. BMJ Support Palliat Care. 2023;0:1-12.

SEÇÃO VII

A fase final da vida

50

A fase final da vida: caracterização clínica e organização do cuidado

Lívia da Mata Lara

"Consciente de que se exige uma grande leveza para desprender-se do chão, foi jogando tudo fora, desfez-se dos bens terrenos e eliminou sentimentos e desejos supérfluos, ficando só com o essencial, escreveu umas tantas cartas e, por último, se estendeu na cama para não mais se levantar. Agonizou uma semana, assistida pelo marido que usou toda a farmacopeia ao seu alcance para poupá-la do sofrimento, enquanto a vida lhe fugia e um tambor surdo ressoava em seu peito."

(Isabel Allende, *Paula*, 2021)

Pontos-chave

- Fase final de vida.
- Terminalidade.
- Processo ativo de morte.
- Avaliação prognóstica.
- Plano de cuidado.

INTRODUÇÃO

O cenário dos cuidados paliativos e de fim de vida vem mudando nas últimas décadas em razão de alterações demográficas, com aumento significativo no número de idosos, a avanços na tecnologia médica e a modificações nos padrões de doenças, resultando em grande número de pacientes vivendo com condições crônicas progressivas.

Independentemente da trajetória da doença, todas elas levam à morte. Essa morte, particularmente para pacientes com doenças crônicas, pode ser repentina, o que torna evidente que o planejamento avançado e cuidado é sensato.

Discussões sobre o fim de vida costumam ser desafiadoras, tanto para os profissionais de saúde quanto para os pacientes e familiares. Saber reconhecer a fase final de vida em momento oportuno é o primeiro passo para um manejo mais adequado. A abordagem envolve controle de sintomas, diálogos francos e empáticos e objetivos de cuidado alinhados aos valores e desejos de pacientes e familiares.

EPIDEMIOLOGIA

De acordo com a Organização Mundial da Saúde (OMS), estima-se que cerca de 36 milhões de mortes ocorrem, em todo o mundo, por doenças crônicas não transmissíveis, com destaque para doenças cardiovasculares, respiratórias crônicas, diabetes e câncer. Assim, espera-se que a necessidade de cuidados paliativos na fase final de vida duplique até o ano de 2060.

Os hospitais continuam sendo o principal local de morte (entre 40 e 77% dos casos), com até 75% dos pacientes com visita ao pronto-socorro realizada no último mês de vida, muitas vezes repetidamente. No entanto, a morte em casa é um desejo manifestado por 65% dos pacientes no início do câncer ou de outras doenças que evoluem com disfunção orgânica.

Em relatório da *Economist Intelligence Unit* (2010) apresenta-se um ranking da qualidade da morte em diversos países do mundo. De um total de 80 países, o Brasil ocupa o 42º lugar, o que aponta para a necessidade de repensar a atenção que se destina à fase final da vida.

DEFINIÇÕES

Diversos conceitos frequentemente envolvidos na prática clínica dos cuidados paliativos (Figura 1), como "fim da vida", "terminalidade" e "processo ativo de morte", têm implicações prognósticas importan-

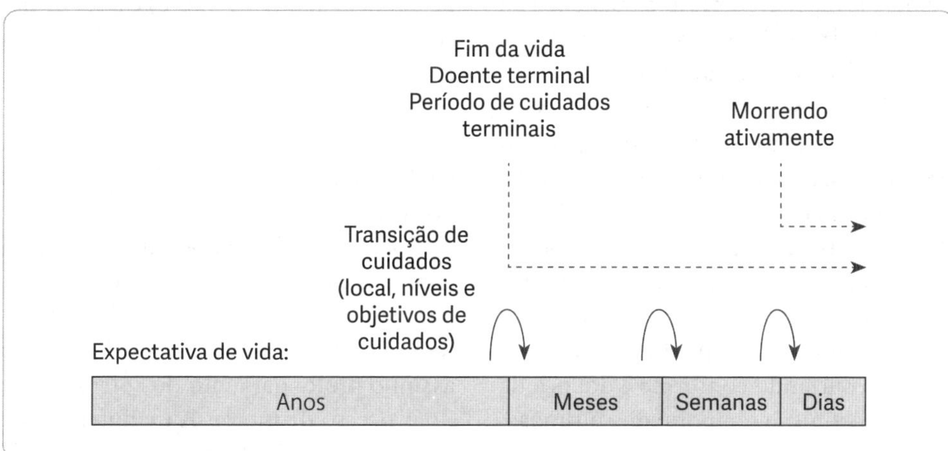

FIGURA 1 Uma estrutura conceitual para entender "morrer ativamente", "fim da vida", "doente terminal", "cuidado terminal" e "transição de cuidado". Com base em revisão sistemática, fim da vida, doente terminal e período de cuidado terminal são sinônimos e se aplicam a pacientes com doença progressiva com meses ou menos de sobrevida esperada. Morrer ativamente está relacionado a pacientes com dias de sobrevivência, e a transição de cuidado está relacionada a mudanças no local de cuidado, nível de cuidado e objetivos de cuidado.
Fonte: Hui et al., 2014.

tes que direcionam o plano de cuidado. A compreensão inadequada desses conceitos pode resultar em atrasos e inconsistências na organização do cuidado, impactando negativamente a qualidade de morte e dificultando a comunicação dentro da equipe assistencial.

Acredita-se que a padronização desses termos possa contribuir para melhorar a comunicação entre profissionais de saúde, pesquisadores e formuladores de políticas, bem como a promoção do conforto no processo de morrer e na qualidade de morte.

Terminalidade

A terminalidade é identificada quando se esgotam as possibilidades de resgate das condições de saúde e a possibilidade de morte próxima parece inevitável e previsível.

Nessa fase, nenhum tratamento conhecido é capaz de promover a restauração da saúde, mas apenas otimizar a qualidade de vida. O volume de tratamento modificador de doença eficaz e adequado reduz, e os cuidados paliativos têm sua necessidade de atuação aumentada. Tratamentos cujo único objetivo seja prolongar o processo de morte e que podem promover piora da qualidade de vida ou sofrimento devem ser evitados. É um momento em que a discussão sobre o plano de cuidados torna-se essencial.

Esse período pode perdurar por meses ou anos, variando conforme a doença de base. A definição temporal dos últimos 6 meses de vida é um marco clássico para essa nomenclatura.

Fase final de vida

A fase final de vida geralmente é identificada como o momento em que o paciente apresenta uma doença progressiva que limita a vida com um prognóstico de meses ou menos, associado a impacto no *status* funcional do paciente e a aumento da carga de sintomas que exigem níveis mais elevados de cuidado.

Sua definição varia entre artigos e especialistas, porém costuma incluir trajetória de doença, expectativa de vida e duração da sobrevivência. O curso é variável, especialmente em relação à doença de base. Habitualmente, é referida como as últimas 2 semanas de vida, a última semana ou as últimas 48 horas de vida.

Um sinônimo para "fase final da vida" é a expressão "últimos dias de vida", que traz a vantagem de reduzir falhas na comunicação, por especificar, de forma temporal clara, o período em questão.

Nessa fase avançada e irreversível da doença, o paciente entra em um estado de catabolismo acelerado. Isso ocorre em razão da ação de várias citocinas, principalmente de interleucinas (IL-1 e IL-6) e fator de necrose tumoral (TNF). Essa cascata de eventos culmina na perda de massa gorda inicialmente e depois de massa muscular, com evolução para caquexia e queda de energia vital e evolução para falência de múltiplos órgãos.

Todo o foco da abordagem deve ser para conforto e acolhimento do paciente e de familiares, controlando os sintomas e oferecendo suporte psicoemocional, evitando assim o prolongamento do sofrimento e do processo de morte. A manutenção de suporte avançado de vida nessa fase pode ser considerada inadequada.

Processo ativo de morte

O período mais avançado da fase final de vida pode ser definido como processo ativo de morte. Entende-se por processo ativo de morte a condição em que a morte pela evolução natural da doença é inevitável em um curto período (horas, dias ou poucas semanas), a despeito de todo cuidado médico.

As funções fisiológicas do paciente diminuem, com exacerbação de sintomas prévios e/ou o surgimento de novos. São frequentes sonolência, fadiga, cansaço, metabolismo lentificado, redução da pressão arterial, dispneia e baixa frequência cardíaca, funções fisiológicas do trato gastrointestinal lentificadas e irregulares, redução progressiva da ingestão alimentar e hídrica, *delirium*.

A identificação do processo ativo de morte é fundamental para o planejamento da assistência, alinhamento das expectativas, acolhimento familiar e preparação da equipe.

A família desempenha um papel ativo no cuidado do paciente em fim de vida tanto em relação à preparação prática como à interação com o paciente, que se dá de forma diferente a depender do prognóstico estabelecido. É importante para os familiares saber se devem investir prioritariamente na esperança ou na despedida.

Transição do cuidado

A transição do cuidado é o apoio dado aos pacientes quando eles passam de uma fase da doença ou tratamento para outra. Envolve auxiliar pacientes e familiares com necessidades médicas, práticas e emocionais à medida que se ajustam a diferentes níveis e objetivos de cuidado.

Pode ser aplicada na transição da terminalidade para o processo ativo de morte, em mudança de processo assistencial (como da internação para o ambulatório, ou do ambulatório para a assistência domiciliar), ou do especialista na doença de base (como o oncologista ou cardiologista) para o paliativista.

É um momento que requer reavaliação do plano de cuidados, acolhimento e orientação. São frequentes as falhas nesse processo, com consequente risco aos pacientes.

PROGNÓSTICO E EXPECTATIVA DE VIDA

A estimativa da expectativa de vida e a avaliação prognóstica são de extrema importância para pacientes, familiares e profissionais de saúde, particularmente no contexto de doenças avançadas, e tem papel central no planejamento efetivo de cuidados paliativos.

Mesmo que a morte seja um fenômeno biológico claramente identificado, as percepções do significado, tempo e circunstâncias em que o processo de morrer e a morte se sucedem ainda são pouco estabelecidas e ensinadas.

O maior perigo ao avaliar o tempo de sobrevida de um paciente é determinar sua morte "social" antes mesmo da morte física. Uma vez que se estabelece uma expectativa de vida pequena, em dias ou semanas, corre-se o risco de subestimar as necessidades do paciente e negligenciar sua possibilidade de conforto adequado.

Em geral, a avaliação prognóstica de pacientes em fases avançadas de doenças graves ainda apresenta erro otimista considerável e pouca acurácia, principalmente quando se avalia pacientes com doenças não oncológicas.

A avaliação prognóstica do final de vida deve cumprir três fases: formulação, comunicação e elaboração do plano terapêutico.

Decisões importantes sobre os cuidados de saúde, tais como realização de quimioterapia, planejamento antecipado de cuidado, evitar investigações desnecessárias, planejamento de alta e finanças pessoais, dependem da expectativa de vida do paciente.

Diversas ferramentas estão disponíveis na avaliação de prognóstico, incluindo escalas, sinais e sintomas, funcionalidade e parâmetros laboratoriais. Uma das mais utilizadas diz respeito à capacidade funcional do paciente. Entretanto, sabe-se que a capacidade funcional pode estar diretamente relacionada a uma condição de sofrimento intensa, não avaliada ou não tratada adequadamente, e que deforma a avaliação de prognóstico.

De acordo com a doença de base, diversos indicadores prognósticos podem ser identificados (Quadros 1 e 2).

Têm-se, ainda, diversos instrumentos de estimativa do prognóstico, como: a predição clínica de sobrevida (PCS) baseada em perguntas simples ("Quanto tempo esse paciente viverá?", ou "Eu me surpreenderia se o paciente morresse em três dias?", ou "Qual a probabilidade de sobrevivência do paciente em três dias?"); as escalas prognósticas (*Palliative Performance Scale* – PPS, *Palliative Prognostic Index* – PPI, *Palliative Prognostic Score* – PAPScore).

IMPRESSÕES SOBRE O FIM DE VIDA

A impressão do que seria um bom fim de vida geralmente envolve aspectos comuns para a maioria dos pacientes e profissionais da saúde, como ter adequado controle de dor, dispneia e ansiedade, higiene corporal apropriada, sentir-se preparado para a morte, ter pessoas queridas próximas e não morrer sozinho, ser respeitado, ter sua dignidade mantida e sentir-se cuidado como uma pessoa da sua totalidade. No entanto, não há uma definição universal do que seria um bom fim de vida. Isso é particular, e apenas poderá ser acessado por estratégias de comunicação adequadas entre os profissionais da saúde, seus pacientes e familiares.

QUADRO 1 Indicadores prognósticos em cuidados paliativos oncológicos

Fatores	Parâmetros avaliados
Sintomas	Presença, intensidade e refratariedade de sintomas: sonolência, *delirium*, dispneia, anorexia e fadiga
Nutricionais	Anorexia, perda de peso corporal, desnutrição ou sarcopenia grave ou caquexia refratária e disfagia
Funcionalidade	Perda da funcionalidade: ECOG-PS: 4, KPS ou PPS ≤ 20%
Laboratoriais	Hipoalbuminemia, hipogonadismo, hipercalcemia, hiponatremia, aumento da LDH
Marcadores inflamatórios	Elevação significativa de PCR, RPA, RNL, RPL ou EPGm = 2
Predição clínica de sobrevida	Pergunta clássica: "Quanto tempo o paciente viverá?" Pergunta surpresa: "Eu me surpreenderia se o paciente morresse em três dias?" Pergunta probabilística: "Qual a probabilidade de sobrevivência do paciente em três dias?"
Modelos prognósticos	PAP-Score: C PPI > 6 pontos

ECOG-PS: *Eastern Cooperative Oncology Group Performance Status*; EPGm: escore prognóstico de Glasgow modificado: *KPS: Karnofsky Performance Status*; LDH: desidrogenase lática; PAP-Score: *Palliative Prognostic Score*: PCR: proteína C-reativa; PPI: *Palliative Prognostic Index*; PPS: *Palliative Performance Scale*; RNL: razão neutrófilo-linfócito; RPA: razão PCR-albumina; RPL: razão plaqueta-linfócito.
Fonte: Hui et al.

QUADRO 2 Critérios de terminalidade de acordo com a doença de base

Câncer	Qualquer paciente com câncer metastático ou inoperável
Doenças cardíacas	▪ Sintomas de insuficiência cardíaca congênita durante o repouso ▪ FE < 20% ▪ Uma nova disritmia ▪ Ataque cardíaco, síncope ou AVC ▪ Idas frequentes ao PS em razão dos sintomas
Doenças pulmonares	▪ Dispneia durante o repouso ▪ Sinais ou sintomas de insuficiência cardíaca direita ▪ Saturação de O_2 < 88% ▪ PCO_2 > 50 ▪ Perda de peso não intencional
Demência	▪ Incapacidade para andar ▪ Incontinência ▪ Menos de 6 palavras inteligíveis ▪ Albumina < 2,5 ou menor ingestão por via oral ▪ Idas frequentes ao PS
Doenças hepáticas	▪ TP > 5 s ▪ Albumina < 2,5 ▪ Ascite refratária ▪ Peritonite bacteriana espontânea ▪ Icterícia ▪ Desnutrição ou perda de massa muscular
Doenças renais	▪ Não candidato à diálise ▪ Depuração da creatinina < 15 mL/minuto ▪ Creatinina sérica > 6
Síndrome da fragilidade	▪ Idas frequentes ao PS ▪ Albumina < 2,5 ▪ Perda de peso não intencional ▪ Úlceras de decúbito ▪ Confinamento ao leito/ao domicílio

AVC: acidente vascular cerebral; FE: fração de ejeção; PCO_2: pressão parcial de dióxido de carbono; PS: pronto-socorro; TP: tempo de protrombina.
Fonte: Manual de cuidados paliativos ANCP, 2012.

Questões como o local de preferência de óbito, presença de pessoas importantes, rituais de despedida ou pendências significativas a serem resolvidas podem ser especialmente abordadas e levadas em consideração no planejamento do cuidado de fim de vida.

Preservar a dignidade dos pacientes, evitar danos e prevenir ou resolver conflitos são condições de privilégio e responsabilidade de todos os profissionais envolvidos no cuidado aos pacientes em fase final de vida.

Essa é uma perspectiva que aponta para o que se conceitua como "boa morte", que está relacionada ao cumprimento de algumas etapas no fim da vida: tomar decisões com clareza, aproveitar o tempo para rever e dar significado à vida, realizar despedidas, resolver conflitos, passar mais tempo com familiares e amigos, deixar um legado, receber cuidados consistentes de acordo com as necessidades clínicas e de acordo com os desejos do paciente.

Apresentação clínica

Nos últimos meses ou semanas de vida, podem ocorrer a intensificação de sintomas prévios ou o surgimento de novos sintomas capazes de causar angústia na família e nos cuidadores. Se durante a comunicação a possibilidade de ocorrência de tais sintomas é antecipada, a família pode se preparar para esses eventos, dando a oportunidade para entenderem que, se esses sintomas surgirem, era algo esperado pela equipe de saúde e não um evento novo ou agravante.

O que determina os sintomas mais exuberantes na fase final de vida e o quadro clínico de morte depende da doença de base. No câncer, essa queda de estado funcional é acentuada e perceptível; nas doenças crônico-degenerativas, como na insuficiência cardíaca, essa queda pode ser menos evidente e muitas vezes ser confundida com mais uma exacerbação intensa da doença.

As principais alterações clínicas observadas são:

- Redução da ingestão oral e dificuldade de deglutição (alimentos e medicações).
- Fraqueza muscular, redução da funcionalidade (classicamente KPS 20%).
- Mudança no padrão respiratório, geralmente hipopneia, apneia ou Cheyne-Stokes.
- Acúmulo de secreção traqueobrônquica e/ou salivar em vias aéreas superiores, popularmente conhecido como "sororoca" (esse ruído acontece quando as secreções se acumulam na faringe posterior ou traqueia, podendo incomodar mais os familiares do que o próprio paciente).
- Redução da resposta a estímulos verbais e visuais, *delirium*, torpor ou coma.
- Redução da perfusão periférica, taquicardia, hipotensão, extremidades frias, cianose, manchas na pele, ausência de pulso periférico.
- Redução do volume urinário com retenção de líquidos e edema.
- Perda do controle esfincteriano.
- Inabilidade de fechar os olhos e queda dos sulcos nasolabiais.

A pele apresenta alterações mais objetivas, como mudança de turgor, cor ou integridade, no entanto manifestações subjetivas, como dor ao toque e movimento, necessitam ser avaliadas e controladas por meio de um plano de cuidado atencioso a esses detalhes.

A presença desses indicadores requer uma atenção maior e sugere a necessidade urgente de avaliação e controle de sintomas, comunicação da gravidade da situação e de plano de cuidados e diretivas antecipadas (se não estiverem previamente definidas) com o paciente, idealmente, ou com seu representante.

Pacientes com demência avançada podem não ser capazes de comunicar suas necessidades de tratamento da dor, assistência para comer e beber ou apoio espiritual. A hospitalização também é comum para pessoas com demência em fase terminal que apresentam sintomas que incluem confusão, infecção, dor, constipação e perda de apetite.

É importante informar a família de que a fadiga é um sintoma comum nessa fase e que se deve respeitar a tolerância do paciente para a realização até mesmo de atividades do dia a dia, como tomar banho e sair do leito.

É importante, ainda, valorizar os sinais de deterioração clínica:

- Intercorrências clínicas cada vez mais frequentes, com aumento da procura não programada de serviços de emergência.
- Piora progressiva da doença de base.
- Perda de funcionalidade e maior dependência.
- Emagrecimento progressivo (perda de peso > 10% do peso nos últimos 6 meses) e/ou queda da albumina sérica, muitas vezes não acompanhada de perda ponderal importante.
- Aparecimento de sinais e sintomas de insuficiência de outros órgãos.
- Múltiplas lesões por pressão.

O quadro clínico desses pacientes pode se modificar várias vezes durante o dia. A atenção a essa fase deve ser contínua, e toda a equipe deve ser treinada para observar e alertar quanto a essas mudanças.

Quando a morte se aproxima, a equipe deve estar atenta a sinais e sintomas sinalizadores e os familiares devem ser informados. É possível, algumas vezes, que tais sinais não ocorram sequencialmente e que a morte aconteça rapidamente; no entanto, eles costumam ocorrer principalmente se a doença for progressiva.

É importante salientar, quando não se conhece a história médica evolutiva do paciente, que alguns sinais de proximidade da morte podem ser confundidos com outras causas, e é fundamental realizar os diagnósticos diferenciais:

- Analgesia inadequada.
- Desidratação.
- Distúrbios eletrolíticos: glicose, sódio, cálcio.
- Depressão.

Alguns indicadores de que o paciente está entrando em processo ativo de morte são: presença de secreção respiratória audível (*death rattle*), taquipneia acima de 20 ipm, taquicardia acima de 100 bpm mantida em repouso, presença de livedo reticular, rebaixamento do nível de consciência, pulsos finos.

Deve-se avaliar muito bem os sintomas e reavaliá-los constantemente, para que o paciente sofra o menos possível. Pacientes em fase final têm muita dor e sintomas físicos. Entretanto, não se pode esquecer que, principalmente nessa fase final, eles sentem medo. Medo de sentir dor, medo de morrer, medo por estarem num ambiente estranho, já que frequentemente estão internados na fase final.

Organização do cuidado

Plano de cuidado na fase final de vida

O plano de cuidados a ser desenvolvido (ou redesenhado) no cenário da fase final da vida deve conter as diretivas antecipadas de vontade do paciente (se existirem) e estar de acordo com suas crenças, valores e desejos. Cabe ao médico a construção desse plano de cuidados como um elemento norteador, permitindo ao paciente o exercício máximo de sua autonomia e preferencialmente com a participação da equipe interdisciplinar.

A assistência ao paciente e à família deve contemplar todas as etapas da doença terminal com o objetivo de proporcionar alívio ao sofrimento e de evitar medidas fúteis diante da irreversibilidade da doença.

Existem iniciativas que integram práticas baseadas em evidências e *guidelines* com o objetivo de proporcionar assistência multidimensional ao paciente em fim de vida. Uma das mais conhecidas é o *Liverpool Care Pathway*.

O *Liverpool Care Pathway* é a estratégia de cuidados integrados mais amplamente utilizada, reconhecida como modelo de melhores práticas em 2001. Seu objetivo principal é melhorar os cuidados nas últimas horas ou dias de vida. É constituído por três seções principais:

1. Avaliação inicial, avaliação contínua e cuidados após a morte.
2. Quatro domínios principais de cuidados: físico, psicológico, social e espiritual.
3. Cinco requisitos principais para governança organizacional: tomada de decisão clínica, gestão e liderança, aprendizagem e ensino, pesquisa e desenvolvimento, governança e risco.

Não pode ser aplicado sem educação e formação.

O percurso visa não só melhorar os cuidados nas últimas horas ou dias de vida, mas também melhorar o conhecimento relacionado com o processo de morrer. A investigação sobre o fim da vida apresenta desafios específicos, mas é necessário um melhor conhecimento sobre as opiniões dos pacientes a respeito de morrer bem, assim como das técnicas de cuidados paliativos.

Outra iniciativa relevante é o *Beacon project*, voltado para pacientes portadores de neoplasias, em fase final de vida. O impacto do planejamento para cuidados de conforto do *Beacon project* foi avaliado por meio da análise de dados dos pacientes que morreram antes e depois da implementação do projeto. Após a implementação, a taxa de uso de opioides subiu de 62 para 73%, sinalizando maior controle de sintomas; mais pacientes receberam consulta de cuidados paliativos (de 17 para 31%); mais pacientes tinham diretiva antecipada de vontade e menos pacientes estavam com sondas enterais no momento da morte.

Ações necessárias na fase final de vida

O paciente em fase final de vida deve receber a mesma atenção que os demais, e expressões como "não tem o que fazer", "não vamos mais investir" devem ser proscritas. O plano terapêutico deve ser elaborado de maneira multidisciplinar e privilegiar ações que visem deixar o paciente mais confortável. Uma boa comunicação é essencial para que a transição de cuidados seja entendida como um ajuste de objetivo e um cuidado intensivo focado em conforto. O paciente deve ser sempre reavaliado e assistido pela equipe em todas as suas necessidades, e a família deve ser acolhida.

Abordagem geral

- Identificação da fase final de vida: prognóstico de dias a horas.
- Previsão do tipo de morte.
- Discussão de diretrizes avançadas de tratamento.
- Preparação para uma morte próxima.
- Escolha do local da morte (discussão prévia, se possível).
- Cuidado e conforto do paciente.
- Segurança para a família: acolhimento, controle de sintomas, controle da dor, presença ativa, parte burocrática (atestado de óbito, funeral, enterro).

Ações gerais

- Preparar a família para a morte, explicando o que está acontecendo.
- Reforçar os cuidados nas medidas de higiene e conforto.
- Reforçar a presença ativa da equipe de saúde.
- Certificar-se de que a dor está controlada.
- Controlar outros sintomas.
- Administrar somente a medicação essencial.
- Rever vias de administração: oral, retal, subcutânea (hipodermóclise) ou intravenosa.
- Preparar para a morte e o local da morte.
- Administrar sedação paliativa, se necessário.
- Orientar a parte burocrática: atestado de óbito, funeral, enterro.

Reforço do cuidado e do conforto

- Hidratar lábios, boca e olhos.
- Manter paciente limpo e seco.
- Preparar-se para possíveis incontinências (fraldas).
- Orientar o paciente de que comer menos é normal nessa fase.
- Prevenção de úlceras de pressão.
- Oferecer maior privacidade no momento da morte.

A necessidade de monitorização deve ser repensada e a aferição de sinais vitais deve ser feita com a frequência mínima de acordo com o protocolo da instituição. Intervenções de enfermagem, como mudança de decúbito, devem diminuir em amplitude e frequência. O alívio de pressão em proeminências ósseas pode ser realizado com a utilização de coxins ou travesseiros. Os cuidados com lesões preexistentes devem ser continuados, mas deve-se levar em conta que o objetivo não é mais a cicatrização, e sim a diminuição do desconforto, causada principalmente por odor, sangramento, excesso de exsudato e dor. O banho, a higienização íntima e/ou troca de curativos devem ser adaptados para que sejam dispensados com delicadeza. A administração de analgésicos de resgate antes dessas atividades é essencial para prevenção da dor.

Adequação terapêutica

A adaptação da conduta oferecida ao paciente conforme o momento do curso da doença em que ele esteja é chamada de adequação terapêutica. No contexto da terminalidade ou do processo ativo de morte, pode significar a abstenção (não implementação) ou suspensão (retirada) de determinado tratamento considerado desproporcional, porque, perante um quadro clínico de final de vida ou irreversível, tem maior probabilidade de causar dano do que de trazer benefício ao paciente. A avaliação prognóstica é essencial para a adequação terapêutica.

Medidas farmacológicas e não farmacológicas

Os cuidados ao final de vida abrangem uma série de ações, farmacológicas e não farmacológicas, que devem ser realizadas por toda a equipe multiprofissional.

Algumas medidas terapêuticas comumente utilizadas ao longo do processo de adoecimento, como hidratação venosa, antibióticos, suporte nutricional, vias alternativas de alimentação, medicamentos profiláticos e outros, podem estar relacionadas com sofrimentos desnecessários na fase final de vida (esses temas são abordados com mais detalhes em outros capítulos).

A dor física pode se tornar mais exuberante, e as outras dores, emocional, espiritual e social, também devem ser consideradas e tratadas. Lembrar sempre de verificar se a analgesia está adequada.

Para o controle da broncorreia e do ronco da morte (sororoca), orienta-se um estado de hipo-hidratação, com menor volume de líquidos, uso de anticolinérgicos e adequado posicionamento da cabeça.

A sedação paliativa está indicada em casos de sintomas refratários: dor refratária, dispneia intratável e delírio agitado, entre outros.

Revisão de medicações na fase final de vida

Frequentemente, os pacientes estão usando várias medicações no fim de vida, o que aumenta o risco de interações medicamentosas indesejadas e efeitos adversos, além de não beneficiar o paciente nessa fase pela curta expectativa de vida.

As medicações antes consideradas essenciais no curso da doença não são mais necessárias no final de vida. Devem ser suspensas e, assim, substituídas por uma nova lista essencial.

A maioria das medicações pode ser interrompida sem causar problemas, especialmente as que têm como objetivo principal prevenção primária ou secundária (ácido acetilsalicílico, estatinas). Exceção são as medicações que atuam sobre o sistema nervoso central e o sistema cardiovascular, que podem necessitar de uma redução gradual pelo risco de efeito rebote (betabloqueador, clonidina). Anticonvulsivantes no geral são mantidos, assim como medicações que possam auxiliar no controle dos sintomas (p. ex., pacientes com insuficiência cardíaca que podem se beneficiar de manter diuréticos para controle de edema e dispneia).

A seguir, apresenta-se uma sugestão mínima de conjunto de medicações na fase final de vida:

- Analgésicos de diferentes potências, incluindo opioides (morfina).
- Anticolinérgicos (hioscina).
- Antieméticos/ansiolíticos (haloperidol).
- Sedativos (midazolam, diazepam).
- Antifúngicos (nistatina em solução oral).

As vias de administração também precisam ser revisadas. A via subcutânea é uma opção simples e eficaz para a via oral, assim como a via retal.

A família e o processo de morte

Dependendo do contexto familiar, da espiritualidade e de experiências anteriores de morte vivenciadas, haverá famílias que solicitarão maior atenção que outras. É necessário fazer avaliações nas diversas esferas do cuidar, para identificar como esse paciente e a família lidam com esse enfrentamento da morte.

Nos últimos dias de vida, a presença da equipe de saúde se torna mais necessária, principalmente se o paciente estiver em domicílio. Quando não for possível estar presente fisicamente, usar um contato telefônico

A preparação da família para o processo de morte envolve diversos pontos:

- Relembrar e repetir quais são os objetivos do cuidado nessa fase final de vida.
- Encorajar a comunicação entre os familiares.
- Procurar saber os desejos pessoais do paciente.
- Encorajá-los a dizer ao paciente que ele é amado e que será lembrado.
- Falar sobre a morte no contexto espiritual e cultural da família e do paciente.
- Ajudar o paciente e a família a lidar com os sentimentos de culpa ou de arrependimento que possam existir.
- Discutir assuntos preocupantes, como a custódia de filhos, escola, renda familiar, local e custo do funeral.

O suporte psicoemocional e o espiritual são fundamentais em qualquer fase de cuidado, mas especialmente nas últimas horas de vida. Podem e devem ser oferecidos por qualquer membro da equipe multiprofissional e baseiam-se principalmente em ouvir atentamente as dúvidas e medos. É importante acolher essas emoções e questionamentos, entender as reações de perda e estar preparado para absorver essas reações.

Ações de prevenção às complicações no processo de luto são parte fundamental no cuidado destinado aos familiares e rede social do paciente, constituindo um dos eixos de cuidado em fase final de vida. Assegurar que as expectativas familiares estejam alinhadas, que haja controle eficaz de sintomas, permitir rituais de despedida e comunicar de forma compassiva são medidas que irão auxiliar e prevenir complicações durante o luto.

O momento de identificação do óbito é muitas vezes angustiante para o acompanhante do paciente. Nessas situações, profissionais devem se solidarizar e acolher a pessoa presente. O pedido de licença para continuar os cuidados e medidas simples como posicionamento do corpo sem vida, o cerramento dos olhos, o silêncio respeitoso, o desligamento de qualquer aparelho ruidoso e o espaço para a despedida e rituais devem ser ações frequentes e padrões para uma assistência de qualidade.

CONSIDERAÇÕES FINAIS

É importante que, na prática clínica, os profissionais de saúde adotem termos padronizados, para melhorar a comunicação interprofissional, e colaborem para a construção do plano de cuidados apropriado de que o paciente de fato necessita. O cuidado integral e integrado aos pacientes em fase final de vida é uma demanda urgente.

LEITURA RECOMENDADA

1. Carvalho RT, Rocha JA, Franck EM, Crispim DH, Jales SMCP, Souza MRB, et al (eds.). Manual da residência de cuidados paliativos: abordagem multidisciplinar. Barueri: Manole; 2018.
2. D'Alessandro MP, Barbosa LC, Anagusko SS, Maiello APMV, Conrado CM, Rolo DF, et al (ed.). Manual de cuidados paliativos. 2.ed. São Paulo: Hospital Sírio-Libanês; Ministério da Saúde, 2023.
3. Heufel M, Kourouche S, Lo WSA, Thomas B, Hood L, Curtis K. End of life care pathways in the emergency department and their effects on patient and health service outcomes: an integrative review. Int Emerg Nurs. 2022;61:101153.
4. Hui D, Nooruddin Z, Didwaniya N, Dev R, De La Cruz M, Kim SH, et al. Concepts and definitions for "actively dying," "end of life," "terminally ill," "terminal care," and "transition of care": a systematic review. J Pain Symptom Manage. 2014;47(1):77-89.
5. Instituto Nacional de Câncer (ed.). Cuidados paliativos na prática clínica. v.2. Últimos dias de vida. Rio de Janeiro: Inca; 2023.
6. Leung DY, Chan HY. Palliative and end-of-life care: more work is required. Int J Environ Res Public Health. 2020;17(20):7429.
7. Lewis S, Triandafilidis Z, Curryer C, Jeong SYS, Goodwin N, Carr S, et al. Models of care for people with dementia approaching end of life: a rapid review. Palliat Med. 2023;37(7):915-30.
8. Murray SA, Kendall M, Boyd K, Sheik A. Illness trajectories and palliative care. BMJ. 2005;330(7498):1007-11.
9. Saunders J. The Liverpool care pathway. Journal of the Malta College of Family Doctors. 2013;2(2).
10. Velasco IT, Ribeiro SCC (ed.). Cuidados paliativos na emergência. Barueri: Manole; 2021.

51

Abordagem terapêutica farmacológica

Ana Paula Curi
Beatriz A. O. Gutierrez
Ingrid Alkmim Beltrão Tenório

Pontos-chave

- Manejo de sintomas com medidas farmacológicas.
- Cuidados paliativos nas últimas horas de vida.

INTRODUÇÃO

Pacientes nas últimas horas e dias de vida podem apresentar sofrimento físico, bem como sofrimento emocional, espiritual e social significativo, e requerem um gerenciamento cuidadoso dos sintomas; as famílias podem precisar de apoio e treinamento à medida que a morte se aproxima. Os cuidados continuam por meio da declaração de óbito, notificação da morte à família e apoio ao luto.

Uma vez que o paciente tenha iniciado a transição para a fase de morte ativa, o paciente (se for capaz de participar) e a família são reunidos para discutir suas expectativas e preferências quanto aos cuidados de fim de vida. Em muitos casos, essas discussões já ocorreram no início do processo de adoecimento. Os objetivos gerais são esclarecer um plano focado no conforto.

A meta é comunicar informações prognósticas com o paciente, família e amigos de forma clara, mas compassiva, que lhes permita expressar seus medos, esperanças e objetivos para os cuidados de fim de vida.

Sempre que possível, deve-se pedir aos pacientes e suas famílias que descrevam o que consideram bons cuidados de fim de vida a fim de facilitar a identificação de objetivos específicos de cuidado.

SINTOMAS E AÇÕES FARMACOLÓGICAS

Náuseas e vômitos

Define-se náusea como uma sensação desagradável da necessidade de vomitar, habitualmente acompanhada de sintomas autonômicos, como sudorese fria, sialorreia, hipotonia gástrica, refluxo do conteúdo intestinal para o estômago, entre outros. O vômito ou êmese caracteriza-se pela expulsão rápida e forçada do conteúdo gástrico por meio da boca, causada por uma contração forte e sustentada da musculatura da parede torácica e abdominal.

Antieméticos

Cinco locais de receptores de neurotransmissores são de importância primária no reflexo do vômito:

1. M1 - muscarínico.
2. D2 - dopamina.
3. H1 - histamina.
4. 5-hidroxitriptamina (HT)-3 - serotonina.
5. Receptor de neuroquinina 1 (NK1) - substância P.

Agentes anticolinérgicos: o antagonista do receptor muscarínico M1, a escopolamina, é o principal fármaco anticolinérgico que é um antiemético eficaz. É predominantemente usado como profilaxia contra o enjoo.

A escopolamina é administrada por via transdérmica.

Administração: via transdérmica. Dividir o conteúdo de um sachê em duas partes e aplicar em região retroauricular com movimentos circulares.

No adulto: 1 sachê, retroauricular, 3 vezes/dia.

Anti-histamínicos: os anti-histamínicos são usados principalmente para enjoo.

Os agentes disponíveis incluem: difenidramina, 25 a 50 mg via oral (VO) a cada 6 horas ou 10 a 50 mg intravenoso (IV) ou intramuscular (IM); dimenidrinato, 50 mg VO a cada 4 horas; e meclizina, 25 a 50 mg VO a cada 24 horas.

A sedação é um efeito colateral comum com qualquer um desses medicamentos.

Antagonistas dos receptores de dopamina: três classes de antagonistas dos receptores de dopamina podem ser usadas em pacientes com náuseas ou vômitos:

1. Fenotiazinas.
2. Butirofenonas.
3. Benzamidas.

Fenotiazinas: as fenotiazinas foram o primeiro grupo de drogas a demonstrar atividade substancial na prevenção da êmese induzida por quimioterapia. Elas agem predominantemente antagonizando os receptores D2-dopamina na área postrema do mesencéfalo, mas também têm efeitos bloqueadores M1-muscarínicos e H1-histamínicos.

Clorpromazina: a dose é de 10 a 25 mg VO a cada 4 a 6 horas, 25 mg IV a cada 3 a 4 horas.

Os principais efeitos adversos das fenotiazinas são reações extrapiramidais como distonia e, com o uso prolongado, discinesia tardia. A distonia aguda pode ser tratada com difenidramina 25 a 50 mg IV ou IM. Hipotensão também pode ocorrer, particularmente em adultos mais velhos ou com infusão intravenosa.

Prometazina:

Fenergan 25 mg/comprimido. Oral: 12,5 mg 3 vezes ao dia e 25 mg ao deitar.

Fenergan injetável 25 mg/mL - ampola 2 mL: 25 mg IV ou IM a cada 2 horas, se necessário, no máximo 100 mg/dia.

Hipnótico/sedativo: 12,5 a 50 mg VO, IV ou IM.

Tratamento sintomático de todos os distúrbios incluídos no grupo das reações anafiláticas e alérgicas, prevenção de vômitos e náuseas, na potencialização de analgésicos e na pré-anestesia, por sua ação sedativa.

Ajuste de dose: insuficiência renal e hepática – não há necessidade de ajuste de dose.

Preparo/diluição: ringer com lactato, soro glicosado (SG) 5%, SG 10% e soro fisiológico (SF) (em 10 a 20 mL preferencialmente). Concentração máxima 25 mg/mL, tempo de infusão: 15 minutos.

Administração:

- IM: profunda (via preferencial).
- IV: infusão rápida, lenta ou contínua, tomando o cuidado de não exceder 25 mg/minuto. A injeção IV deve ser aplicada com extremo cuidado para evitar o extravasamento ou injeção intra-arterial inadvertida, que pode causar necrose e gangrena periférica.

Butirofenonas: as butirofenonas são os principais tranquilizantes que potencializam as ações dos opioides e têm efeito antiemético quando usadas isoladamente. São usadas principalmente como agentes pré-anestésicos ou para sedação de procedimentos, mas também são eficazes para náuseas e vômitos pós-operatórios.

O haloperidol tem meia-vida de cerca de 18 horas, o que limita seu uso.

O perfil de efeitos colaterais e a eficácia antiemética das butirofenonas parecem semelhantes aos das fenotiazinas. A administração IV de haloperidol acarreta risco dose-dependente de prolongamento do intervalo QT e *torsades de pointes*, e pacientes clinicamente doentes, idosos ou recebendo outros agentes que prolongam o intervalo QT devem ser monitorados antes e por 2 a 3 horas após a administração do medicamento. Efeitos colaterais adicionais incluem hipotensão, bloqueio alfa e distonia aguda.

Nome comercial/apresentação:

- Haldol 1 mg/comprimido.
- Haldol 5 mg/comprimido.
- Haldol 2 mg/mL – solução oral (gotas) – frasco 30 mL.
- Haldol 5 mg/mL – injetável – ampola 1 mL.

Antes do advento dos antagonistas do receptor 5-HT3, esses agentes em doses mais altas eram uma alternativa razoável à metoclopramida em altas doses. No entanto, nos últimos anos a necessidade dessa classe de agentes e sua utilização diminuíram.

Benzamidas: a metoclopramida causa antagonismo central e periférico da dopamina D2 em doses baixas e fraco bloqueio de 5-HT3 nas doses mais altas, usadas para vômitos causados por terapia com drogas citotóxicas. Também estimulam os receptores colinérgicos nas células do músculo liso gástrico e aumentam a liberação de acetilcolina na junção neuromuscular.

Os efeitos colaterais associados à metoclopramida incluem efeitos colaterais centrais de ansiedade, inquietação e depressão, hiperprolactinemia e prolongamento do intervalo QT.

Atualmente a metoclopramida é usada principalmente como um agente adjuvante para a prevenção da êmese tardia induzida pela cisplatina e na falha do tratamento de primeira linha da êmese.

Em doses-padrão, a metoclopramida tem efeito antiemético modesto. Também acelera o esvaziamento gástrico em pacientes com gastroparesia e aumenta o tônus do esfíncter esofágico inferior.

A metoclopramida atravessa a barreira hematoencefálica. Assim, comumente causa efeitos colaterais neurológicos, como acatisia, distonia e discinesia tardia, especialmente em adultos mais velhos e em altas doses.

Metoclopramida: 10 mg IV/VO de 8 em 8 horas ou de 6 em 6 horas.

A domperidona é um bloqueador D2 com atividade periférica seletiva no trato gastrointestinal superior. A principal vantagem dessa droga é que ela não atravessa a barreira hematoencefálica e, portanto, não apresenta os efeitos colaterais neurológicos da metoclopramida.

Domperidona: 10 mg de 8 em 8 horas VO.

Antagonista dos receptores de serotonina

Antagonistas dos receptores 5-HT3: os antagonistas dos receptores 5-HT3 têm um alto índice terapêutico para a prevenção da êmese induzida por quimioterapia.

Quatro antagonistas do receptor 5-HT3 estão atualmente aprovados nos EUA: ondansetron, granisetron, dolasetron e palonosetron. Vários estudos comparativos, randomizados e bem conduzidos falharam em demonstrar qualquer diferença convincente na eficácia ou tolerabilidade entre os três agentes de primeira geração (ondansetron, granisetron, dolasetron) quando usados em doses efetivas. O palonosetron difere dos outros três por ter maior afinidade de ligação ao receptor e meia-vida muito mais longa. Ensaios de fase III de agente único palonosetron e palonosetrona combinado com dexametasona demonstraram superioridade aos antagonistas do receptor 5-HT3 de primeira geração na prevenção de vômitos tardios e agudos.

A formulação oral dessas drogas tem eficácia comparável à dosagem IV para quimioterapia moderada e altamente emetogênica.

Além disso, a dosagem repetitiva não é superior a uma dose única administrada imediatamente antes da quimioterapia.

O regime profilático recomendado para a quimioterapia mais emetogênica consiste em um antagonista do receptor 5-HT3 combinado com dexametasona. Olanzapina é um antagonista do receptor neuroquinina-1.

Os antagonistas dos receptores 5-HT3 são geralmente bem tolerados. A cefaleia leve é o evento adverso mais frequente, ocorrendo em aproximadamente 15 a 20% dos pacientes. Astenia e constipação ocorrem em 5 a 10%, e tontura ocorre em aproximadamente 10% dos pacientes tratados por via IV e em 5% daqueles que recebem a formulação oral. As alterações no intervalo do eletrocardiograma são um efeito de classe dos antagonistas 5-HT3 de primeira geração, incluindo ondansetron, granisetron e dolasetron.

Olanzapina: a olanzapina é um antipsicótico de segunda geração que bloqueia os receptores de serotonina 5-hidroxitriptamina (5-HT2) e os receptores de dopamina D2 e pode ser um agente particularmente útil para a prevenção de náuseas e vômitos agudos e tardios após quimioterapia altamente emetogênica.

Antagonistas dos receptores de neuroquinina: a substância P é um neuropeptídeo de mamíferos encontrado em neurônios que inervam o núcleo do trato solitário do tronco encefálico e a área postrema, duas áreas intimamente envolvidas na indução do vômito. Os efeitos emetogênicos da substância P são mediados pelo receptor da neuroquinina-1 (NK1), um membro da superfamília de receptores da proteína G.

Os antagonistas dos receptores NK1 incluem o agente oral aprepitant e sua versão parenteral, fosaprepitant, netupitant (que está disponível em uma combinação de dose fixa com palonosetrona [NEPA]) e rolapitant. Ao contrário dos antagonistas dos receptores de serotonina de primeira geração, eles previnem não apenas a êmese aguda, mas também tardia em pacientes tratados com drogas quimioterápicas altamente emetogênicas (isto é, cisplatina). No entanto, parecem funcionar melhor quando usados em conjunto com antagonistas dos receptores de serotonina e dexametasona.

Glicocorticoides: os glicocorticoides são antieméticos eficazes e bem tolerados para a êmese induzida por quimioterapia. Seu mecanismo de ação ainda precisa ser elucidado. Insônia, aumento de energia e alterações de humor são efeitos colaterais comuns.

Embora uma variedade de glicocorticoides tenha sido empregada em ensaios clínicos, a dexametasona foi a mais amplamente avaliada e a mais utilizada.

Canabinoides: a potencial utilidade antiemética dos canabinoides foi observada pela primeira vez em relatos dispersos de melhora do controle emético em pacientes que usavam maconha durante a quimioterapia.

A modesta atividade antiemética dessa classe de agentes combinada com seu perfil relativamente desfavorável de efeitos colaterais (vertigem, xerostomia, hipotensão, disforia), especialmente em pacientes idosos, limitou sua utilidade clínica. No entanto, alguns efeitos colaterais (p. ex., sedação e euforia) podem ser benéficos. Dronabinol está disponível por prescrição, 5 a 10 mg VO a cada 6 a 8 horas.

Exemplos de casos clínicos

Caso 1

Mulher, 50 anos de idade, apresentou diagnóstico de leucemia mieloide aguda (LMA). Iniciará tratamento preconizado com daunorrubicina por 3 dias (droga com alto potencial emetogênico) e citarabina por 7 dias. Necessário tratamento antiemético profilático pré-administração da quimioterapia e de manutenção. Sugestão:

- Antagonista de receptor 5-HT3 8 mg IV pré-quimioterapia a cada 12 horas.
- Dexametasona 10 mg IV pré-quimioterapia.

Outra opção:

Aprepitanto: 125 mg VO 1 hora antes da quimioterapia (primeiro dia) e 80 mg/dia VO na manhã do segundo e do terceiro dia, associado a dexametasona 12 mg VO/IV no primeiro dia e 8 mg VO/IV no segundo, terceiro e quarto dias.

Caso 2

Homem, 60 anos de idade, branco, realizou retossigmoidectomia e recebe terapia adjuvante por adenocarcinoma tubular moderadamente diferenciado e invasivo de cólon sigmoide ECIIIB (pT3 pN1 M0). Associado, tem quadro de dor epigástrica, náuseas e vômitos que pioram após alimentação. Apresenta perda de peso de 8 kg em 6 meses. A endoscopia digestiva alta mostrou estase gástrica alimentar. A tomografia de abdome total constatou infiltração linfonodal em cadeias ganglionares peri-hepáticas, peripancreáticas, interaortocavais e periaórticas. Diagnóstico de gastroparesia por acometimento linfonodal, provavelmente com infiltração do nervo vago.

Sugestão de antieméticos e outras ações:

- Metoclopramida: até 40 mg/dia, IV.
- Bromoprida: 10 mg 3 vezes ao dia, IV ou VO.
- Domperidona: 10 mg 3 vezes ao dia, VO.
- Dieta fracionada.
- Quimioterapia.

Dispneia

A dispneia, ou desconforto respiratório, é uma experiência subjetiva descrita como falta de ar, aumento do esforço respiratório, aperto no peito, respiração rápida, expiração incompleta ou sensação de sufocamento.

Este tópico enfoca a avaliação e os cuidados de pacientes com doença terminal avançada que desenvolvem dispneia.

Independentemente do diagnóstico, tanto a prevalência quanto a gravidade da dispneia tendem a aumentar nos últimos meses de vida (Quadro 1).

QUADRO 1 Causas e manejo da dispneia

Causas	Terapêutica adequada
Derrame pleural	Punção, drenagem, pleurodese
Obstrução na via aérea	Radioterapia, *laser*, *stents*
Linfangite carcinomatosa	Corticosteroides (dexametasona)
Infecção respiratória	Antibiótico
Hipertensão pulmonar	Sildenafil
Anemia	Transfusão
Embolia pulmonar	Anticoagulação

Fonte: adaptado de Carvalho et al., 2022.

Tratamento sintomático da dispneia

Opioides: ocasionam redução na percepção central da dispneia, reduzem a sensibilidade à hipercapnia e a ansiedade. Doses baixas de opioides são suficientes para o controle do desconforto.

Doses iniciais

- **Morfina:**
  - Para dispneia leve, iniciar com codeína 30 mg VO de 6 em 6 horas e aumentar para de 4 em 4 horas. Apresentações: comprimidos de 30 e 60 mg; solução oral 3 mg/mL.
  - Para dispneia mais intensa: morfina 5 mg VO ou 2 mg IV/SC de 6 em 6 ou de 4 em 4 horas. Se necessário, infundir em bomba de infusão contínua ou por hipodermóclise 10 mg a cada 24 horas. Apresentação: ampolas com 10 mg, comprimidos com 10 mg e 30 mg e solução oral de 10 mg/mL.
  - Incremento da dose: aumentar 25% do total em 24 horas e avaliar resposta. Na insuficiência renal, fazer 1/3 da dose habitual.
- **Metadona:** opioide agonista sintético 10 vezes mais potente que a morfina. Meia-vida de 12 horas, pode ser usado na presença de insuficiência renal. Iniciar com 5 mg VO e aumentar para 10 mg se necessário. Infusão contínua, fazer 10 mg a cada 24 horas.

Exemplo de caso clínico

Caso 1

Homem de 79 anos de idade procurou atendimento médico por piora da dispneia, da ortopneia e do edema de membros inferiores nos últimos dias e redução do volume urinário há 1 dia. Portador de insuficiência cardíaca de causa isquêmica, relata infarto agudo do miocárdio prévio com colocação de *stents* e seguimento em serviço de cardiologia. Faz uso de diuréticos, vasodilatadores e antiagregantes corretamente conforme relato da filha e cuidadora do paciente. Deu entrada no pronto-socorro com saturação de 75% em ar ambiente, pulmões congestos, edema de +++/4+ de membros inferiores, pressão arterial de 70 x 30 mmHg e muito ansioso pela dificuldade para respirar. Ecocardiograma mostrou fração de ejeção de ventrículo esquerdo de 15% e creatinina de 4,5 mg/dL.

Em resumo de alta do serviço cardiológico havia relato de diretivas antecipadas de vontade favorecendo a não realização de medidas invasivas em caso de descompensação grave. Iniciado diureticoterapia, ventilação não invasiva (VNI) e morfina para dispneia (redução da dose em razão da insuficiência renal – 1 mg IV de 6 em 6 horas).

Conversado com a filha sobre a gravidade da doença e progressão para a fase final de vida. Orientado que, caso continuasse com ansiedade e sofrimento importante, estaria indicado sedação paliativa, situação que a filha compreendeu. Relatou que tem sido muito angustiante acompanhar o sofrimento de seu pai nos últimos meses, quando a doença progrediu mais rapidamente.

Delirium

O *delirium* é um estado confusional agudo caracterizado por alteração da consciência. Desenvolve-se em um curto período de tempo (geralmente de horas a dias) e tende a flutuar ao longo do dia; é geralmente causado por uma condição médica, intoxicação por substância ou efeito colateral de medicamentos.

Condições clínicas: infecção, distúrbios metabólicos e eletrolíticos, desidratação, hipóxia, infarto agudo do miocárdio, impactação fecal, retenção urinária, imobilidade, acidente vascular cerebral, hemorragia e hematoma intracraniano, falência orgânica (coração, pulmão, rim, fígado), hipotermia, dor.

Procedimentos cirúrgicos: principalmente em cirurgia cardiovascular ou cirurgias longas.

Medicações (principalmente as de ação central).

Abstinência de álcool ou drogas ilícitas.

Ambientais: mudança de ambiente, hospitalização (principalmente UTI), uso de contenção física, uso de cateteres e sondas, múltiplos procedimentos.

Outros: privação sensorial, estresse, privação de sono.

Considerado um tipo específico de estado de confusão caracterizado por aumento da vigilância junto com hiperatividade psicomotora e autonômica e manifestado como agitação, tremores e alucinações, chamado "*delirium* hiperativo", e também inclui sonolência e diminuição da excitação, chamados de "*delirium* hipoativo". É potencialmente reversível.

Vários fatores podem contribuir para o *delirium* em pacientes de risco, e intervenções podem colaborar para minimizar os riscos:

- Protocolos de orientação: o fornecimento de relógios, calendários, janelas com vistas externas e a reorientação verbal dos pacientes podem atenuar a confusão resultante da desorientação em ambientes desconhecidos.
- Estimulação cognitiva: pacientes com comprometimento cognitivo, em particular, podem se beneficiar de atividades como visitas regulares de familiares e amigos. Ao mesmo tempo, a superestimulação sensorial deve ser evitada, principalmente à noite.
- Facilitação do sono fisiológico: procedimentos médicos e de enfermagem, incluindo a administração de medicamentos, devem ser evitados durante as horas de sono, sempre que possível. O ruído noturno deve ser reduzido.
- Mobilização precoce e uso minimizado de contenções físicas para pacientes com mobilidade limitada.

- Aparelhos visuais e auditivos para pacientes com essas deficiências.
- Evitar e/ou monitorar o uso de medicamentos problemáticos: os medicamentos são frequentemente implicados na precipitação do *delirium*; benzodiazepínicos, opioides, di-idropiridinas e anti-histamínicos são alguns exemplos.
- Evitar e tratar complicações médicas: sabe-se que várias condições médicas causam ou agravam o *delirium*. Hipoxemia e infecções são outras complicações comuns em ambientes e pacientes de alto risco.
- Controle da dor: a dor pode ser um fator de risco significativo para o *delirium*. Medicamentos não opioides devem ser usados sempre que possível, pois são menos propensos a agravar o *delirium*. Os médicos devem equilibrar os benefícios do uso de opioides para tratar dor significativa com o potencial de *delirium* relacionado a opioides.

Pacientes com câncer, *delirium* terminal e dor podem se beneficiar da mudança de opioides de ação mais curta para agentes de ação prolongada, como a metadona.

Medicamentos antipsicóticos: quando indicados, os agentes antipsicóticos são geralmente usados para tratar a agitação grave no paciente com *delirium*.

Com base em evidências limitadas, o haloperidol em baixa dose (0,5 a 1 mg) pode ser usado conforme necessário para controlar agitação moderada a grave ou sintomas psicóticos, até uma dose máxima de 5 mg por dia. A dosagem contínua ou profilática não é recomendada. Doses mais altas podem ser usadas em ambientes monitorados de perto (UTI). Haloperidol pode ser administrado VO, IM ou IV. O início da ação pode ocorrer em 5 a 20 minutos após a administração IV ou mais com a via IM ou oral. Não se espera uma resposta imediata. O haloperidol IV foi associado a prolongamento do intervalo QT clinicamente significativo, exigindo precauções adicionais com seu uso.

Outras medicações descritas em literatura para manejo de *delirium* são: risperidona (dose inicial 1 mg), quetiapina (dose inicial 12,5 mg), olanzapina (dose inicial 2,5 mg) e clorpromazina (dose inicial 12,5 mg).

Não se costuma indicar o uso de benzodiazepínicos no manejo de *delirium*, exceto no contexto de abstinência (alcoólica ou de benzodiazepínicos) ou de sedação paliativa.

Exemplo de caso clínico

Caso 1

Homem de 90 anos de idade é internado por agitação psicomotora no último dia. Portador de quadro demencial leve, necessita de ajuda para atividades de vida diária. Tem hipotireoidismo controlado. Familiares relatam que há 1 dia ficou agitado, apresentando risco de queda, e então foi levado ao serviço de emergência, onde exames mostraram hemoglobina de 8 g/dL. Após indagação, familiares relataram fezes escurecidas, malcheirosas e pastosas. Realizada endoscopia digestiva alta, que evidenciou úlcera duodenal com sinais de sangramento. Na emergência, paciente recebeu haloperidol 1 mg IM a cada 8 horas e 1 concentrado de hemácias. Após essas medidas, o paciente permaneceu em seu quadro cognitivo habitual.

Sedação paliativa

A sedação paliativa é uma medida de último recurso usada no final da vida para aliviar sintomas graves e refratários. É realizada pela administração de medicamentos sedativos em ambientes monitorados e visa induzir um estado de consciência diminuída ou consciência ausente (inconsciência).

A intenção da sedação paliativa é aliviar o fardo do sofrimento intolerável para pacientes terminais de maneira a preservar as sensibilidades morais do paciente, dos profissionais médicos envolvidos em seus cuidados e familiares e amigos preocupados.

Preocupação da equipe, família e outros

Testemunhar ou apenas considerar a sedação paliativa pode ser profundamente angustiante para a família, outros entes queridos e funcionários. Isso é particularmente verdadeiro se houver preocupação com os efeitos e a ética da sedação paliativa, se houver discordância persistente sobre o plano de tratamento entre os profissionais e em situações em que o processo é demorado.

Tem-se apressado a morte?

Vários estudos tentaram medir o impacto da sedação paliativa na sobrevida do paciente, e sua conclusão geral é a de que a sobrevida é a mesma (ou até melhor) quando pacientes sedados são comparados a pacientes não sedados.

Outras preocupações éticas

Alguns familiares, entes queridos ou funcionários podem estar preocupados com o fato de a sedação paliativa ser uma forma de eutanásia.

A discussão de questões éticas com a família ou outros entes queridos e membros da equipe de cuidados deve abordar a distinção da eutanásia. A sedação paliativa é distinta da eutanásia, pois a eutanásia se refere ao término deliberado da vida de um paciente por intervenção ativa, geralmente a pedido do paciente (eutanásia ativa voluntária).

A sedação paliativa, por outro lado, é utilizada para o sofrimento refratário, e a intenção da intervenção é proporcionar alívio dos sintomas, não expressamente para acabar com a vida do paciente que sofre; a intervenção é proporcional ao sintoma predominante, sua gravidade e os objetivos de atendimento predominantes; diferentemente da eutanásia, a morte do paciente não é um critério utilizado para aferir o sucesso do tratamento.

As discussões com familiares ou outros entes queridos devem enfatizar que o sofrimento descontrolado no final da vida constitui uma situação crítica e que a opção pela sedação paliativa, após consentimento informado do paciente (ou seu substituto) ou por diretivas antecipadas previamente determinadas, constitui uma resposta proporcional e eficaz ao sofrimento que está dentro das diretrizes médicas aceitas e apoiadas pelos princípios da autonomia e autodeterminação do paciente.

Nesse contexto, a decisão de oferecer o uso de sedação para aliviar o sofrimento intolerável de pacientes terminais não apresenta nenhum problema ético novo e é amparada por precedentes legais.

Práticas eticamente problemáticas

Os médicos que usam sedação paliativa precisam estar cientes do potencial de dano do uso abusivo, imprudente ou não qualificado de sedação. O dano potencial é ilustrado com a sedação como meio de acelerar a morte, que é o abuso mais comum de sedação paliativa. Pode ocorrer pelo uso deliberado de sedação profunda em pacientes que não apresentam sintomas refratários, ou no uso deliberado de doses que excedem em muito o necessário para proporcionar conforto adequado.

Para saber se a sedação está indicada, deve-se responder às seguintes perguntas:

- O paciente apresenta doença avançada progressiva e irreversível?
- O paciente encontra-se em cuidados paliativos, com alinhamento de priorização de medidas de conforto em detrimento de medidas invasivas?
- O paciente apresenta sintoma/desconforto importante?
- As causas potencialmente reversíveis para o quadro foram tratadas?
- A terapia medicamentosa e não medicamentosa para controle desse sintoma está otimizada?

Se todas as respostas forem "sim", considerar início de sedação paliativa.

Todos os membros da equipe, participantes e familiares precisam entender a justificativa para a sedação e os objetivos do tratamento. Sempre que possível, isso deve ser abordado em reuniões de equipe e família, antes e depois do evento, para discutir as questões profissionais e emocionais relacionadas a tais decisões.

O sofrimento pode ser mitigado promovendo uma cultura de sensibilidade às cargas emocionais envolvidas no cuidado, participando dos processos deliberativos que levam à decisão do tratamento, compartilhando informações e engajando-se em discussões multidisciplinares que oferecem ao grupo ou aos indivíduos oportunidades de expressar seus sentimentos.

Medicamentos sedativos

O midazolam é um benzodiazepínico de meia-vida curta e rápido início de ação que permite a administração por via parenteral; é o medicamento mais utilizado para sedação paliativa.

Vias de administração que podem ser utilizadas: intravascular ou hipodermóclise.

Bolus inicial de 2 a 5 mg de midazolam (pacientes idosos, com disfunção renal ou caquéticos favorecem doses mais baixas; pacientes usuários crônicos de benzodiazepínicos, etilistas ou usuários de drogas ilícitas costumam precisar de doses mais altas para se atingir efeito satisfatório).

- A sedação só deve ser indicada a pacientes que estejam desconfortáveis; deseja-se um início de ação rápido, por isso está indicado o *bolus* inicial. Logo após o *bolus*, deve-se iniciar a infusão contínua.
- Solução em bomba de infusão contínua: para facilitar o acompanhamento de doses, sugere-se utilizar solução com concentração de 1 mg/mL. Algumas sugestões de solução:
  - Midazolam ampola de 50 mg/10 mL: diluir 1 ampola (50 mg) em 40 mL de SF (obtém-se solução de 50 mL em 50 mg de midazolam).
  - Midazolam ampola de 15 mg/^{3} mL: diluir 4 ampolas (60 mg) em 48 mL de SF (obtém-se solução de 60 mL com 60 mg de midazolam).
  - A solução é válida por 24 horas; após esse período o volume restante deve ser descartado e uma nova solução deve ser instalada.
  - Reavaliar o paciente em 1 hora. Se ele mantiver desconforto, repetir o *bolus* inicial e aumentar a velocidade de infusão em 1 mL/hora (passando para 2 mL/hora a velocidade de infusão).
- Esse procedimento deve ser repetido de hora em hora até que o paciente fique confortável.

Agentes alternativos usados nesse contexto incluem levomepromazina, clorpromazina, fenobarbital e propofol, conforme apresentado a seguir.

Clorpromazina: cloridrato de clorpromazina 5 mg/mL solução.

Caso o serviço não tenha disponibilidade de midazolam e/ou bomba de infusão, iniciar a sedação com clorpromazina.

Caso tenha atingido a dose máxima de midazolam (20 mg/hora), associar a clorpromazina.

Via de administração de clorpromazina: IV, hipodermóclise ou IM.

- Se o paciente tiver acesso venoso, preferir essa via de administração, caso contrário considerar a utilização de hipodermóclise. A via IM pode ser utilizada, mas deve-se lembrar que se trata de uma administração mais dolorosa.
- Observação quanto ao uso da clorpromazina por hipodermóclise: a literatura não é consistente em relação à administração da clorpromazina pela via SC, com evidências a favor e contra. Portanto, sugere-se o uso da clorpromazina pela via SC somente quando não for possível sua administração pela via endovenosa (EV) e na necessidade de sedação paliativa em fase final de vida.

Para minimizar o risco de possíveis efeitos adversos, sugere-se diluir a medicação em 100 mL de SF 0,9% e administrar em 1 hora, observando rigorosamente o local de punção quanto a hiperemia, dor, endurecimento e necrose local e avaliando trocar o local da punção ou suspender a medicação na ocorrência de evento adverso local. Iniciar com dose de 12,5 mg de 8 em 8 horas e reavaliar após 4 horas; se ainda desconfortável, aumentar para 25 mg de 8 em 8 horas, chegando até 50 mg de 8 em 8 horas.

Cuidados após o início da sedação paliativa

- Registrar adequadamente em prontuário: hora de início, indicação, comunicação com paciente/familiares e reavaliações.
- Reavaliar frequentemente até o controle adequado dos sintomas e manter reavaliação diária.
- Sondagem vesical de alívio se necessário (somente se retenção urinária); se a sondagem de alívio ficar muito frequente (2 ou mais vezes ao dia), sugere-se avaliar a passagem de sonda vesical de demora; de cuidados paliativos.
- Realizar hidratação da pele e mudanças de decúbito.
- Manter medidas para proteção ocular.
- Manter o paciente limpo e seco.
- Manter medidas de higiene, como trocas de fralda, banho e higiene oral.
- A aferição de sinais vitais pode ser espaçada para 2 a 3 vezes por dia; quando o paciente está falecendo, não há necessidade de verificação rigorosa de sinais vitais.

Esse momento é muito angustiante para a família, e deixar de verificar os sinais vitais pode ser entendido como omissão de cuidados. É função da equipe, principalmente da enfermagem, conversar com a família sobre os sinais de progressão de doença e de proximidade da morte e que medidas como pressão arterial e verificação da respiração não deixarão de ser realizadas. Por outro lado, é importante esclarecer que alterações nos sinais vitais poderão ser encontradas e que muitas vezes são indicativas de que o paciente está se aproximando de seus últimos momentos.

Quando o paciente apresentar desconforto, como dificuldade para respirar ou fácies de dor, a verificação de sinais vitais pode ser feita para avaliar melhor o motivo do desconforto.

- Dar preferência para avaliar o conforto por meio de padrão respiratório, presença de agitação, fácies de dor.
- Suspender o controle de glicemia capilar de horário por trazer desconforto.
- Acompanhamento da equipe multiprofissional para esclarecer a família sobre o que está sendo feito para controlar os sintomas, quais sinais o paciente pode apresentar, acolher angústias, sentimentos, expectativas, fornecer orientações práticas relacionadas ao óbito, dentre outros.
- Estimular visitas para proporcionar despedidas.

CUIDADOS PALIATIVOS: AS ÚLTIMAS HORAS E DIAS DE VIDA

O paciente com doença ameaçadora de vida sem proposta de cura poderá evoluir para processo final, fase irreversível, caracterizando as últimas semanas, dias e horas de vida.

Os pacientes nessa fase necessitarão de cuidados integrais e holísticos para que se possa melhorar sua qualidade de vida e permitir uma morte digna e confortável; a morte deve ser considerada um processo natural. Esse processo poderá ocasionar grande sofrimento para os familiares e o paciente, sendo importante oferecer cuidados para mitigar esse sofrimento e realizar a elaboração de um plano de cuidados avançados que alinhe o processo de vida biológica atual e os valores do paciente e da família, assim como acolhimento familiar e controle impecável dos sintomas.

Manter boa comunicação com o paciente e familiares permitirá discutir as expectativas e preferências quanto aos cuidados de fim de vida. Os profissionais que realizarão os cuidados necessitarão ter como foco evitar tratamentos que não tragam benefícios ou de contextos fúteis que prolonguem e aumentem o sofrimento do paciente, realizando uma assistência humanizada e empática no processo de adoecer e morrer.

Nessa fase os pacientes iniciam o declínio funcional e apresentam um processo de catabolismo intenso associado à presença de anorexia-caquexia e disfunções orgânicas (p. ex., pele, renal, respiratória, hemodinâmica e outras). Além disso, podem apresentar alterações na respiração, diminuição da diurese, pupilas não reativas, diminuição do nível de consciência como agitação ou sonolência (*delirium* terminal).

Os objetivos das discussões sobre cuidados devem abordar:

Diminuição da ingestão oral no final da vida e falta de evidências para apoiar a alimentação e a hidratação artificiais.

Na fase terminal o paciente apresenta ingestão oral reduzida e deglutição prejudicada pela fraqueza generalizada, pela sedação decorrente dos medicamentos ou dos distúrbios metabólicos, como hipercalcemia; os familiares muitas vezes experimentam altos níveis de sofrimento emocional quando o paciente se torna incapaz de ingerir alimentos e líquidos por via oral. Deve-se oferecer educação e aconselhamento sobre o processo normal de morrer, tendo em mente que a comida e a alimentação têm fortes conexões culturais e emocionais e que o fornecimento de informações de maneira sensível reduz o sofrimento e os conflitos potenciais.

Pode-se incentivar as famílias a cuidar da boca com palitos de esponja ou oferecer goles de água, que podem melhorar os sintomas de sede e irritação bucal do paciente. São intervenções úteis para cuidadores e familiares que desejam se envolver no processo de cuidado.

A desidratação em pacientes terminais pode estar associada à melhora de certos sintomas, como engasgo, tosse e congestão torácica. Além disso, pode haver benefício na diminuição da produção de urina (com menor necessidade de cateterismo e enurese noturna), diminuição do fluido gastrointestinal (com menos vômitos, distensão abdominal e diarreia) e menos edema periférico.

Alterações respiratórias: deve-se preparar as famílias para alterações no padrão respiratório que podem indicar comprometimento neurológico significativo e morte iminente. As respirações podem tornar-se superficiais e frequentes com a diminuição do volume corrente. Podem ocorrer períodos de apneia ou um padrão respiratório de Cheyne-Stokes (caracterizado por esforço respiratório crescendo-decrescendo cíclico e fluxo de ar durante a vigília ou o sono, sem obstrução das vias aéreas superiores).

Acúmulo de secreções das vias aéreas superiores: a perda da capacidade de engolir pode resultar em fraqueza e diminuição da função neurológica. À medida que o reflexo de vômito e a limpeza reflexa da orofaringe diminuem, as secreções da árvore traqueobrônquica se acumulam. Medicações para controle desses sintomas e, às vezes, aspirações são necessárias.

Ressuscitação cardiopulmonar (RCP): pacientes com doenças graves que estão morrendo ativamente não devem ser submetidos a RCP, pois isso constitui um tratamento médico não benéfico e potencialmente prejudicial. No entanto, pode ser uma intervenção esperada pelos pacientes e seus familiares e, como tal, deve ser abordada por meio de uma comunicação proativa. Idealmente as discussões sobre RCP ocorreram antes da fase ativa da morte, embora isso possa não ser o caso. A falha em abordar a RCP no início do curso da doença pode forçar à discussão durante uma crise ou obrigar a equipe dos serviços de emergência a tentar manobras de ressuscitação se chamada quando o paciente falecer.

Desativação de dispositivos cardíacos eletrônicos implantáveis: para pacientes com dispositivos cardíacos eletrônicos implantáveis, incluindo marca-passos permanentes e cardioversores-desfibriladores implantáveis (CDI), a descontinuação na fase terminal da doença é apropriada.

Local da morte: deve-se tentar honrar as preferências do paciente quanto ao local da morte e minimizar as transições onerosas entre casa, hospital e casa de repouso ou outra unidade de cuidado durante os últimos dias e semanas de vida.

- Óbito em domicílio: para o paciente que está morrendo em casa, deve haver a garantia de que ele e sua família ou outros entes queridos estejam preparados para as considerações físicas, emocionais e práticas de cuidar de um paciente que está morrendo ativamente. Serviços de *home care* podem ajudar pacientes e familiares.
- Óbito no hospital: deve-se fornecer um quarto ou ambiente privado que permita o máximo acesso à família ou outros entes queridos, privacidade e apoio atencioso de enfermagem para gerenciamento de sintomas.
- Óbito na UTI: a morte na UTI é comum, e, embora os cuidados paliativos possam ser prestados com sucesso a pacientes nessa condição, existem alguns desafios. O ambiente geral, com monitoração contínua de sinais vitais, instrumenta-

ção, ruído ambiental, luzes, privação de sono e acesso limitado da família, prejudica o conforto. As decisões sobre continuar ou não os cuidados na UTI devem ser individualizadas, mas, em geral, a transferência para fora desse ambiente é desejável, a menos que o paciente esteja tão instável que a morte possa ocorrer muito rapidamente; nesse caso, pode ser melhor liberar as visitas e permitir apoio do paciente, família e entes queridos lá.

CONSIDERAÇÕES FINAIS

Na fase de finitude, as doenças causam sintomas que angustiam as famílias, como baixa aceitação alimentar e de líquidos, sonolência, *delirium*, inversão sono-vigília, entre outros. Cabe aos profissionais que assistem o doente orientar, tratar, desmistificar percepções errôneas e acolher.

Para pacientes em processo final de vida, é necessário que o profissional que esteja à frente dos cuidados desses pacientes saiba reconhecer os sinais de evolução para essa fase, permitindo assim uma expectativa realista e a possibilidade de planejar os cuidados.

LEITURA RECOMENDADA

1. Azevedo D. Delirium. In: Carvalho RT, Parkinson HA (orgs.). Manual de cuidados paliativos ANCP. 2.ed. Porto Alegre: Sulina; 2012. p.184-90.
2. Basch E, Prestrud AA, Hesketh PJ, Kris MG, Feyer PC, Somerfield MR, et al. Antieméticos: atualização das diretrizes de prática clínica da Sociedade Americana de Oncologia Clínica. J Clin Oncol. 2011;29:4189.
3. Bashashati M, McCallum RW. Neurochemical mechanisms and pharmacologic strategies in managing nausea and vomiting related to cyclic vomiting syndrome and other gastrointestinal disorders. Eur J Pharmacol. 2014;722:79-94.
4. Brasil. Ministério da Saúde. Secretaria de Ciência, Tecnologia, Inovação e Insumos Estratégicos em Saúde. Departamento de Assistência Farmacêutica e Insumos Estratégicos. Relação Nacional de Medicamentos Essenciais: Rename 2020. Brasília, DF, 2020.
5. Campbell ML, Kiernan JM, Strandmark J, Yarandi HN. Trajetória da dispneia e desconforto respiratório em pacientes no último mês de vida. J Palliat Med. 2018;21:194.
6. Caponero R, Gardin NE, Melo AGC. Consenso Brasileiro de Náuseas e Vômitos em Cuidados Paliativos. Rev Bras Cuidados Paliativos. 2011;3(3 Supl. 2):13-6.
7. Carvalho RT, et al. (eds.). Manual da residência de cuidados paliativos – abordagem multidisciplinar. Barueri: Manole; 2022.
8. Cherny N. Palliative sedation. UpToDate. Mar. 2024. Disponível em: https://www.uptodate.com/contents/palliative-sedation. Acesso em: 15 ago. 2024.
9. Cherny NI, Portenoy RK. Sedação no manejo de sintomas refratários: diretrizes para avaliação e tratamento. J Palliat Care. 1994;10:31.
10. Cherny NI, Radbruch L. Manual de cuidados paliativos. Proadis; 2009.
11. Cherny NI. Esmo clinical practice guidelines for the management of refractory symptoms at the end of life and the use of palliative sedation. Annals of Oncology. 2014;25(S1):143-52.
12. Levack P, Macmillan C. Care of the dying: hospitals and intensive care units. In: Walsh D (ed). Palliative medicine. Philadelphia: Saunders-Elsevier; 2009. p.993.
13. Dudgeon D. Assessment and management of dyspnea in palliative care. Disponível em: https://www.uptodate.com/. Acesso em out. de 2024.
14. Eisenberg P, Figueroa-Vadillo J, Zamora R, et al. Improved prevention of moderately emetogenic chemotherapy-induced nausea and vomiting with palonosetron, a pharmacologically novel 5-HT3 receptor antagonist: results of a phase III, single-dose trial versus dolasetron. Cancer. 2003; 98:2473.
15. Flaherty JH, Gonzales JP, Dong B. Antipsicóticos no tratamento do delirium em idosos hospitalizados: uma revisão sistemática. J Am Geriatr Soc. 2011;59(Suppl 2):S269-76.
16. Francis J, Young GB. Diagnosis of delirium and confusional states. In: Aminoff MJ, Schmader KE (eds.). UpToDate. Disponível em: https://www.uptodate.com/contents/diagnosisof-delirium-and-confusional-states. Acesso em: 15 ago. 2023.
17. Francis Jr J. Delirium and acute confusional states: prevention, treatment, and prognosis. UpToDate.

Jul. 2024. Disponível em: https://www.uptodate.com/contents/delirium-and-acute-confusional-states-prevention-treatment-and-prognosis. Acesso em: 15 ago. 2024.

18. Ganzini L, Casey DE, Hoffman WF, McCall AL. A prevalência de discinesia tardia induzida por metoclopramida e distúrbios agudos do movimento extrapiramidal. Arch Intern Med. 1993;153:1469.
19. Gralla RJ, Navari RM, Hesketh PJ, Popovic W, Strupp J, Noy J, et al. Single-dose oral granisetron has equivalent antiemetic efficacy to intravenous ondansetron for highly emetogenic cisplatin-based chemotherapy. J Clin Oncol. 1998;16:1568.
20. Grunberg SM, Gala KV, Lampenfeld M, et al. Comparação do efeito antiemético de metoclopramida intravenosa em alta dose e haloperidol intravenoso em alta dose em um estudo randomizado duplo-cego cruzado. J Clin Oncol. 1984;2:782.
21. Harman GS, Omura GA, Ryan K, Hainsworth JD, Cramer MB, Hahne WF. A randomized, double-blind comparison of single-dose and divided multiple-dose dolasetron for cisplatin-induced emesis. Cancer Chemother Pharmacol. 1996;38:323.
22. Hornby PJ. Neurocircuito central associado à êmese. Am J Med. 2001;111(Suppl 8A):106S.
23. Lawrence KR, Nasraway SA. Conduction disturbances associated with administration of butyrophenone antipsychotics in the critically ill: a review of the literature. Pharmacotherapy. 1997;17:531.
24. Longstreth GF, Hesketh PJ. Characteristics of antiemetic drugs. UpToDate Jul 12 2023. Disponível em: https://www.uptodate.com/contents/characteristics=-of-antiemetic-drugs?sectionName=SEROTONIN%20RECEPTOR%20ANTAGONISTS&search=vomitos&topicRef=2537&anchor=H8&source=see_link#H8. Acesso em: 15 ago. 2024.
25. Lux MR, Protus BM, Kimbrel J, Grauer P. A survey of hospice and palliative care physicians regarding palliative sedation practices. Am J Hosp Palliat Care. 2017;34:217.
26. McNulty R. Are all 5-HT3 receptor antagonists the same? J Natl Compr Canc Netw. 2007;5:35.
27. Moertel CG, Reitemeier RJ, Gage RP. Avaliação clínica controlada de drogas antieméticas. JAMA. 1963;186:116.
28. Pinto TC. Sintomas respiratórios. In: Martins MA et al. (eds.). Manual do residente de clínica médica. Barueri: Manole; 2015. p.816-6.
29. Saito M, Aogi K, Sekine I, Yoshizawa H, Yanagita y, Sakai H, et al. Palonosetron plus dexamethasone versus granisetron plus dexamethasone for prevention of nausea and vomiting during chemotherapy: a double-blind, double-dummy, randomised, comparative phase III trial. Lancet Oncol. 2009; 10:115.
30. Saito R, Takano Y, Kamiya HO. Papéis da substância P e do receptor NK(1) no tronco encefálico no desenvolvimento da êmese. J Pharmacol Sci. 2003;91:87.
31. Santos LV, Souza FH, Brunetto AT, Sasse AD, Lima JPSN. Neurokinin-1 receptor antagonists for chemotherapy-induced nausea and vomiting: a systematic review. J Natl Cancer Inst. 2012;104:1280.

52

Abordagem terapêutica não farmacológica

Ana Paula Curi
Beatriz A. O. Gutierrez
Ingrid Alkmim Beltrão Tenório

Pontos-chave

- Práticas integrativas e complementares em saúde: acupuntura, auriculoterapia, massagem, musicoterapia, reiki, *mindfulness*.

INTRODUÇÃO

Sabe-se que a carga global de sofrimento grave relacionado à saúde que exige os cuidados paliativos deve quase dobrar até 2060, com maior aumento proporcional em países de baixa renda. Estima-se que esse aumento no número de pessoas com sofrimento grave relacionado à saúde está associado às neoplasias malignas, que aumentaram de 300 mil pessoas em 2016 e totalizará 1,6 milhão em 2060, um aumento de aproximadamente cinco vezes.

Esse cenário traz a necessidade de implementação de novas estratégias que proporcionem melhoria na qualidade de vida dessa população em vulnerabilidade e, principalmente, na fase final de vida. Dessa forma, considerando que a abordagem de cuidados paliativos se concentra na integralidade de cuidar do indivíduo sem expectativa de cura, a grande possibilidade de alcançar essa abordagem é, também, utilizar as terapias não farmacológicas, também intituladas de práticas integrativas e complementares em saúde (PICS), associadas aos demais tratamentos terapêuticos convencionais. As PICS também podem ser nomeadas pelo termo medicina alternativa e complementar (MAC) ou medicinas tradicionais complementares e integrativas (MTCI).

Conforme o National Center for Complementary and Alternative Medicine (2008), a MAC é definida como um amplo conjunto de práticas de cuidados de saúde que não fazem parte da tradição do próprio país e não estão integradas no sistema de saúde dominante. A medicina complementar é usada em adição à medicina convencional, enquanto a medicina alternativa é usada em substituição à medicina convencional. Assim, a MAC se relaciona ao diagnóstico, tratamento ou prevenção que complementa a medicina convencional, contribuindo para um todo comum, satisfazendo uma demanda não atendida pela medicina ortodoxa ou diversificando a estrutura conceitual da medicina.

As terapias não farmacológicas podem ser categorizadas como cognitivo-comportamentais, físicas e de suporte emocional com objetivos específicos direcionados para cada área de atuação.

As estatísticas sobre os progressos globais extrapolaram a recente enquete global realizada pela OMS sobre MTC e se baseiam em indicadores críticos mencionados na estratégia da OMS sobre a medicina tradicional no período de 2002-2005.

A perspectiva da integralidade, por sua vez, fundamenta-se em uma visão holística de homem baseada no modelo biopsicossocial; na garantia de comunicação e de acesso aos diferentes níveis de atenção à saúde; na cooperação dos diferentes saberes em equipes interprofissionais e no foco em ações de promoção da saúde e prevenção das doenças que vão além da assistência.

Assim, as terapias não farmacológicas, PICS, têm sido evidenciadas, tanto nos estudos científicos quanto nas rotinas dos serviços de saúde, como um método terapêutico holístico, integrado, complementar e coadjuvante no tratamento de diversas morbidades e inclusive em pacientes em cuidados paliativos. A equipe de saúde deve ter competências definidas, acompanhadas de humanização, profissionalismo e amor ao trabalho diário, utilizando estratégias complementares, a fim de melhorar a qualidade de vida dos pacientes em estágio terminal de câncer.

No Brasil, as PICS são recursos terapêuticos que buscam a prevenção de doenças e a recuperação da saúde, com ênfase na escuta acolhedora, no desenvolvimento do vínculo terapêutico e na integração do ser humano com o meio ambiente e a sociedade. Atualmente, 29 terapias foram institucionalizadas por meio da Política Nacional de Práticas Integrativas e Complementares no SUS (PNPIC), que são: medicina tradicional chinesa/acupuntura, medicina antroposófica, homeopatia, plantas medicinais e fitoterapia, termalismo social/crenoterapia, arteterapia, ayurveda, biodança, dança circular, meditação, musicoterapia, naturopatia, osteopatia, quiropraxia, reflexoterapia, reiki, shantala, terapia comunitária integrativa, ioga, apiterapia, aromaterapia, bioenergética, constelação familiar, cromoterapia, geoterapia, hipnoterapia, imposição de mãos, ozonioterapia e terapia de florais.

Uma revisão sistemática que pretendeu determinar semelhanças e diferenças nas razões para usar ou não a MAC entre populações gerais e específicas publicadas em 231 artigos científicos entre 2003 e 2018 encontrou que as razões para o uso da MAC eram semelhantes:

- Ter expectativa em relação aos benefícios da MAC (84% das publicações).
- Insatisfação com a medicina convencional (37%).
- A segurança percebida por meio da MAC (37%).

Dessa forma, a insatisfação com a medicina tradicional e as atitudes positivas em relação à MAC motivam pessoas a recorrer a ela.

A utilização desses procedimentos inicia na Atenção Básica de Saúde, que caracteriza a principal porta de entrada para o SUS. Sabe-se que 8.239 estabelecimentos na Atenção Básica ofertam PICS, distribuídos em 3.173 municípios, e 2 milhões de atendimentos das PICS acontecem nas UBS. Dentre eles, existe mais de 1 milhão de atendimentos na medicina tradicional chinesa, incluindo acupuntura, 85 mil relacionam-se aos atendimentos com fitoterápicos e 13 mil utilizam a homeopatia.

Estudo realizado nos EUA com médicos e enfermeiros que assistiam pacientes em cuidados paliativos detectou que a dor e as sequelas psicológicas da doença avançada, incluindo ansiedade, distúrbios do humor e angústia, bem como distúrbios do sono, são sintomas que levaram esses profissionais a usarem as terapias não farmacológicas. Esse estudo detectou ainda que existe discordância entre a recomendação do profissional e as taxas de uso relatadas pelos pacientes, apontando a necessidade da realização da triagem de rotina por todos os profissionais para identificar o uso de terapias não farmacológicas em pacientes com doença avançada para avaliar as modalidades utilizadas, os sintomas existentes, as motivações para o uso e a eficácia percebida no manejo dos sintomas.

Partindo da premissa de que a carga global de sofrimento grave relacionado à saúde quase dobrará em 2060, de que grande parte das pessoas em todo o mundo sofrerão antes de morrer e de que as regiões mais afetadas por essa mudança serão aquelas que atualmente têm a prestação de cuidados paliativos menos desenvolvida, existe a necessidade imediata de ações dos governos para integrar totalmente os cuidados paliativos na cobertura universal de saúde, estratégia essencial para mitigar o enfraquecimento catastrófico dos sistemas de saúde e aliviar o sofrimento de milhões de pacientes e seus familiares.

Para tanto, destacam-se as PICS, pois são tratamentos que utilizam recursos terapêuticos embasados em conhecimentos tradicionais, voltados para prevenir diversas doenças como depressão e hipertensão. Também, essas práticas podem ser usadas como tratamentos paliativos em algumas doenças crônicas. Assim, sabendo que os pacientes em cuidados paliativos podem trazer à tona sentimentos e comportamentos próprios da gravidade de seu estado de saúde, é fundamental a utilização das PICS. No entanto, o terapeuta necessita avaliar qual ou quais dessas terapias podem trazer melhoria à integralidade do cuidado do paciente que se encontra em fase final de vida, respeitando a autonomia do paciente caso este tenha condições de escolher as terapias que mais lhe proporcionam bem-estar.

Apesar de 29 terapias serem reconhecidas pelo SUS, considera-se relevante apresentar algumas dessas terapias que a literatura nacional e internacional traz como sendo as mais utilizadas no paciente em cuidados paliativos na fase final de vida. Dentre elas, destacam-se a acupuntura, a auriculoterapia, a massagem, a musicoterapia, o reiki e o *mindfulness*.

A UTILIZAÇÃO DA ACUPUNTURA EM PACIENTES EM CUIDADOS PALIATIVOS

A acupuntura tem potencial para impactar muitos aspectos da saúde e do bem-estar, incluindo os cuidados de fim de vida. As experiências de 18 pacientes submetidos à acupuntura como parte de cuidados paliativos, em *hospice*, mostrou resultados favoráveis como alívio da dor, melhoria da saúde física e emocional, bem-estar espiritual e consciência da saúde como um fenômeno holístico e, ainda, melhoria na qualidade do relacionamento com o profissional, o envolvimento dos participantes no processo de seu tratamento e as expectativas anteriores de que a acupuntura poderia funcionar.

A acupuntura foi considerada um tratamento altamente aceitável, acessível e popular, com efeitos holísticos positivos relatados nos domínios da saúde física, mental e espiritual e sem efeitos adversos graves.

Ao permitir a consciência da natureza holística da saúde e do bem-estar, a acupuntura tem potencial para contribuir para uma morte digna. Assim, os resultados desse estudo encorajam os *hospices* que atualmente oferecem ou consideram investir no fornecimento de acupuntura.

Também, a aplicação da acupuntura em pacientes em cuidados paliativos evidenciou importante redução em sintomas físicos como dor, fadiga, náusea, perda de apetite, falta de ar e tosse.

Outro estudo determinou o efeito da acupuntura na dor relacionada ao câncer e identificou variáveis associadas à resposta da dor. Esse estudo mostrou que os escores iniciais mais elevados relacionados à dor e à doença avançada tiveram maior probabilidade de obter redução significativa da dor. Mostrou, ainda, que a melhora da dor e da fadiga estava intimamente ligada à redução da dor.

Sabe-se que a acupuntura ajusta o espírito para regular as emoções e fortalecer a energia do baço para complementar e aumentar a base da constituição energética adquirida após o nascimento. Dessa forma, pode aliviar reações adversas advindas da radioterapia e da quimioterapia, aliviar a dor e regular as emoções nos cuidados paliativos para pacientes com câncer em fase final de vida, de modo a promover a qualidade dos cuidados prestados a esses pacientes.

A literatura mostra que mais de 70% dos pacientes com câncer gravemente doentes sofrem de xerostomia e dos problemas associados relacionados à deglutição, mastigação e fala. Em vista disso, a acupuntura é uma opção viável para pacientes no final de vida que apresentam xerostomia, pois proporciona alívio da secura da boca e dos sintomas associados. Desse modo, destaca-se que a acupuntura tem potencial no cuidado adjuvante em pacientes em cuidados paliativos e fim de vida, pois sua utilização é segura e clinicamente econômica para o tratamento de dispneia, náuseas, vômitos, dor e xerostomia, sintomas comuns nessa população.

A AURICULOTERAPIA EM PACIENTES EM CUIDADOS PALIATIVOS

A auriculoterapia promove a regulação psíquico-orgânica da pessoa por meio de estímulos nos pontos energéticos localizados nas orelhas, nos quais todo o organismo se encontra representado como um microssistema, e pode ser utilizada de forma complementar à terapêutica convencional.

A utilização da auriculoterapia em pessoas com câncer provocou melhora significativa da dor, dos calores, dos suores noturnos, da ansiedade/medo, do humor deprimido, da memória/concentração, dos problemas no sono, dos sintomas somáticos e vasomotores da xerostomia. Assim, houve diminuição na interferência de sintomas na vida diária, social e no trabalho e melhoria na qualidade de vida dos pacientes.

OS BENEFÍCIOS DA MASSAGEM EM PACIENTES EM CUIDADOS PALIATIVOS

Certos de que o uso de terapia complementar tem sido cada vez mais integrado a unidades de cuidados paliativos, estudo desenvolvido com 71 pacientes em cuidados paliativos obteve que a massagem e a reflexologia foram identificadas como as terapias mais populares entre esses pacientes. Os principais benefícios citados por eles foram relaxamento e melhoria do bem-estar geral.

A massagem suave foi experienciada e referida por pacientes em cuidados paliativos como um veículo para encontrar a paz interior não apenas durante, mas também após a massagem. Isso afetou presente e futuro, ajudando a dar força para viver, esperança para momentos futuros de paz interior e uma morte tranquila, como pode ser notado na fala de um participante: "Eu morreria exatamente nesse momento porque é muito agradável" (Beck et al, 2013).

A massagem suave, dada como parte estabelecida e integrada dos cuidados paliativos, foi vivenciada por pessoas com câncer incurável. Durante a massagem, os pacientes se sentiram dignos, e essas experiências de dignidade e liberdade trouxeram esperança para o futuro. A conclusão é a de que a massagem suave deve ser oferecida nos cuidados paliativos.

Nesse contexto, o efeito da massagem em pacientes em cuidados paliativos em estágio avançado pode variar segundo a frequência do tratamento, e a melhora do paciente está diretamente relacionada à quantidade de dias de massagem recebida.

O ganho relacionado ao estado espiritual esteve presente no discurso da participante, pois ela, que era religiosa e se sentia em contato com Deus no dia a dia, sentiu que era mais fácil entrar em contato com Deus durante a massagem, citando seu crescimento espiritual advindo do shiatsu. "Eu me senti espiritualmente elevada." (Cheesman et al., 2013)

A valorização de estar em contato com a natureza se destacou diante da importância de se encontrar em um ambiente extra-hospitalar. "A realidade não é um sonho; é feita de pequenas coisas. Agora encontro minha dimensão espiritual em relação à natureza. Na natureza me sinto nutrida." (Poletti et al., 2019)

A MUSICOTERAPIA NO ENFRENTAMENTO DO PROCESSO DE TERMINALIDADE

A revisão integrativa qualiquantitativa efetuada com o intuito de fornecer uma visão geral das perspectivas dos usuários e prestadores de serviços sobre musicoterapia em cuidados paliativos detectou que tanto a pesquisa quantitativa como a qualitativa mostraram mudanças positivas no bem-estar e nos aspectos psicofisiológicos dos pacientes em cuidados paliativos, e ainda que os próprios pacientes associaram a musicoterapia à expressão de emoções positivas e desafiadoras e ao aumento do seu bem-estar. Também, a musicoterapia favorece o controle de sinais e sintomas, facilita a comunicação, as expressões de sentimentos, emoções, bem-estar e conforto aos pacientes e seus familiares.

A presença da música também foi relatada por uma paciente em cuidados paliativos como a possibilidade de mostrar que tinha forças para viver, pois algumas músicas lhe espelhavam sentimentos de estar viva. Sabe-se que a expressão e a discussão de sentimentos de perda e luto podem ser muito difíceis para pacientes em fase terminal de vida. No entanto, uma das possibilidades para expressar suas emoções e vivenciar um estado mais relaxado e confortável é por meio da musicoterapia.

O REIKI APLICADO EM PACIENTES EM CUIDADOS PALIATIVOS

O reiki é a canalização da frequência energética por meio do toque ou aproximação das mãos do terapeuta habilitado sobre outra pessoa, visando equilibrar o fluxo de energia vital em uma visão ampliada de cuidado em saúde.

Pesquisa bibliométrica efetuada com o objetivo de verificar o uso do reiki no alívio dos sinais e dos sintomas biopsicoemocionais relacionados à quimioterapia em pacientes oncológicos que apresentavam ansiedade, dor, fadiga, estresse, depressão, humor e bem-estar relataram que após receberem reiki alcançaram melhoria do bem-estar geral, da qualidade de vida, da dor, da depressão, da ansiedade, da fadiga e do humor.

Os artigos de pesquisas analisados apresentaram evidências de que o reiki pode ser benéfico no alívio dos efeitos colaterais da quimioterapia, o que contribui como mais uma ferramenta para o alívio dos efeitos da quimioterapia.

Estudo que avaliou a viabilidade e a fidelidade do reiki aplicado por cuidadores em pacientes com câncer que se encontravam no domicílio concluiu que a utilização do reiki teve alta adesão, foi viável e tanto os pacientes quanto seus cuidadores ficaram satisfeitos com os resultados percebidos, pois houve diminuição dos sintomas de estresse e promoção do relaxamento.

Assim, os benefícios identificados com a aplicação do reiki alteram situações específicas, como o alívio dos sintomas de doença, para casos mais amplos, como melhoria na autoestima e na qualidade de vida.

MINDFULNESS

Após explorar o impacto da intervenção de redução de estresse baseada em *mindfulness* para pessoas com câncer metastático sob cuidados paliativos, os autores observaram que essa intervenção é viável, bem-aceita e pode ajudar os pacientes com câncer metastático a controlar a dor oncológica juntamente com a oportunidade de aliviar o sofrimento emocional e espiritual.

Pesquisa que objetivou revisar sistematicamente a literatura sobre o efeito das intervenções baseadas em *mindfulness* no controle de sintomas e na qualidade de vida em pacientes em cuidados paliativos concluiu que, dentre os 8 estudos analisados, que envolveram 609 pacientes em cuidados paliativos e 75 díades pacientes-cuidadores conjugais, concluiu que o *mindfulness* colaborou para o controle do sofrimento, ansiedade e sintomas depressivos, fadiga, insônia, sonolência, apetite e bem-estar espiritual. Além disso, seus cuidadores informais também se beneficiaram dessas intervenções.

Aproximadamente 40% dos pacientes com câncer têm sintomas relacionados ao sofrimento, e as taxas mais altas (58%) foram relatadas pelos pacientes em cuidados paliativos. Considerando que esse sofrimento interfere no bem-estar físico e psicológico e pode dificultar o manejo dos sintomas físicos, foi executada revisão sistemática no sentido de revisar as evidências de 59 estudos publicados sobre intervenções não farmacológicas aplicadas em 17.628 participantes para avaliar o sofrimento relacionado ao câncer em todos os estágios da doença. Os autores concluíram que a maioria dos estudos que utilizaram a intervenção de *mindfulness* foi eficaz no alívio do sofrimento.

Finalizando a parte conceitual das terapias não farmacológicas utilizadas em pacientes em cuidados paliativos, é fundamental citar que a revisão sistemática realizada objetivando identificar ferramentas de multidomínios para avaliar o impacto do uso de massagem, reflexologia e aromaterapia em pacientes com doenças avançadas concluiu que o instrumento *Functional Assessment of*

Cancer Therapy General (FACT-G) é o mais apropriado para avaliar o efeito dessas terapias, pois se apresentou como instrumento robusto e validado.

CONSIDERAÇÕES FINAIS

Com a ausência de melhoria da integração de cuidados paliativos aos sistemas de saúde, bem como o fracasso em aliviar o sofrimento de milhões de pessoas que são acometidas por doenças fora de possibilidades de cura, haverá um aumento da pressão sobre os sistemas de saúde, já vulneráveis, que irá agravar a pobreza por meio da ocorrência de maior sobrecarga para as famílias e cuidadores informais.

Esses dados exigem políticas globais para fortalecer os sistemas de saúde por meio da disponibilidade de terapias farmacológicas e não farmacológicas, da capacitação de recursos humanos, da educação pública e do apoio para comunidades, com foco nas populações que experimentam o aumento mais rápido do sofrimento e da necessidade daqueles que vivem em países de baixa renda, pessoas idosas e pessoas com demências.

Nesse cenário, ressalta-se a necessidade de reconhecimento e aceitação das PICS por parte dos profissionais de saúde, buscando atender o paciente em cuidados paliativos em sua integralidade, isto é, abranger as necessidades advindas da mente, corpo e espírito. Dessa forma, o cuidado prestado com excelência requer que o terapeuta tenha energia positiva, empatia, compaixão e comprometimento profissional tanto com o paciente quanto com sua família.

Assim, existem grandes desafios para assegurar as condições necessárias que possam cumprir a continuidade do cuidado e qualidade dos serviços prestados aos pacientes em cuidados paliativos, a seus familiares e aos profissionais que atuam nos serviços de saúde na realidade brasileira.

REFERÊNCIAS BIBLIOGRÁFICAS

1. Amarello MM, Castellanos MEP, Souza KMJ. Reiki therapy in the Unified Health System: meanings and experiences in integral health care. Rev Bras Enferm. 2021;74(1):e20190816.
2. Armijos-Pintado AF, García-García MA, Gómez-Salas YJ. Percepciones del paciente oncológico terminal ante intervenciones de enfermería no farmacológicas para el dolor en un hospital público – Bogotá 2021. MedUNAB. 2022;25(3):406-18.
3. Beck I, Runeson I, Blomqvist K. To find inner peace: soft massage as an established and integrated part of palliative care. Int J Palliat Nurs. 2013;15(11):541-5.
4. Beulke SL, Vannucci, SLF, Turrini RNT. Reiki in the relief of signs and symptoms bio psycho emotional related to chemotherapy. Cogitare Enferm. 2019.
5. Brasil. Ministério da Saúde. Contexto histórico da institucionalização das práticas integrativas e complementares em saúde no SUS. Coordenação Nacional de Práticas Integrativas e Complementares em Saúde (CNPICS). 2020.
6. Brasil. Ministério da Saúde. Orientações para implantação do reiki na rede de atenção à saúde. Brasília, DF, 2020.
7. Brasil. Ministério da Saúde. Práticas integrativas e complementares. Disponível em: https://www.gov.br/saude/pt-br/assuntos/saude-de-a-a-z/p/pics. Acesso em: 15 ago. 2024.
8. Bultz BD, Carlson LE. Emotional distress: the sixth vital sign: future directions in cancer care. Psychooncology. 2006;15:93-5.
9. Calado RSF, Silva AAOB, Oliveira DAL, Silva GAM, Silva JCB, Silva LC, et al. Ensino das práticas integrativas e complementares na formação em enfermagem. Rev Enferm UFPE. 2019 Jan;13(1):261-7.
10. Cheesman S, Christian R, Cresswell J. Exploring the value of shiatsu in palliative care services. Jornal Internacional de Enfermagem Paliativa. 2013;7(5):234-9.
11. Chen Y, Petrine CA, Radziewicz RM. Feasibility, and fidelity of the reiki intervention for cancer patients by family caregivers. J Clin Oncol. 2018;36(7)(Suppl 87).
12. Clements-Cortes A. The use of music in facilitating emotional expression in the terminally ill. Am J Hosp Palliat Care. 2004;21(4):255-60.

13. Cracolici F, Bernardini S, Ferreri R. Acupuncture in palliative care. OBM Integrative and Complementary Medicine. 2019;4(1).
14. Goel AR, Henderson, Jr. CR, Reid MC. Do palliative care providers use complementary and integrative medicine? A nationwide survey. J Pain Symptom Manage. 2022;63:599-609.
15. Groninger H, Nemati D, Cates C, Jordan K, Kelemen A, Shipp G, et al. Massage therapy for hospitalized patients receiving palliative care: a randomized clinical trial. J Pain Symptom Manage. 2023;65(5):428-41.
16. Harte J, Leahy H, Jill McCarthy J, Tony O'Brien T. Exploring patients' interest in complementary therapies in a specialized palliative care unit. Int J Palliat Nurs. 2019;25(3):108-10.
17. Leite CL, Carvalho MJ, Reda da Silva E. Musicoterapia para pacientes oncológicos e/ou em cuidados paliativos: revisão integrativa da literatura. Recien – Revista Científica de Enfermagem. 2019;9(28):162-75.
18. McPhail P, Sandhu H, Dale J, Stewart-Brown S. Acupuncture in hospice settings: a qualitative exploration of patients' experiences. Eur J Cancer Care (Engl). 2018;27(2):e12802.
19. Meidell L, Holritz Rasmussen B. Acupuncture as an optional treatment for hospice patients with xerostomia: an intervention study. Int J Palliat Nurs. 2009;15(1):12-20.
20. Miller KR, Patel JN, Symanowski, James T, Edelen, Connie A, et al. Acupuncture for cancer pain and symptom management in a palliative medicine clinic. Am J Hosp Palliat Care. 2019;36(4):326-32.
21. Mitchinson L, Chu C, Bruun A, Sisk A-R, Armstrong M, Padros CV, et al. How best to capture the impact of complementary therapies in palliative care: a systematic review to identify and assess the appropriateness and validity of multi-domain tools. Palliat Med. 2022;36(9):1320-35.
22. National Center for Complementary and Integrative Health. Complementary, alternative, or integrative health: what's in a name? 2008. Disponível em: http://nccam.nih.gov/health/whatiscam. Acesso em: 10 ago. 2023.
23. Niu S. Background and significance of revision of List of International Occupational Diseases. 2010. Zhonghua Lao Dong Wei Sheng Zhi Ye Bing Za Zhi. 2010;28:599-604.
24. OMS 2014-2023. Estrategia de la OMS sobre medicina tradicional 2014-2023. Disponível em: https://apps.who.int/iris/bitstream/handle/10665/95008/9789243506098_spa.pdf. Acesso em: 10 ago. 2023.
25. Organização Mundial da Saúde (OMS). World Organization of Health. Global Atlas of Palliative Care at and-of-life. 2021.
26. Paley CA, Boland JW, Santarelli M, Murtagh FEM, Ziegler L, Chapman EJ. Non-pharmacological interventions to manage psychological distress in patients living with cancer: a systematic review. BMC Palliat Care. 2023;22(1):88.
27. Poletti S, Razzini G, Ferrari R, Ricchieri MP, Spedicato GA, Pasqualini A, et al. Reduction of stress--based stress in early palliative care for people with metastatic cancer: a mixed method study. Compl Ther Med. 2019;47:10-8.
28. Poletti S, Razzini G, Ferrari R, Ricchieri MP, Spedicato GA, Pasqualini A, et al. Mindfulness-based stress reduction in early palliative care for people with metastatic cancer: a mixed-method study. Complement Ther Med. 2019;47:102218.
29. Prado JM, Kurebayashi LFS, Silva MJP. Experimental and placebo auriculotherapy for stressed nurses randomized controlled trial. Rev Esc Enferm USP. 2018;52:e03334.
30. Rocha SA, Bocchi SCM, Juliani CMCM. O princípio da integralidade no Sistema Único de Saúde (SUS): utopia? Rev Inter Interdisc INTERthesis. 2011;8(1):120-32.
31. Schmid W, Rosland JH, von Hofacker S, Eu Hunskår E, Bruvik F. Patient's and health care provider's perspectives on music therapy in palliative care: an integrative review. BMC Palliat Care. 2018;17:32.
32. Sleeman KE, Brito M, Etkind S, Nkhoma K, Guo P, Higginson IJ, et al. The escalating global burden of serious health-related suffering: projections to 2060 by world regions, age groups, and health conditions. The Lancet. 2019.
33. Stadnyk A, Casimiro HJ, Reis-Pina P. Mindfulness on symptom control and quality of life in patients in palliative care: a systematic review. Am J Hosp Palliat Care. 2023;19.
34. Standish LJ, Kozak L, Congdon S. Acupuncture is underutilized in hospice and palliative medicine. Am J Hosp Palliat Care. 2008;25(4):298-308.
35. Tangkiatkumjai M, Boardman H, Walker MH. Potential factors that influence usage of complementary and alternative medicine worldwide: a systematic review. BMC Compl Med Ther. 2020;20:363.
36. Vallium ETA, Marques ADCB, Coelho RDCFP, Guimarães PRB, Felix JVC, Kalinke LP. Acupressura auricular na qualidade de vida de mulheres com 116 câncer de mama: ensaio clínico randomizado. Rev Esc Enferm. 2019;53.

37. Wang Y-H, Zhou M-F, Chen L, Song Y-F, Sun M-Z, Pei L-X, et al. Application of Tiaoshen Jianpi acupuncture and moxibustion in hospice care for terminal cancer patients. Zhongguo Zhen Jiu. 2022;42(3):333-6.
38. Weidenhammer W, Lewith GT, Falkenberg T, Fonnebo V. EU FP7 Project "CAMbrella" to Build European Research Network for Complementary and Alternative Medicine. Forschende Komplementärmedizin. 2011;18(2):69-76.
39. Wood C, Cutshall SM, Wiste RM, Gentes RC, Rian JS, Tipton AM, et al. Implementing a palliative medicine music therapy program: a quality improvement project. Am J Hosp Palliat Care. 2019;36(7):603-7.

53

Hidratação e nutrição no final da vida

Marina Bouças Pinto
Renata de Souza-Silva
Tamyris dos Santos Gonçalves
Livia Costa de Oliveira

Pontos-chave

- A alimentação tem múltiplos significados para além do contexto fisiológico de ingestão de nutrientes.
- As abordagens nutricionais deverão integrar ações de variados graus de complexidade, proporcionais à evolução da doença, para promoção da qualidade de vida e de morte.
- O nutricionista, como membro da equipe multidisciplinar, precisa estar apto para acolher as demandas de pacientes e familiares acerca da hidratação e nutrição no fim de vida.
- A abstinência de alimentos e de líquidos faz parte do processo de morrer, porém podem ser fontes de sofrimento por seu valor simbólico.

INTRODUÇÃO

Segundo o Conselho Federal de Nutrição (CFN) (Resolução n. 599/2018), "a atenção nutricional prestada pelo nutricionista deve ir além do significado biológico da alimentação e considerar suas dimensões: ambiental, cultural, econômica, política, psicoafetiva, social e simbólica". Assim, na atenção prestada aos pacientes com doenças ameaçadoras de vida sob cuidados paliativos, é necessário que o nutricionista seja capaz de atuar considerando esses múltiplos aspectos relacionados à alimentação, tanto nos casos cujos pacientes tenham maior sobrevida como naqueles cujo prognóstico seja ainda mais restrito (Castilho et al., 2021).

Na fase final da vida, o propósito da assistência nutricional é o alívio dos sintomas e a promoção do conforto (Druml et al., 2016), contexto que exige dos profissionais alguns elementos como conhecimento técnico, sensibilidade, compreensão sobre a história natural das doenças, compaixão, habilidades de comunicação e acolhimento ao paciente e ao seu núcleo de cuidados (Castilho et al.,

2021). Dessa forma, o objetivo deste capítulo é discorrer sobre hidratação e nutrição no final da vida.

ASPECTOS DA ALIMENTAÇÃO E NUTRIÇÃO NO FINAL DA VIDA

Durante o processo de adoecimento, o cuidado nutricional tem diferentes objetivos. Na fase final da vida deve ser pautado no controle de sinais e sintomas, levando em consideração o nível de consciência, além de integrar aspectos bioéticos, religiosos e culturais (Druml et al., 2016), com a finalidade de promover o conforto e a melhora da qualidade de vida (Orrevall, 2015).

Com a proximidade da terminalidade, é comum observar a redução gradual da ingestão dos alimentos e da água, até a recusa alimentar completa, além de maior perda involuntária de peso (Orrevall, 2015). Essa redução pode acontecer por diferentes razões decorrentes do efeito do processo avançado da doença: caquexia refratária, que aumenta as citocinas pró-inflamatórias, diminuindo a sensação de fome, sintomas comuns a essa fase (dor mal controlada, dificuldade para deglutir, fadiga etc.), alteração do nível de consciência e aspectos psicológicos (Ivanović et al., 2014; Stängle e Fringer, 2019).

A compreensão da terminalidade em decorrência da progressão da doença e não apenas em função da ausência de alimentação e hidratação é de difícil aceitação. Familiares e entes queridos podem não estar preparados para compreender a necessidade de descontinuar a alimentação e a hidratação e se sentir angustiados e impotentes, o que pode gerar conflitos éticos. Nesse sentido, é importante reforçar que a autonomia do paciente deve ser preservada e que ele não deve ser forçado a alimentar-se (Druml et al., 2016; Castilho et al., 2021).

Quando o objetivo principal do cuidado nutricional é a manutenção da qualidade de morte e o conforto, a avaliação do estado nutricional por meio de medidas antropométricas de peso e circunferências, assim como a medição quantitativa da ingestão calórica e proteica, não se faz mais necessária, a não ser que se tenha um objetivo claro. Além disso, o consumo de suplementos nutricionais orais e de alimentos enriquecidos não devem ser incentivados (Druml et al., 2016; Castilho et al., 2021).

O foco das condutas nutricionais deve estar na realização de modificações qualitativas na dieta para o atendimento às preferências alimentares do paciente. Para tornar o ato de se alimentar prazeroso, é importante atender aos desejos dos pacientes e respeitar sua autonomia. Nesse sentido, é fundamental avaliar maneiras de facilitar a mastigação e a deglutição, oferecer talheres e dispositivos apropriados e buscar a posição mais adequada para o paciente alimentar-se (Orrevall, 2015).

É necessário compreender que a alimentação e a hidratação são essenciais para a manutenção da vida, porém não são capazes de restaurar a consciência ou de evitar a morte iminente em pacientes em cuidados paliativos. É sabido que no processo de fim de vida o organismo reduz os requerimentos de energia e que o aumento de líquidos circulantes pode causar desconforto por serem mal manejados pelo corpo (Druml et al., 2016; Orrevall, 2015; Castilho et al., 2021).

O nutricionista, assim como toda a equipe transdisciplinar de saúde, deverá exercer papel fundamental de apoio, orientação, elucidação a respeito das questões técnicas, ao paciente e a sua família, perante essa condição de fragilidade que a terminalidade pode trazer, envolvendo a redução ou cessação da ingesta alimentar. Essa comunicação é fundamental para alinhar tanto as condutas quanto as expectativas, bem como o entendimento da situação global. Organizar reuniões multidisciplinares periódicas com a equipe de saúde entre si e com os familiares ajuda nesse processo, inclusive para minimizar falsas expectativas sobre os potenciais benefícios da alimentação (Orrevall, 2015).

É fundamental esclarecer para os familiares que é esperado que pacientes em fim de vida, mesmo recebendo o mínimo de nutrição, não apresentem sensações de fome ou sede. Frequentemente é observado aumento de sinais e sintomas como ressecamento da boca, sonolência, dor, náusea e alteração do paladar, mas raramente fome e sede. Caso ocorram, essas sensações poderão ser aliviadas com pequenas quantias de sucos, alimentos, ou por meio da umidificação dos lábios com água ou lascas de gelo. A alimentação forçada pode ser mais prejudicial do que o jejum, pois pode gerar desconforto e risco de broncoaspiração (Druml et al., 2016; Orrevall, 2015; Castilho et al., 2021).

Diante de um paciente no final de vida, deve-se priorizar o conforto, preservar sua autonomia e garantir a troca de afeto, seja por meio de pequenas porções de alimento de sua preferência, do toque, de uma palavra amiga ou do silêncio acolhedor (Castilho et al., 2021).

Nutrição e hidratação artificiais em fim de vida

A nutrição e a hidratação artificiais foram originalmente desenvolvidas para fornecer suporte de curto prazo a pacientes com doenças agudas. Para pacientes em fim de vida, que não respondem a essas terapêuticas da mesma forma que aqueles com potencial de recuperação, sua administração não é recomendável (Vidal et al., 2020; Castilho et al., 2021; Muscaritoli et al., 2021; Volkert et al., 2022).

Não há evidências que suportem que a nutrição e a hidratação artificiais possam prolongar a sobrevida, prevenir a perda de peso corporal ou a desnutrição, auxiliar na cicatrização de lesões por pressão ou reduzir o risco de aspiração em contexto de terminalidade. Por outro lado, essas mesmas terapêuticas podem gerar complicações desfavoráveis à qualidade de morte (Druml et al., 2016; Vidal et al., 2020; Castilho et al., 2021).

Cabe destacar ainda que a nutrição e a hidratação artificiais não englobam, por exemplo, os significados psicossociais da alimentação para cada indivíduo, como o prazer de sentir os sabores e as texturas ao comer e a interação humana que a alimentação assistida pode oferecer. Além disso, a literatura sugere que o jejum prolongado pode efetivamente reduzir os sintomas comumente experimentados no final da vida (Druml et al., 2016; Vidal et al., 2020; Castilho et al., 2021).

Consistindo a hidratação e a nutrição artificiais em tratamentos extraordinários ou fúteis, não contribuindo para a qualidade de vida e de morte do paciente nessa fase, sua suspensão é medida que se admite ética e juridicamente viável. A decisão de suspensão de alimentação e hidratação artificiais não constitui mera escolha terapêutica, mas também a vontade e o direito do paciente a não ser submetido a tratamentos inúteis e que lhe prolonguem o sofrimento (Druml et al., 2016; Vidal et al., 2020; Castilho et al., 2021).

Os princípios éticos de autonomia, beneficência, não maleficência e justiça devem ser aplicados no ato de tomada de decisão. Se não solicitado pelo paciente, o suporte nutricional fornecido por via enteral ou parenteral não se justifica, pois pode aumentar o sofrimento sem trazer benefícios. Entretanto, se a nutrição ou hidratação artificiais forem iniciadas, devem ser monitoradas constantemente, revistas em intervalos regulares e retiradas a partir do momento que as condições clínicas mudarem, causando efeitos desconfortáveis (Druml et al., 2016; Horie et al., 2019; Castilho et al., 2021).

O conhecimento da doença e da chegada a seu estágio final, bem como dos parâmetros éticos e legais, é necessário para que os membros da equipe de saúde tomem decisões terapêuticas clinica e moralmente sólidas em conjunto com o paciente e a família.

Evidências em nutrição e hidratação no final da vida

No Quadro 1 estão sistematizadas algumas das principais evidências científicas sobre nutrição e hidratação na fase final da vida.

QUADRO 1 Evidências em nutrição e hidratação em pacientes na fase final da vida

Nutrição medicamente assistida para adultos em cuidados paliativos (Cochrane, 2014)
Não existem ensaios clínicos de boa qualidade suficientes para realizar qualquer recomendação nesse sentido (não foram encontrados ensaios clínicos randomizados).
Hidratação medicamente assistida para adultos em cuidados paliativos (Cochrane, 2014)
Os estudos publicados não mostram um benefício significativo no uso de hidratação medicamente assistida em pacientes em cuidados paliativos. No entanto, os estudos de boa qualidade são insuficientes para o estabelecimento de recomendações definitivas a esse respeito. Como resultado, não é possível definir com clareza os benefícios e malefícios desse tratamento.
Consenso Nacional de Nutrição Oncológica (Brasil, 2015)
Paciente pediátrico com câncer em cuidados paliativos em fim de vida
▪ A avaliação nutricional pode ser realizada em todos os pacientes, respeitando sempre sua vontade e a de seu cuidador, por meio de questionário de frequência de consumo alimentar, recordatório de 24 horas ou de consumo alimentar atual, desde que seja desejo do paciente e da família e que não traga angústia ou constrangimento com o diagnóstico realizado. ▪ As necessidades calóricas, proteicas e de hidratação para o paciente com câncer pediátrico ao fim da vida devem ser estabelecidas de acordo com a aceitação e a tolerância do paciente. ▪ A alimentação por via oral deve ser sempre a primeira opção. Não há benefícios quanto ao uso de terapia nutricional (oral ou enteral) nesse momento. Porém, podem ser mantidas quando promoverem satisfação do paciente e/ou do cuidador, até que haja sinal de desconforto. A terapia nutricional parenteral não é indicada e não deve ser mantida nos últimos momentos de vida.
Paciente adulto e idoso com câncer em cuidados paliativos em fim de vida
▪ A avaliação restringe-se à anamnese nutricional, com o objetivo de promover alívio dos sintomas e conforto. Qualquer instrumento que possa gerar desconforto físico ou emocional deve ser evitado nessa fase. ▪ No fim da vida, as necessidades calóricas e proteicas não estão estabelecidas e serão ofertadas de acordo com a aceitação e a tolerância do paciente, com foco prioritário no conforto. A oferta de líquidos nessa fase deve restringir-se à aceitação e à sintomatologia do paciente. ▪ Pacientes em cuidado ao fim da vida não se beneficiam de indicação de terapia nutricional; entretanto, nos que já estavam em uso e evoluem para essa fase da doença, a descontinuidade depende do desejo do paciente e dos familiares e deve considerar os aspectos bioéticos envolvidos. Nesse caso, a terapia nutricional deve ser considerada como um processo individualizado.

(continua)

QUADRO 1 Evidências em nutrição e hidratação em pacientes na fase final da vida (*continuação*)

Diretriz Braspen de terapia nutricional no paciente com câncer (Horie et al., 2019)
Pacientes na fase final da vida
▪ É recomendado priorizar a alimentação por via oral dando conforto ao paciente, em razão da ausência de benefícios do uso de terapia nutricional (enteral e parenteral). ▪ Nível de evidência moderado.
▪ A hidratação artificial não apresenta evidências de melhora da qualidade de vida e sobrevida. Pode ser utilizada quando a reversibilidade dos sintomas é esperada. ▪ Seus riscos e benefícios devem ser sempre considerados.   ▪ Nível de evidência baixo
Posicionamento da ANCP sobre nutrição e hidratação em pacientes portadores de demência em fase avançada (Vidal et al., 2020)
▪ Alimentação e hidratação por sonda não são recomendadas para pacientes em fase avançada de demência; a recomendação preferencial é a alimentação de conforto (alimentação assistida por via oral em consistência, qualidade e quantidade com foco sobre o conforto do paciente e não sobre a oferta de determinado volume de nutrientes). ▪ Alimentação e hidratação por via artificial podem ser utilizadas isoladamente ou em conjunto com a alimentação de conforto quando valores culturais de pacientes e familiares identificarem tal medida como importante a ponto de justificar o risco associados ao uso de sondas de alimentação. ▪ Se um paciente com demência em fase avançada encontra-se em uso de alimentação ou hidratação por sonda e esta lhe causa mais danos que benefícios ou se encontra em desacordo com os objetivos de cuidado pactuados com o representante do paciente, é ético e tecnicamente apropriado retirar esse dispositivo.
***Espen practical guideline: clinical nutrition in cancer* (Muscaritoli et al., 2021)**
Pacientes com câncer avançado
▪ Recomenda-se a realização de triagem nutricional, rotineiramente, de todos os pacientes com câncer avançado. Caso identificado o risco nutricional, esses pacientes deverão ser avaliados tanto em relação à presença de sintomas de impacto nutricional como em relação à ocorrência de distúrbios metabólicos tratáveis. ▪ Recomendação forte.   ▪ Nível de evidência baixo. ▪ Consenso.

▪ Recomenda-se oferecer e implementar intervenções nutricionais somente após considerações junto ao paciente sobre o prognóstico e os benefícios esperados tanto para qualidade de vida quanto para potencial sobrevida, bem como os riscos associados a essas intervenções.
  ▪ Recomendação forte.
  ▪ Nível de evidência baixo.
  ▪ Consenso.

Pacientes em fim de vida

▪ Para pacientes em fim de vida, recomenda-se um tratamento baseado em conforto. Nutrição e hidratação parenteral não são recomendadas por não oferecerem nenhum benefício à maioria dos pacientes. No entanto, em estados agudos de confusão mental, sugere-se uso curto e limitado de hidratação para descartar desidratação como causa de precipitação.
  ▪ Recomendação forte.
  ▪ Nível de evidência baixo.
  ▪ Forte consenso.

(continua)

QUADRO 1 Evidências em nutrição e hidratação em pacientes na fase final da vida (*continuação*)

Diretriz Braspen de terapia nutricional no paciente com doenças neurodegenerativas (Tepedino et al., 2022)
Pacientes com doença de Alzheimer avançada
▪ Priorizar a alimentação habitual ou adaptada, para promover conforto e maior segurança alimentar (*comfort food*). Não se indica a instalação de dispositivos para alimentação artificial (sondas ou cateteres) para iniciar nutrição via enteral ou parenteral. ▪ Nível de evidência alto.
***Espen practical guideline: clinical nutrition and hydration in geriatrics* (Volkert et al., 2022)**
▪ Os benefícios esperados e os potenciais riscos da nutrição enteral devem ser avaliados individualmente e reavaliados regularmente quando a condição clínica se altera. ▪ Forte consenso (100%).
▪ Idosos com baixa ingesta alimentar em fase terminal de doença devem receber dieta de conforto em vez de nutrição enteral. ▪ Consenso (88%).
▪ Nutrição enteral e parenteral e hidratação devem ser considerados tratamentos médicos e não como cuidado básico, portanto só devem ser usados se houver uma chance real de melhora ou manutenção da condição e qualidade de vida do paciente. ▪ Forte consenso (96%).

ANCP: Academia Nacional de Cuidados Paliativos; Braspen: Sociedade Brasileira de Nutrição Parenteral e Enteral; Espen: Sociedade Europeia de Nutrição Clínica e Metabolismo.

CONSIDERAÇÕES FINAIS

Apesar de esperada, a diminuição da nutrição e da hidratação no final da vida pode acarretar luto antecipado, gerando sofrimento ao paciente e acompanhantes. Diante desse contexto, a capacidade de acolhimento e as habilidades de comunicação serão essenciais para o nutricionista e toda a equipe de cuidados.

Integrar o simbolismo alimentar de forma individualizada, auxiliar no controle de sintomas e ressignificar o cuidado anteriormente focado nas questões alimentares pode auxiliar na melhora da qualidade de vida e de morte.

Dessa forma, todo o cuidado nutricional deve ser pautado nos princípios bioéticos como forma de garantir o melhor interesse do paciente.

LEITURA RECOMENDADA

1. Brasil. Instituto Nacional de Câncer José Alencar Gomes da Silva (Inca). Consenso Nacional de Nutrição Oncológica. 2.ed. rev., ampl. e atual. 2015. Disponível em: https://www.inca.gov.br/sites/ufu.sti.inca.local/files/media/document/consenso_nacional_de_nutricao_oncologica_-_2a_edicao_2015_completo_0.pdf. Acesso em: 24 jun. 2024.
2. Castilho RK, Silva VCS, Pinto CS (orgs.). Manual de cuidados paliativos. 3.ed. (ANCP). Atheneu; 2021.
3. Druml C, Ballmer PE, Druml W, Oehmichen F, Shenkin A, Singer P, et al. Espen guideline on ethical aspects of artificial nutrition and hydration. Clin Nutr. 2016;35(3):545-56.
4. Good P, Richard R, Syrmis W, Jenkins-Marsh S, Stephens J. Medically assisted nutrition for adult palliative care patients. Cochrane Database Syst Rev. 2014(4):CD006274.
5. Horie LM, Barrére APN, Castro MG, Liviera AMB, Carvalho AMB, Pereira A, et al. Diretriz Braspen de terapia nutricional no paciente com câncer. Braspen J. 2019;34(S1):2-32.

6. Ivanović N, Büche D, Fringer A. Voluntary stopping of eating and drinking at the end of life: a "systematic search and review" giving insight into an option of hastening death in capacitated adults at the end of life. BMC Palliative Care. 2014;13:1-8.
7. Muscaritoli M, Arends J, Bachmann P, Baracos V, Barthelemy N, Bertz H, et al. Espen practical guideline: clinical nutrition in cancer. Clin Nutr. 2021;40(5):2898-13.
8. Orrevall Y. Nutritional support at the end of life. Nutrition. 2015;31(4):615.
9. Stängle S, Schnepp W, Fringer A. The need to distinguish between different forms of oral nutrition refusal and different forms of voluntary stopping of eating and drinking. Palliat Care Social Pract. 2019;13:1178224219875738.
10. Tepedino J, Alves M, José T, Gonçalves M, Ribeiro P, Lopes de Albuquerque C, et al. Diretriz Braspen de terapia nutricional no paciente com doenças neurodegenerativas. Braspen J. 2022;37:2-34.
11. Vidal EIO, Silva JJ, Dadalto L, Silca LM, Iglesias SBO, Guirro UBP. Posicionamento ANCP: nutrição e hidratação em pacientes portadores de demência em fase avançada. Comitê de Bioética da Academia Nacional de Cuidados Paliativos (ANCP). 2020. Disponível em: https://api-wordpress.paliativo.org.br/wp-content/uploads/2020/12/POSICIONAMENTO-Nutricao-e-hidratacao-em-pacientes-portadores-de-demencia-em-fase-avancadafinal.pdf. Acesso em: 4 jun. 2024.
12. Volkert D, Beck AM, Cederholm T, Cruz-Jentoft A, Hooper L, Kiesswetter E, et al. Espen practical guideline: clinical nutrition and hydration in geriatrics. Clin Nutr. 2022;41(4):958-89.

PARA SABER MAIS

1. Brasil. Instituto Nacional de Câncer (Inca). Últimos dias de vida. Rio de Janeiro: Inca; 2023. Disponível em: https://www.inca.gov.br/sites/ufu.sti.inca.local/files/media/document/serie_cuidados_paliativos_volume_2_completo.pdf. Acesso em: 4 jun. 2024.
2. Camargo NRP, Santos RS, Costa MF. Dieta de conforto em cuidados paliativos oncológicos: reflexões sobre os sentidos de conforto da comida. Rev Bras Cancerol. 2023;69(2):e-153828.
3. Costa MF, Soares JC. Alimentar e nutrir: sentidos e significados em cuidados paliativos oncológicos. Rev Bras Cancerol. 2016;62(3):215-24.
4. Hoffer LJ. Tube feeding in advanced dementia: the metabolic perspective. BMJ. 2006;333:1214.
5. Raijmakers NJH, van Zuylen L, Costantini M, Caracene A, Clark J, Lundquist G, et al. Artificial nutrition and hydration in the last week of life in cancer patients: a systematic literature review of practices and effects. Ann Oncol. 2011;22(7):1478-86.
6. Rapoport A, Shaheed J, Newman C, Rugg M, Steele R. Parental perceptions of forgoing artificial nutrition and hydration during end-of-life care. Pediatrics. 2013;131(5):861-9.
7. Rosaneli CF. Contexto, conflitos e escolhas em alimentação e bioética. Curitiba: PUCP Ress; 2016. Disponível em: https://www.pucpress.com.br/wp-content/uploads/2021/11/PDF-COMPLETO_contextos-conflitos.pdf. Acesso em: 24 jun. 2024.
8. Vidal EI de O, Kovacs MJ, Silva JJ da, Silva LM da, Sacardo DP, Bersani AL de F, et al. Posicionamento da ANCP e SBGG sobre tomada de decisão compartilhada em cuidados paliativos. Cad Saúde Pública. 2022;38(9):e00130022.

54
Espiritualidade

Denise Swei Lo
Tiago Pugliese Branco

Pontos-chave

- Abordar a espiritualidade de pacientes e seus familiares é fundamental para a comunicação eficaz, a promoção do bem-estar, o alívio do sofrimento existencial e a facilitação do processo de tomada de decisões em cuidados paliativos.
- Membros da equipe multiprofissional podem ser treinados para a avaliação espiritual e conversas empáticas independentemente de suas crenças religiosas serem ou não alinhadas com as do paciente/familiares.
- Estratégias de comunicação exploratórias e acolhedoras quanto à espiritualidade do paciente/familiares contribuem para fortalecer o vínculo de confiança com a equipe de saúde.

INTRODUÇÃO

Pacientes em cuidados paliativos e suas famílias necessitam de cuidados físicos, emocionais, sociais e espirituais de maneira crescente na fase final de vida. Nenhuma dessas áreas deve ser negligenciada na assistência global. O suporte espiritual compassivo promove uma experiência mais acolhedora, tranquila e significativa da morte para o paciente e seus entes queridos. A figura do capelão religioso nem sempre está presente nos diversos serviços, portanto a equipe multidisciplinar deve estar preparada para acolher as necessidades espirituais tanto do paciente quanto de sua família.

Os termos "religião", "religiosidade" e "espiritualidade" são frequentemente usados como sinônimos. Entretanto, segundo Koenig et al., religião é um sistema organizado de crenças, rituais, práticas e símbolos destinados para aproximar o indivíduo do sagrado/transcendente. A religiosidade está ligada ao envolvimento do indivíduo com sua vertente religiosa, bem como o seu sentimento de pertencimento a tal sistema, refletindo em seus hábitos, seu cotidiano e sua relação com o mundo. A espiritualidade é um conceito mais amplo; é uma busca pelo sentido e propósito de vida, que pode envolver sentimentos de conexão consigo mesmo, com outras pessoas, com o meio ao redor e com um plano sagrado/transcendente. Portanto, a espiritualidade pode ou não envolver um sistema religioso. Assim, um indivíduo pode ser provido de forte espiritualidade sem ser religioso.

A fase de final de vida naturalmente confronta o paciente e sua família com questões existenciais e espirituais. As discussões sobre decisões terapêuticas e cuidados de final de vida estão intimamente relacionadas às crenças espirituais individuais. Profissionais da área da saúde sentem-se frequentemente despreparados para discutir questões religiosas e espirituais, tendendo a evitar essas conversas. Entretanto, independentemente das crenças pessoais do profissional, o paciente e sua família têm o sofrimento aliviado quando recebem escuta compassiva e demonstração de entendimento de suas questões espirituais.

INSTRUMENTOS PARA AVALIAÇÃO ESPIRITUAL

Algumas ferramentas foram desenvolvidas para auxiliar a avaliação espiritual do paciente. Essas ferramentas podem também ser adaptadas para avaliar a espiritualidade dos responsáveis legais da criança ou familiares do doente sem capacidade de dialogar. Os Quadros 1 a 3 ilustram as principais ferramentas utilizadas para essa avaliação no contexto de cuidados paliativos.

CASOS CLÍNICOS

Os casos clínicos a seguir foram adaptados de Lo et al. (2002) como exemplos de discussões relacionadas à espiritualidade em fase final de vida. Os Quadros 4 a 6 destacam dicas práticas para guiar as conversas com o paciente ou sua família.

QUADRO 1 HOPE: instrumento para avaliação espiritual

	Componente	Perguntas
H	Há esperança, força, conforto, significado, paz, amor e conexão?	Identificar as fontes de esperança e conforto do paciente, a quem ele se apega nos momentos difíceis e o que permite que continue seguindo adiante.
O	Papel da religião organizada	Investigar se o paciente pertence a alguma religião organizada e/ou a alguma comunidade religiosa. Em caso afirmativo, avaliar se isso o ajuda e de que forma.
P	Espiritualidade e prática pessoal	Investigar se o paciente mantém alguma crença ou práticas espirituais (p. ex., oração, meditação, leituras) que sejam independentes de sua religião organizada; investigar se o paciente crê em Deus e sua relação com ele; e quais aspectos da espiritualidade são mais úteis.
E	Efeitos dos cuidados médicos e decisões de término da vida	Investigar se há alguma restrição para o tratamento gerada pelas crenças do paciente e se ele sente falta de algum recurso especial.

Fonte: adaptado e traduzido de Anandarajah et al. (2001).

QUADRO 2 FICA: instrumento para avaliação espiritual

	Componente	Perguntas
F	Fé e crenças	Quais são suas crenças espirituais e religiosas? Em que coisas você acredita que dão sentido à sua vida?
I	Importância e influência	A espiritualidade é importante em sua vida? Como isso afeta a maneira como você vê seus problemas? Como sua religião/espiritualidade influenciou seu comportamento e humor durante essa doença? Que papel sua religião/espiritualidade pode desempenhar na resolução de seus problemas?
C	Comunidade	Você faz parte de uma comunidade espiritual ou religiosa? Isso dá suporte a você? Se sim, como? Existe uma pessoa ou grupo de pessoas que você realmente ama ou que é realmente importante para você?
A	Alvo	Como você gostaria que eu resolvesse esses problemas em seu tratamento?

Fonte: adaptado e traduzido de Borneman et al. (2010).

QUADRO 3 SPIRIT: instrumento para avaliação espiritual

	Componente	Perguntas
S	Sistema de crenças espirituais	▪ Você tem alguma afiliação religiosa? Você pode descrever isso? ▪ Você tem uma vida espiritual que é importante para você? ▪ Qual é o sentido mais claro da sua vida neste momento?
P	Espiritualidade pessoal	▪ Descreva as crenças e práticas de sua religião que você pessoalmente aceita. ▪ Descreva as crenças e práticas que você não aceita ou que não segue. ▪ De que maneira sua espiritualidade/religião é significativa para você? ▪ Como sua espiritualidade é importante para você na vida cotidiana?
I	Integração com uma comunidade espiritual	▪ Você pertence a algum grupo ou comunidade religiosa ou espiritual? ▪ Como você participa desse grupo ou comunidade? Qual é o seu papel? ▪ Que importância esse grupo tem para você? ▪ De que maneira esse grupo é uma fonte de apoio para você? ▪ Que tipo de apoio e ajuda esse grupo oferece para você lidar com problemas de saúde?
R	Práticas ritualizadas e restrições	▪ Quais as práticas específicas que você realiza na sua vida religiosa e espiritual (p. ex., oração, meditação, cultos, missas etc.)? ▪ Que atividades, estilo de vida ou práticas sua religião incentiva, desencoraja ou proíbe? ▪ Que significado essas práticas e restrições têm para você? Até que ponto você tem seguido essa diretrizes?

(continua)

QUADRO 3 SPIRIT: instrumento para avaliação espiritual (*continuação*)

	Componente	Perguntas
I	Implicações para cuidados médicos	▪ Existem elementos específicos de assistência médica que sua religião desencoraja ou proíba? Até que ponto você tem seguido essas diretrizes? ▪ Que aspectos de sua religião/espiritualidade você gostaria que eu tivesse em mente enquanto cuido de você? ▪ Que conhecimento ou entendimento fortaleceria nossa relação como médico e paciente? ▪ Existem barreiras ao nosso relacionamento baseadas em questões espirituais ou religiosas? ▪ Você gostaria de discutir as implicações religiosas ou espirituais dos cuidados de saúde?
T	Planejamento de eventos do terminal	▪ Existem aspectos particulares dos cuidados médicos aos quais você deseja renunciar ou que quer limitar por causa de sua religião/espiritualidade? ▪ Existem práticas ou rituais religiosos ou espirituais que você gostaria de ter disponíveis no hospital ou em casa? ▪ Existem práticas religiosas ou espirituais que você deseja planejar para o momento da morte ou após ela? ▪ De quais fontes você obtém forças para lidar com a doença? ▪ Pelo que, em sua vida, você ainda sente gratidão mesmo doente? ▪ Quando você está com medo ou com dor, como encontra conforto? ▪ Ao planejarmos seus cuidados médicos no final da vida, de que maneira sua religião ou espiritualidade influenciarão suas decisões?

Fonte: adaptado e traduzido de Maugans et al. (1996).

Caso 1: compreendendo a espiritualidade do paciente/familiar

Joana, 39 anos de idade, primigesta, diagnóstico fetal de síndrome de Edwards (trissomia do cromossomo 18 – T18) com 29 semanas de gestação, pai desconhecido. Essa síndrome é uma condição genética de prognóstico reservado (mediana de sobrevida em torno de 14,5 dias), com deficiência mental usualmente presente e grave, além de acometimento de múltiplos órgãos e sistemas. No Brasil, não existem normas legais específicas sobre a reanimação cardiovascular de recém-nascidos com T18; portanto, é necessário considerar a vontade dos pais para decidir cuidados paliativos de conforto ou reanimação neonatal com cuidados intensivos/cirúrgicos.

- Médico: Joana, eu sei que já foi conversado com você sobre o prognóstico reservado de sobrevida de seu bebê. O que você pensa sobre isso?
- Joana: Eu quero que seja feito tudo o que for possível. Eu acredito que Deus faz milagres.
- Médico: Sim, mas você quer que façamos reanimação cardíaca e transferência para a UTI neonatal?

A fala da Joana é comum para pacientes e familiares que acreditam em milagres divinos. Entretanto, o pedido de “fazer de tudo" não necessariamente expressa o desejo de procedimentos invasivos. Deve-se considerar que "fazer de tudo" pode significar acolhimento, presença e conforto. Frequentemente, o paciente e sua família não elaboraram ainda quais são as decisões clínicas plausíveis diante da possibilidade de fim da vida. A pressão para a decisão imediata quanto à reanimação costuma ser dura, difícil e frustrante tanto para o clínico quanto para o paciente e sua família. Em vez de exercer pressão para a decisão imediata, o profissional da saúde pode explorar melhor o entendimento do comentário sobre Deus. O Quadro 4 ilustra frases que auxiliam a explorar a espiritualidade do paciente e sua família.

QUADRO 4 Exemplos de frases que auxiliam a explorar a espiritualidade do paciente e sua família

1. Use perguntas abertas:
   - Como a sua fé em Deus influencia a ideia de ressuscitação cardíaca?
   - Você faz ideia do porquê de estar acontecendo esta situação?
2. Pergunte mais dados:
   - Conte-me mais sobre como seria o milagre.
   - O que significa "fazer de tudo o que for possível" para você?
3. Reconheça e valide as questões levantadas:
   - Muitos pacientes/familiares desejam que seja feito de tudo.
4. Use comentários empáticos:
   - Eu imagino que eu gostaria de poder participar nas decisões do que será feito com meu bebê.
   - Esta situação é realmente muito difícil e dolorosa.
5. Pergunte sobre os sentimentos:
   - Como você se sente sobre o momento do parto?
   - Como seria para você ver seu bebê recebendo massagem cardíaca, sendo intubado etc.?

Fonte: adaptado e traduzido de Lo et al. (2002).

Portanto, essa conversa poderia seguir um curso diferente após a afirmação da Joana, convidando-a para uma discussão mais ampliada do que significa "fazer de tudo" à luz de sua crença em milagres divinos. Por fim, fornecer subsídios científicos sobre os prognósticos e condutas possíveis a curto/médio e longo prazos pode ajudar no amadurecimento das decisões futuras.

Caso 2: correspondendo às questões espirituais

Luiza, 64 anos de idade, em tratamento quimioterápico para câncer de pulmão metastático. Ela está debilitada, com vômitos e desidratação quando recebe a visita médica.

- Médico: Como está se sentindo, Luiza?
- Luiza: Eu não sei. Estou confusa sobre o porquê de tudo o que está acontecendo comigo.
- Médico: Já conversamos sobre isso; a quimioterapia pode causar vômitos e desidratação. Me conte quanto conseguiu comer e beber e se está urinando.

Este exemplo ilustra o foco do médico no quadro clínico e a fuga da oportunidade de explorar as questões mais profundas envolvendo a espiritualidade e o propósito dos eventos trágicos em sua vida. A conversa poderia ser diferente:

- Médico: O que você pensa sobre isso, Luiza?
- Luiza: Estou tentando entender por que Deus fez isso comigo.
- Médico: Conte-me mais sobre o que você entende.
- Luiza: Eu sempre fui uma boa mãe, uma boa esposa e ativa na minha igreja. Eu parei de fumar há mais de 20 anos. Eu

não consigo entender por que isso aconteceu comigo.

- Médico: Estou entendendo que é difícil compreender por que tudo isso aconteceu com uma pessoa boa como você.
- Luiza: Sim, às vezes, tenho a impressão de que Deus está me castigando mesmo eu tentando ser uma boa pessoa. Por que Deus deixaria isso acontecer?
- Médico: Vejo que você tem pensado sobre o passado, tentando descobrir se fez algo de errado.
- Luiza: É isso... (*Choro.*)

Observe que esse modelo de diálogo trouxe a empatia de que Luiza precisava, para que pudesse manifestar seus sentimentos e reflexões. Os comentários empáticos são, por si sós, terapêuticos, pois demonstram o entendimento das questões vividas, além de trazer o acolhimento e o cuidado de que a Luiza necessitava. Independentemente das crenças pessoais do profissional da saúde, este caso ilustra a postura correta do médico, que evitou as armadilhas descritas no Quadro 5.

QUADRO 5 Armadilhas para serem evitadas em discussões relacionadas à espiritualidade em fim de vida

1. Tentar resolver as dúvidas do paciente/familiar ou responder a questões sem respostas absolutas.
2. Ir além do papel do profissional da saúde, impondo suas crenças pessoais.
3. Tranquilizar prematuramente questões profundas.

Fonte: adaptado e traduzido de Lo et al. (2002).

Caso 3: insistência em distanásia

Luana, 41 anos de idade, com antecedente de três perdas fetais por insuficiência istmocervical, teve Lucas com 28 semanas de gestação e peso ao nascer de 750 g. Lucas recebeu alta após 180 dias de internação com sequelas neurológicas graves, epilepsia, traqueostomia, gastrostomia, perda visual e auditiva. Ele adquiriu bronquiolite viral após 21 dias de permanência em casa. Retornou à UTI com insuficiência respiratória grave, necessitando de ventilação mecânica. Após 7 dias de internação, adquiriu pneumonia associada à ventilação mecânica e desenvolveu sepse, necessitando de antimicrobianos de amplo espectro, drogas vasoativas e nutrição parenteral. No vigésimo dia de internação evoluiu com insuficiência renal e distúrbios metabólicos. Iniciou diálise peritoneal, mas manteve oligúria, sem melhora clínica. A família checa diariamente os exames do Lucas. A equipe de saúde considera que a diálise e outros procedimentos são atualmente medidas fúteis:

- Médico: Luana, deixa eu explicar novamente como o Lucas está grave e sem melhora, apesar de todos os procedimentos realizados.
- Luana: Sim, sei que ele está grave. Mas Deus fez um milagre e ele reagiu quando era recém-nascido. Toda a minha família e igreja estão orando pelo Luquinhas e Deus vai fazer um novo milagre.
- Médico: Bem, você sabe que é muito difícil acontecer milagres. Na maioria das vezes, milagres não acontecem.

Infelizmente, esta última afirmação do médico, frequentemente adotada por profissionais da saúde, é inefetiva e gera uma quebra de vínculo de confiança com a família. A insistência sobre dados clínicos e prognósticos estatísticos reservados ocorre em um campo oposto ao da fé no sobrenatural. A tensão entre a equipe de saúde e a família piora quando o embate ocorre em campos distintos. Melhor do que tentar convencer a família é tentar entender empaticamente seu ponto de vista:

- Médico: Como seria esse milagre para você, Luana?
- Luana: A Bíblia diz que Deus responde às nossas orações. Deus move montanhas e pode fazer o impossível.
- Médico: Percebo que a sua fé é muito importante para você.
- Luana: Sim, a nossa fé é grande o suficiente para crer que o Luquinhas voltará para casa conosco.
- Médico: Eu também espero que o Luquinhas possa voltar para casa.
- Luana: Só queremos que vocês façam o melhor que puderem e Deus fará a parte Dele.
- Médico: Além de voltar para casa, o que mais gostaria que acontecesse com o Luquinhas agora?
- Luana: Todos nós gostaríamos que ele não sofresse.
- Médico: Você acha que ele está sofrendo?
- Luana: Sim, ele está muito fraquinho, não reage e faz cara de dor quando toco nele. É horrível ver todos aqueles aparelhos e sondas ao redor dele... (*Choro.*)

Perceba que, quando o profissional da saúde não nega a fé da família e se coloca empaticamente no mesmo desejo de milagre, naturalmente se estabelece uma conversa mais profunda que pode ser conduzida para a limitação terapêutica. O Quadro 6 apresenta dicas para conduzir as metas espirituais em final de vida.

QUADRO 6 Metas espirituais em final de vida

1. Certificar as crenças e necessidades espirituais do paciente e sua família.
2. Fazer conexão com o paciente/família por meio de uma escuta cuidadosa e compassiva, acolhendo suas preocupações, explorando as emoções, afirmando empaticamente suas colocações e estabelecendo os compromissos com o paciente e sua família.
3. Identificar as metas comuns de cuidado para chegar ao consenso terapêutico.
4. Mobilizar recursos de suporte espiritual para o paciente/família.

Fonte: adaptado e traduzido de Lo et al. (2002).

CAPELANIA

A assistência espiritual deve ser lembrada e realizada rotineiramente por profissionais da saúde dentro dos cuidados paliativos. Os princípios discorridos até o momento podem ser aplicados pelos diversos profissionais multidisciplinares. Entretanto, há casos em que é necessário acionar um ministro religioso e suporte espiritual profissional. O Quadro 7 descreve as situações em que a assistência espiritual especializada deve ser acionada.

CONSIDERAÇÕES FINAIS

A assistência espiritual não deve ser esquecida nem negligenciada dentro dos cuidados paliativos, especialmente na fase de fim de vida. Considerar a espiritualidade do paciente/família facilita a assistência humanizada e promove a criação de vínculos positivos de confiança com a equipe multidisciplinar nessa fase crítica.

QUADRO 7 Situações em que o capelão deve ser acionado

1. A família deseja suporte espiritual.
2. Pedido de oração, sacramento, ritual ou material devocional.
3. O paciente ou a família deseja incluir a perspectiva de sua fé na tomada de decisões.
4. A fé é a fonte primária de conforto, força e segurança.
5. Percepção de sinais de estresse espiritual: "Por que isto está acontecendo?", "Por que Deus não está ouvindo as nossas orações?", "Estou/estamos sendo punidos por Deus".
6. Desejo de conhecer mais sobre uma religião.
7. Oposição às diretrizes de assistência por crença religiosa.

Fonte: adaptado e traduzido de Robinson et al. (2006).

A assistência espiritual deve ser fornecida independentemente da crença do profissional da saúde. Aplicar os princípios de escuta compassiva, acolhimento da fé do paciente/familiar, compreensão de suas crenças e desejos abre portas que propiciam a confiança necessária para conduzir conversas difíceis sobre planos terapêuticos de conforto.

A equipe multidisciplinar deve estar atenta para acionar o serviço de capelania ou assistência religiosa especializada em alguns casos.

LEITURA RECOMENDADA

1. Anandarajah G, Hight E. Spirituality and medical practice: using the Hope questions as a practical tool for spiritual assessment. Am Fam Physician. 2001;63(1):81-9.
2. Belfiore EBR, Vattimo EFQ, Furlam PL. Espiritualidade e religiosidade. In: Vattino EFQ, Belfiore EBR, Zen Júnior JH, Santana VS. Cuidados paliativos: da clínica à bioética. v.2. São Paulo: Cremesp; 2023. p.533-61.
3. Borneman T, Ferrell B, Puchalski CM. Evaluation of the Fica Tool for Spiritual Assessment. J Pain Symptom Manage. 2010;40(2):163-73.
4. Koenig HG, McCullough M, Larson DBB. Handbook of religion and health: a century of research reviewed. New York: Oxford University Press; 2001.
5. Lo B, Ruston D, Kates LW, Arnold RM, Cohen CB, Faber-Langendoen K, et al. Discussing religious and spiritual issues at the end of life: a practical guide for physicians. JAMA. 2002;287(6):749-54.
6. Maugans TA. The spiritual history. Arch Fam Med. 1996;5(1):11-6.
7. Puchalski C, Ferrell B, Virani R, Otis-Green S, Baird P, Bull J, et al. Improving the quality of spiritual care as a dimension of palliative care: the report of the Consensus Conference. J Palliat Med. 2009;12(10):885-904.
8. Rasmussen SA, Wong LY, Yang Q, May JM, Friedman JM. Population-based analyses of mortality in trisomy 13 and trisomy 18. Pediatrics. 2003;111(4):777-84.
9. Robinson MR, Thiel MM, Backus MM, Meyer EC. Matters of spirituality at the end of life in the pediatric intensive care unit. Pediatrics. 2006;118(3):719-29.

55

Luto: conceito, reconhecimento e cuidado

Yasmin Oliveira Dias
Ana Beatriz Brandão dos Santos

"Eu não sabia que doía tanto
Uma mesa num canto, uma casa e um jardim
Se eu soubesse o quanto dói a vida
Essa dor tão doída não doía assim
Agora resta uma mesa na sala
E hoje ninguém mais fala do seu bandolim
Naquela mesa 'tá faltando ele
E a saudade dele 'tá doendo em mim
Naquela mesa 'tá faltando ele
E a saudade dele tá doendo em mim"
("Naquela mesa", canção de Sérgio Bittencourt)

Pontos-chave

- Dimensão sociocultural da morte.
- A vivência da morte na contemporaneidade.
- Conceito de luto.
- Cuidados ao luto.
- Ambulatório de Cuidadores e Luto.

ASPECTOS HISTÓRICOS E TEÓRICOS SOBRE MORTE E LUTO

O morrer, para além de um fenômeno biológico e natural, traz consigo elementos intrinsecamente ligados a dimensões simbólicas, impregnado de valores e significados dependentes do contexto sócio-histórico e cultural em que se apresenta, ou seja, o significado dado à morte varia necessariamente no decorrer da história e nas diferentes culturas e sociedades.

Diferentemente do que se observa no mundo contemporâneo, a morte já foi vivenciada no âmbito mais íntimo dos núcleos sociais e familiares. Durante muitos séculos, principalmente na Idade Média, ela fez parte do ambiente doméstico, uma vez que junto ao adoecimento era inerente o cuidado em casa junto aos familiares, incluindo crianças, até o momento da morte. No entanto, com o advento da modernidade, do desenvolvimento do capitalismo e da ciência positivista higienista sobre o corpo biológico, a doença passou a ser enfrentada como fonte de perigo e contaminação a ser isolada. Socialmente, adquiriu significado de improdutividade, vergonha a ser escondida do mundo social e cuidada em ambientes assépticos como unidades hospitalares. Tal como é possível observar no cotidiano,, a presença dos núcleos familiares e sociais se dá, majoritariamente, no ambiente frio e isolado do hospital, e os rituais fúnebres foram substituídos por instituições funerárias que contribuem para a noção de neutralidade, fornecendo o que Ariés denomina morte interdita, "a maneira mais radical de fazer desaparecer e esquecer tudo o que resta do corpo, de anulá-lo" (Combinato e Queiroz, 2006).

Nesse contexto, para entender o significado atribuído à morte, ou das perdas de modo geral, é necessário observar que, embora existam similaridades contextuais, seu processo é particular, e individualizá-lo deve incluir seus sistemas de valores, culturas, regras, simbologias, espiritualidade e cognição (Franco, 2021).

Na busca de estabelecer modelos teóricos para compreender esse significado, diversos pesquisadores se dedicaram à pesquisa do luto, como Darwin em 1872, ao estudar o sofrimento dos animais após a separação de suas crias, Freud em 1915, em *Luto e melancolia,* e Kübler-Ross em 1981, em *Sobre a morte e o morrer*. Esta última obra revolucionou os estudos sobre a morte ao dedicar-se à escuta de pacientes em seus leitos de morte a fim de compreender o enfrentamento ao fim da vida e suas semelhanças, com isso inaugurando o modelo largamente estudado por meio dos conceitos de estágios do luto: negação, raiva, barganha, depressão e aceitação (Parkes, 1998; Kubler-Ross, 2008; Franco, 2021).

No entanto, ainda que fundamentais para inaugurar e fortalecer o âmbito da tanatologia, estudos recentes demonstram críticas e modelos atualizados na compreensão do luto e fim de vida, contrapondo-se ao raciocínio médico positivista, que pouco dá abertura a particularidades, estabelece regras e normas que contribuem para a expectativa de um modelo único adequado como processo de luto normal e por meio do qual será possível alcançar a terra prometida do fim do sofrimento (Franco, 2021).

No âmbito da prática clínica em psicologia, e após esse marco teórico, observam-se novos cenários e significados ao luto e ao enlutar-se, atualizadas em seu conceito, contexto e sustentações teórico-empíricas não normativas. Bowlby e Parkes, citados por Franco, por exemplo, abrem espaço para a compreensão da individualidade e flexibilidade (Franco, 2021). O primeiro sobre a flutuação entre fases de entorpecimento, anseio ou procura pela pessoa perdida, desorganização e desespero, e a reorganização, seja em maior ou menor grau. Já o segundo, na mesma perspectiva, traz a concepção da construção do significado pela perda, sem tempo ou fase definida, abrangendo domínios físicos, sociológicos, cognitivos, psicológicos e espirituais vividos por meio de um processo de oscilação entre ora voltar-se para a perda, ora voltar-se para a restauração em um processo dual (Franco, 2021).

No modelo de processo dual, denominam-se esses movimentos realizados pelo sujeito "trabalho do luto", ou seja, a compreensão desse processo é entendida por meio das interações que o sujeito realiza diante da situação da perda. No enfrentamento direcionado à perda é possível observar a expressão da dor decorrente dela, a busca pela pessoa ou situação perdida, dizendo da vivência da perda em si. No outro polo, voltado à restauração, encontram-se as mudanças e o estabelecimento de novas atividades, relações e compreensões sobre mundo e perda (Parkes, 1998). Como resultado, Parkes aponta que o enlutado pode compreender que o passado pode ser importante para a vivência do presente e planejamento de futuro, bem como a possibilidade de manutenção do vínculo após seu rompimento concreto por meio de sua manutenção simbólica (Gonzaga e Peres, 2012).

Todavia, as dificuldades enfrentadas durante esse processo ou mesmo a intensificação de um ou outro extremo carecem de atenção, afinal o indivíduo pode apresentar efeitos de um luto prolongado ao não renunciar à busca da pessoa perdida, ou evitar o pesar e focar excessivamente a reorganização, corroborando o desenvolvimento de um luto inibido, reações que serão abordadas no decorrer deste capítulo (Toyoda e Santos, 2021).

Feitas essas considerações, o conceito de luto será entendido como um conjunto de reações à perda de algo ou alguém com que se tem um vínculo afetivo. Enquanto processo e não estado, é constituído por uma série de afetos sujeitos à singularidade das reações, à subjetividade e ao meio sociocultural em que se está inserido. Sua duração e intensidade envolvem sentimentos dolorosos ou negativos em diversos domínios da vida, compostos de demais perdas secundárias (p. ex., financeiras, dos papéis sociais, das relações) e rupturas que podem desencadear sentimentos diversos a depender da relação com o sujeito ou objeto perdido (Freitas, 2018).

LUTO EM CUIDADOS PALIATIVOS

Em cuidados paliativos, pensar a perda implica compreender o processo desde o diagnóstico da doença potencialmente ameaçadora da vida, momento em que se iniciam mudanças significativas em sua identidade, papéis sociais e percepção sobre o controle de sua própria vida, planos e futuro.

O conjunto dinâmico de perdas diante do adoecimento grave permite a ocorrência de transições emocionais e cognitivas em resposta a uma perda esperada e que obriga o paciente a uma adaptação à nova realidade. É nesse âmbito que surge o termo **luto antecipatório**, que, diferentemente do luto antecipado, que é antecedente à perda no tempo, diz respeito ao processo de adoecimento e das perdas decorrentes dele até a efetiva perda pela morte. Ou seja, assim como se almeja em cuidados paliativos, o cuidado ao luto é pensando em seu processo e não apenas por seu evento final e diz sobre um evento que está em percurso e sobre um sujeito ativo neste.

As perdas vivenciadas pelo paciente podem ser experienciadas nos mais variados âmbitos. A relação com o trabalho e a produtividade, relacionamentos sociais e em comunidade, perdas financeiras, alterações nos papéis sociais exercidos nas rotinas, nos planos e no futuro, além das perdas funcionais e relacionadas ao corpo agora doente. Nesse processo a família também vive processos inerentes a tais perdas, principalmente quando essa é sua principal fonte de cuidado e suporte. Para Franco (2021, p. 80), é preciso "tomar consciência da morte iminente; possibilitar que, por meio do cuidar, o familiar encontre maneiras de dar conforto ao ente querido que está morrendo; estar presente, estar junto fisicamente e testemunhar decisões; encontrar significado para perdas do dia a dia; viver a transição como um processo gradual, presente também nas mudanças na relação com a pessoa que está morrendo". É esse percurso que permite que a unidade de cuidado (paciente e família) absorva a realidade da perda de forma gradual, no decorrer da doença, e possibilita a expressão de sentimentos positivos ou não, bem como (re)construir um significado para a doença e as mudanças em sua decorrência.

A influência sobre esses processos, ou fatores de proteção, pode estar relacionada ao contexto sociocultural, à compreensão sobre morte e finitude, a conceitos de valores e normas sociais, à relação com espiritualidade, ao suporte social e familiar recebido, ao acesso a políticas de saúde e ao controle de sintomas físicos, ao suporte psicoemocional adequado, à saúde financeira familiar, à existência ou não de conflitos e pendências, na parte do ciclo vital em que a pessoa se encontra, ao apoio e reconhecimento social.

LUTO COMPLICADO

A compreensão do fenômeno do luto e seu cuidado traz questões complexas, uma vez que a dor e a ruptura são intrínsecas à situação, e definir aspectos reacionais típicos ou de ordem psicopatológica constituem um desafio ao profissional paliativista, seja ele psicólogo ou não. Para Shear, Chesquiere e Glickman (2013), é necessário destrinchar sua terminologia e compreendê-lo como um conjunto de processos psicológicos desencadeados pela perda em busca da adaptação. Nesse contexto, considera-se o luto agudo a resposta inicial à perda, podendo muitas vezes se manifestar de forma mais intensa e desorganizadora; o luto integrado como a resposta permanente após a perda e vivência de seu processo de readaptação; e o luto complicado como a forma do sofrimento prolongado do luto agudo.

Braz e Franco (2017), por sua vez, em estudos nacionais, diferenciam o luto normal como o processo em que o indivíduo compreende e aceita a perda conseguindo adaptar-se ao novo contexto de vida e a suas expressões associadas (choro, tristeza, saudade, por exemplo), enquanto o luto complicado é caracterizado pela desorganização prolongada que impede o sujeito de retomar suas atividades de rotina/hábitos anteriores à perda. Ou seja, o foco de compreensão do que se denomina "complicado" refere-se mais à maneira como ele é sentido e administrado, por exemplo: expressão de sentimentos intensos e persistentes muito tempo após a perda (persistência da reação aguda), mudanças abruptas de estilo de vida, isolamento social e episódios depressivos.

No entanto, é necessário manter um olhar crítico sobre a temática, uma vez que socialmente o estigma e o fardo adicional associado à patologização do processo de perda podem não apenas incluir sofrimento mas também dificultar o acesso adequado ao suporte e cuidado. A título de curiosidade – uma vez que não é propósito deste capítulo esmiuçar aspectos diagnósticos taxativos, mas abordar de forma compreensiva o fenômeno da perda e suas reações inerentes –, em sua última edição o *Manual Diagnóstico e Estatístico dos Transtornos Mentais* (DSM-V) trouxe controvérsias ao pautar um de seus critérios em relação ao tempo cronológico esperado de expressão de reação à perda.

Na seção "Condições para estudos posteriores", embora seja abordado como "Transtorno do luto complexo e persistente", a descrição deste representa avanços seja na resposta de diferenciação entre luto e depressão, seja na possibilidade de co-ocorrência de ambos, enquadrando o luto como condição que deve ser foco de atenção clínica e, mais importante, ressaltando a dificuldade em estabelecer parâmetros de duração e expressão que possam ser adotados como referência, dada a variedade de atravessamentos culturais, religiosos ou quaisquer outros na experiência da perda. Essa dificuldade é destacada por Michel e Freitas (2019), quanto à variedade de critérios a serem adotados por diferentes fontes para diferenciar o patológico do normal, que enfraquecem evidências empíricas que sustentam possíveis normas e medidas. Ou, ainda, os potenciais riscos sociais da classificação indiscriminada quanto aos quais Eisma (2023) sinaliza: a medicalização do luto normal, farmacoterapias pouco acuradas e a estigmatização de uma população já vulnerável em face de seu sofrimento psicoemocional. Reforça-se, assim, a proposta mais eloquente no contexto atual, pautada na percepção da duração do luto, na intensidade de seus sintomas e nos comprometimentos funcionais e sociais compreendidos como processo e vivência singular.

Com base nesse caráter compreensivo, pode-se ponderar possíveis fatores de proteção e risco para o desenvolvimento do luto complicado, eventos, situações ou aspectos que atravessam a vivência da perda e do pesar a partir do contexto, cultura e individualidade. É o que se pode observar no Quadro 1.

QUADRO 1 Fatores de risco para o luto complicado

- Qualidade do vínculo com o paciente
- Período do desenvolvimento em que o paciente se encontra (crianças e jovens)
- Tipo de suporte recebido durante o processo de adoecimento (sobrecarga do cuidador, baixo suporte social ou de cuidados de saúde)
- Tipo de morte (p. ex., repentina, violenta ou por suicídio)
- Relações disfuncionais estabelecidas com o paciente (dependências sociais, financeiras, relações de abuso ou violência)
- Condições psicológicas ou psiquiátricas prévias do familiar ou paciente
- Perdas sucessivas em curto período de tempo
- A possibilidade ou não da realização de rituais fúnebres e religiosos
- Lutos não reconhecidos socialmente (p. ex., abortos)
- Trajetória de acesso a condições de saúde no diagnóstico e tratamento
- Tipo de adoecimento (p.ex., doenças mutiladoras ou diagnósticos psiquiátricos)

Fonte: Braz e Franco (2017).

E qual o papel do profissional paliativista na identificação e atuação diante desse rol de fatores? Em equipe multiprofissional, realidade ainda privilegiada em poucos serviços, a identificação dos contextos de sofrimento pode ocorrer de maneira mais facilitada, seja por intermédio do assistente social, ao identificar aspectos de sua área, ou do enfermeiro, no auxílio à assistência e controle de sintomas. Fora do cenário ideal, no entanto, é preciso estar próximo ao doente e sua família, ser ativo diante desses indivíduos para compreender seus movimentos e processo único de enfrentamento à doença e à perda. Deve-se favorecer uma comunicação efetiva entre equipe e unidade de cuidado, fazer perguntas em espaço seguro de resposta, escuta e acolhimento, permitindo que o processo de luto antecipatório seja construído e validado como sofrimento causado por perdas que ocorrem de forma gradual.

Tais atividades podem ser partilhadas não só pelo profissional que teve em sua graduação ou pós-graduação acesso ao conhecimento teórico, mas por todos aqueles que estão envolvidos no cuidado integral e individual. O acolhimento, como tecnologia de saúde, pode ser feito por todos, não apenas pelo profissional vinculado ao saber psicológico. É necessário ser transdisciplinar, ou seja, buscar a "integração das disciplinas de um campo particular sobre a base de uma axiomática geral compartilhada. Baseada em um sistema de vários níveis e com objetivos diversificados, sua coordenação é assegurada por referência a uma finalidade comum, com tendência à horizontalização das relações de poder" (Almeida Filho, 1997).

MODELO DE CUIDADO AO LUTO

A experiência das autoras deste capítulo no cuidado ao luto se iniciou em 2012, juntamente com a formação da equipe de Cuidados Paliativos do Hospital das Clínicas da Faculdade de Medicina da Universidade de São Paulo (HCFMUSP). Os atendimentos de pacientes e seus familiares/cuidadores perpassam as diferentes instâncias: interconsulta, ambulatório de cuidados paliativos, enfermaria de cuidados paliativos e domicílio. Ao longo dos atendimentos, o cuidado ao familiar diante do adoecimento de seu ente querido, com uma doença ameaçadora da vida, mostra-se cada vez mais necessário, com um olhar amplo, cuidadoso e técnico. Tanto a compreensão do diagnóstico, do prognóstico, como a forma de enfrentamento e do autocuidado, prepararão e facilitarão o processo de lidar com a perda e o luto.

Todos esses momentos fazem parte do processo de luto para que, após a concretização da morte, a dor inerente a esta seja suportável e vivida. Porém, nem todos têm acesso a cuidados que permitam viver esse processo de forma a ser amparado perante os riscos de um luto complicado.

Foi pensando no cuidado aos familiares que se criou o Ambulatório de Cuidadores e Luto (ACL), que disponibiliza três modalidades de acompanhamento psicológico:

1. *Atendimentos individuais* de médio prazo para familiares enlutados.
2. *Plantões psicológicos* para cuidadores de pacientes em seguimento no Ambulatório Multiprofissional de Cuidados Paliativos.
3. *Atendimentos em grupo* para familiares e cuidadores atendidos nas modalidades anteriores.

O ACL, atualmente, é conduzido por psicólogos, apesar de sabermos que o acolhimento ao óbito, no caso as ligações pós-óbito, pode e deve, também, ser realizado por outros profissionais com a devida formação. A seguir serão descritas ações realizadas no *setting* psicoterapêutico.

Os *atendimentos individuais* acontecem da seguinte forma:

O primeiro passo é identificar as demandas. Durante o acompanhamento nos cenários, a equipe multiprofissional identifica possíveis demandas que não foram avaliadas pela psicologia ou nas ligações pós-óbito. O profissional identifica o benefício de um acompanhamento longitudinal e encaminha para o ACL (Figura 1).

A *ligação pós-óbito* ocorre como atividade integrada a cada cenário, sendo feita após 10/15 dias do falecimento, e podem acontecer de um a três atendimentos. Caso haja demanda para o ACL e o familiar aceite, faz-se encaminhamento para atendimento psicológico, e a pessoa entra na lista de espera. Caso ela não queira e haja demanda, é feito encaminhamento para recursos públicos externos. As ligações pós-óbito têm dois objetivos: realizar o fechamento dos atendimentos feitos

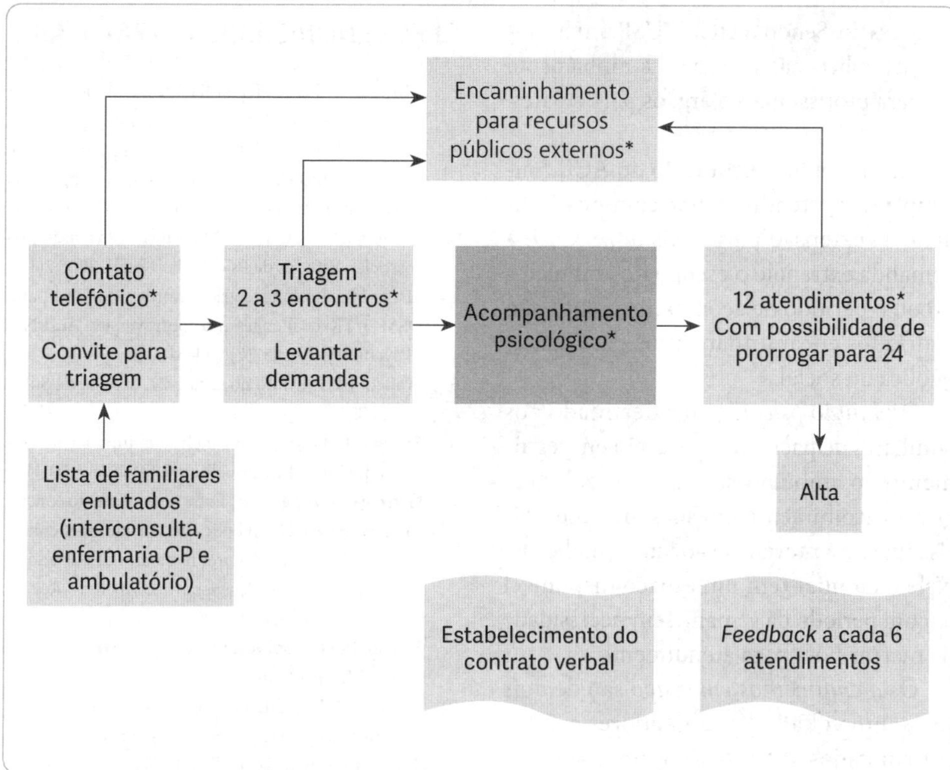

FIGURA 1 Ambulatório de luto.
* Registrado em prontuário.
CP: cuidados paliativos.

durante a internação do paciente ou durante o seguimento ambulatorial; e acolher e fazer uma breve avaliação para identificar como está o processo de enlutamento e se existem demandas para o ACL.

A *triagem dos familiares* segue a ordem da lista de espera. Na lista há dois tipos de pessoas: aquelas que receberam ligação pós-óbito e foram avaliadas e nas quais se identificou demanda para luto complicado; e as que foram encaminhadas por outros profissionais e ainda precisam ser avaliadas pelo psicólogo quanto à demanda.

Dessa forma, o familiar que apresentar características de risco para luto complicado é convidado a ser atendido no Ambulatório de Luto. Ao aceitar o convite, ele é colocado na lista do ACL. Os que recusam recebem algumas orientações, tais como:

- Informação sobre os benefícios de um acompanhamento especializado, uma vez que foi observado quão difícil está sendo para ele (familiar) esse momento de luto.
- É disponibilizado o contato telefônico do Ambulatório do Núcleo de Cuidados Paliativos para o caso de sentir necessidade de acolhimento ou encaminhamento externo.
- É oferecida indicação de recursos da comunidade para atendimento, caso exista

o desejo. Sendo o HCFMUSP um hospital público, não realiza encaminhamento para profissionais e órgãos particulares.

Inicialmente, o protocolo do ACL contempla doze atendimentos, com possibilidade de extensão para mais doze. Caso a demanda extrapole o escopo do ambulatório ou o período de acompanhamento, são realizados encaminhamentos para a rede pública ou social.

O *plantão psicológico* é destinado aos familiares de pacientes que estão em seguimento no ambulatório. Essa modalidade visa ao acolhimento em suas diferentes vicissitudes e à prevenção ao luto complicado. Nele o familiar tem um espaço disponível em um período da semana sem necessidade de marcar hora para atendimento.

Os *atendimentos em grupo* são de dois tipos: um voltado aos cuidadores e outro aos enlutados. Ambos são grupos abertos, e todos são convidados a participar conforme o momento em que se encontram e a disponibilidade emocional. Trata-se de espaço de acolhimento, compartilhamento das dificuldades e discussão de temas específicos ao grupo. No caso dos enlutados os temas estão relacionados à perda e ao luto.

REFERÊNCIAS BIBLIOGRÁFICAS

1. Almeida Filho N. Transdisciplinaridade e saúde coletiva. Ciência e Saúde Coletiva. 1997;11(1/2).
2. Braz MS, Franco MHP. Profissionais paliativistas e suas contribuições na prevenção do luto complicado. Psicologia: Ciência e Profissão. 2017;37(1):90-105.
3. Combinato DS, Queiroz MS. Morte: uma visão psicossocial. Estudos de Psicologia [Natal]. 2006;2(11).
4. Eisma MC. Prolonged grief disorder in ICD-11 and DSM-5-TR: challenges and controversies. Aust N Z J Psychiatry. 2023;57(7):944-51.
5. Franco MHP. O luto no século 21. São Paulo: Summus; 2021.
6. Freitas JL. Luto, pathos e clínica: uma leitura fenomenológica. Rev Psicologia USP. 2018;1:50-17.
7. Gonzaga LZM, Peres RS. Entre o rompimento concreto e a manutenção simbólica do vínculo: particularidades do luto de cuidadores familiares de portadores de doenças crônicas-degenerativas. Vínculo – Revista do NESME. 2012;9(1).
8. Kubler-Ross E. Sobre a morte e o morrer. 9.ed. São Paulo: Martins Fontes; 2008.
9. Michel LHF, Freitas JL. A clínica do luto e seus critérios diagnósticos: possíveis contribuições de Tatossian. Psicologia USP. 2019;30.
10. Parkes CM. Luto: estudos sobre a perda na vida adulta. São Paulo: Summus; 1998.
11. Shear MK, Ghesquiere A, Glickman K. Bereavement and complicated grief. Curr Psychiatry Rep. 2013;15(11).
12. Toyoda JYR, Santos ABB. Cuidado ao luto pela covid-19. In: Dei Santi DB, et al. (orgs.). Cuidados paliativos na prática clínica em tempos de covid-19. Rio de Janeiro: Atheneu; 2021. p.87-97.

SEÇÃO VIII

Aspectos contextuais e trabalho em equipe

56

Autocuidado para profissionais de saúde

Ana Paula Pelegrini Ratier
Nancy Mieko Igarashi
Susana Dalila Wurtzel
Tatiane Felix Teixeira

"Mesmo quando tudo pede um pouco mais de calma
Até quando o corpo pede um pouco mais de alma
Eu sei, a vida não para
A vida não para não [...]"

"Paciência", de Dudu Falcão e Lenine

Pontos-chave

- Importância da pausa e do autocuidado.
- Autocuidado como responsabilidade institucional e social.
- Benefícios institucionais do autocuidado.
- Desafios em cuidados paliativos com relação ao autocuidado.

POR QUE FALAR DE AUTOCUIDADO PARA PROFISSIONAIS DE SAÚDE?

Talvez porque esse tema, apesar de bastante conhecido entre nós, trabalhadores da saúde, é também muitas vezes negligenciado em nosso cotidiano de vida e de trabalho.

Neste capítulo, convidamos você a tirar o jaleco, o uniforme, as máscaras e qualquer outro equipamento de trabalho ou de proteção individual e se sentar por alguns instantes para uma pausa, um breve respiro em meio a esta jornada repleta de correria e cobranças.

Sim, parar é preciso! Não se trata de privilégio ou regalia. Estamos tão condicionados ao ritmo frenético de nosso dia a dia, principalmente nós que trabalhamos na área da saúde, que nem sequer sabemos como parar e o que fazer com este momento. Mas creia, parar não é perder tempo!

No atual contexto dos serviços de saúde e do mundo do trabalho, é bem provável que você, trabalhador da saúde, esteja vivenciando desafios como excesso de trabalho, múltiplas jornadas, precarização nas relações de emprego, em meio ao desejo e ao compromisso com o cuidado adequado e de qualidade, prestado aos pacientes e famílias que atende.

Muitas vezes, as pessoas sentem-se pressionadas pelo tempo, pela demanda, pela instituição, por cobranças pessoais, o que pode levar a estresse, sensação de impotência, exaustão emocional e, em alguns casos, ao adoecimento no trabalho.

O itinerário do cuidado ao outro exige de nós o cuidado deste ser que cuida. O cuidado de nós mesmos. Convidamos você a fazer esse percurso conosco. Uma breve caminhada olhando um pouco para este ser humano, para a pessoa que escolheu ser Profissional de Saúde.

QUEM É A PESSOA QUE ESTÁ NA FOTO DO CRACHÁ?

Queremos te convidar a olhar para essa pessoa da foto no crachá. Como ela tem se sentido? (Ela tem se sentido?) Qual momento de vida está vivendo? Como está usando o tempo? Quais são seus sonhos? O que deseja para sua vida? Do que tem medo? Quais suas fragilidades? No que ela sabe que é boa? O que gosta de fazer? Qual seu prato preferido? Qual lugar gostaria de visitar? Quem são as pessoas que mais ama? O que a faz feliz hoje?

Por que é importante tratar desses temas? Porque isso é parte do que constitui nossas vidas. Porque muitas vezes são perguntas para as quais não reservamos nosso tempo, nossa atenção, nosso afeto generoso e sincero.

Sabemos que o trabalho tem uma centralidade na vida humana. Nos apresentamos aos outros a partir do que exercemos profissionalmente, organizamos nossos horários, nossa rotina com a família, nossos compromissos considerando o trabalho que realizamos. No entanto, o trabalho é uma parte importante da nossa vida, mas não deve ser o todo.

E aqui cabe dizer a você que neste convite de pausa também nós tiramos nossas máscaras, nossos sapatos acostumados com o toc-toc acelerado, e paramos para refletir sobre autocuidado. E, sim, também tivemos nossas dificuldades... porque, assim como para muitos de vocês, sempre aparecia uma demanda "urgente" de alguém no trabalho, na família, em nossas relações, que acabava nos tirando do foco.

É neste espaço de partilha sincera que aqui nos colocamos, compartilhando nossa experiência, desafios e reflexões sobre esse tema que nos é tão caro. Que você possa participar da nossa pausa e construir espaço para seu momento, entendendo que autocuidado é uma forma de resistência, de estar na contramão da lógica do sistema, que nos coloca diante de um turbilhão de coisas que nos serão impostas diariamente, em nosso contexto de trabalho, em especial na área da saúde.

AUTOCUIDADO: AFINAL, DO QUE ESTAMOS FALANDO?

Nas palavras de Leonardo Boff, cuidar é mais que um ato; é uma atitude. Portanto, abrange mais que um momento de atenção, de zelo e de desvelo. Representa uma atitude de ocupação, preocupação, de responsabilização e de envolvimento afetivo com o outro (Boff, 1999).

O cuidar de si pode ser entendido numa perspectiva ética, como nos apresenta o filósofo Michel Foucault. Em seus estudos, o autor traz a dimensão do cuidar de si a partir de uma relação ativa consigo mesmo, com o outro e com a verdade. Nessa concepção, o cuidar de si possibilita o conhecimento de si, sendo este indispensável para a tomada de consciência de seu modo de ser no mundo. Com base nessa consciência, é possível ao indivíduo promover mudanças e transformações no próprio ser e, consequentemente, em sua forma de agir no mundo.

Essa perspectiva ética e ativa do cuidar de si, trazida por Foucault, vai além do entendimento do cuidado no que tange à esfera individual, restrita a uma busca pessoal, uma vez que traz implicações práticas em direção ao coletivo e ao outro.

A definição de autocuidado da OMS é a capacidade de indivíduos, famílias e comunidades para promover a saúde, prevenir doença, manter a saúde e lidar com doença e deficiência com ou sem o apoio de um profissional de saúde. Isto reconhece os indivíduos como agentes ativos na gestão dos seus próprios cuidados de saúde em áreas que incluem a promoção da saúde, prevenção e controle de doenças, automedicação, e reabilitação, incluindo cuidado paliativo. As intervenções de autocuidado oferecem soluções para apoiar a cobertura universal de saúde, melhorar a saúde e o bem-estar e proteger os carentes e vulneráveis, incluindo em emergências de saúde (OMS, 2022).

Dada a importância do autocuidado, foi instituído pela Organização Mundial da Saúde (OMS) o dia 24 de julho como Dia Internacional do Autocuidado, tendo por objetivo engajar e conscientizar as pessoas na tomada de boas decisões em relação à própria saúde.

O autocuidado não é só uma atitude individual, como poderia parecer à primeira vista. A OMS apresenta um quadro conceitual que aponta diferentes elementos que podem auxiliar na estruturação de intervenções em autocuidado, baseadas nos princípios fundamentais dos direitos humanos, ética, igualdade de gênero, justiça, acesso a bens, serviços, renda, entre outros.

Essa perspectiva traz uma abordagem de autocuidado para saúde e bem-estar centrada na pessoa, compreendendo-a em suas múltiplas dimensões, considerando suas necessidades, desejos, ciclo de vida, o ambiente em que vive, e estimula a proposição de ações e intervenções desenvolvidas em um ambiente seguro e favorável.

Analisando a Figura 1, podemos considerar que essa visão mais ampla abre espaço para uma discussão que mantém o indivíduo no centro das ações, sem, contudo, responsabilizá-lo como o único agente promotor de seu autocuidado.

Muitos dos desafios e necessidades que percebemos em nosso dia a dia como trabalhadores da saúde refletem carências estruturais do sistema de saúde e das demais políticas públicas. Esse entendimento é importante para que possamos ter clareza sobre quais ações são de nossa responsabilidade como indivíduos, em quais podemos intervir, mas são da esfera institucional, e quais refletem uma estrutura maior, de sistema.

POR QUE É IMPORTANTE FALAR EM AUTOCUIDADO PARA O PROFISSIONAL QUE TRABALHA COM CUIDADOS PALIATIVOS?

Nós, trabalhadores da saúde, lidamos diariamente com situações de adoecimento e sofrimento nas quais, por estarmos em contato direto com os pacientes e seus familiares, ficamos sujeitos às tensões, dilemas e pressões inerentes à natureza de nossa atividade. Tudo isso pode mobilizar, além de competências técnicas, muitos sentimentos,

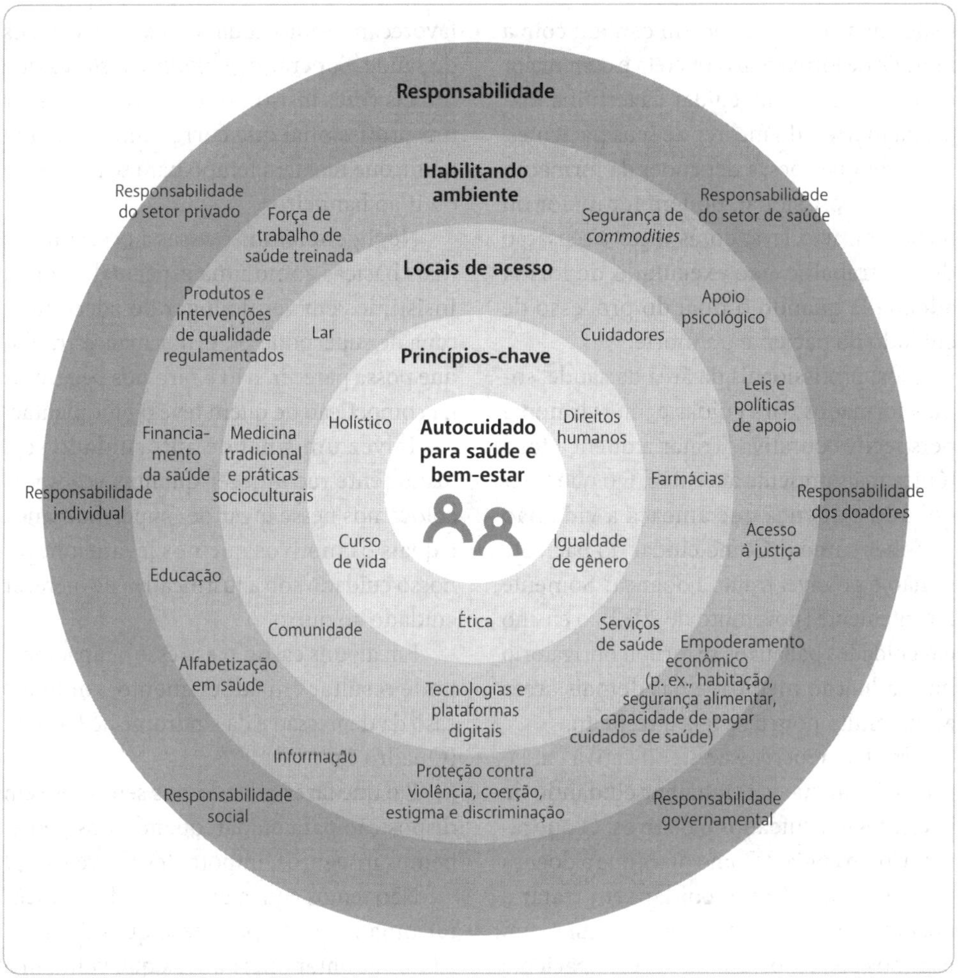

FIGURA 1 Quadro conceitual para intervenções de cuidado.
Fonte: WHO (2022).

emoções e incertezas que revelam nossas vulnerabilidades enquanto profissionais.

O autocuidado não é um complemento ao trabalho de profissional da saúde e deve ser considerado parte essencial de seu próprio trabalho. De acordo com Norma Wong, "O autocuidado básico é uma interrupção da violência contra nós mesmos". Cabe ressaltar que o autocuidado pode trazer benefícios para toda a instituição de saúde. Profissionais que estruturam práticas cotidianas de autocuidado normalmente apresentam maior produtividade, inovação e colaboração. Não obstante, o desenvolvimento e a solidificação da resiliência por meio do autocuidado minimizam o esgotamento e, consequentemente, aprimoram a capacidade de uma organização de manter sua equipe saudável, coesa e centrada em seus objetivos (Chamberlein, 2020).

Aqueles que trabalham em cuidados paliativos acabam por ser requisitados ainda mais, uma vez que estão em contato com a finitude de forma mais concreta e com maior frequência precisam cuidar da terminalidade, da morte e do morrer de seus pacientes.

Essas questões, a depender da formação de cada profissional, podem ter maior ou menor impacto, levando, às vezes, à sensação de um trabalho não executado de forma adequada quando o final do processo de cuidado do paciente é a morte.

Nós, profissionais da área da saúde, somos formados para cuidar e intervir numa perspectiva curativa. Tratar a doença foi a tônica mais presente até então. E o que fazer quando a doença que ameaça a vida não pode ser curada? Como cuidar do paciente se não é possível tratar a doença? Somente recentemente (novembro de 2022), o ensino em cuidados paliativos se tornou obrigatório na graduação médica, e nas demais áreas ainda muito pouco se fala a respeito.

Isso tem repercussão significativa para o profissional que vai trabalhar cuidando de pacientes em cuidados paliativos. O que fazer? Como cuidar? Como dizer que a doença não tem cura? Como cuidar sem tratar a doença? Como conversar com a família, com os filhos pequenos, com o próprio paciente sobre essas questões? Como falar sobre a morte? O que falar?

Além da abordagem técnica, de coisas práticas, há outros tantos temas que nos mobilizam tecnicamente, e que também mexem com nossos valores, crenças, sentimentos, acessando questões muito profundas de nossa vida pessoal. E então o autocuidado se faz ainda mais necessário. Cuidar de si para seguir cuidando do outro. Cuidar de si para além da dimensão individual, como já foi dito. Numa postura ética, ativa, com vistas à coletividade.

Criar espaços em nossa agenda pessoal, e buscar construir espaços institucionais que favoreçam o autocuidado dos profissionais de saúde. Superar o *glamour* e o *status* que muitas vezes insistimos em carregar em ser um profissional que corre tanto, trabalha tanto, que mal tem tempo para se alimentar ou ir ao banheiro.

Negligenciamos nossas necessidades mais básicas como uma espécie de troféu. Insistimos em ver no lugar do jaleco uma capa de superpoderes, e, por mais estranho que possa parecer, não é raro nos pegarmos na competição de quem teve o pior plantão.

Talvez um sinal de autocuidado seja justamente reconhecer quantas vezes nos colocamos nesse lugar de "super-humano", e quais os motivos que nos levam a negar nosso cuidado sob a justificativa de oferecer cuidado ao outro.

Em alguns casos, o estresse ocupacional pode resultar em adoecimento, como é o caso da depressão e da síndrome de *burnout* (Quadro 1).

E o que fazer quando nos sentimos sem disposição para cuidar, quando nos percebemos inseguros, impotentes ou exaustos?

Não temos aqui a pretensão de apresentar uma resposta para essa questão; buscamos apontar alternativas que venham a contribuir para que o autocuidado se torne uma parte de nossa rotina de trabalho e de vida.

O TRABALHO EM EQUIPE COMO PROMOTOR DE CUIDADO MÚTUO

O trabalho em equipe é central em cuidados paliativos e reforça a importância do cuidado partilhado. Ao dividir nosso saber, as dúvidas e até mesmo as angústias, podemos, por meio de trocas com outros profissionais, ter diferentes entendimentos e ver a realidade sob outras perspectivas, complementares ou mesmo diferentes, mas

QUADRO 1 Sinais e sintomas da síndrome de *burnout*

A síndrome de *burnout* envolve nervosismo, sofrimentos psicológicos e problemas físicos, como dor de barriga, cansaço excessivo e tonturas. O estresse e a falta de vontade de sair da cama ou de casa, quando constantes, podem indicar o início da doença. Os principais sinais e sintomas que podem indicar a síndrome de *burnout* são:

- Cansaço excessivo, físico e mental.
- Dor de cabeça frequente.
- Alterações no apetite.
- Insônia.
- Dificuldades de concentração.
- Sentimentos de fracasso e insegurança.
- Negatividade constante.
- Sentimentos de derrota e desesperança.
- Sentimentos de incompetência.
- Alterações repentinas de humor.
- Isolamento.
- Fadiga.
- Pressão alta.
- Dores musculares.
- Problemas gastrointestinais.
- Alteração nos batimentos cardíacos.

Normalmente, esses sintomas surgem de forma leve, mas tendem a piorar com o passar dos dias. Por essa razão, muitas pessoas acham que pode ser algo passageiro. Para evitar problemas mais sérios e complicações da doença, é fundamental buscar apoio profissional assim que notar qualquer sinal. Pode ser algo passageiro, como pode ser o início da síndrome de *burnout*.

Fonte: Brasil. Ministério da Saúde – Saúde de A a Z. Disponível em: https://www.gov.br/saude/pt-br/assuntos/saude-de-a-a-z. Acesso em: setembro de 2024.

que se apoiam no sentido da promoção do cuidado integral dos pacientes, incluindo seus familiares e os profissionais que a eles se dedicam.

Em contrapartida, o trabalho em equipe não é algo que se dá de forma espontânea, natural entre os profissionais de saúde. Os diferentes saberes se complementam, mas essa deve ser uma construção conjunta, participativa e exige uma postura de abertura, de diálogo e receptividade para escuta e trocas, numa dimensão ética do cuidado. O trabalho em equipe contribui sobremaneira para a capacidade de diálogo e de interlocução entre os colegas de trabalho e destes com os pacientes e famílias, algo tão importante diante das dificuldades e desafios já relatados aqui.

A abertura da equipe para o diálogo torna o clima de trabalho e o ambiente mais acolhedores, menos áridos, e propicia que os profissionais tenham espaço para apresentar questões que podem ser desafiadoras para a execução do trabalho. Além do trabalho em si, que pode ser apoiado entre colegas, os próprios profissionais podem ter nesse espaço interprofissional um lugar seguro para se apoiarem como sujeitos e humanos que são, antes de serem técnicos e trabalhadores.

Para Maximino (citado por Brunello), um grupo carrega em si o potencial de ser uma "caixa de ressonância, onde as singularidades são vividas dentro de uma trama grupal, no qual cada elemento se torna significativo ao outro, passando a fazer parte de uma rede vincular" (Brunello, 2002).

> Como eu me relaciono com os demais colegas da equipe? Quando estou com outros profissionais, estou realmente aberto para ouvir outras opiniões, entendimentos e condutas ou quero que o outro seja um reforço do meu eu, daquilo que enxergo em uma determinada situação? Como me sinto quando algum profissional tem opinião contrária à minha? Como me porto quando minha opinião diverge dos demais? Consigo ouvir, de fato, a perspectiva do outro ou logo me coloco a pensar em como defender meu ponto de vista? Quando tenho conflito com algum colega da equipe, como gerencio a situação?

O COLETIVO COMO ESPAÇO DE AUTOCUIDADO

Outro espaço importante que pode ser promotor de autocuidado é o reconhecimento da dimensão do trabalhador como coletividade. Quando compartilhamos nosso cotidiano e as dificuldades dele decorrentes com outros colegas, abre-se um espaço para ultrapassar a concepção individualizada do agir profissional e recuperar a dimensão coletiva do trabalho. Isso é fundamental para que possamos perceber que existem aspectos no trabalho que, apesar de trazerem importante sobrecarga e desgaste físico, mental, emocional e impactar no ser individual, são reflexos de uma macroestrutura sobre a qual o indivíduo não tem controle.

Identificar esses aspectos é importante para que não entendamos como pessoais demandas que estão para além de nossa possibilidade e capacidade de resposta individual, porque dizem respeito à estrutura institucional e à macropolítica. E o enfrentamento dessas questões vai se dar principalmente por meio de espaços coletivos de diálogo, construções e reivindicações.

É necessário reiterar a importância desses espaços coletivos de troca, sejam eles no formato de equipes multi ou interprofissionais, núcleos, comissões, ligas, coletivos. Quando o ambiente construído tem por valores a ética, o respeito, o cuidado, tanto dos pacientes quanto dos profissionais, tem-se um espaço seguro para discussões técnicas, assim como para o cuidado mútuo. É muito valioso quando criamos vínculos que nos permitem apoiar e sermos apoiados em situações de dificuldade, assim como celebrar os momentos felizes.

Um exemplo da importância de espaços coletivos é o próprio Núcleo Interprofissional de Cuidados Paliativos do Hospital Universitário da Universidade de São Paulo (NICP HU-USP). Muitos dos profissionais que o integram podem testemunhar a importância de espaços institucionais como esse. Foi graças à resistência e resiliência de seus membros que hoje o núcleo existe e cada vez mais procura ampliar o alcance de suas ações, seja qualificando a assistência aos pacientes ou na formação de graduandos e profissionais, na organização da Semana de Cuidados Paliativos e até mesmo na honrosa participação da construção deste livro que agora está em suas mãos.

FORMAÇÃO CONTINUADA COMO FORMA DE AUTOCUIDADO

Os profissionais que estão na assistência direta ao paciente tendem a lidar com o desgaste e com as demandas assistenciais de forma direta e sem pausas. O tempo é escasso, e geralmente não se consegue organizá-lo de modo a promover aspectos de formação e de educação continuada. Apesar disso, ao termos espaços de trocas e de união coletiva como os já citados, temos a possibilidade e o campo fértil para que as discussões e trocas entre colegas aconteçam e possam ser mais bem qualificadas por meio do estudo e de práticas educativas e que fomentem a busca por conhecimentos atualizados. A prática da educação continuada funciona como catalisador de ações que estão fluindo bem e como redirecionador para ações que precisam de correção e de novas abordagens.

A oferta e a promoção de educação e formação continuada também demonstram cuidado da instituição para com os trabalhadores, revela respeito e a consideração da educação como central para as boas práticas profissionais.

Aos profissionais, ter acesso a educação e formação continuada é uma possibilidade de suspensão da realidade, não mais trabalhada nos fatos em si, mas refletida e teorizada para trazer novos ares e novas luzes ao já feito.

CONEXÃO COMO FORMA DE AUTOCUIDADO

Eu comigo

Assim como o músico afina seu instrumento antes de iniciar a execução de uma música e o atleta realiza exercícios preparatórios para enfrentar uma competição, o profissional de saúde também deveria buscar uma forma de "afinar" seu instrumento e ser capaz de procurar ajuda especializada, quando necessário.

Há pessoas com maior facilidade em identificar e expressar suas necessidades e outras para as quais pedir ajuda se torna um grande esforço. E eu? Consigo pedir e receber ajuda?

Entre as atitudes e hábitos que podem auxiliar no desenvolvimento do autocuidado, é válido considerar:

- Buscar o autoconhecimento, conhecer os próprios limites e estabelecer limites para as demandas externas, ouvir os próprios sentimentos, com respeito e generosidade.
- Reservar tempo para descanso, para o sono, o lazer e atividades sem obrigações (levar a mim mesmo para passear).
- Estabelecer uma rotina (que me ajude a organizar meu tempo e minhas atividades) mas também sair da rotina (experimentar o novo pode ser algo positivo e transformador).
- Realizar atividades físicas, praticar esportes, ou mesmo fazer uma caminhada ao ar livre.
- Cuidar da alimentação e da hidratação, escolhendo os alimentos de forma saudável, fazendo das refeições um momento de cuidado e não apenas uma satisfação de necessidade do corpo.
- Registrar os sentimentos, as vitórias, as conquistas, as coisas boas que vão acontecendo no dia a dia (Eu lembro das coisas boas que me aconteceram?).
- Identificar o que me faz bem, o que me faz feliz e dedicar algum tempo para isso.

Eu com o outro

Nós, seres humanos, temos necessidade de nos relacionarmos com o outro, de sermos reconhecidos, acolhidos e entendidos, amados, para que possamos desenvolver o sentimento de pertencimento. Esse sentimento contribui para a promoção da saúde e bem-estar.

Construir relações e interações saudáveis e significativas é algo possível e desejável, uma vez que nos aproxima das pessoas e de suas sensações. Ao observarmos e nos envolvermos com questões do outro, podemos ver e ampliar a realidade de vida, podemos nos conectar ao outro.

Formar uma rede de apoio e de diálogo com os outros é fator de promoção de saúde mental e nos auxilia de muitas formas, a saber: poder falar, desabafar, organizar os pensamentos para apresentar ao outro, ouvir a opinião de outras pessoas, identificar situações semelhantes, criar e perceber os fatos e situações da vida em perspectiva.

Eu e as artes

A arte pode nos afetar imediata e involuntariamente. Por meio das diversas formas de expressão, podemos nos encantar antes de que possamos expressar os sentimentos em palavras.

Diante disso, as reações que são suscitadas no contato com a arte podem mobilizar nossas emoções e sentimentos e provocar reflexões e abertura para o diálogo consigo mesmo e com o outro.

A arte traz uma forma de encorajamento e de beleza diante das agruras e dificuldades da vida. Ter ou desenvolver a sensibilidade para a arte nos aproxima da subjetividade humana, da capacidade de sentir. Sentir e expressar o sentir é vital, e é parte da vida e do cuidado de si e do outro.

Podemos e temos mais capacidade de escuta e de acolhimento na medida em que somos tocados e encantados pelas diversas e distintas formas de arte: literatura, artes plásticas, artes visuais, cinema, apreciar cenas e cenários de vida e mesmo da natureza.

Ao falamos de arte, não apenas falamos do erudito e de algo pomposo, podemos falar de algo simples como desenvolver a capacidade e o gosto pela literatura, apreciar uma peça de teatro, simplesmente parar e escutar uma música bela e que traga vivacidade ou calma ou alento para nosso momento de vida.

Eu e o meio

Além das interações interpessoais, há ainda nossa interação com o meio que nos circunda. Estar em um ambiente limpo, organizado, agradável visualmente é também um aspecto de autocuidado.

No ambiente de trabalho, ter os itens de uso organizados e o acesso fácil e prático é importante para nossa relação com o espaço de trabalho.

Além dos espaços de trabalho, também nos relacionamos com nosso ambiente doméstico, com o trajeto até nossa casa. Pensando que somos afetados pelos espaços físicos, é importante cuidar para que esses ambientes sejam agradáveis e confortáveis.

Também podemos organizar nossa relação com espaços e ambientes de maneira a promover nosso autocuidado, por exemplo, locais de passeios, de contatos e interação com a natureza. Sabemos que estar em contato com a natureza nos fortalece, acalma e promove momentos de relaxamento. Para que isso aconteça, é imprescindível que possamos desenvolver e edificar a capacidade de distanciamento dos momentos de estresse e promover momentos de diversão.

Buscar conhecer o que nos faz bem nessa interação e destinar tempo para esses encontros pode ser uma grande fonte de energização, alimentação e prazer.

Eu e o transcendente

A espiritualidade oportuniza a conexão com aquilo que é sagrado para cada ser e é vivida de diferentes maneiras pelos indivíduos. É importante que cada pessoa possa encontrar sua prática de espiritualidade, possa buscar aquilo que considera sagrado.

Desenvolver uma relação com o que é espiritual não é o mesmo que ter uma religião ou praticar uma determinada fé religiosa. Essa relação fala sobre o autocuidado com nossa alma e com nossa espiritualidade, com aquilo que não necessariamente vemos e que nos energiza também.

Esse é um aspecto que para alguns é mais místico e fluido e para outros é mais material e concreto como o contato e a interação mais íntima com a natureza, por exemplo. Não há certo ou errado nem guia prático nesse tema. O que importa é que essa interação com o que transcende seja significativa e nos faça sentido.

Uma prática transcendente pode ser inclusive estar atento ao próprio corpo, ao ritmo de nossa respiração, às batidas do coração, de maneira a sentir quando precisamos de uma pausa para respirar, para elevar-nos aos céus e para estarmos em contato com aquilo que faz sentido para nós e nos traz energia.

Amar talvez seja a forma mais concreta de experimentar a transcendência em nossa vida.

CONSIDERAÇÕES FINAIS

As atitudes de autocuidado são essenciais em todo contexto de vida. Aprender a reafirmar as nossas necessidades, nossas capacidades e habilidades para nos cuidar e tratar bem é fator de proteção e de autocuidado.

Neste breve texto, procuramos apresentar algumas reflexões, ideias e sugestões sobre autocuidado, ao mesmo tempo que busca-

QUADRO 2 Aceita o convite para uma pausa?

Livros:
- *A alma perdida* – Olga Tokarczuk, Joanna Concejo, e outros
- *A arte da imperfeição*, Brené Brown.
- *A árvore generosa*, Shel Silverstein.
- *A bailarina de Auschwitz*, Edith Eger.
- *A morte é um dia que vale a pena viver*, Ana Claudia Quintana Arantes.
- *A parte que falta*, Shel Silverstein.
- *A parte que falta encontra o Grande O*, Shel Silverstein.
- *As coisas que você só vê quando desacelera*, Haemin Sunim.
- *As mais belas coisas do mundo*, Valter Hugo Mãe.
- *Enquanto eu respirar*, Ana Michelle Soares.
- *Histórias lindas de morrer*, Ana Claudia Quintana Arantes.
- *Ideias para adiar o fim do mundo*, Ailton Krenak.
- *O menino, a toupeira, a raposa e o cavalo*, Charlie Mackesy.
- *Pra vida toda valer a pena viver*, Ana Claudia Quintana Arantes.
- *Quando as coisas desacontecem*, Alessandra Roscoe e Odilon Moraes.
- *Um sopro de vida*, Clarice Lispector.
- *Vamos comprar um poeta*, Afonso Cruz.

Práticas esportivas:
- Centro de Práticas Esportivas da USP: https://cepe.usp.br/.
- Centros esportivos municipais em São Paulo-SP: https://www.prefeitura.sp.gov.br/cidade/secretarias/esportes/centros_esportivos/index.php?p=8001.

Filmes e documentários:
- *À procura da felicidade* (*The Pursuit of Happiness*, EUA, 2006, direção de Gabriele Muccino).
- *Dias perfeitos* (*Perfect Days*, Japão, 2023, direção de Win Wenders).
- *Ensaio sobre a cegueira* (Brasil, 2008, direção de Fernando Meirelles).
- *Intocáveis* (*Intouchables*, França, 2011, direção de Olivier Nakache e Éric Toledano).
- *O poder da coragem – Brené Brown* (*Brené Brown: The Call to Courage*, EUA, 2019, direção de Sandra Restrepo).
- *Quantos dias, quantas noites* (Brasil, 2023, direção de Cacau Rodhen. Disponível em: https://www.youtube.com/watch?v=_biFEZgRYd0).
- Circuito Spcine: https://www.circuitospcine.com.br/.
- *Up: Altas Aventuras* (*Up*, EUA, 2009, direção de Peter Docter).

Museus e teatros: https://www.cosud.sp.gov.br/lista-de-museus-e-teatros/.
Parques públicos: https://www.prefeitura.sp.gov.br/cidade/secretarias/meio_ambiente/parques/.

mos esclarecer e trazer à tona as motivações e a importância de praticar e promover o autocuidado. E nesse trajeto abordamos a caminhada individual e os recortes com as instituições e suas estruturas, com as questões de interação conosco, com os outros e com o ambiente.

Aqui, ao final, desejamos destacar que, com essas práticas, todos seremos beneficiados e que, com a instituição delas, podemos promover o autocuidado por meio de nossas atitudes e de nossa postura diante de nós mesmos, dos colegas, dos pacientes e de suas famílias.

Por que cuidamos do outro e temos dificuldade de cuidar de nós mesmos com o mesmo afeto, paciência e compromisso? Construir essa reflexão sobre a importância de desenvolver o autocuidado é imperativa, entendendo que ter ações nessa esfera afetarão positivamente seu próprio desenvolvimento e gerarão atividades em benefício individual e coletivo, promovendo saúde e bem-estar.

Em suma, quando relacionamos as práticas do autocuidado com a promoção da saúde, reforçamos que, à medida que implementamos ações voltadas ao nosso próprio cuidado, fazemos a escolha de um comportamento ético pela vida, com responsabilidade e preocupação com o viver, promovendo a saúde individual e coletiva. Essas ações são voluntárias e intencionais, devem preconizar a subjetividade de cada indivíduo nas escolhas de seu processo de cuidar de si e têm o propósito de contribuir de forma específica para o desenvolvimento humano e o bem-estar (Bub et al., 2006).

"Para sua analgesia, nem dipirona, nem morfina: poesia!"
Gerson Salvador, 2023.

REFERÊNCIAS BIBLIOGRÁFICAS

1. Boff L. Saber cuidar: ética do humano – compaixão pela terra. 2.ed. Petrópolis: Vozes, 1999.
2. Brasil. Ministério da Saúde. Saúde de A a Z. Disponível em: https://www.gov.br/saude/pt-br/assuntos/saude-de-a-a-z. Acesso setembro de 2024.
3. Brunello MIB. Terapia ocupacional e grupos: uma análise da dinâmica de papéis em um grupo de atividade. Rev Ter Ocup Univ São Paulo. 2002;13(1):9-14.
4. Bub MBC, Medrano C, Silva CD, Wink S, Liss PE, Santos EKA. A noção de cuidado de si mesmo e o conceito de autocuidado na enfermagem. Texto Contexto Enferm [Florianópolis]. 2006;15(Esp):152-7.
5. Chamberlain L. Do autocuidado ao cuidado coletivo. Sur – Revista Internacional de Direitos Humanos. 2020;17(30)223-34.
6. Gomes MM, Ferreri M, Lemos F. O cuidado de si em Michel Foucault: um dispositivo de problematização do político no contemporâneo. Fractal – Rev Psicol. 2018;30(2):189-95.
7. Lenine. Paciência. Intérprete: Lenine. Compositores: Lenine e Dudu Falcão. Gravadora: Sony Music, 1999. 1 CD.
8. Ministério da Saúde. Síndrome de burnout. Disponível em: https://www.gov.br/saude/pt-br/assuntos/saude-de-a-a-z/s/sindrome-de-burnout. Acesso em: 10 jun. 2024.
9. Salvador G. Sarau no Hospital – Hospital Universitário da Universidade de São Paulo, dez. 2023.
10. World Health Organization (WHO). Guideline on self-care interventions for health and well-being, 2022 revision. Geneva: WHO; 2022. Disponível em: https://iris.who.int/bitstream/handle/10665/357828/9789240052192-eng.pdf?sequence=1. Acesso em: 10 jun. 2024.

57

Trabalho em equipe: aspectos fundamentais, multi, inter e transdisciplinaridade no cuidado

Beatriz A. O. Gutierrez
Adriana Benedita Luiz
Bruna Valquiria Baviera

Pontos-chave

- Colaboração e comunicação interprofissional.
- Melhoria da qualidade assistencial.
- Transdisciplinaridade e desenvolvimento de competências.

INTRODUÇÃO

Vale a pena ressaltar que o termo cuidado é originado do latim e significa "cura" e, nos tempos antigos, era utilizado nas relações humanas de amor e de amizade, como atitude de preocupação com uma pessoa querida (Boff, 2005). O cuidado tem o significado de desvelo, solicitude, diligência, zelo, atenção e bom trato (Boff, 2005; Carvalho et al., 2013), e é notado nos seres humanos, por estes serem capazes de ter sentimentos, de se emocionar, de se envolver, de afetar e se sentir afetados, de chorar quando a outra pessoa passa por algum problema e de se alegrar quando o outro se alegra (Boff, 2005).

Nessa linha de pensamento, o cuidado é apresentado como um conceito polissêmico por suas propriedades em três sentidos: existencial, relacional e contextual. Na perspectiva existencial, o cuidado faz parte do ser e o diferencia como ser humano dotado de racionalidade, cognição, intuição e espiritualidade; portanto, com sensibilidade e com sentimentos. Também é relacional, porque somente ocorre na coexistência com outros seres; ou seja, existe uma ação interativa que se desenvolve entre o ser que cuida e o ser que é cuidado – englobando envolvimento e comprometimento. É, ainda, contextual, ao assumir variações nas suas maneiras e expressões de cuidar, conforme o meio em que se encontra a cada momento (Waldow, 2015). Por essa razão, o profissional da saúde que tem sua identidade profissional centrada no cuidado pode oferecer um cuidado mais humanizado nos cenários dos cuidados paliativos (CP).

Os esforços para melhorar a qualidade, a segurança e a eficiência da qualidade de cuidados prestados em saúde tem-se centrado frequentemente na mudança de abordagem diante da forma como os serviços são organizados e prestados, principalmente quando se trata de assistência a pacientes em CP, que carecem de assistência interprofissional norteada pela transdiciplinaridade, favorecendo assim que a complexidade das demandas apresentadas pela tríade paciente-família--equipe seja compreendida e realizada pelos profissionais de saúde.

Com essa perspectiva, este capítulo tem como objetivo principal buscar conhecimento relevante que possa gerar ações que redundem em benefício da melhoria da atuação e bem-estar da equipe interprofissional que assiste o paciente em CP e seus familiares visando à melhoria da qualidade assistencial sob a ótica da transdisciplinaridade.

O capítulo está dividido em três partes: a primeira delas explica os conceitos básicos sobre transdisciplinaridade e interprofissionalidade, a segunda busca melhor compreensão do trabalho da equipe em CP e a última sugere possibilidades de atuação da equipe interprofissional visando à excelência da qualidade em CP.

CONCEITOS BÁSICOS SOBRE TRANSDISCIPLINARIDADE E INTERPROFISSIONALIDADE

Na política científica, é geralmente reconhecido que a resolução de problemas com base científica requer investigação interdisciplinar. Nessa linha de pensamento, o mundo da ciência, o mundo acadêmico, é o mundo das disciplinas. O avanço da ciência e o progresso tecnológico deste século foram decorrentes em boa parte da verdadeira explosão da pesquisa disciplinar. A complexificação dos problemas traz à tona a necessidade de aproximação e associação gradual das disciplinas em diferentes graus, do mais simples (o da multidisciplinaridade) ao mais completo – o da transdisciplinaridade (Chaves, 1998).

Assim, devem-se salientar quatro termos: disciplinaridade, multidisciplinaridade, interdisciplinaridade e transdisciplinaridade. A disciplina abarca um corpo específico de conhecimento ensinável, com seus próprios antecedentes de educação, treinamento, procedimentos, métodos e áreas de conteúdo (Jantsch, 1972):

- A multidisciplinaridade acontece quando "a solução de um problema torna necessário obter informação de duas ou mais ciências ou setores do conhecimento sem que as disciplinas envolvidas no processo sejam elas mesmas modificadas ou enriquecidas".
- A interdisciplinaridade refere-se ao "nível em que a interação entre várias disciplinas ou setores heterogêneos de uma mesma ciência conduz a interações reais, a uma certa reciprocidade no intercâmbio levando a um enriquecimento mútuo".
- A transdisciplinaridade abrange "não só as interações ou reciprocidade entre projetos especializados de pesquisa, mas a colocação dessas relações dentro de um sistema total, sem quaisquer limites rígidos entre as disciplinas". Dessa forma, a transdisciplinaridade e a complexidade se complementam. Lembrando que "a complexidade se nutre da explosão da pesquisa disciplinar e, por sua vez, a complexidade determina a aceleração da multiplicação das disciplinas" e "a transdisciplinaridade, como o prefixo trans indica, lida com o que está ao mesmo tempo entre as disciplinas, por

meio das disciplinas e além de todas as disciplinas (Piaget, 1972). Sua finalidade é a compreensão do mundo atual, para o que um dos imperativos é a unidade do conhecimento" (Nicolescu, 1996).

Nesse contexto, desde a década de 1990, no campo da saúde, a interdisciplinaridade acenava com a possibilidade da compreensão integral do ser humano no contexto das relações sociais e do processo saúde-doença (Martins de Sá, 1998). Sua construção ultrapassava a mera renovação de estratégias educativas, necessitando ser consolidada pela reestruturação acadêmica e institucional diante do compromisso com as necessidades sociais de saúde. Todavia, se passaram mais de duas décadas e, hoje, apesar do avanço e do reconhecimento da necessidade da transdisciplinaridade, ainda existem restrições em sua implementação que vão desde a precária formaçao dos estudantes na graduaçao até a defesa corporativa das profissões, passando por relações de trabalho que deverão incorporar a transdisciplinaridade aos princípios do trabalho em equipe, prevenção, reabilitação, inclusão da família e no paliativismo.

Pensando assim, os profissionais de saúde são cada vez mais incentivados a trabalhar em equipe (O'Donnell et al., 2023). Assim, esses profissionais contribuem ativamente para a colaboração interprofissional e isso funciona como um catalisador para o desenvolvimento de pesquisas sobre colaboração interprofissional (Schot et al., 2020). Há autores que sugerem que a atuação da colaboração interprofissional é uma tarefa para além dos papéis dos gestores e dos decisores políticos, pois também requer contribuições ativas dos profissionais (Schot et al., 2020).

Nessa linha de pensamento, a colaboração interprofissional é frequentemente definida no âmbito da saúde, pois a prestação do cuidado é realizada por meio de parceria ativa e contínua entre profissionais de diversas origens e de diferentes culturas, possivelmente representando diferentes organizações ou usuários, mas que trabalham juntos na prestação de serviços em benefício de usuários de saúde (Morgan et al., 2015). Tal fato revela a necessidade de compreender o trabalho da equipe interprofissional em CP.

COMPREENDENDO O TRABALHO DA EQUIPE INTERPROFISSIONAL EM CUIDADOS PALIATIVOS

Segundo a Organização Mundial da Saúde (OMS), a definição de CP é

> uma abordagem que melhora a qualidade de vida dos pacientes (adultos e crianças) e suas famílias que enfrentam problemas associados a doenças que ameaçam a vida. Previne e alivia sofrimento por meio da identificação precoce, avaliação correta e tratamento da dor e outros problemas. Cuidado paliativo é a prevenção e alívio de sofrimento de qualquer natureza – física, psicológica, social ou espiritual – experienciado por adultos e crianças vivendo com problemas de saúde limitadores da vida. Promove dignidade, qualidade de vida e ajustamento a doenças progressivas, usando a melhor evidência disponível (WHO, 2016).

E ainda, por todos esses apontamentos supracitados relacionados aos diferentes graus das disciplinas, torna-se evidente que, pela complexidade da abordagem dos CP, emerge a necessidade de que exista a transdisciplinaridade e que esta esteja presente na atuação da equipe interprofissional.

Uma revisão sistemática realizada com o objetivo de fazer um balanço da base de conhecimento empírico disponível, embora desarticulada, sobre as contribuições ativas dos profissionais de saúde para a colaboração interprofissional, mostrou como a crescente necessidade de colaboração interprofissional exige um trabalho profissional específico para poder trabalhar em equipe. Essa revisão mostrou ainda que os profissionais contribuem no mínimo de três formas: colmatando vários tipos de lacunas; negociando sobreposições de funções e tarefas; e criando espaços para o fazer interprofissional (Schot et al., 2020).

Contudo, a assistência prestada ao paciente/família envolve a participação da equipe interprofissional, norteada pela visão holística, abrangendo os aspectos clínicos, psicossociais, espirituais e ambientais do paciente. Assim, a prática colaborativa interprofissional (PCIP) é fundamental para a prestação de CP de alta qualidade visando à satisfação do paciente, bem como resultados positivos para ele (Interprofessional Education Collaborative, 2016). Os objetivos dessa equipe são oferecer serviços de qualidade para essas pessoas, por meio de abordagens efetivas que alcancem todas as demandas do paciente/familiares atendidos. Dessa forma, ao atender às alterações físicas, funcionais, psicológicas, sociais e espirituais decorrentes de doenças graves e que limitam a vida, as equipes interprofissionais de CP buscam melhorar a qualidade de vida dos pacientes e de suas famílias (Ferrell et al., 2018).

Apesar de todos os benefícios que o trabalho em equipe traz para o cuidado prestado ao paciente e à família, ainda existe a falta de colaboração entre grupos profissionais, que pode ser uma das principais causas de percursos incoerentes dos pacientes em ambientes hospitalares. Em razão disso, por mais de uma década, o trabalho em equipe interprofissional tem sido destacado como um método eficaz para melhorar a prestação de cuidados ao paciente (O'Donnell et al., 2023).

Nesse sentido, cada vez mais o diálogo e a comunicação tornam-se elementos imprescindíveis para a integração e a articulação entre os membros da equipe. Os dados devem ser compartilhados como meio de generalizar as informações e estabelecer as relações entre fatores biológicos, emocionais e sociais dos casos dos pacientes acompanhados. Assim, a equipe pode compartilhar os objetivos para atender a todas as necessidades e definir como as diferentes disciplinas trabalharão juntas para chegar aos resultados esperados para a tríade paciente-família-profissionais (Zeiss e Steffen, 1996).

Dessa forma, as intervenções podem ser colocadas em prática, individualmente ou em colaboração, de acordo com o necessário e com a avaliação dos resultados. A partir dessas novas avaliações, podem ocorrer discussões com a equipe para rever os objetivos propostos ou sugerir outras intervenções (Zeiss e Steffen, 1996).

Para suprir a demanda de cuidados, é necessário alto grau de colaboração e de decisões consensuais, isto é, os membros da equipe devem ter grandes habilidades interpessoais. Além disso, a equipe precisa dedicar um tempo para desenvolver estratégias efetivas de trabalho e dar especial atenção ao processo de trabalhar em equipe e, ainda, aos resultados do trabalho da equipe. Outros aspectos a serem considerados é que as habilidades de comunicação, desenvolvimento de papéis, habilidade de liderança, de resolução de problemas e visão abrangente dos casos são características necessárias a todos os membros da equipe (Zeiss e Steffen, 1996).

A habilidade de se comunicar de forma transdisciplinar implica a existência de diálogo, respeito e empatia pelo outro, este último, considerado extremamente relevante, pois exige um agir com empatia e paciência, além do respeito à individualidade e à peculiaridade de cada um, sua autonomia, seu direito de agir e pensar diferente (Zeiss e Steffen, 1996), isto é, a equipe deve colaborar e comunicar-se de forma eficaz para fornecer cuidados de alta qualidade aos pacientes e suas famílias e envolvê-los no processo de tomada de decisão compartilhada – TDC (O'Connor et al., 2006).

Nessa relação profissional que busca a transdisciplinaridade e a interprofissionalidade, os profissionais necessitam conhecer novos vocabulários. O objetivo não é ser um especialista em todas as áreas do conhecimento, mas sim compreender os demais especialistas e fazer questionamentos pertinentes, uma vez que a construção desse vocabulário comum requer tempo e comprometimento por parte dos profissionais, além do respeito e desejo de aprender um com o outro (Parrot e Kreuter, 2011).

Vale ressaltar que a TDC em CP é um processo de integração das melhores evidências disponíveis e dos valores e preferências dos pacientes quando o paciente/família e a equipe de saúde discutem decisões sobre o cuidado do paciente (Barry e Edgman-Levita, 2012). Nesse processo altamente complexo, é fundamental que existam a transdisciplinariedade e a interprofissionalidade da equipe, para que os membros dessa equipe tenham subsídios para facilitar a discussão dos desejos do paciente/família no final da vida buscando a integralidade do cuidado.

Para avançar na direção da integralidade, é importante identificar os obstáculos no trato com o paciente em CP e com seus familiares. Entende-se que pacientes em CP enfrentam um risco aumentado de descontinuidade dos cuidados à medida que navegam entre ambientes de saúde, locais e profissionais, o que pode resultar em maus resultados. No entanto, pouco se sabe sobre as interações que ocorrem entre equipes especializadas e generalistas de CP, à medida que os pacientes passam do hospital para os cuidados no domicílio após a hospitalização (Thelen et al., 2023).

Assim, estudo realizado com 21 médicos especialistas em CP e médicos generalistas de outras especialidades que prestam CP, que objetivou compreender o que acontece entre as equipes especializadas em CP de hospitais e as equipes generalistas que prestam CP pós-alta hospitalar, concluiu que existem dois modos de funcionamento entre essas equipes, sendo um deles caracterizado pela atuação de equipes separadas e outro como uma equipe transfronteiriça. O estudo verificou, ainda, que três condições influenciaram esses dois modos de funcionamento entre as equipes: conhecer a outra equipe; comunicar-se intencionalmente; e reconhecer e valorizar o papel da outra equipe. Assim, o estudo concluiu que as equipes precisam considerar e acordar explicitamente seu modo de funcionamento e implementar mudanças para melhorar o conhecimento da equipe, a comunicação intencional e valorizar as contribuições de outras equipes (Thelen et al., 2023).

De acordo com as competências básicas de educação colaborativa interprofissional, para que aconteça a prática colaborativa interprofissional, é necessário considerar quatro aspectos: valores/ética para a prática interprofissional; papéis e responsabilidades de cada membro da equipe; comunicação interprofissional; e trabalho em equipe. Nessa concepção, deve-se considerar que frequentemente podem existir questões de poder e hierarquia dentro da equipe (Interprofessional Education Collaborative, 2016).

Então, é fundamental que no processo de capacitação sobre a prática colaborativa interprofissional em CP existam ações para reduzir questões de poder. Nesse sentido, é necessário que toda a equipe comece com o mesmo conhecimento fundamental, para que as discrepâncias de conhecimento não sejam a razão para questões de poder e hierarquia (Olson e Bialocerkowski, 2014). Destarte, o mesmo conhecimento de conteúdo ajuda a superar questões de estigmatização e poder. Dessa maneira, é necessário ensinar o trabalho em equipe, abordar sobre a resolução de conflitos e esclarecer o papel de cada membro da equipe de saúde para conscientizar as pessoas sobre as responsabilidades de cada um e fornecer cuidados de saúde de alta qualidade.

Sobre o exposto, um estudo que teve como objetivo explorar as perspectivas de profissionais, professores e estudantes da área da saúde e gestores públicos sobre os fatores que facilitam ou dificultam a implementação no processo de capacitação sobre a prática colaborativa interprofissional em CP descobriram que essa capacitação é relevante e oportuna, mas complexa de implementar, especialmente pelos desafios inerentes aos ambientes de CP. Descobriram, ainda, fatores educacionais, institucionais e sistemáticos que devem ser abordados na implementação no processo de capacitação sobre a prática colaborativa interprofissional em CP para estudantes de graduação na área da saúde e aplicados à comunidade local (Sultan et al., 2023).

Com base nos conteúdos supracitados, torna-se essencial se debruçar sobre a atuação da equipe interprofissional de CP.

POSSIBILIDADES DE ATUAÇÃO DA EQUIPE INTERPROFISSIONAL VISANDO À EXCELÊNCIA DA QUALIDADE EM CUIDADOS PALIATIVOS

Uma vez que a abordagem dos CP ainda é pouco expandida no Brasil, faz-se necessário haver mudanças no processo de trabalho da equipe de saúde em relação à assistência prestada aos pacientes em CP e a seus familiares. Assim, essa nova dinâmica no processo de trabalho auxiliará o alcance da excelência da qualidade da assistência. Dessa maneira, pretende-se colaborar com o desenvolvimento de conhecimentos advindos tanto da área assistencial quanto da área de ensino que possibilitem a identificação de condições que favoreçam essa melhoria na qualidade assistencial.

Sabe-se que um foco reforçado nos percursos dos pacientes, instrutores bem treinados e uma estratégia de implementação baseada em evidências facilitam o sucesso de intervenções com foco no trabalho da equipe interprofissional em ambientes hospitalares. Sabe-se ainda que os fatores culturais e organizacionais são barreiras à implementação de práticas de CP, que as interrupções do trabalho uniprofissional podem dificultar a coordenação entre profissões e que as equipes interprofissionais podem formar novas estruturas organizacionais isoladas (O'Donnell et al., 2023).

É incontestável a relevância de enaltecer os CP destinados ao paciente sem possibilidade de cura, pois o objetivo é fornecer um cuidado de alta qualidade em seu último período da vida e proporcionar uma boa morte, pautada no acolhimento, respeito e solidariedade.

Trabalhar com indivíduos que se aproximam do fim da vida pode ser um desafio pessoal e profissional. Para Sapeta et al., o desenvolvimento profissional é um pilar central na formação em prestação de cuidados de saúde ao outro e pode ser promovido por meio da formação de autoconsciência. A falta de competência sobre CP coloca o profissional em uma condição desfavorável, em que ele nem sempre pode vivenciar o significado e a satisfação na prestação dos cuidados de saúde. Priorizar a capacitação em CP poderá proporcionar aos profissionais da saúde a possibilidade de melhorar sua competência profissional e identificar que pacientes e familiares reconhecem e validam os CP prestados por eles.

Estudo realizado com o objetivo de descrever o funcionamento dos cuidados paliativos pediátricos (CPP) na perspectiva de equipe interdisciplinar pediátrica e de pais de crianças em CPP observou a importância de:

- Compreender o significado e as características do CCP na perspectiva dos pais e dos profissionais que atuam nessa área, gerando maior compreensão do processo de CP nas crianças.
- Melhorar a comunicação nas relações interprofissionais, destacando a relevância de adotar estruturas organizacionais menos hierárquicas e de fornecer treinamento tanto em CPP quanto em habilidades de comunicação eficazes, fatores que podem servir de base para redesenhar programas voltados para crianças em CPP.
- Estabelecer a colaboração coordenada entre equipes especializadas de CPP e outros serviços ou departamentos médicos.
- Incluir um gestor de caso nessas equipes visando facilitar uma melhor comunicação entre pais e profissionais de saúde (Rico-Mena et al., 2023).

Nessa abordagem, enfatiza-se a importância da presença do gestor de caso, papel que pode ser desempenhado por diversos profissionais da saúde. Exemplo de gestor do caso: o profissional gerontólogo, que deve atuar junto à equipe interprofissional, sendo o elo entre a equipe, o paciente em CP, a família, a instituição (casa de repouso, instituição de longa permanência para idosos – ILPI, hospital, entre outras) e a sociedade, visando à implementação da gestão de caso (GC).

A GC apoia a coordenação, integração e gestão da saúde e da assistência social em muitos contextos para diferentes condições de saúde (Lukersmith et al., 2016). A GC para pessoas com necessidades complexas resultantes da "multimorbidade" desde 2016 constitui-se em uma das prioridades globais da Organização Mundial da Saúde na implementação de serviços de saúde integrados e centrados nas pessoas (WHO, 2016). Como modelo de organização de cuidados, a GC é considerada um modelo individual de "cuidados integrados", caracterizado por uma coordenação dos cuidados (WHO, 2016) entre o paciente e os membros da equipe interdisciplinar e que tem como propósito o aumento da acessibilidade aos cuidados e a melhoria da continuidade e da eficácia da implementação de planos de cuidados individualizados (Palmer et al, 2018).

Um estudo randomizado avaliou a efetividade das intervenções relacionadas à qualidade de vida, ao tempo de internação e à satisfação com os cuidados em 78 pacientes que tiveram diagnóstico recente de câncer na Coreia, por meio de GC. Os participantes foram divididos em grupo controle e grupo de intervenção, e a qualidade de vida foi avaliada com o *European Organization for Research and Treatment of Cancer Quality of Life Questionnaire*. O estudo concluiu que os participantes do grupo experimental relataram aumentos significativos em vários componentes da qualidade de vida, melhoria na satisfação com o atendimento e ainda apresentaram menor tempo de internação ao serem comparados com o grupo controle (Lee et al., 2011).

Assim, as intervenções de GC em CP mostram resultados promissores na redução da utilização de cuidados de saúde e na melhoria da qualidade de vida (Gerhardt, 2024). Além disso, é um processo colaborativo para garantir a continuidade dos cuidados de pessoas com condições de saúde/doença complexas e para atender à preferência dos pacientes que têm o desejo de morrer no seu domicílio (Joo e Liu, 2019).

É sabido que a GC ocorre a partir das demandas apresentadas pelo paciente em CP, por seus familiares e, ainda, por fatores institucionais que podem acarretar nós críticos que impedem a qualidade assistencial. Destarte, na presença dessas demandas, alterações relacionadas aos aspectos biopsicossocioespirituais das pessoas assistidas e/ou à instituição, o profissional de saúde gestor do caso acionará o profissional de área específica relacionada àquela demanda. Após a discussão do caso entre os profissionais da equipe de saúde, o gestor do caso poderá utilizar a ferramenta intitulada ficha de atuação da equipe interprofissional para realizar a GC apresentada na Tabela 1.

Partindo para o final deste capítulo, corrobora-se a definição do *Institute of Medicine*, segundo o qual boa morte é aquela "livre de angústia e sofrimento evitáveis para o paciente, família e cuidadores em geral, de acordo com os desejos do paciente e da família e consistente com os padrões clínicos, culturais e éticos" (Demir et al.). Nessa linha de pensamento, a tríade paciente-família-equipe de cuidados paliativos poderá presenciar e vivenciar a "boa morte" ancorada nos preceitos da transdisciplinaridade e interprofissionalidade.

TABELA 1 Apresentação do instrumento de atuação da equipe interprofissional

Data	Problema	Profissional/categoria	Ação	Estratégias
Resultados	**Facilidades**	**Dificuldades**	**Data/encaminhamentos**	

Observações ______________________________

____

____

____
Assinatura

Fonte: Silva et al., 2022.

REFERÊNCIAS BIBLIOGRÁFICAS

1. Boff L. O cuidado essencial: princípio de um novo ethos. Inclusão Social. 2005;1(1).
2. Carvalho EE, Rocha SS, Silva NF, Silva, KP, Carvalho EE, Rodrigues DS. Saber cuidar do ser humano: uma abordagem para o cuidado de enfermagem na perspectiva de Leonardo Boff. Ver Enferm UFPE on line. 2013;7(3):990-4.
3. Waldow VR. Enfermagem: a prática do cuidado sob o ponto de vista filosófico. Investig Enferm Imag Desarr. 2015;17(1):13-25.
4. Chaves MM. Complexidade e transdisciplinaridade: uma abordagem multidimensional do setor saúde. Rev Bras Educ Med. 1998;22(1):1-12.
5. Jantsch E. Towards interdisciplinarity and transdisciplinarity in education innovation. In: Interdisciplinarity-problems of teaching and research in universities. Paris: OECD; 1972.
6. Piaget J. The epistemology of interdisciplinary relationships. In: Centre for Educational Research and Innovation (CERI). Interdisciplinarity: problems of teaching and research in universities. Paris, France: Organisation for Economic Co-operation and Development; 1972. P.127-39.
7. Nicolescu B. La transdisciplinarité-manifeste. Monaco: Éditions du Rocher; 1996.
8. Martins de Sá JL. Gerontologia e interdisciplinaridade – fundamentos epistemológicos. Gerontologia. 1998;6(1):41-5.
9. O'Donnell A, Gonyea J, Taylor W, Megan N. High--quality patient-centered palliative care: interprofessional team members' perceptions of social workers' roles and contribution. J Interprof Care. 2023;1-9.
10. Schot E, Tummersa L, Noordegraa EM. Working to work together. A systematic review of how healthcare professionals contribute to interprofessional collaboration. J Interprof Care. 2020;34(3):332-42.
11. Morgan S, Pullon S, McKinlay E. Observation of interprofessional collaborative practice in primary care teams: an integrative literature review. Int J Nurs Stud. 2015;52:1217-30.
12. World Health Organization. Planning and implementing palliative care services: a guide for programme managers. Geneva: World Health Organization; 2016.
13. Interprofessional Education Collaborative: Core Competencies for Interprofessional Collaborative Practice: 2016 Update. Washington, DC: Interprofessional Education Collaborative; 2016.
14. Ferrell BR, Twaddle ML, Melnick A, Diane E, Meier DE. National Consensus Project Clinical Practice Guidelines for Quality Palliative Care Guidelines, 4th Edition. J Palliat Med. 2018;21(12):1684-9.
15. Zeiss AM, Steffen AM. Interdisciplinary health care teams: the basic unit of geriatric care. In: Carstensen LL, Edelstein BA, Dornbrand L. The practical handbook of clinical gerontology. Thousand Oaks, CA: Sage; 1996. Cap. 19.
16. Souza DRP, Souza MBB. Interdisciplinaridade: identificando concepções limites para a sua prática em um serviço de saúde. Rev Eletr Enferm. 2009;11(1):117-23.
17. O'Connor M, Fisher C, Guilfoyle A. Interdisciplinary teams in palliative care: a critical reflection. Int J Palliat Nurs. 2006;12:132-7.
18. Parrot R, Kreuter MW. Multidisciplinary, interdisciplinary and transdisciplinary approaches to health communication: where do we draw the lines? In: Thompson TL, Parrot R, Nussbaum JF. The Routledge handbook of health communication. Routledge. 2nd ed. New York, 2011.
19. Barry MJ, Edgman-Levitan S. Shared decision making--pinnacle of patient-centered care. N Engl J Med. 2012;366:780-1.
20. Thelen M, Brearley SG, Walshe C. A grounded theory of interdependence between specialist and generalist palliative care teams across healthcare settings. Palliat Med. 2023;10:2692163231195989.
21. Olson R, Bialocerkowski A. Interprofessional education in allied health: a systematic review. Med Educ. 2014;48:236-46.
22. Sultan L, de Jong N, Alsaywid BS, de Nooijer J. A qualitative study of stakeholders' perspectives of implementing interprofessional shared decision-making education in palliative care. Cureus. 2023;15(8):e44039.
23. Sapeta P, Centeno C, Belar A, Arantzamendi M. Adaptation and continuous learning: integrative review of coping strategies of palliative care professionals. Palliat Med. 2022;36(1):15-29.
24. Rico-Mena P, Güeita-Rodríguez J, Martino-Alba R, Chocarro-Gonzalez L, Sanz-Esteban I. Understanding pediatric palliative care within interdisciplinary palliative programs: a qualitative study BMC Palliative Care. 2023;22(80):1-11.
25. Lukersmith S, Millington M, Salvador-Carulla L. What is case management? A scoping and mapping review. Int J Integr Care. 2016;16(4):2.

26. OMS. Integrated care models: an overview. Copenhagen: World Health Organization; 2016. Disponível em: http://www.euro.who.int/_data/assets/pdf_file/0005/322475/Integrated-care-modelsoverview.pdf. Acesso em 17 set. 2024.
27. Palmer K, Marengoni A, Forjaz MJ, Jureviciene E, Laatikainen T, Mammarella F, Onder G. Multimorbidity care model: recommendations from the consensus meeting of the Joint Action on Chronic Diseases and Promoting Healthy Ageing across the Life Cycle (JA-CHRODIS). Health Policy. 2018;122(1):4-11.
28. Lee T, Ko I, Lee I, Kim E, Shin M, Roh S, Chang H. Effects of nurse navigators on health outcomes of cancer patients. Cancer Nurs. 2011;34(5):376-84.
29. Gerhardt S, Benthien KS, Herling S, Leerhøy B, Jarlbaek L, Krarup PM. Associations between health-related quality of life and subsequent need for specialized palliative care and hospital utilization in patients with gastrointestinal cancer-a prospective single-center cohort study. Support Care Cancer. 2024;32(5):311.
30. Joo JY, Liu MF. Effectiveness of nurse-led case management in cancer care: systematic review. Clin Nurs Res. 2019;28:968-91.
31. Silva TBL, Almeida EBA, Chubaci RYS, Gutierrez BAO. Plano de atenção gerontológica. In: Freitas E, Py L. Tratado de geriatria e gerontologia. Rio de Janeiro: Guanabara Koogan; 2022. p.169-75.
32. Demir A, Sançar B, Yazgan E, Ozcan S, Duyan V. Intensive care and oncology nurses' perceptions and experiences with 'futile medical care' and 'principles of good death'. Turk J Geriatr. 2017;20(2):116-24.
33. Nunes GC, Nascimento, MCD, Luz MACA. Pesquisa científica: conceitos básicos. Id on Line Revista de Psicologia. 2016;10(29):144-51.

58

Sofrimento da equipe: diagnóstico e intervenções

Luciana Cavalcante
Mônica Estuque Garcia de Queiroz

Pontos-chave

- Trabalhar em cuidados paliativos pode ocasionar vivências de sofrimento.
- O contato com a morte e o processo de morrer dos pacientes pode gerar angústia nos profissionais.
- As equipes de cuidados paliativos necessitam de estratégias de cuidado ao cuidador profissional.

INTRODUÇÃO

Na atuação em cuidados paliativos, não é raro notar algum grau de sofrimento nos profissionais enquanto cuidam de pacientes em situações limítrofes decorrentes do processo de adoecimento por doenças graves. Do contato com esses pacientes e suas famílias emergem as mais diversas situações de desgaste aos profissionais, ocasionando o contato íntimo com temáticas relativas à morte e ao morrer, reflexões sobre a própria finitude e sobre a própria vulnerabilidade enquanto seres humanos que são. Contudo, nem sempre os profissionais se sentem preparados para lidar com tais situações geradoras de impactos emocionais significativos.

O trabalho em cuidados paliativos requer dos profissionais o acesso às vivências de declínio vital dos pacientes, além de exigir a capacidade de gerenciar situações práticas – muitas delas, críticas – dentro das instituições de saúde e dentro das equipes, com a finalidade de viabilizar a execução de planos de cuidado, o que pode também constituir-se como fator de desgaste e de sofrimento aos profissionais. Somam-se a isso os percalços pessoais, profissionais e contingenciais enfrentados no processo de capacitação técnica, os quais podem se constituir como eventos produtores de questionamentos dos mais diversos ou até mesmo desestimular a permanência na referida área.

Nesse cenário, este capítulo tem o objetivo de discutir o sofrimento do profissional que atua em cuidados paliativos, fornecendo elementos para a identificação de situações que podem acarretar sofrimento e produzindo reflexões para que o cuidado ao profissional se torne parte da complexa cadeia de eventos que se apresentam na composição de equipes de cuidados paliativos, não com o intuito de eliminar o sofrimento e excluí-lo da composição do trabalho, mas com a intenção de trazer à baila a possibilidade de uma pessoa sofrer enquanto desempenha seu fazer profissional diante de limites da existência humana, como são a morte e a fragilidade.

Cabe ressaltar ainda que o intuito neste texto não é prescrever intervenções ou fornecer modelos diagnósticos, mas sugerir possibilidades para que o cuidado às equipes se torne eixo estratégico da organização do trabalho e da formação de profissionais para atuar na área em pauta.

EQUIPE EM CUIDADOS PALIATIVOS

O trabalho em equipe em cuidados paliativos é parte integrante desse modelo de assistência, sendo inviável pensar em cuidados paliativos sem a perspectiva do trabalho em equipe.

A proposta de assistência ao sofrimento em totalidade justifica a necessidade de um fazer construído por múltiplas disciplinas e profissões.

Dada a complexidade do sofrimento humano e a diversidade de tarefas a desempenhar quando se cuida de pessoas em sofrimento em razão de doenças graves, é necessária a atuação construída com diversos atores que possam ter pontos de vista diferentes sobre a condição do paciente, enriquecendo a interpretação dos casos e, consequentemente, qualificando o cuidado oferecido.

Contudo, a realização desse trabalho, na prática, é permeada por desafios envolvendo questões de comunicação, ter contato com novidades teóricas e técnicas, abrir mão de formas conhecidas de pensar e fazer assistência em saúde para assumir novas posturas e novos paradigmas a fim de aprender a vivência em equipe, tanto no que diz respeito aos aspectos técnicos, na interlocução das práticas, quanto aos aspectos interpessoais, na relação que se estabelece entre os profissionais.

Tais desafios, a depender da maneira como cada profissional os experimenta e vivencia, podem constituir oportunidades ou dificuldades no desempenho da prática paliativista. Aliviar o sofrimento e promover conforto nem sempre é uma prática confortável, pois requer que o profissional sustente diante do paciente e seus familiares seus próprios desconfortos relativos às temáticas recorrentes na área dos cuidados paliativos.

Dentro do ideário sobre os cuidados paliativos, às vezes se espera que o profissional vivencie todas essas nuances citadas de forma intacta, sem que os efeitos das situações se façam presentes sobre ele. Na prática, no entanto, os profissionais podem ter dificuldades para encarar situações clínicas que avaliem como difíceis, podem entrar em sofrimento com casos mais críticos ou pelo falecimento de pacientes com os quais o vínculo seja mais estreito e podem ainda resistir a abdicar de pontos de vista em função da opinião técnica que não seja compatível com a sua.

As situações sensíveis são inúmeras e diversas, tanto quanto permitem a diversidade de questões humanas dentro dos cuidados paliativos. As mencionadas anteriormente não são as únicas situações que podem fazer o profissional de cuidados paliativos sofrer, uma vez que esse risco é intrínseco ao trabalho na área. No entanto, é frequente que se exija neutralidade diante dos sentimentos evocados no trato diário com pacientes e famílias, o que gera conflitos internos ao profissional, que passa a questionar a legitimidade de sua atuação caso se perceba tocado por sentimentos decorrentes de sua prática.

Além disso, características do profissional podem torná-lo mais suscetível ao sofrimento, como no caso de pessoas demasiadamente autoexigentes, que se cobram por elevado desempenho ou ainda com baixa tolerância à frustração. Essas características contrastam com uma peculiaridade no campo dos cuidados paliativos de nem sempre ser possível alcançar metas estabelecidas no plano de cuidados, tendo em vista as mudanças abruptas que podem ocorrer nos quadros clínicos dos pacientes, uma vez que os casos são graves. Nem sempre as metas correspondem aos resultados alcançados, o que pode gerar frustração e sentimentos de impotência.

SOFRIMENTO E ADOECIMENTO DA EQUIPE

Existe uma dimensão do trabalho em cuidados paliativos que está inserida no tempo. As temporalidades demarcam o fazer paliativista nas ações de cuidado, de avaliação, de prescrição, de abordar as famílias, de conversar com os pacientes e outras ações relacionadas. Essa temporalidade nem sempre é compatível com o tempo de trajetória da doença ou com o tempo de vida que o paciente ainda tem. Como uma prática inserida no tempo, os cuidados paliativos envolvem o acesso a uma área da condição humana que é a finitude da vida. Atravessados por essa temática, com graus diferentes de conscientização sobre isso, os profissionais desempenham suas tarefas e buscam manter otimizadas as suas rotinas.

Contudo, ao deparar-se com o fato de que também é um ser humano finito, o profissional experimenta mudanças profundas nas formas de se perceber, de cuidar de si e dos outros, e esse processo é marcado, às vezes, por intenso sofrimento e angústia.

Ao mesmo tempo, é o próprio sofrimento que pode capacitá-lo a reconhecer o sofrimento do outro, na medida em que, ao se permitir ser cuidado, ele pode se deslocar para a experiência do paciente sem que a tenha vivido na pele. Mas, por aproximação, consegue acessar o que o paciente vivencia.

Sendo, então, consequência da atuação e um "instrumento" de trabalho, alguma forma de sofrimento é esperada nessa área, e para isso deve haver o anteparo do cuidado permanente da própria equipe, sobretudo quando essa face intrínseca de sofrimento se exacerba e extrapola a capacidade do profissional de suportar as situações que está vivendo. Nesses casos, condições de adoecimento podem se apresentar.

Uma das formas de adoecimento profissional é o *burnout*, uma síndrome conceituada como resultado do estresse crônico no local de trabalho que não foi gerenciado com sucesso. Refere-se especificamente a fenômenos no contexto ocupacional e não deve ser aplicado para descrever estresse decorrente de experiências em outras áreas da vida. Em 2019, o *burnout* foi incluído na revisão do Código Internacional de Doenças pela Organização Mundial da Saúde (OMS) como um fenômeno ocupacional, passando a integrar a CID-11 em 2022. O *burnout* acarreta sintomas somáticos e psíquicos, associados à sensação de exaustão, baixa satisfação e diminuição do desempenho no trabalho. O instrumento mais utilizado para mensuração e diagnóstico é o MBI (*Maslach Burnout Inventory*).

Outra expressão de adoecimento é a fadiga de compaixão, caracterizada pela fadiga mental e física que decorre do contato com o sofrimento do outro. Trata-se do chamado "custo do cuidado". Ao contrário do *burnout*, que é caracterizado pela dessensibilização do profissional, na fadiga de compaixão o profissional ainda consegue se importar com o paciente, ainda que de forma superficial e prejudicada.

INTERVENÇÕES: ESTRATÉGIAS DE CUIDADO

Ao pensar em estratégias de cuidado, é importante que o cuidado da equipe não se torne uma ferramenta para aumentar a produtividade e/ou manter o ânimo para transmitir notícias difíceis. É desejável que as estratégias de cuidado sejam ampliadoras de consciência da equipe sobre as ações realizadas em cuidados paliativos e considerem os impactos dessas ações em quem as executa, ou seja, no cuidador profissional.

As estratégias de cuidado são meios para que o profissional desperte para suas necessidades de cuidado e possa buscar medidas individuais para supri-las; ao mesmo tempo, são formas de harmonizar dentro da equipe as ações de cuidado coletivamente construídas.

As estratégias de cuidado devem levar em consideração que o próprio material de trabalho é potencial causador de sofrimento e de dificuldades, podendo despertar conteúdos emocionais desconfortáveis para os profissionais e levá-los a acessar medos, questões pessoais, consciência de finitude e outros aspectos dolorosos para si de acordo com o tema do trabalho.

Para as questões de foro íntimo, associadas ao histórico pessoal, é desejável que o profissional busque ajuda particular especializada. Para aquelas questões suscitadas no cotidiano do trabalho e que são diretamente associadas a este, as estratégias citadas aqui tendem a ser eficientes.

Uma das formas de atenuar o sofrimento é desenvolver o trabalho de forma interdisciplinar e buscar um olhar integral para os casos clínicos. Além de promover a qualidade da assistência, reduzindo a sensação de impotência, sabe-se que as discussões de caso clínico, se bem aproveitadas pela equipe, podem produzir a sensação de apoio mútuo e a criação de uma unidade da equipe na direção de um objetivo comum, que é o bem-estar do paciente.

Vale destacar que somente a formação não constitui fator de proteção para o sofrimento. Embora forneça elementos técnicos para a tomada de decisão e segurança para conduzir os aspectos técnicos do trabalho, a formação por si só não é suficiente para impedir que o profissional sofra. Inclusive, dentro do processo de formação, situações de angústia podem se apresentar, especialmente quando se está criando um mapa cognitivo das novas informações aprendidas sobre cuidados paliativos e ainda não foi possível acomodar o que se aprendeu.

Algumas práticas podem atenuar o sofrimento das equipes e melhorar o bem-estar do profissional, como escrita reflexiva, treino de habilidades de comunicação, desenvolvimento de habilidades de autoconsciência, supervisão multidisciplinar. Esta última, em especial, pode auxiliar a equipe a perceber e identificar dificuldades de relação dentro da equipe, dificuldades nas relações com as famílias, problemas de comunicação, dificuldades na condução dos casos, assim como sentimentos presentes em situações delicadas e que podem passar despercebidos.

Grupos de discussão temática mediados por um facilitador são dispositivos eficazes para reduzir a angústia dos profissionais diante de casos mais complexos, que exijam conhecimento adicional ou discussões avançadas.

Há ainda a possibilidade de abordagem em psicoterapia individual, nos casos em que o profissional estiver sensibilizado e disponível para essa intervenção. Desenvolver o autoconhecimento é uma poderosa ferramenta de cuidado de si mesmo, possibilitando ao profissional o reconhecimento de seus afetos, de sentimentos suscitados na prática clínica, assim como a percepção dos próprios limites e de situações que despertem mais vulnerabilidades. Desse modo, é possível desenvolver seus próprios recursos emocionais para lidar com a realidade que vivencia no trabalho.

De modo informal, o apoio mútuo e genuíno entre os profissionais da equipe tende a ser um recurso atenuador de sofrimento, sobretudo diante de casos difíceis, quando o compartilhamento da carga mental e emocional se torna essencial para a condução do plano de cuidados. Vale, ainda, pontuar que os tempos de pausa são necessários e vitais para a manutenção da saúde do profissional, além do desenvolvimento e manutenção de atividades não relacionadas ao trabalho, como *hobbies* e atividades prazerosas.

CONSIDERAÇÕES FINAIS

Este capítulo pretendeu promover a necessidade de cuidado ao profissional paliativista. O sofrimento decorrente do trabalho em cuidados paliativos pode produzir prejuízos sérios à saúde mental, ao bem-estar e à qualidade de vida do profissional. Por isso, estar ciente da necessidade de autocuidado e desenvolver a cultura do cuidado aos profissionais é uma tarefa primordial na educação para atuar em cuidados paliativos. Assim, estimular o autocuidado para paliativistas iniciantes e instituir intervenções de cuidado precocemente no processo de formação pode ser uma estratégia na direção de amenizar o sofrimento e o adoecimento desses profissionais.

LEITURA RECOMENDADA

1. Crowford BG, Price SD. Team working: palliative care as a model of interdisciplinary practice. MJA. 2003;179(Suppl).
2. Faria SS, Figueiredo JS. Aspectos emocionais do luto e da morte em profissionais da equipe de saúde no contexto hospitalar. Psicol Hosp. (São Paulo) 2017;15(1).
3. ICD-11. International Classification of Diseases. 11th revision. The Global Standard for Diagnostic Health Information. Disponível em: https://Icd.Who.Int/Browse11/L-M/En#/Http://Id.Who.Int/Icd/Entity/129180281. Acesso em: 15 ago. 2024.
4. Kearney MK, Weininger RB, Vachon MLS, et al. Self-care of physicians caring for patients at the end of life: "being connected... A key to my survival. JAMA. 2009;301(11):1155-64.
5. Magalhães MV, Melo SCA. Morte e luto: o sofrimento do profissional da saúde. Psicodebate. 2015;1(1):65-77.
6. Menezes RA. Em busca da boa morte: antropologia dos cuidados paliativos. Rio de Janeiro: Garamond: Fiocruz; 2004.
7. Santos ABB, Cavalcante LSBC. Assistência ao cuidador: suporte ao familiar e à equipe. In: Carvalho et al. (eds.). Manual da residência de cuidados paliativos: abordagem multidisciplinar. 2.ed. Santana de Parnaíba: Manole; 2022.
8. Vargas RM, Mahtani-Chugani V, Pallero MS, Jiménez BR, Domínguez RC, Alonso VR. The transformation process for palliative care professionals: the metamorphosis, a qualitative research study. Palliat Med. 2016;30(2):161-70.

SEÇÃO IX

Procedimentos

59

Via subcutânea

Gabriella Novelli Oliveira
Carla Romagnolli Quintino
Gustavo Galvão de França
Isabel Sala Corral

Pontos-chave

- A via subcutânea é uma via de administração segura, acessível, confortável, de baixo custo, com boa aplicabilidade em cuidados paliativos, com poucas contraindicações e baixíssimas taxas de complicação quando os cuidados adequados são tomados. Assim, todo estudante de enfermagem e de medicina deveria ser habilitado a utilizá-la.

Conteúdo complementar

Este capítulo contém conteúdo complementar em plataforma digital. Utilize o QR code abaixo para acessá-lo.

Voucher: CP2025

INTRODUÇÃO

O uso da via subcutânea (SC) para aplicação de medicamentos ou infusão de soluções encontra amplo respaldo na literatura. No Brasil, porém, essa prática não é ensinada como rotina nos cursos de graduação de enfermagem e medicina, o que faz com que ela seja pouco utilizada.

Há controvérsia com respeito à nomenclatura. O termo "hipodermóclise" corresponde ao uso da via SC para infusão contínua de soluções em volumes maiores. Quando um determinado medicamento é infundido em bólus ou diluído em pequeno volume, não cabe descrever essa aplicação como hipodermóclise, mas sim como "uso da via subcutânea".

A absorção acontece por meio da difusão capilar e rede linfática presente no tecido subcutâneo. Os medicamentos com pH próximos da neutralidade e hidrossolúveis apresentam melhor absorção (Colin et al., 2020).

A via oral (VO) deve ser considerada a via mais fisiológica, menos invasiva e mais simples para oferta de medicamentos para a maioria dos pacientes, porém em determinadas situações, como comprometimento do nível de consciência, disfagia, lesões bucais, distúrbios gastrointestinais e intolerância gástrica, a VO deixa de ser a principal via de escolha para administração de medicamentos.

A via intravenosa (IV) para os pacientes idosos e oncológicos também pode apresentar limitações decorrentes da fragilidade da rede venosa. Nessas condições, a via SC pode ser a melhor opção, porém é preciso conhecer suas indicações, os medicamentos utilizados por essa via e a avaliação prévia do paciente. As instituições devem sempre treinar e/ou garantir acesso de seus profissionais a cursos de atualização da terapia SC, garantindo assim resultados de qualidade em relação à terapêutica.

INDICAÇÕES

O uso da via SC está indicado quando a VO ou IV está comprometida, especialmente em idosos com flutuação do nível de consciência, quando a VO não é possível e existe a impossibilidade de boa rede venosa para uso. A principal indicação da via SC são os pacientes em fase final de vida para oferecer conforto e controle dos sintomas.

A via SC também pode ser utilizada no tratamento de desidratação leve e moderada em idosos sem a necessidade de reposição rápida de volume.

Pode ser realizada em vários ambientes de cuidado: hospitalar, ambulatorial e domiciliar.

CONTRAINDICAÇÕES

- Recusa do paciente (contraindicação absoluta).
- Reposição rápida de volumes.
- Medicações com pH incompatível com esse tipo de acesso.
- Distúrbio de coagulação.
- Anasarca.
- Lesões cutâneas próximas ao acesso.

COMPLICAÇÕES

As complicações relacionadas à punção da via SC com cateter são raras quando os profissionais adotam a técnica correta de punção e respeitam tanto a diluição quanto a velocidade de infusão dos medicamentos. O volume máximo é de 3.000 mL em 24 horas. Em infusão contínua, recomenda-se dividir o volume em dois sítios separados e simultâneos. O gotejamento deve ser ajustado para manter o fluxo entre 60 e 125 mL/hora, por sítio de punção. Se for criança, infundir no máximo 62 mL/hora, por sítio de punção.

As complicações mais frequentes são: edema, eritema, hiperemia, extravasamento e celulite. É considerado edema nos pacientes em hipodermóclise o aumento ao redor do sítio da punção em uma área maior que 10 cm e quando não há a diminuição do volume após 4 horas da pausa da infusão. A flebite é uma complicação associada à infusão de medicamentos pela via IV, caracterizada pela inflamação aguda do vaso, pode levar à formação de trombos e não está relacionada à hipodermóclise.

QUEM PODE REALIZAR O PROCEDIMENTO?

De acordo com parecer do Conselho Regional de Enfermagem de São Paulo (Coren-SP) 031/2014 – CT, a punção e administração de medicamentos através dessa via podem ser realizadas pelo enfermeiro e pelo técnico de enfermagem, desde que o profissional seja qualificado mediante treinamentos, capacitação, e suas habilidades sejam validadas pela educação permanente. O mesmo vale para qualquer profissional e estudante do curso de Medicina que seja qualificado para esse procedimento. Quando realizada por um profissional da enfermagem, este deve realizar a anotação contendo data e horário da punção, tipo e calibre do cateter, localização do procedimento, tipo da solução instalada e intercorrências. Também é importante anotar a resposta do paciente e dos familiares.

AVALIAÇÃO

Durante a avaliação do paciente candidato ao uso de terapia SC devem ser considerados diversos aspectos:

- Pele intacta, tecido SC adequado (espessura de 1,5 a 2 cm), levando em consideração conforto do paciente, mobilidade, segurança e preferência. Impossibilidade de hidratação/ingestão de medicamentos por VO.
- Verificar se a terapêutica é compatível com a infusão SC, por meio dos estudos sobre o medicamento, autorização de uso do fabricante para essa via, respaldo na literatura e conjuntamente com a equipe da farmácia se o uso da medicação *off-label* atende aos requisitos organizacionais.
- Duração e motivo da terapêutica.
- Propriedades da solução a ser infundida.
- Análise do risco e benefício, adequando velocidade de infusão, tipo de infusão, objetivos do tratamento, garantindo que seja adequado ao plano de cuidados desse paciente.
- Adequação dos medicamentos e hidratação à idade, peso e condição clínica do paciente.
- Certificar-se de que as prescrições estejam corretas, incluindo dose, volume, frequência, duração da infusão, tempo de tratamento, via de administração.
- Infusão lenta e uso de soluções diluídas têm sido recomendadas para antibióticos administrados por via SC.
- Considerar o uso de dois ou mais locais de infusão se necessário utilizar maior volume ou soluções incompatíveis.
- Possibilidade de uso em diversos ambientes de cuidado: hospitalar, domiciliar, ambulatorial.

MEDICAMENTOS E SOLUÇÕES PARA USO SUBCUTÂNEO

O uso de medicamentos pela via SC está bem documentado em relatos de experiência em serviços de cuidados paliativos e em estudos clínicos que, em sua maioria, são séries de casos ou opiniões de especialistas, portanto com baixo nível de evidência científica. Com frequência, a administração via SC é *off-label*, ou seja, não consta nas bulas das medicações. Isso cria entraves para a prescrição e explica o fato de as informações sobre dose, diluição e tempo de infusão dos medicamentos serem escassas e, por vezes, até mesmo conflitantes.

Os medicamentos hidrossolúveis e aqueles com pH próximo à neutralidade (7,38 a 7,45) são compatíveis com a via SC. De acordo com a literatura, porém, alguns medicamentos com pH ácido podem ser administrados pela via SC, desde que isso seja feito de forma mais lenta: haloperidol (pH: 3 a 3,8), metoclopramida (pH: 3 a 5), ondansetrona (pH: 3,5), brometo de N-butilescopolamina (pH: 3,7 a 5,5) e levomepromazina (pH: 3,2 a 4,7).

Os medicamentos administrados por VO, após absorção, são encaminhados diretamente ao fígado, onde uma parte pode ser biotransformada em compostos inativos, ou tóxicos, pelo chamado "efeito de primeira passagem", aumentando o risco de reações adversas pelos metabólitos. Por outro lado, os medicamentos administrados por via SC, assim como, as vias IV ou intramusculares, são encaminhados diretamente para a corrente sanguínea sistêmica. Essa diferença farmacocinética faz com que as doses de muitos medicamentos, quando administrados por via SC, possam ser menores que as orais (Colin et al., 2020).

Soluções parenterais isotônicas contêm uma concentração de solutos suficiente para que tenham o mesmo poder osmótico do sangue; dessa forma, soluções de cloreto de sódio (NaCl) a 0,9%, chamada solução fisiológica (SF), e de glicose a 5% (SG5%), são consideradas seguras para uso SC. A solução hipotônica de NaCl a 0,45% e algumas soluções resultantes da mistura de glicose com NaCl também têm indicação para esse uso. Ao contrário, soluções hipertônicas não são recomendadas para esse fim, com risco de lesão tecidual (Broadhurst et al., 2020). Cabe ressaltar que a literatura nomeia essas misturas de glicose com NaCl soluções "glicofisiológicas", porém no Brasil existe uma solução parenteral chamada de solução glicofisiológica. Sua composição consiste na adição de 50 g de glicose (quantidade presente em 1 litro de SG5%) e 9 g de NaCl (quantidade presente em 1 litro de SF) em um único litro de água, o que a torna uma solução hipertônica. É muito comum a confusão desta com a mistura de SF 500 mL + SG5% 500 mL em Y, por exemplo, cujo resultado é uma solução isotônica. Não há evidências suficientes para recomendar Ringer com lactato (França, 2024).

O eletrólito mais estudado é o cloreto de potássio (KCl). Uma ampola a 19,1% (25 mEq de K em 10 mL) deve ser diluída em, pelo menos, 100 mL de SF ou SG5% e administrada lentamente (8 horas) a fim de reduzir o risco de dor, irritação ou lesão na pele secundárias à infusão.

Broadhurst et al. (2020), em uma revisão sistemática de revisões sistemáticas, classificaram os medicamentos para infusão SC de acordo com graus de recomendação baseados na força das evidências dos estudos avaliados. Foram descartados medicamentos não disponíveis ou que não possuem apresentação injetável no mercado brasileiro.

- Medicamentos com grau de recomendação A (evidência forte): ceftriaxona, desferroxamina, ertapenem, escetamina, hidrocortisona, imunoglobulina G, morfina e trastuzumabe.
- Medicamentos com grau de recomendação B (evidência fraca), indicando que são necessários mais estudos de alta qualidade: alemtuzumab, bleomicina, calcitonina, cetorolaco, cloreto de potássio, dexametasona, esomeprazol, furosemida, granisetrona, levetiracetam, metadona, metoclopramida, omeprazol, ondansetrona, palonestrona, pamidronato, teicoplamina e tramadol. Um dos estudos relata que a ondansetrona é mais tolerada que a metoclopramida quando administrada por infusão SC.
- Medicamentos não recomendados (quando o risco foi superior ao benefício ou ocorreu dano ao paciente, p. ex., necrose da pele): amicacina, gentamicina e terbutalina.
- Medicamentos inconclusivos: acetilcisteína, ampicilina, cefepima, diclofenaco, magnésio, midazolam e tobramicina.

O midazolam é considerado inconclusivo por ter sido estudado em voluntários sadios, porém é a escolha mais segura entre os benzodiazepínicos, por ser o único solúvel em água, que pode estar associado a sua boa tolerância. Além disso, tem início de ação rápido e meia-vida curta (Broadhurst et al., 2020).

A revisão sistemática de Jumpertz et al. (2023), focou a administração SC de antimicrobianos, introduzindo a farmacocinética e a farmacodinâmica como novas variáveis a serem avaliadas. Conceitos como a concentração máxima atingida (Cmáx), o tempo necessário para chegar até ela (Tmáx) e o tempo com concentração acima da concentração mínima inibitória (CIM) são fundamentais para a eficácia do tratamento. Nesse estudo foram descritos medicamentos com comportamentos não desejados como Cmáx reduzido ou Tmáx maiores em comparação com a administração IV, sem contar com a variação do próprio CIM em relação às cepas envolvidas. Essas variáveis tornaram necessário avaliar quais infecções tratáveis por via IV poderão ser tratadas pela via SC. Tal preocupação resultou na recomendação geral para tratar pacientes com infecções não graves, salvo os antimicrobianos comprovadamente eficazes (ceftriaxona, teicoplamina e ertapeném). Ampicilina, piperacilina/tazobactam, cefepima, ceftazidima e metronidazol poderiam ser administrados por via SC, mas são necessários mais estudos para validar sua utilização na prática clínica. A administração SC de aminoglicosídeos, vancomicina, oxacilina e cefuroxima não é recomendada, pois oferece alto risco de necrose cutânea (Hernández-Ruiz et al., 2021). Entre as recomendações, estão as ações rotineiramente realizadas pela equipe de enfermagem, mas com sugestões mais específicas como:

- Administração preferencial na parede abdominal ou coxa.
- Infusão prolongada (> 30 minutos).
- Rotação do local de infusão a cada 72 a 96 horas.
- Sempre que possível, realizar a diluição com SF.

Em um estudo da revisão, o autor descreve que o uso de solução de glicose está mais frequentemente associado a reações adversas locais leves (Jumpertz et al., 2023).

Outra revisão sistemática (Quaglio et al., 2018) concluiu que não há consenso entre os medicamentos que podem ser administrados pela via SC e que há controvérsias com relação à dose, tempo de infusão e diluição observadas nos estudos. Mesmo assim os autores elaboraram uma lista de medicamentos baseada nos artigos selecionados e no *know-how* da equipe no manejo e controle de sintomas de pacientes em cuidados paliativos.

Um dos medicamentos mais controversos para administração por via SC é a fenitoína. Muitos estudos são taxativos em considerar seu uso como não recomendado. Porém, existem duas publicações de renome que contrariam esse rótulo. "Uso da via subcutânea em pediatria", da Academia Nacional de Cuidados Paliativos (Ferreira et al., 2019), faz as seguintes orientações:

- Neonato: dose de ataque de 20 mg/kg por pelo menos 20 minutos, depois 2 mg/kg/dose (mais de 30 minutos) a cada 8 a 12 horas, como de costume dose de manutenção na primeira semana de vida, ajustar de acordo com a resposta.
- Bebês mais velhos podem precisar de doses mais altas.
- 1 mês a 12 anos: 20 mg/kg de dose de carga ao longo de pelo menos 20 minutos, depois 2,5 a 5 mg/kg 2 vezes ao dia, a dose de manutenção usual.

- 12 a 18 anos: dose de carga de 20 mg/kg por pelo menos 20 minutos, até 100 mg (mais de 30 minutos) 3 a 4 vezes ao dia, habitualmente dose de manutenção.

Essa informação foi obtida do quadro intitulado "Medicamentos indicados para administração na via subcutânea", que por sua vez adquiriu a informação da publicação *Really practical handbook of children's palliative care*, 2016, utilizado como referência. É interessante destacar que a controvérsia se encontra na própria publicação, onde existe um quadro em destaque, "Lista de soluções com pH entre < 2 e > 11 que NÃO são indicados para infusão na via SC, pois apresentam risco aumentado de irritação local ou precipitação", no qual a fenitoína está inclusa – informação extraída do artigo "Hypodermoclysis: alternative for infusion of drugs in elderly patients and patients in palliative care".

A outra publicação, "O uso da via subcutânea em geriatria e cuidados paliativos: um guia da SBGG e da ANCP para profissionais", classifica a fenitoína como "divergências na literatura e uso em alguns serviços de cuidados paliativos no Brasil". Chama a atenção o fato de que essa publicação informa que a evidência é fraca, mas oferece dose, diluente, volume, frequência e tempo de infusão (fenitoína 100 mg em SF 100 mL de 8/8 horas em 40 minutos). Orientações sobre diluição não estão disponíveis no "Uso da via subcutânea em pediatria".

A fenitoína e os antimicrobianos ilustram a complexidade envolvida na administração de medicamentos por essa via. Soma-se a isso a carência de estudos de boa qualidade, em parte por falta de interesse da indústria farmacêutica para custeá-los, o que mostra a necessidade de revisão contínua da literatura. Felizmente, o número de publicações sobre o assunto vem crescendo, permitindo a elaboração de revisões sistemáticas que, aos poucos, respaldarão condutas cada vez mais confiáveis e, consequentemente, garantirão a segurança do paciente.

PROCEDIMENTO

Sítios de punção

A Figura 1 mostra os sítios de punção e o sentido da agulha.

Dispositivo recomendado

O cateter sobre agulha ou cateter periférico não agulhado são os mais recomendados para a punção desse tipo de acesso, em razão do baixo risco de complicações e por se tratar de um material biocompatível, sempre utilizando o cateter mais fino possível. O cateter agulhado não tem sido recomendado pelo maior risco de flebite local. Esses cateteres só devem ser usados para coleta de sangue e administração de medicamentos em dose única, sendo retirados logo após o uso.

Materiais necessários e técnica de punção

O vídeo disponível no QR code (disponível no início deste capítulo) demonstra o material necessário e a técnica para realização desse procedimento.

O Quadro 1 também lista o material necessário e descreve a técnica para a punção SC.

Tempo de uso

A literatura orienta a troca do sítio da punção a cada 7 dias, quando o acesso for

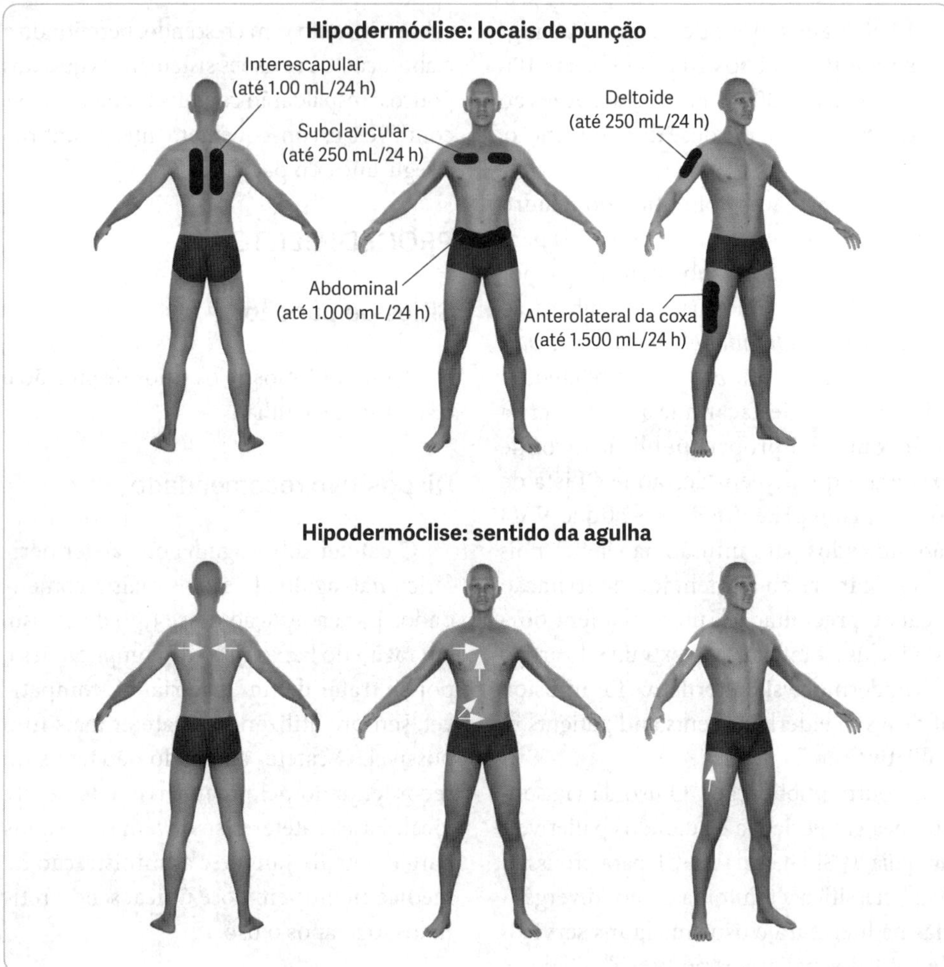

FIGURA 1 Hipodermóclise: locais de punção e sentido da agulha.

usado para infusão de medicamentos. Nos casos de hidratação, é recomendada a troca do sítio de punção a cada 24 a 48 horas.

Velocidade de infusão

Para administração de soluções de infusão contínua, a literatura sugere velocidade de infusão entre 60 e 125 mL/hora.

CUIDADOS

Durante o uso da hipodermóclise, é importante tomar os seguintes cuidados:

- Usar o dispositivo de controle de infusão adequado para o tipo de terapia.
- Trocar os dispositivos utilizados para infusão contínua conforme o protocolo institucional ou se a integridade do sistema estiver comprometida.

QUADRO 1 Técnica do procedimento e material necessário para a punção do subcutâneo

Técnica de punção do subcutâneo	
Materiais	Bandeja
	Um par de luvas de procedimento
	Álcool 70%
	Bolas de algodão ou *swab* de álcool
	Cateter do tipo "cateter sobre agulha" n. 20 a 24 G
	Agulha 40 x 12 mm
	Seringa de 10 mL
	Ampola de soro fisiológico (SF) 0,9% de 10 mL
	Extensor de duas vias
	Dois injetores
	Película transparente estéril
	Micropore para fixação de intermediário e identificação
Reunir os materiais necessários na bandeja	
Comunicar o paciente e seus familiares sobre o procedimento	
Lavar as mãos	
Preencher o sistema do cateter sobre agulha/extensor com SF 0,9%	
Definir o local de punção conforme a avaliação prévia do paciente	
Lavar as mãos	
Calçar as luvas de procedimento	
Realizar a antissepsia da pele com bola de algodão e álcool 70% com movimento espiral centrífugo, por três vezes	
Aguardar a secagem espontânea do local da punção	
Evitar tocar no sítio da punção após a antissepsia	
Realizar prega no sítio da punção	
Introduzir o cateter com ângulo de 45 a 30 graus, em direção centrípeta, com o bisel da agulha voltado para cima	
Verificar se a agulha está em posição correta. Avaliar se a agulha está móvel no espaço subcutâneo, ainda com a prega cutânea mantida	
Após a punção, retirar o mandril do dispositivo	
Aspirar o sistema para verificar se não houve retorno de sangue, indicando punção de algum vaso sanguíneo	
Se houver o retorno de sangue, sacar o dispositivo e puncionar em um novo sítio. Lembrar de deixar uma distância de 5 cm do sítio original, caso o mesmo sítio seja escolhido	
Colocar o extensor de duas vias ou os injetores	
Colocar filme transparente estéril para fixar e estabilizar o dispositivo com micropore	
Identificar conforme o protocolo institucional	
Realizar o registro do procedimento em prontuário	

- Retirar todo o ar do conjunto da administração antes do início da terapia.
- Identificar o dispositivo de acesso, incluindo o nome de quem realizou a punção, data e hora.
- Monitorar o local da infusão para identificação precoce de sinais flogísticos. Se terapia domiciliar, ensinar o paciente e/ou o cuidador os cuidados locais, orientando-o a informar à equipe qualquer sinal de alarme.
- Avaliar a tolerância do paciente ao tratamento.
- Realizar a antissepsia com álcool 70% com fricção ativa antes de acessar o conector sem agulha.
- Utilizar filme transparente estéril para fixar o cateter; na ausência do filme, fita adesiva hipoalergênica, realizando troca diária.
- Evitar molhar o curativo durante o banho.
- Caso apresente eritema, edema, vazamento, sangramento local, hematoma, queimação, abscesso ou dor, realizar a troca do sítio.
- Trocar o curativo sempre que sua integridade estiver comprometida.
- Ao interromper a terapia de infusão, remover o acesso e aplicar um curativo limpo e seco.
- Se ocorrer obstrução, não tentar desobstruir. Remover o acesso e puncionar novamente.

O uso de múltiplos sítios *versus* sítio multiúso para a administração de medicamentos é um ponto não resolvido pela falta de evidências.

CONSIDERAÇÕES FINAIS

A SC é uma via de administração segura, acessível, confortável, de baixo custo, com boa aplicabilidade em cuidados paliativos, com poucas contraindicações e baixíssimas taxas de complicação quando os cuidados adequados são tomados. Assim, todo estudante de enfermagem e de medicina deveria ser habilitado a utilizá-la.

LEITURA RECOMENDADA

1. Fortuna CM. O uso da via subcutânea em geriatria e cuidados paliativos: um guia da SBGG e da ANCP para profissionais [Internet]. 2017. Disponível em: https://sbgg.org.br//wp-content/uploads/2017/11/SBGG_guia-subcutanea_2aedicao.pdf. Acesso em: set. de 2024.
2. Azevedo LD. O uso da via subcutânea em geriatria e cuidados paliativos. Rio de Janeiro, 2016.
3. Barreto Annes LM, Andrade R, Pontes IEA, Sena GR, Telles J, de Orange FA. Subcutaneous versus intravenous rehydration in hospitalized older adults: a meta-analysis. Journal of Infusion Nursing: The Official Publication of The Infusion Nurses Society. 2020;43(5):283-91.
4. Broadhurst D, Cooke M, Sriram D, Barber L, Caccialanza R, Danielsen MB, et al. International Consensus Recommendation Guidelines for Subcutaneous Infusions of Hydration and Medication in Adults: an e-Delphi Consensus Study. Journal of Infusion Nursing: The Official Publication of the Infusion Nurses Society. 2023;46(4):199-209.
5. Broadhurst D, Cooke M, Sriram D, Gray B. Subcutaneous hydration and medications infusions (effectiveness, safety, acceptability): a systematic review of systematic reviews. PLoS One. 2020;15(8):e0237572.
6. Bruno VG. Hypodermoclysis: a literature review to assist in clinical practice. Einstein. 2015;13(1):122-8.
7. Colin E, Baldolli A, Verdon R, Saint-Lorant G. Subcutaneously administered antibiotics. Médecine et Maladies Infectieuses. 2020;50(3):231-42.
8. Conselho Regional de Enfermagem de São Paulo (Coren-SP). Parecer Coren 031/2014 – Ementa: Punção e administração de fluidos na hipodermóclise. Paulo CRdE-S (ed.). São Paulo, 2014.

9. de Souza RE, Quispe Mendoza IY, Reis AMM, Tavares JPA, Guimaraes GL, Simino GPR, et al. Factors associated with the occurrence of adverse effects resulting from hypodermoclysis in older adults in palliative care: a cohort study. Journal of Infusion Nursing: The Official Publication of the Infusion Nurses Society. 2023;46(2):107-15.
10. Ferreira EAL, Ramos FT, Polastrini RTV. Uso da via subcutânea em pediatria. São Paulo: ANCP; 2019.
11. França GG. Formas farmacêuticas estéreis: central de misturas intravenosas. In: Farmácia clínica e cuidado farmacêutico: ciência, educação e prática profissional. Atheneu; 2024. p.297-318.
12. Hernández-Ruiz V, Forestier E, Gavazzi G, Ferry T, Grégoire N, Breilh D, et al. Subcutaneous antibiotic therapy: the why, how, which drugs and when. J Am Med Dir Assoc. 2021;22(1):50-5.
13. Jumpertz M, Guilhaumou R, Million M, Parola P, Lagier J-C, Brouqui P, et al. Subcutaneously administered antibiotics: a review. J Antimicrob Chemother. 2023;78:1-7.
14. Lima ALLM, Cunha AKB, Bicudo EL, Souza IAG, Bronzatti JAG, Strabelli T, et al. Medidas de prevenção de infecção cirúrgica. Anvisa (ed.). Medidas de prevenção de infecção relacionada à assistência à saúde. Brasília, DF, 2017.
15. Quaglio RDC, Varallo FR, Lima NKDC, Junqueira AF, Ianhez Júnior E, Matumoto S, et al. Medicamentos passíveis de infusão por hipodermóclise. Medicina. 2018;51(1):55-68.
16. Velasco IT, Ribeiro SCC. Cuidados paliativos na emergência. Santana de Parnaíba: Manole; 2021.
17. Zamboni EMB, Belfiore EBR. Hipodermóclise. In: Vattimo EFQ, Belfiore EBR, Júnior JHZ, Santana VS (eds.). Cuidados paliativos: da clínica à bioética. São Paulo: Cremesp; 2023.

60

Plano de cuidados – conceito e elaboração

Priscilla Pedroso Bonifacio Villalba

Pontos-chave

- Na elaboração do plano de cuidados, deve-se centrar o cuidado no paciente, priorizando o que ele apresenta de singular (seu conjunto de sinais e sintomas que somente nele se manifestam), e pensar nas inúmeras possibilidades de intervenção e tratamentos que poderão ser oferecidos a ele junto com as pessoas envolvidas. Tão importante quanto isso é atentar para sua biografia, sua situação social e o contexto no qual está inserido para maximizar a eficácia do plano e a adesão ao tratamento proposto.
- A equipe interprofissional deve trabalhar articuladamente, comunicando-se de maneira organizada, inter-relacionada e eficiente para a coordenação do cuidado, focando a gestão, a segurança e a assistência integral ao paciente.

INTRODUÇÃO

Falar em plano remete ao "planejamento". Segundo o dicionário *Aurélio*, "planejamento é o ato ou efeito de planejar. É o processo que leva ao estabelecimento de um conjunto coordenado de ações, visando à consecução de determinados objetivos. Planejar é elaborar um roteiro de ações para se atingir um determinado fim".

Antes de planejar uma viagem de férias em família, é necessário definir a predominância climática do destino, o número de participantes, a duração do passeio, o orçamento disponível e os meios de transporte a serem utilizados, além de considerar diversos outros fatores.

Realizar o planejamento de cuidado também é complexo, mas é necessário ser mais técnico, zeloso e criterioso porque se está planejando um futuro inconstante, incerto e com tempo indeterminado.

Antes mesmo de iniciar um plano para o cuidado individualizado, deve-se considerar que esse indivíduo único necessitará de uma rede de apoio com outros indivíduos únicos para juntos chegarem a um destino. Não basta a declaração de vontade. É necessário que todos os envolvidos estejam sincronizados e se movimentem com o mesmo propósito.

Há algumas décadas houve uma movimentação dos poderes Executivo e Legislativo federais para incentivar a doação de órgãos e tecidos. Houve a publicação da Lei n. 9.434/97, que considerava presunção de permissão e vontade de doação de órgãos e tecidos do indivíduo que não se manifestasse em contrário. Embora a lei não tenha alcançado o sucesso esperado, ela gerou na população uma percepção da necessidade de discutir no seio familiar a questão da morte. De uma maneira ou outra o assunto se tornou de interesse público e permaneceu em destaque por alguns anos.

Recentemente, voltou-se a discutir esse assunto com um novo projeto de lei que pretende regularizar a doação de órgãos e tecidos, bem como a entrada em vigor da Política Nacional de Cuidados Paliativos (PNCP) no âmbito do Sistema Único de Saúde (SUS), que poderá retomar o tema "finitude" nas rodas de discussão familiar.

De qualquer forma, independentemente de quais sejam os temas vividos pelo sujeito e sua família, eles passarão juntos por estradas das mais variadas, poderão entrar em conflitos internos diversos, mas com certeza estarão compartilhando uma experiência marcante. Por isso, o papel do profissional da saúde deve ser mais técnico, minucioso, detalhista e acolhedor porque todos estarão fragilizados com a situação e o especialista deve estar centrado para conduzi-los da forma mais humanizada possível e menos sofrida.

Valorizar os diferentes sujeitos implicados no processo de produção de saúde, da prática clínica centrada na pessoa, e desmistificar a ideia de que basta o diagnóstico para definir todo o tratamento para um indivíduo (pressupondo que o diagnóstico tem uma regularidade e uma repetição de atos e sequências) já é um bom caminho.

É preciso saber, além do que o sujeito apresenta de igual, o que ele apresenta de diferente, de singular, seu conjunto de sinais e sintomas que somente nele se manifestam e pensar nas inúmeras possibilidades de intervenção e tratamentos que poderão ser oferecidos a ele junto com as pessoas envolvidas. Não se pode ignorar sua história e a situação social do grupo em que o sujeito está inserido para não comprometer a eficácia do plano e a adesão ao tratamento proposto. Muitas vezes o próprio diagnóstico já traz consigo uma carga de discriminação social que dificulta o tratamento e pode paralisar as ações de saúde ao invés de desencadeá-las.

A atenção à saúde no Brasil, historicamente, tem investido na formulação, implementação e concretização de políticas de promoção, proteção e recuperação da saúde. Há, pois, grande esforço na construção de um modelo de atenção à saúde que priorize ações de melhoria da qualidade de vida dos sujeitos e coletivos.

No Brasil, a assistência à saúde é regularizada pelo Ministério da Saúde, que determina regras de pactuação em defesa do SUS, o Pacto em Defesa da Vida e o Pacto de Gestão.

Em 2017, com a Portaria n. 2, de 28 de setembro, houve a consolidação das normas sobre as políticas nacionais de saúde do SUS e instituiu-se a Política Nacional de Atenção Hospitalar (PNHOSP), estabelecendo-se as diretrizes para a organização do componente hospitalar na Rede de Atenção à Saúde (RAS) (PRT MS/GM 3390/2013, art. 1º).

Entre as diversas diretrizes, para o contexto desta obra, vale a pena destacar a clínica ampliada articulando um conjunto de práticas capazes de potencializar a capacidade de atuação dos profissionais por meio da implantação das equipes de referência, construção de vínculo e elaboração de projetos terapêuticos compartilhados com os usuários, buscando ampliar os recursos de intervenção sobre o processo saúde/doença.

A clínica ampliada prioriza a autonomia do sujeito para equilibrar o combate à doença com a produção de vida com dignidade propondo ao profissional de saúde o desenvolvimento da sua capacidade de ajudar as pessoas a se transformar nesse momento de grandes limitações e de lidar com os limites e revezes da vida da forma mais produtiva possível.

As questões relativas às condições de sobrevivência, tais como moradia, alimentação, saneamento, renda ou até mesmo a inserção do sujeito na religião, trabalho e sociedade frequentemente estão entre os determinantes principais dos problemas de saúde e sempre serão fundamentais para o Projeto Terapêutico Singular (PTS). O resgate da cidadania é o objetivo final das estratégias de cuidado.

Outro destaque é dado para a gestão da clínica com práticas assistenciais e gerenciais desenvolvidas a partir da caracterização do perfil dos usuários por meio da gestão de leitos, corresponsabilização das equipes e avaliação de indicadores assistenciais.

A horizontalização do cuidado também merece destaque por ser uma nova forma de organização do trabalho em saúde, na qual existe uma equipe multiprofissional de referência que atua diariamente no serviço, em contraposição à forma de organização do trabalho em que os profissionais têm uma carga horária distribuída por plantão.

O PTS vem inovar a operacionalização da assistência com a propositura do plano de cuidado para cada sujeito, resultado da discussão da equipe multiprofissional, com o objetivo de avaliar ou reavaliar diagnósticos e riscos, redefinindo as linhas de intervenção terapêutica dos profissionais envolvidos no cuidado.

Trata-se de um conjunto de propostas de condutas terapêuticas articuladas, para um sujeito individual ou coletivo, resultado da discussão coletiva de uma equipe interdisciplinar, com apoio matricial, se necessário. Geralmente é dedicado a situações mais complexas. Na verdade, é uma variação da discussão de "caso clínico" (Brasil, 2007).

Será elaborado de forma conjunta pelas equipes, especialmente quando se tratar de um usuário com quadro clínico complexo ou de alta vulnerabilidade, com o objetivo de reavaliar diagnósticos e redefinir as linhas de intervenção terapêutica, devendo ser registrado em prontuário unificado compartilhado pela equipe multiprofissional.

O PTS incorpora a noção interdisciplinar que recolhe a contribuição de várias especialidades e de distintas profissões. Assim, depois de uma avaliação compartilhada sobre as condições do usuário, são acordados procedimentos a cargo de diversos membros da equipe multiprofissional, na denominada equipe de referência. Assim, as equipes de referência empreendem a construção de responsabilidade singular e de vínculo estável entre equipe de saúde e paciente/família. Cada profissional de referência terá o encargo de acompanhar as pessoas ao longo de todo o tratamento naquela organização, providenciando a intervenção de outros profissionais ou serviços de apoio consoante necessário e, finalmente, assegurando a alta e continuidade de acompanhamento em outra instância do sistema (Pinto et al., 2011).

A humanização da atenção e da gestão no SUS é uma prioridade inadiável. Humanizar significa valorizar o usuário do serviço de saúde como sujeito de direitos, capaz de exercer sua autonomia, rompendo com o conceito antigo da lógica da caridade e compreendendo a possibilidade de dar condições para que o usuário seja participante no processo terapêutico (Casate e Corrêa, 2009).

Para Merhy (1999), o projeto terapêutico deve ser instrumento que responda às demandas objetivas e subjetivas dos usuários e tem como objetivo a produção de sua autonomia e a apropriação de seu processo de cuidado.

Nas últimas décadas, tornou-se progressivamente mais importante cuidar da vida de modo que se reduzisse a vulnerabilidade ao adoecer e as chances de que ela resulte em incapacidade, sofrimento crônico e na morte prematura de indivíduos e da população.

Tem-se recomendado fortemente a elaboração sistemática e por escrito de planos de cuidado junto aos indivíduos com condições crônicas, pois o planejamento de ações concretas pode levar a resultados clínicos favoráveis, além de aumentar o conhecimento individual sobre a doença e o próprio tratamento.

Os diversos níveis de atenção à saúde descritos na portaria do SUS deixam clara a hierarquia da assistência, quais sejam, de atenção primária, de atenção secundária e de atenção terciária, bem como a maneira que o PTS deve ser utilizado independentemente do nível de atenção.

Esta obra tem foco predominantemente no planejamento do cuidado ao paciente que se encontra inserido no ambiente hospitalar. A medicina hospitalar (MH) consiste em um modelo de atenção, cujo foco é o paciente hospitalizado em seu contexto de descompensação aguda, que trabalha com uma equipe interdisciplinar de maneira articulada para coordenação do cuidado focando na gestão, na segurança do paciente e na melhoria dos cuidados assistenciais.

Existe um consenso sobre a necessidade de revisão do predominante modelo de cuidado, tradicionalmente hospitalar, centrado na figura do médico e organizado para atender quadros agudos por meio de intervenções curativas para uma perspectiva que inclui a reformulação do modelo de atenção e a equalização das necessidades efetivas dos procedimentos executados.

O serviço de medicina hospitalar visa à implementação de um modelo que é centrado no paciente, na família, no trabalho em equipe, e enfatiza a comunicação e a coordenação do cuidado geralmente liderado por um profissional médico.

Nesses casos, de maneira tradicional e pelos inúmeros fatores, o cuidado ainda está centrado na doença, em especial, no atendimento à demanda espontânea e na agudização das condições crônicas.

A alta hospitalar responsável, entendida como transferência do cuidado, será realizada por meio de:

- Orientação dos pacientes e familiares quanto à continuidade do tratamento, reforçando a autonomia do sujeito e proporcionando o autocuidado.
- Articulação da continuidade do cuidado com os demais pontos de atenção da RAS, em particular a atenção básica.
- Implantação de mecanismos de desospitalização, visando a alternativas às práticas hospitalares, como as de cuidados domiciliares pactuados na RAS (PRT MS/GM 3.390/2013).

Nas desospitalizações por meio da alta segura dos pacientes, a transição de cuidado representa a ação que se destaca, realizando a pactuação com a RAS, sobre o cuidado a ser continuado após a alta hospitalar.

Um dos problemas contemporâneos centrais da crise dos modelos de atenção à saúde consiste no enfrentamento das condições crônicas na mesma lógica das condições agudas, ou seja, por meio de tecnologias destinadas a responder aos momentos agudos dos agravos – normalmente momentos de agudização das condições crônicas, autopercebidos pelas pessoas –, por meio da atenção à demanda espontânea, principalmente em unidades de pronto atendimento ou de internações hospitalares de urgência ou emergência.

É desconhecendo a necessidade imperiosa de atenção contínua nos momentos silenciosos dos agravos que as condições crônicas insidiosamente evoluem.

Atualmente, as condições crônicas são responsáveis por 60% de todo o ônus decorrente de doenças no mundo e por 80% da carga de doença dos países em desenvolvimento, e nesses países a aderência aos tratamentos chega a ser apenas de 20% (OMS, 2002).

Por esse motivo, no sistema integrado, a atenção primária deve estar orientada para a atenção às condições crônicas, com o objetivo de controlar as doenças/agravos de maior relevância, por meio da adoção de tecnologias de gestão da clínica, tais como as diretrizes clínicas e a gestão de doenças. No SUS, a Estratégia Saúde da Família representa o principal modelo para isso.

CONCEITO DE PLANEJAMENTO

O planejamento é um modelo teórico para uma ação futura; é a função administrativa que determina antecipadamente o que se deve fazer e quais os objetivos que se deseja atingir, tendendo a focalizar a atenção dos atores sociais nos objetivos, que, por meio de constantes revisões, poderão ser alcançados de forma mais célere (Chiavenato, 1985).

É caracterizado pelo trabalho coordenado no âmbito interdisciplinar, no qual todos com seu saber próprio, com sua consciência, com sua adesão específica, organizam seus problemas, ideais, conhecimento da realidade, propostas e ações, na perspectiva da abordagem integral e resolutiva. Realizam o acompanhamento e a análise sistemática das atividades implementadas, almejando a readequação do processo de trabalho.

O trabalho em equipe exige disponibilidade e interesse em vivenciar uma ação comunicativa, na qual todos os atores estão realizando um trabalho coletivo em busca de um resultado em comum que é o cuidado do indivíduo. Ele é fundamental para a viabilização do processo de trabalho, uma vez que há o compromisso de todos em prestar atenção pautada no atendimento integral, contínuo, com equidade e resolutividade das necessidades de saúde, por meio de práticas humanizadas, éticas e responsáveis.

COMUNICAÇÃO EFETIVA

Comunicar implica emitir, receber e codificar mensagens verbais e não verbais por meio de expressões, simbologias, palavras, posturas e atitudes.

Usualmente, um dos principais problemas para a descontinuidade da assistência ao paciente está relacionado com a ineficiência da comunicação entre a equipe multidisciplinar que o acompanha e é responsável pelo cumprimento do plano de trabalho para atingir o objetivo e a meta programada de maneira otimizada e de qualidade. Isso pode ocorrer tanto no contexto hospitalar e ambulatorial quanto nas unidades de assistência primária com os programas de saúde.

Não basta ter vasta diversidade de especialidades profissionais; é necessário que estes executem suas atividades de maneira interdisciplinar, isto é, comunicando-se de modo organizado, inter-relacionado e eficiente.

Por muitas décadas, a melhor forma de comunicar o que havia sido planejado pelo profissional médico era prioritariamente o uso da prescrição médica. Ao realizá-la, deixava expresso qual era o plano diário para toda a equipe envolvida, abstendo-se do compromisso de se comunicar efetivamente com os demais membros. Essa atitude ainda se faz presente em alguns equipamentos de saúde.

Com a evolução tecnológica, especializações das disciplinas da assistência, diferentes canais de comunicação, reuniões presenciais, visitas diárias e com os posicionamentos dos Conselhos Federais no sentido de se estabelecer as atividades pertinentes para cada profissional, as equipes foram conquistando espaço e ocupando efetivamente seus lugares dentro das linhas de cuidado.

Segundo o Institute of Medicine – Washington, 2012, a "Comunicação bidirecional é coordenada, contínua e resulta na transferência oportuna, precisa e apropriada de informações". A comunicação eficaz depende de um conjunto complexo de habilidades, incluindo quão bem uma pessoa é capaz de interagir com outras, a capacidade de reunir e sintetizar informações relevantes, raciocínio clínico, lidar com conflitos ou conversas desafiadoras e comunicação de informações de uma forma estruturada e significativa.

Inúmeros são os nós críticos da comunicação em saúde. Práticas recorrentes são identificadas em todo o processo de trabalho interdisciplinar, no qual todos estão habituados com a linguagem e com as rotinas técnicas.

Pode-se destacar como agentes dificultadores da comunicação a linguagem excessivamente técnica, o uso frequente de siglas e a linguagem inadequada utilizada com o paciente e familiares nos boletins médicos.

Ao abordar um paciente, familiar ou cuidador é necessário que a forma de se comunicar seja melhorada ou adaptada para que não se utilizem informações excessivamente técnicas e que a linguagem seja adequada para sua compreensão.

Também é necessário que o tempo dedicado às informações e ao atendimento como orientações, explicações, condutas e decisões em conjunto seja mais bem trabalhado para que o sujeito identifique que tem o apoio da equipe e se sinta seguro com o que está sendo proposto. A adesão e o sucesso do plano terapêutico dependem primordialmente disso.

A ineficácia da comunicação pode ser facilmente identificada quando ocorre a descontinuidade do cuidado, eventos adversos para o paciente, desperdício de recursos, retrabalhos e, principalmente, a insatisfação de todos os envolvidos, incluindo o paciente.

PLANO TERAPÊUTICO

É o conjunto de medidas terapêuticas, com prazos e metas para solução dos problemas de saúde que o paciente apresenta.

Habitualmente, o plano, as avaliações e as descrições eram elaborados mentalmente pelo médico assistente, o que dificultava em muito a comunicação com a equipe.

Atualmente, tem como profissional responsável por sua elaboração escrita o médico (Lei do Ato Médico, art. 4º) e como etapas básicas para sua realização o diagnóstico, a definição de metas terapêuticas, a divisão de responsabilidades entre os membros da equipe, a negociação pactual do plano terapêutico com o paciente e sua família e a reavaliação diária do que foi proposto.

É elaborado no momento em que ele conclui a necessidade da internação com a elucidação diagnóstica e antes mesmo da primeira prescrição. Portanto, é fundamental a participação do corpo clínico. Esse plano escrito deverá conter no mínimo uma breve história clínica, na qual também estejam descritas as doenças crônicas já em acompanhamento, a hipótese diagnóstica, as condutas, a programação terapêutica com suas metas e a data provável de alta (exemplo de registro na Figura 1).

A programação terapêutica pode ser descrita e estabelecida de maneira fracionada dentro de todo o período programado para a permanência do paciente.

Deve ser realizado o mais precocemente possível, no momento da solicitação da internação ou, no mais tardar, na admissão do paciente na unidade e sempre objetivando responder à pergunta: "O que queremos para esse paciente?".

A história do paciente e seu relacionamento com a saúde, suas perspectivas de recuperação ou até mesmo a cronicidade de suas doenças impossibilitando grandes intervenções devem ser levadas em consideração no momento da confecção desse plano.

É nesse momento que o profissional médico coleta e registra a história do paciente,

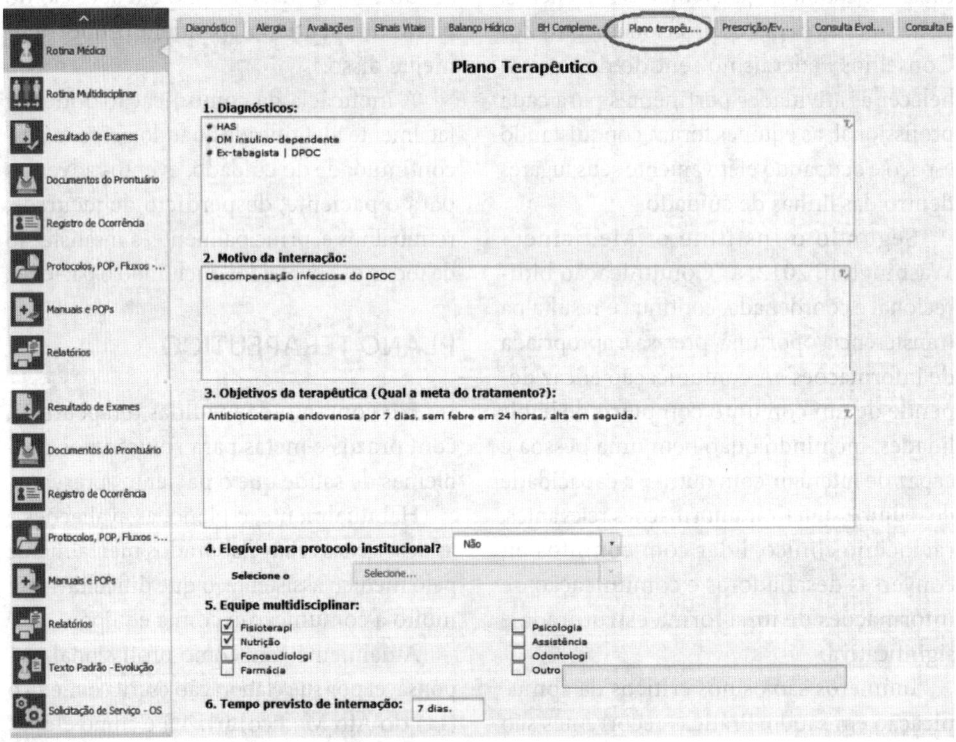

FIGURA 1 Exemplo de registro de plano terapêutico.

Fonte: Hospital Santa Cruz – Plano Terapêutico. Disponível em: https://www.hospitalstacruz.com.br/blog/2021/02/10/plano-terapeutico-todo-paciente-merece-um-para-chamar-de-seu/. Acesso em: 25 ago. 2024.

avalia as buscas recorrentes ao serviço para tratamento de agudizações de doenças crônicas, o comprometimento de múltiplos órgãos, a possível evolução natural para suas falências e até mesmo os indícios de processos de doenças avançadas que caminham para a finitude. Necessário entender a autonomia do paciente para seu autocuidado ou mesmo o seu grau de dependências para as atividades básicas diárias (ABVD) para que o planejamento seja distribuído entre as equipes interdisciplinares como norteador para a assistência.

Com base nessas constatações, o médico define sua conduta e inicia o plano terapêutico proposto de maneira individualizada, com metas claras e objetivas para que toda a equipe interdisciplinar elabore o planejamento da especialidade.

PLANEJAMENTO TERAPÊUTICO OU PLANO DE CUIDADOS

O planejamento terapêutico nada mais é do que um plano de metas sistematizadas e personalizadas para o cuidado atendendo aos valores e às demandas dos pacientes, com atuação dos profissionais de saúde como parceiros na elaboração, no acompanhamento e no apoio desse plano, buscando sanar ou diminuir as barreiras vivenciadas.

Indica qual a estratégia de tratamento definida para o paciente de acordo com suas condições e necessidades clínicas, o tempo de duração da assistência e sua programação de alta.

Quando o planejamento e as informações estão organizados e documentados de forma sistematizada, a comunicação é operacionalizada e facilita a resolução dos problemas específicos de cada paciente.

Cada membro da equipe realizará seu plano de cuidados sistematizado para alcançar a meta traçada e avaliará necessidades de redirecionamento caso seja detectado.

As unidades de clínica médica, presentes na maioria dos hospitais gerais, são importantes ambientes de internação para diagnóstico e tratamento de pessoas adultas, em geral portadoras de doenças crônicas e agudas não cirúrgicas. Concentram uma diversidade de pacientes com as mais variadas doenças, alguns deles com alta dependência de cuidados de enfermagem. O aumento da prevalência das doenças crônicas e da longevidade da população brasileira resulta em maior número de internações de pessoas idosas, que trazem consigo uma dependência natural consequente do envelhecimento (Both, 2014).

A sistematização de planos de cuidado deve estar centrada na participação ativa do paciente e da família. Inseri-los como integrante dessa equipe melhora a comunicação profissional-paciente e aumenta a percepção de envolvimento no cuidado por parte destes.

Essa clareza e a transparência da programação são importantes junto ao paciente e sua família para que eles percebam que também fazem parte da equipe com ações e atividades específicas, que a internação é uma situação temporária e que permanecerá uma continuidade de cuidado mesmo após a alta. O tempo de permanência do paciente nas instituições deve ser utilizado não só para prestar a assistência, mas também para conhecer e treinar sua rede de apoio a dar continuidade naquilo que se fizer necessário com a desospitalização.

A família vivencia diretamente o enfrentamento da condição crônica pelo indivíduo. Destaca-se que a inserção da família no planejamento do cuidado pode contribuir para a melhora do controle por parte da pessoa doente, e do modo como a doença e o manejo do tratamento são significativos e experienciados no cotidiano familiar (Crespo, 2013).

PLANO DE CUIDADOS NO PACIENTE EM CUIDADOS PALIATIVOS

Como este trabalho está focado no ambiente hospitalar e, mais especificamente, no paciente em cuidados paliativos, é importante entender em que momento da trajetória da doença o paciente se encontra. Caso o paciente esteja na terminalidade da doença, deve-se entender se o paciente apresenta descompensação com possibilidade de alta hospitalar ou se o paciente se encontra em processo ativo de morte, para se planejar também o local de morte (intra-hospitalar ou domiciliar, a depender das preferências do paciente, dos sintomas apresentados e das possibilidades da família/dos cuidadores).

Claro está que o início de todo o planejamento depende da clareza e da propositura do profissional médico, e as demais disciplinas seguirão o mesmo raciocínio, a mesma convicção e a mesma linha de cuidado.

Para isso, a prática clínica é realizada com o paciente e seu acompanhante com o intuito de identificar as situações de saúde-doença, juntar informações verbalizadas, percepções e sensações, realização de exame físico focado na queixa principal, levantamento documental que o paciente oferece e a propositura de exames auxiliares para a elucidação diagnóstica.

Utiliza-se um roteiro sistematizado para o levantamento de dados do paciente no qual se consegue identificar os problemas destacados nesse momento e toda a sua experiência para detectar informações não verbalizadas e, principalmente, demandas biopsicossociais ocultas em seu discurso inicial.

Nem sempre o profissional consegue elucidar todas as demandas de cuidados no primeiro contato com o paciente e seu familiar. Pode sofrer influência ou interferência das condições e nível de vínculo que o informante apresenta, estado geral do paciente e, principalmente, das expectativas relacionadas com o processo saúde-doença.

Para a análise dos problemas ou diagnóstico é necessário pensamento crítico, conhecimento técnico-científico e *expertise* para que seja formulado o diagnóstico diferencial.

As necessidades do paciente e o grau de dependência são identificados, analisados e avaliados com olhar nos problemas de saúde reais (causas e consequências), potenciais (causas ou risco) ou possíveis (causas e consequências incertas).

Com base em sua convicção e nas necessidades do paciente, subsidiam-se ações assistenciais que contribuirão para a recuperação e a reabilitação da saúde, realiza-se a organização das prioridades a serem elaboradas, os resultados esperados e delimitam-se as ações ou intervenções que serão realizadas em face das respostas do paciente.

Após a definição dos objetivos, são identificadas as ações necessárias para atingi-los e a disponibilidade ou não de recursos de toda a natureza, quais sejam: humanos, financeiros, de poder, de tempo, material e de conhecimento técnico.

Concomitantemente com a proposta e o início do tratamento intra-hospitalar, é necessária a avaliação psicossocial sobre o ambiente em que esse paciente está inserido para identificar se a agudização da doença pode estar relacionada com a evolução da doença crônica, uma fragilidade socioambiental, com alterações de recursos familiares ou até mesmo com a adesão insuficiente ao tratamento proposto.

A comunicação entre as diversas disciplinas que atuarão no caso será desencadeada para que cada profissional identifique no plano terapêutico qual será seu papel para o cuidado.

Geralmente, a estrutura se mobiliza para fracionar as frentes de atendimento, relacionando os recursos necessários com o diagnóstico de entrada do paciente.

Como exemplo, podem-se citar os pacientes que têm como primeira proposta um tratamento para pneumonia comunitária. Estes necessitarão de avaliação do farmacêutico para avaliar a conciliação medicamentosa, fisioterapeuta para trabalhar a reabilitação respiratória e motora, nutricionista para avaliar aporte nutricional e restrições alimentares, enfermagem para prestar assistência de cuidados, fonoaudiólogo para avaliar a capacidade de deglutição, entre outros profissionais que poderão surgir conforme demandas diárias.

As equipes envolvidas no cuidado e na assistência precisam manter a coleta de dados e a investigação permanente em todas as fases do processo para que ocorram ajustes ou replanejamento das ações incluindo, excluindo ou modificando as intervenções.

O mais importante nessa fase do planejamento é manter a comunicação entre as disciplinas e com o paciente e familiar para que eles possam verbalizar necessidades e dificuldades que poderão ter para se adaptar no momento e a partir da alta hospitalar, quando estes terão de assumir os cuidados em sua residência.

Esse momento é oportuno para que as equipes treinem as pessoas que assumirão os cuidados e para que os demais recursos percebidos sejam providenciados durante o tempo de internação. Também é oportuno detectar recursos ou ajustes que serão necessários junto com a RAS para que o paciente receba alta com seus devidos encaminhamentos e adequações aos programas em que está inserido.

Todo esse processo é dinâmico e instantâneo, atualiza-se ou modifica a cada 24 horas, mas também pode ser ajustado em menor tempo quando fatos ou situações novos surgirem durante o acompanhamento diário.

CONSIDERAÇÕES FINAIS

O PTS é um forte instrumento na elaboração de metas e processos de trabalho que serão utilizados pelas equipes interdisciplinares com o único propósito de alcançar o equilíbrio entre o cuidado, a assistência, a qualidade de vida do indivíduo e sua rede de apoio.

Ele subsidia os atores sociais com suporte para a tomada de decisões, possibilita o sucesso das operações, contribui para facilitar a supervisão e avaliação das atividades, além de prevenir a ocorrência de falta de recursos, consequentemente evitando a improvisação das atividades. O PTS deverá ser realizado de maneira participativa, voltado para os interesses e necessidades de todas as pessoas envolvidas, como uma construção conjunta para aumentar a motivação e o entusiasmo das pessoas; caso contrário, implicará pouco comprometimento e pouca identificação para o enfrentamento dos problemas vivenciados.

Ao planejar o cuidado ao paciente frágil, é importante considerar que medidas obstinadas devem ser evitadas, priorizando o conforto e a dignidade humana como foco principal do tratamento.

Alimentar expectativas, falsas esperanças e efeitos surpresa ao paciente e seus familiares traz angústia para toda a equipe, gerando quebra de confiança e instabilidade nas relações, pois discursos divergentes espelham ausência de profissionalismo e uma grande falha na comunicação. Respeitar as limitações, o grau de dependência e a evolução natural das doenças, sendo transparente com o paciente e seus familiares, auxilia na adesão ao planejamento proposto durante a internação, no processo de desospitalização e principalmente na compreensão sobre medidas de conforto e finitude.

Com a elaboração do PTS para os pacientes, consegue-se avançar nos processos de trabalho, reduzindo custos e desperdícios, otimizando os recursos humanos e materiais e, consequentemente, aumentando a eficiência do serviço e o reconhecimento de todos os envolvidos.

Planejar o local de morte quando a finitude se aproxima deve ser também uma prioridade da equipe de saúde de acordo com as preferências do paciente, dos sintomas apresentados e das possibilidades da família ou dos cuidadores.

REFERÊNCIAS BIBLIOGRÁFICAS

1. Brasil. Ministério da Saúde. Secretaria de Atenção à Saúde. Departamento de Atenção Básica. Diretrizes para o cuidado das pessoas com doenças crônicas nas redes de atenção à saúde e nas linhas de cuidado prioritárias/Ministério da Saúde, Secretaria de Atenção à Saúde, Departamento de Atenção Básica. Brasília: Ministério da Saúde, 2013. 28 p.
2. Brasil. Ministério da Saúde. Secretaria de Atenção à Saúde. Núcleo Técnico da Política Nacional de Humanização. Clínica ampliada, equipe de referência e projeto terapêutico singular. 2.ed. Série B. Textos Básicos de Saúde. Brasília, DF: Ministério da Saúde; 2007.
3. Both JE, Leite MT, Hildelbrandt LM, Beuter M, Muller LA, Link CL. Qualificação da equipe de enfermagem mediante pesquisa convergente assistencial: contribuições ao cuidado do idoso hospitalizado. Esc Anna Nery. 2014;18(3):486-95.
4. Casate JC, Corrêa AK (orient). A humanização do cuidado na formação dos profissionais de saúde nos cursos de graduação. Ribeirão Preto; 2010. 122 p.
5. Chiavenato I. Introdução à teoria geral da administração. 7.ed. São Paulo: Atlas; 1985.
6. Crespo C, Santos S, Canavarro Mc, Kielpikowski M, Pryor J, Feres Carneiro T. Family routines and rituais in the contexto of chronic conditions: a review. Int J Psychol. 2013;48(5):729-46.
7. Merhy EE. Apostando em projetos terapêuticos cuidadores: desafios para a mudança da escola médico ou utilizando-se da produção dos projetos terapêuticos em saúde como dispositivo de transformação das práticas de ensino-aprendizagem que definem os perfis profissionais dos médicos. Rev Saúde Coletiva. 1999;10(5):13-7.
8. Organização Pan-Americana de Saúde (Opas/OMS). 26ª Conferência Sanitária Pan-Americana, 54ª Sessão do Comitê Regional. Plano Estratégico 2003-2007 da Repartição Sanitária Pan-Americana. Tema 4.5 da agenda provisória. Washington: Opas/OMS; 2002.
9. Pinto DM, Jorge MSB, Pinto AGA, Vasconselos MGF, Cavalcante CM, Flores AZT, et al. Projeto terapêutico singular na produção do cuidado integral: uma construção coletiva. Rev Texto Contexto Enferm. 2011;20(3):493-502.
10. Wilkinson JM. Nursing process in action: a critical thinking approach. Califórnia: Addison-Wesley Nursing; 1992.

PARA SABER MAIS

1. Aprova o Plano Nacional de Saúde/PNS – Um Pacto pela Saúde no Brasil. Disponível em: https://bvsms.saude.gov.br/bvs/saudelegis/gm/2004/prt2607_10_12_2004.html. Acesso em: 02 dez. 2024.
2. Brasil. Lei n. 8.080, de 19 de setembro de 1990. Dispõe sobre as condições para a promoção, proteção e recuperação da saúde, a organização e o funcionamento dos serviços correspondentes e dá outras providências. Disponível em: https://conselho.saude.gov.br/web_confmundial/docs/l8080.pdf. Acesso em: 25 ago. 2024.
3. Brasil. Lei n. 9.434, de 4 de fevereiro de 1997. Dispõe sobre a remoção de órgãos, tecidos e partes do corpo humano para fins de transplante e tratamento e dá outras providências. Disponível em: http://legislacao.planalto.gov.br/. Acesso em: 25 ago. 2024.
4. Brasil. Lei n. 12.842, de 10 de julho de 2013. Dispõe sobre o exercício da Medicina. Disponível em: https://

www.planalto.gov.br/ccivil_03/_ato2011-2014/2013/lei/l12842.htm. Acesso em: 25 ago. 2024.
5. Brasil. Lei n. 14.722, de 8 de novembro de 2023. Institui a Política Nacional de Conscientização e Incentivo à Doação e ao Transplante de Órgãos e Tecidos. Disponível em: https://www.planalto.gov.br/ccivil_03/_ato2023-2026/2023/lei/l14722.htm. Acesso em: 25 ago. 2024.
6. Brasil. Ministério da Saúde. Portaria n. 3.390, de 30 de dezembro de 2013. Institui a Política Nacional de Atenção Hospitalar (PNHOSP) no âmbito do Sistema Único de Saúde (SUS), estabelecendo-se as diretrizes para a organização do componente hospitalar da Rede de Atenção à Saúde (RAS). Disponível em: https://bvsms.saude.gov.br/bvs/saudelegis/gm/2013/prt3390_30_12_2013.html. Acesso em: 02 dez. 2024.
7. Conselho Nacional de Saúde (CNS). Resolução n. 729, de 7 de dezembro de 2023. Aprova a Política Nacional de Cuidados Paliativos no âmbitos do SUS (PNCP). Disponível em: https://conselho.saude.gov.br/. Acesso em: 25 ago. 2024.
8. Conselho Nacional de Secretários de Saúde (Conass). Portaria GM/MS n. 3.681, de 7 de maio de 2024. Institui a Política Nacional de Cuidados Paliativos – PNCP no âmbito do Sistema Único de Saúde – SUS, por meio da alteração da Portaria de Consolidação GM/MS n. 2, de 28 de setembro de 2017. Disponível em: https://www.conass.org.br/. Acesso em: 25 ago. 2024.
9. Consolidação das normas sobre as redes do Sistema único de Saúde. Disponível em: https://bvsms.saude.gov.br/bvs/saudelegis/gm/2017/prc0002_03_10_2017.html. Acesso em: 02 dez. 2024.

SEÇÃO X

Experiências de educação nos cuidados paliativos na FMUSP

61

A Liga Transdisciplinar de Cuidados Paliativos do HCFMUSP

Victor Massatoshi Kawakami Tsuda
Simone Alonso
Maurício Hideki Yague Leite
Marina Guimarães de Oliveira Marques
Ricardo Tavares de Carvalho

Pontos-chave

- Há crescente relevância, demanda e necessidade de ensino de cuidados paliativos (CP) em cursos de graduação da área da saúde.
- A Liga Transdisciplinar de Cuidados Paliativos do HCFMUSP tem mais de 150 alunos ao longo de sua história de 17 anos. Essa extensão acadêmica segue crescendo ao longo dos anos, sendo envolvida na organização e participação em eventos acadêmicos de relevância estadual e federal. Filiada à Academia Nacional de Cuidados Paliativos (ANCP), compõe ativamente uma comunidade de 59 iniciativas acadêmicas estudantis de CP em todo o Brasil.
- Um modelo organizacional e didático de Liga de CP do HCFMUSP, para ensino dos principais temas de CP na graduação, foi elaborado e é apresentado neste capítulo.

INTRODUÇÃO

Epidemiologicamente, aspectos demográficos relacionados ao envelhecimento populacional, com consequente acúmulo de doenças crônicas não comunicáveis em um mesmo indivíduo e aumento da fragilidade e da complexidade clínica desse crescente extrato populacional, favorecem condições em que o objetivo de curar e manter os indivíduos saudáveis fica cada vez mais difícil de ser alcançado.

Assim, faz-se premente a busca por alternativas que possam proporcionar maior qualidade de vida da população a despeito de sua condição de saúde que, se não abordada de forma holística e humana, para além das questões ligadas às doenças, tornaria a prática em saúde algo inviável se levada em conta a definição de saúde da Organização

Mundial da Saúde (OMS), que define essa condição como o bem-estar não apenas físico, mas também psíquico, social e espiritual dos indivíduos.

As habilidades voltadas para esse olhar centrado na pessoa doente e não apenas na sua doença, fazem, desde sempre, parte da boa prática em saúde, ainda que os aspectos mais holísticos dessa prática tenham sido deixados de certa forma à margem a partir dos grandes avanços técnico-científicos, especialmente centrados apenas na figura do médico. Esse aspecto tem sido evidenciado na literatura médica de forma mais acentuada desde os anos 1990.

Assim, como forma de se contrapor e tentar equilibrar essa realidade, a prática de cuidados paliativos (CP), desenvolvida mais modernamente a partir do final da década de 1960, ganhou reconhecimento e inclusão crescente, ainda que longe do ideal, na prática em saúde nos últimos 20 a 30 anos. Infelizmente, apesar das necessidades de CP serem identificadas em cerca de 65 a 85% da população, especialmente nas fases mais avançadas de doença, apenas 14% dos indivíduos com essa indicação têm acesso a esse cuidado.

A percepção mundial dessa situação tem levado à mobilização de entidades ligadas à saúde e governos para promover formas de integrar essa prática à realidade de seus sistemas de saúde, especialmente a partir de 2014. Nesse aspecto, faz-se urgente a capacitação de profissionais de todas as áreas da saúde e em todos os níveis.

No Hospital das Clínicas da Faculdade de Medicina da Universidade de São Paulo (HCFMUSP), apesar de ainda com ações assistenciais em CP isoladas nos primeiros anos do século XXI, foi fundada, por iniciativa do geriatra Dr. Luis Alberto Saporetti em 2007, a Liga Acadêmica de Cuidados Paliativos da FMUSP, hoje com o nome de Liga Transdisciplinar de Cuidados Paliativos da FMUSP (LTCP-HCFMUSP).

Atualmente, essa iniciativa vem desempenhando um papel essencial na promoção da educação continuada em CP para os acadêmicos de todas as áreas da saúde, levando à construção de uma cultura mais receptiva ao entendimento do papel dos CP na atenção à saúde nesse nível de formação.

Pelo interesse voluntário de estudantes de graduação das áreas da saúde, a liga se dispõe a fornecer programas de formação, pesquisas e estágios para a capacitação de futuros profissionais, assegurando que o cuidado centrado no paciente e a qualidade de vida sejam prioridades em qualquer cenário de assistência.

A proposta da abordagem técnico-científica diante das doenças que ameaçam a vida e que causam sofrimento ainda é recente e necessita de maior difusão entre profissionais de saúde. Isso se deve em parte à baixa presença dos CP na educação e formação dos profissionais de saúde. A história do desenvolvimento dessa liga acadêmica, à luz da realidade em saúde, foi uma iniciativa de vanguarda que hoje se encontra plenamente alinhada à importância da educação em CP de qualidade para os atuais e futuros profissionais de saúde.

O DESENVOLVIMENTO DA LIGA ACADÊMICA DE CUIDADOS PALIATIVOS DA FMUSP

Em 2006, um ambulatório didático de CP, situado no Prédio dos Ambulatórios (PAMB), sob a supervisão dos Drs. Toshio Chiba e Luis Alberto Saporetti, consistia na única oportunidade, em uma tarde por semana, para o ensino de CP no complexo hospitalar. Isso se traduziu em um contato apenas pontual e não sistematizado dos acadêmicos com essa área de conhecimento.

No intuito de aumentar a visibilidade dos CP, em 2007 foi criada, junto ao Departamento de Clínica Médica, a Liga Acadêmica de Cuidados Paliativos da FMUSP.

A liga estabeleceu como objetivos iniciais a introdução e sensibilização do acadêmico de medicina para os cuidados junto a pacientes com doenças ameaçadoras à vida durante toda a trajetória de evolução das doenças, promovendo o desenvolvimento de conhecimentos e habilidades para prevenção e alívio de sintomas, a valorização da abordagem do sofrimento de maneira interdisciplinar e a construção de ambiente propício à reflexão acerca da finitude, da espiritualidade e dos aspectos éticos e legais envolvidos na prática dos CP.

Em 2007, a realização do primeiro curso introdutório para ingresso na Liga de Cuidados Paliativos marca o momento de aproximação dos CP junto aos alunos de graduação em medicina. Na lista de temas abordados no evento (Figura 1), percebe-se a abordagem interdisciplinar do tema – com a presença de profissionais de medicina, farmácia, psicologia e serviço social. No entanto, a participação na liga como membro integrante, nesse primeiro momento, ainda era exclusivamente para os alunos da graduação em medicina.

Com base na criação da Academia Nacional de Cuidados Paliativos (ANCP), em 2005, os CP passaram a ter crescente representatividade nas discussões envolvendo entidades médicas como o Conselho Federal de Medicina (CFM) e a Associação Médica Brasileira (AMB), culminando com a inclusão da prática pela primeira vez no Código de Ética Médica do Brasil e seu reconhecimento como área de atuação do médico em 2011.

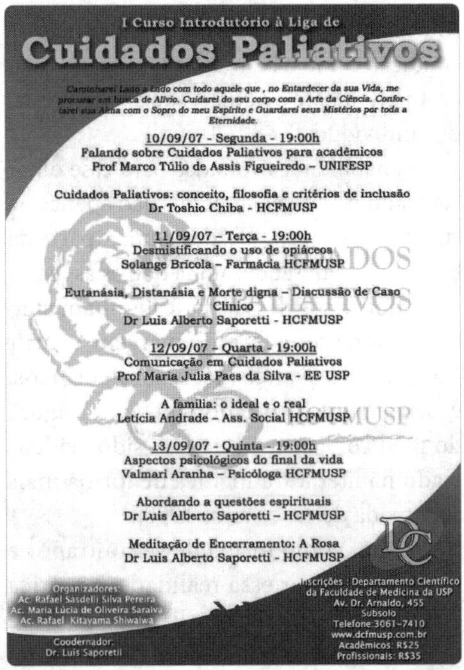
I Curso Introdutório à Liga de
Cuidados Paliativos
Caminharei Lado a Lado com todo aquele que , no Entardecer da sua Vida, me procurar em busca de Alívio. Cuidarei do seu corpo com a Arte da Ciência. Confortarei sua Alma com o Sopro do meu Espírito e Guardarei seus Mistérios por toda a Eternidade.
10/09/07 - Segunda - 19:00h
Falando sobre Cuidados Paliativos para acadêmicos
Prof Marco Túlio de Assis Figueiredo – UNIFESP
Cuidados Paliativos: conceito, filosofia e critérios de inclusão
Dr Toshio Chiba - HCFMUSP
11/09/07 – Terça - 19:00h
Desmistificando o uso de opiáceos
Solange Brícola – Farmácia HCFMUSP
Eutanásia, Distanásia e Morte digna – Discussão de Caso Clínico
Dr Luis Alberto Saporetti - HCFMUSP
12/09/07 – Quarta - 19:00h
Comunicação em Cuidados Paliativos
Prof Maria Julia Paes da Silva - EE USP
A familia: o ideal e o real
Letícia Andrade – Ass. Social HCFMUSP
13/09/07 - Quinta - 19:00h
Aspectos psicológicos do final da vida
Valmari Aranha – Psicóloga HCFMUSP
Abordando a questões espirituais
Dr Luis Alberto Saporetti – HCFMUSP
Meditação de Encerramento: A Rosa
Dr Luis Alberto Saporetti - HCFMUSP
Organizadores:
Ac. Rafael Sasdelli Silva Pereira
Ac. Maria Lúcia de Oliveira Saraiva
Ac. Rafael Kitayama Shiwaiwa
Coodernador:
Dr. Luís Saporetti
Inscrições : Departamento Científico da Faculdade de Medicina da USP
Av. Dr. Arnaldo, 455
Subsolo
Telefone:3061-7410
www.dcfmusp.com.br
Acadêmicos: R$25
Profissionais: R$35

FIGURA 1 Cartaz do I Curso Introdutório à Liga de Cuidados Paliativos da FMUSP.

Nesse contexto, no HCFMUSP, em 2008 foi fundada a Comissão de Cuidados Paliativos da Diretoria Clínica, possibilitando o início da assistência na modalidade de interconsulta em CP na instituição e o levantamento do perfil dos pacientes com necessidades de CP (inicialmente focado no fim da vida), em 2010.

O trabalho desenvolvido e a demonstração da grande necessidade dos pacientes para essa assistência levaram à organização do Núcleo Técnico-Científico em Cuidados Paliativos (NTCCP) em 2012, ligado administrativamente à Diretoria Clínica do HCFMUSP e academicamente ao Serviço de Geriatria, sob direção do Prof. Dr. Wilson Jacob-Filho. Foi nomeado como coordenador do NTCCP o Prof. Dr. Ricardo Tavares de Carvalho, que vinha realizando a organização assistencial em CP em todo o complexo HCFMUSP, com exceção dos Institutos do Câncer e da Criança, desde 2010, e que passou a supervisionar as atividades da Liga Acadêmica de CP em 2015.

Em 2013, em virtude do crescente interesse pelos CP no âmbito da graduação, expandiu-se o escopo da Liga Acadêmica de CP da FMUSP, antes focado apenas nos graduandos de medicina, para os alunos de todas as áreas da saúde o que levou à mudança do nome para Liga Multidisciplinar de Cuidados Paliativos HCFMUSP.

Na época, o maior obstáculo a essa expansão, em termos práticos, foi a falta de profissionais de cada uma dessas respectivas áreas da saúde que pudessem supervisionar e dar respaldo à participação de alunos dos respectivos cursos. Uma vez superada essa barreira, com a criação do NTCCP, a Liga contou com a presença, nos anos posteriores, de alunos de todos os cursos da saúde, reafirmando a coerência e a importância do conhecimento dos princípios dos CP para todas as profissões que visam ao cuidado, além de fortalecer o trabalho em equipe, essencial nessa prática.

O desenvolvimento do NTCCP proporcionou a possibilidade de realização de atividades práticas aos integrantes da Liga Acadêmica de CP nas modalidades de interconsulta, ambulatório, enfermaria de pacientes agudos no Hospital Auxiliar de Cotoxó (posteriormente em leitos no HCFMUSP) e unidade de cuidados de fim de vida (*hospice*) no Recanto São Camilo no bairro do Jaçanã (entre 2012 e 2018). Além disso, a integração entre as iniciativas emergentes de CP na instituição permitiu aos alunos a realização de estágios práticos também no ambulatório de CP do Instituto do Câncer do Estado de São Paulo (Icesp) e do Instituto de Infectologia Emílio Ribas.

CUIDADOS PALIATIVOS E A PANDEMIA DE COVID-19

As intensas reflexões promovidas nos encontros da Liga no ano de 2020, período em que a pandemia de covid-19 trouxe para o cotidiano de todas as pessoas a presença da morte, destacou a relevância da atuação conjunta das diversas categorias de profissionais da saúde (assistentes sociais, enfermeiros, fisioterapeutas, fonoaudiólogos, médicos, psicólogos, terapeutas ocupacionais, entre outros) para a ampliação dos saberes envolvidos nos cuidados de fim de vida.

Durante a pandemia de covid-19, quando as atividades de estágio foram interrompidas, foi necessário reorganizar a gestão. Nesse contexto, foi desenvolvido um programa teórico emergencial que substituiu as atividades de comunicação da Liga de Cuidados Paliativos. Essas atividades, que normalmente ocorriam quinzenalmente em anfiteatro da Faculdade de Medicina da USP, tiveram de ser adaptadas para um formato virtual síncrono. O programa emergencial contou com a participação de palestrantes atuantes no NTCCP, que abordaram temas relacionados aos fundamentos sobre cuidados paliativos e a suas atualidades, inclusive no contexto da pandemia.

Os alunos da Liga, bem como outros acadêmicos de medicina da FMUSP, foram convidados, nesse contexto, a participar nas atividades ligadas à comunicação à distância com a equipe assistente de CP, que passou a atuar dentro da área destinada ao cuidado dos pacientes com formas graves da covid-19, em enfermaria própria.

A ação se deu com a participação dos alunos em reuniões de família realizadas online para decisões compartilhadas de plano terapêutico, comunicação de más notícias e, inclusive, participação no acolhimento dos familiares na ocorrência de óbitos dos pacientes. Além disso, os alunos puderam participar com o uso de robôs de dirigibilidade remota e que eram conduzidos aos quartos dos pacientes, possibilitando, por meio da tela de um *tablet* acoplado, que eles recebessem visitas virtuais. Essa ação foi o piloto para uma operação maior envolvendo todo o Instituto Central do HCFMUSP, liderada pelo Núcleo Técnico de Humanização.

REGIMENTO INTERNO E ELABORAÇÃO DE MODELO EDUCACIONAL

A gestão de 2021, composta por quatro membros, sendo dois alunos da graduação em medicina (Victor Tsuda e Tatiane Takai) e duas alunas da graduação em terapia ocupacional (Lidia Midori e Simone Alonso, esta última também advogada), dedicou-se a reformular o funcionamento e as atividades da Liga.

Tal reformulação teve o intuito de refletir sobre as regras, os direitos e as obrigações previstas no Regulamento Geral das Ligas Acadêmicas da FMUSP, estabelecendo critérios mais objetivos para ingresso de membros, controle de presenças e emissão de certificados, formas de avaliação de aproveitamento, assim como a manutenção das aulas remotas síncronas, diante das restrições impostas pela pandemia de covid-19. Criou-se também um Comitê Executivo da Liga, órgão subordinado ao supervisor e composto por três colaboradores do NTCCP indicados e graduados em uma das áreas da saúde a seguir, e com notórios conhecimentos em CP: medicina; enfermagem e multidisciplinar (demais áreas da saúde, incluindo, mas não se limitando a fisioterapia, terapia ocupacional, psicologia, fonoaudiologia, gerontologia etc.).

Sob a gestão da diretoria de 2021, a Liga passa por uma reformulação completa em seu Regimento Interno, no intuito de adequar-se ao Regulamento Geral das Ligas Acadêmicas da Faculdade de Medicina da Universidade de São Paulo e mudar a nomenclatura dos cargos da diretoria, estabelecendo as atribuições e responsabilidades de cada um dos diretores conforme o cargo ocupado. Além disso, pela demanda e melhor condição de oferecer estágios, foi ampliado o número máximo de alunos para as atividades, que passou a ser de 52 por ano.

Outra medida digna de nota foi a mudança da denominação da Liga de CP de forma a alinhar-se à abordagem multiprofissional, transdisciplinar e integrada. O novo nome adotado foi Liga Transdisciplinar de Cuidados Paliativos (LTCP) da FMUSP. A logomarca também foi modernizada.

Pelo novo modelo de gestão, o comitê executivo passou a atuar junto à diretoria da Liga na implementação do Cronograma Anual de Atividades Teóricas e Práticas da Liga, bem como orientando todas as atividades facultativas e extraordinárias a serem realizadas durante o ano letivo, contando com o monitoramento permanente do supervisor.

Tais temas foram distribuídos da seguinte forma:

1. Programa das aulas teóricas: aulas síncronas em ambiente virtual e/ou conteúdos previamente gravados seguidos de discussão/debate síncrono, disponibilizados preferencialmente em plataforma digital no formato de sala de aula, acessada simultaneamente por todos os membros da Liga, conforme agenda anual de atividades (Tabela 1).
2. Programa das vivências práticas: estágios realizados nas dependências do Hospital das Clínicas e/ou em serviços de assis-

TABELA 1 Programa de aulas teóricas elaborado e formalizado em 2021

Módulo	Temas abordados
I – Módulo introdutório	1. Conceito, princípio, elegibilidade
	2. Ética e tomada de decisão
	3. Ética e legislação
	4. Avaliação do paciente
II – Módulo de controle de sintomas	5. Dor, avaliação e terapêutica
	6. Analgésicos I (exemplos práticos)
	7. Analgésicos II (exemplos práticos)
	8. Analgésicos III (exemplos práticos)
	9. Sintomas respiratórios
	10. Sintomas do aparelho digestório (náusea, vômito, constipação e diarreia)
	11. Obstrução intestinal maligna
	12. Sintomas psiquiátricos
III – Módulo de comunicação	13. Comunicação I
	14. Comunicação II
	15. Comunicação III
IV – Módulo fim de vida	16. Fase final da vida
	17. Sedação paliativa
	18. Luto
	19. Espiritualidade
V – Módulo de cuidado expandido	20. Assistência à família
	21. Assistência à equipe multiprofissional

tência em CP previamente selecionados pelo supervisor da LCP e que estivessem de acordo com as normas da universidade para ações dessa natureza ainda no período da pandemia e depois dela. Os campos de estágio listados naquele momento foram:

- Interconsulta: os alunos participam especialmente das discussões de caso entre a equipe multidisciplinar, dois alunos por turno (manhã e tarde), de segunda a quinta-feira, total de 16 alunos por semestre.
- Enfermaria: os alunos puderam ter uma participação maior nas atividades integrando-se à avaliação dos pacientes acompanhados por tutor, um aluno por turno (manhã e tarde), de segunda a sexta-feira, total de 10 alunos por semestre.

Ademais, a forma de avaliação dos membros da Liga passou por relevante inovação, prevendo não apenas a demonstração de conteúdos pela apresentação da síntese de aprendizados após as aulas (por intermédio de formulários eletrônicos), mas também pela elaboração de um portfólio final como trabalho de conclusão, com liberdade de linguagens, a ser escolhida livremente por cada aluno (poema, diário de campo, pintura, vídeo, música, escultura etc.).

Todo esse conteúdo passou a compor o Caderno do Integrante da Liga, material fornecido aos aprovados no processo de seleção após o curso introdutório, no qual também constavam descritos os direitos e deveres do membro, atividades desenvolvidas, locais de estágio, métodos de avaliação e frequência utilizados, além de contatos úteis.

CONSIDERAÇÕES FINAIS

Os CP são uma abordagem de cuidado com crescente demanda da sociedade, focados no bem-estar do paciente e sua família. Essa percepção, que já era crescente no país, foi evidenciada ainda mais no contexto da pandemia de covid-19.

A Liga Transdisciplinar de Cuidados Paliativos HCFMUSP é componente de grande esforço para aprimorar a qualidade de ensino em CP dos futuros profissionais da saúde, fornecendo arcabouço teórico-prático para lidar com casos de doenças que ameaçam a vida e que causem sofrimento, ao longo de toda sua trajetória.

A história da Liga é uma jornada de mais de 17 anos, de discentes e docentes, de diversos cursos da graduação e áreas de atuação profissional, que promove educação aos futuros profissionais da saúde, com conhecimento científico-teórico e experiências práticas em CP. Contudo, ainda é reportada a falta de conhecimento e confiança em estudantes para colocar em prática os CP, apesar do reconhecimento de sua importância na prática clínica, além de frequentemente o próprio currículo ser deficiente em abordar essa área de conhecimento. Desse modo, projetos de educação nos CP têm observado experiências positivas na educação de CP para estudantes de cursos da saúde, melhorando a comunicação com pacientes, o contato com a morte e o morrer, e desenvolvendo a cultura dos CP dentre os futuros profissionais.

A educação em CP ainda tem muito espaço para desenvolvimento e, dadas sua demanda e necessidade, não se pode pensar nela apenas como um tópico de currículo oculto. A história e a teoria dos CP é algo que merece grande esforço e atenção, sobretudo no contexto atual. O caso da Liga Transdisciplinar de Cuidados Paliativos HCFMUSP ilustra a história de desenvolvimento, aprimoramento e interesse pela educação nessa área.

LEITURA RECOMENDADA

1. Academia Nacional de Cuidados Paliativos (ANCP) [Internet]. Ligas acadêmicas. Disponível em: https://paliativo.org.br/ancp/ligas-academicas. Acesso em: 18 set. 2024.
2. Al Qadire M. Knowledge of palliative care: an online survey. Nurse Educ Today. 2014;34(5):714-8.
3. Boland JW, Brown MEL, Duenas A, Finn GM, Gibbins J. How effective is undergraduate palliative care teaching for medical students? A systematic literature review. BMJ Open. 2020;10(9):e036458.
4. Centeno C, Ballesteros M, Carrasco JM, Arantzamendi M. Does palliative care education matter to medical students? The experience of attending an undergraduate course in palliative care. BMJ Support Palliat Care. 2016;6(1):128-34.
5. Etkind SN, Bone AE, Gomes B, Lovell N, Evans CJ, Higginson IJ, et al. How many people will need palliative care in 2040? Past trends, future projections and implications for services. BMC Med. 2017;15(1):102.
6. Horowitz R, Gramling R, Quill T. Palliative care education in U.S. medical schools. Med Educ. 2014;48(1):59-66.
7. Mutto EM, Bunge S, Vignaroli E, Bertolino M, Villar MJ, Wenk R. Medical students' palliative care education in a Latin American university: a three-year experience at Austral University in Buenos Aires, Argentina. J Palliat Med. 2014;17(10):1137-42.
8. Pieters J, Dolmans DHJM, Verstegen DML, Warmenhoven FC, Courtens AM, van den Beuken-van Everdingen MHJ. Palliative care education in the undergraduate medical curricula: students' views on the importance of, their confidence in, and knowledge of palliative care. BMC Palliat Care. 2019;18.
9. Polat Ü, Karataş T. Nursing students' knowledge of palliative care at a university in Turkey. Res Theory Nurs Pract. 2018;32(3):276-95.
10. Reville B, Foxwell AM. The global state of palliative care: rogress and challenges in cancer care. Ann Palliat Med. 2014;3(3):129-38.
11. Shaikh AJ, Khokhar NA, Raza S, Kumar S, Haider G, Haider AG, et al. Knowledge, attitude and practices of non-oncologist physicians regarding cancer and palliative care: a multi-center study from Pakistan. Asian Pac J Cancer Prev. 2008;9(4):581-4.
12. Silva SA da, Flores O. Ligas Acadêmicas no processo de formação dos estudantes. Rev Bras Educ Med. 2015;39(3).

O ensino médico antes do internato

Carla Romagnolli Quintino
Manoela Trevisan Vigorito
Mariana do Santos Pastori
Ricardo Tavares de Carvalho

Pontos-chave

- A escolha profissional da medicina é pautada pela vontade de fazer o bem, porém o jovem médico pode se distanciar desse objetivo ao ser formado com um currículo fragmentado e centrado na doença, em que o uso de tecnologias pode ser utilizado para prolongar o sofrimento humano.
- A minoria dos currículos das escolas médicas brasileiras conta com a temática dos cuidados paliativos.
- Um currículo baseado em competências a serem adquiridas em cuidados paliativos pode propiciar a formação de profissionais médicos éticos, críticos e com visão humanística, com cuidados centrados na pessoa e embasados nos princípios do Sistema Único de Saúde (SUS), capazes de deliberar e construir um plano de cuidados, entendendo valores, respeitando a autonomia e a fase de doença de cada indivíduo diante de uma sociedade com necessidades crescentes em cuidados paliativos.

INTRODUÇÃO

O que leva uma pessoa a escolher a medicina como profissão? Para 63,5% dos médicos recém-graduados nas universidades brasileiras, essa decisão foi pautada pela vontade de fazer o bem, revelou pesquisa do Conselho Federal de Medicina (CFM) em 2017. É importante ressaltar que essa escolha ocorre, na maioria das vezes, em tenra idade (na infância ou na adolescência). Uma publicação do *Lancet* de 1997 afirma que "A cultura médica ainda tolera e até recompensa a má aplicação de tecnologias que sustentam a vida, enquanto menospreza a prevenção e o alívio do sofrimento". Isso não soa como "estar fazendo o bem". O estudante de medicina é ensinado, ao longo dos seis anos, a tratar as doenças e não o doente (a medicina ainda é centrada na doença e não no doente). O jovem médico, ao deparar com pacientes com doenças em fases avançadas, em que não é possível tratamento modificador de doença, experimenta sentimentos como desesperança e fracasso, com impacto negativo no cuidado.

Como modificar esse sentimento? A única forma é a mudança estrutural do currículo médico, de forma que o paciente vá para o centro do cuidado, e o principal objetivo seja o cuidado (processo) e não exclusivamente a cura (resultado).

CUIDADOS PALIATIVOS E AS ESCOLAS MÉDICAS BRASILEIRAS

A demanda por cuidados paliativos (CP) no Brasil é alta, impulsionada pelo envelhecimento populacional e aumento das doenças crônicas graves. Estima-se que mais de 56 milhões de pessoas ao redor do mundo tenham necessidade de CP. Para que essa necessidade seja atendida, é indispensável incorporar o ensino de CP na formação médica.

O aumento do número de escolas médicas torna essa necessidade ainda mais premente. É esperado que os profissionais médicos tenham competência para lidar com a finitude, realizar boa comunicação, trabalhar em equipe, manejar adequadamente todos os sintomas e abordar os aspectos biopsicossocial e espiritual, além de prognosticar.

O contato contínuo com o processo de adoecimento desde seu diagnóstico até o fim da vida permite aos estudantes desenvolverem uma postura humanística e um entendimento de todas as esferas do ser humano, proporcionando experiências relacionadas à fragilidade humana e o redirecionamento do foco do cuidado da doença para a pessoa. Assim, os estudantes são capazes de desenvolver competências que irão melhorar sua atuação profissional no cuidado integral dos pacientes.

A necessidade de inclusão de CP na graduação é descrita na literatura mundial desde a década de 1970. No Brasil, os primeiros profissionais que se especializaram na área eram autodidatas ou realizaram cursos fora do país. As primeiras iniciativas que ocorreram nas graduações de medicina no Brasil foram as Ligas Acadêmicas de Cuidados Paliativos.

Ainda hoje, as matrizes curriculares que abordam CP são escassas. Elas estão presentes em apenas 14% dos cursos de medicina do Brasil, com base no estudo realizado por Castro et al. em 2021, e são raros os dados do ensino de CP nos anos que antecedem o internato (1º a 4º ano do curso de medicina).

Foi apenas em novembro de 2022 que os CP foram incluídos nas Diretrizes Curriculares Nacionais (DCN) dos cursos de graduação em medicina no Brasil e é ainda mais recente (de maio de 2024) a publicação da Política Nacional de Cuidados Paliativos (PNCP).

Assim, urge a mudança dos currículos das graduações em medicina no Brasil, com a implementação de uma aprendizagem centrada na pessoa, com predominância de metodologias ativas e baseado em competências a serem desenvolvidas em CP.

PROPOSTA DE GRADE CURRICULAR EM CUIDADOS PALIATIVOS

O Projeto EDUPALL, em revisão e sistematização de 2019, propôs um modelo curricular teórico-prático com seis domínios de temas:

1. Base dos cuidados paliativos (5%).
2. Dor e manejo de sintomas (50%).
3. Aspectos psicossociais e espirituais (20%).
4. Questões éticas e legais (5%).
5. Comunicação (15%).
6. Trabalho em equipe e auto-observação (5%).

CURRÍCULO BASEADO EM COMPETÊNCIAS EM CUIDADOS PALIATIVOS

Entende-se por competência "a capacidade de mobilizar um conjunto de recursos integrados (conhecimento, habilidades e atitudes) para enfrentar situações diversas e complexas e desenvolver respostas a situações-problema" (Perrenoud et al., 2002).

Os objetivos educacionais do currículo devem ser específicos, mensuráveis, alcançáveis, relevantes e em tempo oportuno (mnemônico SMART - Figura 1).

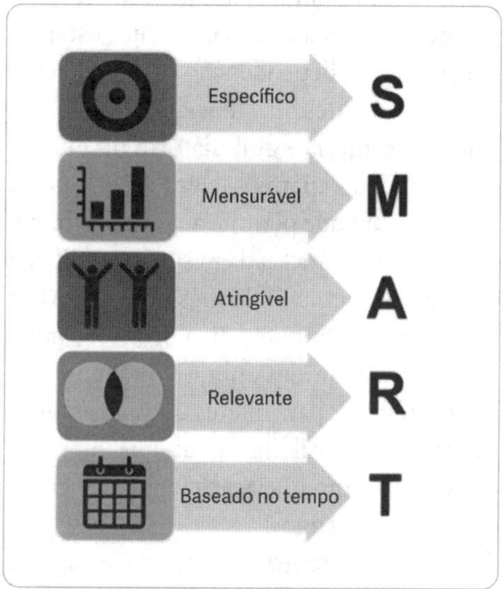

FIGURA 1 Mnemônico SMART para objetivos educacionais do currículo.
Fonte: Harden e Laidlaw, 2012.

A descrição das competências em CP esperada dos profissionais da saúde foi redigida pelo grupo de educação da *European Association for Palliative Care* (EAPC) em 2013 e estão descritas no Quadro 1.

A EXPERIÊNCIA DO ENSINO DOS CUIDADOS PALIATIVOS NOS ANOS INICIAIS DA GRADUAÇÃO EM MEDICINA DA FMUSP

No intuito de aumentar a visibilidade dos CP, foi criada, sob supervisão do Dr. Luís Saporetti, junto ao Departamento de Clínica Médica, a Liga Acadêmica de Cuidados Paliativos da Faculdade de Medicina da Universidade de São Paulo (FMUSP), em 2007. A Liga teve a colaboração do médico

QUADRO 1 As 10 competências centrais em cuidados paliativos segundo a *European Association for Palliative Care*, 2013

1. Aplicar os constituintes centrais dos CP no ambiente próprio e mais seguro para os doentes e as famílias.
2. Aumentar o conforto físico durante as trajetórias dos doentes.
3. Atender às necessidades psicológicas dos doentes.
4. Atender às necessidades sociais dos doentes.
5. Atender às necessidades espirituais dos doentes.
6. Responder às necessidades dos cuidadores familiares em relação aos objetivos do cuidar em curto, médio e longo prazos.
7. Responder aos desafios da tomada de decisão clínica e ética em CP.
8. Implementar uma coordenação integral do cuidar e um trabalho de equipe interdisciplinar em todos os contextos em que os CP são oferecidos.
9. Desenvolver competências interpessoais e comunicacionais adequadas aos CP.
10. Promover o autoconhecimento e o contínuo desenvolvimento profissional.

assistente, à época, Dr. Toshio Chiba, sendo associada em 2009 ao Serviço de Geriatria do Hospital das Clínicas, com colaboração do professor titular da geriatria do Hospital das Clínicas da Faculdade de Medicina da Universidade de São Paulo (HCFMUSP), Prof. Dr. Wilson Jacob Filho, e vinculada ao Departamento de Clínica Médica da FMUSP.

A realização do primeiro curso introdutório para ingresso na Liga de Cuidados Paliativos marca o inédito momento de aproximação dos CP junto aos estudantes de graduação em medicina. Na lista de temas das palestras desse primeiro curso (ver Figura 1 do Capítulo "A Liga Transdisciplinar de Cuidados Paliativos do HCFMUSP"), percebe-se a abordagem multidisciplinar, com a presença de profissionais da medicina, farmácia, psicologia e serviço social. No entanto, nesse primeiro momento, o ingresso na Liga era permitido apenas para os estudantes de medicina.

Desde 2015, sob a supervisão do Prof. Dr. Ricardo Tavares de Carvalho, as atividades da Liga foram expandidas, com aumento das atividades teóricas e práticas nas dependências do Núcleo Técnico-Científico de Cuidados Paliativos do HCFMUSP, criado em 2012, alavancando o interesse crescente dos alunos. A Liga possui Regimento Interno próprio, manual de orientação do aluno e faz divulgação de suas atividades em mídias sociais.

A partir de 2021, a liga acadêmica passou a ser denominada Liga Transdisciplinar de Cuidados Paliativos e é aberta aos estudantes dos cursos da área de saúde da USP, com 50 vagas ao ano, preenchidas a partir de processo seletivo realizado após o curso introdutório.

Toda a organização das atividades, desde o curso introdutório até a certificação dos ligantes ao final de um ano de atividade, é realizada pela Diretoria Acadêmica da Liga, composta por estudantes das diferentes áreas da saúde sob orientação direta de um comitê executivo multiprofissional formado por três profissionais que compõem o Núcleo Técnico-Científico do HCFMUSP, além do supervisor.

Em 2024, a Liga conta com 47 membros no total, alunos dos cursos de nutrição, enfermagem, fonoaudiologia, gerontologia, terapia ocupacional, psicologia e medicina, cadastrados no Departamento Científico da graduação da FMUSP. É destinada a complementar a formação acadêmica, por meio de aulas teóricas, vivências práticas e estímulo à pesquisa, com base em preceitos que respeitam a autonomia do paciente e buscam ampliar o entendimento sobre o cuidado, momento de adoecimento, dignidade humana e o processo de morrer.

A liga conta com um cronograma anual de aulas teóricas sobre CP com especialistas da área, que abordam temas como: conceitos e princípios, controle de sintomas, comunicação, tomada de decisão, trabalho em equipe, cuidado com a família, fim de vida e luto. As vivências práticas baseiam-se em estágios realizados nas dependências do HCFMUSP, nas modalidades assistenciais de interconsulta, enfermaria e ambulatório do Núcleo de Cuidados Paliativos, além de oficina de comunicação que permite aos alunos treinamento de comunicação em situações difíceis e compartilhamento de más notícias. Além disso, eventualmente a liga promove aulas abertas transmitidas online sobre temas relevantes em CP para interessados no assunto, assim como possibilita aos alunos interessados contato com iniciação científica e grupo de estudo de artigos.

Historicamente, para além da Liga de CP, a inclusão do conteúdo de CP na graduação da FMUSP vem se ampliando com as seguintes iniciativas:

- Participação nas atividades do Congresso Médico Universitário da FMUSP (COMU): desde 2014 e em todos os anos, os alunos da Liga de CP do HCFMUSP, com apoio do supervisor e comitê executivo da Liga, organizam mesas com duração de 4 horas envolvendo temas em CP, sempre em caráter multiprofissional integrado, atraindo o interesse de um número progressivamente maior de participantes.
- 1º e 2º anos – unidade curricular 21 – Discussão Integrada de Casos Clínicos (DICC) como um dos campos de discussões e prática na área de Humanização em Saúde:
  - Local: unidade de internação de CP do HCFMUSP.
  - Início: 2018.
  - Carga horária: variável e composta pela participação de pequenos grupos de alunos nas discussões, facilitadas por médicos assistentes dos CP-HCFMUSP.
- Segundo ano – unidade curricular 4 – processo saúde-doença-cuidados (semiologia clínica):
  - Local: Hospital das Clínicas da FMUSP e Hospital Universitário da USP.

A introdução do ensino de "comunicação" e "comunicação de más notícias" é de 2014, com oficinas práticas, utilizando-se da metodologia de *role-play*. Em 2022, foi introduzido no quarto semestre do curso o tema "semiologia do fim de vida" e apenas em 2023 o tema "introdução aos cuidados paliativos".

A seguir, será exemplificada uma competência a ser alcançada (comunicação em saúde) pelo estudante de medicina do segundo ano, utilizando a estratégia de *blueprint*:

- Competência: comunicação em saúde.
- Estudantes de medicina do segundo ano.
- Carga horária: 12 horas.
- Objetivos educacionais:
  - Geral: ao final do segundo ano, o estudante de medicina será capaz de se comunicar de forma assertiva ao longo do processo de cuidado.
  - Específicos (Quadro 2).
- Terceiro ano – unidade curricular 16 – Ciclos da vida:
  - Local: Hospital das Clínicas da FMUSP.
  - Início: 2017.
  - Carga horária: 2 horas – teórica.
  - Temas abordados: evolução do conceito de CP, trajetórias de doença, caracterização da terminalidade, fase final de vida e processo ativo de morte.
- Disciplina optativa para 3º e 4º anos:
  - Início: 2024.
  - Carga horária: 15 horas (10 encontros teóricos).
  - Temas abordados: conceitos e princípios, aspectos éticos e de tomada de decisão (método de deliberação moral), controle de sintomas (dor, dispneia, tosse, náusea, vômito, obstrução intestinal maligna), comunicação, tomada de decisão, trabalho em equipe multidisciplinar, fim de vida e luto e sedação paliativa.

CONSIDERAÇÕES FINAIS

O ensino médico de cuidados paliativos antes do internato foi introduzido no currículo da FMUSP recentemente e está em franca expansão. Infelizmente, a maioria dos cursos de medicina no Brasil ainda não tem a temática dos CP estruturada em seus currículos, apesar de a obrigatoriedade do

QUADRO 2 Objetivos educacionais específicos

Objetivos educacionais	Sistema de avaliação	Estratégias educacionais	Conteúdos
O que o aluno deve aprender, desenvolver ou aprimorar?	Como cada objetivo será avaliado?	Quais são as oportunidades de aprendizado?	Quais conceitos serão necessários para atingir os objetivos educacionais?
Conhecimentos: ▪ Conhecer as diferenças entre comunicação verbal e não verbal ▪ Diferenciar comunicação violenta de não violenta ▪ Conceituar notícia difícil (ou má) ▪ Compreender as nuances culturais	▪ Prova mista (múltipla escolha e respostas curtas)	▪ Discussão de casos (situações-problema) – dialogada – pequenos grupos e depois no grande grupo ▪ Palestra teórica de fechamento	▪ Comunicação verbal e não verbal ▪ Comunicação violenta ▪ Má notícia ▪ Protocolo SPIKES
Habilidades: ▪ Usar linguagem acessível ▪ Exercer a comunicação respeitando as diferenças culturais ▪ Gerir adequadamente situações conflituosas ▪ Utilizar ambiente adequado	▪ OSCE (somativo e formativo) (peso somativo pequeno – 20%)	▪ Oficina: *role-play* para aplicação do protocolo SPIKES	▪ Linguagem ▪ Sensibilidade cultural ▪ Incidentes críticos ▪ Gestão de conflitos ▪ Adequação do ambiente
Atitudes: ▪ Ser ético, empático, proativo e colaborativo ▪ Respeitar as diferenças culturais ▪ Comunicar de forma horizontal ▪ Respeitar a autonomia do paciente	▪ OSCE	▪ Laboratório de simulação	▪ Empatia ▪ Trabalho em equipe ▪ Trabalho colaborativo ▪ Autonomia ▪ Ética do estudante

OSCE: *objective structured clinical examination*.

ensino de CP já constar na DCN do curso de medicina.

O ensino dos CP tem impacto positivo na educação médica, propiciando a formação de profissionais éticos, críticos e com visão humanística, com cuidados centrados na pessoa e embasados nos princípios do SUS, capazes de deliberar e construir plano de cuidados, entendendo valores e respeitando a autonomia e fase de doença de cada indivíduo em uma sociedade com necessidades crescentes em CP.

REFERÊNCIAS BIBLIOGRÁFICAS

1. Apratto Junior P, Chevitarese L, Costa A, Chevitarese S, Silva L. O ensino de cuidados paliativos na graduação do curso de medicina: um olhar multicêntrico. Arquivos de Ciências da Saúde da UNIPAR. 2023;27:4754-69.
2. Castro AA, Taquette SR, Marques NI. Cuidados paliativos: inserção do ensino nas escolas médicas do Brasil. Rev Bras Educ Med. 2021;45(2):1-7.
3. Castro AA, Taquette SR, Martin EZ, Climaco LS, Almeida POA. Ensino em cuidados paliativos no Brasil: percepção de docentes das escolas médicas. New Trends in Qualitative Research. 2022;12.
4. Conselho Nacional de Educação, Câmara de Educação Superior. Resolução CNE/CES n. 3, de 3 de novembro de 2022. Altera os artigos 6º, 12 e 23 da Resolução CNE/CES n. 3/2014, que institui as Diretrizes Curriculares Nacionais do Curso de Graduação em Medicina. Publicado no Diário Oficial da União em 07/11/2022.
5. D'Alessandro MPS, Barbosa LC, Anagusko SS, Maiello APMV, Conrado CM, Pires CT, Forte DN, editores. Manual de cuidados paliativos. 2.ed. São Paulo: Hospital Sírio-Libanês/Ministério da Saúde; 2023.
6. Gamondi C, Larkin P, Payne S. Core competencies in palliative care: an EAPC white paper on palliative care education: part 1. Eur J Pall Care. 2013;20(2):86-91.
7. Gamondi C, Larkin P, Payne S. Core competencies in palliative care: an EAPC white paper on palliative care education: part 2. Eur J Pall Care. 2013;20(3):140-5.
8. Gibbins J, McCoubrie R, Maher J, Wee B, Forbes K. Recognizing that it is part and parcel of what they do: teaching palliative care to medical students in the UK. Palliat Med. 2010;24(3):299-305.
9. Harden RM, Laidlaw JM. Essential skills for a medical teachers. Edinburgh: Elsevier; 2012.
10. Oliveira RA, coord. Cuidado paliativo. São Paulo: Conselho Regional de Medicina do Estado de São Paulo; 2008.
11. Perrenoud P, Thurler MG, Macedo L, Machado NJ, Allessandrini CD. As competências para ensinar no século XXI: a formação de professores e o desafio da avaliação. Porto Alegre: Penso; 2002.
12. Pineli PP, Krasilcic S, Suzuki FA, Maciel MGS. Cuidado Paliativo e Diretrizes Curriculares: Inclusão Necessária. Rev Bras Educ Med. 2016;40(4):540-6.
13. Time for education in palliative care. Lancet. 1997;349(9067):1709.
14. Vattimo EFQ, Zen Junior JH, Santana VS (coords.). Cuidados paliativos: da clínica à bioética: volume 2. São Paulo: Cremesp; 2023.

63

O ensino médico no internato

Marina Guimarães de Oliveira Marques
Marcelo Arlindo Vasconcelos Miranda Rodrigues
Manoela Trevisan Vigorito
Carla Romagnolli Quintino
Iolanda de F. L. Calvo Tibério

Pontos-chave

- Ensino baseado em competências e cuidados paliativos.
- Benefícios dos conhecimentos em cuidados paliativos para o generalista
- Inclusão da temática dos cuidados paliativos nas Diretrizes Curriculares Nacionais do curso de graduação em medicina.
- A experiência do internato em cuidados paliativos na FMUSP.

INTRODUÇÃO

Segundo o último levantamento realizado pela Organização Mundial da Saúde (OMS), estima-se que aproximadamente 57 milhões de pessoas precisem de cuidados paliativos no mundo. A maior parte (69%) das doenças que levantam a necessidade dessa abordagem está centrada em doenças crônicas não transmissíveis (DCNT), como neoplasias, HIV/aids, doenças cerebrovasculares, demências e doenças pulmonares. Muitas dessas condições são mais frequentes na população idosa, e, assim, com o crescimento global da curva de envelhecimento populacional, essas condições têm a perspectiva de se tornarem mais prevalentes. Assim, é esperado que, por consequência, as necessidades em cuidados paliativos também aumentem proporcionalmente (WHPCA, 2020).

Diante do aumento das referidas necessidades, muito tem sido discutido a respeito do desenvolvimento dos cuidados paliativos para garantir o acesso a essa abordagem de cuidados. A urgência em ampliar o acesso aos cuidados paliativos não parte somente da demanda crescente para tanto, mas também do compromisso ético em compreender o direito a cuidados paliativos de qualidade como direito humano. Inclusive, o Pacto Internacional dos Direitos Econômicos, Sociais e Culturais já reconhece desde meados do século XX a necessidade de atenção particular aos pacientes em terminalidade, de forma que lhes permita o alívio da dor e a morte com dignidade (WHO, 1966).

Para alcançar o desenvolvimento com base em políticas estruturadas, três pilares são reconhecidos como fundamentais: acesso à medicação, estratégias de implementação e, por fim, educação (WHPCA, 2020). A educação envolve um processo de mudança cultural da relação do indivíduo com a própria finitude, o que requer o envolvimento da mídia e da população geral. Porém, um componente importante da educação em cuidados paliativos consiste na formação de profissionais capacitados. Entretanto, a despeito da crescente demanda por esse profissional, a disponibilidade de profissionais especialistas na área segue em direção oposta, apresentando um declínio que se justifica, entre outras causas, por *burnout* e insatisfação institucional (Kamal et al., 2017).

Assim, vem sendo recomendada a formação de generalistas por meio da construção de um currículo de graduação sensível às necessidades em cuidados paliativos (WHPCA, 2020). Na perspectiva mundial, a OMS traz, desde a 67ª Assembleia de Saúde Mundial, em 2014, o reconhecimento de que a capacitação básica em cuidados paliativos deve ser integrada desde a graduação, rotineiramente, para médicos e enfermeiros em formação (WHO, 2014).

A assistência em cuidados paliativos pode ser prestada em todos os níveis de atenção – da atenção primária até a atenção quaternária – e atender às demandas das mais simples às mais complexas. Hoje se reconhece que cada nível de demanda requer profissionais com formações com diferentes níveis de especialização na área, e assim se estabelecem níveis progressivos de assistência em cuidados paliativos (EAPC, 2015). A formação para cada uma dessas categorias deve ser realizada conforme o trabalho a ser desenvolvido, como descrito no Quadro 1.

QUADRO 1 Formação para profissionais envolvidos nos diversos níveis de assistência em cuidados paliativos

Abordagem em cuidados paliativos
▪ Utiliza ferramentas de cuidados paliativos em serviços não especializados. ▪ Deve ser disponibilizada para generalistas (médicos e multiprofissionais). ▪ Ensinada durante a graduação ou durante o desenvolvimento profissional.
Cuidados paliativos primários
▪ Prática de especialistas focais de demais especialidades e generalistas, com conhecimento e habilidades básicas em cuidados paliativos. ▪ Deve ser disponibilizado para profissionais em contato frequente com cuidados paliativos, porém que não têm essa como sua prática primordial. ▪ Pode ser ensinado na graduação, na pós-graduação ou durante o desenvolvimento profissional.
Cuidados paliativos especializados
▪ Prática realizada em serviços que oferecem cuidados paliativos como abordagem central. ▪ Direcionado para pacientes com necessidades complexas, sem resposta a demais estratégias de tratamento. ▪ Pode ser ensinado em pós-graduação e reforçado durante o desenvolvimento profissional.

Fonte: EAPC (2015).

ENSINO BASEADO EM COMPETÊNCIAS E CUIDADOS PALIATIVOS

No âmbito da educação médica, tem sido questionado o papel do ensino como ferramenta para formação de profissionais exclusivamente por meio do conhecimento teórico. Hoje, entende-se que, para alcançar a formação de médicos capazes de articular o conhecimento teórico com sua aplicação prática de forma crítica, levando em conta reflexões de suas implicações no indivíduo e na sociedade, é necessário construir os objetivos educacionais com base em competências (Santos, 2011).

A competência pode ser compreendida como a capacidade de integrar conhecimentos, valores e atitudes no desempenho das atividades no trabalho (Santos, 2011), e depende da aquisição de conhecimentos, habilidades e atitudes (Amaral et al., 2007). Quando se tem como objetivo a aquisição de competências, a estruturação de um currículo tem como foco os resultados em detrimento dos processos: ou seja, o foco é o que se espera que o aluno leve de aprendizado em detrimento do que deve a ele ser ensinado (Santos, 2011).

Dessa forma, a recomendação da Associação Europeia de Cuidados Paliativos (EACP) para a educação nessa área também foi construída com base em competências esperadas para esses profissionais. Para atingir essas competências, parte-se do princípio de que cuidados paliativos se baseiam em constituintes fundamentais para aplicar a filosofia dessa prática na assistência (EAPC, 2015). Os constituintes fundamentais dos cuidados paliativos estão elencados no Quadro 2.

QUADRO 2 Constituintes fundamentais dos cuidados paliativos

- Autonomia.
- Dignidade.
- Relação paciente-equipe de saúde.
- Qualidade de vida.
- Percepção diante da vida e da morte.
- Comunicação.
- Educação pública.
- Abordagem multiprofissional.
- Luto.

Fonte: EACP (2015).

Com isso, são então estabelecidas 10 competências fundamentais em cuidados paliativos como objetivos educacionais para direcionar a prática de quem pretende aplicar os constituintes fundamentais dos cuidados paliativos em sua prática clínica – no nível de cuidados paliativos primários (EACP, 2015).

Ao desenvolver essas competências, o objetivo final é prover cuidados paliativos de qualidade, prezando pela dignidade da pessoa humana com o intuito de permitir continuar vivendo da forma mais ativa possível, com qualidade, até o fim da vida. Entretanto, para isso se espera que o profissional possa identificar e antecipar necessidades em cuidados paliativos mas também reconhecer as próprias limitações e saber encaminhar para o especialista quando necessário (EACP, 2015).

São competências fundamentais em cuidados paliativos:

1. Aplicar os constituintes fundamentais dos cuidados paliativos conforme a alocação do paciente e sua família.
2. Melhorar o conforto físico durante toda a trajetória de doença.
3. Abordar as necessidades psicológicas do indivíduo.
4. Abordar suas necessidades sociais.
5. Abordar suas necessidades espirituais.
6. Abordar as necessidades dos familiares e cuidadores diante dos objetivos de

cuidado do paciente a curto, médio e longo prazo.

7. Abordar o processo de decisão compartilhada levando em consideração aspectos clínicos, éticos e legais.
8. Exercer a prática de coordenação do cuidado e assistência interdisciplinar em todos os níveis de atenção.
9. Desenvolver habilidades interpessoais e técnicas de comunicação.
10. Praticar o autocuidado e a atenção às próprias necessidades, além de seguir em contínua capacitação profissional.

BENEFÍCIOS DOS CONHECIMENTOS EM CUIDADOS PALIATIVOS PARA O GENERALISTA

A maior parte dos médicos recém-formados irá conduzir situações de fim de vida, inclusive ainda no primeiro ano de formado, enquanto generalista (Gomes e Higginson, 2008). Entretanto, pode ser difícil para o aluno em formação, e mesmo para o recém-formado, deparar com pacientes em fim de vida ou discutir a finitude com familiares desses pacientes. A temática da morte e do morrer não é confortável, e pode gerar um sentimento de ansiedade e medo (Duarte et al., 2015). Poder ter acesso aos fundamentos dos cuidados paliativos, seja de forma teórica ou prática, contribui para minimizar a ansiedade enfrentada e qualificar a assistência prestada por esses profissionais (Castro, et al., 2022; Gibbins et al., 2010).

Mesmo para situações de assistência à saúde de forma geral, o conhecimento em cuidados paliativos pode ser valioso. Alguns fundamentos dessa prática, como trabalho em equipe multiprofissional e comunicação de más notícias, são necessários para a boa prática médica em muitos cenários, e mesmo assim, frequentemente, não recebem espaço para desenvolvimento durante a formação. A formação em cuidados paliativos pode oferecer uma oportunidade de desenvolver essas habilidades (Centeno et al., 2014).

Porém, à medida que se avança no curso de medicina e, consequentemente, no contato com pacientes, apesar de continuar percebendo a morte como um tabu, sabe-se que o aluno passa a reconhecer a importância de se equipar tecnicamente para conduzir situações nesse cenário (Duarte et al., 2015).

Além disso, reconhecer a finitude como parte inerente ao ciclo de vida permite ao profissional assumir uma postura de maior humildade diante das prioridades do paciente. Isso permite também compreender a piora clínica dentro do contexto de uma doença ameaçadora a vida, não apenas como desfecho negativo (Castro et al., 2022; Gibbins et al., 2010).

RECOMENDAÇÕES PARA O ENSINO DE CUIDADOS PALIATIVOS NA GRADUAÇÃO

As estratégias utilizadas para o ensino dessa disciplina devem considerar uma pluralidade de fatores. As competências em cuidados paliativos vão desde conteúdos bastante subjetivos, como habilidades em comunicação, ética e bases legais, até conteúdos mais objetivos, como controle de sintomas e farmacologia. Além disso, é preciso também levar em conta as dificuldades enfrentadas pelo aluno para se ver no lugar de alguém que cuida do indivíduo com necessidades em cuidados paliativos.

Mesmo com a já conhecida dificuldade em lidar com o fim de vida, sabendo do encontro inevitável na vida profissional com essa circunstância, a vivência com esse perfil de paciente tem sido defendida como fundamental nas recomendações de currículo em cuidados paliativos na graduação. Entretanto, essa vivência deve sempre acontecer no campo de atividades práticas, possivelmente em unidade especializada em cuidados paliativos ou em uma unidade *hospice*, de forma supervisionada e com oportunidade de *feedback* imediato (Gomes et al., 2008; Boland et al., 2019).

Para além do *feedback* imediato com um tutor, outras estratégias vêm sendo propostas para avaliar os alunos de forma somativa e, também, com caráter formativo. Algumas estratégias vêm sendo validadas para isso, como avaliações à beira-leito, portfólio reflexivo e o exame clínico observado e estruturado (OSCE) (Boland et al., 2019).

Tudo isso é recomendado que aconteça com o envolvimento de paliativistas. Ainda que outras áreas da medicina tenham um campo de interface com os cuidados paliativos, muitas vezes a abordagem oferecida é voltada para a especialidade de origem do profissional, o que pode minimizar aspectos inerentes à terminalidade e ao fim de vida que seriam mais profundamente discutidos na perspectiva dos cuidados paliativos (Fitzsimons et al., 2007).

Isso não significa que a articulação entre especialidades não seja importante também para o aprendizado do estudante de medicina. Algumas competências, como habilidades de comunicação, podem ser exploradas nos campos de medicina de família e comunidade ou psiquiatria, por exemplo. Porém, a grande riqueza em permitir essa articulação se dá ao demonstrar que o interesse em cuidados paliativos deve ser responsabilidade de qualquer médico (Boland et al., 2019).

Apesar disso, a disponibilidade do estudante em se debruçar sobre esses conteúdos nem sempre é espontânea. Não se pode ignorar que a educação médica muitas vezes continua imersa em um currículo oculto que coloca o médico em uma posição que não admite fracassos e reconhece a morte como algo a ser combatido em todos os casos (Billings et al., 2010). Entretanto, a construção do currículo oculto acontece à medida que temos contato repetidamente com determinadas posturas e perspectivas de nossos superiores e de nossos pares. Ao permitir que o aluno tenha contato com exemplos que ofereçam assistência de qualidade a pessoas com necessidades em cuidados paliativos, é construído um currículo oculto que contribui para a criação de uma cultura mais receptiva aos fundamentos dessa abordagem de cuidador (Gaufberg et al., 2010).

Com isso, compreende-se que a principal recomendação para alcançar todos esses aspectos para alunos de graduação consiste em oferecer um currículo que incorpore os cuidados paliativos como disciplina obrigatória (Boland et al., 2019). Ainda que os estágios opcionais sejam um recurso interessante para aqueles previamente inclinados para a área, que nesse cenário podem desenvolver ainda mais habilidades referentes aos cuidados paliativos e até mesmo despertar o interesse para a especialização como paliativista, esse caminho pode não garantir que todos tenham o mínimo de conteúdo para desempenhar os cuidados paliativos primários que são esperados de todos os generalistas (Sweeney et al., 2014).

Entretanto, não se pode deixar de levar em conta o aspecto ético do contato do aluno em formação com o paciente em condição de vulnerabilidade. Não somente da perspectiva do aluno esse pode ser um encontro difícil, mas também pela perspectiva dos pacientes e familiares, visto que, nessa fase de doença, eles podem estar experimentando uma deterioração clínica significativa e sintomas de difícil controle. Apesar disso, é comum que a perda funcional possa expor os pacientes a uma condição de limitação de novas experiências; então, ver a si mesmo diante da possibilidade de ajudar pessoas em formação a aprender pode significar um encontro valioso para todos os envolvidos (Finlay et al., 2005).

As principais recomendações para o ensino de cuidados paliativos na graduação estão listadas no Quadro 3.

QUADRO 3 O ensino de cuidados paliativos

Deve ser disciplina obrigatória para os cursos de medicina e baseado em um currículo acordado nacionalmente.
Deve ser introduzido de forma precoce e integrada às demais disciplinas do curso.
Deve envolver estágios de prática clínica.
Deve incluir avaliações objetivas.
Deve ser oferecido por uma equipe multidisciplinar.
Deve ser baseado em competências.

Fonte: McMahon et al. (2019).

INCLUSÃO DA TEMÁTICA DOS CUIDADOS PALIATIVOS NAS DIRETRIZES CURRICULARES NACIONAIS DO CURSO DE GRADUAÇÃO EM MEDICINA

Conforme alteração das Diretrizes Curriculares Nacionais (DCN) do curso de graduação em medicina realizada em novembro de 2022, o "aluno de graduação em medicina deve receber formação e treinamento sobre competências específicas, abrangendo a comunicação compassiva e efetiva com pacientes, gerenciamento de dor e outros sintomas, princípios e boas práticas de cuidados paliativos, bem como critérios de indicação para cuidados paliativos precoces (ao diagnóstico de doença ameaçadora de vida) e indicação e manejo de cuidados de fim de vida incluindo, além do controle de sintomas de sofrimento físico, a abordagem de aspectos psicossociais, espirituais e culturais dos cuidados e também identificando riscos potenciais de luto complicado".

São considerados estratégicos para que se motive, por meio das DCN do curso de graduação em medicina, a devida abordagem à formação médica quanto aos cuidados paliativos:

- Explorar a compreensão do paciente e familiares a respeito de sua doença, suas preocupações, metas e valores, e identificar planos de tratamento que respeitem o alinhamento com essas prioridades.
- Demonstrar uma comunicação efetiva centrada no paciente ao dar más notícias ou informações prognósticas, discutindo as preferências de ressuscitação e treinando pacientes por meio do processo de morrer.
- Avaliar a dor de forma sistemática e tratá-la de forma eficaz com opioides, analgésicos não opioides e intervenções não farmacológicas.
- Definir e aplicar os princípios da prescrição de opioides, incluindo a dosagem equianalgésica e efeitos colaterais comuns, e demonstrar a compreensão de que o uso adequado de opioides raramente leva à depressão respiratória ou dependência ao tratar a dor relacionada ao câncer.
- Definir e explicar a filosofia e os papéis dos cuidados paliativos e *hospice*, e orientar adequadamente os pacientes.
- Descrever e executar tarefas de comunicação efetivamente no momento da morte, incluindo pronunciamento, notificação familiar e suporte de orientação e pedido de doação de órgãos.

- Descrever e aplicar princípios éticos e legais que informam a tomada de decisões em doenças graves, incluindo:
  - O direito de renunciar ou retirar o tratamento de manutenção da vida.
  - A capacidade de decisão e julgamento substituto.
  - A morte assistida pelo médico.
- Identificar e gerenciar sinais e sintomas comuns no final da vida.
- Demonstrar abordagens eficazes para explorar e manipular emoções fortes em pacientes e famílias que enfrentam doenças graves.

EXPERIÊNCIA DO INTERNATO EM CUIDADOS PALIATIVOS NA FMUSP

Quinto ano – Hospital das Clínicas da FMUSP

O internato em cuidados paliativos está inserido no estágio de clínica médica no quinto ano de medicina. O estágio consiste em um período de 6 semanas, com encontros de prática supervisionada por um preceptor especialista em cuidados paliativos.

Os encontros acontecem em dois setores. Um deles é a Unidade de Internação de Cuidados Paliativos, que recebe pacientes em fase final de vida e, também, pacientes em fases mais precoces de doença, quando ainda são candidatos a tratamento modificador de doença e tratamento de intercorrências clínicas de forma não invasiva. Nesse cenário, o aluno pode vivenciar a assistência direta a pacientes com sintomas descontrolados e a discussão do manejo de intercorrências agudas no paciente em terminalidade, além dos cuidados de fim de vida.

O segundo é a Interconsulta de Cuidados Paliativos, no qual a equipe oferece apoio no processo de tomada de decisão, construção de plano avançado de cuidados e apoio às comunicações difíceis de pacientes internados sob a titularidade de outras equipes. Esse é um cenário extremamente rico para a fundamentação de conceitos e princípios em cuidados paliativos, além de compreender a construção do planejamento avançado de cuidados nas diversas fases de evolução de doença.

Os alunos também têm a oportunidade de participar de encontros direcionados para a prática de comunicação difícil, nos quais são envolvidos em atividades de *role-play* e assumem os papéis de médico, familiar ou paciente em situações comuns à realidade de cuidados paliativos, como reunião de família e cerco do silêncio. Eles também têm três momentos teóricos para discutir os fundamentos dos cuidados paliativos e aspectos específicos do manejo de dor e uso de opioides.

Além disso, partindo da premissa da necessidade de integração com as demais especialidades, os alunos têm um espaço garantido de discussão de casos da enfermaria de Clínica Médica com a equipe de Cuidados Paliativos. Para os interessados, também é disponibilizado um estágio eletivo durante o quinto ano do internato no qual o aluno passa um mês na enfermaria de Cuidados Paliativos. Aqui ele assume funções diferentes do interno no estágio habitual, posicionando-se mais ativamente na evolução e prescrição dos pacientes, em conjunto com a equipe de residentes e assistentes do setor.

As avaliações do internato geral consistem em uma prova teórica, com questões inseridas na disciplina de Clínica Médica, uma avaliação global a ser preenchida pelo preceptor de Cuidados Paliativos, e também uma avaliação prática utilizando a estratégia

OSCE. Nesta última se avaliam habilidades de comunicação e de construção de planejamento de cuidados, com possibilidade de inserir também aspectos mais objetivos como o uso de opioides.

O internato em cuidados paliativos para os alunos da Faculdade de Medicina da Universidade de São Paulo é resultado de uma parceria do Núcleo de Cuidados Paliativos com a disciplina de Clínica Médica, prezando sempre pela qualidade técnica e humana, com medicina baseada em evidências, para ofertar um ensino em cuidados paliativos de qualidade.

Sexto ano – Hospital Universitário da USP

O Ambulatório Multiprofissional Didático de Cuidados Paliativos, parte integrante do Estágio Integrado da Saúde do Adulto da Faculdade de Medicina da USP, proporciona uma valiosa oportunidade para a prática do atendimento em equipe multiprofissional e avaliação de pacientes com doenças avançadas com PPS (escala de *performance* paliativa) > 40 em ambiente ambulatorial.

Os pacientes do ambulatório de Cuidados Paliativos podem ter seu cuidado transicionado para a o Programa de Atenção Domiciliar do Hospital Universitário da USP (PAD HU-USP) conforme ocorra seu declínio funcional (PPS $\leq$ 40).

Durante esse subestágio, os internos do sexto ano também participam de atividades no PAD HU-USP, que permitem o contato com pacientes em cuidados paliativos, especialmente aqueles com baixa funcionalidade, em situações crônicas e, em alguns casos, de terminalidade. Isso inclui preparar a família para a possibilidade do óbito em domicílio e para os trâmites necessários em caso de ocorrência.

Competências desenvolvidas ao longo do estágio:

- Identificar, por meio de anamnese, exame clínico e interação com cuidadores/familiares, a necessidade de introdução de cuidados paliativos.
- Prescrever cuidados paliativos básicos para os pacientes.
- Participar de conversas com familiares/cuidadores sobre as condições e intervenções para pacientes em fase final de vida.

Em relação aos cuidados paliativos, há treinamento para que o interno:

- Conheça os critérios de elegibilidade.
- Utilize ferramentas de avaliação do *performance status* dos pacientes.
- Compreenda cada fase dos cuidados paliativos, incluindo a terminalidade.
- Habilite-se no manejo de sintomas comuns em pacientes com doenças avançadas, como dor, dispneia, *delirium*, náuseas, obstipação, entre outros.
- Realize a comunicação de más notícias de forma adequada, empática e clara.

Além das atividades práticas, ocorrem discussões teórico-práticas baseadas em narrativas reflexivas.

Temas para discussão e estudo durante o estágio:

- Definição e princípios dos cuidados paliativos – OMS.
- Ferramentas para identificação de pacientes que se beneficiam de cuidados paliativos.
- Critérios de elegibilidade para cuidados paliativos.
- Escalas de avaliação de funcionalidade.

- Aspectos éticos e legais em cuidados paliativos.
- Manejo da dispneia.
- Dieta em pacientes com demência avançada.
- Abordagem da dor e manejo de opioides.
- Sedação paliativa.
- Via subcutânea.
- Comunicação em cuidados paliativos.
- Cerco do silêncio.
- Fase final de vida.
- Óbito em domicílio *versus* no hospital.

CONSIDERAÇÕES FINAIS

O ensino médico de cuidados paliativos no internato destaca a crescente demanda por cuidados paliativos em um cenário mundial em que aproximadamente 57 milhões de pessoas necessitam desse tipo de assistência. Com ênfase nas doenças crônicas não transmissíveis, a relevância do acesso aos cuidados paliativos é abordada não apenas pela demanda crescente, mas também pelo compromisso ético de proporcionar uma abordagem digna ao fim da vida, reconhecido como um direito humano.

Diante da urgência em ampliar o acesso aos cuidados paliativos, a educação é destacada como um pilar fundamental.

Este capítulo enfatiza a necessidade de formar profissionais capacitados, abordando a crescente demanda por especialistas na área. A recomendação de formar generalistas destaca a importância da construção de um currículo de graduação sensível às necessidades em cuidados paliativos.

É importante ressaltar a abordagem baseada em competências no ensino médico, reconhecendo a capacidade de integrar conhecimentos, valores e atitudes como crucial. Dez competências fundamentais em cuidados paliativos são apresentadas, focando a aplicação prática dos constituintes fundamentais dessa prática e visando proporcionar cuidados paliativos de qualidade e dignidade ao paciente.

Destaca-se também a importância dos conhecimentos em cuidados paliativos para médicos generalistas, evidenciando que esses fundamentos transcendem situações de fim de vida, o que contribui para uma prática médica mais compassiva e eficaz em diversos cenários.

Há recomendações para o ensino de cuidados paliativos na graduação, enfatizando a obrigatoriedade da disciplina, estágios práticos, avaliações objetivas e o envolvimento de especialistas. Propõe-se uma abordagem integral e humanizada no cuidado aos pacientes em fim de vida como uma necessidade premente na formação médica, promovendo a construção de um sistema de saúde mais ético, sensível e capacitado para enfrentar os desafios crescentes em saúde.

REFERÊNCIAS BIBLIOGRÁFICAS

1. Amaral E, et al. Avaliando competência clínica: o método de avaliação estruturada observacional. Rev Bras Educ Med. 2007;31(3).
2. Billings ME, Engelberg R, Curtis JR, Block S, Sullivan AM. Determinants of medical students' perceived preparation to perform en-of-life care, quality of end-of-life care education, and attitudes toward end-of-life care. J Palliat Med. 2010;13:319-26.
3. Boland JW, et al. Twelve tips for developing palliative care teaching in an undergraduate curriculum for medical students. Journal of Palliative Medicine. 2019.
4. Castro AA, et al. Cuidados paliativos na formação médica: percepção dos estudantes. BMC Medical Education. 2022.
5. Centeno C, Ballesteros M, Carrasco JM, Arantzamendi A. Does palliative care education matter to medical students? The experience of attending an undergraduate course in palliative care. Journal of Pain and Symptom Management. 2014.

6. Duarte AC, Almeida DV, Popim RG. Death within the medical undergraduate routine: students' views. Revista Brasileira de Educação Médica. 2015.
7. EAPC. European Journal of Palliative Care. 2015.
8. Finlay I, Maughan T, Williams S. Does student teaching harm or help cancer patients? Med Educ. 2005;39:1166-7.
9. Fitzsimons D, Mullan D, Wilson JS, Conway B, Corcoran B, Dempster M, et al. The challenge of patients' unmet palliative care needs in the final stages of chronic illness. Palliat Med. 2007;21:313-22.
10. Gaufberg EH, Batalden M, Sands R, Bell SK. The hidden curriculum: what can we learn from third-year medical student narrative reflections? Acad Med. 2010;85:1709-16.
11. Gibbins J, et al. Recognizing that it is part and parcel of what they do: teaching palliative care to medical students in the UK. Journal of Pain and Symptom Management. 2010.
12. Gomes, Higginson. Where people die (1974-2030): past trends, future projections and implications for care. Palliat Med. 2008;22:33-41.
13. Kamal AH, Kaufmann T. Making the right thing easier to do: standardized integration of oncology and palliative care. J Oncol Pract. 2017;13(5):291-2.
14. McMahon D, et al. Journal of Pain and Symptom Management. 2019.
15. Santos WS. Organização curricular baseada em competência na educação médica. Rev Bras Educ Med. 2011;35(1).
16. Sweeney C, Lynch G, Khashan A, Maher B, Murphy M, O'Brien T. The impact of a medical undergraduate student-selected module in palliative care. BMJ Support Palliat Care. 2014;492-7.
17. World Health Organization (WHO). International Covenant on Economic, Social and Cultural Rights. New York; 1966..
18. World Health Organization (WHO). Worldwide Hospice Palliative Care Alliance (WHPCA). 2020.

Iniciação científica em cuidados paliativos

Ricardo Tavares de Carvalho
Juraci Aparecida Rocha

Pontos-chave

- A disseminação de *fake news* em redes sociais, de forma corriqueira ou relacionada a conteúdo científico, além da repercussão negativa da baixa *performance* científica brasileira na pandemia de covid-19, é preocupante e faz repensar a formação científica dos futuros médicos.
- Apesar de as Diretrizes Curriculares Nacionais (DCN) de Medicina recomendarem a implementação da pesquisa científica nas escolas médicas, a realização de iniciação científica na formação médica ainda é pouco frequente e carece ser conhecida com mais profundidade.
- Deve haver um compromisso prioritário dos profissionais envolvidos na gestão acadêmica da educação médica para estruturação da iniciação científica nas graduações de medicina, pois a aquisição dessas habilidades contribuirá para a futura atuação profissional dos estudantes, tornando-os capazes de pautar suas atuações pelas melhores evidências científicas e produzir conhecimento científico.

INTRODUÇÃO

A iniciação científica é uma modalidade de pesquisa acadêmica desenvolvida por alunos de graduação sob a orientação de um professor universitário. O aluno, uma vez alocado em ambiente de pesquisa, poderá desfrutar de recursos necessários para desenvolver o senso de equipe e adquirir raciocínio crítico-científico e postura profissional pautada em responsabilidade e comprometimento com a ciência e a sociedade.

Nessa atividade universitária, o graduando tem a oportunidade de adquirir habilidades relacionadas à pesquisa científica, exercitando progressivamente todas as fases da pesquisa acadêmica, tais como revisão da literatura sobre o tema escolhido, delineamento do projeto de pesquisa, metodologia científica e desenvolvimento prático da pesquisa, escrita acadêmica e apresentação dos resultados em publicações e eventos científicos.

Em vista da globalização, o aprimoramento da educação médica vem cada vez mais ganhando destaque e sendo motivo de interesse no contexto mundial. Entretanto, no Brasil esse tema ainda é pouco valorizado, apesar de políticas governamentais direcionadas ao Sistema Único de Saúde (SUS) serem pautadas nas DCN de medicina, que recomendam a implementação da pesquisa científica nas escolas médicas.

INICIAÇÃO CIENTÍFICA NAS ESCOLAS MÉDICAS BRASILEIRAS

Em 2003, dos 390.755 alunos que responderam ao questionário socioeconômico do provão do Enade (Exame Nacional de Desempenho dos Estudantes), 20,9% acreditam que a participação em programas de iniciação científica contribui amplamente para sua formação, e 30,69% declararam não ter participado desse tipo de programa. Já no questionário de 2007, foi apurado que 39% dos alunos têm iniciação científica regulamentar em seu curso e 12% não têm. A falta de integralização curricular ocorre em 6,5% dos casos; 10,9% disseram que têm, mas não é oferecida, e 31% não souberam opinar.

Uma pesquisa de 2005, com 413 alunos do sexto ano de 6 escolas médicas brasileiras, abordou a participação ou não em programa de iniciação científica e os possíveis motivos para a não participação ou sua inexistência. Mesmo sendo crescente essa participação, ainda são muitas as razões para sua não realização ou não participação. Nessa mesma pesquisa, 84% dos alunos defendem a obrigatoriedade da iniciação científica na graduação médica.

São diversas as razões pelas quais os graduandos referem não participar dessas atividades, indo desde a falta de interesse, em percentuais menores, até a inexistência de pessoal qualificado ou motivado, em percentuais médios. Em percentuais mais elevados, destaca-se a carência de condições materiais e, principalmente, a falta de estímulo institucional para a realização de pesquisas.

Apesar de ser um princípio das DCN, a realização de pesquisa científica na formação médica ainda é pouco frequente e carece ser conhecida com mais profundidade. O reconhecimento de sua influência poderá gerar informações que, uma vez adequadamente quantificadas, indicará claramente o valor da correlação entre participação em iniciação científica e aprendizagem. A inexistência de pessoal capacitado e com tempo disponível para orientação de trabalhos, a carência de estrutura física e a falta de estímulo institucional são os maiores desafios a serem enfrentados para melhoria desse panorama.

Dentro de uma instituição de ensino e pesquisa, o programa de iniciação científica pode estar estruturado de duas formas:

1. Em um processo de treinamento e estudo sobre a metodologia científica, que pode constar em uma unidade curricular.
2. A elaboração e a execução de um projeto de pesquisa com orientação, em que há ou não uma concessão de bolsa de estudo.

Nesse contexto, o trabalho de conclusão de curso (TCC) tem como objetivo estimular a execução de um projeto de pesquisa.

Trata-se de atividade facultativa com diferentes formatos e enfoques metodológicos em instituições educativas de graduação e pós-graduação.

Em termos político-pedagógicos, a formação médica engloba, conforme as DCN de 2014, a necessidade de comprometer-se com pesquisa (especialmente as de interesse da sociedade), usar criticamente evidências científicas para a tomada de decisões diagnósticas e terapêuticas e identificar necessidades de produção de novos conhecimentos a partir da própria prática.

A regulamentação e a fiscalização desse processo podem ser feitas por meio do Sistema Nacional de Avaliação da Educação Superior (SINAES), que verifica a participação de discentes em projetos de pesquisa, bem como o oferecimento dessa atividade com orientação docente. Além disso, o Sistema de Acreditação de Escolas Médicas do Conselho Federal de medicina (SAEME-CFM), de acordo com os parâmetros internacionais de qualidade dos cursos de medicina, estabelece que esses cursos oferecerão a todos os estudantes "a vivência do método científico por meio de atividades de iniciação científica, pesquisa de campo, revisão sistemática ou trabalho de conclusão de curso, estando estas atividades regulamentadas quanto à sua carga horária, orientação e socialização de resultados" (Souza e Zuniga, 2022).

Na Universidade de São Paulo (USP), a iniciação científica foi implantada em 1998. Desde então, essa atividade estimula o graduando à compreensão da correlação entre ensino, pesquisa e extensão.

CUIDADOS PALIATIVOS NA INICIAÇÃO CIENTÍFICA

Em 2020, o Núcleo Técnico Científico em Cuidados Paliativos do Hospital das Clínicas da Universidade de São Paulo (NTCCP/HCFMUSP) iniciou suas atividades nessa área, com a inscrição no Programa de Iniciação Científica (PIC) da Comissão de Pesquisa e Inovação da instituição. De início, os alunos cadastrados não conseguiram adquirir bolsas de estudos, mas se comprometeram a ingressar no PIC de modo voluntário. O início de atividades do PIC Cuidados Paliativos durante a pandemia de covid-19 dificultou um planejamento mais bem estruturado pelo deslocamento de profissionais para a área de emergência sanitária. Portanto, a necessidade do isolamento social dificultou as atividades presenciais, mas mobilizou a equipe na criação de novas modalidades de ensino tanto na residência médica quanto na iniciação científica.

A utilização de recursos inovadores de ensino e aprendizado, como o modo *online* para aulas interativas e reuniões técnicas, facilitou o recrutamento de alunos de graduação, tanto da FMUSP quanto de inúmeras universidades oriundas de diversos estados do Brasil. O intercâmbio entre diversas universidades brasileiras, na área de pesquisa em cuidados paliativos na graduação, foi um fator muito importante para a disseminação dos cuidados paliativos entre os universitários. É gratificante constatar que atualmente alguns deles têm atuação participativa nas Ligas Acadêmicas de Cuidados Paliativos e até mesmo na Academia Brasileira de Cuidados Paliativos (ANCP).

ESTRUTURAÇÃO DO PROGRAMA DE INICIAÇÃO CIENTÍFICA – CUIDADOS PALIATIVOS

O recrutamento da primeira turma do PIC Cuidados Paliativos foi realizado por meio da Liga Acadêmica Multiprofissional em Cuidados Paliativos da FMUSP e de indicação dos residentes e dos assistentes do NTCCP/HCFMUSP. Nos anos posteriores, os próprios alunos do PIC indicavam outros colegas para participação no programa. Através de contato por e-mail com os interessados, era enviada a programação do PIC Cuidados Paliativos com a ementa e demais orientações. A avaliação curricular e a entrevista eram realizadas pelos professores do PIC Cuidados Paliativos, e após a seleção era formalizada a inscrição pelo Comitê de Pesquisa e Inovação da FMUSP.

A estrutura inicial foi formatada em 8 aulas teóricas, a cada 15 dias, na modalidade online através do Google Meet. A primeira aula era realizada pelo coordenador da equipe e destinada ao acolhimento e definição dos objetivos do PIC. As outras 7 aulas eram destinadas ao conteúdo teórico do programa. A partir daí, iniciavam-se as oficinas de elaboração dos projetos de pesquisa. Todos os projetos, selecionados por cada orientador, já estavam aprovados pelo Comitê de Ética em Pesquisa da FMUSP. As temáticas dos projetos eram relacionadas aos cuidados paliativos e faziam parte da linha de pesquisa de cada orientador.

Por se tratar de orientação preferencialmente online, os alunos de cada grupo eram divididos em tarefas que poderiam ser efetivadas de acordo com seu local de origem. Os alunos que residiam em São Paulo auxiliavam na coleta de dados, e os alunos de outras praças se dedicavam à análise e formatação em tabelas e gráficos dos dados coletados. Todos contribuíam com a descrição e a conclusão do trabalho. A entrega de relatório ao Comitê de Ética em Pesquisa era feita pelo orientador em dois tempos: no primeiro e no segundo semestre, após avaliação e liberação do mesmo. Ao término do projeto, os alunos organizavam e treinavam a apresentação do projeto para análise de banca no Simpósio USP (SIICUSP) de Iniciação Científica Nacional. Os melhores trabalhos eram selecionados para apresentação no Simpósio USP de Iniciação Científica Internacional. Todos recebiam certificação ao final do simpósio. A depender da orientação de cada docente, o mesmo trabalho era apresentado em outros congressos e simpósios de cuidados paliativos.

PROJETOS DE PESQUISA ELABORADOS NAS TURMAS DO PIC NTCCP/HCFMUSP DE 2020 A 2023

A iniciação científica em cuidados paliativos foi implantada em meados de 2020, em plena pandemia de covid-19. Após um balanço dos trabalhos realizados de 2020 a 2023, foram registrados 8 projetos científicos finalizados e devidamente aprovados pelo comitê de pesquisa da instituição. Das temáticas desenvolvidas, 4 foram relacionadas à população infectada pela covid-19; 4 relacionadas à titulação de dose de morfina parenteral e 1 relacionada ao uso racional de antibióticos. Dos subgrupos estudados, foram identificados 6 projetos com população portadora de covid-19; 1 de sequelados graves de acidente vascular cerebral (AVC) e 1 de doença pulmonar avançada. Nesse período, 18 graduandos de medicina e 1 graduando de Enfermagem foram cadastrados e distribuídos pelos 8 projetos de pesquisa da seguinte forma: 13 na turma 2020-2021; 13 na turma 2021-2022 e 3 na turma 2022-2023. O decréscimo significativo de cadastrados deveu-se ao acúmulo de demandas no serviço e à redução do número de orientadores. Em relação à submissão científica, houve 8 apresentações em simpósios e 7 em congressos. Em relação à publicação, 1 trabalho foi publicado.

DESAFIOS DA INICIAÇÃO CIENTÍFICA NA GRADUAÇÃO MÉDICA

A propagação de fake news nas redes sociais, tanto de forma habitual quanto relacionada a temas científicos, somada à repercussão negativa da baixa performance científica brasileira durante a pandemia do coronavírus, gera preocupação e exige uma reflexão sobre a formação científica dos futuros médicos. Deve haver um compromisso prioritário dos profissionais envolvidos na gestão acadêmica da educação médica, pois a aquisição dessas habilidades contribuirá para a futura atuação profissional dos estudantes, tornando-os capazes de pautar suas atuações pelas melhores evidências científicas.

A iniciação científica é o processo de treinamento e estudo sobre a metodologia científica ou a execução de pesquisa com orientação. Tal prática é prevista pelas DCN de 2014, verificada pelo SINAES apoiada pelo SAEME. Ela tem o potencial de produzir e permitir o avanço do conhecimento, bem como favorecer uma prática de medicina baseada em evidências.

Em revisão sistemática de 2021, com análise de 12 estudos selecionados, observou-se que os principais desafios à prática da pesquisa por estudantes foram a falta de estímulo institucional, de financiamento e de infraestrutura adequada. Além disso, grande parte dos estudantes apresentou trabalhos em congressos, mas dificilmente publicou em periódicos. É válido ressaltar a importância da experiência de comunicação e divulgação do trabalho por meio de eventos, revistas, jornais ou outros meios para promover a cultura da colaboração científica.

Na realidade brasileira, os desafios mais importantes para o aprimoramento dos programas de iniciação científica são: falta de estímulo institucional (como informação e divulgação), infraestrutura, financiamento e tempo de orientadores e discentes, bem como dificuldades na relação entre orientador e orientando e capacitação técnica em pesquisa ou em bioestatística. Apesar do grande número de escolas médicas e de eventos com exposição de produção científica, os dados do estudo mostram um baixo interesse investigativo acerca dos processos e programas de formação em pesquisa durante a graduação.

MENTORIA CIENTÍFICA COMO PROPOSTA INOVADORA NA GRADUAÇÃO

A mentoria caracteriza-se por uma relação de orientação, treinamento, aconselhamento e suporte entre profissionais mais experientes (mentores) e jovens iniciantes (mentorandos), com reconhecido benefício para ambas as partes envolvidas. Apesar de ser um conceito antigo, as mentorias estão cada vez mais presentes no âmbito acadêmico e têm assumido diferentes formatos.

A necessidade de formação médica com uma vertente focada em um modelo científico crítico e reflexivo desperta interesse crescente nos estudantes e já é uma prerrogativa das DCN. Tal percepção está de acordo com estudos prévios que apontam que a maioria dos acadêmicos de medicina concorda que a pesquisa científica é uma experiência institucional importante. No entanto, a escassez e a falta de docentes orientadores qualificados contribuem para uma formação científica deficiente e se torna fator limitante do desenvolvimento científico na graduação médica.

Nesse cenário, a reestruturação curricular associada à implementação de mentorias pode contribuir para melhorar a formação científica dos graduandos, além de auxiliar os docentes orientadores, muitas vezes sobrecarregados com múltiplas tarefas, e de estimular produções científicas bem estruturadas e dignas de publicação. Ademais, a mentoria científica, de modo geral, contribui para a criação de ambientes de acolhimento e afetividade, o que propicia discussões de conteúdos médicos, além do desenvolvimento de temas relacionados à formação profissional, como gestão de tempo, cuidados com a saúde física e mental, entre outros.

Um estudo realizado em Salvador/BA com discentes do terceiro e quarto anos do curso de medicina demonstra que, dos 143 estudantes participantes, 88,8% não participaram de programas de iniciação científica. Dentre aqueles que participaram das mentorias (n = 101), 97,1% afirmaram que elas contribuíram para o desenvolvimento do TCC, 98% se mostraram favoráveis à manutenção de sua oferta e 85% consideraram a estratégia inovadora.

Nesse estudo, demonstrou-se um majoritário envolvimento dos alunos nas atividades científicas propostas quando havia acompanhamento de uma mentoria. Essa estratégia metodológica foi implantada para que os estudantes tivessem incentivo, apoio e metas para a execução inicial do projeto de pesquisa até sua apresentação final. Apesar de se constituir em uma atividade extracurricular e, portanto, não obrigatória, a maior parte dos estudantes buscou ativamente as mentorias.

Dessa forma foi possível observar a utilidade da mentoria e de um plano educacional voltado ao estímulo à pesquisa em que o estudante seja acompanhado de forma seriada ao longo de sua formação, com incentivos permanentes e estabelecimento de metas, que vão desde a compreensão da importância do assunto até a efetiva publicação de um trabalho científico. Assim, a implementação de estratégias inovadoras deve ser estimulada, além de constantemente acompanhada e analisada por meio de estudos com crescente robustez metodológica.

CONSIDERAÇÕES FINAIS

A pandemia de covid-19 deixou exposta uma realidade que já era percebida há muito tempo: a pesquisa científica no Brasil necessita de um plano estrutural que possa viabilizar um processo que já está previsto em instâncias reguladoras como as DCN de 2014 e o SINAES e apoiado pelo SAEME.

Os estudos demonstram baixo interesse investigativo pelas escolas médicas acerca dos processos e programas de formação em pesquisa durante a graduação. Os fatores que contribuem para essa postura são a falta de docentes orientadores qualificados para desenvolver a iniciação científica, docentes sobrecarregados e desviados para outras áreas do programa educacional, falta de suporte financeiro para a pesquisa científica e falta de apoio ou interesse institucional.

Por outro lado, o aumento do número de escolas médicas leva a maior competição no mercado de trabalho. Dessa forma, o estudante se preocupa em aprimorar seu currículo na graduação a fim de melhorar suas chances de concorrer a uma residência médica de qualidade. Nesse processo, o interesse pela inscrição em programas de iniciação científica está dentro das expectativas de melhor estruturação curricular. Isso o capacita a obter melhores postos de trabalho e, portanto, melhor satisfação pessoal e melhor remuneração.

No entanto, muitas escolas médicas públicas e particulares estão aquém das expectativas para atender a essa demanda, pois não possuem programa de iniciação científica estabelecido, o que leva ao represamento do potencial científico nessa área. Além disso, são poucos os alunos que fazem iniciação científica e optam por seguir uma carreira acadêmica, muitas vezes mal renumerada e cheia de desafios operacionais.

Considerando a importância de definir as competências a serem atingidas para o desenvolvimento de uma pesquisa de qualidade em diversos contextos, é altamente pertinente que associações e escolas médicas invistam em estudos sobre dimensões do processo de boa formação em pesquisa para médicos generalistas e médicos pesquisadores já na graduação. Nesse processo, devem ser incluídos como fatores de aprimoramento da formação científica a descrição do perfil e o desenvolvimento do orientador de iniciação científica e a delimitação da estrutura e das competências a serem desenvolvidas pelos programas para que possam atingir um padrão de excelência.

LEITURA RECOMENDADA

1. Alcantara LAR, Murta KMP, Souza TNVP, Molinari-Gomes LC. Mentoria: vantagens e desafios da educação online durante a pandemia da covid-19. Rev Bras Educ Med. 2021;45(Suppl 1):e116.
2. Brasil. Resolução n. 3, de 20 de junho de 2014. Institui Diretrizes Curriculares Nacionais do Curso de Graduação em Medicina e dá outras providências. Brasília, DF: Ministério da Educação, Conselho Nacional de Educação. Disponível em: https://normativasconselhos.mec.gov.br/normativa/view/CNE_RES_CNECESN32014.pdf?query=classificacao. Acesso em: 15 ago. 2024.
3. Cardoso GP, Cyrillo RJT, Silva Júnior CTS, Setúbal S, Velarde LGC, Bittencourt EM, et al. Características pessoais de alunos de um curso de graduação em Medicina participantes e não participantes de um programa de Iniciação Científica. Pulmão RJ. 2009;18(1):19-22.
4. Costa TNM, Caldato MCF, Furlaneto IP, Pacheco KR, Pedrosa BLK, Araujo AVS. Scientific research: what do the 6th year Medical students think? Res Soc Dev. 2021;10(10):e317101018927.
5. Diniz Silveira R, Guimaraes PR, Nunes KG, Generoso CM. O programa de mentoring da PUC Minas: relato de experiencia. Rev Bras Educ Med. 2021;45(Suppl 1):e110.
6. Fagundes-Pereyra WJ, Petroianu A. Interesse de estudantes de medicina por pesquisa cientifica. Rev Bras Educ Med. 2021;24(2):9-13.
7. Ferrari CKB. Por que respondemos mal à pandemia de covid-19? Transformações necessárias nos saberes docentes da saúde. Humanidades e Inovação. 2021;8(45):185-96.
8. João PN Souza e Rubén DR Zuniga. Programas de pesquisa para graduandos em medicina no Brasil: uma revisão sistemática. Revista Brasileira de Educação Médica. 2022;46(3):e105.
9. Massi L, Queiroz SL. Iniciação científica: aspectos históricos, organizacionais e formativos da atividade no ensino superior brasileiro. São Paulo: Editora Unesp; 2015.
10. Moraes DW, Jotz M, Menegazzo WR, Menegazzo MS, Veloso S, Machry MC, et al. Interest in research among medical students: challenges for the undergraduate education. Rev Assoc Med Bras. 2016;62(7):652-8.
11. Murdoch-Eaton D, Drewery S, Elton S, Emmerson C, Marshall M, Smith JA, et al. What do medical students understand by research and research skills identifying research opportunities within undergraduate projects. Med Teach. 2010;32(3):e152-60.
12. Oliveira NA, Alves LA, Luz MR. Iniciação cientifica na graduação: o que diz o estudante de medicina? Rev Bras Educ Med. 2008;32(3):309-14.
13. Quintanilha LF, et al. Mentoria científica na graduação em medicina: repercussões na satisfação, engajamento e produção discente. Revista Brasileira de Educação Médica. 2023;47(1): e20.
14. Sambunjak D, Straus SE, Marušić A. Mentoring in academic medicine: a systematic review. J Am Med Assoc. 2006;296(9):1103-15.
15. Silva VS, Palhares Neto AA, Alencar RA, Romanholi RMZ, Lima MCP, Caramori JCT. Mentoria durante pandemia: um ambiente de acolhimento, pertencimento e humanização para primeiranistas. Rev Bras Educ Med. 2021;45(Suppl 1):e113.
16. Souza JPN, Zuniga RDR. Programas de pesquisa para graduandos em medicina no Brasil: Soe HHK, Than NN, Lwin H, Htay MNN, Phyu KL, Abas AL. Knowledge, attitudes, and barriers toward research: the perspectives of undergraduate medical and dental students. J Educ Heal Promot. 2018;7:1-6.

65

Complementação especializada em cuidados paliativos

Mariana Cincerre Paulino
Ricardo Tavares de Carvalho

Pontos-chave

- O programa de Complementação Especializada em Cuidados Paliativos do Hospital das Clínicas da Faculdade de Medicina da Universidade de São Paulo (HCFMUSP), com duração de 1 ano, tem 13 anos de existência, havendo capacitado 42 profissionais médicos até o ano de 2023.
- A capacitação ocorre nos ambientes de prática de interconsultas hospitalares, ambulatório e unidade de internação (unidade de agudos e leitos *hospice*).
- Observa-se número crescente de egressos, com mediana de 2 médicos entre os anos de 2011 e 2015, mediana de 3 médicos entre os anos de 2016 e 2019 e mediana de 4 médicos a partir de 2020.
- As atividades teóricas e práticas do programa ocorrem em conjunto com a Residência Médica e Multiprofissional em Cuidados Paliativos do HCFMUSP.

INTRODUÇÃO

A Complementação Especializada em Cuidados Paliativos da FMUSP é um programa voltado a profissionais médicos interessados em aperfeiçoar seus conhecimentos em cuidados paliativos na modalidade *fellowship.* A carga horária do programa vem sendo ampliada gradativamente, e atualmente tem 36 horas semanais. Estão compreendidos nessa carga horária períodos de atividades teóricas, práticas e de orientação por médicos assistentes, caracterizando-se como uma modalidade de extensão universitária e pós-graduação *lato sensu.*

A complementação especializada de medicina paliativa foi iniciada em 2011, tendo como público-alvo médicos com pré-requisito de conclusão de residência médica com carga horária mínima de 2.800 horas reconhecida pela Comissão Nacional de Residência Médica nas áreas de anestesiologia, cardiologia, clínica médica, gastroenterologia, geriatria, hematologia, infectologia, medicina de família, nefrologia, neurologia, oncologia, pneumologia e terapia intensiva.

O objetivo do programa é aperfeiçoar os profissionais na assistência a pacientes e familiares em cuidados paliativos sob uma ótica multidisciplinar nos âmbitos de interconsulta, unidade de internação e ambulatório.

A EXPERIÊNCIA NO HCFMUSP

O programa teve início no ano de 2011, sendo nos dois primeiros anos ligado ao Serviço de Geriatria e, posteriormente, especificamente ao Núcleo Técnico Científico de Cuidados Paliativos do HCFMUSP (NTCCP-HCFMUSP). O programa sempre foi vinculado à Comissão de Cultura e Extensão Universitária (CCEx) da FMUSP, no Departamento de Clínica Médica. Essa modalidade de formação em Cuidados Paliativos foi a primeira iniciativa desse tipo em território brasileiro.

Nesse período, o total de egressos foi de 42 médicos. No ano de 2023 foram ampliadas as vagas oferecidas de 4 para 8, haja vista o crescimento do serviço do Hospital das Clínicas, assim como a maior necessidade de profissionais com formação prática especializada e o número ainda limitado de vagas de residência médica no país. O número de egressos do programa está discriminado na Tabela 1.

O perfil dos interessados que procuram o programa geralmente é caracterizado por profissionais que já estão no mercado de trabalho e que não dispõem de 60 horas semanais para capacitação, a exemplo do que ocorre para a residência médica.

TABELA 1 Número de egressos, discriminado por ano, do Programa de Complementação Especializada em Cuidados Paliativos para Médicos – FMUSP

Ano	Quantidade de egressos
2011	1
2012	3
2013	4
2014	1
2015	2
2016	3
2017	3
2018	4
2019	3
2020	4
2021	4
2022	4
2023	6

Os candidatos são selecionados mediante processo seletivo constituído por avaliação de conhecimentos teóricos na área, análise curricular e entrevista.

O programa tem duração de 1 ano e envolve o pagamento de uma taxa correspondente a um salário-mínimo ao mês, com carga horária gradativamente crescente, atualmente de 36 horas semanais. Diferente do Programa de Residência Médica, não há participação nas atividades nos finais de semana e em plantões noturnos.

Em 2023, com a ampliação da duração dos programas de residência médica de 1 para 2 anos, e levando em conta o perfil dos candidatos, o programa foi mantido com duração de 1 ano com a possibilidade de um segundo ano adicional, a critério do aluno.

As atividades da complementação especializada ocorrem juntamente com a residência médica de cuidados paliativos, permitindo amplo contato e interação com os assistentes médicos e de outras profissões, com os residentes médicos e residentes multiprofissionais (enfermagem, psicologia, odontologia, terapia ocupacional) do Programa de Residência Multiprofissional em Saúde do Idoso em Cuidados Paliativos do HCFMUSP, além de residentes externos de outros programas de residência médica desse hospital (geriatria, clínica médica, medicina de família e comunidade, neurologia, fisiatria, infectologia, medicina legal) que possuem estágios curriculares de 30 dias no ambiente de interconsulta e/ou enfermaria de cuidados paliativos e residentes de outros serviços, de programas variados do país que procuram o NTCCP-HCFMUSP para 30 dias de estágio eletivo.

Há também interação com alunos do internato da disciplina de Clínica Médica da FMUSP que têm atividades nos cenários de interconsulta e enfermaria de cuidados paliativos, assim como outros alunos de variadas instituições de ensino que procuram o NTCCP-HCFMUSP para estágio eletivo.

O PROGRAMA TEÓRICO E PRÁTICO

Os cenários de prática contemplam o serviço de interconsulta do Instituto Central (ICHC), Instituto de Ortopedia e Traumatologia (IOT) e Instituto de Psiquiatria (IPq), serviço de interconsulta no Instituto do Coração (InCor), ambulatório longitudinal, serviço de interconsulta e ambulatório no Instituto do Câncer (ICESP), serviço de ambulatório da geriatria, unidade de internação de agudos e *hospice* no Instituto Perdizes (IPer), serviço de interconsulta do Grupo da Dor do ICESP e prática de assistência domiciliar no Núcleo de Assistência Domiciliar Interdisciplinar (NADI) e de rede conveniada por intermédio do Melhor em Casa (M'Boi Mirim). No segundo ano existe o estágio eletivo, que possibilita vivências em outros serviços considerados importantes para sua atuação tanto nacional quanto internacional.

O conteúdo teórico é reservado a dois períodos da semana, com aulas voltadas para o primeiro e o segundo ano do programa, assim como momentos em conjunto de discussão de casos complexos, *journal club* com discussão de artigos científicos e momentos de descompressão pela grande carga de sofrimento psíquico relacionado ao cuidado dos pacientes. As aulas estão relacionadas aos temas de conceitos, bioética, legislação, controle de sintomas, interface com outras especialidades médicas, assim como temas multidisciplinares (enfermagem, odontologia, fonoaudiologia, psicologia, fisioterapia, nutrição, serviço social, terapia ocupacional) relacionados à prática clínica.

PROCESSO DE AVALIAÇÃO DOS ALUNOS

A avaliação é realizada de forma prática e teórica, com avaliações escritas com questões de múltipla escolha e dissertativas baseadas nos temas de aulas e vivências práticas. As avaliações práticas baseiam-se em avaliação global, assim como no miniexercício clínico avaliativo (mini-CEX), incluindo as competências de cada estágio, com *feedback* e possibilidade de melhoria no período do estágio. Também inclui exame clínico objetivo estruturado (OSCE) semestral com *role play* de casos clínicos baseados na prática clínica para melhor avaliação das ferramentas de comunicação.

Na organização do NTCCP existe uma Comissão de Ensino formada pelos assistentes médicos, supervisão do programa e preceptores do Núcleo responsáveis pela organização das aulas, formulação e correção das avaliações teóricas e práticas e seu *feedback*, bem como a supervisão de habilidades e atitudes dos complementandos.

CONSIDERAÇÕES FINAIS

A íntima interface com a residência médica em medicina paliativa e a residência multiprofissional, além da grande carga horária prática na especialização de profissionais na área de atuação de cuidados paliativos, são os grandes diferenciais da complementação especializada, capacitando profissionais com diferencial técnico e humano para o mercado de trabalho.

LEITURA RECOMENDADA

1. Carvalho RT, Souza MRB, Franck EM, Polastrini RTV, Crispim D, Jales SMCP, et al. Manual da residência de cuidados paliativos: abordagem multidisciplinar. 2.ed. Santana de Parnaíba: Manole; 2022.
2. Pastrana T, De Lima L, Stoltenberg M, Peters H. Palliative medicine specialization in Latin America: a comparative analysis. J Pain Symptom Manage. 2021;62(5):960-7.

PARA SABER MAIS

1. Faculdade de Medicina da USP. Complementação Especializada – Cuidados Paliativos. Disponível em: https://www.fm.usp.br/ccex/complementacao-especializada/cuidados-paliativos. Acesso em: 27 ago. 2024.

66

Residência médica em cuidados paliativos: desafios e travessias

Odenir Nadalin Júnior
Ricardo Tavares de Carvalho

Pontos-chave

- A formação de profissionais médicos com área de atuação em cuidados paliativos é uma necessidade crescente, ainda mais agora, no contexto da publicação da Política Nacional de Cuidados Paliativos.
- A matriz curricular da Academia Nacional de Cuidados Paliativos (ANCP) detalha as competências e habilidades esperadas para que o profissional com área de atuação em cuidados paliativos seja capaz de trabalhar na assistência, no ensino, na pesquisa ou na gestão. Cabe aos programas de residência médica (RM) tecer intersecções entre essas diretrizes a as necessidades do sistema de saúde.
- A RM é um agente modificador do modelo de saúde de determinada comunidade. À medida que se aprimoram as condições dos cenários de prática (infraestrutura, equipamentos, recursos humanos, recursos financeiros e supervisão adequados), aprimora-se também o sistema. Porém, o contrário também pode ser verdadeiro. Há o impacto do próprio sistema de saúde na formação dos residentes.

INTRODUÇÃO

A formação de profissionais médicos com área de atuação em cuidados paliativos tem sido pauta de discussão nos últimos anos. No Brasil, a residência médica (RM) é a modalidade de ensino de pós-graduação considerada "padrão-ouro" no nível de especialização médica. Embora não seja a única forma para titulação, tem-se aumentado a oferta de vagas dessa modalidade e, com isso, o desafio em garantir uma formação de excelência, em consonância com o avanço da própria realidade dos cuidados paliativos em nosso país.

É recente a publicação da nova matriz de competências para os programas de RM em medicina paliativa. Em maio de 2023, a Comissão Nacional de RM aumentou para 2 anos a duração dos programas. Tal feito configura-se uma conquista celebrada pela Academia Nacional de Cuidados Paliativos (ANCP) como uma etapa rumo à elevação para a categoria de especialidade médica (atualmente considerada área de atuação).

Os pré-requisitos possíveis para acesso aos programas de RM na área atualmente são 12: anestesiologia, cirurgia de cabeça e pescoço, cirurgia oncológica, clínica médica, geriatria, mastologia, medicina de família e comunidade, medicina intensiva, neurologia, nefrologia, oncologia clínica e pediatria. Em termos de oferta de vagas, um levantamento realizado pela ANCP em 2021 mapeou 31 vagas/ano no Sudeste (distribuídas entre 9 programas), 11 no Sul (5 programas), 6 no Nordeste (2 programas) e 3 no Centro-Oeste (um único programa). Não foram informadas vagas na região Norte.

A distribuição heterogênea descortina algumas suspeitas acerca do que se pode esperar das realidades desses programas. De forma geral, programas podem assumir um perfil mais acadêmico ou mais assistencial, e alguns conseguem equilibrar-se entre esses dois campos. Os próprios cenários de prática vão depender de como estão organizadas as redes de atenção em cada localidade. De forma geral, constituem-se modalidades de assistência em cuidados paliativos as unidades de internação hospitalar, as unidades de cuidados *hospice*, os serviços de interconsulta, os serviços de urgência e emergência e os serviços de atendimento domiciliar. Contudo, ainda não há nenhum mapeamento acerca de como tais cenários estão distribuídos dentro dos currículos dos programas.

A reflexão acerca do ensino em cuidados paliativos perpassa pela reflexão acerca do projeto pedagógico sobre o qual os programas de RM estão apoiados. De acordo com a Professora J. Grant (2014), "o currículo é um documento ideológico, social e aspiracional que deve refletir as circunstâncias locais e necessidades da sociedade onde está atuando". Dessa forma, "seu modo de construção depende de como aprendem, de como a medicina é praticada, das questões referentes à responsabilidade social, prestação de contas, valores profissionais, culturais e do desenvolvimento dos serviços de saúde".

Quando este capítulo foi escrito, havia sido recém-publicada a Política Nacional de Cuidados Paliativos no âmbito do Sistema Único de Saúde (SUS). De modo geral, essa política pretende-se articular em três eixos, sendo dois deles a criação de equipes multiprofissionais para disseminação de práticas às demais equipes da rede; e a promoção de informação qualificada e educação em cuidados paliativos. A partir de sua execução, pode-se esperar um impacto sobre os processos de formação de profissionais em cuidados paliativos e, consequentemente, impacto sobre os programas de RM em medicina paliativa.

Vale lembrar que, de acordo com a Constituição Federal, cabe ao Sistema Únicos de Saúde (SUS) ordenar a formação médica em nosso país. Portanto, deve haver um esforço em identificar as necessidades de saúde da sociedade e da comunidade como processo orientador da elaboração e execução dos programas de RM. Na prática, pode-se dizer que nem sempre se pode concentrar os processos de aprendizagem em um determinado cenário; uma vez que a prática predominante seria realizada em um cenário distinto. Tal dissonância poderia impactar na própria ecologia dos cuidados em saúde: quais os impactos de intervenções desnecessárias, gerando custos adicionais ao sistema, bem como riscos a pacientes? Portanto, a distribuição de estágios e rodízios dentro do currículo em cuidados paliativos precisaria levar em consideração as necessidades da comunidade no qual o programa está inserido.

Dessa forma, pode-se dizer que a RM é também um agente modificador do modelo de saúde de determinada comunidade. À medida que se aprimoram as condições dos cenários de prática (infraestrutura, equipamentos, recursos humanos, recursos financeiros e supervisão adequados), aprimora-se também o sistema. Porém, o contrário também pode ser verdadeiro. Há o impacto do próprio sistema de saúde na formação dos residentes. Não se pode apenas querer qualificar os modelos de preceptoria, desconsiderando a estrutura na qual o programa se insere. Um mesmo grupo de residentes e preceptores alocados em cenários de práticas distintos (em diferentes realidades ou modelos de redes de atenção) certamente teria resultados educacionais diferentes.

Diferentes programas podem ter diferentes compreensões acerca dos papéis de preceptores, tutores, mentores e supervisores. Algumas vezes tais papéis estão bem estabelecidos; outras, podem se confundir. A depender do local onde atua, dos cenários das redes de atenção, um mesmo preceptor pode assumir papéis distintos. De modo geral, pode-se considerar que os resultados educacionais na RM vão além das competências do próprio preceptor e estão relacionados ao sistema de saúde e à equipe que compõem o programa. Uma prática multiprofissional pressupõe uma equipe de saúde também capacitada a contribuir nos processos formativos de residentes. Para tanto, é preciso que os gestores compreendam a integração ensino-serviço em cuidados paliativos como parte indissociável da geração de desfechos positivos nos processos de saúde. É do processo de melhoria do sistema e das redes de atenção em cuidados paliativos que se pode esperar a implicação de aumento na oferta de vagas de RM. Trata-se de um modelo de "retroalimentação": à medida que se qualifica o sistema, qualifica-se a residência, e vice-versa.

O ENSINO NA RESIDÊNCIA MÉDICA

Na esteira da discussão de uma prática em saúde cada vez mais baseada em evidências, os professores Van der Vleuten e Driessen questionaram, em um artigo publicado em 2014, o que aconteceria com a educação médica se as evidências educacionais fossem levadas a sério. Passados 10 anos desse questionamento, como os programas de formação de residentes têm utilizado as evidências no campo da educação em saúde para impactar positivamente os resultados educacionais?

Pensar modelos de ensino e aprendizagem de médicos residentes é refletir acerca dos processos de ensino e aprendizagem de adultos. Estudiosos da andragogia ocupam-se em defender a reorientação das práticas educativas priorizando menos o controle da aprendizagem e mais as escolhas do próprio aprendiz (Knowles, 1978). A estratégia de organização curricular proposta por Harden, Sowden e Dunn (1984) sintetizada no acrônimo SPICES, pode ser analisada sob a ótica da RM.

Trata-se de uma aprendizagem que coloca o residente (*student*) no centro do processo educacional, baseada em problemas, abordados de maneira integrada e sistemática, orientada para a comunidade, tendo períodos de estudos eletivos.

É de Harden e Laidlaw (2013) outro acrônimo para o aprendizado efetivo, o FAIR. Adaptando-o à RM, pode-se dizer que consiste em fornecer *feedbacks* periódicos a residentes, explicitando sempre as expectativas em face dos domínios de aprendizagem esperados; proporcionar diferentes atividades, com estilos de aprendizagem distintos, priorizando modelos ativos e que envolvam os residentes no planejamento, corresponsabilizando-os por sua formação.

Ainda, há que considerar a individualização do processo, procurando reconhecer quais as necessidades de aprendizagem de cada residente, avaliando os avanços obtidos ao longo do processo, porém tendo como ponto de partida o repertório de cada um. Nesse ponto, vale ressaltar que se acomodou nos últimos anos uma mudança no perfil demográfico dos ingressantes dos programas de RM, em parte pela abertura de novas escolas, bem como às políticas públicas compensatórias e de incentivo ao ensino superior. Pode-se dizer que é cada vez mais comum que egressos dos cursos de Medicina atrasem sua entrada na RM, seja pela ausência de oferta universal de vagas de acesso direto ou mesmo pela necessidade de atuar como generalistas por algum tempo. Além disso, no caso específico das residências em medicina paliativa, como dito anteriormente, são 12 os programas de pré-requisito contemplados.

Dessa forma, é muito provável que os residentes que iniciam sua formação em cuidados paliativos tenham experiências totalmente distintas entre eles. Iniciando pela heterogeneidade (ou mesmo ausência) da abordagem do tema nas graduações, passando por experiências profissionais, seja na residência de origem ou como trabalho generalista, em que há diversidade de modelos de atenção em cuidados paliativos e também heterogeneidade da abordagem do tema nos diferentes programas de pré-requisito. Isso, na prática, pode representar que residentes iniciem a RM com vícios de prática ou com acúmulos em determinados conhecimentos e/ou habilidades da área. Assim, cada vez menos se pode conceber a preceptoria como um trabalho homogêneo, no qual todo o grupo vai partir do mesmo ponto, devendo-se individualizar o processo.

Outro desafio contido no FAIR é tornar relevante o que se ensina na RM. Nesse caso, trata-se da capacidade de despertar a percepção do motivo de aprender, visando a um aprendizado significativo e orientado para situações que serão encontradas de fato pelos residentes quando estiverem em sua atuação profissional.

Ainda é incipiente a discussão acerca das simulações nos programas de RM, configurando uma realidade insuficiente ou ao menos distante. Em contrapartida, é cada vez mais frequente o número de publicações que demonstram resultados positivos dos ambientes simulados na formação de médicos residentes. No caso da RM em medicina paliativa, as simulações configuram-se estratégicas para o desenvolvimento de habilidades de comunicação, mas podem também ser aplicadas a outras habilidades contidas na matriz de competências. Embora não devam substituir os cenários reais de prática, no contexto brasileiro de grande heterogeneidade das redes de atenção em cuidados paliativos, o ensino por meio de simulação pode ser considerado uma alternativa na formação profissional.

Por fim, o ensino na RM em medicina paliativa precisa ser pensado para além dos ambientes universitários. Vale lembrar que muitos programas de RM não estão ligados a instituições de ensino superior. Nesse caso, políticas públicas e de incentivo para formação de preceptores, bem como de desenvolvimento profissional, precisam ser considerados. Novas pesquisas que demonstrem o impacto de estratégias educacionais na formação de especialistas na área devem ser estimuladas, especialmente como resposta aos desafios concretos encontrados pelos diferentes programas. É comum que em programas de RM residentes estejam alocados em locais de trabalho, sem necessariamente uma preceptoria adequada. Há urgência em questionar, também, qual é a formação dos especialistas que hoje estão formando os futuros especialistas na área.

A EXPERIÊNCIA NO HCFMUSP

O Programa de RM em Medicina Paliativa surge em 2014 no Hospital das Clínicas da Faculdade de Medicina da Universidade de São Paulo (HCFMUSP). Contudo, as iniciativas em cuidados paliativos na instituição datam de 19 anos antes. Anualmente são ofertadas 8 vagas. Contabiliza-se que, até o início de 2025, 73 médicos paliativistas terão sido formados pela modalidade RM no HCFMUSP.

Recentemente, o programa passou por revisão de sua matriz curricular, impulsionado pelo aumento da duração para 2 anos. São cenários de prática:

- Ambulatório longitudinal.
- Serviço de interconsulta do Instituto Central (ICHC), Instituto de Ortopedia e Traumatologia (IOT) e Instituto de Psiquiatria (IPq).
- Serviço de interconsulta em cardiologia e pneumologia no InCor.
- Serviço de interconsulta e prática ambulatorial no Instituto do Câncer (ICESP).
- Serviço de Urgências e Emergências do ICHC.
- Unidade de internação e cuidados *hospice* no Instituto Perdizes (IPer).
- Unidade de internação da geriatria.
- Serviço de interconsulta do Grupo da Dor do ICESP.
- Prática em atenção domiciliar no Núcleo de Assistência Domiciliar Interdisciplinar (Nadi) e em rede conveniada do município por meio do Programa Melhor em Casa.

O programa teórico é organizado em módulos semanais, contemplando atividades voltadas para os residentes do primeiro ano, outras voltadas para os do segundo ano, bem como atividades em conjunto. São discutidos temas relacionados a conceitos gerais e legislação em cuidados paliativos, tópicos de comunicação, controle de sintomas, bioética, síndromes clínicas e interface entre cuidados paliativos e outras especialidades. Há também a discussão de temas multidisciplinares (tópicos de enfermagem, fonoaudiologia, nutrição, serviço social, terapia ocupacional, psicologia, fisioterapia, odontologia e cuidado espiritual).

Ainda, compõem o programa teórico encontros de discussão de artigos científicos em cuidados paliativos (o *Palli Journal*), bem como discussão de casos clínicos complexos (sob as óticas da medicina paliativa, do biodireito e da bioética).

Os residentes são avaliados de modo diversificado. Além de testes teóricos trimestrais, o Programa passou a preconizar a avaliação global e Miniexercício Clínico Avaliativo (mini-CEX) a cada estágio, e exame clínico objetivo estruturado (OSCE) semestral.

No segundo ano está contemplado o estágio eletivo, possibilitando que residentes realizem intercâmbio em outros serviços de cuidados paliativos nacionais ou internacionais. Vale ressaltar que todos os meses o HCFMUSP recebe diversos residentes de outras instituições de RM para realização de estágio observacional supervisionado.

O Programa de RM em Medicina Paliativa mantém parceria com a Residência Multiprofissional em Saúde do Idoso em Cuidados Paliativos. O serviço da instituição está estruturado de modo a viabilizar a realização de atividades práticas e teóricas compartilhadas, possibilitando a discussão de casos e aprendizado por pares em equipe multiprofissional, a partir da perspectiva das diferentes profissões da saúde.

No organograma do Núcleo de Cuidados Paliativos do HCFMUSP está contemplada uma Comissão de Ensino, composta por médicos assistentes, supervisão do Programa de RM e preceptoria. Cabe a essa Comissão o planejamento, execução e avaliação dos processos relacionados ao ensino e aprendizagem dos residentes. Vale lembrar que a instituição oferece anualmente uma bolsa para que 1 ou 2 egressos do Programa assumam o cargo de preceptor (40 horas semanais).

A Comissão de Ensino também é responsável pelo estágio de Cuidados Paliativos da grade curricular de outros Programas de RM da instituição e de instituições parceiras, como neurologia, clínica médica, medicina de família e comunidade, infectologia e fisiatria. Trata-se de ofertar formação curricular em cuidados paliativos primários a residentes de outras especialidades, a fim de capacitá-los na identificação, na condução e no referenciamento de pacientes com necessidades em cuidados paliativos dentro de suas próprias áreas de atuação. Embora o foco deste capítulo seja a discussão acerca dos Programas de RM em Medicina Paliativa, é urgente também a reflexão acerca da inserção de temas e práticas em cuidados paliativos em programas de outras especialidades, em especial daquelas que hoje compõem o rol de pré-requisitos para a titulação na área.

O PALIATIVISTA QUE QUEREMOS

A matriz curricular da ANCP detalha as competências e habilidades esperadas para que o profissional com área de atuação em cuidados paliativos seja capaz de trabalhar na assistência, no ensino, na pesquisa ou na gestão. Cabe aos programas de RM tecer interseções entre essas diretrizes e as necessidades do sistema de saúde. O saber agir do profissional formado (suas atitudes profissionais) vai depender de seu saber (deter uma sólida base teórico-crítica), de seu saber fazer (deter as habilidades de aplicar os conhecimentos em campo) e também de seu saber ser (capacidade de ser autônomo, consciente de seu papel profissional, com visão humanista, de integralidade do cuidado, sob perspectiva interprofissional).

Dessa forma, o processo educacional da RM inclui também a formação da identidade profissional e moral do egresso. A partir de um modelo de formação em serviço, sob prática de supervisão direta, espera-se o aprimoramento progressivo das competências e habilidades desejadas, prezando uma medicina de excelência, baseada nas melhores evidências, que preze pela segurança do paciente e que seja capaz de responder aos desafios que lhe forem colocados.

Sob a ótica da bioética, trata-se de superar um modelo de formação deontológico baseado na reprodução dos códigos de conduta profissional, muitas vezes insuficientes em oferecer respostas concretas aos dilemas da profissão e às situações que serão trazidas por pacientes e familiares no cenário dos cuidados paliativos. Trata-se de os programas de RM capacitarem os residentes para o exercício deliberativo em sua prática profissional, baseados na ética das relações, na ética interprofissional e na ética do cuidado.

Nessa perspectiva, é necessário analisar a relação dos Programas de RM em Medicina Paliativa na qualidade de vida dos residentes. Um estudo de Kobayasi et al. (2018) conduzido pela FMUSP demonstrou o impacto de determinantes, como a questão de gênero, na qualidade de vida dos residentes. É preciso reconhecer que questões como atenção à carga horária ou mesmo assédio moral nas relações podem impactar na formação, contribuindo no grau de desengajamento que os residentes podem assumir ao longo do tempo. Nesse ponto, é necessário que os programas de RM assumam sua função em oferecer suporte para residentes, como serviços de acolhimento em saúde mental, programas de tutoria ou mentoria, capazes de tornar a experiência formativa possível, prazerosa e significativa.

Portanto, ao pensar o perfil do egresso, de forma geral, deve-se questionar se os profissionais que os programas de RM desejam são de fato os profissionais que esses programas formam. E, para além disso, questionar se os profissionais formados são de fato aqueles de que a sociedade e a comunidades necessitam.

Os processos de ensino e aprendizagem de profissionais de uma área de atuação que ruma à especialidade médica, em um contexto de início da implantação de uma Política Nacional da área, requerem que se reconheça os desafios que estão colocados e que se pense nas travessias que serão necessárias. Contudo, como lembrou Guimarães Rosa, "quem elegeu a busca não pode recusar a travessia".

REFERÊNCIAS BIBLIOGRÁFICAS

1. Carvalho RT, Rocha JA, Franck EM, Crispim DH, Jales SMCP, Souza MRB (eds.). Manual da residência de cuidados paliativos: abordagem multidisciplinar. 2.ed. Santana de Parnaíba: Manole; 2022.
2. Grant J. Principles of curriculum design. In: Swanwick T (ed.). Understanding medical education. evidence: theory and practice. 2.ed. Wiley-Blackwell; 2014.
3. Harden RM, Laidlaw JM. Be FAIR to students: four principles that lead to more effective learning. Med Teach. 2013;35(1):27-31.
4. Harden RM, Sowden S, Dunn WR. Educational strategies in curriculum development: the SPICES model. Med Educ. 1984;18(4):284-97.
5. Knowles MS. The adult learner: a neglected species. 2.ed. Houston: Gulf; 1978.
6. Kobayasi R, Tempski PZ, Arantes-Costa FM, Martins MA. Gender differences in the perception of quality of life during internal medicine training: a qualitative and quantitative analysis. BMC Med Educ. 2018 Nov 26;18(1):281.
7. Pastrana T, De Lima L, Stoltenberg M, Peters H. Palliative medicine specialization in Latin America: a comparative analysis. J Pain Symptom Manage. 2021;62(5):960-7.
8. Van der Vleuten CPM, Driessen EW. What would happen to education if we take education evidence seriously? Perspect Med Educ. 2014;3(3):222-32.

SEÇÃO XI

O futuro da educação em cuidados paliativos

67

Telessaúde em cuidados paliativos: a experiência do HCFMUSP

Isabella Bordim Rosa

Pontos-chave

- A inovação na saúde digital constitui um novo panorama de oportunidades em cuidados paliativos.
- A telessaúde é uma ferramenta facilitadora pautada no atendimento médico e multidisciplinar com a qualidade técnica da modalidade presencial.

INTRODUÇÃO

Em março de 2020 a Organização Mundial da Saúde (OMS) declarou instalada a pandemia de covid-19. A partir desse momento, iniciou-se um período de grande impacto global em diversas áreas, abrangendo sobretudo a área da saúde.

Na ocasião, os recursos estavam sendo direcionados aos serviços de urgências e emergências, principalmente pela alta transmissibilidade e significativa letalidade do coronavírus. Com o isolamento social, as consultas ambulatoriais e cirurgias eletivas foram suspensas, sendo colocado em pauta um problema desafiador: como os pacientes acompanhados por equipe de cuidados paliativos, em sua maioria frágeis, dependentes de cuidados e com doenças avançadas, poderiam permanecer sem seguimento ambulatorial?

De pronto, a equipe de Cuidados Paliativos do Hospital das Clínicas da Faculdade de Medicina da Universidade São Paulo (HCFMUSP) iniciou o monitoramento telefônico dos pacientes. Tentava-se, de forma instintiva, manter contato por telefone, reavaliar sintomas, orientar procura ao pronto-socorro se necessário e viabilizar internação na Unidade de Cuidados Paliativos quando indicado.

Em março de 2020, o Conselho Federal de Medicina (CFM) emitiu o Ofício CFM 1.756, que determina, em caráter de excepcionalidade, enquanto durar a pandemia, o reconhecimento da possibilidade e da eticidade da utilização da telemedicina com teleorientação, telemonitoramento e teleinterconsulta.

Segundo a Portaria n. 467 do Ministério da Saúde (20/3/2020): "Art. 2º As ações de Telemedicina de interação a distância podem contemplar o atendimento pré-clínico, de suporte assistencial, de consulta, monitoramento e diagnóstico, por meio de tecnologia da informação e comunicação, no âmbito do SUS, bem como na saúde suplementar e privada".

Ainda em 2020, foi firmada uma parceria entre o governo britânico e o HCFMUSP para apoio ao desenvolvimento de iniciativas estratégicas de saúde digital por meio do *Better Health Programme Brazil*. Desde sua implantação no complexo HCFMUSP, foram realizadas 484 mil teleconsultas pelas diversas especialidades (dados atualizados em agosto/2023 – Complexo HCFMUSP).

AMBULATÓRIO DE CUIDADOS PALIATIVOS DO HCFMUSP

O Ambulatório de Cuidados Paliativos do HCFMUSP iniciou suas atividades em 2012 e, ao longo dos anos, teve expansão com aumento de sua capacidade operacional. Faz parte do cuidado o atendimento transdisciplinar com a participação de enfermeiros, psicólogos, terapeuta ocupacional e dentistas. As outras especialidades são acionadas quando indicado, conforme demanda individualizada (Figura 1).

Com o advento da pandemia e a oportunidade de iniciar atendimentos nessa mo-

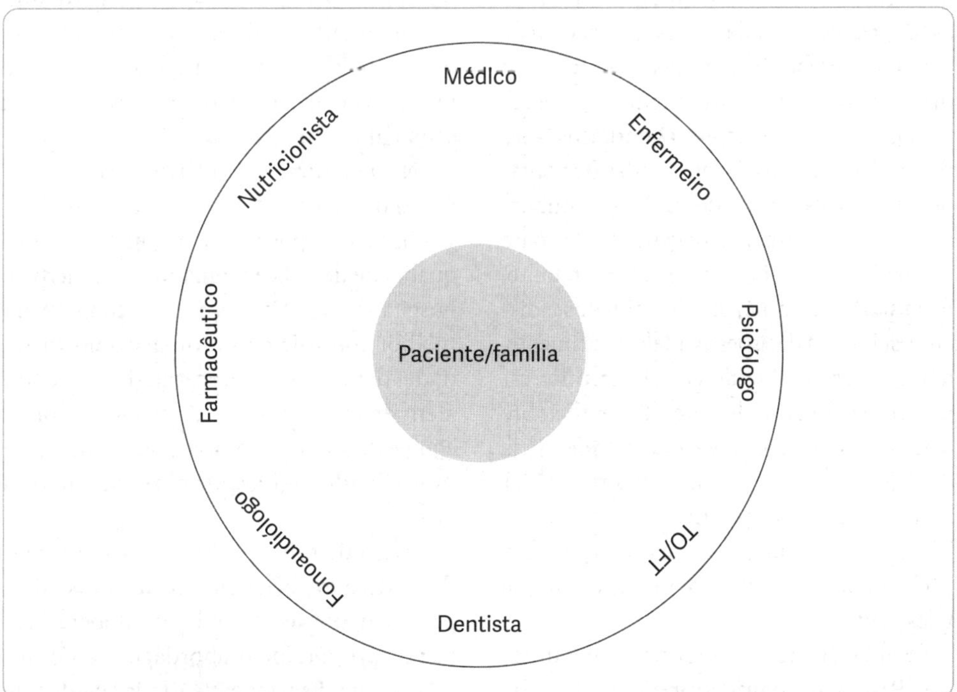

FIGURA 1 Atendimento transdisciplinar de cuidados paliativos, conforme a demanda.
FT: fisioterapeuta; TO: terapeuta ocupacional.
Fonte: adaptada de Bruera (2019).

dalidade, o grupo de cuidados paliativos foi indicado como uma área piloto para o início das ações no HCFMUSP. Nesse momento, era necessário parametrizar, entre outros aspectos, quais poderiam ser os pacientes elegíveis para esse tipo de atendimento, considerando suas necessidades e as limitações relacionadas a um atendimento feito de forma não presencial.

Com o início do trabalho, identificou-se que o paciente elegível ao atendimento na modalidade digital deveria ter acompanhante inserido nos cuidados e em condições físicas para auxiliar na consulta, além de o paciente e/ou familiar possuírem facilidade tecnológica.

Os pacientes de primeira consulta, obrigatoriamente, necessitam de avaliação presencial. Aqueles pacientes de seguimento que serão avaliados por intercorrência ou avaliação que dependa de exame físico ou de alguma intervenção, como paracentese, são direcionados para atendimento presencial.

Os casos que estejam agendados para discussão de diretivas antecipadas de vontade ou plano avançado de cuidados também são, preferencialmente, encaminhados para avaliação de retorno presencial. Entretanto, é possível, traçar o plano de cuidados e discutir sobre tais decisões por teleatendimento, a depender do vínculo com os familiares/paciente e do grau de entendimento sobre o adoecimento, considerando a preferência da modalidade digital caso algum familiar não consiga estar presencialmente.

A Figura 2 representa a árvore de decisão preliminar da eleição do atendimento via telessaúde.

Em 2021, no Ambulatório de Cuidados Paliativos, com a implementação da modalidade de teleconsulta, notaram-se os seguintes benefícios: redução da taxa de absenteísmo, quando comparado ao atendimento na modalidade presencial, maior satisfação do usuário, maior rapidez na jornada do paciente, maior agilidade nos atendimentos, incremento na produtividade, redução da necessidade de deslocamentos por parte de pacientes frágeis, dependentes de dispositivos ou de oxigenoterapia, e também maior intervalo entre as consultas presenciais.

Em paralelo, o advento da teleconsulta contribuiu para a elaboração de duas iniciativas do grupo na instituição: o Ambulatório de Cuidadores e Luto, pela equipe de psicologia, e o monitoramento dos pacientes em fase final de vida, realizado pela enfermagem.

Desde a implantação como modalidade de atendimento no Ambulatório de Cuidados Paliativos do HCFMUSP até maio de 2024, foram realizadas mais de 800 consultas, e o atendimento na modalidade digital configura-se como aproximadamente um terço do total de atendimentos realizados semanalmente.

Na literatura, há evidência de que o impacto da telessaúde nos cuidados paliativos influencia positivamente, melhorando a qualidade de vida e reduzindo o número de hospitalizações. Outros estudos comprovam melhor controle de sintomas como ansiedade, depressão, sobrecarga do cuidador, além de maior contato do paciente com a equipe de saúde. É notória a preferência pela modalidade digital por parte da maioria dos doentes.

Além de todos os benefícios, e considerando a experiência dos últimos anos, percebeu-se que a tecnologia também é capaz de proporcionar abordagens aprofundadas, com discussões centradas no doente e nas demandas de seus familiares, favorecendo a elaboração de vínculo. Durante a videoconferência, é possível adentrar o

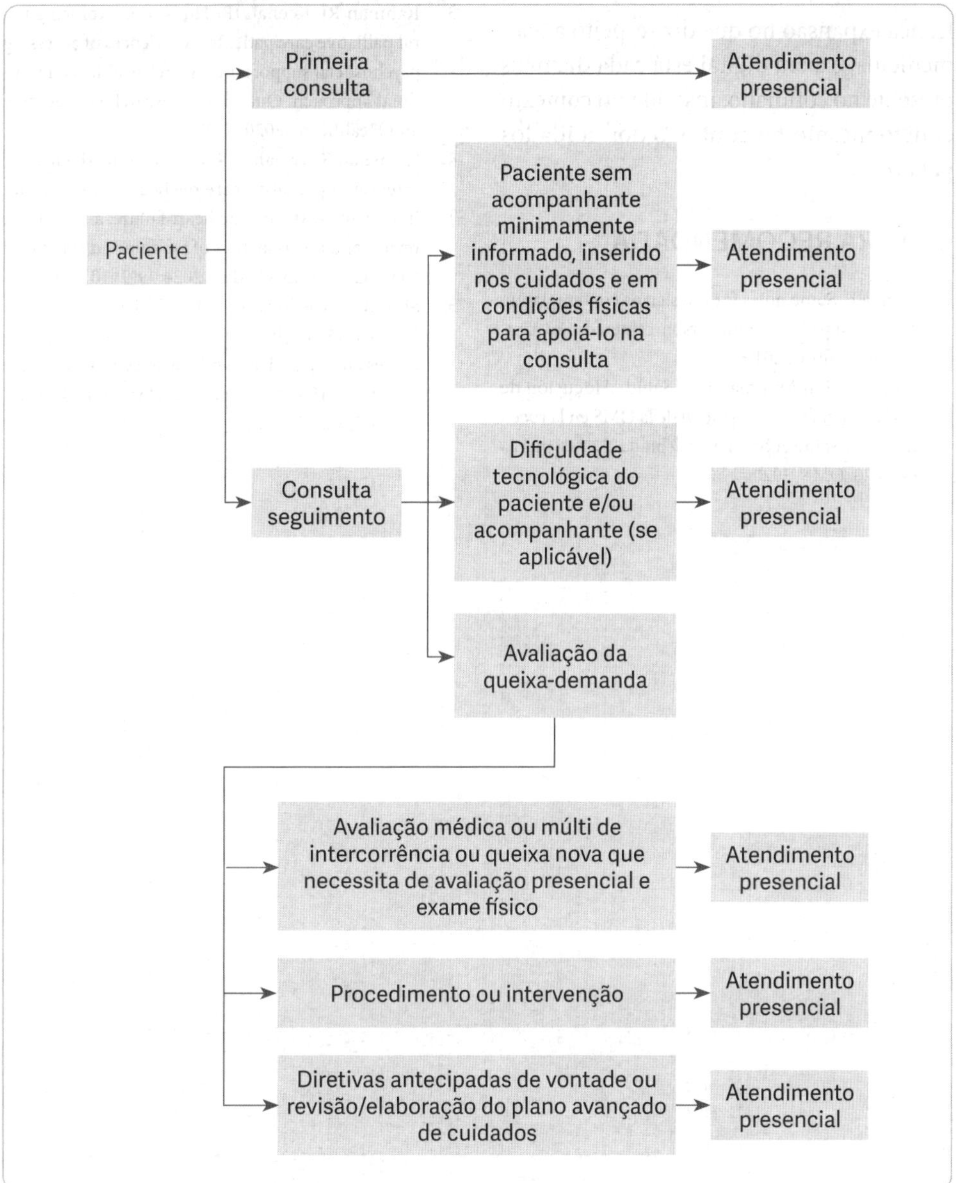

FIGURA 2 Árvore de decisão preliminar para eleição do paciente para atendimento por telessaúde.

lar de cada paciente e compreender, muitas vezes, hábitos, preferências, dificuldades atreladas ao cuidado e, inclusive, reconhecer elementos da casa que representem sua personalidade e conexão com o sagrado.

CONSIDERAÇÕES FINAIS

A telessaúde nos cuidados paliativos contribuiu e agregou ao cuidado para esse perfil de doente. A literatura encontra-se em franca expansão no que diz respeito à telemedicina, e a era digital está cada dia mais presente no cotidiano, inserida no contexto clínico mesmo no contexto dos cuidados paliativos.

LEITURA RECOMENDADA

1. Bruera E. Some notes for physicians contemplating a career in palliative and person-centered care. University of Texas; 2019.
2. Organización Mundial de la Salud. Alocución de apertura del Director General de la OMS en la rueda de prensa sobre la covid-19 celebrada el 11 de marzo de 2020. OMS; 2020.
3. Rahman RJ, Keenan JR, Hudson J. Exploring rural palliative care patients' experiences of accessing psychosocial support through telehealth: a longitudinal approach. Qualitative Research in Medicine and Healthcare. 2020;4(1).
4. Sebastian SA, Shah Y, Arsene C. Effectiveness of integrated palliative care telehealth intervention in patients with chronic heart failure: a systematic review and meta-analysis of randomized controlled trials. Curr Probl Cardiol. 2024;49(9):102685.
5. Shih KK, Arechiga AB, Chen X, Urbauer DL, De Moraes AR, Rodriguez AJ, et al. Telehealth preferences among patients with advanced cancer in the post covid-19 vaccine era. J Pain Symptom Manage. 2024;67(6):525-34.e1.

SEÇÃO XII

Modalidades de assistência em cuidados paliativos

68

Cuidados paliativos no hospital: departamento de emergência

Carla Romagnolli Quintino
Sabrina Corrêa Ribeiro
Veruska Menegatti Anastacio Testa

Pontos-chave

- A procura de pacientes por atendimento no departamento de emergência (DE) em seus últimos dias ou horas de vida é inevitável em decorrência dos avanços da medicina.
- Os médicos que trabalham no DE devem desenvolver habilidades para os cuidados de fim de vida e adotar uma abordagem proativa para aprimorá-los, propiciando uma morte digna.
- É importante conhecer ferramentas que avaliem a funcionalidade e que auxiliem na avaliação do prognóstico, definindo pacientes elegíveis para cuidados paliativos.
- Incluir habilidades avançadas de comunicação e competências em cuidados paliativos nos currículos da graduação dos profissionais de saúde é essencial.
- O controle de sintomas é um dos pilares dos cuidados paliativos e deve ser realizado com maestria pela equipe de saúde do DE.
- Estabelecer os objetivos do cuidado tranquilizará os pacientes e seus familiares.

CASO CLÍNICO

Mulher, 56 anos, com antecedentes de doença pulmonar obstrutiva crônica (DPOC) e ex-tabagista (100 maços-ano), dá entrada no departamento de emergência de um hospital secundário com piora da dispneia há 1 dia. Nega febre ou alteração do padrão da tosse e expectoração.

Medicações de uso contínuo: formoterol + budesonida 12/400 mcg 2 *puffs* de 12/12 horas, tiotrópio 2,5 mcg 2 *puffs* 1x/dia e salbutamol 100 mcg 6/6 horas.

Essa paciente faz seguimento com o pneumologista do município há 5 anos, desde que começou a utilizar oxigenoterapia domiciliar, com última consulta realizada há 1 mês, sem mudança do tratamento.

Última internação há 2 meses por exacerbação da DPOC.

Ao exame de entrada, encontra-se em mau estado geral, taquidispneica, caquética.

PA: 150 × 92 mmHg, FC: 120 bpm, FR: 44 irpm, $SatO_2$: 78% (em ar ambiente).

Semiologia pulmonar: murmúrios vesiculares diminuídos globalmente, com estertores grossos e sibilos esparsos. Tiragem intercostal evidente.

Semiologia cardíaca, abdominal e de membros: sem alterações, a não ser por abdome escavado.

Ao questionar a filha da paciente (principal cuidadora) sobre sua funcionalidade, esta refere que nos últimos 2 meses (após alta da última internação) a paciente passa a maior parte do tempo acamada em razão de dispneia limitante e requer ajuda para algumas atividades básicas da vida diária, como tomar banho e ir ao banheiro. Foi perguntado à filha se o pneumologista explicou sobre o quadro de saúde atual, e a resposta foi que ela tinha "enfisema pulmonar grave e que deveria manter o tratamento instituído".

No atendimento inicial, foram realizados em dose otimizada: furosemida, vasodilatador, hidrocortisona e 3 inalações com beta-2-agonista e ipratrópio. Iniciada ventilação não invasiva, porém a paciente a tolerou por 30 minutos, sem apresentar melhora alguma, queixando-se ainda de intensa dispneia, permanecendo muito desconfortável do ponto de vista respiratório.

A radiografia de tórax realizada no leito da emergência evidenciou sinais de hiperinsuflação pulmonar, sem outras alterações.

Pontos para discussão do caso

- Como avaliar a elegibilidade para cuidados paliativos e funcionalidade dessa paciente?
- Essa paciente tem capacidade para tomada de decisão nesse momento?
- Cabe ao médico da assistência ambulatorial a discussão das diretivas antecipadas de vontade? Ou cabe ao médico do departamento de emergência (DE) o planejamento de cuidado?
- Qual medicação não foi utilizada e seria essencial para melhora da sensação de dispneia dessa paciente? Qual dose e via da medicação indicada devem ser utilizadas?
- Após realizar a medicação em questão, a paciente obteve pequena melhora, estando ainda muito sintomática. Qual é a conduta nesse momento? Como realizá-la?
- A equipe de enfermagem comunica à equipe médica que não consegue acesso venoso periférico na paciente após múltiplas tentativas. O que fazer nesse momento?

INTRODUÇÃO

A procura de pacientes por atendimento no departamento de emergência (DE) em seus últimos dias ou horas de vida é inevitável em decorrência dos avanços da medicina, com consequente aumento da expectativa de vida globalmente. Com a demanda por leitos de internação ultrapassando em muito a oferta na maior parte do mundo, o resultado é a aglomeração no DE. Assim, os médicos que trabalham nessas unidades precisam adaptar suas habilidades para atender a essa necessidade crescente.

A cultura da medicina de emergência de fornecer estabilização em emergências agudas se contrapõe muitas vezes à cultura dos cuidados paliativos, que coloca na balança a qualidade de vida e a relação entre potenciais benefícios e malefícios do suporte de vida invasivo.

As barreiras para cuidados paliativos no DE incluem a formação deficitária ou inexistente dos profissionais de saúde em cuidados paliativos, a percepção generalizada que o DE é um "lugar errado para morrer", a carga emocional, a falta de espaço, o tempo, a escassez de recursos humanos e o contexto sociofamiliar.

Falar sobre cuidados paliativos para pacientes crônicos e com doenças incuráveis, assim como para seus familiares, é essencial. Apesar disso, ainda é prática pouco corrente no meio ambulatorial. Um estudo realizado para avaliar as opiniões dos médicos sobre o planejamento de cuidados antecipados, objetivos de cuidados e conversas sobre o fim da vida demonstrou que 99% dos médicos entrevistados concordaram que é importante ter conversas de fim de vida com o paciente, mas apenas 29% relataram ter treinamento formal para tais conversas. Outras barreiras para esse tipo de conversa foram a falta de tempo, não querer que o paciente perdesse a esperança ou sentir-se desconfortável. O ponto é: se o médico que acompanha o doente ambulatorialmente não conversa sobre diretivas antecipadas e planejamento de cuidado, resta ao médico da emergência, que tem contato com o paciente pela primeira vez, ter que abordar esse planejamento, muitas vezes, em situações não ideais.

RELEVÂNCIA CLÍNICA

No ambiente hospitalar, os cuidados paliativos mostraram controlar sintomas, melhorar a qualidade de vida, aumentar a satisfação dos pacientes e de seus familiares, melhorar a compreensão do diagnóstico e prognóstico e reduzir custos.[4]

Os objetivos dos cuidados paliativos definidos pela Organização Mundial da Saúde (OMS) são: promover a qualidade de vida de pacientes e seus familiares diante de doenças que ameaçam a continuidade da vida, por meio de prevenção e alívio de sintomas que causem o sofrimento, por meio da assistência de qualidade envolvendo equipe multiprofissional, integrando os aspectos físicos, psicossociais e espirituais do paciente e de seus familiares. A OMS indica que os cuidados paliativos devem ocorrer de forma contínua desde o diagnóstico, em paralelo com o tratamento modificador da doença. À medida que a doença avança, os cuidados paliativos devem aumentar em proporção progressiva até que se tornem a única terapêutica cabível durante o processo ativo de morte (Figura 1).

COMUNICAÇÃO, AVALIAÇÃO DE AUTONOMIA E TOMADA DE DECISÃO

Estar habituado e ter habilidade para conversas relativas ao fim da vida e objetivos de cuidado é fundamental para todos os médicos que trabalham no DE. As discussões sobre o fim da vida devem ser centradas no modelo de tomada compartilhada de decisão. Essa abordagem é muitas vezes o ponto crucial da medicina centrada na pessoa.

A autonomia do paciente é o padrão ouro para tomadas de decisão relativas ao cuidado, porém a avaliação da capacidade de tomada de decisão em uma situação de emergência pode representar um desafio significativo para médicos em treinamento e médicos assistentes. Em 2010, foi publicado um artigo propondo o mnemônico CURVES (*Choose and Communicate, Understand, Reason, Value, Emergency, Surrogate*) para auxiliar o médico a se certificar de que o paciente tem pleno juízo de valores sobre si mesmo para que possa estar apto a tomar decisões (Quadro 1 e Figura 2).

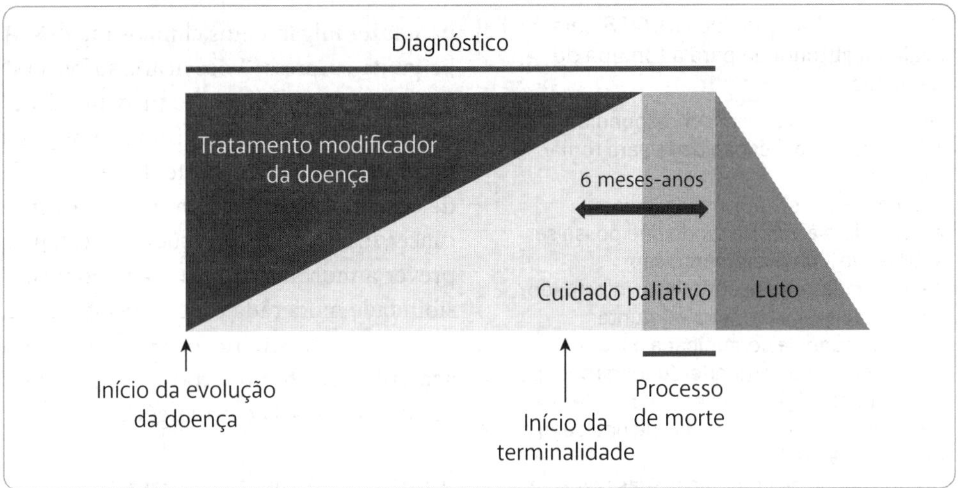

FIGURA 1 Cuidados paliativos em todas as fases de uma doença avançada.
Fonte: adaptada de WHO (2018).

O paciente tem capacidade de tomada de decisão?

- ***C**hoose*/escolher e comunicar – O paciente pode comunicar uma escolha?
- ***U**nderstand*/compreender – O paciente compreende riscos, benefícios, alternativas e consequências da decisão?
- ***R**eason*/razão – O paciente é capaz de raciocinar e fornecer explicações lógicas para a decisão?
- ***V**alue*/valor – A decisão está de acordo com o sistema de valores do paciente?

Pode ser fornecido tratamento de emergência sem consentimento informado?

- ***E**mergency*/emergência – Existe risco grave e iminente ao bem-estar do paciente?
- ***S**urrogate*/substituto – Existe um tomador de decisão substituto disponível?

FIGURA 2 CURVES, mnemônico para avaliação da capacidade de tomada de decisão e tratamento de emergência.

Se o paciente não consegue se comunicar ou está incapacitado para tomar decisões por qualquer outro motivo, o médico deve buscar o registro de diretivas antecipadas de vontade e tentar resgatar os valores do paciente com seus familiares/cuidadores, em busca da tomada de decisão compartilhada, incluindo os cuidados de fim de vida.

QUADRO 1 Mnemônico CURVES para avaliar a autonomia para a tomada de decisões

Duas perguntas devem ser respondidas:
1. O paciente tem capacidade para tomar decisão?
2. O paciente está em emergência ameaçadora à vida de modo que possa ser submetido a um tratamento sem necessidade de consentimento informado?
Para responder à primeira pergunta:
C: capacidade de comunicar a escolha.
U: capacidade de entender (*understand*) os riscos, benefícios e consequências de sua decisão (e as consequências de não seguir decisão alternativa).
R: capacidade de comunicar suas razões e de explicar de forma lógica sua decisão.
V: correlação entre a escolha e o sistema de valores do paciente.
Para responder à segunda pergunta:
E (*emergency*): emergência. Há risco iminente ao bem-estar do paciente e
S (*surrogate*): substituto. Nenhum tomador de decisão substituto ou documento legal detalhando os desejos do paciente é imediatamente disponível e não há tempo para obter uma consulta ética.

AVALIAÇÃO DA NECESSIDADE DE CUIDADOS PALIATIVOS E PROGNÓSTICO NO DEPARTAMENTO DE EMERGÊNCIA

Várias ferramentas para avaliação da necessidade de cuidados paliativos foram descritas na literatura. Essas ferramentas são frequentemente baseadas em diagnósticos ou sintomas, padrões de utilização de cuidados de saúde, necessidades psicossociais e/ou impressões clínicas. Uma ferramenta baseada na impressão clínica pode ser particularmente adequada para médicos das UUE, que regularmente empregam técnicas intuitivas de reconhecimento de padrões para fazer julgamentos clínicos rápidos. A pergunta-surpresa "Você ficaria surpreso se este paciente morresse no próximo ano?" (Quadro 2) tem sido utilizada como uma ferramenta de rastreamento da necessidade de cuidados paliativos em pacientes com câncer, dialíticos e populações em geral para prever a mortalidade em 1 ano com sensibilidade moderada e alta especificidade. Um estudo brasileiro recente confirmou sua utilidade em uma coorte de pacientes admitidos em sala de emergência.

QUADRO 2 Pergunta-surpresa

"Você ficaria surpreso se este paciente morresse no próximo ano?"

Embora a simplicidade dessa ferramenta a torne atraente para o ambiente de emergência, o período de 1 ano pode ter utilidade clínica limitada e será conceitualmente desafiador para o médico do DE. Na tentativa de melhorar a relevância clínica da pergunta-surpresa, mantendo sua simplicidade, Haydar et al. propuseram uma versão modificada para o DE (Quadro 3).

QUADRO 3 Pergunta-surpresa modificada para o departamento de emergência

"Você ficaria surpreso se este paciente morresse no próximo mês?"

A pergunta-surpresa modificada é um gatilho simples para as necessidades de cuidados paliativos, identificando com precisão aqueles com maior risco de mortalidade hospitalar e utilização de recursos. Com um valor preditivo negativo de 98%, as respostas afirmativas à pergunta-surpresa modificada indicam que a morte intra-hospitalar é improvável.

CRITÉRIOS DE ELEGIBILIDADE

Pacientes portadores de doença crônica, evolutiva e progressiva, com prognóstico de vida supostamente encurtado a meses ou anos. Para doenças de progressão lenta, como as demências, considera-se o período de alta dependência para as atividades básicas de vida diária (ABVD).

Uma ferramenta interessante para identificação de pacientes com critérios de elegibilidade para cuidados paliativos é a *Supportive and Palliative Care Indicators Tool* (SPICT), desenvolvida pela Universidade de Edimburgo, validada no Reino Unido e com versão para o português do Brasil (SPICT-BR™) – Quadro 4 –, de fácil aplicabilidade, sendo adequada para o contexto hospitalar.

A versão brasileira pode ser acessada em:

Havendo uma versão específica (SPICT4ALL) para pacientes, familiares e profissionais de outras áreas que não a da saúde:

QUADRO 4 Ferramenta de indicadores de cuidados de apoio e paliativos (SPICT-BR™)

O SPICT é um guia para identificação de pessoas sob risco de deterioração e morrendo
Avaliar esse grupo de pessoas para necessidade de suporte e cuidado paliativos

Procurar por indicadores gerais de piora da saúde:
- Internações hospitalares não programadas.
- Capacidade funcional ruim ou em declínio com limitada reversibilidade (a pessoa passa na cama ou cadeira mais de 50% do dia).
- Dependente de outros para cuidados pessoais em razão de problemas físicos e/ou de saúde mental. É necessário maior suporte para o cuidador.
- Perda de peso significativa nos últimos 3-6 meses e/ou baixo índice de massa corporal.
- Sintomas persistentes apesar do tratamento otimizado das condições de base.
- A pessoa ou sua família solicita cuidados paliativos, interrupção ou limitação do tratamento ou foco na qualidade de vida.

Procurar por quaisquer indicadores clínicos de uma ou mais das condições avançadas:

Câncer
- Capacidade funcional em declínio em razão da progressão do câncer.
- Estado físico muito debilitado para tratamento do câncer ou tratamento para controle dos sintomas.

Demência/fragilidade
- Incapaz de vestir-se, caminhar ou comer sem ajuda.
- Redução da ingestão de alimentos e líquidos e dificuldades na deglutição.
- Incontinência urinária e fecal.
- Incapaz de manter contato verbal; pouca interação social.
- Fratura de fêmur, múltiplas quedas.
- Episódios frequentes de febre ou infecções; pneumonia aspirativa.

(continua)

QUADRO 4 Ferramenta de indicadores de cuidados de apoio e paliativos (SPICT-BR™) (*continuação*)

Doença neurológica
- Deterioração progressiva da capacidade física e/ou da função cognitiva mesmo com terapia otimizada.
- Problemas da fala, com dificuldade progressiva de comunicação e/ou deglutição.

Pneumonia aspirativa recorrente; falta de ar ou insuficiência respiratória.

Doença cardiovascular
- Classe funcional III/IV de NYHA – insuficiência cardíaca ou doença coronariana extensa e intratável com: falta de ar ou dor precordial em repouso ou aos mínimos esforços.

Doença vascular periférica grave e inoperável. Doença respiratória
- Doença respiratória crônica grave com: falta de ar em repouso ou aos mínimos esforços entre as exacerbações.
- Necessidade de oxigenoterapia por longo prazo.
- Já precisou de ventilação para insuficiência respiratória ou ventilação é contraindicada.
- Deterioração e sob o risco de morrer de qualquer outra condição ou complicação que não seja reversível.

Doença renal
- Estágios 4 e 5 de doença renal crônica (TFG < 30 mL/min), com piora clínica.
- Insuficiência renal complicando outras condições limitantes ou tratamentos.
- Decisão de suspender a diálise em razão da piora clínica ou da intolerância ao tratamento.

Doença hepática
- Cirrose avançada com uma ou mais complicações no último ano: ascite resistente a diuréticos, encefalopatia hepática, síndrome hepatorrenal, peritonite bacteriana, sangramentos recorrentes de varizes esofágicas.
- Transplante hepático é contraindicado.

Revisar o cuidado atual e planejar o cuidado para o futuro:
- Reavaliar o tratamento atual e a medicação para que o paciente receba o cuidado otimizado.
- Considerar o encaminhamento para avaliação de um especialista se os sintomas ou necessidades forem complexos e difíceis de manejar.
- Acordar sobre objetivos do cuidado atual e futuro e planejar o cuidado com a pessoa e sua família.
- Planejar com antecedência caso a pessoa esteja em risco de perda cognitiva.
- Registrar em prontuário, comunicar e coordenar o plano geral de cuidados.

Fonte: SPICT. Disponível em: www.spict.org.uk.

AVALIAÇÃO DOS PACIENTES ELEGÍVEIS PARA CUIDADOS PALIATIVOS

A boa prática dos cuidados paliativos requer conhecimento técnico refinado, aliado à percepção do ser humano como agente de sua história de vida e determinante de seu próprio curso de adoecer e morrer. Valoriza-se a história natural da doença, a história pessoal de vida e as reações fisiológicas, emocionais e culturais diante do adoecer. Promove-se, em contrapartida, uma atenção dirigida para o controle de sintomas e a promoção do bem-estar ao doente e seu entorno. Os familiares precisam compreender a evolução da doença e da cadeia de acontecimentos que levará ao evento final. Os principais elementos da avaliação clínica do doente estão relacionados a seguir:

- Biografia.
- Valores do paciente.

- Conceito de qualidade de vida e sofrimento do paciente.
- Cronologia da doença – diagnóstico e evolução da doença.
- Funcionalidade – baseando-se em escalas de *performance* – escala de *performance* paliativa (PPS) ou a escala do Eastern Cooperative Oncology Group (ECOG) para pacientes oncológicos.
- Prognóstico.
- Avaliação de sintomas – baseado na demanda da equipe assistente ou em avaliação sistematizada – escala de avaliação de sintomas de Edmonton (ESAS).
- Exame físico.
- Impressão clínica.
- Estabelecer plano de cuidados interprofissional.

CONTROLE DE SINTOMAS

O controle de sintomas é um dos pilares dos cuidados paliativos, e muitas vezes a procura do paciente pelo DE é por um sintoma descontrolado.

AJUSTE DE SUPORTE ARTIFICIAL NA EMERGÊNCIA

A retirada ou a limitação de medidas de suporte artificial de vida no DE é prática recorrente. A maioria dos especialistas e artigos considera que não há diferença em termos legais ou éticos entre não iniciar uma intervenção e retirar uma intervenção, embora, em geral, familiares e a própria equipe se sintam mais confortáveis com a primeira alternativa. Permitir a morte natural é ética e legalmente diferente de acelerar o processo de morte. A eutanásia não faz parte da prática de cuidado paliativo nem de seus princípios. A retirada ou limitação de suporte artificial de vida é defendida por diversos consensos internacionais quando essas medidas de suporte parecem estar apenas prolongando o processo de morte, desde que haja consenso entre equipes, família e paciente.

CASO CLÍNICO COMENTADO

Mulher de 56 anos com DPOC avançada (O_2 dependente há 5 anos), com tratamento medicamentoso para doença de base otimizado, que dá entrada no DE em franca insuficiência respiratória. Pela anamnese fica claro que não se trata de piora aguda e sim de quadro crônico avançado.

Em relação à elegibilidade para cuidados paliativos e funcionalidade

A resposta para a pergunta-surpresa modificada para o DE seria negativa, ou seja, não seria uma surpresa se essa paciente morresse no próximo mês, visto que apresenta fatores de mau prognóstico: DPOC em oxigenoterapia domiciliar prolongada, caquexia, dispneia limitante, baixa funcionalidade (PPS – escala de performance paliativa – 40 ou menos nesse caso).

Aplicação da ferramenta SPICT

- Indicadores gerais de piora da saúde presentes:
  - Internações hospitalares não programadas.
  - Capacidade funcional ruim ou em declínio com limitada reversibilidade (a pessoa passa na cama ou na cadeira mais de 50% do dia).
  - Dependente de outros para cuidados pessoais por problemas físicos e/ou

de saúde mental. É necessário maior suporte para o cuidador.
  - Perda de peso significativa nos últimos 3 a 6 meses e/ou um baixo índice de massa corporal (IMC).
  - Sintomas persistentes apesar do tratamento otimizado das condições de base.
- Procurar por quaisquer indicadores clínicos de uma ou mais das condições avançadas – doença respiratória:
  - Doença respiratória crônica grave com:
    - Falta de ar em repouso ou aos mínimos esforços entre as exacerbações.
    - Necessidade de oxigenoterapia por longo prazo.

Diretivas antecipadas de vontade

Infelizmente, a maioria dos pacientes com doenças crônicas incuráveis avançadas chega ao DE sem terem estabelecido suas diretivas antecipadas de vontade (DAV), pois não lhes foi dada essa oportunidade no meio ambulatorial.

Planejamento de cuidado baseado em valores

O ponto é: se o médico que acompanha o doente ambulatorialmente não conversou sobre diretivas de forma antecipada, resta ao médico da emergência, que tem o contato com o paciente pela primeira vez, compreender seus valores, prioridades, conceito de qualidade de vida e de sofrimento. Essas informações, essenciais para a tomada de decisão compartilhada, podem ser obtidas com o paciente, ou por intermédio de seus familiares, caso este esteja incapacitado de se expressar.

Em relação à capacidade de tomar decisão - mnemônico CURVES

A paciente apresenta-se em franca insuficiência respiratória, logo a comunicação nesse momento torna-se muito difícil. Não existe o registro de diretivas antecipadas de vontade, porém existe uma filha que é a principal cuidadora e pode expressar os valores de sua mãe, que serão considerados para a tomada de decisão compartilhada.

Nesse caso, a priorização de medidas de conforto sobre medidas prolongadoras de vida pode ser discutida com a filha, com base no sistema de valores da paciente.

Controle de sintomas

O principal sintoma a ser controlado é a dispneia. Essa paciente tinha dispneia basal incapacitante e deveria estar recebendo cuidados paliativos ambulatorialmente. Isso inclui o uso da morfina para alívio da dispneia. A dose ambulatorial seria 5 mg via oral (VO) a cada 4 horas, ou nesse caso na emergência: 0,5 a 2 mg intravenoso (IV) ou subcutâneo (SC) (para o paciente virgem de opioide), podendo a dose ser repetida após 10 a 15 minutos se não houver alívio. A dose capaz de aliviar a dispneia pode ser mantida de 4 em 4 horas ou em bomba de infusão contínua.

Sedação paliativa e comunicação compassiva

A sedação paliativa (SP) está indicada quando há um sintoma refratário às medidas instituídas. Os sintomas são considerados refratários quando não são adequadamente controlados após o esgotamento de todos os recursos disponíveis, farmacológicos e não farmacológicos.

Caso a dispneia se torne refratária (após todas as medidas terem sido realizadas), a paciente é candidata à sedação paliativa para diminuir o sofrimento intolerável. Nesse momento, deve-se realizar a comunicação compassiva com a filha da paciente, explicando o que é SP e os benefícios nesse caso.

A medicação mais utilizada é o midazolam. A dose de ataque é de 2 a 5 mg IV/SC (podendo ser repetida até o alívio do sintoma). A dose de manutenção é 0,02 a 0,1 mg/kg/hora, com ajuste de velocidade de infusão, conforme o controle de sintomas a cada 1 a 2 horas.

Cabe ressaltar que a morfina é opioide e não sedativo.

Via subcutânea

O uso da via subcutânea para aplicação de medicamentos ou infusão de soluções encontra amplo respaldo na literatura internacional. No Brasil, porém, essa prática não é ensinada como rotina nos cursos de graduação, o que faz com que ela seja ainda vista com injusta desconfiança.

Em pacientes na fase final de vida, a administração de fármacos endovenosos (EV) pode ser inconveniente tanto por fragilidade da rede venosa como por desconforto e maior complexidade técnica do acesso. Nesse cenário, a via SC pode ser utilizada para a administração de soluções e medicamentos. Quando se compara a biodisponibilidade de medicamentos por vias diferentes, percebe-se que o perfil de absorção pela via SC se assemelha ao da VO.

É uma via segura, conveniente, de baixo custo e com baixíssima taxa de complicação, sendo a via preconizada nesse caso. Não há justificativa para não controlar sintomas por falta de acesso venoso quando as principais medicações (morfina, midazolam, corticoides, diurético) podem ser realizadas de forma segura e eficaz através da via SC.

CONSIDERAÇÕES FINAIS

O avanço da medicina moderna salvou inúmeras vidas, no entanto levou para outras sofrimento e desumanização no momento da morte. Os cuidados paliativos emergem como abordagem que entende a morte como parte natural da vida, procurando oferecer qualidade de vida por meio do alívio de sintomas físicos, psíquicos e espirituais dos pacientes que enfrentam a morte e de seus familiares.

É imperativo que as equipes de saúde que trabalham no DE tenham as habilidades necessárias para identificar corretamente e cuidar das pessoas que estão no estágio final de suas vidas.

Esse cuidado deve ser proativo, multidisciplinar, centrado no paciente e atencioso com sua família.

LEITURA RECOMENDADA

1. Chow GV, Czarny MJ, Hughes MT, Carrese JA. Curves: a mnemonic for determining medical decision-making capacity and providing emergency treatment in the acute setting. Chest. 2010;137(2):421-7.
2. Dawood M. End of life care in the emergency department. Emerg Med J. 2020;37(5):273-8.
3. Fulmer T, Escobedo M, Berman A, Koren MJ, Hernández S, Hult A. Physicians' views on advance care planning and end-of-life care conversations. J Am Geriatr Soc. 2018;66(6):1201-5.
4. George N, Phillips E, Zaurova M, Song C, Lamba S, Grudzen C. Palliative care screening and assessment in the emergency department: a systematic review. J Pain Symptom Manage. 2016;51(1):108-19.e2.
5. Grudzen CR, Richardson LD, Hopper SS, Ortiz JM, Whang C, Morrison RS. Does palliative care have a future in the emergency department? Discussions with attending emergency physicians. J Pain Symptom Manage. 2012;43(1):1-9.

6. Haydar SA, Strout TD, Bond AG, Han PK. Prognostic value of a modified surprise question designed for use in the emergency department setting. Clin Exp Emerg Med. 2019;6(1):70-6.
7. Highet G, Crawford D, Murray SA, Boyd, K. Development and evaluation of the Supportive and Palliative Care Indicators Tool (SPICT): a mixed-methods study. BMJ Support Palliat Care. 2014;4(3):285-90.
8. Manual da Associação Nacional de Cuidados Paliativos (ANCP). 2.ed. 2013.
9. McEwan A, Silverberg JZ. Palliative care in the emergency department. Emerg Med Clin North Am. 2016;34(3):667-85.
10. McNamara R. Emergency palliative care. Emerg Med J. 2020;37(5):260-1.
11. O'Callaghan A, Laking G, Frey R, Robinson J, Gott M. Can we predict which hospitalised patients are in their last year of life? A prospective cross-sectional study of the Gold Standards Framework Prognostic Indicator Guidance as a screening tool in the acute hospital setting. Palliat Med. 2014;28(8):1046-52.
12. Oken MM, Creech RH, Tormey DC, Horton J, Davis TE, McFadden ET. Toxicity and response criteria of the Eastern Cooperative Oncology Group. Am J Clin Oncol. 1982;5:649-55.
13. Ribeiro SCC, Arantes Lopes TA, Costa JVG, Rodrigues CG, Maia IWA, Soler LM, et al. The Physician Surprise Question in the Emergency Department: prospective cohort study. BMJ Support Palliat Care. 2024:spcare-2024-004797.
14. Teoli D, Kalish VB. Palliative care. 2020 Jul 10. In: StatPearls [Internet]. Treasure Island (FL): StatPearls Publishing; 2021.
15. World Health Organization (WHO). Definição de cuidados paliativos. 2018. Disponível em: https://www.who.int/news-room/facts-in-pictures/detail/palliative-care. Acesso em: 17 set. 2024.

69

Caso clínico UTI: interconsulta

Caio Barretto Anunciação
Natacha Silva Moz
Rayssa Peixoto Accioly Soares

"Que seja feita a Vossa vontade..."

Pontos-chave

- Diagnósticos da avaliação multidimensional.
- Plano de cuidados e condutas adotadas.

CASO CLÍNICO

Um senhor de 78 anos, marido, pai e avô, católico, devoto de Nossa Senhora de Fátima. Idoso frágil, com antecedente de câncer de próstata, 4 acidentes vasculares cerebrais isquêmicos (AVCi) prévios e hipertensão arterial sistêmica; acamado, hemiplégico e dependente para atividades básicas de vida diária (ABVD). Os familiares relatavam que em alguns breves momentos era contactuante não verbal, mas com desorientação temporoespacial.

Admitido na unidade de emergência em insuficiência respiratória aguda, com histórico de 9 dias de inapetência, redução do nível de consciência e queda do estado geral, sem febre, tosse ou outros sintomas gripais. As tomografias computadorizadas evidenciaram comprometimento do parênquima pulmonar em mais de 50% de vidro fosco e cérebro com áreas sequelares de gliose e microangiopatia. Diante da gravidade do quadro e da hipótese diagnóstica de Covid-19, o paciente foi submetido à intubação orotraqueal. Os familiares manifestaram o desejo por medidas invasivas pensando na reversibilidade do quadro agudo, apesar das doenças prévias e da baixa funcionalidade.

Após a admissão em unidade de terapia intensiva (UTI), evoluiu com lesão renal aguda, infarto agudo do miocárdio e novo AVCi, identificado à tomografia de crânio com múltiplos novos focos isquêmicos, sugerindo etiologia embólica. Após a retirada de sedação, não apresentou resposta neurológica. O ecocardiograma estimou a fração de ejeção em 20%, com acinesia miocárdica importante. Pela gravidade evidente, foi solicitada interconsulta à equipe de cuidados paliativos para auxílio na comunicação com a família e tomada de decisão.

Diagnósticos da avaliação multidimensional

QUADRO 1 Diagnósticos e sofrimentos identificados

Físicos	Emocionais
▪ Dor e desconforto ocasionados por tubos, sondas e cateteres. ▪ Síndrome do imobilismo. ▪ Hipossalivação e lábios ressecados.	▪ Paciente em coma, sem possibilidade de avaliação psicológica. ▪ Familiares em sofrimento por estarem distantes e perceberem piora do quadro e risco de morte.
Sociais	**Espirituais**
▪ Dependente para ABVD. ▪ Distanciamento familiar.	A fé é usada como mecanismo de enfrentamento.

ABVD: atividades básicas de vida diária.

Plano de cuidados e condutas adotadas

Considerando o quadro de base, com comorbidades graves, funcionalidade prévia reduzida, evolução com eventos agudos na internação e as disfunções de múltiplos órgãos (respiratória, cardíaca e renal) associadas ao mau prognóstico neurológico, sem possibilidade de um tratamento modificador da doença ou perspectiva de recuperação, foram identificados critérios de terminalidade da vida, com agravantes suficientes para considerá-lo em fase final de vida. Nessa condição, foi entendido que a permanência em ventilação mecânica levaria ao prolongamento doloroso do processo de morte – distanásia.

A equipe de cuidados paliativos realizou reunião virtual com os familiares para compreender seus valores e os do paciente, abordar o entendimento sobre o quadro atual e explicar a proposta de extubação paliativa. Foram esclarecidas as possibilidades de evolução após o procedimento, inclusive o risco de óbito imediato, havendo compreensão e concordância pela família. A extubação paliativa foi programada, seguindo o planejamento em protocolo de 3 dias.

No primeiro dia a equipe local foi abordada, com preparação dos membros que participariam da extubação, esclarecendo os motivos que embasaram o procedimento e o método como seria realizado. Foi definido o horário e determinados os medicamentos a serem utilizados.

No segundo dia, foram iniciados opioide, anticolinérgico e corticosteroide, com a finalidade de aumentar o conforto do paciente e prevenir sintomas durante e após o procedimento, como agitação, dor ou dispneia. Foi orientada a suspensão de dieta enteral e meta de balanço hídrico rigorosamente negativo.

No terceiro dia (dia da extubação) foi realizada a higiene do paciente, retirada de sondas, desligamento de monitores e alarmes e aspiração de vias aéreas. A equipe de cuidados paliativos reforçou o processo novamente com os profissionais locais. Foi aberto espaço para a participação dos familiares, que mostraram desejo de acompanhar o procedimento e puderam presenciá-lo, de forma virtual, sendo continuamente amparados pela equipe. Estavam presentes a esposa, filha, genro e netos. Com a equipe devidamente posicionada, medicamentos para resgates e cateteres de aspiração em mãos, procedeu-se à retirada do tubo.

Discussão do caso

A extubação paliativa pode ser um desafio e deve ser discutida com toda a equipe e a família, a fim de que o entendimento e as expectativas estejam alinhados entre todos os envolvidos no cuidado. O distanciamento imposto pela pandemia criou um novo desafio, parcialmente resolvido com o uso de tecnologias para comunicação virtual, de modo a auxiliar a construção do vínculo com a equipe, viabilizar o acolhimento da família, promover a proximidade e o envolvimento dos familiares no processo de cuidado e no plano estabelecido.

Todas as etapas do protocolo foram seguidas. Além disso, o cuidado e o respeito com o paciente são práticas contínuas e imperativas, em todas as suas dimensões, com atenção aos detalhes, necessárias mesmo com o mau prognóstico evidente que se configurava independentemente da manutenção da ventilação mecânica.

Em contexto de sobrecarga de trabalho dos profissionais e muitas demandas, não é rara a priorização de outros cuidados em comparação aos relacionados à saúde oral, sendo possível observar piora da condição bucal antes da morte. Nos cuidados de fim de vida é comum o uso de medicamentos sistêmicos que visam ao controle de secreções e da dor, mas que levam à redução do fluxo salivar, ao ressecamento das mucosas e ao acúmulo de crostas.

Com o contato com os familiares se dando de forma virtual, em que geralmente apenas a face é visualizada, é imprescindível a manutenção do cuidado dessa região, em especial da boca. A hidratação dos lábios e da boca e a realização da higiene oral individualizada, como medida de conforto, são importantes ferramentas do atendimento humanizado, em especial no final da vida.

No dia do procedimento, foi realizada a videochamada com os familiares para acolhimento, reafirmar as expectativas e sanar eventuais dúvidas remanescentes, sendo reforçada a importância dos valores e crenças. A família mostrou o altar que haviam montado justamente para o dia: velas acesas e a imagem de Nossa Senhora de Fátima. Pelo dispositivo, puderam ver seu ente querido, ainda em ventilação mecânica. Emocionados, disseram palavras de carinho e apoio.

O momento que precedeu à extubação foi de uma vivência pouco usual em ambientes de UTI: parar para orar. Aos poucos, os colaboradores de todas as áreas se aproximaram do quarto. Eram médicos, enfermeiros, fisioterapeutas, profissionais da limpeza... Alguns fecharam os olhos, outros abaixaram a cabeça e se uniram para fazer a oração do "Pai-nosso", numa ação espontânea de altruísmo e empatia. As vozes da oração da família do outro lado da tela se misturavam com as da equipe. Em coro, envolviam o paciente, que se fazia presente, mesmo imerso em seu coma. Os familiares sinalizaram que não gostariam de assistir à retirada do tubo orotraqueal. Tal opção foi respeitada, sendo encerrada a videochamada ao término das orações.

A retirada do tubo foi realizada sem intercorrências e sem necessidade de aspiração das vias aéreas. Passou-se, então, a vigiar o surgimento de sinais de sofrimento. A impressão era de conforto, apesar da taquipneia, que melhorou de forma satisfatória com resgates de morfina e midazolam. Conforme combinado prévio, foi realizada nova videochamada após a extubação. Os familiares pareciam reconhecer o conforto do paciente sem a prótese ventilatória, com expressões faciais de alívio em meio ao choro. Assim, despediram-se com palavras de conforto, sendo encerrada a chamada a pedido deles.

Dois médicos e uma enfermeira mantinham-se próximos ao paciente, observando-o, tocando-lhe a mão, representando o carinho dos que falavam pelo vídeo, mas que estavam impedidos de oferecê-lo fisicamente. Foram minutos que se prolongaram num tempo imensurável. Era uma despedida anunciada, escrita no espaçamento de suspiros, cada vez mais superficiais.

Reconhecendo a morte nos próximos minutos, foi realizada nova videochamada para avisá-los de que o momento da despedida final se aproximava. Novamente, oraram o "Pai-nosso" e a "Ave-maria". Logo após as orações, na companhia da enfermeira que lhe segurava a mão, o paciente apresentou um profundo ciclo respiratório, seu último. Os familiares disseram seu último adeus e agradeceram a equipe pelos cuidados, seguido do encerramento da chamada.

Abraçados, os familiares estavam emocionados e gratos, num momento de silêncio e respeito mútuo, vivido dos dois lados da tela. É importante a humildade, o reconhecimento de que somos seres humanos cuidando uns dos outros. "Heróis" nem sempre salvam vidas, mas devem ter a humildade de reconhecer limites e proporcionar a dignidade, sobretudo quando a vida já não é mais viável. "Heróis" também se emocionam e têm sua espiritualidade.

O fim de vida gera luto e sofrimento para todos os envolvidos. Para os familiares, ter a percepção e o entendimento do limite demonstrado pelo paciente gera impotência. Por outro lado, saber que o respeito pelo paciente é balizador de decisões pode trazer conforto à família nesse momento de dor. Optar por não usar ferramentas para mantê-lo artificialmente por mais tempo por perto também é expressão de amor. Para os profissionais de saúde a morte pode trazer sentimento de tristeza, impotência, fracasso e tantos outros de difícil nomeação.

Desfecho

Após 11 dias de internação em UTI, de forma compartilhada entre equipes e familiares, a extubação paliativa foi realizada, com ênfase no objetivo de oferecer dignidade e conforto no final de vida. O paciente faleceu uma hora após a extubação, sem demonstrar sinais de desconforto respiratório ou dor, em acompanhamento remoto de sua família.

É importante destacar que o que levou ao óbito foram as doenças do paciente, já identificadas em estágio terminal e final de vida. A retirada da ventilação mecânica ou de qualquer outro suporte artificial de vida, nessas condições, representa um respeito à história de vida e evolução final de uma doença, ao permitir seu desfecho de forma natural, não artificialmente prolongado.

Foi a primeira extubação paliativa que essa equipe de cuidados paliativos realizou tendo familiares participando de forma virtual, agora registrada para sempre aos leitores. Uma forma nova e diferente de cuidado. O ideal é que esse procedimento seja realizado com familiares ao lado do paciente, caso assim o desejem. Pelas limitações da pandemia, acredita-se que, dentro do possível, foi possível alcançar uma aproximação, ainda que minimamente, daquilo que se preconiza fora dela.

É um cuidado de alta complexidade, que não pode ser banalizado. Quando não for possível dar atenção aos detalhes, é preciso repensá-lo, mesmo que não o realizar. A missão dos cuidados paliativos é sempre respeitar um dos princípios mais importantes: afirmar a vida e considerar a morte um processo natural.

LEITURA RECOMENDADA

1. Carvalho RT, Rocha JA, Franck EM, Crispim DH, Jales SMCP, Souza MRB (eds.). Manual da residência de cuidados paliativos: abordagem multidisciplinar. 2.ed. Santana de Parnaíba: Manole; 2022.
2. Manual de cuidados paliativos da Academia Nacional de Cuidados Paliativos (ANCP). 3.ed. Atheneu; 2021.
3. Ortega-Chen C, Van Buren N, Kwack J, Mariano JD, Wang SE, Raman C, et al. Palliative extubation: a discussion of practices and considerations. J Pain Symptom Manage. 2023;66(2):e219-e231.

70
Cuidados paliativos e atenção primária

Marina Guimarães Oliveira Marques
Gustavo Gusso

Pontos-chave

- A atenção primária à saúde atende indivíduos com um rol de comorbidades que podem se favorecer da abordagem em cuidados paliativos.
- A atenção primária à saúde e os cuidados paliativos compartilham princípios e fundamentos do cuidado integral à saúde que permitem que ambas as áreas se articulem com facilidade.
- Seja no nível da graduação, de residência ou educação continuada para profissionais de saúde, a atenção primária em saúde é um excelente campo para diferentes níveis de complexidade de ensino em cuidados paliativos.
- No que se refere a profissionais de saúde graduados, a atenção primária à saúde oferece diversas oportunidades de ensino em cuidados paliativos não somente para não especialistas, mas também pode vivenciar situações de complexidade elevada que se beneficiem do apoio do especialista.

INTRODUÇÃO

O acesso a cuidados paliativos não acontece de forma igualitária ao redor do globo. Segundo o último levantamento realizado pela Organização Mundial da Saúde (OMS) e pela Organização Pan-Americana da Saúde (Opas), estima-se que cerca de 58 milhões de pessoas precisem de cuidados paliativos anualmente, com destaque para os países em desenvolvimento, que albergam 76% de toda a população com essas necessidades.

Entretanto, as divergências no acesso não são determinadas somente pelo nível de desenvolvimento do país de origem de cada indivíduo. O acesso depende também da receptividade de cada sociedade a essa abordagem de cuidados, o que varia conforme a cultura de cada povo. Dessa forma, é frequente que as demandas por cuidados paliativos só sejam identificadas nos indivíduos que estão no final da vida – apesar de já ter sido demonstrado que, na verdade, a maior parte das pessoas com necessidades em cuidados paliativos está em fases mais precoces da doença (Connor, 2020). Assim, percebe-se que muitas são as barreiras enfrentadas para permitir o acesso a cuidados paliativos de maneira ética, justa, equânime e universal.

Cada localidade tem suas particularidades, que precisam ser levadas em conta para desenvolver a assistência em cuidados paliativos. Em países em desenvolvimento, como o Brasil, além de maior prevalência de importantes causas de morte como tuberculose e vírus da imunodeficiência humana (HIV), a incidência de doenças crônicas não transmissíveis (DCNT) cresce do ponto de vista quantitativo de forma exponencial. Paralelamente, uma vez que nesses países os atravessamentos impostos pelos determinantes sociais de saúde são mais presentes, as repercussões dessas doenças se tornam ainda maiores. É dessa forma que a mortalidade da mesma doença varia entre territórios diversos, mas variam também suas repercussões na qualidade de vida e as necessidades em cuidados paliativos (Clemens et al., 2007).

Tendo em vista a importância de um olhar global para todas essas particularidades, em 2014, por meio da 67ª Assembleia Mundial de Saúde, a OMS trouxe recomendações aos membros de estado para desenvolver estratégias e políticas de saúde com o intuito de promover o desenvolvimento dos cuidados paliativos em todo o mundo. Entre as recomendações estabelecidas, foi destacado o papel da atenção primária à saúde (APS) na provisão desses cuidados e a articulação deste com os demais níveis de atenção à saúde (OMS, 2014).

O reconhecimento do potencial da APS na provisão de cuidados paliativos acontece em paralelo com seu reconhecimento enquanto cenário ótimo para cuidar de pessoas que vivem com DCNT (OMS, 2013). Assim, cuidar de pessoas com DCNT na APS oferece a oportunidade de acessar de maneira precoce as necessidades paliativas que surgem a partir de diagnósticos como esse. Nesse contexto, pode-se traçar uma série de interseções entre os objetivos do cuidado na APS e nos cuidados paliativos de forma geral.

A APS tem quatro atributos principais:

1. Ser o primeiro contato conforme a necessidade.
2. Ofertar cuidados continuados e centrados na pessoa.
3. Ofertar cuidado de forma integral.
4. Atuar como coordenadora do cuidado perante os demais níveis de atenção (Starfield et al., 2005).

Além disso, prioriza a promoção da saúde e a prevenção de doenças durante todo o ciclo de vida, por meio de ações preventivas, de promoção, curativas, de reabilitação e, inclusive, cuidados paliativos. No Brasil, as estimativas sugerem que necessidades em cuidados paliativos acometam 4 pessoas a cada mil pessoas adscritas a unidades da Estratégia Saúde da Família (Marcucci et al., 2016), e, segundo a Organização Mundial dos Médicos de Família (Wonca), esse profissional deve estar preparado para atender demandas que ocorrem a partir de 1 a cada mil pessoas (Boven e Napel, 2022; Lamberts et al., 1992).

Os princípios da APS refletem algumas competências estruturantes na formação do paliativista. A atenção dada para o sofrimento de forma multidimensional (físico, psicossocial e espiritual) como é defendida nos cuidados paliativos, com atenção aos valores e objetivos do paciente, colocando-o no centro do cuidado, durante o processo de evolução de doença ameaçadora à vida desde o diagnóstico, de forma integral, são características que compõem a atenção centrada na pessoa, importante princípio da APS (Block et al., 1998). Oferecer cuidados paliativos para pacientes e familiares independentemente de onde eles estejam, podendo inclusive acontecer no território ou no domicílio, também constitui uma competência importante (Gamondi et al., 2013a e 2013b).

Como uma das estratégias para promover o fortalecimento dos cuidados paliativos na atenção primária, a 67ª Assembleia Mundial de Saúde também trouxe como recomendação que o ensino de habilidades e competências básicas em cuidados paliativos deve ser parte do currículo de graduação de médicos e enfermeiros, além de ser ofertado treinamento como parte da educação continuada na atenção primária aos demais profissionais envolvidos no cuidado (OMS, 2014). Entretanto, conforme a necessidade, o indivíduo poderá precisar de cuidados paliativos primários ou cuidados paliativos especializados, que serão determinados a seguir.

CUIDADOS PALIATIVOS PRIMÁRIOS E CUIDADOS PALIATIVOS ESPECIALIZADOS: ARTICULAÇÃO ENTRE OS NÍVEIS DE COMPLEXIDADE

Os cuidados paliativos têm como propósito melhorar a qualidade de vida de pacientes e suas famílias ao vivenciar uma doença ameaçadora à vida. As estratégias utilizadas para alcançar esse objetivo incluem desde o controle de sintomas físicos, a abordagem das dimensões psicológicas e espirituais do cuidado, as habilidades de comunicação e a assistência ao luto. Porém, assim como em outras áreas da medicina, as demandas em cuidados paliativos podem ter diferentes níveis de complexidade (Connor, 2020).

As ferramentas citadas, quando destinadas ao controle de sintomas e ao manejo de situações menos complexas, incluem o rol de habilidades e competências que fazem parte dos cuidados paliativos primários. Esse nível de abordagem pode ser ofertado por profissionais de saúde de qualquer especialidade (Ghosh et al., 2015).

Os cuidados paliativos secundários e terciários são aqueles que são ofertados apenas pelo paliativista, e se destinam a abordar situações mais desafiadoras, tanto do ponto de vista de objetivo, como procedimentos e controle de sintomas, quanto do ponto de vista subjetivo, como comunicação e o processo de tomada de decisão compartilhada. Os cuidados paliativos terciários diferem dos demais porque, além de serem prestados por especialistas, devem estar envolvidos em centros de pesquisa e ensino (Ghosh et al., 2015).

Vale lembrar que os níveis de complexidade em cuidados paliativos não se relacionam com os níveis de atenção na assistência à saúde. Ou seja, na atenção primária pode haver pacientes com demandas complexas que requerem assistência especializada, assim como um médico especialista focal que atue na atenção terciária ou quaternária pode prestar cuidados paliativos primários em sua prática.

A articulação com serviços de cuidados paliativos pode acontecer em três principais modelos. O primeiro modelo é de cunho estritamente consultivo, no qual a equipe de cuidados paliativos oferece apoio às equipes de assistência direta por meio de recomendações, sem, entretanto, realizar consultas diretamente com os pacientes.

A alternativa seguinte, conhecida como modelo colaborativo, propõe uma via de colaboração mútua, de forma que tanto a equipe de cuidados paliativos quanto a equipe titular estão envolvidas em prestar assistência direta mediante consultas com os pacientes. A atuação da equipe de cuidados paliativos nesse modelo se destina ao controle de sintomas mais complexos e abordagens restritas a essa perspectiva, enquanto a equipe de APS se ocupa de manejar as demais intervenções destinadas ao controle da doença e tratamento de intercorrências.

O modelo colaborativo pressupõe assistência longitudinal com os pacientes de modo que as necessidades em cuidados paliativos menos complexas sigam sendo manejadas pela equipe principal. Esse modelo permite o reforço do componente pedagógico para as equipes, visto que oferece espaço para que as habilidades em cuidados paliativos primários possam continuar sendo desenvolvidas por demais especialistas. Além disso, sabendo das delicadezas que cercam o cuidado com a finitude, é também um modelo que permite criar maior sentimento de satisfação para os pacientes e familiares, viabilizando a permanência da estrutura de cuidados e profissionais envolvidos por mais tempo. É também o modelo mais relacionado com a redução de gastos. Assim, essa é a recomendação mais frequentemente empregada para articulação entre níveis de complexidade de assistência (Quill e Abernethy, 2013).

O terceiro modelo, por fim, espera que todos os cuidados de saúde com o paciente sejam prestados pela equipe de cuidados paliativos, inclusive o manejo de demais comorbidades que não aquela que gerou necessidades paliativas. Esse cuidado é mais frequentemente observado em unidades especializadas de cuidados paliativos, em *hospices* e em serviços de assistência domiciliar (Ghosh et al., 2015).

Seja de maneira articulada com os demais níveis de atenção ou não, os profissionais da atenção primária estão em posição reconhecidamente privilegiada para iniciar a abordagem em cuidados paliativos. Uma das principais ferramentas norteadoras do cuidado com esses pacientes é o plano avançado de cuidados, cuja construção depende fundamentalmente do estabelecimento de um vínculo de confiança entre o paciente e a equipe. Sabendo que na atenção primária as equipes de referência têm como prerrogativa o acompanhamento longitudinal de famílias inteiras, o vínculo é frequentemente uma premissa para esses profissionais (Ghosh et al., 2015).

Uma série de fatores contribui para essa facilidade, como a formação de base territorial, permitindo conhecer também a cultura e, muitas vezes, a construção de relações de confiança. Ademais, são frequentemente o primeiro ponto da rede de assistência à saúde a ser acessado em caso de necessidade, permitindo a identificação e o manejo precoce de pessoas com demandas em cuidados paliativos (Silva, 2013).

Além disso, é necessário reconhecer que os cuidados paliativos não são uma abordagem empregada apenas por profissionais de saúde. Familiares, cuidadores e comunidades em si também consistem em importantes provedores de cuidados paliativos. Ainda que não se possa dessa forma garantir cuidados clínicos, grande parte dos cuidados necessários para um paciente com demanda por cuidados paliativos pode ser oferecida por sua rede de apoio para permitir a continuidade do cuidado.

Assim surge uma importante ferramenta no desenvolvimento de cuidados paliativos em alinhamento com os serviços de APS, particularmente no cenário de países subdesenvolvidos e em desenvolvimento: as comunidades compassivas. Essa estratégia da saúde coletiva articula equipamentos culturais, escolas, serviços, entidades religiosas e negócios locais com a rede de saúde com o intuito de mobilizar recursos de apoio para pacientes que convivem com uma doença ameaçadora à vida (Kellehear, 2013; Clemens et al., 2007). Essa estratégia tem determinado um aumento significativo do acesso a cuidados paliativos em regiões que dispõem de equipamentos de saúde limitados e redes de atenção à saúde pouco integradas entre os níveis de atenção (Clemens et al., 2007).

A PERSPECTIVA DO MÉDICO DE FAMÍLIA E COMUNIDADE

Diante do papel estabelecido da atenção primária na oferta de cuidados paliativos, e reconhecendo esta como a especialidade cuja formação é primariamente voltada para a atuação na APS, torna-se fundamental a capacitação do médico de família e comunidade (MFC) em cuidados paliativos. Essa recomendação tem sido defendida amplamente inclusive na construção de políticas de implantação e desenvolvimento dos cuidados paliativos (Policy on palliative care, 2016).

Na realidade brasileira, os cuidados paliativos fazem parte das competências essenciais na formação dos médicos residentes em Medicina de Família e Comunidade desde a última revisão do currículo desta, em 2015 (SBMFC, 2014), conforme demonstrado no Quadro 1.

QUADRO 1 Competências em cuidados paliativos para o médico de família e comunidade

Maneja úlceras de pressão/decúbito.
Realiza manejo da dor oncológica e não oncológica no paciente terminal.
Maneja nutrição no paciente terminal.
Prepara e orienta familiares e o paciente quanto a providências relacionadas à morte.
Maneja intercorrências comuns no paciente em cuidado paliativo.
Conhece a importância do atendimento fora do horário para intercorrências graves e falecimento (atestado de óbito).
Sabe fornecer um atestado de óbito.
Sabe fazer a abordagem do luto.
Reconhece situações urgentes no cuidado paliativo e sabe encaminhá-las.
Maneja situações terminais de doenças crônicas (insuficiência cardíaca, DPOC, demências, doenças neurológicas, renais).
Demonstra habilidades de comunicação com o paciente, seus cuidadores e sua família, com ênfase na comunicação de más notícias.

DPOC: doença pulmonar obstrutiva crônica.
Fonte: SBMFC (2014).

Na prática clínica do MFC o contato com pacientes que vêm a óbito de maneira rotineira é menos frequente em relação a profissionais que atuam em ambiente hospitalar, mesmo assim esse distanciamento não garante uma limitação do contato com a finitude. Pelo contrário, a maior parte dos profissionais da APS relata já ter cuidado de pessoas em processo ativo de morte (Combinato e Martins, 1995; Block et al., 1998). Acredita-se, inclusive, que a frequência com que médicos de família e comunidade prestam cuidados de fim de vida é pouco relatada. É possível que esses profissionais estejam envolvidos com cuidados de fim de vida de seus pacientes, porém não reconheçam o cuidado prestado como tal (Corrêa et al., 2016).

DIFICULDADES PARA A PROVISÃO DE CUIDADOS PALIATIVOS NA ATENÇÃO PRIMÁRIA À SAÚDE

Os profissionais reconhecem que os cuidados paliativos são um campo importante de atuação, e 77% destes relataram já terem realizado cuidados paliativos na APS (Cobo et al., 2019). Alguns estudos demonstraram que o acesso a equipes de cuidados paliativos, bem como a deficiência no treinamento das equipes de APS, estavam entre os principais problemas. Ou seja, há falhas tanto em estrutura e processo quanto na formação (Justino et al., 2020). Além disso, algumas deficiências do sistema não são específicas dos cuidados paliativos, mas afetam sobremaneira sua implementação, por exemplo, os serviços pouco centrados nas pessoas, a deficiência na educação continuada e a falta de integração entre atenção primária, secundária e terciária (Silva et al., 2022). Pessoas com necessidades paliativas, particularmente em fases mais avançadas de doença, vivenciam de forma mais recorrente episódios de descompensação de doença e, consequentemente, têm necessidade de acesso a serviços de saúde com maior frequência. Entretanto, no intuito de manter a longitudinalidade dos cuidados e de permitir o quanto possível a manutenção dos cuidados em domicílio, algumas dificuldades podem surgir.

Não somente o acesso a medicações e insumos específicos como também o acesso a uma equipe capacitada para cuidados voltados para essas necessidades no território depende de conhecer os fluxos do sistema, e esses fluxos podem variar entre municípios. Para isso, é necessário estabelecer uma comunicação alinhada com os demais profissionais envolvidos no cuidado do paciente, inclusive outros níveis de atenção, o que exige mecanismos de referência e contrarreferência bem articulados e minimamente funcionantes. Além disso, a assistência domiciliar requer uma mudança de perspectiva que parte inclusive de uma mudança cultural da relação dos indivíduos e profissionais com a finitude (Silva, 2013).

Entretanto, a formação em cuidados paliativos para profissionais na APS ainda se dá de maneira heterogênea (Combinato e Martins, 1995; Silva, 2013), e mesmo a possibilidade de trabalho em equipe multidisciplinar é muitas vezes reduzida diante da alta prevalência de equipes incompletas e a desestruturação dos Núcleos Ampliados de Saúde da Família (NASF) (Silva, 2013). O NASF contribuiu com a presença de diversas categorias profissionais cujo trabalho permite que esses pacientes se mantenham na APS, fornecendo ferramentas para adaptações de funções que estão frequentemente comprometidas no dia a dia do indivíduo com uma doença ameaçadora à vida: desde atividades básicas de vida diária à capacidade de deglutir ou se expressar adequadamente (Silva, 2013). Todas essas dificuldades pairam sobre uma equipe frequentemente sobrecarregada, para quem pensar em estratégias de flexibilização de agenda a ponto de atender demandas fora do habitual, o que é corriqueiro para pacientes nessa fase de doença com descompensações frequentes, é progressivamente mais difícil (Silva, 2013).

Apesar disso, muitas são as oportunidades de aplicar os conhecimentos em cuidados paliativos em pacientes na APS – seja para aqueles com DCNT, idosos ou familiares que estão vivenciando o período de luto (Combinato e Martins, 1995). Reitera-se dessa forma a necessidade de pensar estratégias para o ensino de cuidados paliativos na APS.

OPORTUNIDADES PARA O ENSINO DE CUIDADOS PALIATIVOS NA ATENÇÃO PRIMÁRIA À SAÚDE

A temática da morte muitas vezes afasta profissionais de oportunidades de aprendizado, e pacientes e seus familiares da compreensão de suas condições de saúde-doença. Dessa forma, o processo de construção do plano avançado de cuidados é prejudicado. Uma facilidade considerável no cenário da APS é a compreensão dos ciclos de vida, o que pode permitir lidar com a perda com maior naturalidade (Block et al., 1998). Além disso, a competência cultural é uma prerrogativa da APS e dos espaços de ensino de MFC (Targa e Oliveira, 2019), o que permite desenvolver a sensibilização quanto a crenças limitantes e possivelmente geradoras de sofrimento no contato com o fim da vida.

Ao se levantar a possibilidade do diagnóstico de uma doença ameaçadora à vida, o MFC pode se deparar com uma série de incertezas e preocupações do paciente e seus familiares. Como parte da proposta de ensino nos cuidados paliativos, também é esperado que se possa desenvolver estratégias para lidar com essas incertezas. Essa também é uma oportunidade de acessar experiências anteriores da vivência com a finitude que pode moldar a maneira como o indivíduo se relaciona com a própria doença, e é esperado do profissional que cuida desses pacientes que possa desenvolver essas habilidades (Block et al., 1998).

Vale lembrar que a convivência com a perda não é exclusividade dos cuidados paliativos. Na assistência a pessoas convivendo com doenças crônicas e deficiências, a presença do sentimento de perda é frequente – seja pela mudança de papéis sociais, pela perda de funcionalidade, pela necessidade de dispositivos de assistência, pelas mudanças do corpo associadas a doença e, também, pela perda de relações com terceiros (Block et al., 1998).

Muitas condições prevalentes na APS podem estar associadas ao luto, como transtornos de humor, transtornos do sono, abuso de substâncias e ansiedade. Essas experiências podem também interferir no autocuidado e na capacidade de adesão correta aos tratamentos de demais comorbidades, tendo assim repercussão também na dimensão biológica de familiares de pessoas que recebem cuidados paliativos (Block et al., 1998).

O processo de tomada de decisão compartilhada também tem oportunidades valiosas para discussão no âmbito da atenção primária. Em nível hospitalar, as decisões aí estabelecidas, ainda que futuramente venham a ser revisitadas, orientam a conduta de toda a equipe no que diz respeito, por exemplo, à indicação de suporte avançado de vida. No contexto de urgência, essas decisões podem acontecer de modo superficial, sem o necessário processo de vinculação para compreender os valores do paciente que norteiam esse planejamento (Block et al., 1998).

Quando passível de ser desenvolvido na APS, particularmente tendo em consideração o importante papel do vínculo como premissa nesse campo, é possível construir o processo de elaboração prognóstica de maneira gradual. Além disso, o tempo permite que sejam discutidas crenças que possam interferir no enfrentamento da doença e da finitude (Block et al., 1998).

O acompanhamento longitudinal de doenças crônicas, como é característico da

APS, permite ao profissional desta diversas oportunidades para discussão do planejamento avançado de cuidados. O planejamento avançado de cuidados é uma importante ferramenta dos cuidados paliativos que pode ser definida como um processo que se destina a apoiar adultos a compreender de que forma seus valores, crenças e preferências podem direcionar os cuidados clínicos que venham a ser necessários no futuro (Sudore et al., 2017).

A discussão do planejamento avançado de cuidados passa pelo entendimento e exercício de ferramentas que são caras ao desenvolvimento de qualquer profissional de saúde, como a reunião familiar, a discussão legal sobre o processo de tomada de decisão compartilhada e documentos de diretivas antecipadas da vontade, e o registro adequado em prontuário para validade dessa discussão (Sudore et al., 2017).

Além disso, um importante conceito a ser aprendido nos cuidados paliativos são as trajetórias de evolução das doenças. Grande parte das complicações determinantes de perda de qualidade de vida na doença crônica se deve a desfechos esperados da evolução natural de doença quando não adequadamente tratada, ou quando deixa de apresentar resposta satisfatória aos tratamentos instituídos. Isso determina uma curva geral de evolução de doença que pode indicar momentos críticos de mudança de funcionalidade e maior carga de sintomas, que são frequentemente definidores de mudança em aspectos muito caros na vida: mudança de papel social dentro da família pela maior dependência, necessidade de acessar serviços de saúde com maior frequência, maiores insumos para controle de sintomas e adaptação do domicílio (Lynn e Adamson, 2003). As trajetórias de grupos de doenças crônicas mais comuns (falências orgânicas – insuficiência cardíaca, doença pulmonar obstrutiva crônica, insuficiência renal crônica e doença crônica parenquimatosa do fígado); neoplasias de órgão sólido e síndrome de fragilidade e doenças neurodegenerativas estão representadas na Figura 1. Na APS

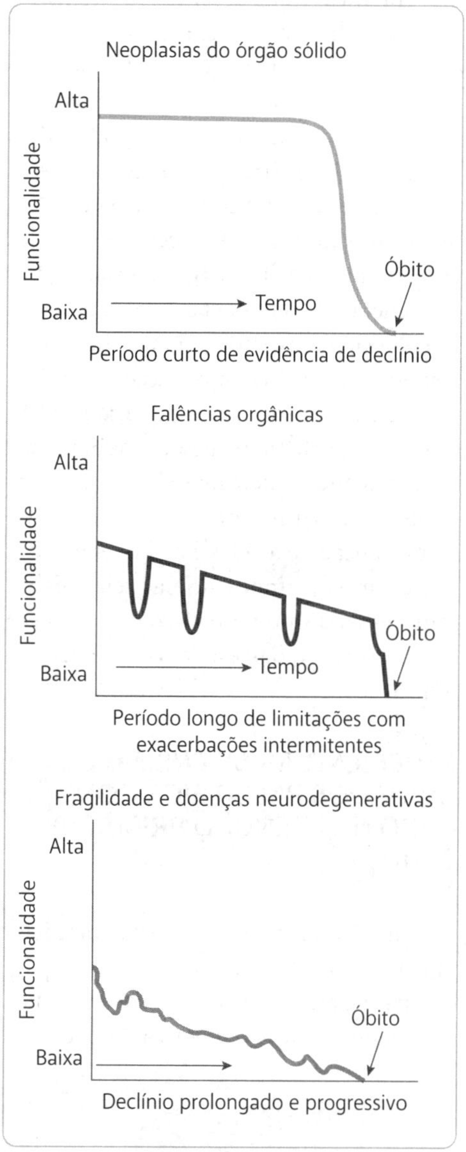

FIGURA 1 Trajetória de doença.
Fonte: Lynn e Adamson (2003).

existe a possibilidade de acompanhar essa trajetória longitudinalmente, portanto deve ser encorajado que os alunos possam fazer acompanhamento com esses pacientes de forma contínua.

Enfermeiros entrevistados no Brasil relataram que fazem cuidados paliativos de forma "empírica" e que deveriam ser treinados quanto à estrutura necessária para os serviços, a abordagem familiar, as habilidades de comunicação, o trabalho multiprofissional e o papel da enfermagem (Spineli et al., 2022). Os médicos e enfermeiros que atuam na APS deveriam ser capazes de manejar a dor, além de outros sintomas, e ter acesso a opioides como a morfina. Também precisam saber o momento de referenciar para equipes de referência, por exemplo, quando há dor ou depressão refratárias à medicação disponível. Os agentes comunitários de saúde (ACS) são um importante recurso, e mobilizam a equipe quando detectam que há sofrimento que pode ser minimizado, apoiando-se na prevenção de feridas e na higiene bucal, por exemplo, e mediando as relações familiares para mitigar o risco de estafa em algum membro que esteja sobrecarregado (OMS, 2018).

EXPERIÊNCIAS DE ENSINO DE CUIDADOS PALIATIVOS COM FOCO NA ATENÇÃO PRIMÁRIA À SAÚDE

Uma experiência canadense ofereceu um curso *online* de cuidados paliativos para equipes de atenção primária com três módulos: identificação e detecção precoce da demanda por cuidado paliativo, aprimoramento das habilidades de comunicação e aprimoramento das habilidades voltadas para o cuidado continuado (Seow et al., 2023; Matthew et al., 2023). Apesar de uma parte dos objetivos de aprendizado ser habitual em cursos de APS, como explorar a enfermidade, os casos clínicos são focados em cuidados paliativos, fazendo desse conteúdo específico e direcionado.

A OMS sugere um curso de curta duração para capacitação básica das equipes, com base em experiências indianas e norte-americanas (Quadro 2) (OMS, 2018), e a prefeitura do Rio de Janeiro publicou um manual especificamente para os ACS.

CONSIDERAÇÕES FINAIS

O ensino dos cuidados paliativos na atenção primária tem muitos desafios no Brasil, passando pela estrutura dos serviços até a educação continuada das equipes. A residência médica é tida como o padrão ouro na formação e ocorre como treinamento em serviço. Caso não haja nenhuma estrutura adequada, com serviços de referência e integração entre os serviços primários, secundário e terciário, dificilmente a formação de habilidades paliativas na atenção primária será bem-sucedida. Portanto, ensino e serviço deveriam ser estruturados em sinergia. Todas as modalidades de formação, desde a graduação, passando pela residência, especialização, cursos de curta duração e educação continuada, constituem oportunidades para o ensino dos cuidados paliativos no contexto da atenção primária.

QUADRO 2 Proposta de temas a serem abordados em cursos de curta duração para equipes de atenção primária à saúde (OMS, 2018)

A – Currículo básico para treinamento de médicos
Dia 1
1.1 Curso básico de treinamento em cuidados paliativos: objetivos e agenda
1.2 Epidemiologia dos problemas de saúde graves e com risco de morte
1.3 Cuidados paliativos: definição, princípios, acessibilidade e imperativo moral
1.4 Avaliação dos cuidados paliativos: abordagem do paciente que necessita de cuidados paliativos
1.5 Questões éticas e comunicação médico-paciente em cuidados paliativos: princípios e prática
1.6 Como dar más notícias
Dia 2
2.1 Avaliação e tratamento da dor: parte 1
2.2 Avaliação e tratamento da dor: parte 2
2.3 Neurobiologia da dor
2.4 Política de opioides e barreiras à analgesia com opioides
2.5 Casos de dor
Dia 3
3.1 Avaliação e tratamento da dispneia
3.2 Caso de dispneia
3.3 Avaliação e tratamento de náusea/vômito
3.4 Avaliação e tratamento de constipação/diarreia
3.5 Caso de sintomas gastrointestinais
3.6 Avaliação e tratamento de sintomas constitucionais
3.7 Dermatologia em cuidados paliativos
Dia 4
4.1 Sofrimento psicológico em pacientes graves: depressão e ansiedade
4.2 Estado mental alterado: *delirium* e demência
4.3 Perda, tristeza e luto
4.4 Sofrimento social e espiritual
4.5 Avaliação e suporte psicossocial em cuidados paliativos
4.6 Resiliência profissional
Dia 5
5.1 Necessidades de cuidados paliativos e serviços disponíveis
5.2 Integração dos cuidados paliativos ao sistema de saúde: modelos globais
5.3 Planejamento estratégico de cuidados paliativos: o que você pode fazer em sua instituição?
B. Currículo básico para treinamento de enfermeiros
Dia 1
1.1 O que são cuidados paliativos? Definição e princípios
1.2 Situação dos cuidados paliativos no país
1.3 A equipe de cuidados paliativos

(continua)

QUADRO 2 Proposta de temas a serem abordados em cursos de curta duração para equipes de atenção primária à saúde (OMS, 2018) (*continuação*)

1.4 Funções dos enfermeiros nos cuidados paliativos
1.5 Ética de enfermagem em cuidados paliativos
1.6 Avaliação dos cuidados paliativos e abordagem do paciente
Dia 2
2.1 Princípios do controle da dor
2.2 Efeitos colaterais dos medicamentos para dor
2.3 Instrução de pacientes e familiares sobre o uso correto da morfina
2.4 Procedimentos de injeção e infusão subcutânea
2.5 Casos de controle da dor
Dia 3
3.1 Dispneia: avaliação e tratamento
3.2 Caso de dispneia
3.3 Feridas, edema e problemas de pele: avaliação e gerenciamento de casos
3.4 Náusea/vômito: avaliação e tratamento
3.5 Constipação/diarreia: avaliação e tratamento
3.6 Outros sintomas: perda de apetite, caquexia, febre
3.6 Casos de sintomas gastrointestinais
Dia 4
4.1 Problemas psicológicos/psiquiátricos: avaliação e gerenciamento de casos
4.2 Caso de paciente agitado
4.3 Relacionamento entre paciente e enfermeira: comunicação e como dar más notícias
4.4 Discussão do diagnóstico e do prognóstico com o paciente ou a família
4.5 Perda, tristeza, luto
4.6 Apoio emocional para pacientes que estão morrendo e suas famílias
4.7 Autocuidado do profissional de saúde
Dia 5
5.1 Barreiras ao alívio da dor
5.2 Atuação da enfermagem em cuidados paliativos nas instituições de origem dos participantes
C – Currículo básico para treinamento de agentes comunitários de saúde
1. O que é cuidado paliativo?
1.1 Breve apresentação/compartilhamento de experiências com doenças incuráveis na família/amigos
2. Responsabilidades do ACS para com o paciente
3. Conhecer o estado físico, psicossocial e espiritual do paciente
4. Saber como se comunicar com o paciente de forma solidária
5. Saber como reconhecer sintomas não controlados
6. Saber quando e como comunicar ao supervisor e procurar ajuda
7. Resiliência e autocuidado
8. Apoio à dor e ao luto

ACS: agentes comunitários de saúde.

REFERÊNCIAS BIBLIOGRÁFICAS

1. Block SD, Bernier GM, Crawley LM, Farber S, Kuhl D, Nelson W, et al. Incorporating palliative care into primary care education. National Consensus Conference on Medical Education for Care Near the End of Life. Journal of General Internal Medicine. 1998;13(11):768-73.
2. Boven K, Napel H (orgs.). ICPC-3 International Classification of Primary Care: User Manual and Classification. Third edition. Wonca Family Medicine. Boca Raton: CRC Press, Taylor & Francis Group; 2022.
3. Clemens KE, Kumar S, Bruera E, Klaschik E, Jaspers B, De Lima L. Palliative care in developing countries: what are the important issues? Palliative Medicine. 2007;21(3):173-75.
4. Cobo VA, Dal Fabbro AL, Parreira ACSP, Pardi F. Cuidados paliativos na atenção primária à saúde: perspectiva dos profissionais de saúde. Boletim – Academia Paulista de Psicologia. 2019;39:225-35.
5. Combinato DS, Martins STF. (Em defesa dos) cuidados paliativos na atenção primária à saúde. Mundo Saúde. 1995;36(3):433-41.
6. Connor SR. Global atlas of palliative care. Worldwide Palliative Care Alliance. 2020.
7. Corrêa SR, Mazuko C, Floss M, Mitchell G, Murray SA. Brazil: time for palliative care in the community!. European Journal of Palliative Care. 2016;23(2):94-6.
8. Gamondi C, Larkin P, Payne S. Core competencies in palliative care: an EAPC White Paper on palliative care education – part 1. European Journal of Palliative Care. 2013a;20(2):86-90.
9. Gamondi C, Larkin P, Payne S. Core competencies in palliative care: an EAPC White Paper on palliative care education – part 2. European Journal of Palliative Care. 2013b;20(3):140-5.
10. Ghosh A, Dzeng E, Cheng MJ. Interaction of palliative care and primary care. Clinics in Geriatric Medicine. 2015;31(2):207-18.
11. Justino ET, Kasper M, Santos KS, Quaglio RC, Fortuna CM. Palliative care in primary health care: scoping review. Revista Latino-Americana de Enfermagem. 2020;28:e3324.
12. Kellehear A. compassionate communities: end-of-life care as everyone's responsibility. QJM. 2013;106(12):1071-5.
13. Lamberts H, Wood M, Hofmans-Okkes IM. International Primary Care Classifications: The Effect of Fifteen Years of Evolution. Family Practice. 1992;9(3):330-9.
14. Lynn J, Adamson DM. Living well at the end of life: adapting health care to serious chronic illness in old age. Arlington, VA: Rand Health, 2003.
15. Marcucci FCI, Cabrera MAS, Perilla AB, Brun MM, De Barros EML, et al. Identification and characteristics of patients with palliative care needs in Brazilian primary care. BMC Palliative Care. 2016;15(1):51.
16. Midori M, Bainbridge D, Bishop V, Sinding C, Winemaker S, Kilbertus F, et al. Implementing palliative care education into primary care practice: a qualitative case study of the Capaciti Pilot Program. BMC Palliative Care. 2023;22(1):143.
17. OPAS/OMS. Organização Pan-Americana da Saúde. OMS divulga recursos para lidar com flagrante escassez de serviços de cuidados paliativos de qualidade. 2021. Disponível em: https://www.paho.org/pt/noticias/5-10-2021-oms-divulga-recursos-para-lidar-com-flagrante-escassez-servicos-cuidados. Acesso em: 24 jun. 2024.
18. Policy on palliative care. Canadian Medical Association. 2016. Disponível em: https://www.cma.ca/policy-palliative-care. Acesso em: 25 set. 2024.
19. Quill TE, Abernethy AP. Generalist plus specialist palliative care: creating a more sustainable model. N Engl J Med. 2013;368(13):1173-5.
20. Seow H, Bainbridge D, Stajduhar K, Marshall D, Howard M, Brouwers M, et al. Building palliative care capacity for generalist providers in the community: results from the Capaciti Pilot Education Program. Am J Hospice Palliat Med. 2023;40(7):737-46.
21. Silva MLSR. O papel do profissional da atenção primária à saúde em cuidados paliativos. Revista Brasileira de Medicina de Família e Comunidade. 2013;9(30):45-53.
22. Silva TC, Nietsche EA, Cogo SB. Palliative care in primary health care: an integrative literature review. Revista Brasileira de Enfermagem. 2022;75(1):e20201335.
23. Sociedade Brasileira de Medicina de Família e Comunidade (SBMFC). 2014. Currículo baseado em competências. SBMFC. 2014. Disponível em: https://www.sbmfc.org.br/wp-content/uploads/media/Curriculo%20Baseado%20em%20Competencias(1).pdf. Acesso em: 25 set. 2024.
24. Spineli VMCD, Costa GD, Minosso JSM, Oliveira MAC. 2022. educational needs in palliative care of primary health care nurses. Revista Brasileira De Enfermagem. 2022;75(3):e20210391.

25. Starfield B, Shi L, Macinko J. 2005. Contribution of primary care to health systems and health. The Milbank Quarterly. 2005;83(3):457-502.
26. Sudore RL, Lum HD, You JJ, Hanson LC, Meier DE, Pantilat SZ, Matlock DD, et al. Defining advance care planning for adults: a consensus definition from a multidisciplinary Delphi panel. Journal of Pain and Symptom Management. 2017;53(5):821-832.e1.
27. Targa LV, Oliveira FA. 2019. Cultura, saúde e o médico de família e comunidade. In: Gusso G, Lopes JMC. Tratado de medicina de família e comunidade. 2.ed. Porto Alegre: ArtMed; 2019.
28. World Health Organization (WHO). Integrating palliative care and symptom relief into primary health care: a WHO guide for planners, implementers and managers. Geneva: WHO; 2018. Disponível em: https://iris.who.int/handle/10665/274559. Acesso em: 25 set. 2024.
29. World Health Organization (WHO). Global Action Plan for the Prevention and Control of Noncommunicable Diseases 2013-2020. Geneva: WHO; 2013. Disponível em: https://iris.who.int/handle/10665/94384. Acesso em: 25 set. 2024.
30. World Health Organization (WHO). Strengthening of palliative care as a component of comprehensive care throughout the life course. Sixty-seventh World Health Assembly. 2014. Disponível em: https://apps.who.int/gb/ebwha/pdf_files/WHA67/A67_R19-en.pdf. Acesso em: 25 set. 2024.

71

Cuidados paliativos na atenção secundária

Liz Andréa Kawabata Yoshihara
Carla Romagnolli Quintino

Pontos-chave

- O câncer, mais que qualquer outro tipo de doença, requer uma ação conjunta e ordenada dos níveis de assistência e dos profissionais da área de saúde que atuam nele direta ou indiretamente.
- O tratamento interprofissional impacta positivamente na qualidade de vida.

CASO CLÍNICO

Homem, 56 anos, motorista de táxi, dá entrada no pronto-socorro em 4/7/2023 com queixa de náuseas e vômitos há 6 horas, associado a dor lombar de forte intensidade há 2 semanas e perda ponderal de 12 kg nos últimos 6 meses.

Antecedentes pessoais: hipertensão arterial sistêmica, ex-tabagista e ex-etilista.

Ao exame clínico de admissão estava em regular estado geral, desidratado e estável do ponto de vista hemodinâmico. O abdome era globoso e doloroso difusamente.

Recebeu hidratação e ondasentrona por via intravenosa (IV), com melhora dos sintomas. Foi solicitada tomografia computadorizada do abdome, que evidenciou lesão expansiva em sigmoide de 12 cm e nódulos hepáticos de até 8 cm sugestivos de acometimento secundário. Foi informado ao paciente sobre a possibilidade diagnóstica de neoplasia. Recebeu alta do pronto-socorro, com encaminhamento para o ambulatório de clínica médica do hospital para prosseguir na investigação do quadro.

Em 14/7/2023, passou na primeira consulta no ambulatório de clínica médica e foi solicitada a colonoscopia, que foi realizada em 23/7/2023 e evidenciou massa infiltrativa no sigmoide. Realizadas biópsias.

Enquanto aguardava o retorno ambulatorial para checar o resultado do exame anatomopatológico, o paciente evoluiu com dor abdominal difusa, intensa, hiporexia e alteração do estado mental, sendo levado ao pronto-socorro em 27/7/2023. Foi submetido à laparotomia exploradora. No inventário da cavidade, observou-se ascite de aspecto fecaloide em todos os quadrantes com fibrina, múltiplas metástases hepáticas e perfuração no sigmoide. Foi realizada enterectomia jejunal com enteroentero anastomose mecânica por lesão direta do tumor e ressecção de tumor de sigmoide perfurado marginalmente com fechamento do coto distal e colostomia proximal à Hartmann, com tumor residual em fossa ilíaca esquerda. Foi realizada a lavagem peritoneal abundante. Evoluiu no pós-operatório com anasarca decorrente de hipoalbuminemia e sobrecarga volêmica. Recebeu alta hospitalar em 8/8/2023, com encaminhamento para o ambulatório de cuidados paliativos.

No dia 10/8/2023, veio à primeira consulta no ambulatório de cuidados paliativos em cadeira de rodas. Queixava-se de dispneia e de dorsalgia de caráter mecânico, além de insônia, medo de morrer, "muito medo". Não conseguia dormir, não podia ficar no quarto escuro e sozinho. Sabia de seu diagnóstico e que o câncer estava "espalhado" para o fígado. Estava em uso de simeticona, dipirona, amitriptilina e metoclopramida. Ao exame, apresentava-se anasarcado 4+/4+ (com edema até bolsa escrotal) e bastante desconfortável do ponto de vista respiratório. Ao exame do abdome, observavam-se distensão acentuada, pequena deiscência na ferida operatória e colostomia funcionante no flanco esquerdo, o fígado era palpável a 15 cm do rebordo costal direito.

Nesse dia, foi conversado sobre o que ele sabia, deixando que ele falasse e tirasse as dúvidas. Ele precisava ser acolhido. Trouxe muita insegurança de como seria daquele momento para a frente. Perguntava-se como iria sustentar sua família, já que não conseguiria mais trabalhar. Temia dormir e não acordar mais.

Inicialmente, ainda na consulta, foi administrado 40 mg de furosemida intravenosa, para que ele se sentisse um pouco mais confortável. A equipe de enfermagem o orientou com relação aos cuidados com a deiscência da ferida operatória, a necessidade de limpeza e curativo com ácidos graxos essenciais, além dos cuidados com a colostomia. Após o efeito do diurético foi reforçado que havia muito o que ser feito. Foi orientada dieta hipossódica e adequada para a colostomia, furosemida para casa, e foi otimizada a analgesia com a adição de tramadol de uso contínuo.

Como não havia nenhuma avaliação da função hepática, não foi modificada a medicação para a insônia nem ansiedade. Além disso, foi conversado que algumas preocupações não cabiam a ele, mas à equipe; que o morrer não devia ser a preocupação, mas o viver bem; que não adiantava viver mais de forma preocupada e com medo; que todos nós precisamos aproveitar o hoje que vivemos; que para tudo se dava um jeito; que não deveria trabalhar mesmo, porque se tivesse qualquer complicação o quadro restante seria bem pior.

Foi feita auriculoterapia francesa para melhorar esses sintomas de dor, medo e insônia. Ao final dessa consulta era visível a mudança de semblante. Nada estava resolvido, mas ele tinha sido ouvido, tinha recebido algumas respostas e estava voltando com muitas coisas para meditar. A assistente social fez as orientações sobre os benefícios sociais a que o paciente com neoplasia tem direito e como proceder para obtê-los.

Sua esposa também estava preocupada: "Como tinham dado alta para ele assim?", estava muito aflita. A equipe a acalmou, dizendo que o quadro tinha sido muito grave, mas era apenas o começo. Que ela precisava estar bem para poder ajudá-lo, que ele precisaria muito dela para ficar bem. A próxima consulta foi agendada para a semana seguinte.

Na semana seguinte (17/8/2023), ele estava bem mais confortável, com menos edema e dispneia. Havia perdido 13 kg (de edema) nesse período. Estava inapetente. Foi liberado mais o sal da dieta e enfatizada a importância de se esforçar para ter uma boa alimentação para aguentar o tratamento, e introduzida a dieta fracionada e de melhor qualidade após avaliação da nutrição. Estava com a dor controlada. A ferida operatória tinha bom aspecto. Estava um pouco melhor do ponto de vista psicológico, mas mantinha a queixa de insônia e medo. Os exames laboratoriais estavam bons. Foi aumentada a amitriptilina para melhorar o sono e a depressão e reduzida a furosemida para 1 comprimido/dia. Sua esposa parecia mais tranquila e o apoiou em tudo.

No dia 31/8/2023, retornou à consulta ambulatorial deambulando sem auxílio. Estava eupneico e sem edemas, com boa cicatrização da ferida operatória. Foi suspensa a furosemida. Estava menos angustiado, na expectativa da consulta do hospital oncológico de referência. Ainda apresentava insônia. Foi introduzida quetiapina 25 mg/dia. Com a progressiva melhora, a equipe ganhou sua confiança!

Após 3 semanas, estava muito melhor, conseguindo dormir e bem mais tranquilo. Não chegou a tomar a quetiapina, pois ficou muito sonolento de dia.

Ter o sono restaurado e sua melhora clínica deu esperança, outro foco na vida. Ele percebeu que, mesmo tendo uma doença grave, ele podia viver bem. Ao exame, observou-se icterícia +/4+, o que preocupou a equipe. Ainda aguardava a consulta no hospital oncológico de referência. Em algumas consultas, ele levou os netos, de quem ele cuidava à tarde. A equipe conheceu dois deles. Como eram apegados ao avô!

O tratamento oncológico específico iniciou em 3/10/2023: a primeira sessão de quimioterapia!

Sete dias depois evoluiu com cansaço. Também teve alguns dias de diarreia, que já tinha se resolvido.

Foi explicado que viria um tempo um pouco mais difícil, que as medicações "eram fortes" e que ele tinha que se concentrar nos benefícios deles. Que essa era mais uma fase e que logo acabaria.

Estava se esforçando para fazer uma dieta fracionada para manter a ingesta alimentar. Sua alimentação havia mudado muito. Comia frutas e verduras, diminuiu a gordura e a fritura.

Optou-se pelo espaçamento das consultas no ambulatório em razão do tratamento oncológico específico, mas ele sabia que poderia retornar sempre que fosse necessário.

Em 30/11/2023, o paciente estava no oitavo ciclo de quimioterapia, muito bem, disposto, sem dor, caminhando 4 km por dia. Houve diminuição significativa do tamanho hepático e da distensão abdominal. Não estava mais ictérico.

Na consulta de 1/2/2024, o paciente tinha completado as 12 sessões de quimioterapia, com boa resposta e redução de todas as lesões nos exames de controle. Ainda assim foram programados mais 6 ciclos de quimioterapia, que ele optou por fazer de imediato.

Dia 4/4/2024 estava fazendo essa segunda fase do tratamento oncológico. Estava bem, mantendo o peso. Ele foi a melhor mudança de estilo de vida observada em todos os sentidos. Aproveitou o tempo com a família, mudou a dieta, começou a fazer atividade física, dormia bem!

Em 6/6/2024, retornou bem, pensando em voltar a trabalhar. A vontade de viver, a gratidão a Deus por cada uma das vitórias, o apoio da esposa e dos familiares com certeza foram determinantes para o sucesso do tratamento.

O tratamento foi um sucesso? Ainda não se sabe! Está fazendo os exames de controle, mas com certeza a qualidade de vida que esse paciente ganhou valeu a pena! Agora, é uma pessoa alegre, positiva, determinada!

COMENTÁRIOS

O caso clínico evidencia um paciente que deu entrada na atenção secundária à saúde pela porta da urgência/emergência já com uma neoplasia avançada. Durante a evolução do quadro, o paciente foi atendido em diversos setores desse hospital secundário (pronto-socorro, ambulatório de clínica médica, enfermaria e ambulatório de cuidados paliativos). O paciente apresentou bom controle dos sintomas de acordo com a abordagem interdisciplinar.

A interdisciplinaridade é considerada uma inter-relação e interação das disciplinas a fim de alcançar um objetivo comum. No contexto hospitalar, existem diversas formas de organização das equipes de saúde, porém esta não se constrói somente com a junção dos profissionais em um local de trabalho. É necessário que haja um objetivo em comum que os guie, apesar dos diferentes níveis de interação e suas flutuações, de modo que em uma mesma equipe haja momentos de maior ou menor interação entre os profissionais.

A interdisciplinaridade ressalta a valorização de todos os saberes para a realização de um cuidado integral em consonância com as diretrizes e princípios do Sistema Único de Saúde (SUS). Assim, esse é um exemplo exitoso de atuação interdisciplinar levando à melhora substancial da qualidade de vida do paciente.

LEITURA RECOMENDADA

1. Abreu E de. A interdisciplinaridade no câncer avança. Rev Bras Cancerol. 2022;41(4):215.
2. Azevedo AB, Pezzato LM, Mendes R. Formação interdisciplinar em saúde e práticas coletivas. Saúde em Debate. 2017;41(113):647-57.

Cuidados paliativos na atenção terciária: grupo interconsultor, unidade de internação de agudos e ambulatório

Daniel Battacini Dei Santi
Ingrid Alkmin Beltrão Tenório
Isabella Bordim Rosa
Marina Guimarães Oliveira Marques

Pontos-chave

- A dinâmica da abordagem de cuidados paliativos difere nas três áreas de assistência hospitalar.
- O ensino nos diversos cenários e a necessidade de campo de estágio prático é fundamental para sedimentar o aprendizado em cuidados paliativos.

INTRODUÇÃO

Este capítulo abordará a assistência de cuidados paliativos no serviço hospitalar. No Brasil, atualmente, há 234 serviços de cuidados paliativos, e destes 63 possuem leitos especializados em cuidados paliativos, mas esse tipo de assistência pode ser realizado em diferentes modalidades. No ambiente hospitalar, os modelos de assistência mais comuns são internação em leito de enfermaria especializada, atendimento ambulatorial e interconsulta, sendo a interconsulta o modelo mais prevalente na maioria dos serviços (81,1% de todos os serviços no país).

As modalidades de cuidado também abrangem o cuidado *hospice* e assistência domiciliar.

No Brasil, foram cadastrados 104 novos serviços de cuidados paliativos entre 2010 e 2019. A distribuição geográfica permanece de forma não igualitária, com predominância da maioria dos serviços nas regiões Sudeste e Sul.

A melhor alocação do paciente depende essencialmente da fase de evolução de doença em que ele se encontra, e, consequentemente, das necessidades paliativas esperadas nesse cenário. Vale lembrar que, fora do ambiente hospitalar, é essencial que exista uma rede de atenção primária que consiga dar suporte às necessidades dos pacientes em cuidados paliativos.

Os cuidados hospitalares englobam o controle de sintomas, a construção de diretivas antecipadas de vontade, a elaboração do plano avançado de cuidados e a abordagem multiprofissional, buscando um cuidado multidimensional e acessando as esferas do cuidado: espiritual, social, biológica e psíquica.

São Paulo é o Estado com maior participação nacional e conta com 11 serviços de cuidados paliativos; 94% deles são compostos por equipe interconsultora e 67% possuem atendimento ambulatorial.

No serviço hospitalar, pode-se contar com presença de equipe multiprofissional especializada, como médico, enfermeiro, psicólogo, assistente social, nutricionista, fisioterapeuta, terapeuta ocupacional, dentista, fonoaudiólogo e capelão.

O ensino de cuidados paliativos no ambiente hospitalar deve considerar as particularidades da modalidade assistencial em que o profissional está inserido, e cada uma delas detém características individuais a serem levadas em consideração.

Dos serviços cadastrados de cuidados paliativos, 109 (46,6%) têm atividades de educação em cuidados paliativos direcionadas para a graduação, 150 (64,1%) para a residência médica e multiprofissional e 63 (26,9%) têm relação com pós-graduação *lato sensu*.

O ensino de cuidados paliativos na modalidade interconsulta deve levar em consideração o estágio de formação do profissional. Dos residentes em medicina paliativa, é esperado que adquiram conhecimentos e habilidades com a prática ao longo do curso. A iniciativa própria e a proatividade são qualidades desejáveis para maior resolubilidade dos casos. Como o paliativista atende pacientes com as mais diversas doenças, orienta-se que seja realizada uma revisão de literatura atualizada pertinente a cada paciente, o que contribui para a melhor condução do caso e sedimentação do aprendizado.

O estágio curricular em cuidados paliativos já é uma realidade em muitas especialidades no Brasil. Em cenários internacionais, já têm sido descritos por médicos residentes sentimentos conflitantes em relação a seus papéis enquanto médicos na assistência a esses pacientes, principalmente em unidade de internação especializada. Dentre as dificuldades citadas, vale destacar a dificuldade em estabelecer um distanciamento emocional dos pacientes, como proceder diante de situações de incerteza prognóstica e quando suspender ou não introduzir tratamentos específicos.

Na verdade, sabe-se que essas habilidades estão intrinsecamente associadas a uma série de outras habilidades importantes nos cuidados paliativos, como a de desenvolver (e rever, quando necessário) o plano avançado de cuidados e identificar o prognóstico estimado do paciente, além de, necessariamente, conhecimento teórico de cada uma dessas temáticas. Ou seja, aquelas necessidades de aprendizado citadas muitas vezes precisam percorrer outros conhecimentos anteriores para sua melhor consolidação.

No ambulatório, espera-se que o aluno ou residente reconheça as prioridades da consulta e foque o estreitamento de vínculo e as demandas trazidas pelo doente. Além de dar suporte e orientações refinadas para que o doente desempenhe melhor qualidade de vida até a próxima consulta, espera-se que o profissional avance nas conversas sobre o plano avançado de cuidados. Muitas vezes, é justamente na consulta que o paciente tem maior estabilidade clínica que o permita acessar e refletir sobre os possíveis cenários em relação a seu adoecimento.

Quanto às estratégias para ensino em cuidados paliativos, apesar de ser reconhecida a importância dada a aulas e espaços de discussão teórica, também é fundamental a vivência prática para de fato compreender a dimensão dos desafios esperados nos diversos campos de estágio. Algumas metodologias são destacadas, por exemplo, os *role-plays*, e também acompanhar profissionais do *staff* com formação especializada e também experiência significativa em cuidados paliativos.

Dos alunos de graduação e pós-graduação que não pretendam se especializar em cuidados paliativos, mas estão em estágio de cuidados paliativos, espera-se que adquiram conhecimentos básicos nessa área, como princípios, avaliação e manejo de sintomas, além do desenvolvimento de comunicação empática. É fundamental que reconheçam a importância de conciliar a avaliação da doença ao conhecimento da pessoa que está doente, além de inseri-lo em seu meio sociocultural.

INTERCONSULTA

A internação hospitalar é indicada para pacientes que apresentam quadros clínicos agudos moderados ou graves, novos ou por descompensações de suas doenças de base, e para aqueles submetidos a procedimentos eletivos. A interconsulta geralmente é a primeira forma como os pacientes e familiares entram em contato com uma equipe de cuidados paliativos. Ainda são raros os pacientes que recebem acompanhamento ambulatorial de cuidados paliativos especializados antes de uma internação hospitalar. Tais pacientes podem estar internados em prontos-socorros, enfermarias ou unidades de terapia intensiva (UTI).

A equipe consultora realiza avaliação mediante solicitação da equipe responsável, que reconhece demandas em seus pacientes nos quais acredita que a especialidade possa contribuir com seus conhecimentos específicos e experiência. São motivos para solicitação de interconsulta para cuidados paliativos: manejo de dor e demais sintomas, determinação do estágio de doença e prognóstico, definição dos objetivos de cuidados e ponderação quanto à proporcionalidade de medidas de suporte artificial de vida, comunicação e acolhimento familiar, entre outros.

A equipe pode responder pontualmente ao parecer ou realizar o acompanhamento horizontal, pelo tempo e no intervalo de reavaliações que julgar necessário, conforme a demanda específica de cada caso. Nesse período, deve planejar suas intervenções, considerando a gravidade e a urgência. É ideal que a equipe de interconsulta seja multidisciplinar, contando com a maior diversidade possível de profissionais, e atue de modo integrado e coordenado.

Os interconsultores de cuidados paliativos devem buscar o maior conhecimento possível sobre o estado clínico do paciente (prévio, atual e perspectivas de tratamentos futuros), assim como conhecer sua biografia e de seu núcleo familiar. É importante verificar seus entendimentos sobre a doença e expectativas com o tratamento, assim como preferências com relação à comunicação, especialmente sobre más notícias. Devem investigar ativamente sintomas e sofrimentos e ter conhecimento sobre as abordagens já adotadas pela equipe local. É importante saber itens de prescrição, exames laboratoriais, de imagem e controles de enfermagem.

É desejável que os interconsultores de cuidados paliativos tenham boas técnicas de comunicação e relação interpessoal, uma vez que podem ser solicitados em diversos tipos de ambientes, situações e têm contato com profissionais dos mais diferenciados perfis. Dado que o interconsultor atua como uma equipe auxiliar, é de grande importância que haja bom relacionamento entre equipes, para que trabalhem em cooperação, de forma sinérgica, em prol do doente. São imprescindíveis o respeito profissional e a educação. A divergência de opiniões é saudável, desde que seja construtiva e leve à reflexão pela melhor solução para os problemas identificados. Para isso, é importante um bom conhecimento técnico e capacidade de argumentação, às vezes sendo necessária a arte da negociação. Da mesma forma, saber reconhecer e assumir os erros, propondo estratégias de melhoria.

Recomenda-se que a comunicação seja estabelecida de forma ampla com toda a equipe, para alinhamento do plano terapêutico, resolução de dúvidas e eventuais conflitos, além de padronização das informações passadas ao paciente e familiares, o que minimiza risco de ruídos de comunicação. A realização de reuniões de família é prática comum na interconsulta e facilita o planejamento de cuidados. É esperado que os membros da equipe desenvolvam técnicas adequadas de comunicação e condução de reuniões de família.

O interconsultor precisa reconhecer as necessidades prioritárias e ter gerência do tempo e uso racional de recursos, focando o que é mais urgente e imprescindível. Deve julgar os riscos e adequar as condutas às condições em que o paciente se encontra, sempre levando em consideração a prudência. Não é possível fazer todo o desejável, muito menos tudo ao mesmo tempo. É preciso ter um plano e se ater a ele, realizando correções de percurso quando necessário, de forma prática e realista. Deter conhecimento é imprescindível, mas sua aplicação pode ser pouco efetiva a depender da maneira de agir da interconsulta, o que implica diretamente o sucesso de implementação de medidas e alcance de metas. Para maior êxito, as recomendações devem ser apropriadas ao caso e úteis para a equipe.

Quando se lida com doenças graves, é de grande valia conseguir se antecipar às adversidades e possibilidades de piora do estado clínico, estando preparado para como lidar com a não concretização das metas e planos previamente estipulados, orientar o paciente e a família e propor cursos de ação alternativos em conjunto com a equipe assistente.

Toda ação da interconsulta deve ser corretamente documentada em prontuário. A forma da escrita varia para cada pessoa, contudo é preferível evitar a prolixidade inefetiva e relatos muito sucintos, com risco de perda de informações importantes. É importante que haja clareza na redação, para assim evitar entendimento dúbio com relação às impressões e propostas da equipe. Recomenda-se que as sugestões de conduta sejam justificadas, deixando clara sua finalidade e, se necessário, as considerações que levaram a tal tomada de decisão. Além de maior respaldo clínico-ético-jurídico, também pode ser uma medida educativa para aqueles que não são familiarizados com os conceitos dos cuidados paliativos.

A interconsulta a um paciente pode durar apenas algumas horas ou semanas. Independentemente do tempo pelo qual se estender, tem de agregar valor aos cuidados para os que estão envolvidos.

ENFERMARIA

É esperado que, no último ano de vida, a maior parte das pessoas tenha uma necessidade maior de internações. Inclusive, a maior parte dos óbitos acontece no ambiente intra-hospitalar. Essa fase também é caracterizada por maior carga de sintomas e descompensações frequentes das comorbidades, precisando, por vezes, de assistência especializada em cuidados paliativos. Assim, a unidade de internação em cuidados paliativos torna-se um importante recurso para cuidado a essas pessoas e, também, uma grande oportunidade de aprendizado para graduandos e residentes.

Muitas vezes, pode ser difícil identificar o perfil de pacientes que podem ser elegíveis à internação em unidades de internação em cuidados paliativos (UICP). Um grande marcador é a mudança no objetivo do cuidado, que passa a ter foco em qualidade de vida, em detrimento de sobrevida, como desfecho principal a ser alcançado. Dessa forma, tratamentos mais invasivos deixam de ser o foco, e este passa a ser direcionado para qualidade de vida, controle de sintomas e conforto.

Entretanto, na UICP os recursos utilizados são muitas vezes complexos, como bombas de infusão contínua de administração endovenosa ou subcutânea e cuidados respiratórios complexos – desde ventilação não invasiva e cateter nasal de alto fluxo a manejo de traqueostomias e secreções respiratórias. Assim, para garantir o conforto a pacientes de necessidades dessa magnitude é fundamental dispor de equipe capacitada em todas as categorias. Inclusive, muitas vezes o objetivo de cuidado desses pacientes não será somente garantir cuidados de fim vida de qualidade, mas também propiciar a possibilidade de desospitalização (quando for viável). E, nesses casos, a desospitalização é igualmente complexa para acontecer com segurança.

Alguns temas têm sido identificados, como necessidades de ensino relevantes na assistência a pacientes em seu último ano de vida, particularmente habilidades em comunicação, luto e perda, diversidade espiritual e controle de sintomas. Ao contrário da ideia geral de que esses são aspectos que podem ser desenvolvidos por meio da prática do bom senso e com repertório clínico básico, é frequente que o fim da vida exponha o paciente a sofrimentos com múltiplas camadas de complexidade.

Isso envolve não somente uma doença com manifestações clínicas avançadas dentro de sua curva de evolução natural, mas também um enorme sofrimento do paciente e seus familiares diante da percepção da própria finitude, que pode deixar o profissional de saúde com a sensação de mãos atadas e diante de um nó complexo sem saber por onde começar.

AMBULATÓRIO

O ambulatório de cuidados paliativos atende pacientes provenientes das unidades de internação, após a alta, e aqueles encaminhados por outras clínicas, para acompanhamento exclusivo ou conjunto.

É essencial que a equipe de atendimento seja constituída de forma multiprofissional e os profissionais se organizem para atendimento de acordo com as demandas de cada paciente. Nem todos os serviços disporão de equipe própria completa; porém, ao identificar demanda de profissional que não componha a equipe, é interessante viabilizar o encaminhamento para a especialidade e sinalizar o motivo do encaminhamento.

No âmbito ambulatorial, os pacientes, em sua maioria, estão em momentos de maior estabilidade da doença de base, permitindo que a cada consulta seja estreitado o vínculo, viabilizando adequado controle de sintomas e elaboração do plano avançado de cuidados e diretivas antecipadas de vontade (se autonomia preservada).

O objetivo do acompanhamento ambulatorial é dar suporte e promover uso adequado de recursos farmacológicos e não farmacológicos que agreguem na qualidade de vida do doente. Na dimensão psíquica, é indicado avaliar o entendimento sobre a fase de doença em que se encontra, anseios e medos em face do adoecimento e acessar expectativas futuras. No cuidado que se estende ao familiar, é necessário avaliar a sobrecarga do cuidador e possibilitar acompanhamento psicológico, quando indicado. Nas consultas, também é pertinente a abordagem das dimensões sociais e espirituais do cuidado.

Para melhor controle de sintomas e pelo fato de que o paciente está fora de uma intercorrência aguda, o profissional consegue permear, com mais facilidade, entre as demandas mais subjetivas do cuidado, priorizando de forma individualizada o que de fato importa e compromete a vida daquele doente.

Faz parte do gerenciamento dos pacientes ambulatoriais uma central telefônica que funcione em horário comercial para que a equipe possa monitorar as condutas tomadas e resolver pendências por telefone. O monitoramento ativo desses doentes evita idas ao pronto-socorro, direciona diretamente para UICP, quando indicado, e permite maior proximidade entre o paciente/familiar e profissional da saúde.

Nos últimos anos, a telessaúde surgiu como outra ferramenta que viabiliza acompanhar pacientes via telemedicina, facilitando a adesão e o acompanhamento de pacientes frágeis, dependentes de cuidados, dependentes de dispositivos e acamados, situações estas que prejudicam a locomoção e idas aos centros de atendimento ambulatorial.

O ambulatório, assim como enfermaria e interconsulta, também representa um campo rico para o ensino e vivência em cuidados paliativos.

LEITURA RECOMENDADA

1. Guirro et al. Atlas dos cuidados paliativos no Brasil. São Paulo: Academia Nacional de Cuidados Paliativos; 2023.
2. Kozlov E, Eghan C, Moran S, Herr K, Reid MC. (2017). Palliative care providers' practices surrounding psychological distress screening and treatment: a national survey. Am J Hosp Palliat Med. 2017;35(7):938-44.
3. Siouta N, Van Beek K, van der Eerden ME, Preston N, Hasselaar JG, Hughes S, et al. Integrated palliative care in Europe: a qualitative systematic literature review of empirically-tested models in cancer and chronic disease. BMC Palliative Care. 2016;15(1).

73

Atenção ambulatorial em cuidados paliativos

Isadora Cardoso Salles Fila Pecenin
Mariana Bendine Gastaldi
Ricardo Tavares de Carvalho

Pontos-chave

- Cuidados paliativos na atenção ambulatorial.
- Critérios para acompanhamento em ambulatório especializado.
- Tecnologias de informação e comunicação em cuidados paliativos.

INTRODUÇÃO

Alcançar a cobertura universal em saúde é uma das metas dos objetivos do desenvolvimento sustentável a serem atingidos até 2030. Cobertura universal em saúde significa o acesso a serviços de saúde de qualidade, atendendo às necessidades do indivíduo, quando e onde for necessário, abrangendo promoção, prevenção, tratamento, reabilitação e cuidados paliativos (WHO, 2023).

Sistemas de saúde fragmentados são os organizados em pontos de atenção isolados, que não se comunicam entre si e, consequentemente, não são eficientes em oferecer atenção contínua em saúde. A organização do sistema de saúde em redes de atenção constitui-se por equipamentos de saúde de diferentes densidades tecnológicas que se comunicam de forma horizontal, a fim de atender às diferentes necessidades em saúde do indivíduo ao longo de sua vida (Mendes, 2011).

Cuidados paliativos (CP) é um termo que, frequentemente, pode ser confundido com cuidados de fim de vida e tem seu conceito atrelado ao cuidado em ambiente hospitalar.

A incompreensão da definição e da potencialidade do que se constitui CP é uma das barreiras para o acesso e desenvolvimento de serviços na área. Considerando o número de pessoas ao redor do mundo que deveriam receber atenção em CP (56,8 milhões de pessoas/ano), o modelo oferecido apenas por especialistas é insustentável.

Uma forma de transcender esse obstáculo está na integração da especialidade na rede de saúde já existente, incorporando cuidados paliativos primários aos serviços generalistas, e implantação apenas de pontos de atenção de CP especializados com acesso por meio do encaminhamento referenciado (WHO, 2020; Quill e Abernethy, 2013; WHO, 2018).

A difusão da ideia de que CP não é alternativa ao tratamento de doenças graves, mas sim parte dele e com potencial para influenciar desfechos positivos, é fundamental para o fortalecimento da disponibilidade dessa modalidade de atenção na rede.

Os documentos internacionais vêm afirmando, nos últimos anos, o quanto os princípios da atenção primária à saúde (APS) se aproximam dos CP e do papel fundamental dela em tornar o cuidado acessível a todos que precisam.

No Brasil, com a existência do Sistema Único de Saúde (SUS), a organização da rede de atenção em CP deve ser coordenada pela APS e esta é responsável por garantir a acessibilidade, a longitudinalidade e a integralidade do cuidado (Mendes, 2011). As unidades básicas de saúde (UBS), além do cuidado prestado, são as responsáveis por identificar e acionar, no restante da rede de atenção em saúde e na rede de assistência e proteção social, dispositivos dos quais os pacientes com necessidades em CP podem se beneficiar (Figura 1).

Os pontos de atenção especializados em CP são responsáveis por oferecer, além de assistência aos casos mais complexos encaminhados pela APS (equipe de referência), e apoio técnico por intermédio de atividades de matriciamento.

Com essa forma de organização, a equipe de referência incorpora conhecimentos para o planejamento de cuidados nos casos mais simples, evitando encaminhamentos desnecessários à atenção especializada, e os

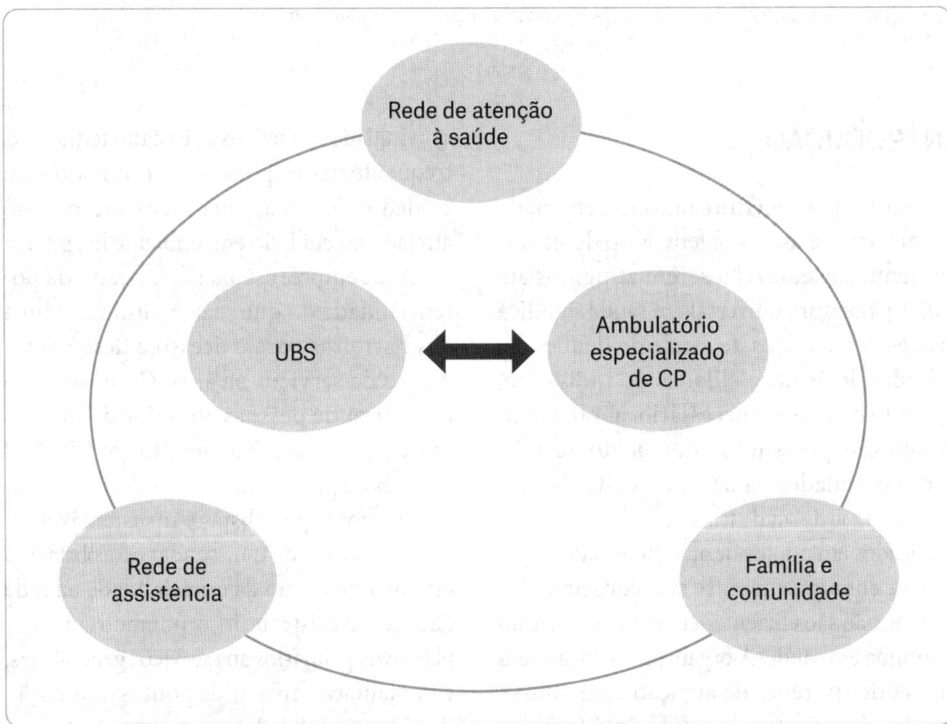

FIGURA 1 Rede de atenção em cuidados paliativos (CP): deve ser coordenada pela atenção primária à saúde (APS) por meio das Unidades Básicas de Saúde (UBS), com apoio técnico e assistencial da atenção especializada em CP e deve estar articulada com toda a rede de atenção em saúde, rede de assistência e proteção social.

casos complexos são cuidados por ambas as equipes e discutidos em reuniões periódicas.

Pelo apoio matricial, a equipe especializada também pode promover capacitações que instrumentalizam as equipes de referência a atender com segurança boa parte das demandas em CP, colocando o tratamento mais próximo de onde vivem os pacientes e onde possuem maior vínculo (Brasil, 2004).

O apoio matricial, portanto, tem potencial de organizar e ampliar a oferta de ações em CP, lançando mão de saberes e práticas sem que o usuário deixe de ser atendido por sua equipe de referência, favorecendo a construção de vínculos sem a utilização de encaminhamentos burocráticos e utilização de recursos desnecessariamente.

PACIENTES ELEGÍVEIS

São indicados para acompanhamento ambulatorial em CP os pacientes portadores de doença ameaçadora da vida que se encontram na fase em que a doença tem menor impacto em sua funcionalidade (Rabow et al., 2013).

OBJETIVOS E BENEFÍCIOS DOS CUIDADOS PALIATIVOS AMBULATORIAIS

Atenção ambulatorial em CP possui foco em avaliar, realizar educação em saúde e planejar cuidados, objetivando oferecer um excelente controle de sintomas, prover comunicação adequada de informações sobre a evolução da doença, abordando perspectivas e, dessa forma, reduzir o impacto da doença e prevenir ou antever intercorrências ou hospitalizações. Essa forma de cuidado deve possibilitar que o paciente, mesmo em vigência de uma doença ameaçadora à vida, consiga viver fora do ambiente hospitalar, pois proporciona melhor controle de sintomas e permite intervenções em tempo hábil. Além disso, possibilita a exposição precoce das preferências de cuidado, reduzindo a utilização de recursos em saúde que não correspondem aos objetivos definidos com o paciente e, consequentemente, melhora a satisfação com o cuidado e a percepção da qualidade de vida por longo período de tempo (Maciel, 2012; Erdmann, 2013).

Portanto, o cuidado ambulatorial em CP pode e deve ser oferecido na APS, e esta deve contar com o apoio técnico e assistencial da atenção especializada em CP. Assim é possível garantir a longitudinalidade do cuidado, promovendo o vínculo entre paciente e família com a equipe de saúde, favorecendo que a equipe conheça os valores e desejos do indivíduo que irão embasar de forma mais consistente seu planejamento de cuidados.

Importante ressaltar que a assistência ambulatorial não se limita somente ao paciente, e se estende após o óbito oferecendo assistência ao luto para os familiares e cuidadores.

Critérios para o acompanhamento no ambulatório especializado de CP

- Indivíduos assistidos por outros pontos na rede (p. ex., UBS, atenção especializada, unidades de internação e pronto-atendimento) que estejam apresentando dor ou outros sintomas refratários/de difícil controle (Quill e Abernethy, 2013).
- Indivíduos assistidos por outros pontos da rede em que será necessária a intervenção de comunicação difícil em saúde para resolução de conflitos relativos a objetivos ou métodos de tratamento (Quill e Abernethy, 2013).

USO DAS TECNOLOGIAS DE INFORMAÇÃO E COMUNICAÇÃO NA AMPLIAÇÃO DO ACESSO

Com a pandemia da covid-19, muitas lições puderam ser aprendidas pelos sistemas de saúde ao redor do mundo. Em CP, ficaram evidentes o benefício do planejamento avançado de cuidados e na atenção ambulatorial e a adoção das tecnologias de informação e comunicação como aliadas para os desfechos bem-sucedidos (Lieneck et al., 2021).

Em 27 de dezembro de 2022, foi sancionada no Brasil a Lei n. 14.510/22, que autoriza e disciplina a prática da telessaúde em todo o território nacional, abrangendo a prestação dos serviços relacionados a todas as profissões da área da saúde. Embora não seja capaz de substituir o cuidado presencial em CP, a telessaúde pode ser grande aliada na prestação de cuidados, melhorando e expandindo o modelo atual de atenção. A estratégia pode melhorar o acesso, o sentimento de segurança e a proteção do paciente e seus familiares (Steindal et al., 2020).

Os procedimentos possíveis por meio da telessaúde na atenção ambulatorial são:

- Monitorização e intervenção mais rápida em sintomas de difícil controle, sem que o paciente precise se deslocar.
- Monitorização de pacientes em fase final de vida para proposição de intervenções em tempo hábil.
- Orientações a familiares e cuidadores.
- Realização de atividades de matriciamento, como discussão de casos e capacitações.

CONSIDERAÇÕES FINAIS

O cuidado ambulatorial em CP deve ser oferecido desde a APS, propiciando que o paciente permaneça em casa, sem deixar de receber intervenções em tempo hábil quando necessário, evitando hospitalizações e contando sempre com o apoio técnico e assistencial da atenção especializada em cuidados paliativos.

O cuidado ambulatorial propicia a criação de vínculo ao longo do tempo, permitindo que o paciente, no centro de seu cuidado, apresente seus valores e preferências e participe ativamente do seu plano de cuidados.

REFERÊNCIAS BIBLIOGRÁFICAS

1. Brasil. Ministério da Saúde. Secretaria-Executiva. Núcleo Técnico da Política Nacional de Humanização. Humaniza SUS: equipe de referência e apoio matricial/Ministério da Saúde, Secretaria-Executiva, Núcleo Técnico da Política Nacional de Humanização. Brasília: Ministério da Saúde; 2004.
2. Erdmann AL, Andrade SR, Mello ALSF, Drago LC. A atenção secundária em saúde: melhores práticas na rede de serviços. Rev Latino-Am Enfermagem. 2013.
3. Lieneck C, Betancourt J, Daemen C, Eich R, Monty E, Petty MJ. Provision of palliative care during the covid-19 pandemic: a systematic review of Ambulatory Care Organizations in the United States. Medicina (Kaunas). 2021;57(10):1123.
4. Maciel MGS. Organização de serviços de cuidados paliativos. In: Carvalho RT, Parsons HA (orgs.). Manual de cuidados paliativos ANCP. 2.ed. Academia Nacional de Cuidados Paliativos; 2012. p.94-110.
5. Mendes EV. As redes de atenção à saúde Brasília: Organização Pan-Americana da Saúde; 2011. 549 p.: il.
6. Quill TE, Abernethy AP. Generalist plus specialist palliative care – creating a more sustainable model. N Engl J Med. 2013;368(13):1173-5.
7. Rabow M, Kvale E, Barbour L, Cassel JB, Cohen S, Jackson V, et al. Moving upstream: a review of the

evidence of the impact of outpatient palliative care. J Palliat Med. 2013;16:1540-9.
8. Steindal SA, Nes AAG, Godskesen TE, Dihle A, Lind S, Winger A, Klarare A. Patients' experiences of telehealth in palliative home care: scoping review. J Med Internet Res. 2020;22(5):e16218.
9. World Health Organization. Integrating palliative care and symptom relief into primary health care. WHO; 2018.
10. World Health Organization. Palliative care. Geneva: WHO; 2020.
11. World Health Organization. Universal health coverage (UHC). Geneva: WHO; 2023.
12. World Health Organization. Why palliative care is an essential function of primary health care. Geneva: WHO; 2018.

Caso clínico: interconsulta de cuidados paliativos

Ana Gabriela Frigéri Barboza
Tainara Emanuella Costa Gomes
Patrícia Sutic Silva Paes de Vasconcellos
Marina Guimarães Oliveira Marques

Pontos-chave

- Intervenções da interconsulta de cuidados paliativos.
- Intervenções em equipe multiprofissional.
- Assistência a paciente neuropata agudo de mau prognóstico.

CASO CLÍNICO

LPS, sexo masculino, 52 anos, natural de Montes Claros (MG), procedente de São Paulo (SP), trabalhava como motorista de ônibus e caminhão, depois como pedreiro. É adepto da religião evangélica, reside com a segunda esposa, com quem mantém união estável e uma enteada. Tem duas filhas do primeiro casamento, com as quais mantém forte vínculo. Gostava de estar sempre ativo, na companhia da família, fazer churrasco e ouvir forró. Previamente funcional, hipertenso, tabagista e etilista ocasional.

O paciente foi atingido por um galho de árvore enquanto a podava, e foi então encontrado pela equipe do SAMU com cinco pontos na escala de coma de Glasgow e crise convulsiva tônico-clônica generalizada. Durante transporte aéreo para o hospital referenciado, o paciente apresenta sinais clínicos de hipertensão intracraniana confirmados em tomografia computadorizada (TC) de crânio realizada na admissão evidenciando hemorragia subaracnóidea, hematoma subdural, hematomas intraparenquimatosos e hemoventrículo. Ele foi abordado pela equipe de neurocirurgia com realização de craniectomia descompressiva, exérese de contusões cerebrais, correção de envoltórios e colocação de cateter para monitorização da pressão intracraniana (PIC) e derivação ventricular-externa (DVE).

Após 8 dias, intercorre com pneumonia associada à ventilação mecânica, sendo iniciada antibioticoterapia de amplo espectro. A avaliação inicial também identificou lesão de ligamento amarelo de modo que o paciente foi submetido a artrodese cervical e torácica (C5-T3) 15 dias após a ocorrência do trauma. Mediante a ausência de despertar, foi realizada nova imagem, cerca de 25 dias após o trauma inicial, que evidenciou extenso acidente vascular cerebral isquêmico em território de artéria cerebral média esquerda e cerebelo direito. Pela gravidade do quadro neurológico, foi convocada a equipe de cuidados paliativos 24 dias após a admissão.

Cerca de 2 meses após o evento inicial, o paciente evolui com nova piora clínica em razão da hidrocefalia e da infecção de sistema nervoso central é realizada, então, a colocação de nova DVE e antibioterapia guiada. Em TC de controle após a nova abordagem é evidenciado grande abscesso cerebral em região frontotemporal direita, sem possibilidade de reabordagem pela neurocirurgia. Nesse contexto de intratabilidade do abscesso cerebral, associado ao extenso dano prévio ao parênquima e ausência de evidência de melhora neurológica após mais de 1 mês sem sedação, foi suspensa a antibioticoterapia. Após alguns dias, o paciente evolui com gastroparesia importante, é encaminhado para cuidados de fim de vida na enfermaria de cuidados paliativos e evolui a óbito 94 dias após o evento sentinela.

INTERVENÇÕES DA INTERCONSULTA DE CUIDADOS PALIATIVOS

A definição prognóstica do paciente neuropata agudo de mau prognóstico é sempre complexa, tendo em vista que a evolução da doença pode ser bastante variada: óbito imediato, reabilitação para cenário de funcionalidade reduzida em relação às condições anteriores ao evento e deterioração progressiva agregando disfunções orgânicas até o óbito.

Ainda que o comprometimento funcional seja uma premissa para a maior parte dos casos, a piora clínica pode acontecer tardiamente, em um contexto de refratariedade às medidas terapêuticas instituídas. Entretanto, são cenários em que a tomada de decisão pode ser baseada em valores do paciente, uma vez que minuciosamente avaliados e reafirmados pelos principais cuidadores do paciente (Frontera, 2015).

Ao longo dessa internação hospitalar, a atuação multiprofissional da equipe de cuidados paliativos ocorreu na atuação das seguintes dimensões:

- Física: controle de sintomas, sendo os principais deles controle de dor, contraturas, constipação, náuseas, dispneia, sialorreia e trismo.
- Psicossocial: acolhimento da família, que teve uma participação ativa no cuidado ao paciente. A comunicação clara e efetiva foi utilizada enquanto recurso para o cuidado do processo de luto antecipatório, entendido como um período de adaptação e assimilação da morte real que se aproxima e que tem o potencial de capacitar os familiares para maior elaboração das perdas vivenciadas e das que poderão ocorrer (Magalhães, 2023).

No contexto de um paciente neuropata agudo de mau prognóstico, no qual os cuidados paliativos são frequentemente implementados para garantir conforto e qualidade de vida até o fim, o processo de luto antecipatório pode se iniciar no momento em que familiares e amigos percebem a gravidade da lesão e as limitações físicas e cognitivas resultantes do trauma.

Esse tipo de luto envolve uma série de emoções e processos psicológicos complexos, incluindo preparação emocional para a morte iminente, reflexão sobre a vida do paciente e a própria relação com ele, além da adaptação gradual à ideia da morte e às alterações na dinâmica familiar (Fernandes, 2015). Para os profissionais de saúde que lidam com esses pacientes e suas famílias, é crucial oferecer apoio emocional e informação clara e honesta sobre o prognóstico e as opções de cuidados. Isso pode ajudar a família a iniciar o processo de luto de forma mais adaptativa e a encontrar maneiras de se despedir e honrar a vida do paciente. Esse caso reforça a premissa de que o papel dos cuidados paliativos não se limita ao paciente, estendendo-se também a sua rede de apoio, ajudando todos os envolvidos a atravessar esse momento desafiador da forma mais digna possível.

- Familiar: realizadas reuniões familiares com os seguintes objetivos:
  - Comunicação clara e consistente: compartilhamento de informações atualizadas e claras sobre o estado de saúde do paciente, crucial para evitar mal-entendidos, garantir que todos os membros da família recebam a mesma mensagem e tenham condições de preparar-se psíquica e emocionalmente para o enfrentamento da situação-limite vivenciada (Widera et al., 2020).
  - Espaço para perguntas e discussões: durante a reunião, os familiares puderam expressar suas preocupações, realizar perguntas e alinhar suas expectativas. Dessa maneira, nossa equipe de cuidados paliativos estava preparada para responder de forma compassiva e empática, fornecendo esclarecimentos baseados em evidências.
  - Acolhimento das emoções: considerando o tipo de acidente, as mudanças abruptas no estado de saúde e na capacidade de interação do paciente, é esperado que os familiares experimentem uma ampla gama de emoções, incluindo tristeza, raiva, medo e culpa. Na reunião familiar, buscou-se promover um espaço seguro por meio do suporte de equipe interprofissional, para que os familiares pudessem expressar vivência emocional e adquirir recursos de enfrentamento para a situação vivenciada.
  - Discussão de plano de cuidados: durante a reunião, os profissionais de cuidados paliativos explicaram sobre os cenários possíveis e suas formas de cuidados disponíveis, os benefícios e as limitações de cada uma. Isso ajudou os familiares a tomarem decisões informadas e alinhadas com os valores do paciente.
  - Estabelecimento de relações de confiança: ao participarem de uma reunião familiar, os familiares desenvolveram uma relação de confiança com a equipe de cuidados paliativos. Isso aumentou a colaboração e o engajamento da família no cuidado do paciente. Nota-se que a reunião foi uma ferramenta poderosa para facilitar o alinhamento entre equipes de saúde e familiares, transmitir informações de maneira clara e acolhedora e ajudar na gestão das emoções e decisões difíceis associadas ao cuidado do paciente.
  - Espiritualidade: respeito à crença e prática religiosa, suporte espiritual ao oferecer a presença do conselheiro espiritual evangélico e da comunidade religiosa, com o intuito de proporcionar um ambiente que pro-

mova conforto espiritual, paz e significado durante esse período desafiador da vida.

CONSIDERAÇÕES FINAIS

As doenças neurocríticas geralmente têm evolução imprevisível, dificultando o estabelecimento de prognósticos precisos, e para enfrentar essa incerteza a integração precoce e sistemática de cuidados paliativos é crucial. Esse tipo de cuidado contribui para a gestão eficaz dos sintomas, a comunicação adequada e para que os cuidados de fim de vida sejam mais apropriados, assim como ajuda a alinhar o tratamento com os objetivos centrados no paciente e a reduzir intervenções desnecessárias (Tabibian, 2019), refletindo a importância do cuidado integral, digno, compassivo e necessário para esses pacientes neurocríticos.

REFERÊNCIAS BIBLIOGRÁFICAS

1. Fernandes MA. Cuidados paliativos e luto antecipatório: um estudo à luz do modelo Calgary de avaliação da família [dissertação]. Programa de Pós-Graduação em Enfermagem. João Pessoa: Universidade Federal da Paraíba; 2015.
2. Frontera JA, Curtis JR, Nelson JE, Campbell M, Gabriel M, Hays RM, et al. Integrating palliative care into the care of neurocritically ill patients. Crit Care Med. 2015;43(9):1964-77.
3. Magalhães SB de, Daltro MR, Reis TS dos. Recognized death: anticipatory grief experience of relatives of patients at the end of life. SciELO Preprints. 2023. Disponível em: https://preprints.scielo.org/index.php/scielo/preprint/view/5548. Acesso em: 17 set. 2024.
4. Tabibian BE, Salehani AA, Kuhn EN, Davis MC, Shank CD, Iii WSF. Transitioning the treatment paradigm: how early palliative care service involvement affects the end-of-life course for critically ill patients in the neuro-intensive care unit. J Palliat Med. 2019;22,5:489-92.
5. Widera E, Anderson WG, Santhosh L, McKee KY, Smith AK, Frank J. Family meetings on behalf of patients with serious illness. New England Journal of Medicine. 2020;383(11):e71.

75

Cuidado paliativo especializado fora do hospital: atenção domiciliária

Ariane Oliveira Tartarotti
Liz Andréa Kawabata Yoshihara
Milena Vaz Bonini Pesce
Silvana Caravaggi

Pontos-chave

- A atenção domiciliar é uma importante modalidade de atendimento em cuidados paliativos.
- Cada indivíduo é singular, de modo que o plano de cuidados deve contemplar essa singularidade.
- Nem sempre é possível o óbito no domicílio, a despeito de essa ser a escolha do local do óbito pela maioria dos pacientes.

O PROGRAMA DE ASSISTÊNCIA DOMICILIÁRIA DO HOSPITAL UNIVERSITÁRIO DA UNIVERSIDADE DE SÃO PAULO

O Programa de Assistência Domiciliária do Hospital Universitário da Universidade de São Paulo (PAD-HU/USP) foi criado em 2 de maio de 2000 com os seguintes objetivos: diminuir o tempo de internação e risco de infecção do paciente, prevenir reinternações, orientar cuidadores, proporcionar a formação de profissionais de saúde e reinserir o paciente no meio sociofamiliar, melhorando sua qualidade de vida e a de seus familiares e otimizar o uso dos leitos hospitalares.

A composição da equipe variou desde sua criação, sendo atualmente formada por médicos clínicos, pediatra, psiquiatra, enfermeiras, técnica de enfermagem, fisioterapeuta, fonoaudióloga, terapeuta ocupacional, secretárias e motoristas. O programa conta também com apoio do serviço social, das divisões de laboratório clínico, farmácia e de nutrição e dietética.

São critérios exigidos para o paciente ser incluído no programa:

- Residir na área de abrangência do PAD-HU.
- Possuir cuidador familiar, que receberá as orientações e será responsável pela interação com equipe PAD-HU, comprometendo-se com as regras do programa.

- Ser clinicamente capaz de ser atendido no domicílio e ser incapacitado de deslocar-se ao ambulatório.
- Ser matriculado no HU.

O HU é um hospital de atenção secundária que atende uma região de 12,5 km^2 da Zona Oeste de São Paulo, abrangendo os bairros do Butantã, Jaguaré, Rio Pequeno, Morumbi, Raposo Tavares e Vila Sônia (Figura 1). Nessa região, algumas Unidades Básicas de Saúde (UBS) possuem Estratégia Saúde da Família (ESF) ou contam com Equipes Multiprofissionais de Atenção Domiciliar (EMAD). Quando o paciente já é atendido por alguma equipe de atenção domiciliar (AD), por uma questão ética, não é elegível para o PAD-HU, exceto se a própria equipe sentir necessidade do apoio do PAD-HU.

O processo de inclusão de um paciente no PAD tem início com a solicitação do formulário, preenchido pelo médico que acompanha o paciente, contendo informações pessoais, breve história pregressa, diagnósticos médicos e o contato do cuidador familiar responsável.

Uma vez recebido o pedido, impresso ou enviado por e-mail, o familiar cuidador é chamado para entrevista para a conferência dos critérios de elegibilidade e para receber as primeiras orientações. O caso é discutido com a equipe multidisciplinar em reunião administrativa que ocorre semanalmente no setor, com a participação de todos os profissionais, e é agendada a primeira visita domiciliar (VD) de avaliação.

A primeira VD é realizada pela equipe multidisciplinar, com a presença do médico clínico, enfermeira, técnica de enfermagem

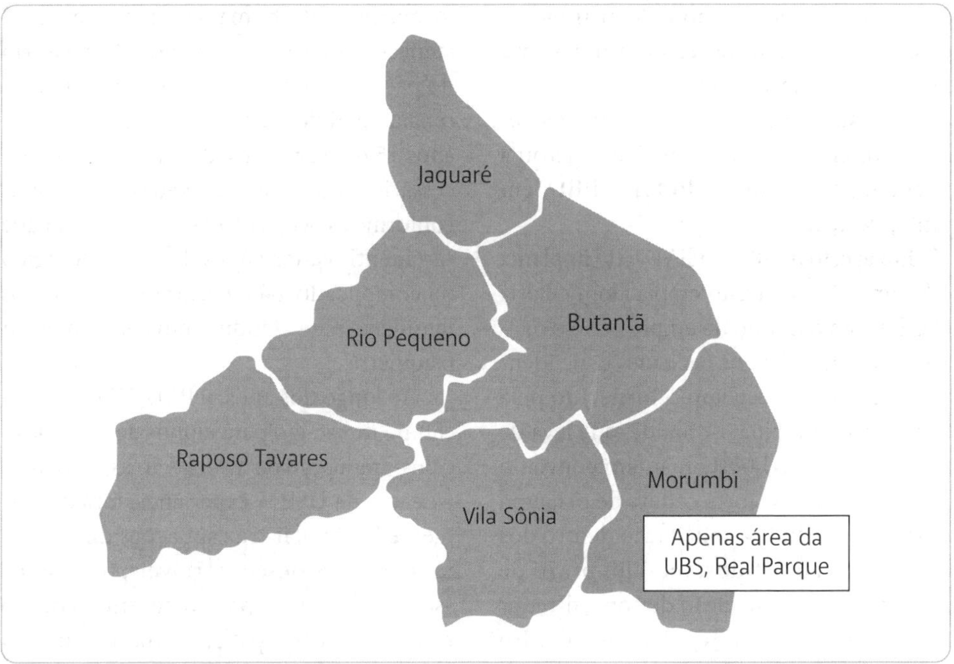

FIGURA 1 Bairros da cidade de São Paulo atendidos pelo Hospital Universitário da USP.

e fisioterapeuta, além dos estudantes que estiverem estagiando no setor. São avaliadas a área física da residência, as condições sociais e econômicas da família e é definida a periodicidade das visitas que são realizadas de segunda a sexta-feira, nos períodos da manhã ou tarde. Cada profissional programa sua assistência conforme as necessidades do paciente e da família.

Em abril de 2002, foi implantado no PAD-HU o Programa de Coleta Laboratorial em Domicílio, com os objetivos de melhorar a assistência, o acompanhamento e o controle dos pacientes, evitando seu deslocamento ao hospital.

O PAD-HU também mantém um Programa de Empréstimo de Equipamentos para o preparo do domicílio. Esses equipamentos incluem cadeiras higiênicas, cadeiras de rodas, camas hospitalares, aspiradores portáteis, inaladores, andadores, muletas e bengalas. São aceitas doações de equipamentos e materiais de consumo de instituições e dos próprios familiares para repassar a famílias mais necessitadas.

A existência de pacientes crônicos pediátricos em ventilação mecânica gerou a necessidade de início do PAD-PED, em junho de 2002.

Em agosto de 2002, o PAD-HU implanta o Programa de Oxigenoterapia Domiciliária (POD) com o intuito de emprestar o oxigênio e agilizar a alta dos pacientes dependentes dele até que recebam o fornecido pela Secretaria Municipal de Saúde, que leva de 7 a 10 dias. O PAD-HU mantém convênio com uma empresa fornecedora de oxigênio e, após preenchida a solicitação dentro dos critérios estabelecidos, tem um prazo de 24 horas para a instalação de concentrador de oxigênio para uso regular, um cilindro reserva para casos de falta de energia elétrica e um torpedo de transporte, caso o paciente necessite sair de casa.

Outro subprograma é o de Gerenciamento de Pacientes Crônicos (Progec), que contempla os pacientes que se apresentam estáveis, porém são acometidos por multimorbidade e dependência funcional. Ligações telefônicas mensais são realizadas pelas enfermeiras para avaliar sinais de agravamento do quadro e possíveis intercorrências, com visita da equipe a cada 6 meses. Durante o período que o paciente permanece no Progec, ele e seus familiares ficam totalmente livres para procurar o Programa em qualquer dúvida ou eventualidade que demande o retorno ao atendimento convencional.

Além disso, buscando aprimorar a qualidade do atendimento prestado, criou-se o subprograma denominado Programa de Apoio aos Familiares Enlutados (Proafe), que consiste no atendimento da equipe ao paciente, seus cuidadores e familiares, de forma integral e humanizada, com especial atenção à abordagem ao luto antecipatório do paciente e de sua família e, após a ocorrência do óbito, que ocorre com uma visita após 15 dias da morte do paciente e, se necessário, podem ser realizadas mais visitas conforme as necessidades. Em casos em que são identificados sinais de luto patológico ou complicado, há o encaminhamento dos familiares para atendimento com o médico psiquiatra.

Ao longo dos anos, o PAD-HU tem sido campo de estágio para alunos de graduação e pós-graduação de diversas áreas, de dentro e de fora da USP. A experiência fora do ambiente hospitalar traz situações diferentes, muitas vezes desconfortáveis, tornando-se desafios ricos para o aprendizado do trabalho em equipe. Nas salas de aula, os alunos estudam o cuidado teórico prestado em ambientes propícios e preparados para tal finalidade – hospitais, clínicas, UBS, entre outros –, enquanto nos domicílios é necessário que eles se apropriem de outros fatores – como estrutura física da casa, estrutura familiar, condições financeiras, crenças, hábitos, dentre outros – que determinarão se haverá vínculo entre paciente/familiares e equipe, para que seja possível a adesão aos cuidados orientados e adaptados. Conhecer um pouco da importância da atuação de outros profissionais no cuidado também tem sido importante, uma vez que no ambiente hospitalar atuam de forma independente. Além disso, tem sido uma ótima oportunidade de conhecer cuidados paliativos, desprescrição, cuidados de fim de vida, já que a maioria dos pacientes se encontra em estado avançado de doença.

CARACTERÍSTICAS DOS PACIENTES X PRINCÍPIOS DOS CUIDADOS PALIATIVOS

O HU é um hospital secundário, portanto as principais doenças tratadas são as doenças crônicas não transmissíveis (DCNT), como insuficiência cardíaca congestiva (ICC), doença pulmonar obstrutiva crônica (DPOC), doenças neuromusculares e neurológicas como demências e sequelas de acidente vascular encefálico (AVE). Isso repercute nos pacientes atendidos, ou seja, essas doenças não têm cura e evoluem com piora funcional progressiva, necessitando progressivamente dos cuidados paliativos, sendo mais complexas do ponto de vista de aceitação pela população leiga. A comunicação, a empatia e o acolhimento são fundamentais nesse processo. Doenças oncológicas, em geral, são tratadas por hospitais terciários, mas muitas vezes, quando as possibilidades de cura já foram esgotadas, esses pacientes são recebidos para acompanhamento domiciliar e cuidados paliativos.

Estes são os princípios dos cuidados paliativos que devem ser seguidos na atenção domiciliar:

- Promover o alívio da dor e de outros sintomas estressantes.
- Reafirmar a vida e enxergar a morte como um processo natural.
- Não antecipar nem postergar a morte.
- Integrar aspectos psicossociais e espirituais ao cuidado.
- Oferecer todo o suporte possível que auxilie o paciente a viver ativamente até a sua morte e oferecer suporte à família e entes queridos durante todo o processo da doença (durante e no pós-óbito).

A abordagem multidisciplinar é essencial. Não existe prestação de cuidados paliativos por uma única categoria profissional. Um profissional, independentemente de sua área de formação, pode ter maior ou menor dificuldade com determinado caso, em virtude das suas vivências anteriores. Todos na equipe devem, também, apresentar ou desenvolver a compaixão, a empatia, a humildade e a honestidade e ter clareza ao pactuarem entre si que o objetivo principal dos cuidados paliativos é oferecer e promover qualidade de vida. É importante manter a vigilância permanente na comunicação verbal e não verbal.

No PAD-HU, a reunião semanal de equipe é um espaço importante para interação entre os membros e definição do plano terapêutico de cada paciente. Nessa reunião são discutidos todos os pacientes em acompanhamento.

CUIDADOS PALIATIVOS NO DOMICÍLIO: CASOS CLÍNICOS

Caso clínico 1

APS, 65 anos, diagnósticos: DPOC, O_2-dependente desde janeiro de 2021 (indicação ambulatorial, nega internação por descompensação; volume expiratório forçado no primeiro minuto (VEF1) = 46% em 2019), ex-tabagista de mais de 50 anos/maço, apresentava lombalgia desde 1986, com espondilite anquilosante diagnosticada em 2014, fratura em vértebra lombar em 2016 (tratamento conservador), nódulo pulmonar em investigação, ansiedade importante pelas preocupações financeiras. Tinha um depósito de materiais de construção, mas foi enganado pelo sócio (*sic*), o que levou o negócio à falência. Deixou de ter fonte de renda, o que o deixou muito estressado, pois, além de ter tido uma queda no seu nível de vida, estava com dificuldade em alugar o imóvel onde ficava o depósito. Isso contribuía bastante para a piora da dispneia, a dificuldade para dormir e o humor depressivo.

O Sr. APS era casado e tinha dois filhos: um, casado, morava a cerca de 15 minutos de carro, com um garotinho de 3 anos. A filha, por sua vez, morava e trabalhava no Sul do país, solteira e sem filhos, também tinha diagnóstico de depressão e enfrentava problemas em sua carreira profissional, o que também gerava preocupações. A esposa, além de cuidar dele, dividia seu tempo durante o dia com os cuidados de sua mãe com Alzheimer, que precisava de vigilância constante, e com o neto, enquanto os pais trabalhavam.

Foi encaminhado ao PAD pela Unidade de Referência em Saúde do Idoso (URSI) por dificuldade de locomoção. Além da situação clínica, morava no terceiro andar de prédio sem elevador, o que o impossibilitava de sair de casa. Inclusão no PAD em 15/3/2021.

A espondilite anquilosante é um tipo de inflamação que afeta os tecidos conjuntivos, caracterizando-se pela inflamação das articulações da coluna e das grandes articulações, como quadris, ombros e outras regiões. É uma condição crônica, predominante em homens, que causa inflamação articular, levando a fusão de vértebras e resultando em rigidez e dor nas costas. Acomete pessoas jovens na faixa de 18 a 40 anos. Acomete coluna, ombros e quadril e pode levar a grandes limitações com impacto físico (incluindo mecânica torácica), emocional e social.

Em uso de: furosemida 40 mg/dia, sinvastatina 40 mg/dia, ezetimiba 10 mg/dia, atenolol 50 mg/dia, alopurinol 100 mg/dia, omeprazol 20 mg/dia, alenia 2 x/dia, adalimumabe 40 mg/dia e umeclidinio.

Logo no início, foi avaliado pelo psiquiatra, que confirmou o diagnóstico de ansiedade, introduzindo sertralina e trazodona, com boa resposta da ansiedade e da dificuldade de dormir. Ele se recusava a fazer suas necessidades fisiológicas na comadre e no papagaio, constrangido pela sogra, que deambulava o tempo todo, mesmo sendo um grande transtorno seu deslocamento até o banheiro (passava muito mal, tinha sensação de morte iminente e causava muito estresse em todos).

Passava o dia com oxímetro, solicitava constantemente para ajustar a posição e velocidade do ventilador doméstico, que lhe aliviava os sintomas. Tinha um *cor pulmonale* (insuficiência cardíaca direita causada pela hipertensão pulmonar do tabaco). Para não ter de ir ao banheiro e se cansar demais, deixava de fazer uso da furosemida. Durante o dia, ficava com o neto, e essa interação afetuosa melhorava muito o seu humor.

Por mais que lhe fosse pedido que ficasse em repouso, alegava que algum grau de autonomia ele precisava manter, isso era muito importante para ele. Apresentava semidependência para atividades básicas de vida diária (ABVD), independência para mudanças de decúbito. Havia recebido orientações de cinesioterapia respiratória (ainda na URSI), mas as limitações articulares e dores nos ombros o impossibilitavam de realizar os exercícios.

Apresentava-se em uso de 2,5 L/min de O_2, SatO_2 86%, tosse pouco produtiva e cansaço aos mínimos esforços. Reforçou-se a importância de manter o oxigênio durante atividades que demandam maior gasto energético (banho e idas ao banheiro). Foram orientados exercícios respiratórios e conservação de energia nas ABVD. Inicialmente foi indicado realizar curtas caminhadas pelo apartamento. Percorreu 16 m, e sugeriu-se que fizesse anotação diária da distância percorrida e do desconforto apresentado. Porém, o paciente teve pouca adesão às orientações. Piorava com mínimos esforços. Dormia sentado na sala, ao lado da janela, e mantinha vários ventiladores ligados para aliviar a dispneia.

Em junho de 2021, apresentou crescimento do nódulo (dobrou de tamanho em 1 ano), confirmado adenocarcinoma de pulmão, e nessa época foi conversado com o filho sobre os cuidados paliativos. A família entendeu a gravidade do caso, a limitação do tratamento terapêutico e de certa forma se tranquilizou em saber que continuariam recebendo o suporte para os sintomas. Foi tentada a abordagem do paciente, mas ele se negava a conversar sobre o assunto. Em junho de 2021, por estar muito ansioso com a dispneia, foi introduzida morfina 5 mg de 4/4 horas com melhora do quadro. Referia-se à morfina como "azulzinho" e demonstrava angústia e receio por utilizá-la frequentemente e com doses cada vez maiores. Mesmo bem limitado, tinha esperança de melhora e desconversava quando se tentava abordar a finitude, quer pela equipe, quer pela esposa. Orientou a família a chamar os bombeiros e não o SAMU, se piorasse, pois acreditava que o atendimento era melhor.

Em novembro de 2021, apresentou vermelhidão, piora do edema e aumento de temperatura na região maleolar do pé esquerdo. Fotos foram enviadas, e foi diagnosticada e tratada uma erisipela. Nessa época, a equipe de fonoaudiologia fez a avaliação da biomecânica da deglutição, pois havia queixa durante a deglutição de líquidos finos, que sentia "demorar a descer". O desempenho para alimento sólido, apesar da ausência dentária, foi satisfatório, coordenação respiração/deglutição adequada. Durante a deglutição de líquido fino, no copo, com goles confortáveis, apresentou atraso no início da deglutição faríngea apenas. Foi orientada e treinada estratégia para melhor controle do líquido na cavidade oral e da consciência do momento de início da deglutição faríngea, e esta se mostrou eficiente. Foi mantida dieta por via oral exclusiva, conforme sua preferência.

Na visita de 14/1/2022, o paciente estava cianótico, consciente e orientado, saturando 78% com 5 litros de O_2, que é o máximo do concentrador de O_2. Orientou-se usar o O_2 de transporte para deslocamento para o banheiro. No concentrador, fluxos altos interferem na captação do oxigênio do ar do ambiente. Foi emprestada uma máscara não reinalante para aumentar o aporte de oxigênio, mas ele queixou-se do odor que sentia da máscara e não se adaptou. Foi solicitado concentrador do O_2 com fluxômetro de 10 L/min, a fim de aumentar a oferta de oxigênio. Nessa visita foi incentivado a satisfazer pequenas vontades, como tomar uma dose de vodca antes do almoço, que era um costume prévio.

Em fevereiro de 2022 soube da chegada de mais um neto, o que trouxe mais ânimo. Nas entrelinhas, deixava claro que tinha como objetivo manter-se vivo para conhecer o novo membro da família, demonstrando estar na fase de barganha com Deus.

Evolui com piora principalmente no início de março de 2022, com a não aceitação de alimentos. Na avaliação foi diagnosticada e tratada uma monilíase oral.

Por várias vezes, foi observado desconforto. Várias orientações foram realizadas como o uso de papagaio pelo menos à noite, até para poupar sua esposa, ou andar com uma cadeira atrás para poder descansar no trajeto, mas nenhuma foi acatada. Em uma das visitas da fisioterapia, foi encontrado retornando do banheiro, cianótico e agoniado, quando chegou a verbalizar: "A gente podia morrer só uma vez", já que tinha a sensação de morte cada vez que fazia esse trajeto. Ao mesmo tempo, ficar acamado não era uma alternativa, tinha dificuldade de aceitar essa perda e tinha um ritual pessoal até recuperar-se: colocava oxímetro, aferia a pressão e ligava todos os ventiladores. Em razão da espondilite anquilosante, não tinha mobilidade cervical e sentia dores nessa região, além de dor na região do nervo ciático. Era muito difícil encontrar posição de alívio das dores, pois aumentava o desconforto respiratório. Tinha momentos de revolta e de grande tristeza; muitas vezes esses sentimentos se misturavam e não seguiam "as fases do luto".

Para a equipe foi importante aprender a respeitar os valores pessoais do Sr. APS, reconhecer que algumas orientações não seriam eficazes e poderiam aumentar seu desconforto. Aceitar que orientações simples poderiam ser mais úteis e que é difícil encontrar estudos controlados e randomizados sobre como cuidar de casos similares. Em cuidados paliativos, os casos são muito singulares.

Após o óbito, a equipe conversou com sua esposa para saber o que se esperava do acompanhamento, e ela nos contou que atendeu às suas expectativas: sabia que as limitações do paciente faziam parte das doenças e contou que a orientação sobre o uso de O_2 durante o esforço foi importante e essencial. Relatou que foi durante o uso do banheiro que o Sr. APS ficou extremamente desconfortável, cianótico e balbuciou que estava morrendo. Ela conseguiu chamar seu filho para colocá-lo no leito e logo faleceu. Ligaram para o PAD, a equipe fez visita e o médico atestou óbito no domicílio dia 8/3/2022. Essa família recebeu visitas de alunos de diversas áreas de formação, inclusive de internos da medicina do sexto ano no momento de atestar o óbito.

Comentários

O caso ilustra o suporte da equipe interprofissional para o paciente e sua família, com estabelecimento do plano de cuidados, permitindo que o paciente mantivesse sua autonomia de acordo com seus valores até o final. Também evidenciou o suporte no óbito e depois, com acompanhamento do luto. Além disso, mostrou o importante papel do PAD-HU como campo de prática para o ensino dos cuidados paliativos para os estudantes da área da saúde da USP.

CASO CLÍNICO 2

ZCA, 65 anos, funcionária aposentada da USP, dirigente ativa da Escola da Samba Nenê da Vila Matilde (saía na comissão de frente todos os anos) – religião umbanda (centro de reuniões em sua casa).

Diagnósticos: esclerose lateral amiotrófica (ELA), com início da investigação em outubro de 2015 no setor de tratamento de doenças neuromusculares da Universidade Federal de São Paulo (Unifesp), com uma monoparesia de membro inferior direito.

O diagnóstico foi confirmado em maio de 2017. Apresentava transtorno ventilatório restritivo e síndrome de hipoventilação alveolar, confirmados pela piora nos resultados da espirometria. Em outubro de 2017, a capacidade vital forçada (CVF) era de 57% e VEF1 de 68%; em janeiro de 2018: CVF: 50% e VEF1: 60%.

Iniciou uso noturno de ventilação não invasiva (VNI) em janeiro de 2018. Foi encaminhada para o PAD em 24/1/2018 (solicitação feita pela terapeuta ocupacional que realizava atendimentos ambulatoriais e percebeu a dificuldade de locomoção). Já estava acamada havia um ano.

A ELA é uma doença que afeta o sistema nervoso de forma degenerativa e progressiva e acarreta paralisia motora irreversível. Pacientes com a doença sofrem paralisia gradual e morte precoce como resultado da perda de capacidades cruciais, como falar, movimentar, engolir e até mesmo respirar.

Além disso, tinha fibrilação atrial crônica não valvar anticoagulada, diagnóstico de miastenia *gravis* (doença autoimune) desde 2008 em uso de mestinon há 10 anos, uma trombose venosa profunda (TVP) de MIE, tratada com marevan desde junho de 2017, transtorno depressivo compensado, hipotireoidismo subclínico e pré-diabetes, sem antecedentes familiares para doença neuromuscular.

A miastenia *gravis* (MG) é uma doença autoimune da junção neuromuscular, cuja principal característica é fraqueza muscular flutuante, que melhora com o repouso e piora com o exercício ou ao longo do dia. A crise miastênica (CM) é definida por insuficiência respiratória associada à fraqueza muscular intensa. Na maioria dos pacientes (cerca de 85%), a MG é causada por anticorpos contra receptores de acetilcolina (anti-AChR).

Chega ao PAD com tetraparesia espástica crônica progressiva, de predomínio crural, associada a amiotrofia global, miofasciculações difusas, componente progressivo de amiotrofia e fasciculação da língua, disfagia e disartrofonia moderada a grave. Essa paciente foge um pouco do perfil dos pacientes atendidos, era de uma família com melhor condição socioeconômica. Como a paciente recebia atendimento particular de fisioterapia no domicílio, a fisioterapia do PAD não interferiu na conduta do profissional contratado e não fez visitas frequentes. Na avaliação inicial, a paciente estava lúcida, contactuando com dificuldade em razão da disartria. Apresentava índice de Barthel 30 (mantinha continência urinária e fecal, fazia transferência para cadeira com muita ajuda). Apresentava dependência total para mudanças de decúbito e transferências. Morava em sobrado adaptado com elevador e contava com cadeiras de rodas e de banho, o que facilitava sua mobilidade e conforto. Avaliou-se a postura do cuidador nas transferências e foram feitas avaliações para aliviar a sobrecarga dos cuidadores e piora da dor na paciente (já tinha queixa de dor nos ombros).

Inicialmente, foi suspensa a varfarina por causa da dificuldade de controle do INR.

Em janeiro de 2018, apresentou queixa de insônia, inapetência e choro fácil. Foi avaliada pelo psiquiatra, cuja conduta foi reduzir a mirtazapina de 30 para 15 mg e introduzir escitalopram com melhora dos sintomas. Em uma segunda visita, foi suspensa a mirtazapina e introduzida a trazodona para insônia. Foi tentada amitriptilina, mas essa medicação não foi tolerada pelo sintoma de boca seca, ficando com zolpidem. Em agosto de 2018, apresentou piora progressiva da fala e queimação na face medial do braço, que melhorou com o uso de gel de amitriptilina. Em novembro apresentou nova TVP, e nesse momento foi medicada com xarelto (rivaroxabana).

Foram realizadas 8 visitas da equipe de fonoaudiologia, visando ao gerenciamento da comunicação e da biomecânica da deglutição. Na primeira visita, a dieta era exclusivamente por via oral, já adaptada, uma vez que a ingestão de alimentos sólidos, principalmente quando secos, apresentava risco de aspiração laringotraqueal. A ingestão de líquidos finos era possível, mas já havia relatos de engasgos, principalmente com água. Nesse momento, apesar do quadro de disartria instalado, a fala se mostrava inteligível. Foi observada qualidade vocal hipernasal, característica da doença (ELA), pela incompetência velofaríngea. Ainda nessa visita, iniciou-se conversa com a paciente sobre a indicação do uso de estratégias e/ou dispositivos de comunicação alternativa e suplementar.

Na segunda visita, foram apresentados os aplicativos de comunicação alternativa e suplementar Vox4all®, Aboard® e Pranchalive®, bem como adaptações para apoio do membro superior durante o uso deles, uma vez que esses dependem do movimento das mãos. Na visita seguinte, a paciente relatou dificuldades no uso dos aplicativos sugeridos, pela restrição dos movimentos dos membros superiores. Adaptou-se melhor ao aplicativo Vox4all®, que tem por base de funcionamento o princípio das grelhas de comunicação, constituídas por células divididas em linhas e colunas. Essas células permitem inserir uma série de conteúdos visuais, sonoros e/ou textuais que facilitam a comunicação entre o utilizador e os parceiros de comunicação.

Em agosto de 2018, notou-se piora significativa da disartria. Com a indicação de profissional habilitado, feita por fonoaudióloga particular que seguia a paciente, foi realizada a adaptação do dispositivo Tobii Dynavox PCEye Mini®, que substitui *mouse* e teclado e permite o acesso completo ao *notebook, tablet* ou computador por meio do movimento dos olhos e acompanha sistema de voz. É recomendado para pessoas que necessitam de maior autonomia e independência, mas que apresentam mobilidade reduzida. Quanto à deglutição, a dieta permanecia por via oral, exclusivamente, com adaptações, restrição de consistências, uso de canudo associado à realização de manobra de flexão cervical durante a ingestão de líquidos finos, para evitar a ocorrência de escape posterior e, consequentemente, penetração/aspiração laringotraqueal.

Em visita de janeiro de 2019, a paciente estava em ar ambiente, mas já passou a necessitar de uso de CPAP por cerca de 6 horas, ao longo do dia. Apresentava intenção de comunicar-se verbalmente, apesar da disartria grave. Mantinha o uso do dispositivo Tobii Dynavox PCEye Mini®, ao qual estava bem-adaptada, e de prancha de letras dispostas conforme maior frequência no português, com escaneamento ocular linha a linha, coluna a coluna. Por piora da disfagia orofaríngea, aguardava consulta com gastroenterologista no Hospital do Servidor Público Estadual, para provável realização de gastrostomia (GTT). Queixou-se de aumento na salivação (dificuldade no manejo e redução da frequência de deglutição de saliva). A equipe médica prescreveu atropina como primeira medida xerostômica; porém, a paciente interrompeu o uso por acreditar ter impacto no funcionamento intestinal. Diante disso, realizou-se a substituição por propantelina gel.

Em março de 2019, apresentou piora da deglutição, passou a usar sonda nasoenteral e a tosse era ineficaz. Foi necessária a aspiração nasotraqueal durante visita da equipe, mas, por ser procedimento desconfortável, orientamos que a família deixasse sob responsabilidade do fisioterapeuta que já realizava os atendimentos. Para a filha, foi orientada apenas a aspiração da cavidade oral em caso de desconforto extremo.

Em 13/3/2019, pela primeira vez a equipe de fonoaudiologia atendeu a paciente em cama hospitalar. Contactuante por meio de expressão facial, tentativa de articulação e com o uso do Tobii®. Recebendo dieta/hidratação/medicação exclusivamente via sonda nasoenteral. Fez uso de antibiótico, por 7 dias, por provável pneumonia aspirativa. Fazia uso de BiPAP (*Bilevel Positive Airway Pressure:* pressão positiva de vias aéreas em dois níveis) em alguns períodos. Queria tentar retomar a alimentação por via oral, um dos poucos prazeres, mas tinha receio de complicações pulmonares. Proposta manipulação digital em orbicular dos lábios para maximização da pressão intraoral para favorecer a deglutição de saliva, observado benefício imediato. Realizada gastrostomia (GTT – colocação de uma prótese na parede abdominal até o estômago, mais bem tolerada do que a SNE, de maior calibre e esteticamente mais adequada) em 23/4/2019.

Em maio de 2019, última visita da equipe de fonoaudiologia, dieta/hidratação/medicação eram ofertadas exclusivamente via GTT. A filha relatou necessidade de aspirações em cavidade oral por estase e escape anterior de saliva, apesar do uso de atropina, 2 gotas 12/12 horas e propantelina 3x/dia. A filha foi orientada a manter GTT exclusiva e a realizar estimulação tátil-térmico-gustativa em cavidade oral, visando à estimulação da deglutição de saliva.

Em outubro de 2019, apresentou obstipação refratária ao uso de muvinlax, bisacodil, senne e *fleet* enema. Em dezembro, apresentou desânimo progressivo e tosse incontrolável, com diminuição da expansibilidade de hemitórax esquerdo, sendo medicada com acetilcisteína e codeína.

A paciente expressou a decisão de não querer intubação, mas ficou de pensar na traqueostomia. Progressivamente necessitou do aumento do BiPAP noturno, chegando a utilizar 24 horas em 2020.

Em 6/2/2020, a paciente apresentava desconforto importante, apesar de usar BiPAP contínuo. Foi suspensa a medicação considerada supérflua. Houve um manejo da quantidade da dieta para evitar distensão e piora dos sintomas gastrointestinais, pois, pela fraqueza facial, não conseguia efetuar a oclusão oral e tinha aerofagia. Os filhos se mostraram muito angustiados com a possibilidade da morte em casa.

Em 23/2/2020, paciente com dispneia e *delirium*, foi encaminhada ao Hospital São Paulo, onde faleceu nos primeiros dias da internação.

Comentários

Apesar de todo o suporte da equipe interprofissional, nem todas as famílias têm condições psíquicas e sociais para suportar a morte no domicílio.

CONSIDERAÇÕES FINAIS

A comunicação é essencial em todo processo. O tratamento pode e deve ser mais bem estruturado de acordo com os recursos. As condições socioemocionais interferem diretamente no estado dos pacientes. Há uma medicação para cada caso, a resposta é variada e muitas queixas de efeitos colaterais são devidas ao físico, mas também ao psicossocial do doente. Há crenças e posturas que não podem ser mudadas e devem ser aceitas. A atuação da equipe é composta por medidas farmacológicas e não farmacológicas. A desprescrição tem seu papel para melhorar o conforto e minimizar os efeitos colaterais. Acolher a angústia dos familiares também é função do especialista. Sempre.

LEITURA RECOMENDADA

1. Ayer R. Cuidado paliativo. São Paulo: Conselho Regional de Medicina do Estado de São Paulo; 2008.
2. Brasil. Ministério da Saúde. Caderno de Atenção Domiciliar volume 2. Brasília: Ministério da Saúde; 2013. Disponível em: https://bvsms.saude.gov.br/bvs/publicacoes/caderno_atencao_domiciliar_melhor_casa.pdf. Acesso em: 17 set. 2024.
3. Brasil. Ministério da Saúde. Esclerose lateral amiotrófica (ELA). Disponível em: https://www.gov.br/saude/pt-br/assuntos/saude-de-a-a-z/e/ela. Acesso em: 17 set. 2024.
4. Brasil. Ministério da Saúde. Secretaria de Atenção Especializada à Saúde. Secretaria de Ciência, Tecnologia e Insumos Estratégicos. Portaria Conjunta SAES/SCTIE/MS n. 11, de 23 de maio de 2022. Disponível em: https://www.gov.br/saude/pt-br/assuntos/protocolos-clinicos-e-diretrizes-terapeuticas-pcdt/arquivos/2022/portaria-conjunta-n-11-pcdt-miastenia-gravis.pdf. Acesso em: 17 set. 2024.
5. Ponte G. Espondilite anquilosante: sintomas, sinais e tratamento. Bio-Manguinhos/Fiocruz; 2020. Disponível em: https://www.bio.fiocruz.br/index.php/br/espondilite-anquilosante-sintomas-sinais-tratamento-golimumabe. Acesso em: 17 set. 2024.

PARA SABER MAIS

1. *Playlist* "Como cuidar do idoso em casa", no canal do hospital universitário: https://youtu.be/xnRT-FxU4DXw.
2. *Playlist* "Como cuidar do idoso em casa", no canal do hospital universitário: https://youtu.be/xnRT-FxU4DXw.

76

Hospice

Erica Maria Zeni
Carla Romagnolli Quintino

Pontos-chave

- *Hospice* é uma filosofia de cuidados e um sistema de prestação de cuidados a pacientes em fim de vida com elegibilidade para cuidados paliativos.
- A modalidade *hospice* pode ser ofertada tanto nos hospitais como em clínicas ou na atenção domiciliar. No Brasil, apenas 6% dos serviços de cuidados paliativos possuem essa modalidade.
- A atuação da equipe interprofissional impacta positivamente na qualidade de vida da unidade de cuidados, adicionando vida aos dias do paciente e propiciando uma morte digna.

CASO CLÍNICO

Maria, 17 anos, solteira, filha única da mãe solo Joaquina, evangélica, ensino fundamental, natural de Macaúbas-BA, procedente de São Paulo.

Paciente natural de cidade do interior da Bahia, filha única de mãe solo que trabalhava como doméstica, evoluiu com emagrecimento, queda no estado geral e aumento da região cervical. Como teve dificuldade em conseguir assistência à saúde na sua cidade natal, veio a São Paulo-SP.

Em hospital da capital paulista, foi realizado o diagnóstico de neoplasia pouco diferenciada de provável sítio primário de rim metastático para mama, tireoide, estômago e linfonodos cervicais. A conclusão diagnóstica foi de neoplasia em fase avançada, com extenso acometimento cervical.

Foi indicada e iniciada a quimioterapia, que foi suspensa por toxicidade (anemia) e progressão da doença.

Evoluiu com compressão das vias aéreas e necessidade de realização de traqueostomia.

Ocorreram diversos episódios de sangramento tumoral, exteriorizados pela traqueostomia. Recebeu diversas transfusões sanguíneas. Pela piora clínica e baixa *performance status*, foi contraindicada a radioterapia.

Tendo em vista a piora clínica progressiva, o sangramento tumoral, a necessidade de oxigenoterapia contínua e alta dependência de cuidados foi encaminhada para um *hospice*.

Lista de problemas para admissão no *hospice*:

- Dispneia multifatorial: compressão tumoral de vias aéreas, hipersecreção, anemia e ansiedade.
- Dor total.
- Sangramento tumoral.
- Estresse do cuidador: mãe única responsável.
- Expectativa de cura – desejo de alta, de retomada do tratamento oncológico (radioterapia).
- Irritação com a equipe sobre "não fazer nada", "só paliativo".

Proposta:

- Elaboração do plano de cuidados interprofissional.
- Alívio da dor: ajuste medicamentoso.
- Controle da dispneia: tratamento farmacológico e não farmacológico.
- Conforto: alimentação.

Maria trouxe o desejo de comer graviola, fruta pouco usual em São Paulo. E foi esse o ponto de partida para a construção do vínculo, por meio da alimentação, quando ela percebeu que de fato a equipe tinha interesse em ajudá-la. A nutrição se mobilizou para conseguir a fruta, uma técnica de enfermagem encontrou a fruta próximo de sua residência, a médica trouxe iogurte sabor graviola.

Conforme os dias se passavam, houve melhor entendimento da biografia de Maria. A frustração compartilhada, de uma vida tão jovem com uma doença tão grave. O vínculo entre a equipe e a unidade de cuidados (paciente + mãe) foi se fortalecendo, pois a paciente foi percebendo que a equipe não estava contra.

Maria e sua mãe traziam muito claramente que tinham certeza de que um milagre iria ocorrer. Algo que era difícil para a equipe abordar, pois trabalhava com a racionalização. Foi quando Maria trouxe a decisão de fazer seu batismo, com imersão (Congregação Cristã do Brasil).

Inicialmente a equipe teve atrito com os representantes da Congregação, por ter sido proposta uma imersão sem abordagem dos riscos (água pela traqueostomia/aspiração, sangramento, infecção).

Toda a equipe foi envolvida. A decisão foi compartilhada com a paciente, a família e a igreja.

Foi montada uma piscina no *hospice*. A equipe se posicionou ao lado, pronta para auxiliar se ocorresse qualquer intercorrência (p. ex., aspiração da traqueostomia, compressão se sangramento). E o batismo transcorreu sem intercorrências.

Registros do prontuário:

- "Ela já saiu da imersão plena, iluminada e em paz."
- "Paciente evolui acordada, comunicativa, mantendo traqueostomia em nebulização a 10 L/min. Após a realização do batismo encontra-se mais calma, menos ansiosa e sem solicitação de doses de resgate."

Com o passar dos dias a paciente apresentou melhora dos sintomas, inclusive com aparente redução do volume tumoral na região cervical.

Aceitação da doença: "Doutora, eu tive o meu milagre!".

A paciente faleceu no *hospice* 2 meses após seu batismo, com os sintomas paliados. A mãe estava grata por todo o esforço da equipe.

(Admissão no *hospice*: 06/08 – batismo: 23/08 – falecimento: 19/10.)

Comentários

O caso é um exemplo exitoso de atuação interdisciplinar da equipe multiprofissional (uma médica, enfermagem, fisioterapia, psicologia, assistente social, nutrição e capelão), que atuou baseando-se na ciência, revendo suas limitações e "certezas", prestando cuidado humanizado, respeitando a biografia da paciente, facilitando sua ressignificação.

A interdisciplinaridade é considerada uma inter-relação e interação das disciplinas a fim de alcançar um objetivo comum. A interdisciplinaridade ressalta a valorização de todos os saberes para a realização de um cuidado integral em consonância com as diretrizes e princípios do Sistema Único de Saúde (SUS) – Figura 1.

Outro destaque desse caso é a assistência na modalidade *hospice*, com flexibilização da oferta nutricional (mais restrita em hospitais) e até o planejamento e realização de um batismo de imersão.

HOSPICE E CUIDADOS PALIATIVOS

A fundadora do movimento *hospice* moderno foi Dame Cicely Saunders, que fundou o St. Christopher's Hospice em Londres em 1967. Observar o sofrimento constante dos

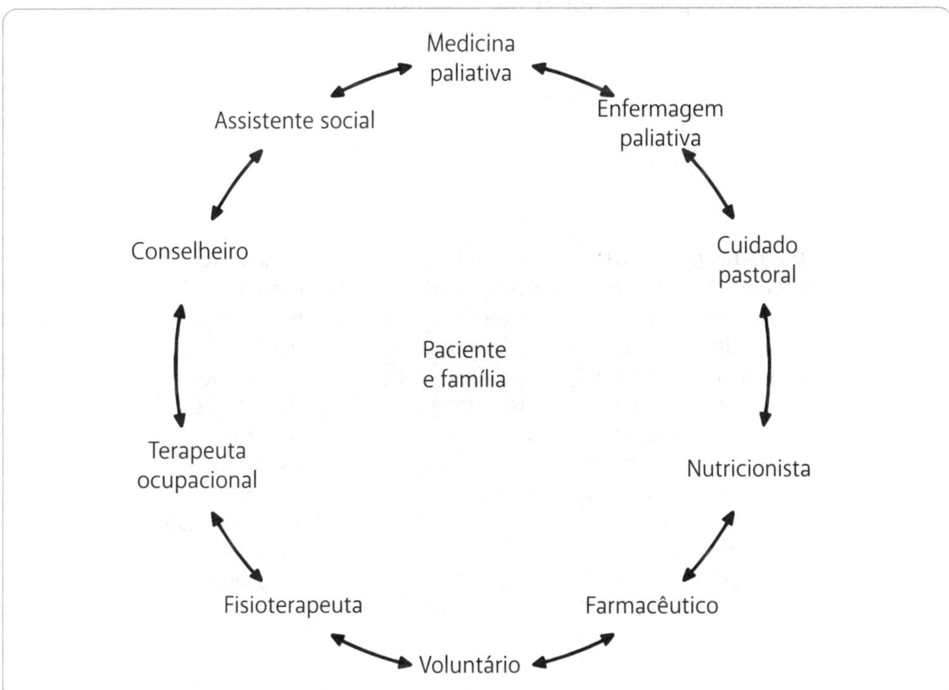

FIGURA 1 Círculo de cuidado paliativo.
Fonte: adaptada de Bruera et al., 2021.

pacientes enquanto trabalhava como assistente social levou Saunders a frequentar primeiro a escola de enfermagem e depois a faculdade de medicina. Ela desenvolveu o conceito de dor total, oficialmente definida em 1964 como "incluindo não apenas sintomas físicos, mas também sofrimento mental e problemas sociais ou espirituais".

Além de desenvolver programas clínicos, Saunders enfatizou a importância da pesquisa no cuidado do fim de vida. Suas observações estabeleceram que doses regulares de opioides poderiam proporcionar alívio da dor, ao mesmo tempo que permitiam que os pacientes permanecessem alertas e responsivos.

Os cuidados paliativos devem seu nome ao Dr. Balfour Mount, oncologista cirúrgico do Royal Victoria Hospital da Universidade McGill em Montreal, no Canadá. Pelas conotações negativas da palavra *hospice* no francês de Quebec, ele cunhou o termo "cuidados paliativos".

Assim, no princípio os termos "*hospice*" e "cuidados paliativos" eram utilizados como sinônimos. Com o desenvolvimento dos cuidados paliativos em todo o mundo nas últimas décadas, surgiram diversas modalidades de atenção para a oferta dos cuidados paliativos. A Figura 2 evidencia as similaridades e diferenças entre *hospice* e cuidados paliativos.

O QUE É UM *HOSPICE*?

Hospice é uma filosofia de cuidados e um sistema de prestação de cuidados a pacientes em fim de vida com elegibilidade para cuidados paliativos, não um lugar.

A modalidade *hospice* pode ser ofertada tanto nos hospitais como em clínicas ou na atenção domiciliar.

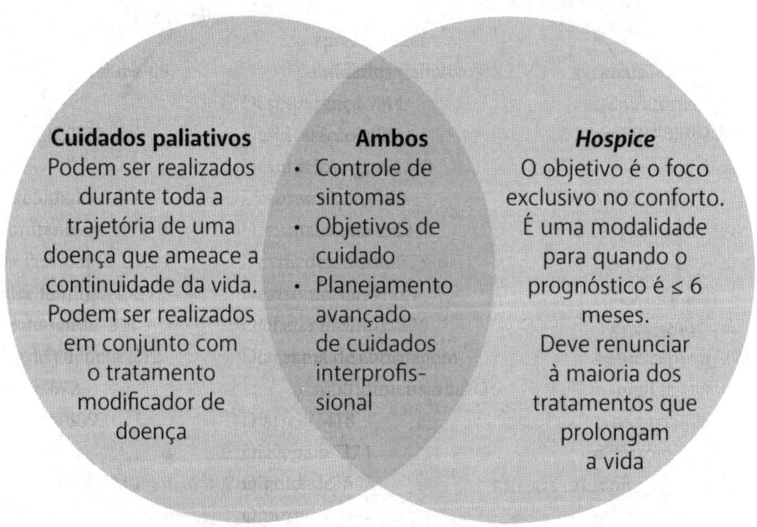
Cuidados paliativos
Podem ser realizados durante toda a trajetória de uma doença que ameace a continuidade da vida. Podem ser realizados em conjunto com o tratamento modificador de doença
Ambos
• Controle de sintomas
• Objetivos de cuidado
• Planejamento avançado de cuidados interprofissional
Hospice
O objetivo é o foco exclusivo no conforto. É uma modalidade para quando o prognóstico é ≤ 6 meses. Deve renunciar à maioria dos tratamentos que prolongam a vida

FIGURA 2 Similaridades e diferenças entre *hospice* e cuidados paliativos.
Fonte: adaptada de Tatum e Mills, 2020.

HOSPICES AO REDOR DO MUNDO

O crescimento do moderno movimento *hospice* tem sido rápido e impressionante. Na Grã-Bretanha, o reconhecimento da importância dos cuidados paliativos pelo National Health Service (NHS) aconteceu no mesmo período em que surgiu a subespecialidade da medicina interna, no final da década de 1980. Atualmente nesse país existem mais médicos praticando medicina paliativa do que oncologistas e neurologistas, somados. Em todos os grandes hospitais e centros de oncologia há uma equipe de cuidados paliativos.

Os EUA são o país com a maior rede de oferta de *hospices*. Desde seu surgimento, em meados da década de 1970, o movimento *hospice* deu grande ênfase à internação domiciliar, fato verificado até os dias de hoje. Algumas das explicações para esse perfil parecem estar relacionadas ao desejo, por parte dos norte-americanos, de manter sua autonomia preservada, à desconfiança das instituições médicas e à ausência de recursos disponíveis para os *hospices* sem fins lucrativos que operam fora do sistema de saúde (Connor, 2007-2008). Em 2017, o *hospice* cuidou de aproximadamente 1,5 milhão de beneficiários do *Medicare*. Embora o tempo médio de permanência desde a admissão até a morte tenha sido de 89 dias, o tempo médio de permanência foi de apenas 18 dias, porque aproximadamente um terço dos beneficiários estavam em *hospice* por menos de uma semana, o que se deve principalmente à atitude dos médicos de postergar o encaminhamento (Gazelle, 2007).

É importante registrar que a baixa adesão da classe médica ao movimento *hospice* mantém-se desde seu surgimento. Na década de 1970, não passava de 2% a participação desses profissionais nos *workshops* desenvolvidos por Kübler-Ross (não foram considerados os psiquiatras). Esses dados apontam para o fato de que os médicos pouco se identificam com os cuidados no fim da vida. A despeito disso – e dentro dos objetivos perseguidos por sua fundadora –, um ponto importante para o movimento *hospice* foi o surgimento, em 1987, da medicina paliativa como especialidade médica na Inglaterra, seguida da Nova Zelândia e Austrália em 1988 (Seely et al., 1997). O movimento aproximou-se mais ainda, a partir de então, da disciplina médica, formando médicos especialistas na morte e no morrer.

Entre a década de 1980 e o início do século XXI, surgem importantes iniciativas para a organização e difusão do movimento *hospice* no mundo, entre elas: International Hospice Institute (1980), que se transformou, em 1999, no International Association for Hospice and Palliative Care; European Association for Palliative Care (1988); Foundation for Hospices in Sub-Saharan África (1999); Latin American Association of Palliative Care (2000); Asia Pacific Hospice Palliative Care Network (2001); United Kingdom Forum for Hospice and Palliative Care Worldwide (2002); African Association for Palliative Care (2003), além de várias iniciativas locais e nacionais para divulgação, educação e difusão do tema (Stjernswärd, Clark, 2005).

É importante assinalar, também, que os desafios decorrentes do envelhecimento populacional global, associado ao aumento das doenças crônico-degenerativas – com todas as consequências a eles associados –, são, sem sombra de dúvida, alavancas para a maior visibilidade do movimento *hospice* no cenário mundial (Davies, 2004).

A relevância dos cuidados paliativos e do cuidado *hospice* e o papel que podem desempenhar no sistema de saúde conferem-lhes a posição de direito inalienável de todos os seres humanos, independentemente de etnia, credo, gênero ou condição social (Corr, 2007-2008).

O MOVIMENTO *HOSPICE* NO BRASIL

No Brasil, não há registros seguros de qual teria sido o primeiro *hospice*, pois não há, até o momento, uma história escrita dessas instituições. Porém, pode-se inferir, com base nas fontes disponíveis, que o primeiro local com tais características foi criado em 1944, na cidade do Rio de Janeiro, no bairro da Penha. Fundado pelo então diretor do Serviço Nacional de Cancerologia, Mário Kroeff, o chamado Asilo da Penha tinha por função assistir pacientes pobres com câncer avançado que não conseguiam vaga nos hospitais gerais nem no Serviço Nacional de Cancerologia (Brasil, 2007).

A despeito da iniciativa isolada do Asilo da Penha, o primeiro serviço de cuidados paliativos foi implantado na década de 1980, porém foi apenas a partir do ano 2000 que se pôde observar um aumento exponencial de novos serviços, com 16 entre 2000 e 2009, passando para 104 novos serviços entre 2010 e 2019, progressão que deve ser superada, uma vez que entre 2020 e 2022 já foram cadastrados 90 novos serviços, totalizando 234 serviços assistenciais (ANCP, 2023).

Esses serviços estão distribuídos por todo o território nacional, com uma concentração notável nas regiões Sudeste e Nordeste. A maioria desses serviços é relativamente recente, tendo sido estabelecida nos últimos 10 anos, com um aumento notável nos últimos 3 anos.

Apenas 6% dos serviços de cuidados paliativos do Brasil contam com a modalidade *hospice*. Destes, a distribuição de leitos é a seguinte: 2 possuem até 10 leitos, 7 possuem entre 10 e 30 leitos, 5 entre 30 e 60 leitos e apenas um possui mais de 60 leitos, o que totalizou 373 leitos *hospice* no Brasil.

CONSIDERAÇÕES FINAIS

No Brasil, os desafios à implantação dos cuidados paliativos e do cuidado *hospice* são significativos, podendo-se citar a necessidade de aumentar a oferta de centros especializados e de forte investimento na qualificação de recursos humanos, tanto do ponto de vista técnico quanto da capacitação para lidar com as questões relacionadas à terminalidade.

REFERÊNCIAS BIBLIOGRÁFICAS

1. Azevedo AB, Pezzato LM, Mendes R. Formação interdisciplinar em saúde e práticas coletivas. Saúde em Debate. 2017 Apr;41(113):647-57.
2. Bruera E, Higginson I, von Gunten CV, Morita T. Textbook of palliative medicine. 3.ed. Boca Raton: CRC Press; 2021.
3. Connor S. Development of hospice and palliative care in the United States. Omega, Formingdale. 2007-2008;56(1):89-99.
4. Corr C. Hospice: achievements, legacies, and challenges. Omega, Formingdale. 2007-2008;56(1):111-20.
5. Davies E. What are the palliative care needs of older people and how might they be met? Copenhagen: WHO Regional Office for Europe; 2004.
6. Floriani CA, Schramm FR. Casas para os que morrem: a história do desenvolvimento dos hospices modernos. Hist Cienc Saude-Manguinhos. 2010;17:165-80.
7. Gazelle G. Understanding hospice: an underutilized option for life's final chapter. N Engl J Med. 2007;357(4):321-4.
8. Guirro UBP, et al. Atlas dos cuidados paliativos no Brasil. São Paulo: Academia Nacional de Cuidados Paliativos; 2023.
9. Seely J, Scott J, Mount BM. The need for specialized training programs in palliative medicine. Can Med Assoc J. 1997;157(10):1395-7.

10. Stjernswärd J, Clark D. Palliative medicine: a global perspective. In: Doyle D, Hanks G, Cherny N, Calman K (ed.). Oxford textbook of palliative medicine. Oxford: Oxford University Press; 2005. p.1199-224.

11. Tatum PE, Mills SS. Hospice and palliative care: an overview. Med Clin North Am. 2020;104(3):359-73.

Índice remissivo

A

Abuso de álcool 321
Aceitação alimentar 26
Acetaminofeno 299
Acetilcisteína 549
Acolhimento
  das emoções 666
  em saúde mental 611
  no ambulatório 662
Acupuntura 295
Adição a drogas 258
Agentes comunitários de saúde 644
Agitação 27, 399
Aids 10
AINE 301, 338
Álcool 49
Alimentação no final de vida 155
Alívio de
  sintomas 262
  sofrimento 24
Alterações de humor 26
Alucinações 359
Alzheimer 65
Ambulatório de
  cuidados paliativos 650
  luto 515
Ampicilina 549
Analgesia controlada pelo doente (ACP) 330
Analgésicos 289, 338
Anasarca 547
Anencefalia 10
Angústia 447
Anomalias congênitas graves 10
Anorexia 433
Ansiedade 26, 61, 434
Anticonvulsivantes 374
Aprendizado e educação por competências em cuidados paliativos 86
Aprendizagem baseada em
  problemas (PBL) 91, 100
  projetos (ABP) 100
Aprepitanto 410
Asma 392
Aspectos humanísticos no ensino técnico em saúde 49
Aspectos psicológicos e espirituais 17
Assistência
  domiciliar 132, 668
  espiritual 508
  multidisciplinar 9
Assistente social na atenção ao paciente em cuidados paliativos 127
Atenção
  domiciliar 660
  primária à saúde 637, 660
  secundária à saúde 652
Atendimento domiciliar 606
Atividades básicas de vida diária 40, 563, 625, 673
Atlas Global de Cuidados Paliativos 64, 86
Atrofia muscular espinhal 10
Atuação em cuidados paliativos 15
Autoidentidade 48
Autonomia 168, 586, 622
  da pessoa adoecida 168
Avaliação terapêutica ocupacional 137

B

Barthel 40
Benzodiazepínicos 409
Benzonatato 401
Bioética 166
  de intervenção 170
  deontológica 171
  e cuidados paliativos pediátricos 183
  personalista 172
  principialista 168
  utilitarista 169
Biofeedback 295
BiPAP 677
Boa morte 258
Bromexina 400
Broncorreia 399
Buprenorfina 315
Burnout 111, 209, 431

C

Canabinoides 409
Câncer 625
Cansaço 358
Capacitação multiprofissional em cuidados paliativos 90

Capelania 507
Caquexia 433
Carta de Praga 5
Cefepima 549
Cefuroxima 550
Cerco do silêncio 210
Cetamina 160, 375
Cicely Saunders 5, 262
Ciclos de vida 148
Cinésica 193
Clonidina 377
Cluster de sintomas 262, 265, 405
Codeína 315, 399, 401
Colite pseudomembranosa 419
Competências
em cuidados paliativos 54, 579
na graduação médica 59
para o médico de família e comunidade 640
fonoaudiológicas paliativistas 145
Comunicação 188
compassiva 628
de más notícias 201
difícil em saúde 247
efetiva com os pacientes 49, 225
não verbal 192, 227
verbal 191
Conceito de cuidado paliativo 3
Condição limitante de vida 9
Conferência familiar 222, 231
Conflito entre familiares 242
e a equipe de saúde 241
Conspiração do silêncio 212
Cor pulmonale 672
Corticosteroides 409
Covid-19 6, 573
Critérios de Roma IV 414
Cuidado
espiritual 17
nutricional 153
Cuidados paliativos
ambulatoriais 661
e a pandemia de covid-19 573
e as escolas médicas brasileiras 578
na graduação de medicina no Brasil 71
na graduação em fisioterapia 134
no domicílio 672
no serviço hospitalar 653
pediátricos 10
terciários 638
Currículo adequado à boa formação em cuidados paliativos 101
Curva de cuidados paliativos 24
CURVES 622, 623, 628

D

Dantrolene 365
Declínio funcional 42
Delirium 27, 61, 356, 399, 413, 435
Demências 42, 625
Departamento de emergência 621
Depressão 61, 431
Derrame pleural 396
Desafios do ensino e aprendizagem em cuidados paliativos 99
Desesperança 444
Desidratação 405
Desnutrição grave 10
Desprescrição 160
Dexametasona 549
Dexmedetomidina 378
Dextromorfano 401
Diabetes mellitus 279
Diagrama de abordagem multidimensional 16
Diarreia 418
Diazepam 374
Dignidade 586
Dipirona 297
Direito à vida 181
Diretivas antecipadas de vontade (DAV) 215, 219, 248, 621, 628
Diretrizes Curriculares Nacionais (DCN) 578, 589
Disfagia 546
Disforia 358
Dispepsia 410
Dispneia 109, 138, 391
Distanásia 506
Distrofia muscular de Duchenne 10
Distúrbio
de coagulação 547
hidreletrolíticos 405, 446
Doação de órgãos 73
Doenças
cardiovasculares 626
crônicas
não transmissíveis (DCNT) 52, 584, 637
parenquimatosa do fígado 643
degenerativas 42
hepáticas 626
inflamatórias intestinais 422
neurológicas 43, 626
oncológicas 41
pulmonar obstrutiva crônica (DPOC) 392
renais 626
respiratórias 626
Domínios dos serviços de saúde de qualidade 21
Dor 15, 271
classificação 278
aguda 278
crônica 278
neuropática 279
nociceptiva 279
nociplástica 280
recorrente 278
definição 277
terapia farmacológica 289
terapias não medicamentosas 295
tratamento 276
física 262
total 263, 272

Drogas lícitas ou ilícitas 49, 258

E

Eastern Cooperative Oncology Group 40
Edmonton Symptom Assessment Scale (ESAS) 263
Educação
  baseada em
    competências 55
    evidências 87
  dos profissionais de saúde 173
  em enfermagem em cuidados paliativos 110
  em saúde 114
  médica baseada em simulação (SBME) 92
  multiprofissional em cuidados paliativos 88
  pública 586
Empatia 203
Encefalopatia estática 10
Enfermagem 106
Ensino baseado em competências e cuidados paliativos 586
Ensino de cuidados paliativos
  na América Latina 68
  na Europa 67
  na modalidade interconsulta 654
  na residência médica 607
  no ambiente hospitalar 654
  nos EUA 65
Envelhecimento populacional 277
Equipe para trabalho integral 80
Escada analgésica 312, 332
Escala
  de descritores verbais 274
  de Endicott 433
  de fezes de Bristol 413, 414
  de Ramsay 454
  de Wong-Baker 273
  visual analógica (EVA) 273
  visual numérica (EVN) 274
Escopolamina 400, 409
Escuta ativa 227
Espinha bífida 10
Espiritualidade 17, 501, 666
Estados de adoecimentos 116
Estágio curricular em cuidados paliativos 654
Estratégias de saúde pública para cuidados paliativos 96
Estresse 256
Ética
  das virtudes 171
  do cuidado 171, 611
European Association of Palliative Care 59
Eutanásia 63, 446
Exercícios personalizados e adaptados às necessidades de cada indivíduo 133

F

Fadiga 61, 138
Falências orgânicas 42
Fármacos endovenosos 629
Fase final de vida 25, 502
Fenitoína 551
Fentanil 314
Feridas 258
Ferramentas de avaliação na graduação médica 97
FICA 503
Finitude 16, 639
Flebite 547
Fluticasona 400
Fonoaudiólogo em cuidados paliativos 146
Formação
  de profissionais médicos com área de atuação em cuidados paliativos 605
  em cuidados paliativos 85
  humanística do aluno 50
Fragilidade 42, 625
Fraturas 356
Funcionalidade 40, 621

G

Gabapentina 401
Gasping 27
Gastroenterites infecciosas 419
Gastrostromia 331
Geriatria paliativa 91

H

Habilidades de comunicação em cuidados paliativos 108
Haloperidol 410
Hemorragias 441
Hérnia diafragmática congênita 10
Herpes-zóster 275
Hidroxibenzoato de viminol 300
Higiene 28
  do sono 436
Hipertensão arterial sistêmica 649
Hipnose 295
Hipodermóclise 546
Hipóxia cerebral grave 43
Homeopatia 295
HOPE 502
Horizontalização do cuidado 558
Hospice 3, 4

I

Ideação suicida 431
Imobilidade 27
Inapetência 410
Incapacidades 17
Independência dos pacientes 133
Índice de
  Barthel 137
  massa corporal 628
Indígenas 62
Infertilidade 358
Inibidores do
  CYP2C19 370
  CYP3A4 317
Insônia 61, 321, 431, 650
Insuficiência renal crônica 643

Integração entre os serviços primários, secundário e terciário 644
Interações medicamentosas 164
Interconsulta 653, 655
Interconsultor 656
Interdisciplinaridade 652
Internato em cuidados paliativos na FMUSP 590
Interprofissionalismo 54
Intolerância gástrica 547
Ioga 295
Ipratrópio 400

K
Karnofsky Palliative Scale (KPS) 40
Katz 40

L
Lawton 40
Lesões bucais 546
Levodropropizina 401
Libido 358
Lidocaína 380, 401
Liga Transdisciplinar de Cuidados Paliativos da FMUSP 571
Linfedema 61
Linfoma não Hodgkin 439
Longitudinalidade do cuidado 662
Luto 18, 509, 665
  antecipatório 511, 665
  ambulatório 514
  complicado 512
  em cuidados paliativos 511
  modelo de cuidado 514

M
Macrobioética 167
Magnésio 549
Más notícias 208
Massoterapia 295
Medicação na fase final de vida 160
Medicina
  de emergência 621
  de família e comunidade 640
Medidas
  canadense de desempenho ocupacional 137
  de controle de infecção hospitalar e biossegurança 146
Meditação 295
Medos 213
Meperidina 355
Mesobioética 167
Metadona 313
  nomograma para conversão 350
Microbioética 167
Mindfulness 295, 408
Mioclonia 359
Miose 310
Mnemônico SMART 579
Morfina 310, 312, 401
Morte 15, 84, 509
  de bebê ou criança 183
  fetal 10
  no domicílio 677
  súbita 41
Movimento *hospice* moderno, 262
Multimorbidades 41
Multivitamínicos 160
Musicoterapia 295

N
Narcótico 308
Náusea 403
Neoplasias 9
Nocicepção 280
Nutrição em cuidados paliativos 154

O
Óbito 252
  no domicílio 257
Obstipação 405, 410, 413
Obstrução intestinal maligna (OIM) 421
Olanzapina 410
Ondansetrona 549
Opiáceos 308
Opioides 290, 308
  rotação 343
Ortotanásia 177
Osteoporose 358
Oxicodona 314
Oxigenoterapia 397, 628

P
Paciente pediátrico 12
Palliative
  care curriculum for undergraduates (PCC4U) 59
  Performance scale (PPS) 40, 249
Pallium 3
Paracetamol 299
PEAT 97
Perda de peso 26
Perdão 255
Pesquisa em cuidados paliativos 111
Pessoa idosa sob cuidados 148
Planejamento 560
  de cuidado baseado em valores 628
  terapêutico 246
Plano de cuidados 23, 27
  multiprofissional 44
  no paciente em cuidados paliativos 564
Plano terapêutico 508, 561
Pneumonia 664
  aspirativa 677
Polifarmácia 160, 407
Política Nacional de Cuidados Paliativos (PNCP) 71, 166, 578
População LGBTQIA+ 62
Portaria GM/MS n. 3.681 15
Práticas assistenciais à saúde 47
Pregabalina 401
Prematuridade grave 10
Princípios de cuidados paliativos 60

aspectos psicossociais, espiritualidade e luto 62
comunicação 62
controle de sintomas 61
ética e direito 63
manejo de dor 61
multidisciplinaridade e profissionalismo 62
sinais e sintomas da proximidade da morte 61
Problemas relacionados à medicação (PRM) 160
Problem-based learning (PBL) 91
Processo ativo de morte 27, 177
Procuração para cuidados de saúde 217
Projeto EDUPALL 578
Projeto terapêutico singular (PTS) 558
Propantelina 400
Proposta de grade curricular em cuidados paliativos 578
Proteína C-reativa 426
Protocolo Spikes 239
comentado 205
Proxêmica 194
Pseudovício 323
Psicofármacos 431
Psicologia
da saúde 115
nos cuidados paliativos 117

Q

Qualidade de
morte 153
vida 19
de crianças 11
Queimaduras 10
Questionário
de dor de McGill 273, 274
SF-36 137

R

Rabdomiólise 164
Reabilitação paliativa 155
Reações adversas a medicamentos (RAM) 160, 355
Recém-nascidos prematuros extremos 9
Rede de atenção em cuidados paliativos 660
Reflexo de Breuer-Hering 394
Reiki 296
Relação paciente-equipe de saúde 586
Relaxamento 295
Relaxantes musculares esqueléticos 361
Religiosidade 501
Residência farmacêutica 161
Respiração de Cheyne Stokes 27, 253
Ressuscitação cardiopulmonar 253
Reunião familiar 235
Role play 91, 655
Roteiro da descrição de planejamento de cuidados 249
Ruídos hidroaéreos 423

S

Sala de aula invertida (*flipped classroom*) 101
Salina hipertônica 400
Saúde mental 429
Sedação paliativa 63, 444, 446, 628
Sepse avassaladora em criança previamente saudável 10
Serviço social e cuidados paliativos 123
Síndrome
da imunodeficiência adquirida (aids) 4, 392
da veia cava superior (SVCS) 440
de compressão medular (SCM) 439
do intestino narcótico 359
Sintoma(s)
físicos, psicossociais ou espirituais 14
total 262
Sistema de codificação da ação facial 194
SMART 579
SOCRATES 272
Sofrimento 77, 106, 295
Sonolência 359, 410
Sororoca 454
SPICT 625
Spikes 201, 203
SPIRIT 503
Suicídio 431
assistido 446
Suporte
à família 168
de vida invasivo 621
espiritual compassivo 501

T

Tabaco 321
Tacêsica 195
Tanatologia 146
Tapentadol 316
TBL – *team-based learning* 99
Teach-back 210
Tecnologias de informação e comunicação 662
Tenção ambulatorial em CP 661
TENS 295
Terapia
cognitivo-comportamental 295
medicamentosa 161
ocupacional em cuidados paliativos 137
Terminalidade 24
da vida 176, 178
Testamento vital 215, 217
Tetraplegia espástica 10
The 2015 Quality of Death Index 58
Tobramicina 549
Tomada de decisão 622
compartilhada 225, 248

em pediatria e em neonatologia 184
ética 168
Torsades de pointes 334, 357
Tosse 400
Trabalho do luto 510
Trajetórias
de grupos de doenças crônicas mais comuns 643
típicas de doenças para pessoas com doenças crônicas progressivas 26
Tramadol 315, 549
Transtorno de
ansiedade generalizada (TAG) 434
estresse pós-traumático 321
personalidade antissocial 321
luto complexo e persistente 512
uso de substâncias 321, 322
Trissomia do 13 ou 18 10
Tristeza 26
Tromboembolismo pulmonar 396
Tuberculose 329
multirresistente 10

U
Úlceras malignas 61
Urgência e emergência 606
Uso
de opioides em oncologia 323
não medicinal de opioides (UNMO) 319

V
Vacinas 252
Vancomicina 550
Vasculite 279
Ventilação não invasiva 398
Via
intravenosa 547
oral 546
subcutânea 546, 629
Vírus da imunodeficiência humana (HIV) 637
Vitamina K 442
Vômito 403

X
Xaropes demulcentes (emolientes) 401